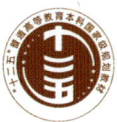

"十二五"普通高等教育本科国家级规划教材

中国高等教育学会医学教育专业委员会规划教材
全国高等医学院校教材

供基础、临床、预防、口腔医学类等专业用

病 理 学
Pathology

（第2版）

主　　编　孙保存

副 主 编　方伟岗　来茂德　卞修武
　　　　　龙汉安　张晓杰

编　　委（按姓名汉语拼音排序）

卞修武（陆军军医大学）	孙保存（天津医科大学）
戴　洁（首都医科大学）	孙勤暖（内蒙古医科大学）
方伟岗（北京大学医学部）	王国平（华中科技大学同济医学院）
冯振卿（南京医科大学）	吴淑华（滨州医学院）
来茂德（浙江大学）	姚海涛（佳木斯大学基础医学院）
李　良（首都医科大学）	张　煦（兰州大学基础医学院）
李　敏（兰州大学基础医学院）	张　忠（沈阳医学院）
李惠翔（郑州大学基础医学院）	张建中（宁夏医科大学）
李玉红（承德医学院）	张祥宏（河北医科大学）
龙汉安（西南医科大学）	张晓杰（齐齐哈尔医学院）
马跃荣（成都中医药大学）	周庚寅（山东大学医学院）
宋印利（哈尔滨医科大学）	

编写秘书　赵　楠　张丹芳

北京大学医学出版社

BINGLIXUE

图书在版编目（CIP）数据

病理学 / 孙保存主编. —2 版. —北京：北京大学医学出版社，2013.12（2019.1 重印）
ISBN 978-7-5659-0681-7

Ⅰ.①病… Ⅱ.①孙… Ⅲ.①病理学－医学院校－教材 Ⅳ.① R36

中国版本图书馆 CIP 数据核字（2013）第 267139 号

病理学（第 2 版）

主　　编：孙保存
出版发行：北京大学医学出版社
地　　址：（100191）北京市海淀区学院路 38 号　北京大学医学部院内
电　　话：发行部 010-82802230；图书邮购 010-82802495
网　　址：http://www.pumpress.com.cn
E - m a i l：booksale@bjmu.edu.cn
印　　刷：北京信彩瑞禾印刷厂
经　　销：新华书店
责任编辑：药蓉　　责任校对：金彤文　　责任印制：李啸
开　　本：850mm×1168mm　1/16　　印张：24.75　　字数：703 千字
版　　次：2013 年 12 月第 2 版　2019 年 1 月第 5 次印刷
书　　号：ISBN 978-7-5659-0681-7
定　　价：76.00 元

版权所有，违者必究

（凡属质量问题请与本社发行部联系退换）

全国高等医学院校临床专业本科教材评审委员会

主 任 委 员 王德炳　柯　杨

副主任委员 吕兆丰　程伯基

秘 书 长 陆银道　王凤廷

委　　　员（按姓名汉语拼音排序）

白咸勇　曹德品　陈育民　崔慧先　董　志
郭志坤　韩　松　黄爱民　井西学　黎孟枫
刘传勇　刘志跃　宋焱峰　宋印利　宋远航
孙　莉　唐世英　王　宪　王维民　温小军
文民刚　线福华　袁聚祥　曾晓荣　张　宁
张建中　张金钟　张培功　张向阳　张晓杰
周增桓

序

北京大学医学出版社组织编写的全国高等医学院校临床医学专业本科教材（第2套）于2008年出版，共32种，获得了广大医学院校师生的欢迎，并被评为教育部"十二五"普通高等教育本科国家级规划教材。这是在教育部教育改革、提倡教材多元化的精神指导下，我国高等医学教材建设的一个重要成果。为配合《国家中长期教育改革和发展纲要（2010—2020年）》，培养符合时代要求的医学专业人才，并配合教育部"十二五"普通高等教育本科国家级规划教材建设，北京大学医学出版社于2013年正式启动全国高等医学院校临床医学专业（本科）第3套教材的修订及编写工作。本套教材近六十种，其中新启动教材二十余种。

本套教材的编写以"符合人才培养需求，体现教育改革成果，确保教材质量，形式新颖创新"为指导思想，配合教育部、国家卫生和计划生育委员会在医药卫生体制改革意见中指出的，要逐步建立"5＋3"（五年医学院校本科教育加三年住院医师规范化培训）为主体的临床医学人才培养体系。我们广泛收集了对上版教材的反馈意见。同时，在教材编写过程中，我们将与更多的院校合作，尤其是新启动的二十余种教材，吸收了更多富有一线教学经验的老师参加编写，为本套教材注入了新鲜的活力。

新版教材在继承和发扬原教材结构优点的基础上，修改不足之处，从而更加层次分明、逻辑性强、结构严谨、文字简洁流畅。除了内容新颖、严谨以外，在版式、印刷和装帧方面，我们做了一些新的尝试，力求做到既有启发性又引起学生的兴趣，使本套教材的内容和形式再次跃上一个新的台阶。为此，我们还建立了数字化平台，在这个平台上，为适应我国数字化教学、为教材立体化建设作出尝试。

在编写第3套教材时，一些曾担任第2套教材的主编由于年事已高，此次不再担任主编，但他们对改版工作提出了很多宝贵的意见。前两套教材的作者为本套教材的日臻完善打下了坚实的基础。对他们所作出的贡献，我们表示衷心的感谢。

尽管本套教材的编者都是多年工作在教学第一线的教师，但基于现有的水平，书中难免存在不当之处，欢迎广大师生和读者批评指正。

2013年11月

第 2 版前言

在北京大学医学出版社的组织指导下，由全国 16 所高等医学院校共同编写的《病理学》教材第 1 版于 2009 年出版。4 年来，在国内多所医学院校的病理学教学中，本教材受到了广大师生的肯定与好评，并获得了全国优秀教材二等奖。近年来我国医学教育改革的不断深入和病理学领域知识的快速更新，对病理学教材提出了更高的要求。为此，北京大学医学出版社再次组织本教材的第 2 版编写工作。

在充分总结第 1 版教材使用过程中的优势与不足的基础上，广泛听取教学第一线的教师和学生的意见，秉承第 1 版教材坚持"三基"（基础理论、基本知识、基本技能）、"五性"（思想性、科学性、先进性、启发性、实用性）和"三特"（特定对象、特定要求、特定限制）的原则，本版教材的编写强调知识点，更具实用性，力求重点突出、结构紧凑、内容精练、图文并茂、老师易教、学生易学。在不增加总体字数的前提下，编者对第 1 版教材的内容进行了梳理，更新了部分理论，充实了前沿知识，反映了学科进展，使教材更加适应当前病理学教学改革的要求。

本版教材邀请了全国 21 所医学院校的 23 位专家教授作为编委，参加编写工作。其中既有国内著名的病理学家，也有长期在教学科研第一线从事教学、科研和临床诊断的中青年专家。他们凭借自己多年的教学经验，结合使用第 1 版教材的体会，本着对学生、对事业高度负责的精神和严谨求实的科学态度参加本版教材的编写。在两次编写会上，专家们发表了许多真知灼见，对教材的内容重点和文字表达进行了充分酝酿和反复讨论，为保证编写质量提出了宝贵的意见和建议，并在繁忙的工作中抽出时间，使编写工作得以顺利完成。主编单位天津医科大学的多名教师和研究生利用业余时间为教材的文字校对、图片拍照和排版等工作付出了大量的劳动，泸州医学院和齐齐哈尔医学院协助主编举办了本版教材的编写会和定稿会，并为此做出了精心的安排和准备，在此表示衷心的感谢。

尽管主编和编委为本版教材的编写做出了巨大的努力，但由于时间紧迫，难免存在不足之处，敬请各兄弟医学院校的广大师生、同道给予指正。

孙保存

2013.11.25

目 录

绪论 ··· 1

第一章 细胞、组织的适应和损伤 ······ 7
第一节 适应 ································· 7
第二节 细胞和组织的损伤 ············ 11
第三节 细胞凋亡 ························· 22
第四节 细胞老化 ························· 24

第二章 损伤的修复 ·························· 26
第一节 再生性修复 ······················ 26
第二节 纤维性修复 ······················ 31
第三节 修复的分子机制 ··············· 33
第四节 创伤愈合 ························· 36
第五节 影响修复的因素 ··············· 39

第三章 局部血液循环障碍 ··············· 41
第一节 充血和淤血 ······················ 41
第二节 出血 ································ 44
第三节 血栓形成 ························· 45
第四节 栓塞 ································ 52
第五节 梗死 ································ 55
第六节 水肿 ································ 58

第四章 炎症 ···································· 59
第一节 概述 ································ 59
第二节 急性炎症 ························· 62
第三节 慢性炎症 ························· 79

第五章 肿瘤 ···································· 83
第一节 概述 ································ 83
第二节 肿瘤的异型性 ··················· 85
第三节 肿瘤的生长和扩散 ············ 87
第四节 肿瘤的命名和分类 ············ 94
第五节 肿瘤的分级与分期 ············ 96
第六节 肿瘤对机体的影响 ············ 97
第七节 良性肿瘤和恶性肿瘤的区别 ································· 98
第八节 癌前病变、非典型增生和原位癌 ······················· 99
第九节 常见肿瘤举例 ················· 101
第十节 肿瘤发生的分子机制 ······ 113
第十一节 肿瘤的病因学 ············· 120
第十二节 肿瘤的实验室诊断 ······ 127

第六章 心血管系统疾病 ················· 131
第一节 动脉粥样硬化 ················· 131
第二节 冠状动脉粥样硬化及冠状动脉粥样硬化性心脏病 ··· 136
第三节 高血压 ··························· 139
第四节 动脉瘤 ··························· 144
第五节 风湿病 ··························· 145
第六节 感染性心内膜炎 ············· 148
第七节 心瓣膜病 ······················· 150
第八节 心肌炎 ··························· 153
第九节 心肌病 ··························· 153
第十节 心包炎 ··························· 156
第十一节 先天性心脏病 ············· 158
第十二节 心脏肿瘤 ···················· 158

第七章 免疫性疾病 ························ 159
第一节 移植排斥反应 ················· 159
第二节 自身免疫性疾病 ············· 161
第三节 免疫缺陷病 ···················· 165

第八章 呼吸系统疾病 ···················· 167
第一节 呼吸道感染性疾病 ·········· 168
第二节 慢性阻塞性肺疾病 ·········· 175
第三节 肺尘埃沉着病 ················· 181
第四节 慢性肺源性心脏病 ·········· 185
第五节 呼吸窘迫综合征 ············· 186
第六节 间质性肺疾病 ················· 187
第七节 呼吸系统常见肿瘤 ·········· 189
第八节 胸膜疾病 ······················· 196

目 录

第九章 消化系统疾病 ·········198
- 第一节 食管的炎症 ·········198
- 第二节 胃炎 ·········199
- 第三节 消化性溃疡 ·········201
- 第四节 阑尾炎 ·········204
- 第五节 炎症性肠病 ·········205
- 第六节 病毒性肝炎 ·········206
- 第七节 肝硬化 ·········210
- 第八节 胆囊炎和胆石症 ·········213
- 第九节 胰腺炎 ·········214
- 第十节 消化系统常见肿瘤 ·········216

第十章 淋巴造血系统疾病 ·········226
- 第一节 淋巴结反应性增生 ·········226
- 第二节 淋巴结的特殊感染 ·········228
- 第三节 淋巴瘤 ·········229
- 第四节 髓样肿瘤 ·········242
- 第五节 组织细胞和树突状细胞肿瘤 ·········245

第十一章 泌尿系统疾病 ·········248
- 第一节 肾小球疾病 ·········249
- 第二节 肾小管-肾间质疾病 ·········263
- 第三节 泌尿系统肿瘤 ·········267

第十二章 生殖系统和乳腺疾病 ·········271
- 第一节 子宫颈疾病 ·········271
- 第二节 子宫体疾病 ·········274
- 第三节 滋养层细胞疾病 ·········278
- 第四节 卵巢肿瘤 ·········281
- 第五节 前列腺疾病 ·········286
- 第六节 睾丸和阴茎肿瘤 ·········287
- 第七节 乳腺疾病 ·········288

第十三章 内分泌系统疾病 ·········292
- 第一节 垂体疾病 ·········292
- 第二节 甲状腺疾病 ·········296
- 第三节 肾上腺疾病 ·········303
- 第四节 胰岛疾病 ·········306

第十四章 神经系统疾病 ·········309
- 第一节 神经系统疾病的基本病变 ·········309
- 第二节 中枢神经系统疾病常见并发症 ·········312
- 第三节 中枢神经系统感染性疾病 ·········314
- 第四节 神经系统变性疾病 ·········317
- 第五节 脱髓鞘疾病 ·········319
- 第六节 缺氧与脑血管病 ·········320
- 第七节 神经系统肿瘤 ·········322

第十五章 传染病 ·········328
- 第一节 结核病 ·········328
- 第二节 伤寒 ·········341
- 第三节 细菌性痢疾 ·········343
- 第四节 麻风 ·········345
- 第五节 钩端螺旋体病 ·········346
- 第六节 肾综合征出血热 ·········347
- 第七节 狂犬病 ·········348
- 第八节 性传播性疾病 ·········349
- 第九节 深部真菌病 ·········354

第十六章 寄生虫病 ·········358
- 第一节 阿米巴病 ·········358
- 第二节 血吸虫病 ·········361
- 第三节 华支睾吸虫病 ·········364
- 第四节 肺型并殖吸虫病 ·········365
- 第五节 丝虫病 ·········367
- 第六节 棘球蚴病 ·········369

主要参考文献 ·········372
中英文专业词汇索引 ·········374

绪　论

病理学（pathology）是研究疾病的病因（etiology）、发病机制（pathogenesis）、病理变化（pathological change，lesion）和发展演进过程及结局转归的基础医学课程。学习病理学的目的是认识和理解疾病发生发展和演进的规律，掌握疾病的本质和特性，为临床诊断、治疗和预防提供理论基础。在医学实践中，病理学也是诊断疾病及为治疗提供依据的主要方法之一。因此病理学与影像医学、检验医学一起成为临床医学的三大支柱。

一、病理学的内容和任务

病理学可分为总论（general pathology）和各论（systemic pathology）两部分：前者阐述疾病发生发展的一般规律，包括疾病过程中细胞与组织的损伤和适应、再生与修复、局部血液循环变化、炎症以及肿瘤性疾病的基本病理变化等；后者则分别阐述各系统具体疾病的特殊规律，包括疾病的病因、发病机制、病变特征、结局以及有关的临床表现等。病理学总论与各论之间具有密切的内在联系，在学好病理学总论的一般规律基础上，方能深入认识具体疾病的特殊规律。两者必须相互借鉴、相互参考、相互印证。病理学的任务是在认识疾病本质的基础上，掌握疾病的规律，为今后的临床课学习奠定基础。

二、病理学在医学中的地位和作用

病理学是基础医学与临床医学之间相互联系的桥梁和纽带，在医学中占有极重要的地位。学习病理学必须以解剖学、组织学与胚胎学、生理学、生物化学、细胞生物学、分子生物学、微生物学、寄生虫学和免疫学等知识为基础，同时也涉及内科学、外科学、妇产科学、儿科学以及其他临床学科的内容，因此病理学是基础医学各学科与临床医学各学科知识的重要交汇点。同时病理学又是一门实践性很强的学科，是以人体疾病为研究对象、以疾病本质和规律为研究内容的学科，既包括广博的理论知识，也包括丰富的实践内容。课程学习有理论课、实习课、临床病理讨论（clinical pathological conference，CPC）和见习尸检等多种形式，有利于学生在学习中将理论与实践、形态与功能、局部与整体、病理变化与临床表现之间进行有机联系和分析思考，提高其解决实际问题的能力，为临床课程的学习奠定坚实的基础。

在临床实践中，病理学检查是诊断疾病最可靠的方法，是临床治疗中最重要的依据，对临床各学科的疾病诊断具有不可替代的作用。对已不幸去世患者的尸体剖验能够对其疾病的诊断和死亡原因做出最具权威性的判断，对提高临床医学的诊断和治疗水平具有重要意义。虽然近年来医学实验室检查、内镜检查和影像学检查等疾病诊断技术获得了突飞猛进的发展，但对于许多疾病的最后诊断，尤其是肿瘤性疾病的诊断，病理学检查仍然是不可替代的最终诊断。

病理学是重要的医学科学研究领域，所有重大疾病的研究均涉及病理学内容。病理学的技术方法一直是科学研究的重要手段。从基因和蛋白质水平探讨疾病病因、发病的分子机制，利用分子生物学方法诊断疾病是目前国际上医学科研的发展趋势，分子病理学作为一门新兴的学科分支，已成为医学科研的重要领域。

病理学由其诞生之日起就成为医学教育、临床诊断和科学研究不可或缺的重要基础学科。在认识和防治疾病中发挥着极为重要的作用，因此美国著名医生和医学史家 William Olser 称

"病理学乃医学之本"。

三、病理学的研究对象和观察方法

（一）病理学的研究对象

1. 人体病理学

（1）尸体剖验（autopsy）：简称尸检，是指对患者的遗体进行解剖，进行肉眼和显微镜观察，是病理学的基本研究手段之一。尸检的作用是：①确定诊断，查明死因，总结诊治经验和教训；②发现和确诊传染病、地方病及新发病种，为防疫提供依据；③积累病理学教学和研究的素材与标本，提高教学和研究水平。

（2）活体组织检查（biopsy）：简称活检，是指用局部切取、钳取、穿刺、搔刮或摘取的方法，从活体内取得病变组织，进行病理诊断。活检的作用是：①及时、准确地对疾病进行诊断，作为指导治疗和判断预后的依据；②在手术中做冰冻切片进行快速诊断，协助临床医生选择最佳的手术方案；③在治疗过程中，定期活检评估病情发展和判断疗效；④用新方法检测病变组织中的基因和蛋白质分子变化或进行细胞培养观察药物敏感性以指导化疗和临床分子靶向治疗等。在活检基础上建立的诊断病理学（diagnostic pathology）是目前诊断疾病最权威的方法，在临床中广泛使用，尤其是在肿瘤性疾病的诊断中具有特殊重要的意义。

（3）细胞学检查：是指用自病变处收集的细胞制作涂片、染色后进行病理诊断。细胞标本可从女性生殖道、口腔、食管等处直接采集，也可来自分泌物、体液和排泄物等，还可通过内镜刷取或细针穿刺病变部位取得。该方法除可用于临床诊断外，还因其简便易行，常用于疾病普查。

2. 实验病理学

（1）动物实验（animal experiment）：是指在适宜的动物上复制疾病模型，用于研究疾病的病因学、发病学、病理变化及结局转归。该方法的优点是可根据需要进行设计，以任何方式进行观察，尤其是可在疾病发展的不同阶段进行剖杀和活检，动态地研究疾病的过程和规律。此外，某些在人体上不能进行的实验研究，如新药的疗效和毒副作用的判断、诱癌实验等可弥补人体病理学研究的局限性，有利于对疾病的深入认识和寻找新的治疗手段。近年来转基因动物已开始应用于病理学研究，为从基因和遗传水平认识疾病开辟了新领域。但是，动物和人体之间存在着物种差异，动物实验模型与人体疾病不能等同看待。动物实验结果需要在认真分析和与人体研究比较的基础上，作为研究人体疾病的参考。

（2）组织和细胞培养（tissue and cell culture）：在离体状态下，将人体或实验动物的某种组织或单细胞用适宜培养基进行体外培养，并施加各种干预因素，用以研究组织和细胞病变的发生、发展规律以及干预实验的效果。近年来，通过体外培养技术已建立了许多人体和动物的细胞系或细胞株，为疾病研究提供了体外实验模型，特别是在研究领域，各种肿瘤细胞系和细胞株对于研究肿瘤的起源、癌变机制、分子调控及生物学行为等发挥了重要的作用，成为在细胞和分子水平认识疾病及开发新药和治疗手段的不可替代的工具。这种方法的优点是：周期短、见效快、节省开支、可避免体内复杂因素的干扰、可控性强。缺点是：孤立的体外环境与复杂的体内环境有很大的差别，单纯的体外培养无法模拟体内细胞与细胞、细胞与细胞外基质以及微环境的相互作用。很多时候，体外实验的结果难以在人体和动物模型中重现，因此不能机械地把体外研究结果与体内的疾病过程等同起来。

（二）病理学的研究和观察方法

病理学是一门以形态学观察为主要研究手段的学科，尽管近年来许多新的技术如免疫学、分子生物学、细胞生物学方法不断应用于病理学，使病理学不仅能够从亚细胞结构和分子水平更深入地认识疾病，而且能够从形态与功能相结合的角度阐述疾病，但是这些技术仍不能代替肉眼和光学显微镜观察。在临床病理诊断中肉眼和光镜检查仍然是主要技术，其他先进技术手段也需要与肉眼和镜下观察相结合，通过综合分析才能得出正确结论。现将病理学的主要观察方法介绍如下：

1．大体观察　大体观察也称肉眼观察，主要通过肉眼或辅之以放大镜、尺、秤等工具对病理标本及其病变的性状，包括大小、形态、重量、色泽、质地、边界、表面和切面以及与相邻组织或器官的关系等进行仔细全面的解剖、观察、测量和记录，并切取有意义的标本（取材），以供显微镜下观察。

对于实质器官检查顺序常自外向内逐一进行，即被膜→实质→腔道和血管→其他附属装置等，空腔器官则往往自内向外逐层进行。

大体观察对认识病变的整体形态变化，了解病变与正常组织的关系以及多处病变之间的联系等十分重要，对切取有意义的镜下观察材料和做出初步判断均有所帮助。这不仅是病理医师的基本功，也是医学生学习病理学的主要方法之一。

2．组织学和细胞学观察　利用显微镜对病变组织的切片或细胞涂片进行观察，结合临床表现和实验室检查，通过综合分析，做出病理诊断，称为病理组织学或细胞学检查，是临床病理学最重要的诊断方法。病理组织学切片所用的苏木精-伊红（HE）染色是迄今为止最常用的染色方法。对于疑难少见病例，通过HE染色不能做出诊断时，需要做特殊染色或借助免疫组织化学、分子杂交等新技术，方能做出诊断。

3．组织化学和细胞化学观察　一般称为特殊染色检查。其原理是应用某些能与组织或细胞内化学成分发生特异性结合的显色试剂，显示组织细胞或间质中某些化学成分（如蛋白质、酶类、核酸、糖原、黏液、脂肪等物质）的变化。如用高碘酸希夫（PAS）染色显示细胞内糖原的变化，用Mallory磷钨酸苏木精（PTAH）染色显示横纹肌，用苏丹Ⅲ染色显示脂肪，用银染色显示基底膜等。

4．免疫组织化学技术　免疫组织化学（immunohistochemistry，IHC）也称免疫细胞化学，简称免疫组化，是利用抗原抗体的特异性结合反应来检测和定位组织和细胞中某种具有抗原性的化学物质的方法，是免疫学与细胞化学相结合而形成的，具有较高特异性和敏感性，可将形态学改变与功能变化、代谢变化紧密结合的观察方法。随着越来越多的商品化单克隆和多克隆抗体的出现、配套试剂盒的使用，以及方法不断完善，免疫组化染色已经成为医学基础研究和临床病理诊断中应用最为广泛、最有实用价值的技术手段之一。利用免疫组化技术可在组织切片和细胞涂片上进行各种蛋白质或肽类物质表达水平的检测、细胞属性的判定、淋巴造血细胞免疫表型分析、细胞增殖和凋亡的研究、激素受体和耐药蛋白的测定以及细胞周期和信号转导的研究。尤其是在肿瘤病理诊断和研究中已成为不可或缺的新技术，在肿瘤的分类、恶变机制研究和药物分子靶标的检测等方面发挥着重要作用。

5．电子显微镜技术　20世纪30年代电子显微镜问世以来已广泛应用于医学和生物科学领域。在病理学研究中利用电子显微镜技术，观察者可在细胞膜、细胞器和细胞核的细微结构变化水平认识疾病过程中细胞的超微结构变化，并由此建立了超微结构病理学（ultrastructural pathology）这一新的学科分支。借助于电子显微镜的超高放大倍数，在临床病理诊断中，可根据病变组织和细胞的亚细胞结构变化进行病理诊断，尤其是在肾小球疾病、神经性肌病以及某些疑难肿瘤的分类和鉴别诊断中发挥了重要作用。最早有关细胞凋亡的形态学描述也是源于电镜的观察。随着电子显微技术的逐步发展，通过与其他技术融合，还形成了免疫电镜技术、电镜化学技术、电镜图像分析技术及全息显微术等，从而进一步拓宽了超微结构观察的视野，延伸了超微结构病理学的深度。但电镜技术也存在一定局限性，如设备昂贵、样品制备复杂、周期长等。此外，由于样本取材少、观察范围局限，观察信息也不够全面。

6．原位杂交技术　原位杂交（in situ hybridization，ISH）是将组织化学与分子生物学技术相结合来检测和定位核酸的技术。该技术根据DNA变性、复性和碱基互补配对的原理，用标记了的已知序列的核苷酸片段作为探针（probe），通过核酸杂交方法直接在组织切片、细胞涂片或培养细胞爬片上检测和定位某一特定的靶DNA或RNA的存在，根据选用的探针和待检靶序列，分为DNA-DNA杂交、DNA-RNA杂交和RNA-RNA杂交。其中荧光原位杂交（fluorescence in situ hybridization，FISH）是以荧光素为探针标记物的原位杂交技术，由于已有大量的商品化荧光标记探针，加之其有较高的特异性和敏感性，荧光原位杂交已广泛用于遗传性疾病和肿瘤的诊断以及基因定位研究等。

原位杂交技术的应用范围包括：①细胞特异性mRNA转录的定位，用于基因图谱、基因表达和基因组进化的研究；②感染组织中病毒DNA/RNA的检测和定位，如EB病毒、人乳头瘤病毒和巨细胞病毒等；③癌基因、抑癌基因及各种功能基因在转录水平的表达和变化；④某种基因在染色体上的定位；⑤染色体结构的变化，如染色体扩增、缺失、易位、重排等；⑥分裂间期细胞的遗传学研究等，如遗传性疾病的产前诊断和遗传病基因携带者的确定等。

7. 比较基因组杂交 比较基因组杂交（comparative genomic hybridization，CGH）是近年来在荧光原位杂交基础上发展起来的一种分子遗传学新技术。利用该技术，通过一次杂交可对某一肿瘤的整个基因组染色体数量和结构变化进行检测。其原理是用不同的荧光染料分别标记正常细胞和肿瘤细胞的DNA，等量混合后在正常人细胞的中期染色体铺片上进行竞争杂交，通过图像分析显示整个肿瘤基因组DNA的缺失、扩增等数量变化。该技术不仅适用于外周血和新鲜组织，也可对存档的石蜡包埋组织样品进行检测，在肿瘤基因组研究中具有重要作用。其局限性在于：对低水平的DNA扩增和小片段的缺失可出现漏检，在相关染色体拷贝数无变化时，不能检出染色体平衡易位。

8. 显微切割术 显微切割术（microdissection）是近年来发展起来的一项新的单一细胞水平的精细分离取材技术，能够从组织切片或细胞涂片上的任何一个区域内切割下几百个、几十个同类细胞，甚至单个细胞，之后再对这些单一种类的细胞进行分子生物学研究。其优点在于利用该技术可从构成复杂的组织中获得同类细胞或单个细胞，不包含无关的正常细胞、间质细胞和炎症细胞，尤其适用于肿瘤的分子生物学研究，可使研究结果更加精细，排除无关细胞的干扰。其不足之处在于手工操作技术难度大，耗时长，准确性差，用显微切割仪（LCM）则成本较高。

9. 激光共聚焦显微术 激光扫描共聚焦显微镜（laser scanning confocal microscope，LSCM）的出现是近代生物医学图像分析仪器最重要的进展之一。它将显微镜、激光扫描技术和计算机图像处理技术相结合，获得了普通光学显微镜无法达到的分辨率，同时具有深度识别能力。利用激光共聚集显微镜可对组织和细胞进行逐层扫描（称为"细胞CT"），并实现三维重建；可对活细胞进行长时间追踪观察，对细胞内离子和酸碱度进行定量检测；利用荧光漂白恢复技术可观察细胞骨架、生物膜和大分子组装等；此外还可进行细胞间通信和膜流动性等研究。

10. 流式细胞术 流式细胞术（flow cytometry）是利用流式细胞仪进行的一种单细胞定量和分选技术，是单克隆抗体和免疫细胞化学、激光和计算机科学等高科技综合利用的产物。流式细胞仪具有精密、准确、快速和分辨率高的优点，加之单克隆抗体高度特异性，可对血液、细胞培养悬液、各种体液和实体肿瘤的单细胞悬液进行分析。流式细胞术能够准确地进行DNA倍体分析，快速进行细胞的分选和收集，进行细胞内核酸和蛋白质的定量等，已在病理学研究和肿瘤诊断中得到多方面的应用。

11. 生物芯片技术 生物芯片（biochip）是近年来发展起来的新的生物医学技术，包括基因芯片（gene chip）、蛋白质芯片（protein chip）和组织芯片（tissue array）三大类。

基因芯片是将大量靶基因或寡核苷酸片段有序地、高密度地排列在玻片或其他载体上，通过核酸杂交方式检测样本中的基因表达、基因突变等。基因芯片按功能分为表达谱基因芯片、诊断芯片和检测芯片。前者主要用于基因功能的研究，后两者可用于遗传病、代谢病和某些肿瘤的诊断或病原微生物的检测等。目前高密度表达谱芯片已经能包含人类基因组的全部基因，通过一次检测可完成整个基因组表达谱的检测。

蛋白质芯片也是在一个载体上高密度点布不同种类的蛋白质，用荧光标记的已知抗体或配体与待测样本中的抗体或配体在同一芯片竞争结合，通过扫描仪和计算机分析得出结果。目前检测容量已达 10 000 多个点。该方法适用于蛋白质表达的大规模、多种类筛查以及受体-配体、多种感染因子和肿瘤标志物的检测。

组织芯片又称组织微阵列，是将数十个至数百个小的组织片整齐地排布于载玻片，形成微组织切片的点阵。其优点是体积小，信息量大，能高效、快速和低消耗地进行形态学、免疫组化、原位杂交等研究，通过一次实验可完成数十至数百个样本的检测，并有较好的内对照和实验条件的可比性。在研究工作中可用于基因表达蛋白质的分析和基因功能分析，或用于基因探针和抗体的筛选和鉴定，在教学中可作为组织学和病理学教材和外科病理的缩微图谱等。

四、病理学的发展史

在人类社会的发展历程中，对于疾病的探讨和斗争从未停止。在远古时代，由于文化落后，疾病原因往往归结于神灵和巫术。随着生产力的发展，对疾病原因和本质的探索开始归于理性。我国周、秦时期就提出了"夫八尺之士，皮肉在此，外可度量切循而得之，其死可解剖而视之"的论述。欧洲文艺复兴时期，随着自然科学的迅猛发展，人们开始通过观察、实验、分析和综合的科学方法去了解人体和疾病，尸体解剖成为研究疾病的重要手段。1761年意大利医学家莫干尼（Morgagni G. B.），在总结 700 余例尸体解剖发现的基础上出版了《论疾病的位置和原因》一书，认为不同的疾病是由相应器官的形态学改变（即病变，lesion）所引起的，由此创立了器官病理学（organ pathology）。约 100 年后，德国著名的病理学家魏尔啸（Virchow R.），借助改良的光学显微镜，观察了大量疾病样本的组织切片，提出了"疾病是异常的细胞事件"的论断并创建了细胞病理学。该学说不仅是现代病理学的基础，而且也是整个现代医学科学的基础之一。魏尔啸提出的许多论点至今还在应用，他对病理学和整个医学科学的发展做出了具有划时代历史意义的巨大贡献。

20 世纪 60 年代，电子显微镜的问世，使病理学从细胞水平深入到亚细胞水平，建立了超微结构病理学。近 50 年来，免疫学、细胞生物学、分子生物学、遗传学的快速发展，以及免疫组织化学、流式细胞术、图像分析技术和分子生物学、细胞生物学技术的广泛应用，使传统的病理学发生了巨大的变化。这些学科的相互渗透及其与病理学的相互融合为病理学注入新的生机和动力，形成了一批新兴的学科分支，如免疫病理学（immunopathology）、分子病理学（molecular pathology）、遗传病理学（genetic pathology）和定量病理学（quantitive pathology）等，使病理学从器官、组织、细胞和亚细胞结构深入到基因、蛋白质等分子水平，从单纯的形态学观察深入到形态与功能相结合的综合分析，从定位和描述性观察深入到定量观察，从而使病理学观察和研究的结果更具客观性、重复性和可比性。现代病理学的发展和新兴学科分支的建立，不仅拓宽了病理学的研究领域，而且加深了人类对疾病本质的认识，为疾病的防治开辟了光明的前景。随着人类基因组计划的完成和功能基因组计划的开展，病理学将会获得更多的发展机遇，也面临着许多新的挑战，从而促进这门古老学科的发展。

我国现代病理学始建于 20 世纪初，这要归功于一大批病理学的先驱者和几代老一辈病理学家的不懈努力。他们在十分艰苦的条件下，艰苦创业，呕心沥血，为我国病理学事业的建立和发展做出了巨大贡献。他们创造性地编写了具有中国特色的病理学教科书和参考资料，大力推进我国尸体剖验、外科诊断病理学和细胞学的发展，并结合我国国情对长期危害人民健康的传染病、地方病、心血管疾病和恶性肿瘤进行了广泛深入的研究，取得了丰硕的成果，同时也为新中国培养造就了一大批病理学专业人才。他们艰苦奋斗、不计名利为我国病理学事业献身的精神使今天的病理工作者们难以忘怀。

我国幅员辽阔，人口众多，病种资源丰富，疾病防治任务十分繁重。我国的病理学教学、临床诊断和科学研究对我国医疗卫生事业的发展和医学科学的进步具有极为重要的意义。

（孙保存）

第一章 细胞、组织的适应和损伤

细胞的生命活动是在体内外环境的动态平衡（自稳，homeostasis）中进行的。细胞完成正常功能需要其内外环境的稳定，同时细胞和由其构成的组织、器官乃至整个机体能够针对内外环境的变化作出反应，调整自身的代谢、功能和结构以适应这些变化。如外界因素的刺激导致的内外环境变化超过了细胞和组织的适应能力，则可造成损伤（injury），引起细胞代谢、功能和结构的变化。轻微的细胞损伤是可逆的，消除刺激因子后可恢复正常，称为可逆性细胞损伤（reversible cell injury）。但如果致损伤的刺激过强或持续时间过长，超过细胞所能承受的极限，则导致不可逆的损伤，引起细胞死亡，称为不可逆性细胞损伤（irreversible cell injury）。

第一节 适 应

适应（adaptation）指细胞、组织、器官和机体对于持续性的内外刺激作出的非损伤性应答。通过适应性应答，细胞、组织和器官改变其自身的代谢、功能和结构以达到新的平衡，耐受刺激，避免损伤，得以存活。适应在形态上可表现为萎缩、肥大、增生和化生。

一、萎缩

发育正常的实质细胞体积变小称为萎缩（atrophy）。细胞萎缩常导致组织、器官体积缩小和重量减轻。萎缩与发育不全（hypoplasia）和未发育（aplasia）不同，后两者分别指组织或器官未发育至正常大小或处于根本未发育的状态。

（一）分类

萎缩可分为生理性和病理性两类。生理性萎缩是生命过程中的正常现象，如青春期后的胸腺萎缩，绝经后妇女的子宫和乳腺萎缩，以及老年人各种组织、器官的萎缩等。

病理性萎缩均由致病因素刺激所致，根据原因可分为以下几类：

1. **营养不良性萎缩** 由营养不良所引起的萎缩可影响全身或只发生于局部。长期饥饿，患慢性消耗性疾病如结核病、糖尿病、恶性肿瘤等，由于蛋白质等营养物质摄入不足或消耗过多可引起全身性营养不良性萎缩。患者首先出现脂肪、肌肉萎缩，最后发生肝、肾、心、脑等重要器官萎缩。脑动脉粥样硬化导致脑慢性缺血可引起脑萎缩，为局部萎缩（图 1-1 A，B）。

2. **失用性萎缩** 失用性萎缩是指由于长期工作负荷减少所引起的细胞、组织和器官的萎缩，常发生于骨骼肌。其发生机制为：活动减少，负荷下降，首先引起细胞分解代谢降低，进而对合成代谢产生负反馈调节，使代谢水平下降，引起细胞体积缩小，此外，也可能与器官停止活动后，神经的向心性冲动减少，使神经调节活动下降有关。如骨折后肢体长期固定、卧床休息使肌肉体积缩小、长期在外太空工作的宇航员体重减轻也属此类。

3. **去神经性萎缩** 肌肉的正常功能与代谢需要神经的营养与刺激。下运动神经元或轴突破坏可引起所支配的器官组织萎缩。如麻风患者的周围神经受到损伤后可导致肢体的肌肉、骨骼发生萎缩，脊髓灰质炎的患儿下肢发生肌肉、骨骼萎缩等。

4. **压迫性萎缩** 器官或组织长期受压也可发生萎缩。如尿路梗阻引起的肾盂积水导致肾

第一章 细胞、组织的适应和损伤

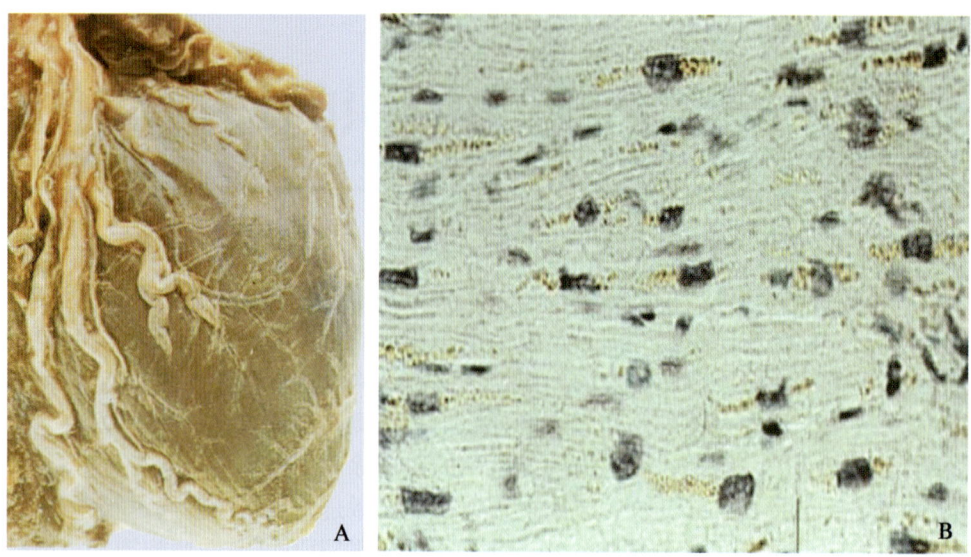

图 1-1 营养不良性萎缩（心脏）
A．心脏萎缩，心脏缩小，血管迂曲，呈暗褐色；B．心肌褐色萎缩，心肌内脂褐素沉积

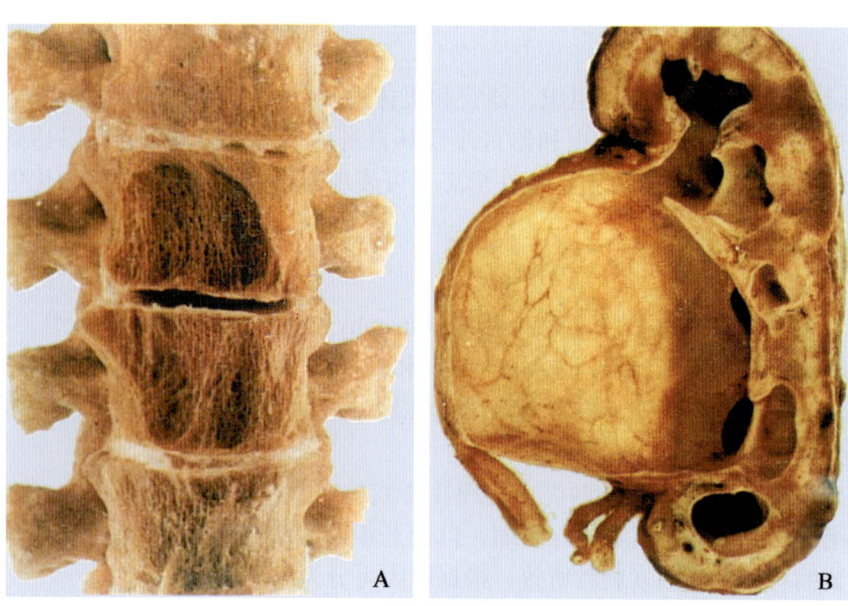

图 1-2 压迫性萎缩
A．椎骨压迫性萎缩，因胸主动脉瘤压迫所致；B．肾盂积水，肾盂和肾盏因积水高度扩张，压迫肾实质，使之萎缩

实质萎缩，脑室积水引起的周围脑组织萎缩（图1-2A，B）。

5．内分泌性萎缩　内分泌器官功能低下可引起相应靶器官的萎缩。如垂体损伤引起的西蒙综合征，由于垂体促激素分泌减少，导致患者的甲状腺、肾上腺和性腺均发生萎缩和功能降低。

萎缩的机制尚未完全明确，可能主要涉及蛋白质合成和降解的平衡，其中蛋白质降解作用的增强可能在其中发挥关键作用。近年来提出以细胞内溶酶体吞噬细胞器为特点的细胞自噬作用与萎缩的发生有关，但详细调控机制仍有待阐明。

（二）病理变化

肉眼：萎缩的器官体积呈均匀一致的缩小，**重量减轻**，包膜皱缩，表面血管迂曲，有些器官如心肌、肝可呈棕褐色。

镜下：萎缩器官中的实质细胞体积变小，数量减少，细胞质（简称胞质、胞浆）内常可见脂褐素沉着。电镜下见萎缩的细胞内自噬泡显著增多，自噬泡内还可见不能消化的残余体，即光镜下所见的脂褐素。

在实质细胞萎缩时，常伴有一定程度的间质纤维组织和脂肪增生，有时体积反而比正常器官要大，称为假性肥大（pseudo-hyperplasia）。

（三）结局

轻度的萎缩多为可逆性，去除病因后，组织或器官的大小或重量可恢复正常。严重的萎缩可引起细胞死亡，导致细胞数量减少，成为不可逆性改变。

二、肥大

细胞体积的增大称为肥大（hypertrophy）。组织、器官的肥大是由于实质细胞体积增大所致，但也可伴有细胞数量的增加。由于工作负荷增加引起的肥大称为代偿性肥大（compensatory hypertrophy），由于激素刺激引起的肥大称为内分泌性肥大（endocrine hypertrophy）。肥大的细胞合成代谢增加，功能常增强。肥大可分为生理性肥大和病理性肥大。

（一）生理性肥大

妊娠期子宫的肥大和哺乳期乳腺的肥大均属于生理性肥大。体力劳动者和运动员的肌肉肥大则属于生理状态下的代偿性肥大。

（二）病理性肥大

病理性肥大通常是由于器官负荷的过度增大所致，如高血压病时的心脏肥大就属于病理性的代偿性肥大（图1-3）。胃幽门狭窄时胃壁平滑肌的肥大、尿道梗阻时膀胱平滑肌的肥大、晚期肾小球肾炎时残存肾单位的肥大等也属此类肥大。

代偿性肥大是有限的，负荷超过一定的极限就会导致器官功能衰竭（即失代偿，decompensation），如高血压晚期的左心衰竭。这种情况可能是因为肥大心肌的血液供应是有限的，肥大的心肌发生缺血、缺氧，功能反而比正常心肌降低。

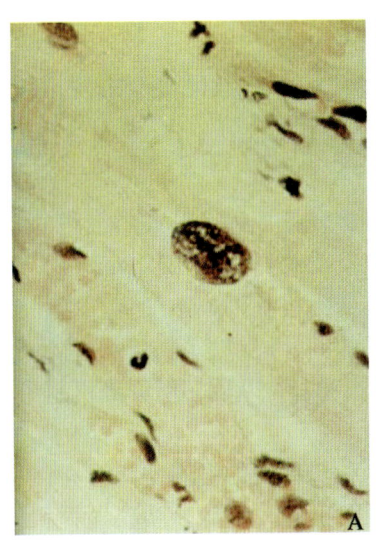
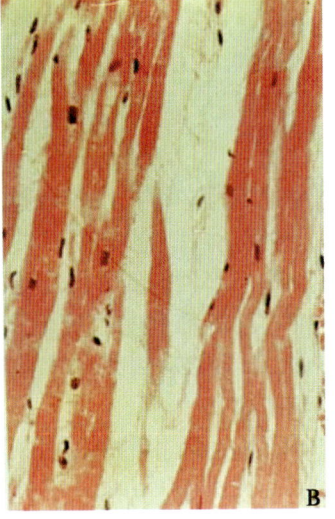

图1-3 心肌肥大（A）与心肌萎缩（B）

三、增生

器官或组织的实质细胞数目增多称为增生（hyperplasia）。增生也可导致组织、器官的体积增大。实质细胞数量的增加是通过有丝分裂来实现的。因此，实质细胞分裂能力较强的器官或组织（肝、前列腺）的体积增大通常是通过增生和肥大共同完成的；而没有分裂能力的组织（心肌、骨骼肌等）则仅表现为肥大。增生可分为生理性增生和病理性增生。

（一）生理性增生

生理性增生可分为激素性增生（hormonal hyperplasia）和代偿性增生（compensatory hyperplasia）。如青春期乳腺上皮和妊娠期子宫平滑肌的增生，属于生理性激素性增生；而部分肝切除后肝细胞的增生，则属于生理性代偿性增生。

（二）病理性增生

病理性增生常见于激素过度刺激引起的增生，如雌激素过多引起的乳腺增生和子宫内膜增生，雄激素代谢产物过多引起的前列腺增生。更为常见的是炎症过程中或组织损伤后的修复性增生，如创伤愈合中的毛细血管和成纤维细胞的增生参与了组织的修复，但增生过度可形成瘢痕疙瘩（keloid）。黏膜慢性炎症引起的增生可形成炎性息肉。

无论是生理性还是病理性增生，去除刺激后，增生均可停止。这种特点与肿瘤性增生有本质的区别，但某些持续性的病理性增生可发展为肿瘤，如部分患者的乳腺增生症可发展为乳腺癌。

四、化生

为适应环境变化，一种分化成熟的细胞被另外一种形态和功能不同的分化成熟细胞所取代的过程称为化生（metaplasia）（图1-4）。

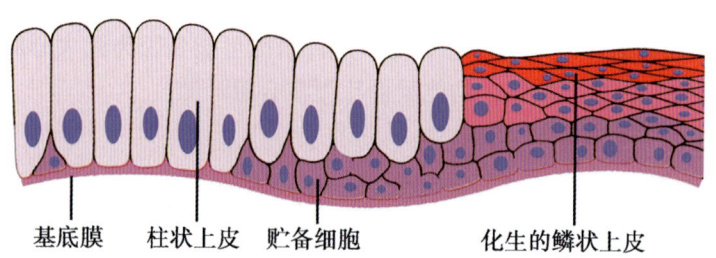

图1-4 上皮鳞化示意图

近年来提出，化生不是一种成熟的细胞直接转化成另一种成熟细胞的结果，而是通过存在于正常组织中的干细胞通过增生转变及细胞重新编程（reprogramming）的结果。在原有组织消亡的同时，干细胞向一种新的方向分化转变为另一种成熟细胞。这种转分化现象通常只发生在同源细胞之间，即两种上皮之间或不同的间叶组织之间。转分化过程受多种细胞因子和细胞微环境的影响，涉及多种组织特异性基因和分化基因，但详细机制尚未完全明了。

（一）上皮细胞化生

鳞状上皮化生（squamous metaplasia），简称鳞化，如慢性支气管炎和吸烟者的气管和支气管黏膜的柱状纤毛上皮可化生为鳞状上皮（图1-5），涎腺、胰腺导管和胆道结石时柱状上皮的鳞化，肾盂结石时的移行上皮鳞化等。虽然化生的组织对有害的环境刺激有较强的抵抗力，但丧失了原有正常组织的功能，局部防御能力反而下降。此外鳞化还是不存在鳞状上皮的组织发生鳞状细胞癌的基础。如肺的鳞状细胞癌就是在鳞化的基础上发生的。鳞状上皮有时也可化生为腺上皮。如Barrett食管就是由腺上皮替代了原有的鳞状上皮，并可在此基础上发生食管腺癌。慢性胃炎时，胃黏膜可化生为肠上皮，这种化生也与胃癌的发生有关。

（二）间叶组织的化生

化生亦可发生于两种间叶组织之间，多由纤维结缔组织化生为骨、软骨和脂肪组织。如骨化性肌炎（myositis ossificans）时，由于长期的局部损伤使皮下肌肉间的纤维组织增生并化生为骨组织。

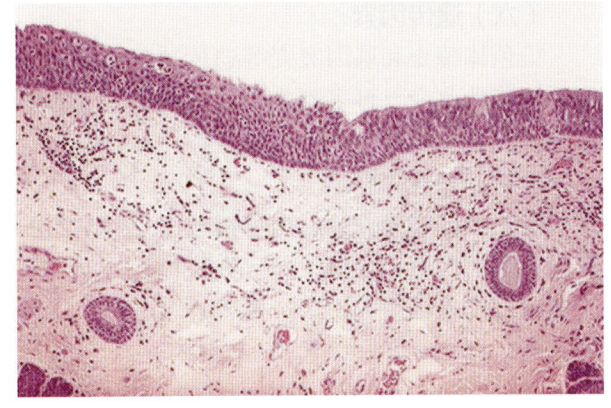

图 1-5　支气管上皮鳞化

第二节　细胞和组织的损伤

当内外因素的刺激作用超过了组织和细胞所能适应的程度，组织和细胞即可发生损伤（injury）。轻度损伤多为可逆性的，去除病因后可恢复；重度损伤则导致不可逆性损伤，或经过可逆性阶段后最终引起细胞死亡。细胞死亡有两种形式，即坏死和凋亡。

一、细胞和组织损伤的原因

引起组织和细胞损伤的原因多种多样，且比较复杂，造成损伤的程度与致损伤因子的强弱、持续时间以及组织和细胞对损伤的耐受性有关。损伤的原因大致可归纳为以下几类：

（一）缺氧

缺氧（hypoxia）是最常见而且最重要的细胞损伤的原因之一。重度缺氧常导致细胞死亡。缺氧可分为全身缺氧和局部缺氧。前者多由空气稀薄（高原缺氧）、呼吸系统疾病、血红蛋白的携氧能力下降（一氧化碳中毒）或呼吸链酶系被灭活（氰化物中毒）所致。局部缺氧多由缺血引起，是局部血液循环障碍的结果。在某些情况下，局部缺血后血流的恢复反而加剧组织的损伤，称为缺血再灌注损伤。

（二）物理因素

物理性损伤因子包括高温、低温、机械性损伤、电击、电离辐射和微波、强噪声，常引起细胞广泛而严重的损伤。

（三）化学因素

化学毒物如四氯化碳、砷化物、有机磷、氰化物、某些重金属等均可引起组织和细胞损伤。损伤程度与毒物的浓度、作用时间和部位以及机体对毒物的吸收、代谢、排泄能力有关。很多药物在发挥治疗作用的同时，其毒副作用也可造成组织损伤。

（四）生物因素

生物因子是最常见的致损伤因子，如细菌、真菌、支原体、螺旋体、立克次体、衣原体、病毒和寄生虫等。其种类繁多，致损伤机制各不相同。它们可通过产生各种毒素、代谢产物或经机械作用导致组织损伤，也可通过介导免疫反应引起损伤。

（五）免疫反应

免疫缺陷或功能低下可致机体反复感染，变态反应和自身免疫均可引起组织损伤，器官移植中发生的排斥反应也是造成组织损伤的原因。

（六）遗传因素

染色体畸变和基因突变等遗传缺陷可造成细胞结构、功能和代谢异常，可引起组织和细胞的损伤性改变，可表现为先天性畸形、某些器官功能不全或对环境因素和某些疾病的遗传易感性。

（七）营养失衡

营养不足或营养过度均可造成组织和细胞的损伤。糖、脂肪、维生素及微量元素不足可影响细胞的代谢和功能，导致细胞损伤，如长期的低蛋白质饮食可造成脂肪肝和肝硬化，但是营养过度也可造成疾病。摄入过多的糖、脂肪则易导致肥胖、高血压、动脉粥样硬化和糖尿病等。

二、细胞和组织损伤的机制

不同病因引起的损伤机制各不相同，不同类型和不同分化状态的细胞对同一致病因素的敏感性也有所差别。细胞对不同损伤因子的反应取决于损伤因子的类型、作用的持续时间和强度。各种致病因素引起的细胞损伤的主要机制如下：

（一）腺苷三磷酸（ATP）的缺乏或耗竭

低氧和中毒性损伤可影响线粒体的氧化磷酸化过程，使 ATP 产生减少，甚至停止，使需要能量维持的细胞合成和分解功能降低，细胞的生命活动出现障碍。

（二）自由基的积聚

自由基（free radical）指最外层电子轨道上含有不配对电子的原子、离子或分子。机体内通过两种基本机制产生自由基：一是通过辐射作用使水离子化，一个电子被取代，从而生成自由基；二是氧或其他物质与氧化还原反应中的自由电子相互作用而产生氧自由基。自由基具有高度的氧化活性和不稳定性。它们可以与细胞膜和线粒体膜中的不饱和脂肪酸发生反应，增强脂质的过氧化作用，脂质过氧化产物再分解成更多的自由基，形成连锁反应，破坏膜结构的完整性。

（三）细胞内游离钙增高

正常情况下，通过细胞膜的 ATP 钙泵和钙离子通道的调节作用，细胞游离钙维持在相当低的水平（< 0.1μmol/L），而细胞外钙则较高，达 1.3μmol/L。大部分细胞内钙贮存在线粒体和内质网的钙库内。缺氧和中毒可使 ATP 减少，Na^+/Ca^{2+} 交换蛋白直接或间接使细胞钙库内的钙释放，使游离钙增多，并活化多种酶类，如磷脂酶（破坏细胞膜）、蛋白酶（破坏细胞膜和骨架）、ATP 酶（降解 ATP）和内切酶（破坏染色体和 DNA），造成细胞损伤。

（四）细胞膜完整性破坏

细胞膜损伤是细胞损伤的重要方式，包括：①补体活化介导的细胞溶解；②病毒感染时穿孔素介导的细胞溶解；③离子通路的特异性阻滞；④细胞膜离子泵功能衰竭；⑤膜内脂质分子数量和结构的改变；⑥膜蛋白交联。

（五）不可逆的线粒体损害

线粒体是细胞能量代谢的中心，也是多种损伤因子的作用靶点。导致线粒体损害的因子包括：①细胞质内钙离子浓度增高；②磷脂酶 A_2 和鞘磷脂通路开放导致磷脂降解；③脂肪分解产物如游离脂肪酸和神经酰胺增多；④氧化应激反应等。线粒体损害的早期表现为线粒体内膜形成高导电通道，使线粒体膜通透性增高。如损伤因子持续存在，则严重影响线粒体维持质子运动的功能和氧化磷酸化过程，导致 ATP 生成减少。最终线粒体膜通透性过高则使细胞色素 C 由线粒体内漏出至细胞质，启动凋亡机制。

第一章 细胞、组织的适应和损伤

三、损伤的形态学改变

细胞和组织发生损伤后，可产生一系列的形态和功能改变。依损伤程度不同，分为可逆性损伤和不可逆性损伤两大类。可逆性损伤多为细胞变性，不可逆性损伤则为细胞死亡，包括坏死和凋亡。

（一）可逆性损伤

可逆性损伤的形态学表现为变性和物质沉积。变性（degeneration）指细胞或间质内出现异常物质或正常物质显著增多，并伴有不同程度的功能障碍。

1．水样变性 水样变性（hydropic degenration）指细胞内水分增多，导致细胞肿胀，亦称细胞水肿。正常情况下，由于细胞膜上钠泵的作用使细胞内外的水分和钠、钾、钙离子保持动态平衡。当缺氧、毒性物质引起线粒体损伤及功能下降使ATP生成减少时，钠泵功能随之降低，使细胞膜对电解质主动运输功能障碍，超量的钠、钙离子进入细胞内，细胞内钾离子外逸，使细胞大量水分积聚而发生水样变性。心肌细胞、肝细胞和肾小管上皮细胞，由于代谢活跃，对氧气和能量依赖性高，因此常发生此类变性。

肉眼：水样变性的器官体积增大，包膜紧张，切面边缘外翻，颜色苍白，丧失光泽，如用沸水煮过。

光镜：细胞体积增大，细胞质因水分增多呈透明状，淡染，也可出现大小不等的空泡。严重的水样变性细胞核染色质变淡，整个细胞膨大，变圆如气球状，称为气球样变（图1-6）。

电镜：细胞膜出现空泡，微绒毛变钝、扭曲，细胞质基质疏松，线粒体肿胀，嵴变少、变短，内质网扩张，核糖体脱失，呈空泡状。

细胞水样变性几乎是所有细胞损伤最早的表现形式，去除病因后可完全恢复。但如病因持续存在，损伤继续加重也将发展为细胞死亡。

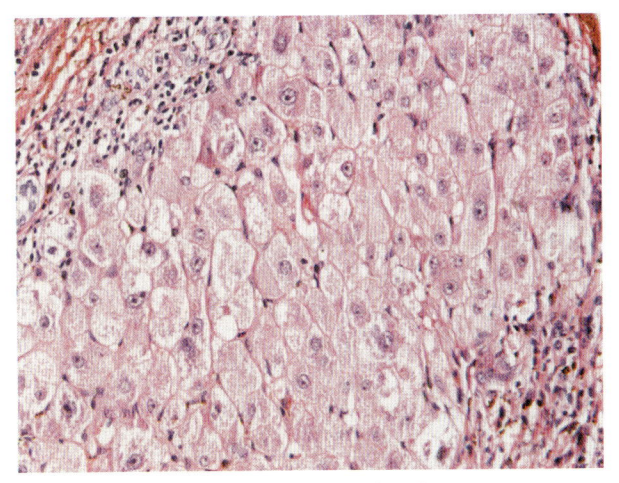

图1-6 肝细胞气球样变
肝细胞体积增大，圆形，胞浆淡染

2．脂肪变性 除脂肪细胞外的实质细胞内出现脂滴或脂滴明显增多称为脂肪变性（fatty degeneration）或脂肪变（fatty change）。

脂滴主要为中性脂肪，也可有磷脂和胆固醇等。在石蜡切片中，由于脂滴在制片过程中被有机溶剂所溶解，故表现为边界清楚的透明空泡。冰冻切片用苏丹Ⅲ或锇酸染色可分别染为红色和黑色。

电镜：脂滴为电子密度较高、有界膜包绕的圆形小体，称为脂质小体（liposome）。小脂滴可融合为大脂滴，失去界膜包绕而游离于细胞质中。肝、心脏和肾是较常发生脂肪变性的器官，尤以肝最为常见（图1-7A，B）。

（1）肝脂肪变性：肝是脂肪代谢的重要场所，细胞脂肪变性与脂肪代谢紊乱密切相关。脂肪代谢过程中的任何一个环节发生障碍，均可导致肝细胞脂肪变性，包括：①脂蛋白合成障碍：由于长期营养不良造成合成脂蛋白的原料胆碱和蛋氨酸缺乏或由于化学毒物损害内质网或抑制某些酶活性时，导致肝细胞不能将三酰甘油合成脂蛋白运出肝细胞外而沉积于肝细胞内。②中性脂肪合成过多：饥饿状态下或某些疾病导致糖利用障碍时，脂库中的脂肪大量动用，以脂肪酸的形式入肝，使肝细胞合成脂肪增多，超过肝细胞氧化利用和运载外输的能

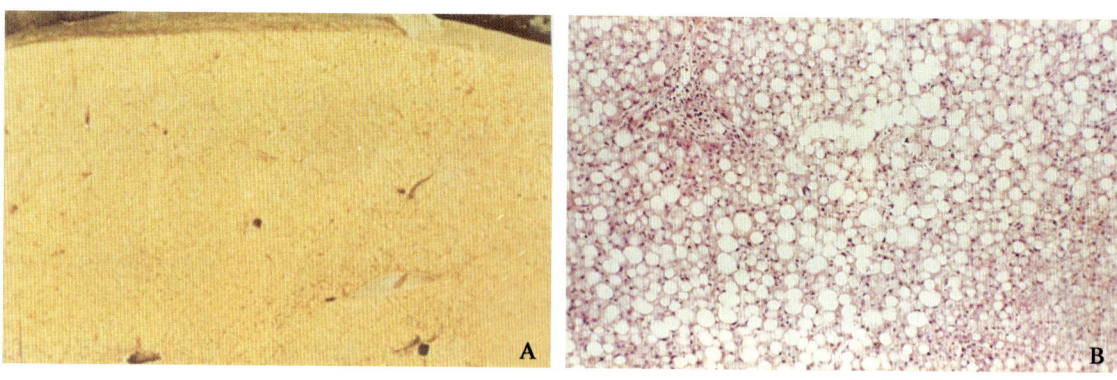

图 1-7 肝脂肪变性

A．肉眼改变，肝大，包膜紧张，呈淡黄色；B．镜下重度脂肪变，肝细胞内见大小不等的脂肪空泡，可将细胞核推向一侧，脂肪变的细胞破裂可融合成小脂囊

力，导致脂肪在肝内蓄积。③脂肪酸氧化障碍：缺氧、感染、中毒、过敏反应和慢性淤血均可损伤肝细胞，影响其氧化利用脂肪酸和合成脂蛋白的能力，造成肝细胞内脂肪过多。

肉眼：肝体积增大，色泽淡黄，质地柔软，边缘变钝，比重减轻，切面有油腻感。

镜下：轻度者核周可见多个小空泡，重度者可融合成大泡，将核挤向细胞一边，酷似脂肪细胞。肝细胞破裂后可融合成大小不一的脂囊（图 1-8A，B）。不同病因引起的肝脂肪变性在肝小叶内的分布不同。肝淤血时，小叶中央区缺氧较重，脂肪变性首先发生于小叶中央，长期淤血，小叶中央肝细胞萎缩、消失，小叶周边也因缺氧发生脂肪变。磷中毒时，脂肪变性则首先出现于小叶周边部，进而累及整个肝小叶。

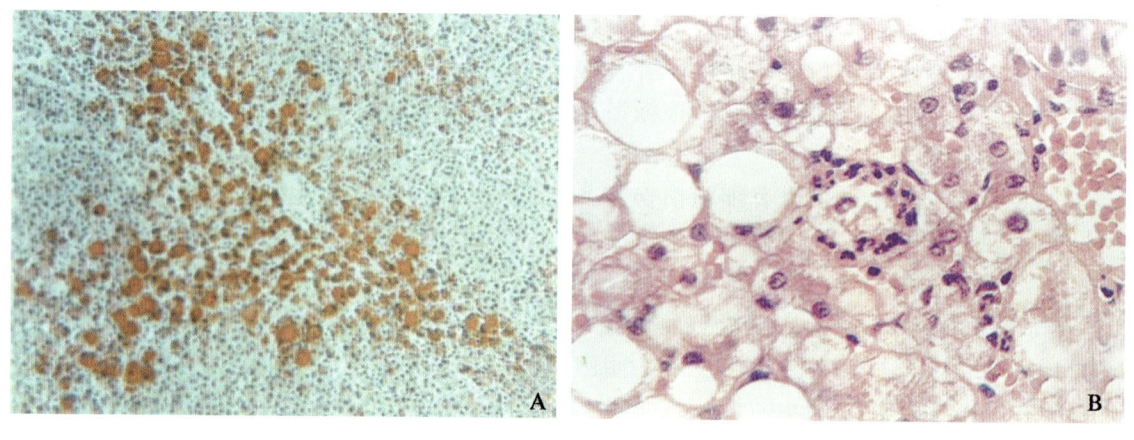

图 1-8 肝脂肪变性

A．苏丹Ⅲ染色，脂滴染成红色；B．酒精性肝炎，肝细胞脂肪变

脂肪变性也为可逆性病变，病因清除后可恢复正常，但长期严重的脂肪肝患者，肝细胞可发生坏死，继发纤维化，最终发展为肝硬化。

（2）心肌脂肪变性：心肌脂肪变性多见于贫血、缺氧、中毒及严重感染等，分为局灶性和弥漫性两种。局灶性者多见于左心室心内膜下和乳头肌处，慢性贫血和缺氧多见。脂肪变性的黄色条纹与未受累的暗红色心肌相间排列，构成状似虎皮的斑纹，称"虎斑心"。这种形态特点可能与血管分布有关。黄色条纹位于血管末梢分布区，因缺血、缺氧严重，病变明显。而近血管区缺氧程度相对较轻，病变不明显，保持正常心肌的色泽。磷、砷中毒或严重感染，如白喉则易发生弥漫性心肌变性，常累及两侧心室，心肌呈弥漫性淡黄色。**光镜**：脂肪滴常位于心肌细胞核附近，较细小，呈串珠样排列。严重的心肌脂肪变性，尤其是弥漫性心肌脂肪变性，可使心肌收缩力下降导致心力衰竭。

(3) 肾脂肪变性：重度贫血、严重缺氧、中毒和某些肾疾病可引起肾小球毛细血管基底膜受损，通透性增高，使脂蛋白漏出至原尿中，肾小管特别是近曲小管上皮吸收大量的脂蛋白而导致脂肪变性。**镜下**：近曲小管上皮细胞胞质内出现多个脂滴，常位于细胞基底部和核周围，从而使肾体积增大，包膜紧张，切面皮质区增厚，呈淡黄色。

3．玻璃样变性　玻璃样变性（hyaline degeneration）又称透明变性，是指在细胞内或间质中出现均质、半透明的玻璃样物质，在HE染色切片中呈均质性红染。玻璃样变性是一种形态学的描述，不同的组织发生透明变性的原因和机制是不同的。玻璃样变性常发生在结缔组织和血管壁，有时也发生于细胞内。

（1）结缔组织玻璃样变性：主要见于纤维瘢痕组织。**肉眼**：为灰白、半透明、质地致密坚韧、缺乏弹性的组织。**镜下**：瘢痕组织内纤维细胞和血管明显减少甚至消失，胶原纤维增粗，并融合成为均质、无结构、红染的毛玻璃样物质，丧失纤维性状，呈梁状或片状分布（参见第二章图2-7）。

（2）血管壁的玻璃样变性：多见于高血压病患者的肾、脾和视网膜的细小动脉，如肾入球动脉、脾中央动脉等。由于长期的细小动脉痉挛，使细小动脉内膜因缺血、缺氧而发生损伤，导致通透性增高，血浆蛋白渗入到内膜下，并发生凝固、沉积，在内皮下形成均质、红染、无结构的半透明物质，使细小动脉壁增厚，管腔狭窄（图1-9），称为细动脉硬化肾。

（3）细胞内玻璃样变性：指细胞的胞浆内出现过多的蛋白质并发生沉积。**镜下**：在细胞质内可见到圆形、红染的

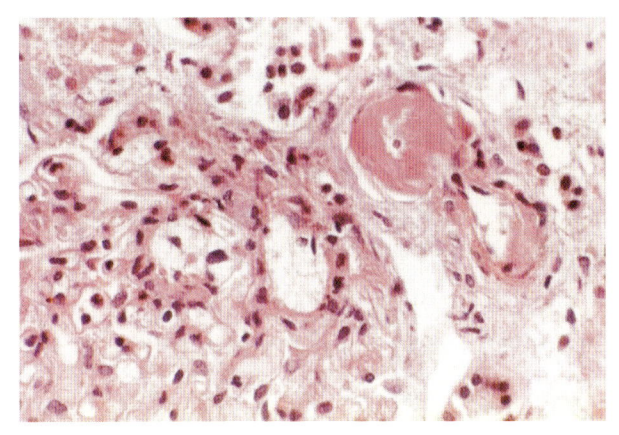

图 1-9　细动脉透明变性
肾小球入球动脉内膜内见红染的半透明物质沉积

小体或团块。产生细胞内玻璃样变性的原因各不相同，常见的有以下病理状态：①肾小球肾炎或其他肾疾病引起严重蛋白尿时，肾近曲小管可将尿中的蛋白质吸收至小管上皮细胞内，并沉积下来融合成蛋白质小滴，光镜下可在近曲小管上皮细胞胞浆中见到均质、红染的圆形透明小滴（透明滴）（图1-10 A）。②慢性炎症时，局部浸润的浆细胞胞浆内常可见到圆形、红染的半透明小体，有时可分泌至细胞外，称为拉塞尔小体（Russell's body），为免疫球蛋白在浆细胞内沉积凝聚的结果。③酒精性肝病时，肝细胞内可见到的圆形或不规则形的红染小体，称为马洛里小体（Mallory's body）（图1-10 B）。

4．黏液样变性　组织间质内出现类黏液物质的聚集称为黏液样变性（mucoid degeneration）。**肉眼**：发生黏液样变性的组织明显肿胀，呈灰白半透明的胶冻状。**镜下**：组织间质疏松，充以淡蓝色的黏液样物质，其中散在数量不等的多角形或星芒状细胞（黏液细胞），细胞质的突起常彼此相连。

黏液样变性常见于急性风湿病或动脉粥样硬化症的血管壁，神经纤维瘤、脂肪肉瘤等间叶性肿瘤的间质。甲状腺功能减退的患者全身真皮和皮下组织中有类黏液物质和水分沉积，称为黏液水肿（myxedema）。黏液水肿的原因可能是因为甲状腺激素分泌减少，使皮下间质内的透明质酸发生降解障碍，大量的透明质酸沉积于皮下形成类黏液物质堆积。

去除病因后，结缔组织的透明变性大多可以恢复，但严重而持久的黏液样变性则易引起纤维组织增生导致组织或器官硬化。

5．淀粉样变性　组织内有淀粉样物质（amyloid）沉着称为淀粉样变性（amyloid degeneration）

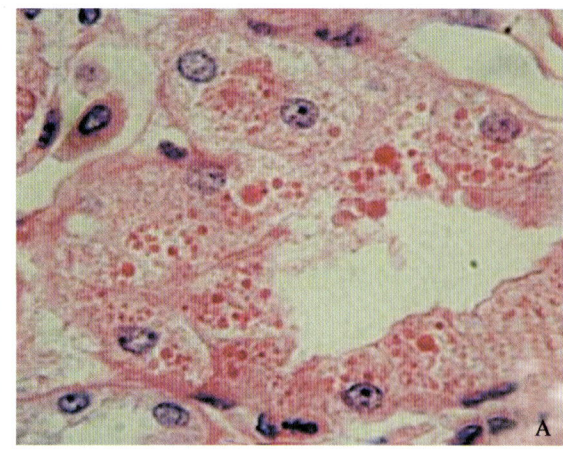 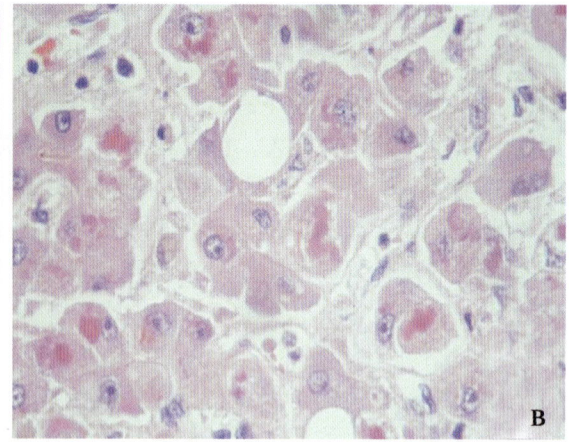

图 1-10　细胞内透明变性

A. 肾小管上皮细胞内透明滴；B. 肝细胞内马洛里小体

或淀粉样物质沉着症（amyloidosis）。淀粉样物质的某些性质与淀粉类似，如遇到碘时，淀粉样物质可染成棕褐色，经硫酸处理后呈蓝色，与淀粉遇到碘时的变化相似。**肉眼**：淀粉样变性的组织为灰白色，质地硬韧，富于弹性。**光镜**：HE 染色的切片中，淀粉样物质为淡粉色、均匀一致、云雾状或团块状、无结构的物质（图 1-11 A，B）。经刚果红染色，淀粉样物质呈桃红色。淀粉样物质常沉积于细胞间，小血管基底膜下或沿网状纤维支架分布。**电镜**：为非分支的原纤维构成的网。该原纤维宽度为 7.5～10nm，长度不一，此外还含有正常血清球蛋白构成的非纤维性五角形物质和硫酸肝素。

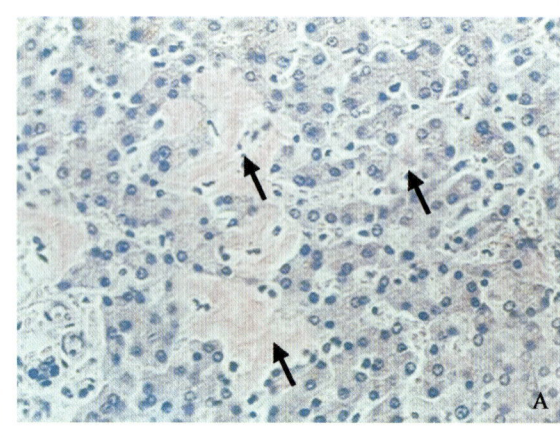 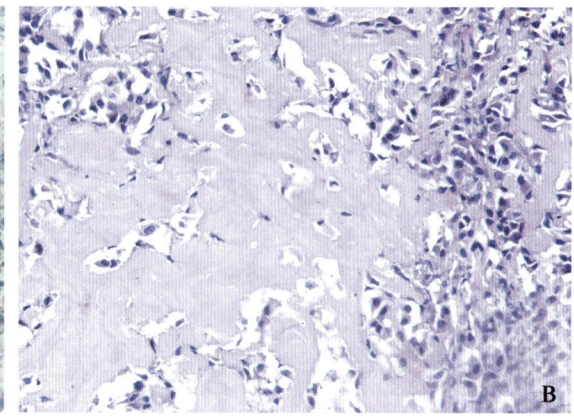

图 1-11　淀粉样变性

A. 肝间质淀粉样变性；B. 甲状腺髓样癌间质的淀粉样物质沉积

淀粉样变性按病因可分为原发性和继发性，按部位可分为局限性和全身性。原发性全身性淀粉样变性的淀粉样物质前体为免疫球蛋白的轻链，常见于多发性骨髓瘤和 B 细胞淋巴瘤。继发性全身性淀粉样变性的淀粉样物质是一种由肝合成的蛋白质，称淀粉样相关蛋白，常见于结核病、慢性骨髓炎、类风湿关节炎和某些恶性肿瘤，如霍奇金淋巴瘤。继发性局限性淀粉样变性可见于阿尔茨海默病的脑组织、甲状腺髓样癌组织和 2 型糖尿病的胰岛。因此，淀粉样物质是一大类形态学和特殊染色反应相同而化学结构不同的异质性物质，其产生和沉积机制也不同。

6．细胞内糖原沉积　细胞内糖原沉积（intracellular accumulation of glycogen）发生于葡萄糖和糖原代谢异常的患者。细胞内糖原的沉积常见于糖尿病患者的近曲小管远端上皮细胞内，也可见于肝细胞、心肌细胞和胰岛 B 细胞内。遗传性糖代谢缺陷可导致糖原贮积病。该病是由于基因异常引起的合成或分解糖原的酶缺陷而导致的糖原过多蓄积于细胞内，引发细胞损伤，甚至死亡。

7．病理性色素沉着　有色物质即色素（pigment）在细胞内外异常蓄积称为病理性色素沉着。沉着于体内的色素分为内源性色素和外源性色素两种。内源性色素是体内生成的，如含铁血黄素、黑色素、脂褐素和胆红素等。外源性色素是指由肺吸入或文身注入体内的色素，色素可存在于细胞内、细胞间质或吞噬细胞内。

（1）含铁血黄素（hemosiderin）：含铁血黄素是由铁蛋白微粒集结而成的色素颗粒，呈金黄色或棕黄色，颗粒大小不等，具有折光性，可被普鲁士蓝或柏林蓝染成蓝色。含铁血黄素是血红蛋白被巨噬细胞吞噬后，由溶酶体分解、转化而成的，属内源性色素。慢性肺淤血时，漏入肺泡腔的红细胞被巨噬细胞吞噬后形成含铁血黄素（图1-12）。这种吞噬大量含铁血黄素的巨噬细胞常出现于左心衰竭患者的肺泡内，并随痰咳出，易在痰中检出，故称为心力衰竭细胞（heart failure cell）（图1-13）。此外，溶血性贫血时，大量红细胞溶解破坏，可出现含铁血黄素在全身沉积，尤其易出现于肝、脾、淋巴结和骨髓内。

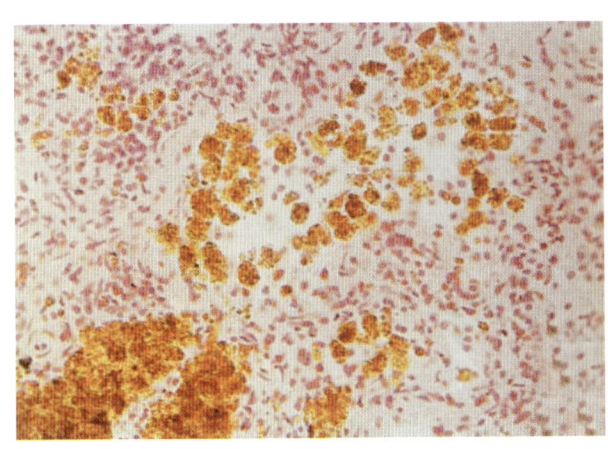

图1-12　慢性肺淤血
示肺泡腔内吞噬含铁血黄素的细胞

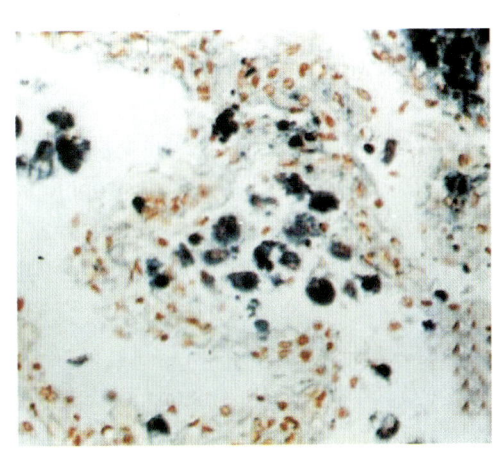

图1-13　心力衰竭细胞普鲁士蓝染色阳性

（2）黑色素（melanin）：黑色素是由黑色素细胞合成的一种黑褐色的内源性色素，广泛存在于正常人皮肤、毛发、虹膜、脉络膜、脑的黑质等处。黑色素的合成受垂体、肾上腺和性腺等产生的激素调控。腺垂体分泌的促黑激素（MSH）和促肾上腺皮质激素（ACTH）能促进其合成，而肾上腺皮质激素则抑制MSH的释放。因此，肾上腺皮质功能低下（艾迪生病，Addison disease）的患者由于肾上腺皮质激素缺乏，失去对MSH的抑制作用以及垂体反馈性分泌ACTH增加，常引起全身性皮肤黑色素增多（图1-14）。局限性黑色素增加常见于色素痣和恶性黑色素瘤。尿黑酸尿症患者黑色素可沉着于皮肤、结缔组织和软骨，称褐黄病。

（3）脂褐素（lipofuscin）：脂褐素是一种黄褐色的内源性色素，内含50%左右的脂质。目前认为，它的形成是由于胞浆中的自噬溶酶体内的细胞器碎片不能被酶消化而形成的残余体。脂褐素常见于老年人、营养不良和慢性消耗性患者的肝细胞、心肌细胞和神经元内，故又有老年性色素和消耗性色素之称。脂褐素沉积的器官变深多呈黄褐色。镜下见黄褐色的细颗粒状色素位于核周围（如肝细胞）或核的两端（如心肌细胞）。

（4）胆红素（bilirubin）：胆红素是正常胆汁的主要色素，由血红蛋白衍生而来，不含铁。疾病状态下由于胆红素代谢障碍，使其在细胞或组织内增多可导致组织淤胆，临床上出现黄疸。

8．病理性钙化　正常机体内仅在骨和牙齿中含有固体钙盐。在骨和牙齿以外的组织内存

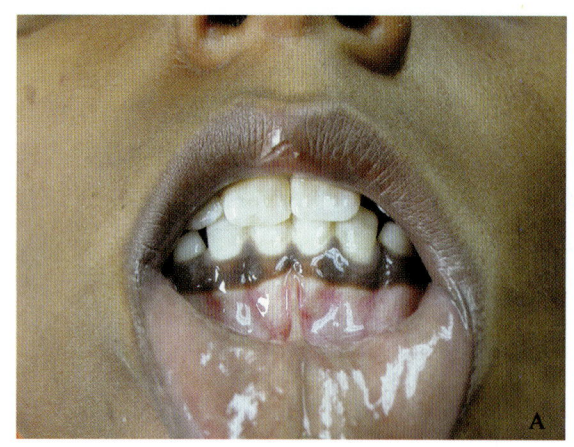 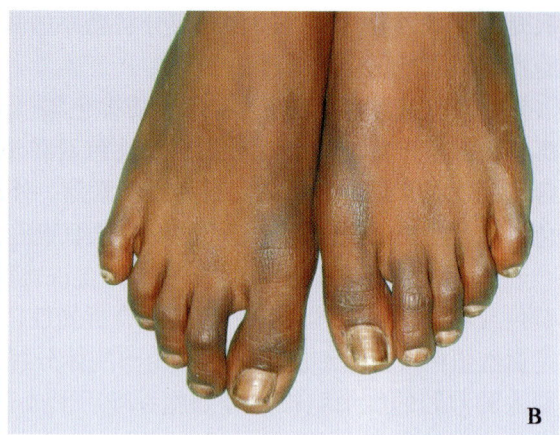

图 1-14 艾迪生病
A．患者口唇及龈黏膜黑色素沉积；B．足趾皮肤黑色素沉积

在固体钙盐沉积称为病理性钙化（pathological calcification）。沉积的钙盐以磷酸钙为主，其次为碳酸钙。肉眼见钙化区为石灰样坚硬颗粒或团块。HE 染色切片中，钙盐呈蓝色小颗粒状物或大的蓝染团块。

按照原因不同可分为营养不良性钙化和转移性钙化。

（1）营养不良性钙化（dystrophic calcification）：较常见，指变性、坏死组织或异物中出现钙盐沉积。机体的钙磷代谢并无异常，血钙正常。常发生于：结核病的坏死灶，脂肪坏死灶，动脉粥样硬化斑块，风湿病的心瓣膜，或玻璃样变性、黏液样变性的结缔组织，坏死的寄生虫虫体、虫卵等处。营养不良性钙化可引起器官功能异常，如心瓣膜钙化可引起心力衰竭，动脉粥样硬化可导致心、脑、肾等重要器官损害。

（2）转移性钙化（metastatic calcification）：较少见，指全身性钙磷代谢障碍，血钙、血磷增高所引起的钙盐在某些正常组织内沉积。可见于甲状旁腺功能亢进或恶性肿瘤异位分泌甲状旁腺激素样物质，维生素 D 过多症和肿瘤转移至骨引起的骨组织广泛溶解破坏，以及肾衰竭等。转移性钙化的常见部位为正常器官或组织，尤其是泌酸组织，如胃黏膜、肺泡壁和肾小管基底膜。转移性钙化多无明显临床症状，但严重的肺钙化可损伤呼吸功能，肾小管的严重钙化可造成肾损害。

（二）不可逆损伤

细胞受到严重的损伤，出现代谢停止、结构破坏和功能丧失等不可逆变化，细胞生命活动完全停止称为细胞死亡（cell death）。坏死和凋亡（参见本章第三节）是细胞死亡的两种主要形式。

活体内局部组织、细胞的病理性死亡称为坏死（necrosis）。坏死可因严重的致病因子引发不可逆的损伤直接发生，也可由可逆性损伤（变性）发展而来。坏死的组织和细胞不仅代谢停止，功能丧失，而且有细胞内的物质漏出至细胞外，引起周围组织产生炎症反应。坏死的细胞、组织所发生的形态改变主要是由坏死的细胞被自身溶酶体酶消化或由坏死引发的急性炎症中的中性粒细胞产生的蛋白水解酶消化所致。

1. 形态学改变　临床上把丧失存活能力的坏死组织称为失活组织。失活组织肉眼表现为表面丧失光泽，色泽污秽；失去正常的弹性；因无正常血液供应而温度较低；摸不到血管搏动，切开时无新鲜血液流出；失去正常感觉（温觉、痛觉）及运动功能，对刺激无反应等。

细胞坏死发生 10 小时以上才能出现光镜下的改变，电镜改变在 2 小时后才能看到。但坏死后细胞膜的通透性增高，细胞内的一些酶可漏出到血液中，使血中酶活性升高，如心肌梗死后 2 小时就可在血液中测到肌酸激酶、乳酸脱氢酶和谷草转氨酶的升高。肝细胞坏死时血液谷丙转氨酶和谷草转氨酶升高，胰腺坏死时血液淀粉酶升高。

（1）细胞核的变化：细胞坏死最重要的形态变化是细胞核的变化，表现为以下3个步骤：①核固缩（pyknosis），细胞核水分脱失，染色质凝集，核变小，嗜碱性增强，但核膜仍存在；②核碎裂（karyorrhexis），核膜破裂，染色质崩解为小碎片散布于细胞质内；③核溶解（karyolysis），坏死细胞内pH降低，激活DNA酶，水解染色质中的DNA，使其失去对碱性染料的亲和力，只留下核的轮廓，最后完全溶解消失（图1-15）。

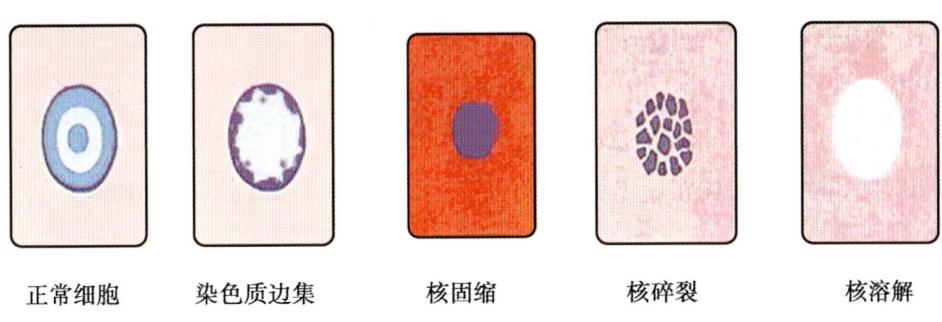

正常细胞　　染色质边集　　核固缩　　核碎裂　　核溶解

图1-15　坏死模式图

上述的坏死细胞核变化过程可因损伤因子的强弱和发展的速度而有所不同。损伤因子作用较弱而病变经过缓慢时，细胞核的变化可按核固缩、核碎裂、核溶解的顺序依次发生。但如果损伤因子强烈，损伤过程发展快，可以从染色质边集直接转变为核碎裂，甚至核溶解（图1-17）。

（2）细胞质的改变：细胞坏死时，胞浆内的核糖体逐渐减少，嗜碱性减弱，胞浆与酸性伊红的结合力增强而呈嗜酸性。

（3）间质的改变：细胞坏死后在多种溶解酶的作用下，细胞外基质崩解，胶原纤维肿胀、断裂、液化，纤维性结构消失，最后，坏死的细胞和崩解的间质融合成一片模糊的颗粒状、无结构的红染物质。

2．类型

（1）凝固性坏死（coagulative necrosis）：组织和细胞坏死后水分减少，蛋白质发生凝固，呈灰白、干燥的凝固状态，原有组织和细胞的轮廓仍然保留，称为凝固性坏死。凝固性坏死常见于心、肾、脾等器官的缺血性坏死。**肉眼**：早期病变中因组织液进入坏死组织而发生肿胀，色泽灰暗，结构模糊，进而坏死灶因蛋白质凝固而逐渐变硬，呈灰白色或土黄色，坏死区边缘

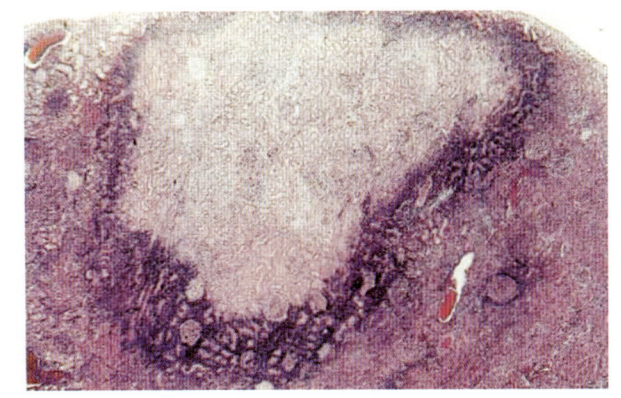

图1-16　肾梗死（凝固性坏死）

可出现一条炎性出血带，与正常组织形成明显分界。**镜下**：坏死区细胞出现核固缩、核碎裂、核溶解，胞浆红染，但仍可见组织结构轮廓。如新鲜的肾凝固性坏死仍保留肾小球和肾小管轮廓；心肌的凝固性坏死仍可见心肌轮廓，但核溶解消失（图1-16）。

（2）液化性坏死（liquefactive necrosis）：有些组织坏死后经酶解作用转变为液体状态，并在局部形成液化囊腔，称为液化性坏死。液化性坏死主要发生在蛋白质含量少、水分和磷脂丰富的器官，如脑、脊髓，或者坏死区内蛋白酶产生多，如胰腺组织坏死和化脓性炎症时浸润的中性粒细胞均可释放大量的蛋白水解酶，使组织发生液化性坏死。脑组织的液化性坏死称为脑软化。局限性化脓性炎症引起的液化性坏死称为脓肿（图1-18）。

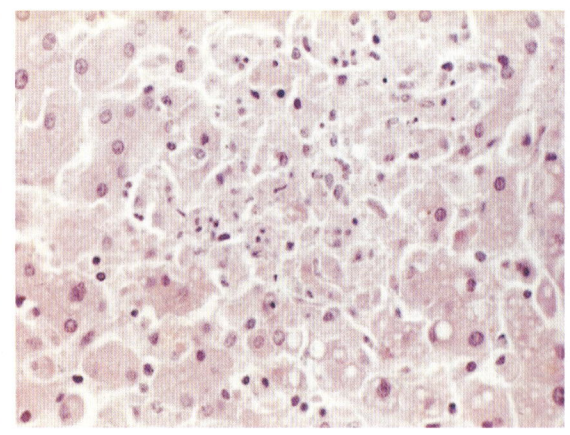

图 1-17　肝灶性坏死
肝细胞核固缩、碎裂、溶解

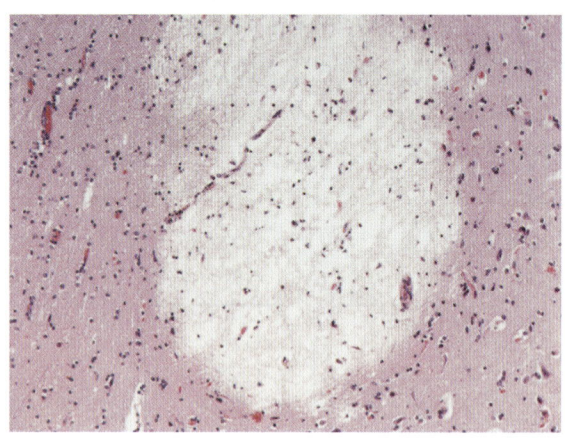

图 1-18　脑软化灶
神经元和胶质细胞坏死、液化，仅残留少量神经纤维呈筛状结构

(3) 特殊类型的坏死

①干酪样坏死：干酪样坏死为一种特殊类型的凝固性坏死，主要见于结核分枝杆菌感染引起的组织坏死，因坏死组织肉眼上呈淡黄色，质软细腻，似奶酪，故称为干酪样坏死（caseous necrosis）（图 1-19，图 1-20）。**镜下**：坏死组织分解彻底，不见原有的组织轮廓，而形成红染的细颗粒状无结构物质。因坏死组织的结核分枝杆菌含有蜡质，这种坏死不易被吸收，常引起巨噬细胞增生形成肉芽肿，或发生营养不良性钙化（图 1-21）。

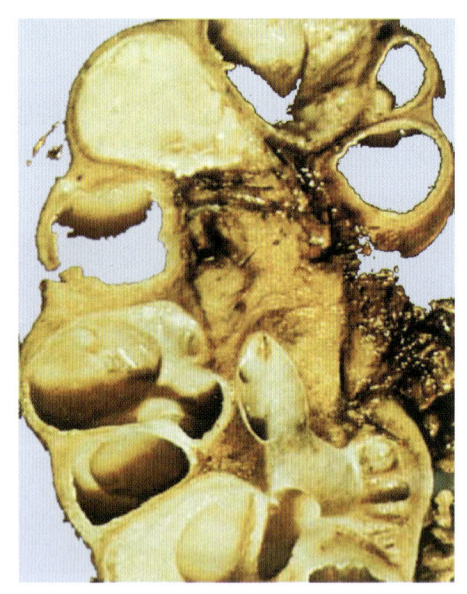

图 1-19　肾结核
肾实质内干酪样坏死，空洞形成

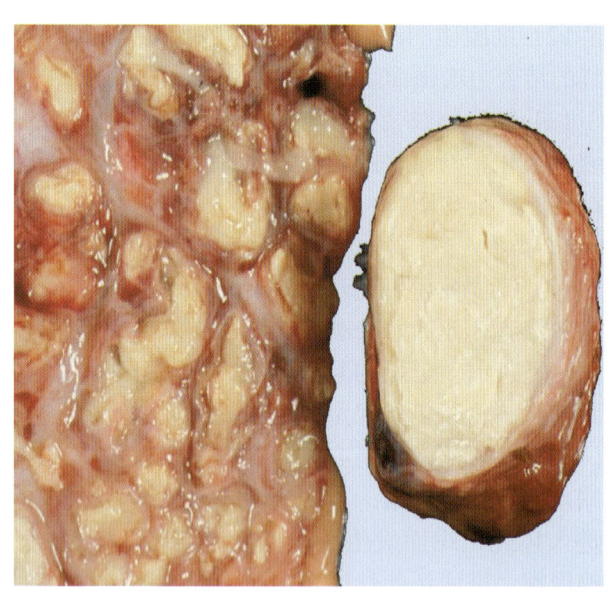

图 1-20　淋巴结结核
多个淋巴结肿大融合，切面见淡黄色干酪样物

②脂肪坏死（fat necrosis）：脂肪坏死可分为酶解性脂肪坏死和外伤性脂肪坏死两种。酶解性脂肪坏死多见于急性胰腺炎，由于胰腺组织受损，外溢的胰液中所含的脂肪酶被激活，使胰腺组织及其周围的脂肪分解为脂肪酸和甘油，脂肪酸与钙结合后形成钙皂。**肉眼**：坏死区内形成质地较硬的白色斑点或斑块。**镜下**：坏死的脂肪细胞被酶解后仅留下模糊轮廓，并伴钙盐沉积。外伤性脂肪坏死常见于乳房、臀部及躯干的皮下。由于外力作用，脂肪细胞受压破裂，脂滴外溢，引起周围发生异物反应和纤维化。镜下见坏死区内有由脂滴融合形成的油囊，周围见大量吞噬脂肪的巨噬细胞（泡沫细胞）和多核巨细胞。

③纤维素样坏死（fibrinoid necrosis）：纤维素样坏死是一种发生在组织间质和小血管壁的胶原纤维的坏死，旧称纤维样变性（fibrinoid degeneration）。病变局部组织结构消失，形成边界不清的小条或小块状深红染色的、有折光性的无结构物质（图1-22 A, B），因其染色特点与纤维素（纤维蛋白）相似，故而得名。纤维素样坏死常见于变态反应性疾病，如急性风湿病、结节性多动脉炎和新月体性肾小球肾炎等，但也可见于恶性高血压的小动脉管壁和消化道溃疡底部的动脉管壁，因而在不同疾病中发生的纤维素样坏死可能有不同机制。这种坏死物质可能是肿胀断裂的胶原纤维或沉积于结缔组织中的抗原抗体复合物，也可能是由血管中渗出的纤维蛋白原转变而成的纤维素。

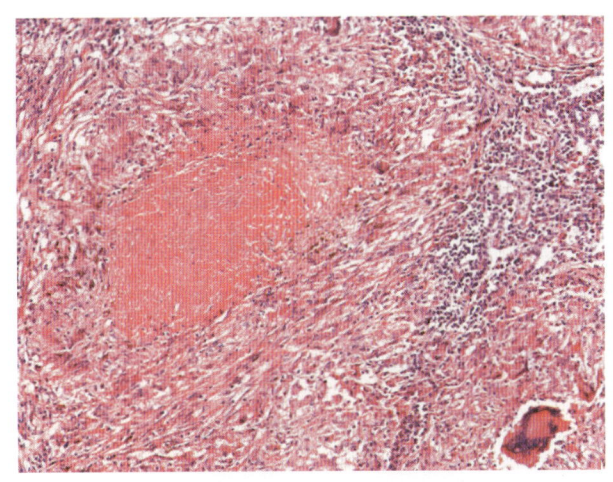

图1-21 结核结节内的干酪样坏死

病灶中央见红染细颗粒状无结构的坏死组织，无核碎片残留，周围见上皮样细胞和多核巨细胞

④坏疽（gangrene）：大片的组织坏死继发腐败菌的感染而形成黑色、暗绿色等特殊形态改变的坏死称为坏疽。坏死组织经腐败菌分解产生硫化氢，并与血红蛋白分解后生成的铁结合后形成硫化铁，使坏死组织呈黑色，硫化氢则形成恶臭味。坏疽可分为3种类型：

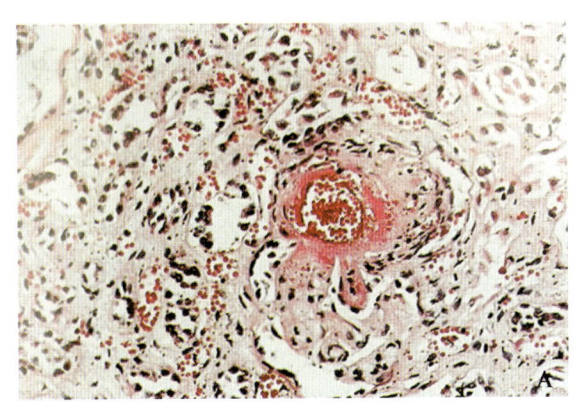
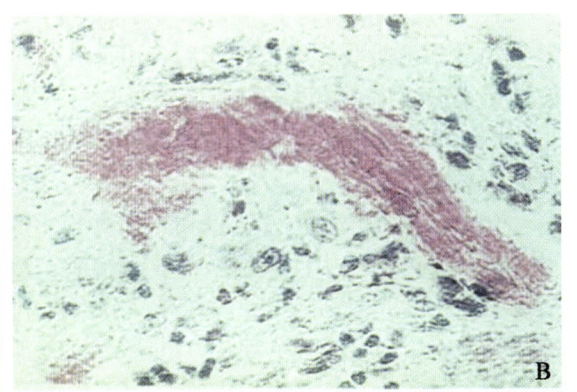

图1-22 纤维素样坏死

A. 血管壁纤维素样坏死；B. 新发生的纤维样坏死

干性坏疽（dry gangrene）：多见于下肢动脉粥样硬化、血栓闭塞性脉管炎和冻伤患者的肢体末端。因动脉闭塞，静脉回流正常，故坏死组织水分少，加之体表水分易于蒸发，使病变部位干燥皱缩，呈黑褐色。由于坏死边缘发生炎症，使其与周围健康组织间形成明显的分界（图1-23）。干性坏疽腐败程度较轻，发展缓慢，对机体危害较小。

湿性坏疽（wet gangrene）：多发生于与外界相通的内脏器官，如肺、肠和子宫等，也可见于严重淤血水肿的肢体。由于坏死组织中水分含量多，腐败菌易于繁殖，使局部坏死组织明显肿胀，呈暗绿色或污黑色（图1-24）。病灶中的腐败菌分解蛋白质产生的大量硫化氢、吲哚、粪臭素等造成恶臭。病变发展较快，炎症弥漫，使坏死区与健康组织分界不清。腐败的坏死组织和细菌所产生的毒素

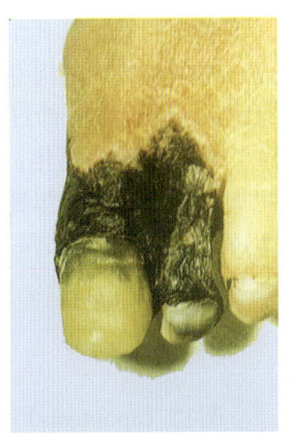

图1-23 足趾干性坏疽

坏死的足趾呈黑色，干燥回缩，边界清楚

大量吸收入血，可引起严重的全身中毒症状；可引起中毒性休克导致患者死亡，对患者的危害较大。坏疽性阑尾炎、肠坏疽、肺坏疽和产后坏疽性子宫内膜炎等均属于湿性坏疽。

气性坏疽（gas gangrene）：为湿性坏疽的一种特殊类型，主要见于深部组织的开放性创伤合并产气荚膜杆菌等厌氧菌感染。细菌分解坏死组织产生大量气体，使组织内含有大量气泡，压之有"捻发"音。气性坏疽多见于战伤或自然灾害现场，病变发展迅速，中毒症状严重，预后极差，需进行紧急处置（图1-25）。

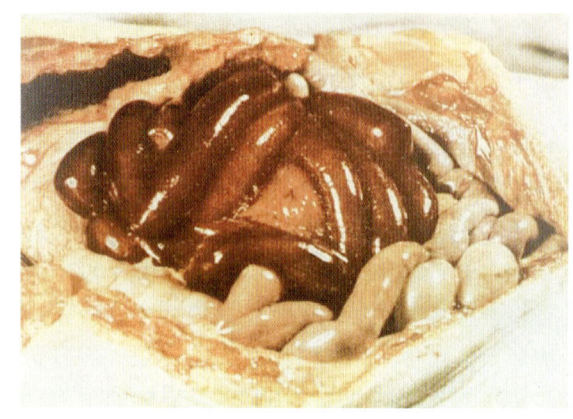

图1-24 小肠湿性坏疽
肠管大面积坏死，明显肿胀、增粗，呈黑褐色

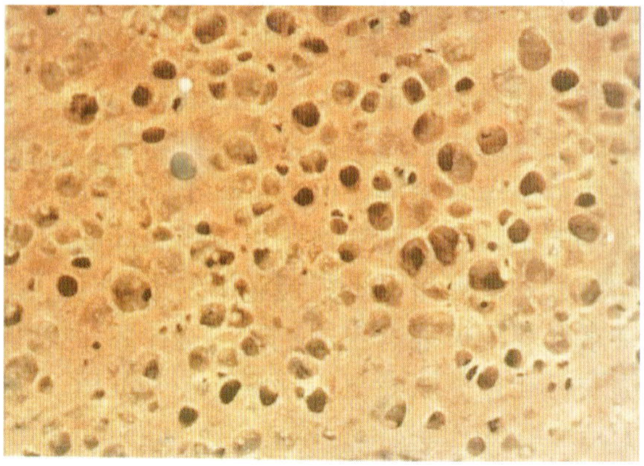

图1-25 肝气性坏疽
肝切面见多个充气小囊，呈蜂窝状

3．坏死的结局

（1）溶解吸收：组织坏死后，由坏死组织本身及其周围的中性粒细胞释放的各种水解酶使坏死组织液化，经淋巴管或血管吸收。不能吸收的组织碎片由吞噬细胞吞噬、消化而清除。小的坏死灶溶解吸收后通过修复使功能和形态部分恢复。较大的坏死灶溶解后不易完全吸收，可形成囊腔（cyst）。

（2）分离排出：位于体表和与外界相通的器官的较大坏死灶，不能完全溶解吸收，通过炎症反应中渗出的中性粒细胞释放水解酶，溶解坏死区周围组织，使之与健康组织分离、脱落。发生于皮肤或黏膜组织的坏死，分离排出后遗留的表浅缺损称为糜烂（erosion），深达皮下或黏膜下或肌层者称为溃疡（ulcer）。肾、肺等实质器官的坏死组织液化后经自然管道排出所遗留的缺损称为空洞（cavity）。深部组织的坏死经体表排出后形成开口于皮肤或黏膜的盲性管道称为窦道（sinus）。空腔器官之间或空腔器官与体表由坏死组织脱落形成的两端相通的管道称为瘘管（fistula）。

（3）机化：坏死组织如不能完全溶解吸收或分离排出，则由周围组织的新生毛细血管和成纤维细胞组成的肉芽组织长入，取代坏死组织，最后形成瘢痕。这种由肉芽组织取代坏死组织或异物、血栓的过程称为机化（organization），亦称纤维化（fibrosis）。

（4）包裹、钙化：坏死组织范围大或难以溶解吸收或不能完全机化，则由周围的肉芽组织加以围绕，称为包裹（encapsulation）。其中坏死物质可继发营养不良性钙化，由钙盐沉积于坏死组织中形成稳定的病灶，从而避免对机体产生不利影响。

第三节　细胞凋亡

凋亡（apoptosis）是指活体内细胞在基因调控下发生的"主动"死亡过程，是细胞在内外环境因素诱导下激活细胞内预先存在的死亡程序，通过一系列的生化过程主动中止生命的过程，因此从功能角度上也称为细胞程序性死亡（programmed cell death，PCD）。作为细胞的基本生命形式（生长、死亡）的一种，细胞凋亡具有重要的生理功能：①调节和维持体内细胞的正常数量，实现自我更新过程；②在胚胎发育指（趾）形成中发挥极其重要的作用；③清除衰老和突变的细胞，防止肿瘤发生；④作为免疫系统有害和无益克隆的主要删除方式，防止自身免疫病的发生。细胞凋亡与细胞增殖在体内维持着动态平衡，一旦平衡失调，将导致疾病发生。人体多种疾病均与细胞的增殖与凋亡失衡有关。

1. 细胞凋亡的形态特点　在促凋亡因素的诱导下，组织中单个细胞发生水分脱失皱缩，与周围细胞连接丧失，彼此脱离，胞质致密，核染色质边集、碎裂，胞浆出芽、脱落，形成凋亡小体（apoptotic body），最终被巨噬细胞或相邻的实质细胞吞噬后降解。在此过程中细胞质膜和细胞器膜仍保持完整，无细胞内容物的外溢，因此凋亡细胞周围不出现炎症反应（图1-26）。

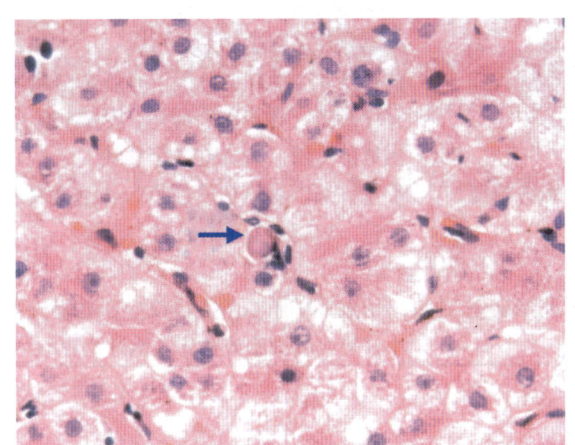

图 1-26　急性病毒性肝炎中的凋亡小体

2. 细胞凋亡的生化特点　①细胞凋亡过程需要一系列死亡基因的活化和蛋白酶级联反应，需消耗 ATP，是一个耗能过程；②凋亡过程的启动和死亡信号的转导需要钙离子的参与，因此细胞内钙离子水平升高；③以 Caspase 家族成员为代表的蛋白酶级联反应和核酸内切酶活化；④细胞核 DNA 的降解以核小体（180～200bp）为单位进行，DNA 电泳呈"梯状"。

3. 细胞凋亡与基因调控和信号转导　细胞凋亡是在凋亡促进基因和凋亡抑制基因的精确调控下完成的。目前已发现几十种基因参与凋亡的调控过程。重要的凋亡促进基因包括 *BAX*、*p53*、*Fas*、*TNF* 等，凋亡抑制基因包括 *BCL-2*、*BLC-X*、*survivin* 等，*C-MYC* 基因则具有双相调控作用。凋亡过程中的死亡信号转导通路主要有两条：①死亡受体（外源性）通路：也称膜受体通路，是指在细胞膜上存在死亡受体，目前已知的有 Fas 和 TNFR 两种。当细胞外的死亡信号（死亡受体的配体）如 FasL 和 TNF 与其相应受体结合后，即可将死亡信号导入细胞内，激活死亡结构域上结合的 Caspase 家族成员，如 Caspase 8，再通过一系列蛋白酶级联反应，最终激活死亡执行蛋白 Caspase 3，进入细胞核后使核酸内切酶活化，自核小体处剪切 DNA，完成凋亡过程。②线粒体（内源性）通路：该通路是由于线粒体膜上的凋亡抑制蛋白 BCL-2 表达下调或凋亡促进蛋白 BAX 表达上调，使线粒体转膜电位下降，膜通透性升高导致线粒体内的细胞色素 C 外溢至线粒体外，细胞色素 C 与凋亡激活因子-1 结合后可活化 Caspase 9，进而活化 Caspase 3，最终激活核酸内切酶降解 DNA。最近还发现，除上述两条通路外，可能还存在其他通路，如内质网通路。

4. 细胞凋亡与坏死的区别　细胞凋亡与坏死尽管有本质的不同，但是在某些诱发机制、形态学表现和生化特征方面也有相似之处，表明两者既有区别也有联系。如轻度缺血、缺氧可诱发细胞凋亡，而重度缺氧则导致细胞坏死，低浓度的自由基可诱发凋亡，高浓度的自由基则引起坏死。两者区别见表1-1。

表1-1 凋亡与坏死的区别

	凋亡	坏死
诱因	生理性或轻微病理性刺激，如衰老，激素撤除，生长因子缺乏，轻度缺血、缺氧，基因异常等	重度的病理性刺激，如重度缺血、缺氧，化学毒物中毒，感染等
死亡范围	单个细胞死亡	大片细胞群体死亡
机制	基因调控的程序化主动死亡	意外事件导致的非基因调控的被动死亡
生化特征	依赖于ATP的耗能过程，有新蛋白质形成，DNA有序降解，核小体剪切，形成180~200bp或其倍数的片段，DNA电泳呈梯状	不依赖于ATP的非耗能过程，无新蛋白质形成，DNA随机降解，剪切片段大小不一，DNA电泳呈涂片状
形态特征	细胞固缩，核染色质边集，细胞质膜和细胞器膜完整，细胞膜生芽形成凋亡小体	细胞肿胀，核染色质结絮或边集，细胞质膜和细胞器膜溶解破裂，溶酶体酶释放，细胞自溶
周围反应	不引起周围组织的炎症反应和修复性再生。凋亡小体被巨噬细胞或相邻实质细胞吞噬	引起周围组织的炎症反应或修复性再生

第四节 细胞老化

细胞老化（cellular aging）是指细胞随生物年龄增长而发生的退行性变化，表现为细胞功能的降低和组织形态的改变。细胞老化是个体老化的基础。老化细胞在代谢功能方面表现为线粒体氧化磷酸化功能减弱，核酸和蛋白质合成减少，营养摄取能力降低和DNA修复功能减弱等。在形态学上表现为细胞核呈不规则状，出现异常分叶，线粒体空泡化，内质网减少，高尔基体扭曲，脂褐素沉积等。

细胞老化具有如下特征：①普遍性：老化的机体中所有的细胞、组织、脏器均会发生不同程度的老化性改变；②进行性：随着时间推移，老化细胞呈进行性发展，具有不可逆性；③内因性：老化不是由于外因的直接作用，而是由细胞内在因素所致，无法从根本上去除病因；④有害性：由于老化，细胞的代谢、适应代偿和自我更新等功能低下，且缺乏恢复能力，并引起组织器官老化，导致老年病和其他疾病的发生。

细胞老化的详细机制尚不十分明确，主要有遗传程序学说和错误积累学说两种。

一、遗传程序学说

该学说认为细胞老化是由遗传因素所决定的，即细胞的生长、发育、成熟和老化都是细胞基因库中的基因按既定程序依次表达来实现的。实验证明正常组织细胞在体外培养下的分裂能力是有限的，经过一定次数的传代培养后就会死亡。如正常人的成纤维细胞可分裂50~60次，然后死亡，而早老性常染色体隐性遗传病——Werner综合征，患者的成纤维细胞只能分裂20次。上述现象提示，细胞分裂增殖的次数是受基因组中存在的计时器来控制的，这种计时器被称为"老化时钟（aging clock）"。

近年来发现的端粒和端粒酶是老化时钟的分子基础。端粒（telomere）是位于真核细胞染色体末端的一种特殊结构，由非转录的DNA短片段的重复序列和DNA结合蛋白组成。端粒的作用是保护基因组的完整性，防止染色体的融合、丢失和降解。人类端粒DNA由富含鸟嘌呤的简单串联重复序列TTAGGG组成，可长达10kb以上。端粒的长度与细胞的"年龄"有关，因为每次细胞分裂端粒都会"丢失"50~100bp，随着细胞分裂次数增加，端粒长度逐渐缩短，端粒缩短是细胞老化的信号，老化的细胞最终可因端粒过短而停止分裂，最终衰老死亡。端粒酶（telomerase）是由RNA和蛋白质组成的核糖核蛋白复合物，它以自身RNA

为模板，合成端粒片段，并将其连接于染色体端粒末端以补充和恢复端粒的长度。正常情况下，生殖细胞和干细胞中存在端粒酶活性，而其他已分化的细胞中则无端粒酶活性。在永生化的恶性细胞中可出现端粒酶的再度活化，细胞可无休止地分裂增殖，这可能是恶性肿瘤的发生机制之一。

二、错误积累学说

细胞寿命除受遗传程序（"老化时钟"）的控制外，还受到细胞损伤和修复之间平衡的影响。因此，细胞和个体的寿命也受后天和环境因素制约。某些代谢产物如氧自由基，可引起核酸、脂质和蛋白质共价修饰，过氧化损伤可随年龄增加而逐渐加重。老化细胞中脂褐素增多正是这些损伤的结果。抗氧化防御机制的下降是导致老化的另一种原因，如维生素E、谷胱甘肽过氧化物酶在体内不断降低可促进老化。此外对DNA损伤的识别和修复功能的降低也是导致细胞老化的重要原因。细胞内代谢产物和外环境毒性物质常引起各种DNA损伤。正常情况下，绝大多数损伤可由DNA损伤修复系统修复。随着年龄增大，其修复功能降低，导致DNA修复和复制过程发生错误，不能修复的损伤逐渐积累，使细胞内遗传物质缺失日益增多，引起细胞老化。

综上所述，细胞老化既包括基因程序性因素的作用，也包括细胞内外环境中有害因素积累的影响。当机体细胞的老化能按照遗传规定的速度依序进行时，便可达到应有的自然寿限（自然老化）。如果有害因素干扰了细胞的代谢功能和遗传时序，则老化进程加快（早老）。因此认为，在遗传时序的决定性背景下，细胞代谢障碍是细胞老化的促发因素。

（孙保存）

第二章　损伤的修复

当组织和细胞因各种原因导致缺损后，机体对其形成的缺损通过各种细胞和细胞外基质进行修补恢复的过程，称为修复（repair）。修复通过两种方式进行：①再生性修复：附近原有同种细胞通过再生来达到修复目的。如仅依靠这种方式就可完全恢复原有组织的结构和功能，称为完全性修复。②纤维性修复：通过新生的富含毛细血管的纤维结缔组织（即肉芽组织）来达到修复目的，并最终形成瘢痕。如完全或部分依靠纤维性修复方式进行修复，则不能完全恢复原有组织的结构和功能，称为不完全性修复或瘢痕性修复。临床实践中，通常有多种组织同时受损，因此再生性修复和纤维性修复常同时存在。

第一节　再生性修复

再生（regeneration）是指在生理状态下或组织受损后，通过同种细胞的增生实现自我更新或恢复组织原有结构和功能。

一、再生的类型

再生可以分为生理性再生和病理性再生。

（一）生理性再生

在生理情况下，一些细胞和组织不断老化、凋亡，由新生的同种细胞不断补充，以保持原有的结构和功能，维持组织、器官的完整和稳定，称为生理性再生。如表皮持续发生角化脱落的同时，表皮的基底细胞也不断地增生、分化，予以补充；消化道黏膜上皮1~2天更新一次；红细胞约120天更新一次等。

（二）病理性再生

在病理情况下，细胞和组织坏死或缺损后，如果损伤程度较轻，损伤的细胞又有较强的再生能力，则损伤周围的同种细胞发生增生、分化，称为病理性再生。病理性再生可单独进行（即完全性修复），也可与纤维性修复同时进行。如胃黏膜轻度糜烂后，仅通过胃腺底部残留的基底细胞再生即可达到完全修复受损胃黏膜的目的；而当胃溃疡发生后，仅通过邻近的残留细胞再生，不能完全填补缺损，则还需进行纤维性修复，以实现修复的目的。

二、细胞周期和不同再生潜能的细胞类型

（一）细胞周期

细胞周期由 G_1 期（DNA合成前期）、S期（DNA合成期）、G_2 期（DNA合成后期）、M期组成，G_1 期、S期和 G_2 期合称间期（interphase），M期称为分裂期（mitotic phase）。细胞在M期后，一部分进入细胞周期，另一部分成为 G_0 期（静止期）细胞。G_0 期细胞可在适宜的刺激因子（如生长因子）作用下被激活，从静止状态进入增殖状态。不同种类的细胞，其细胞周期的时间长短不同，在单位时间内可进入细胞周期进行增殖的细胞数也不同，因此具有不同的再生能力。一般情况下，低等动物比高等动物的细胞或组织再生能力强。就个体而言，幼稚组织比分化成熟的组织再生能力强；平时易受损伤的组织与生理状态下经常更新的组织有较

强的再生能力；除了主要由不分裂的永久性细胞构成的组织外，多数成熟组织都含有 G_0 期细胞。目前认为，器官的再生能力是由其增殖潜能决定的，而不是处于分裂期的细胞数量。

（二）按再生能力强弱，可将人体细胞分为3类

1. 不稳定细胞（labile cell） 不稳定细胞是一类再生能力很强的细胞，病理性损伤时，往往表现为再生性修复。此类细胞在生理状况下就处于增殖状态，以维持组织结构，由其构成的组织中有部分细胞处于分裂期。如位于皮肤、口腔等处的表皮细胞，呼吸道和消化道黏膜的被覆细胞，男、女性生殖器官管腔的被覆细胞，淋巴、造血细胞和间皮细胞等。通常这些细胞的更新并不是通过分化细胞直接分裂来进行的，而是通过干细胞的增殖和分化来实现的。

2. 稳定细胞（stable cell） 稳定细胞是一类具有较强潜在再生能力的细胞，可实现再生性修复。此类细胞在生理状况下处于 G_0 期，细胞增殖现象不明显，但在受损后，即进入 G_1 期，具有快速分裂能力，以重建受损组织。此类细胞包括各种腺体及腺样器官的实质细胞，如肝、肾及胰腺的实质细胞；此外还包括原始间叶细胞及其分化而来的各种细胞，如血管内皮细胞、成纤维细胞、平滑肌细胞、成骨细胞等。

3. 永久性细胞（permanent cell） 永久性细胞是一类不具有再生能力的细胞，不能实现再生性修复，只能依靠纤维性修复，因此一旦受损，将造成永久性损伤。此类细胞出生后即脱离细胞周期，不具备有丝分裂能力，如神经细胞（包括中枢神经细胞和周围神经的神经节细胞）、骨骼肌细胞和心肌细胞。但是随着神经干细胞等研究的深入，对于永久性细胞的认识也在不断地加深。

（三）干细胞（stem cell）

随着生物医学研究的发展，干细胞研究已成为新兴的、极具影响力和应用前景的研究领域。干细胞是指一类具有高度自我更新和多向分化潜能的细胞。干细胞的复制通常表现为不对称复制，当一个干细胞分裂为两个细胞时，其中一个保留了自我更新的能力，而另一个则成为定向祖细胞，最终分化为成熟细胞；当机体受到损伤时也可表现为对称复制，即一个干细胞分裂为两个子代干细胞或两个定向祖细胞，通过这种方式分裂可对干细胞数量进行调节。干细胞包括胚胎干细胞（embryonic stem cell）和成体干细胞（adult stem cell）。

1. 胚胎干细胞 胚胎干细胞是指在受精后5～7天，胚胎发育早期的囊胚中未分化的细胞（内细胞群）。这些未分化细胞具有发育的全能性，可进一步分裂、分化，形成人体的任何组织和器官，包括生殖细胞。胚胎干细胞的研究将有助于阐明人类正常胚胎的发生发育、组织细胞生长分化的复杂调控机制；也可用来修复甚至替换丧失功能的组织和器官，促进再生医学的发展。

2. 成体干细胞 成体干细胞是一类广泛存在于人体组织器官中，具有自我更新和一定分化潜能的原始细胞，可分裂并分化形成特定类型的成熟细胞，实现再生，从而维持新陈代谢和进行修复。某些成体干细胞还具有转分化（transdifferentiation）的能力，可分化成其他类型的细胞或组织。转分化是指一种类型的细胞或组织失去其特有的表型和特征，获得了新的表型和内部功能，而转化为另一种细胞或组织的过程。

成体干细胞包括骨髓干细胞和组织干细胞。骨髓干细胞在损伤发生后可迁移至各种组织，并可分裂、分化形成多个类型的终末细胞；位于其他部位的成体干细胞通常并不发生迁移，而在特定的组织中分化形成具有特定类型的细胞，具有组织特异性。但一些组织干细胞分化方向可发生改变，即具有转分化能力。

下面介绍几种研究较多的成体干细胞：

（1）骨髓干细胞：骨髓干细胞包括造血干细胞（hematopoietic stem cell，HSC）和间充质干细胞（mesenchymal stem cell，MSC）。

造血干细胞不仅来自于骨髓，还来自于外周血、脐带血和胎儿造血系统等，可以增殖、分

化形成具有各种功能的血细胞。造血干细胞最早被临床应用于白血病和淋巴瘤等血液系统疾病的治疗，现在也用于治疗小细胞肺癌、乳腺癌、睾丸癌、卵巢癌、神经母细胞瘤、转移性肾癌等多种肿瘤。近年来的研究还发现造血干细胞可以在一定的诱因下发生转分化，分化为骨骼肌细胞、心肌细胞、肝细胞和神经细胞等。

间充质干细胞主要来自于骨髓，也可以来自于骨骼肌、脂肪、骨膜、脐带血和外周血，是一群具有向成骨细胞、成软骨细胞、成脂肪细胞、骨髓基质甚至肝细胞和神经细胞等多种方向分化潜能的多能干细胞。间充质干细胞不仅能够向多种细胞和组织分化，并且取材方便，在体外易分离培养和扩增，而且在培养扩增中可通过细胞因子、激素等人工干预，诱导间充质干细胞定向分化为不同的组织细胞，进行自体移植，从而可避免免疫排斥反应。这些特性使间充质干细胞成为在细胞治疗、基因治疗中有效发挥作用的理想工程细胞，具有较大的应用价值。

（2）神经干细胞（neural stem cell，NSC）：神经干细胞主要集中在脑室外侧的室管膜区、下脑室区、海马区、嗅球、脊髓、小脑和大脑皮层等区域，也可由间充质干细胞转分化而来，具有分化为神经细胞、少突胶质细胞和星形胶质细胞的潜能。神经干细胞的分化受细胞因子和微环境的影响，如睫状神经营养因子（CNTF）可使其向星形胶质细胞分化，而胰岛素样生长因子-1、血小板衍生生长因子等可诱导其向神经表型分化。当神经干细胞被注射到脑内不同区域时，其分化的神经细胞种类也不尽相同。当人们掌握了干细胞全部分化过程后，可期待用"细胞治疗"手段治疗中枢神经系统退行性病变和功能重建，如帕金森病、老年性痴呆、脊髓损伤等。

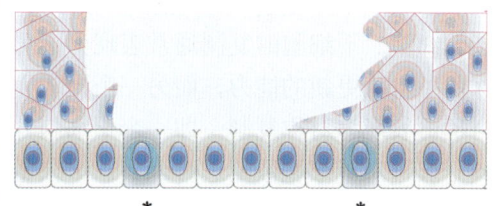
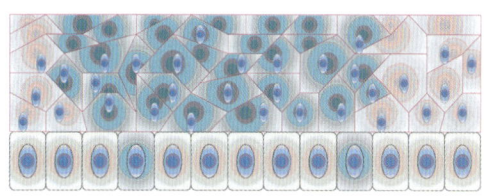

图 2-1　表皮干细胞修复模式图
*为表皮干细胞，表皮受损时，表皮干细胞可增殖分化为表皮中的各种细胞

（3）表皮干细胞（epidermal stem cell，ESC）：表皮干细胞可增殖分化为表皮中的各种细胞（图2-1）。在毛囊外根鞘膨凸部含有丰富的干细胞，而在没有毛发的部位，如手掌、脚掌，表皮干细胞位于与真皮乳头顶部相连的基底层。基底层中1%～10%的基底细胞为干细胞，这里富含血管和神经，为表皮干细胞的生长提供必要的环境和丰富的营养。临床上可利用体外培养的表皮细胞皮片进行自体移植和异体移植，进行创伤修复；随着对表皮干细胞研究的深入，有望对一些遗传性皮肤病进行基因治疗，增进对皮肤起源肿瘤的了解等。

（4）肝干细胞（hepatic stem cell，HSC）：肝干细胞位于肝胆管末端Hering管（又称为微胆管或终末胆管），即门管区肝细胞与胆管细胞之间的移行部位，以往被称为卵圆细胞，具有分化成胆管上皮细胞和肝细胞的双向潜能。当肝被切除或受损后，成熟肝细胞开始活化增殖，以进行修复；而当肝损伤非常严重或成熟肝细胞增殖受到抑制时，肝干细胞开始活化增殖，并分化为肝细胞。

2006年，已有科学家成功地将几个基因转入成纤维细胞，使其具备类似于胚胎干细胞的特征。这是首次关于终末分化细胞经诱导可恢复为多潜能细胞的报道。此类细胞已被命名为诱导性多潜能细胞（induced pluripotent cell）。这一研究成果为解决胚胎干细胞研究的伦理学问题提供了一条途径。干细胞研究的成功开展将大力促进医学的发展：①一系列与细胞变性、死亡相关疾病的治疗。例如糖尿病、老年性痴呆、帕金森病以及与心脏相关疾病的治疗。②药物的研发。依赖人工培育出的特定细胞，可以精确地检测药物的疗效及不良反应，而避免由于动物实验带来的物种差异。③医学理论知识的发展。深入了解早期胚胎的发生机制，以防止或治疗生育相关疾病。

三、各种组织的再生过程

（一）上皮组织的再生

1. 被覆上皮的再生　体表鳞状上皮受损后，如果损伤未累及基底层，可由创缘或基底层的干细胞增生，向缺损中心迁移，先形成单层上皮覆盖创面，随后增生分化为复层鳞状上皮。黏膜的鳞状上皮或移行上皮的再生过程与此相似。

黏膜处被覆的柱状上皮受损后，同样由邻近的基底层细胞增生来修复。如肠黏膜受损后，周边残留的肠黏膜干细胞迅速分裂、增生，新生的上皮细胞初始为立方形，随后分化形成柱状上皮。

2. 腺上皮的再生　管状腺体如子宫内膜腺、肠腺等受损时，若损伤仅限于腺上皮，而基底膜尚完整，可由残留的腺上皮细胞分裂增生，沿基底膜排列，完全恢复原有结构。但若腺体结构（包括基底膜）已被破坏，则难以再生，此时往往依靠纤维性修复。

腺器官如肝的再生情况也依据损伤状态的不同而异：①肝部分切除后，通过剩余肝细胞的有丝分裂、增生和结构改建，短期内就可恢复原有大小。②肝细胞坏死时，不论范围大小，只要肝小叶网状支架完整，坏死邻近残留的肝细胞分裂、增生，并沿着网状支架延伸，就可恢复正常结构和功能（图2-2）。③肝细胞坏死的同时肝小叶网状支架塌陷，网状纤维转化为胶原纤维，或纤维组织在肝细胞反

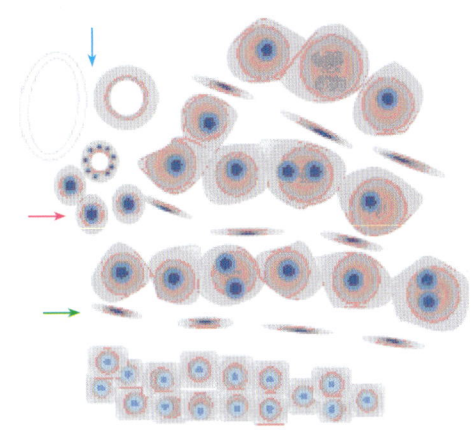

图 2-2　肝修复模式图

→门管区；→肝干细胞；→肝小叶网状支架；➡再生的肝细胞沿支架再生（肝受损不严重时，肝干细胞不参与再生）

复坏死及炎症的刺激下大量增生，导致肝细胞再生后由于原有支架塌陷或增生纤维组织的阻隔，不能恢复原有肝小叶的结构和功能，成为结构紊乱的肝细胞团，彼此之间以大量纤维结缔组织分隔，表现为不完全性修复。

（二）纤维结缔组织的再生

在损伤刺激下，受损处的成纤维细胞开始分裂、增生。成纤维细胞来自于静止状态的纤维细胞和未分化的原始间叶细胞，胞体大而扁平，突起丰富呈星状，胞质弱嗜碱性，核大、卵圆形、色淡，核仁明显。电镜下可见胞质内有大量粗面内质网、游离核糖体和发达的高尔基复合体。成纤维细胞停止分裂后，生成胶原纤维、弹力纤维、网状纤维及基质成分等，细胞逐渐成熟，胞体呈长梭形，胞质越来越少，核着色加深，功能处于静止状态，成为纤维细胞。当这种损伤发生在真皮、皮下及筋膜等纤维结缔组织损伤时，成纤维细胞的增生属于再生；而当这种损伤发生在其他组织，由于受损实质细胞无法再生，或即使再生但不能完全修复，此时残留的成纤维细胞或原始间叶细胞也会增生分化，但不属于再生，而属于纤维性修复。

（三）血管的再生

1. 毛细血管的再生　几乎机体所有部位的损伤都伴有不同程度的血管损伤，而毛细血管的再生是小动脉、小静脉再生的基础。毛细血管的再生过程称为血管形成（angiogenesis），由已有血管通过出芽方式完成（图2-3）。首先在蛋白分解酶的作用下血管基底膜发生降解，该处的内皮细胞分裂、增生，朝着损伤方向移动、延伸，形成实性条索状内皮细胞（芽），数小时后便可形成管腔，芽状新生毛细血管互相融合成网状。增生的内皮细胞逐渐成熟，分泌Ⅳ型

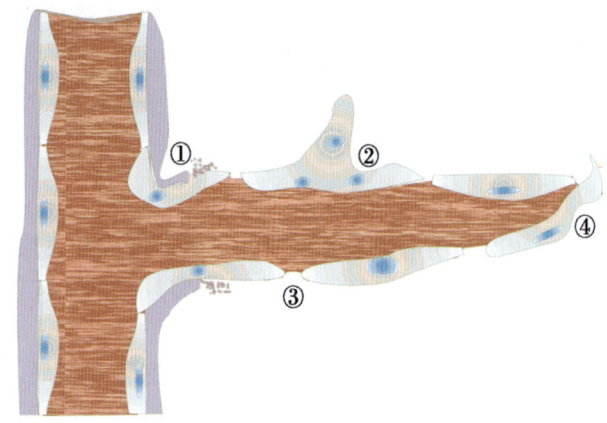

图 2-3　毛细血管再生模式图
①基底膜降解；②内皮细胞增生；③细胞间通透性增加；
④内皮细胞趋化

胶原、层粘连蛋白等，形成基底膜的基板。邻近的成纤维细胞分泌Ⅲ型胶原及基质，构成基底膜的网板，同时自身转化为血管外膜细胞，完成毛细血管的再生。新生毛细血管基底膜不完整，内皮细胞间缝隙较大，因此通透性较高。部分再生毛细血管为适应功能的需要，血管外的原始间叶细胞等可增生分化形成血管壁的平滑肌细胞，逐步改建形成小动脉、小静脉。

2. 大血管的再生　大血管离断后需要手术缝合，吻合口两侧的内皮细胞可再生，互相连接，恢复原有内皮细胞的结构和功能。但平滑肌细胞再生能力弱，往往需通过纤维结缔组织的增生实现不完全性修复。

（四）神经组织的再生

脑和脊髓内的神经细胞缺乏再生能力，损伤后不能再生修复，只能通过周围的神经胶质细胞及其纤维修补，形成胶质瘢痕。周围神经纤维受损后，若其所属的神经细胞仍存活，则可通过再生性修复，恢复原有结构和功能（图2-4）。首先，受损神经纤维的轴突、髓鞘、末梢感受器等都会发生一系列的变性（沃勒变性）、崩解，并被施万细胞（Schwann cell）清除。其所相连的神经细胞可发生胞体肿大、尼氏体溶解、游离核糖体增多、蛋白质合成增强等改变。大量增生的施万细胞在吞噬、清除崩解产物的同时，沿着神经纤维基膜排列，形成一条细胞带（Bungner带）。再生的轴突则在断裂处向多个方向延伸，其中的一条穿过施万细胞带向远端延伸，并最终到达末梢。此轴突逐渐变粗，施万细胞产生髓磷脂将其包绕形成髓鞘，其余的轴突逐渐退化。由于轴突每天以 1～2mm 的速度延伸，生长缓慢，因此完成再生过程常需数月以上。而当离断的神经纤维两端距离太远（> 2.5cm），或两端之间有增生的瘢痕或其他组织阻隔，或者肢体离断后失去远端，增生的轴突无法到达远处的施万细胞带内，则与增生的纤维结缔组织交织在一起，卷曲成团，形成所谓的创伤性神经瘤，常导致顽固性疼痛。

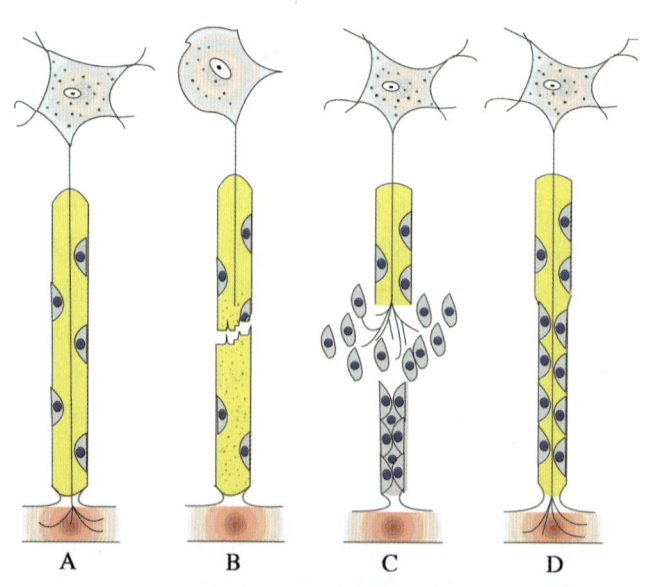

图 2-4　神经组织再生模式图
A．正常神经纤维；B．神经纤维断离，远端和近端的一部分髓鞘及轴突崩解；C．施万细胞增生，轴突向多个方向生长；
D．一条神经轴突达末梢，多余轴突退化

（五）软骨和骨组织的再生

软骨由软骨组织和软骨膜构成。损伤发生后，软骨膜中的幼稚细胞分化为软骨母细胞，可形成软骨基质，同时转变为软骨细胞。由于软骨再生能力弱，损伤较大时往往依靠纤维结缔组织增生进行修复。

骨组织再生能力强，损伤后骨膜上的骨祖细胞、间充质细胞和成纤维细胞等均可增生、分化为骨母细胞，形成类骨组织并逐步改建，完成修复。

（六）肌组织的再生

肌组织的再生能力弱，通常进行纤维性修复。心肌再生能力极弱，损伤后一般都是纤维性修复。平滑肌再生能力稍强于心肌，损伤极轻时可通过邻近的肌细胞再生而愈合，损伤较重时往往依赖于纤维性修复。骨骼肌受伤时，只有损伤范围较小、肌膜健全时，可通过再生而完全修复，否则虽有再生，仍主要通过纤维性修复达到愈合的目的。

第二节　纤维性修复

组织损伤，常同时包括实质细胞和间质细胞受损，往往伴有炎症反应。修复过程中，即使受损实质细胞具备再生能力，仅仅通过实质细胞再生也不能完成修复，需要通过损伤局部的肉芽组织增生，溶解、吸收局部的坏死组织及异物，并填补缺损，之后肉芽组织逐渐转变成以胶原纤维为主的瘢痕组织，完成修复。

一、肉芽组织

肉芽组织（granulation tissue）是增生旺盛的新生幼稚结缔组织，由新生薄壁的毛细血管以及增生的成纤维细胞构成，并伴有炎症细胞浸润。

（一）肉芽组织的成分及形态特点

肉眼：肉芽组织表面呈鲜红色、细颗粒状，富含血管，柔软湿润，触之易出血，形似鲜嫩肉芽，故而得名（图2-5）。

镜下：典型的肉芽组织主要包括：①大量袢状、弯曲的毛细血管网，向创面或损伤的中心部分垂直生长，并突出于创面，在近创面处相互吻合形成弓状突起，故肉眼呈鲜红色颗粒状。初期的毛细血管为平行排列的实性条索状，无管腔或管腔狭窄，由新生的内皮细胞构成，常缺乏基底膜；之后随着完整基底膜形成，大小不等的管腔形成，血液充盈，典型的毛细血管结构形成，并有部分毛细血管逐渐发展成微小血管、细动脉和静脉。②大量新生的成纤维细胞密集分布在毛细血管之间，体积较大，胞浆较丰富、弱嗜碱性，核仁明显，并开始形成基质及少量胶原纤维。其中一些成纤维细胞的胞浆内可见原纤维细丝。此类细胞除有成纤维细胞的功能外，还具备平滑肌细胞的收缩功能，因此称为肌成纤维细胞（myofibroblast），具有促进伤口收缩的作用。③数量不等的炎症细胞浸润。炎症细胞以巨噬细胞为主，并伴有中性粒细胞及淋巴细胞等（图2-6）。

肉芽组织的细胞间可见一定量的渗出液及基质成分。早期的肉芽组织中不含神经纤维，故无痛觉。

（二）肉芽组织的作用及演变

在组织损伤修复过程中，肉芽组织的形成有以下重要作用：①抗感染，保护创面；②填补创口及其他组织缺损；③机化或包裹坏死组织、血栓、炎性渗出物及其他异物。

肉芽组织在组织损伤后2~3天开始形成，向着创面方向自下而上（如体表创口）或从周围向中心（如器官内坏死）生长推进，填补创口或机化、包裹异物。随着时间的推移（1~2周后），肉芽组织按其生长的先后顺序逐渐成熟。其主要形态特征为：细胞间的液体成分逐步

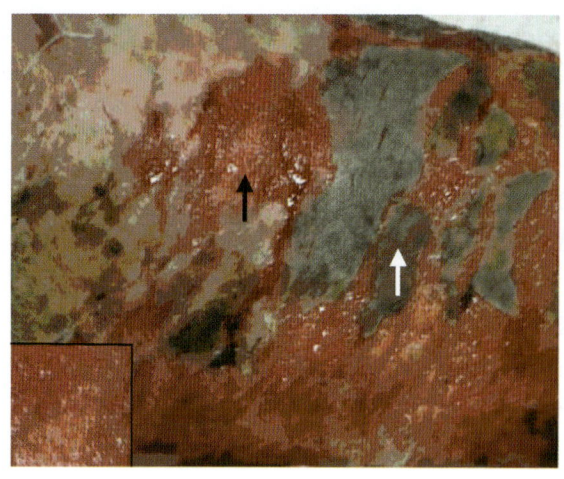

图 2-5　肉芽组织肉眼观

黑箭头示烧伤后新鲜肉芽组织增生，鲜红颗粒状；白箭头示烧伤后在新鲜肉芽组织表面予以植皮

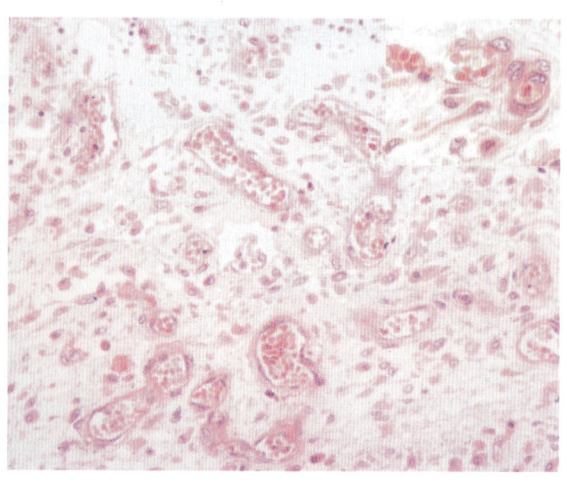

图 2-6　肉芽组织镜下观

新生毛细血管和成纤维细胞构成，其间见炎症细胞浸润

被吸收，炎症细胞减少并逐渐消失；部分毛细血管管腔闭合、退化，数目减少，少数毛细血管按正常功能需要改建为小动脉和小静脉；成纤维细胞产生越来越多的胶原纤维，逐渐转变成胞核细长而深染的静止的纤维细胞。之后，胶原纤维数量越来越多、越来越粗大，并且发生玻璃样变，细胞和血管成分更少。最终，肉芽组织演变为成熟的纤维结缔组织，进而转化为瘢痕组织。

二、瘢痕组织

瘢痕（scar）组织是指肉芽组织经改建成熟形成的老化阶段的纤维结缔组织。

（一）瘢痕组织的成分及形态特点

肉眼：局部呈收缩状态，色苍白或灰白、半透明，质硬而韧，缺乏弹性。

镜下：由大量平行或交错分布的胶原纤维束组成。纤维束均质红染、玻璃样变，纤维细胞稀少、核细长而深染，血管少见（图 2-7）。

（二）瘢痕组织的作用和影响

1. 瘢痕组织对机体有利的作用　①填补并连接损伤的创口或其他缺损，保持组织器官的完整性；②保持组织器官的坚固性。由于瘢痕组织含大量胶原纤维，虽然没有正常皮肤的抗拉力强，但比肉芽组织的抗拉力强很多，因此这种填补及连接相当牢固。但因瘢痕本身弹性较差，若瘢痕较薄，胶原形成不足，或承受力大而持久，常可引起瘢痕膨出，如在腹壁形成疝，在心室壁形成室壁瘤。

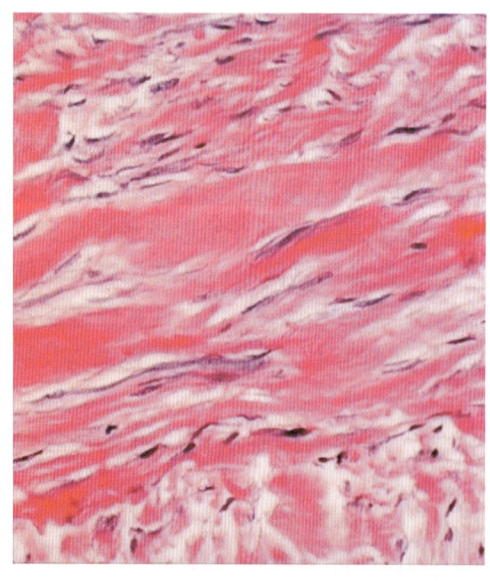

图 2-7　瘢痕组织镜下观

大量交错分布的胶原纤维束，均质红染，纤维细胞和血管少见

2. 瘢痕组织对机体不利的影响　①瘢痕收缩，尤其是发生在关节附近和重要脏器的瘢痕，常常引起关节挛缩或活动受限。如消化性溃疡时，幽门处增生的瘢痕收缩可致幽门狭窄。一般认为瘢痕收缩的机制可能是其水分的丧失和肌成纤维细胞的收缩所致。②瘢痕性粘连，尤其是发

生在器官之间或器官与体腔壁之间的瘢痕性粘连，常不同程度地影响其功能。器官内广泛损伤后发生广泛纤维化、玻璃样变，则可导致器官硬化。③瘢痕组织增生过度，又称肥大性瘢痕。如果这种肥大性瘢痕突出于皮肤表面，并超过原有损伤范围向四周不规则地扩张，则称为瘢痕疙瘩（keloid），又名蟹足肿。一般认为其发生与皮肤张力及体质等有关，其分子机制还不明确，可能与瘢痕中各种生长因子的分泌使肉芽组织增生过度有关。

瘢痕组织中胶原纤维的多少取决于合成与分解的平衡状态。胶原纤维在胶原酶和溶酶体酶的作用下，逐渐被分解、吸收，从而使瘢痕缩小、软化。胶原酶主要来自成纤维细胞、中性粒细胞和巨噬细胞等，溶酶体酶可由巨噬细胞等产生。因此，要避免瘢痕对机体造成危害，关键是在细胞生长调控和细胞外基质等分子病理水平上阐明，如何调控肉芽组织中胶原纤维的合成和分泌，以及如何加速瘢痕中胶原纤维的分解和吸收。

第三节　修复的分子机制

多数损伤常累及多种组织，其修复过程往往同时存在再生性修复和纤维性修复，无论哪种修复形式，均依赖于细胞增殖。在各种因素引起的损伤刺激下，在微环境内各种化学因子的协同作用下，各种细胞发生增生。调控修复的分子机制主要涉及以下几个方面：①生长因子和其他化学信号与细胞表面相应的受体结合；②通过信号转导系统将信号放大，并向细胞核内传递，使得相关基因活化与表达，刺激静止细胞进入细胞周期；③细胞周期的分子调控；④细胞外基质的修复及调控作用。

一、生长因子

当细胞受到损伤因素的刺激后，可释放多种生长因子（growth factor），刺激同类细胞或同一胚层发育来的细胞增生与分化，促进修复过程。在众多的生长因子中，有很大一部分是多肽类生长因子，它们除了刺激细胞增殖之外，还作用于细胞的分化、运动、血管生成等损伤组织的重建工作。这些生长因子有些可作用于多种类型的细胞，有些则只能作用于特定的靶细胞。生长因子往往依据最初被发现时的作用和来源而命名，今天它们的性质和功能已远远超出当初命名时的范围，常见的生长因子有以下几种：

1. 血小板衍生生长因子（platelet derived growth factor，PDGF）　PDGF 来源于血小板的 α 颗粒，也可由其他一些细胞产生，如活化的巨噬细胞、内皮细胞、平滑肌细胞和某些肿瘤细胞等。它能引起成纤维细胞、平滑肌细胞和单核细胞的增生和游走，还能引起胶质细胞的增生。

2. 成纤维细胞生长因子（fibroblast growth factor，FGF）　FGF 来源于多种细胞，如巨噬细胞、成纤维细胞和内皮细胞等，其生物学活性十分广泛，几乎可作用于所有间叶细胞。如作用于内皮细胞，使内皮细胞分裂，并诱导产生蛋白溶解酶溶解基底膜，便于增生的内皮细胞穿越生芽，促进新生毛细血管形成；还可作用于成纤维细胞，刺激其迁移和增生。

3. 表皮生长因子（epidermal growth factor，EGF）　EGF 最早是从小鼠颌下腺分离的一种 6kDa 的多肽，可来源于角质形成细胞、巨噬细胞等，并广泛存在于各种组织分泌物中。它可作用于多种细胞，可促进上皮细胞、成纤维细胞、胶质细胞及平滑肌细胞的增殖。

4. 转化生长因子（transforming growth factor，TGF）　TGF-α 由许多细胞分泌产生，包括巨噬细胞、淋巴细胞等。TGF-α 的氨基酸序列有 33%～44% 与 EGF 同源，可与 EGF 受体结合，故与 EGF 有类似作用。TGF-β 由血小板、巨噬细胞、内皮细胞等产生，其作用具有多重性，可抑制多种细胞增殖，诱导上皮细胞凋亡，但刺激间质细胞增殖。一般情况下，TGF-β 促进成纤维细胞趋化和增殖，合成细胞外基质包括各型胶原和纤连蛋白等，同时降低蛋白酶的合成和分泌，抑制胶原酶降解，从而促进纤维化。

5. 血管内皮生长因子（vascular endothelial growth factor，VEGF） VEGF最初从肿瘤组织中分离提纯，生理状态下表达较低，损伤时皮肤基底细胞和成纤维细胞等均可产生VEGF。对肿瘤血管形成有促进作用，也可促进正常胚胎发育、创伤愈合及慢性炎症时的血管增生，VEGF还可显著增加血管通透性，进而促进血浆蛋白在细胞外基质中沉积，为成纤维细胞和血管内皮细胞长入提供临时基质。

6. 胰岛素样生长因子（insulin-like growth factor，IGF） IGF广泛存在于各种组织中，因在结构上与胰岛素非常相似，功能上也有部分相同而得名，是作用于多种组织和器官的营养因子。包括IGF-1和IGF-2，两者同源性达52%，具有调节多种细胞生长和分化的作用。损伤发生时，IGF被释放后，可促进多种细胞增生，如成纤维细胞、上皮细胞等；还可趋化内皮细胞、刺激新生血管形成等。长期运动锻炼能增加血液中游离IGF-1的含量，并提高其生理活性。

生长因子和其他的信号分子与靶细胞的受体结合，通过信号转导系统实现信号传递过程。生长因子是由细胞分泌的具有生物活性的低分子量的多肽类介质，主要通过自分泌（autocrine）、旁分泌（paracrine）实现细胞间信号传递。自分泌是指细胞对其自身分泌的信号物质起反应；旁分泌是指某一细胞产生的信号分子只作用于邻近的靶细胞。与内分泌不同，它们仅在局部发挥作用。另外，一些存在于某些细胞的膜结合蛋白也可直接作用于邻近细胞的受体来传递信号。

二、信号转导系统

信号转导系统由接受信号的特定受体、受体后的信号转导通路以及其作用的终端组成。不同的信号转导通路之间相互作用，形成互相调控、级联放大的复杂网络，从而整合信号以调节细胞代谢、功能、增殖分化、凋亡和应激反应等生物学行为。

生长因子和其他信号分子与其特异性的细胞表面受体结合后启动细胞生长。这些受体主要包括：①具有内源性激酶活性的受体，其胞质区段具有酪氨酸激酶活性或色氨酸/苏氨酸激酶活性；②无内源性催化活性的受体，其胞质区段可激活一个或多个胞质蛋白酪氨酸激酶；③偶联G蛋白受体。

1. PLC/PKC信号通路 G蛋白偶联受体和具有酪氨酸激酶活性的受体可通过信号途径激活磷脂酶C（PLC），PLC可分解磷脂酰肌醇二磷酸（PIP_2）形成肌醇三磷酸（IP_3）和二酰甘油（DAG）。IP_3是动员细胞内储存钙释放入胞浆的主要物质；DAG和钙可激活蛋白酶C（PKC），导致在细胞生长和代谢中发挥作用的一系列细胞内组分的磷酸化。

2. PI3K/Akt信号通路 磷脂酰肌醇3激酶（PI3K）可催化PIP_2产生$PI-3,4,5-P_3$，后者与蛋白激酶B（Akt）结合，导致Akt从细胞质转位到细胞膜上并被活化。活化的Akt进一步激活下游靶蛋白，如糖原合成酶激酶3、Caspase 9、NF-κB等，调节细胞生长、增殖和分化。

3. MAPK信号通路 丝裂原活化蛋白激酶（MAPK）是生长因子受体介导的信号通路中的一种重要分子，被上游通路激活后进入细胞核内，使某些转录因子磷酸化，刺激静止细胞进入细胞周期。MAPK还可以磷酸化某些结构蛋白以调节细胞结构。

4. JaK/STAT信号通路 有些信号分子的受体属于非酪氨酸蛋白激酶受体，通过胞浆中的非受体型酪氨酸蛋白激酶（TPK）传递信号。Janus激酶（JaK）属于非受体型酪氨酸蛋白激酶家族，信号转导物及转录激活子（STAT）是具有信号转导及转录活化双重功用的蛋白。不同细胞有不同信号分子受体及不同类型的JaK和STAT，不同受体又专一结合特定的JaK和STAT，从而发挥调控作用。

三、细胞周期的调节

细胞有丝分裂周期的进程可调节细胞的生长和传代，其调控机制主要依赖于细胞周期蛋白（cyclin）、细胞周期蛋白依赖性激酶（cyclin-dependent kinase，CDK）。细胞周期蛋白是一组参与蛋白磷酸化通路级联放大效应的蛋白质，CDK 是依赖于细胞周期蛋白的蛋白激酶，只有两者结合形成复合物时才能发挥作用。细胞周期蛋白和 CDK 的不同组合与细胞周期的转换密切相关，其复合物还受 CDK 抑制因子调节。细胞周期还受到细胞周期校验点（checkpoint）的监督，其作用是当细胞遇到环境压力或 DNA 受到损伤时使细胞周期停止，以提供较充分的时间来实现修复或清除可能的突变。

四、细胞外基质的修复及调控作用

细胞外基质（extracellular matrix，ECM）是细胞间质的重要组成部分，起着支撑、维持调控组织结构、微环境的作用。在创伤修复过程中，基质成分可影响细胞的形态、分化、迁移、增殖和生物学功能。

（一）构成细胞外基质的主要成分

1. **胶原蛋白（collagen）** 胶原蛋白是动物体内最常见的一种蛋白质，构成细胞外基质的骨架。已知胶原蛋白有十余种。Ⅰ、Ⅱ、Ⅲ型胶原为间质性或纤维性胶原蛋白，体内含量最为丰富；Ⅳ、Ⅴ、Ⅵ型胶原为非纤维性或无定形胶原蛋白，存在于间质和基底膜内。胶原蛋白在核糖体内合成后，经过一系列酶的修饰，形成三螺旋结构的前胶原分子，在分泌出细胞时或稍后，前胶原分子被切去两端的前肽链后形成胶原原纤维，胶原原纤维再通过共价键结合形成胶原纤维。在创伤愈合过程中，伤口处出现大量的成纤维细胞，其功能正是合成和分泌胶原蛋白。创伤愈合的张力强度与胶原的合成、吸收和改造直接相关。

2. **黏附性糖蛋白（adhesive glycoprotein）和整合素（integrin）** 两者既能与其他细胞外基质结合，又能与特异性的细胞表面受体结合，将细胞外基质之间、细胞外基质与细胞之间联系起来，参与细胞的活化、信号转导、增殖和分化等过程。黏附性糖蛋白主要包括纤连蛋白和层粘连蛋白。

（1）纤连蛋白（fibronectin，Fn）：纤连蛋白是一组大分子糖蛋白，可由成纤维细胞、单核细胞、内皮细胞和其他细胞产生。在创伤修复过程中，参与多种细胞和细胞外基质之间的相互作用，如加速血液凝固、引导成纤维细胞和内皮细胞趋化和生长、支持肉芽组织基质成分、趋化白细胞并促进其吞噬等，有着非常重要的作用。

（2）层粘连蛋白（laminin，Ln）：层粘连蛋白是基底膜的重要组成成分，可由内皮细胞和上皮细胞产生。Ln 既可与细胞表面的特异性受体结合，也可与基质成分（如Ⅳ型胶原和硫酸肝素）结合，介导细胞与基质之间的黏附。

（3）整合素：整合素是细胞表面受体的主要家族之一，属于细胞黏附分子，在体内分布非常广泛，介导细胞和细胞外基质的黏附。可通过 FAK/Src（黏着斑激酶/Src 族激酶）信号通路和 PI3K/Akt 信号通路向细胞核内转导信号。

3. **蛋白多糖（proteoglycan）** 蛋白多糖是蛋白质分子与糖分子结合成的复合物，其中糖分子在分子量及数量上都远超蛋白质分子，是构成细胞外基质的主要成分。最常见的一些蛋白多糖包括硫酸肝素（heparin sulfate）、硫酸软骨素（chondroitin sulfate）、透明质酸素（hyaluronan）和硫酸皮肤素（dermatan sulfate）。蛋白多糖参与创伤修复的始终，有助于防止感染扩散、促进成纤维细胞增生及胶原合成、趋化炎症细胞和上皮细胞等。

（二）细胞外基质的积聚和改建

肉芽组织中细胞外基质的主要成分是胶原，成纤维细胞是合成胶原的主要细胞。胶原的合成早在损伤后 3～5 天即开始出现，并根据创口的大小可持续数周，甚至在损伤发生若干年后，胶原还需进行改建。一些生长因子既能刺激胶原和其他细胞外基质成分的合成，又能调节基质金属蛋白酶的合成与激活，而基质金属蛋白酶是降解细胞外基质成分的关键酶。细胞外基质成分的合成和降解最终导致细胞外基质的积聚和改建，实现修复。

在细胞内合成胶原蛋白后，经过翻译后修饰，即由赖氨酸羟化酶和 3,4-脯氨酸羟化酶将其中大量赖氨酸和脯氨酸羟化，形成前胶原。前胶原排出细胞外后，由氨基或羧基前肽酶等特异地切除氨基端和羧基端肽链，转化为胶原原纤维。胶原原纤维之间再以共价键的形式结合，方可形成足够稳定的胶原纤维，并能承受很大的张力。在此过程中任一环节出现问题都将影响胶原的合成，导致胶原合成的缺失、不稳定或过度。

受损组织修复的完好程度，既取决于受损组织细胞本身的再生能力，又受各种化学因子及其他因素的调控。倘若实质器官慢性炎症造成损伤，修复时细胞外基质过度产生和沉积，器官则发生纤维化、硬化。

第四节　创伤愈合

创伤愈合（wound healing）是指机体遭受外力作用，皮肤等组织出现离断或缺损后的修复过程，是包括各种组织的再生和肉芽组织增生、瘢痕形成的复杂组合，表现为各种过程的协同作用。

一、皮肤创伤愈合

（一）创伤愈合的基本过程

皮肤组织的创伤修复过程主要与损伤深度有关。最轻度的创伤仅限于皮肤表皮层，较重者有表皮层和皮下组织层的断裂或缺损，更严重者还可造成肌肉、肌腱、筋膜和神经、血管的断裂，甚至伴有骨折。尽管损伤的原因各有不同，损伤程度也差异甚大，但创伤愈合的基本过程相似。

1. 伤口的早期变化　伤口局部有不同程度的组织坏死和出血，数小时内便出现炎症反应，可见局部血管扩张充血，浆液及白细胞渗出，创缘表皮细胞变性，故局部红肿。初期渗出的白细胞以中性粒细胞为主，3 天后转为以巨噬细胞为主。渗出液中的纤维蛋白原迅速转变成纤维蛋白，其与伤口中的血液凝固成凝块，有的凝块表面干燥形成痂皮，对伤口加以保护。

2. 伤口收缩　2～3 天后随着创缘整层皮肤组织的再生，并沿伤口边缘及其底部向中心移动，在新生肉芽组织中肌成纤维细胞的牵拉作用下，伤口迅速缩小，直到 14 天左右停止。伤口收缩可以缩小创面。肌成纤维细胞内有发育良好的微丝束，通过肌动蛋白与肌球蛋白相互作用而产生收缩。肌成纤维细胞还能合成胶原（主要是Ⅲ型胶原），但实验证明抑制胶原形成对伤口收缩没有影响，因此伤口收缩与胶原无关。

3. 肉芽组织增生和瘢痕形成　第 3 天左右，肉芽组织从伤口底部及边缘长出并逐渐填平伤口。新生毛细血管和成纤维细胞大都向创面垂直生长。第 5～6 天起，成纤维细胞开始产生胶原纤维，其后 1 周内胶原纤维形成最为活跃。第 3 周之后，肉芽组织渐渐消失，代之以成熟、增粗的胶原纤维，大约伤后 1 个月瘢痕完全形成。可能由于局部张力的作用，瘢痕中的胶原纤维最终与皮肤表面平行。

瘢痕为创伤愈合的最终结局，可牢固连接创缘，具有较强的抗拉力强度，其强度主要取决于胶原纤维（尤其Ⅰ型胶原），也与弹力纤维、网状纤维等有关。伤口局部抗拉力的强度在伤后 3～4 天即出现，在第 3～5 周增加迅速而明显，在 3 个月左右到达顶峰，但也只能达到正常皮肤强度的 70%～80%。

4. 表皮及其他组织再生　皮肤受损时如基底层完好,则数小时内上皮基底细胞即开始增生,在凝块下方从创缘迁移到伤口中心,24小时左右大部分创面即被薄薄的单层上皮覆盖。一旦这些细胞彼此相遇,则由于接触抑制而停止迁移,并增生、分化形成复层鳞状上皮并伴角化。健康的肉芽组织对表皮再生非常重要,因为它可提供上皮再生所需的营养及生长因子。如果肉芽组织发育不良,长时间不能填平伤口并形成瘢痕,上皮再生将延缓;如果肉芽组织在异物及感染等刺激下过度生长(exuberant granulation),高出皮肤表面,将阻止表皮再生,此时临床上常需将其切除。当伤口过大时(一般认为直径>20cm),则再生的表皮难以完全覆盖伤口,往往需要植皮。

皮肤附属器(毛囊、汗腺及皮脂腺)如完全被破坏,则不能完全再生或不能再生,需进行纤维性修复。肌腱断裂后,初期也是纤维性修复,但可通过功能锻炼而不断改建,理想状态下胶原纤维可按原来的肌腱纤维方向排列,实现完全再生。

(二)创伤愈合的类型

根据损伤程度及有无感染,创伤愈合可分为以下3种类型:

1. 一期愈合(healing by first intention)　一期愈合见于组织缺损少、创缘整齐、无感染、经黏合或缝合后创面对合严密的伤口,如无感染的手术切口。此类伤口中血凝块少,炎症反应轻微,表皮在1~2天内即可将伤口覆盖,肉芽组织在2~3天长出并很快填满伤口,胶原纤维在5~6天形成(此时可以拆线),2~3周伤口完全愈合,逐渐形成一条白色线状瘢痕(图2-8A)。一期愈合时间短,瘢痕形成少,抗拉力强度大。

2. 二期愈合(healing by second intention)　二期愈合见于组织缺损较大、创缘不整齐、哆开、无法整齐对合或伴有感染的伤口。二期愈合与一期愈合相比,有以下特点:①由于坏死组织多或伴感染,诱发局部组织变性、坏死,炎症反应明显。只有当感染被控制,坏死组织被清除后,再生才能开始。②伤口较大,需长出较多量的肉芽组织才能将伤口填平,伤口收缩明显。③愈合所需时间较长,形成的瘢痕较大(图2-8B)。

3. 痂下愈合(healing under scar)　痂下愈合是指伤口表面的血液、渗出物及坏死组织干燥后形成硬痂,在痂下进行上述二期愈合过程。痂皮干燥不利于细菌生长,对伤口有一定的保护作用。但当痂下渗出物较多,或伴有细菌感染时,痂皮则影响渗出物的引流,不利于愈合。由于表皮再生时必须首先将遇到的痂皮溶解,才能向前迁移,因此痂下愈合所需时间较长。

二、骨折愈合

骨折(bone fracture)通常可分为外伤性骨折和病理性骨折两大类。骨的再生能力很强,骨折愈合的好坏、所需的时间与骨折的部位、性质、错位的程度、年龄以及引起骨折的原因等因素有关。通常经过良好复位后的单纯性外伤性骨折,几个月内可完全愈合,并恢复正常结构和功能。骨折愈合的基础是骨膜骨祖细胞的再生。

(一)骨折愈合过程

骨折愈合是一个连续的过程,包括以下4个阶段(图2-9):

1. 血肿形成　骨折时,软组织、骨组织及骨髓中的血管都可发生断裂,在骨折的断端及其周围发生大量出血,形成血肿。数小时后血肿发生凝固,并出现轻度炎症反应。由于血管断裂,在骨折早期,即有骨髓组织及骨皮质坏死。如坏死范围较小,可被破骨细胞吸收;如坏死范围较大,死骨可脱落,形成游离的死骨片。

2. 纤维性骨痂形成　骨折后2~3天,肉芽组织长入血肿内,机化血凝块并填充、连接骨折断端,随后发生纤维化而形成纤维性骨痂,或称暂时性骨痂,肉眼及X线检查见局部呈梭形肿胀。肉芽组织内的成纤维细胞主要来自于骨外膜及内膜的骨祖细胞。

3. 骨性骨痂形成　骨折后2~3周,骨外膜深层的骨祖细胞增生、分化为骨母细胞和软

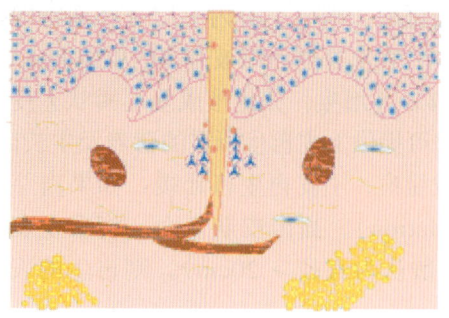
① 创缘整齐，组织缺损小

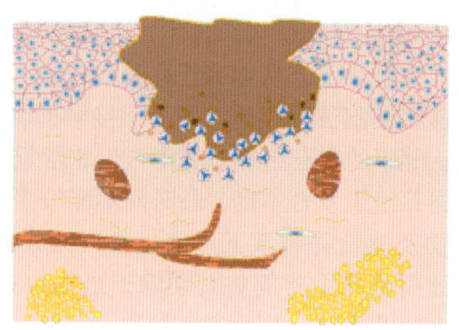
① 创缘不整齐，缺损大，伴有感染

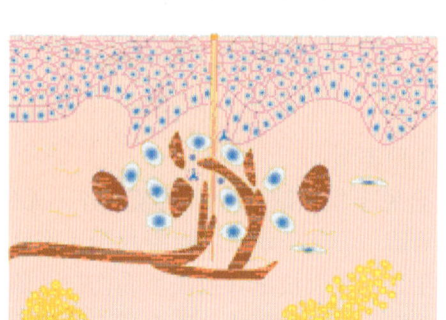
② 创面对合严密，炎症反应轻微

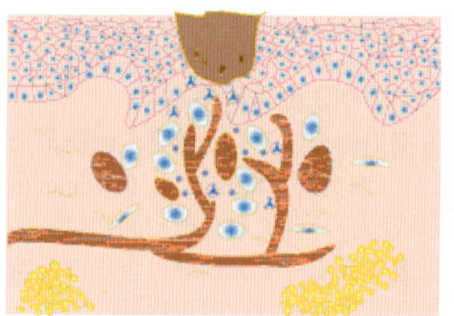
② 伤口收缩，肉芽组织多

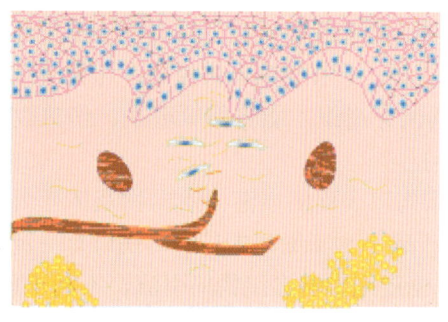
③ 表皮再生，形成一条线状瘢痕

A

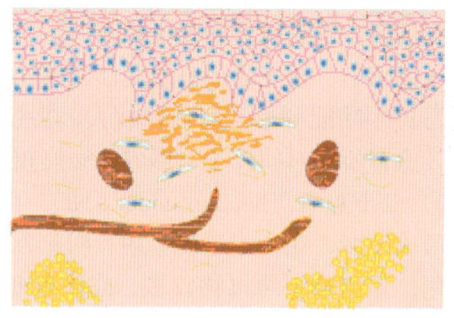
③ 表皮再生，形成较大瘢痕

B

图 2-8　一、二期创伤愈合模式图

A. 一期愈合；B. 二期愈合

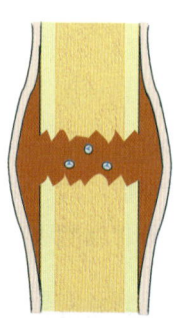
血肿形成

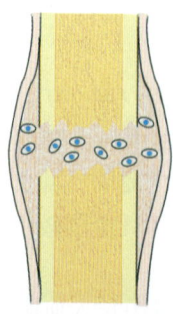
纤维性骨痂形成

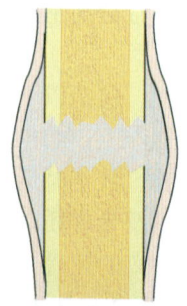
骨性骨痂形成

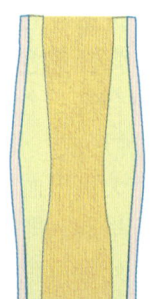
骨痂改建

图 2-9　骨折愈合模式图

骨母细胞并进入纤维性骨痂内，形成类骨组织和软骨组织。类骨组织继发钙盐沉着，转变为编织骨；软骨组织的形成一般多见于骨外膜的骨痂区，骨髓内骨痂区少见，经软骨化骨演变为骨组织，最终形成骨性骨痂。

4. 骨痂改建或再塑　上述形成的骨痂结构不够致密，骨小梁排列紊乱，无法满足正常功能需要。为了适应结构和功能上的需要，编织骨进一步改建为成熟的板层骨，骨皮质和骨髓腔的正常关系逐渐恢复，骨小梁排列结构也恢复正常。改建是在破骨细胞的骨质吸收及成骨细胞新骨形成的协调作用下完成的。

(二) 影响骨折愈合的因素

除了影响修复的全身和局部因素（将在本章第五节中详述）之外，骨折愈合还有一些特殊的影响因素：

1. 骨折断端及时、正确的复位　完全性骨折由于肌肉的收缩，常常出现错位或其他组织、异物的嵌塞，可致愈合延迟或不能愈合。及时、正确的复位是日后骨折完全愈合的必要条件。

2. 骨折断端及时、牢靠的固定　骨折断端即使已经复位，由于肌肉活动仍可再发生错位，因此复位后及时、牢靠的固定（如打石膏、小夹板或髓腔钢针固定）尤显重要，一般需固定至骨性骨痂形成之后。

3. 早日进行全身和局部功能锻炼，保持局部良好的血液供应　骨折后常需复位、固定及卧床，这样虽然有利于局部愈合，但长期卧床、血运不良，会延迟愈合。局部长期固定不动还会引起骨和肌肉的失用性萎缩、关节强直等不利后果。因此，在不影响局部固定的情况下，有控制的活动可促进骨折的愈合。能离床者应尽早离床活动；不能离床者则进行局部功能锻炼，以保持良好的血液循环及肌肉、关节的功能。

骨折愈合障碍者，有时表现为新骨形成过多，形成赘生骨痂，愈合后有明显的骨变形，影响功能的恢复；有时表现为纤维性骨痂不能转变成骨性骨痂并出现裂隙，骨折两端仍能活动，造成骨不连接和假关节。

第五节　影响修复的因素

损伤的修复是一个复杂的过程，涉及细胞、组织、细胞外基质的再生及炎症等多个环节，损伤的程度及组织的再生能力、伤口有无坏死和异物，以及有无感染等因素决定和影响着修复的方式、愈合的时间及瘢痕的大小。影响再生与修复的因素包括全身和局部因素两方面。

一、全身因素

(一) 年龄

儿童和青少年的组织再生能力强、愈合快。老年人则相反，组织再生能力弱、愈合慢，这与老年人动脉硬化、血液供应减少有关。

(二) 营养

严重的蛋白质缺乏或代谢障碍，尤其是含硫氨基酸（如甲硫氨酸、胱氨酸）缺乏时，成纤维细胞及胶原形成不良，伤口愈合迟缓。维生素C对愈合非常重要。胶原蛋白的α多肽链中的两个主要氨基酸（脯氨酸和赖氨酸）必须经羟化酶羟化才能形成前胶原分子，而维生素C具有催化羟化酶的作用。当维生素C缺乏时，前胶原分子难以形成，从而影响胶原纤维的形成。维生素C缺乏还容易诱发感染。微量元素锌对创伤愈合也发挥着重要作用。锌缺乏的患者，创伤愈合较慢，可能与锌是体内一些氧化酶的成分有关。但给非缺锌患者补锌并不能加速伤口愈合，且锌摄入过量会对机体不利。

（三）免疫功能

免疫系统在伤口愈合过程中起重要作用，可参与伤口炎症反应，防止伤口感染，合成一系列细胞因子和生长因子，促进伤口愈合和组织修复。当机体免疫功能降低时，伤口易感染，生长因子合成减少，不利于伤口愈合。

二、局部因素

（一）感染与异物

感染严重阻碍创伤的修复。开放性伤口被细菌污染并不一定会使伤口发生感染。当伤口被感染后，渗出物增多，局部伤口内张力增加，常使正在愈合或已缝合的伤口裂开，或导致感染扩散，加重损伤。坏死组织及异物的存在也将妨碍愈合，并易引起和加重感染。因此，伤口感染时或有较多的坏死组织及异物时，将导致二期愈合。临床上对于感染的伤口，应尽早施行引流；对于创面较大，已被细菌污染但尚未发生明显感染的伤口，施行清创术以清除坏死组织、异物和细菌，并可在确定没有感染的情况下，缝合断裂的组织，修整创缘，缝合伤口，以使二期愈合的伤口缩短愈合时间，甚至实现一期愈合。

（二）局部血液循环

伤口周围局部血液循环障碍既有全身因素也有局部因素。良好的局部血液循环是伤口愈合最基本的条件，它一方面保证组织再生所需的氧和营养，另一方面对坏死物质的吸收及控制局部感染也有重要作用。因此，局部血液供应良好时，伤口愈合较好；局部血液循环不良时（如下肢血管有动脉粥样硬化或静脉曲张等病变），伤口愈合延缓。伤口缝合太紧易引起伤口张力增加而影响血液循环，医务人员在缝合伤口时必须考虑到这点。

（三）神经支配

正常的神经支配对损伤的修复有一定作用。例如麻风病引起的溃疡不易愈合，是因为神经受累导致局部神经性营养不良。自主神经的损伤，使局部血液循环发生障碍，显著影响再生与修复。

（四）电离辐射

电离辐射能破坏细胞，损伤小血管，抑制组织再生，从而影响创伤的愈合。

（来茂德　徐芳英）

第三章　局部血液循环障碍

机体所有细胞和组织的功能活动和新陈代谢均依赖于正常的血液循环系统。机体的血液循环系统由心脏以及与其相通的各级血管组成，它一方面将血液输送到器官和组织，另一方面接受来自器官和组织的血液返回心脏，为机体提供持续的氧气、营养、激素、电解质以及水分等物质，并运走代谢废物和二氧化碳。细胞的存活还要求细胞内外保持体液平衡。因此，充分的血液供应和正常的体液环境是保持机体物质代谢和机体活动的基本条件。体液及血液循环发生障碍，超过生理的调节范围，即可影响器官和组织的代谢、功能以及形态和结构，导致出现萎缩、变性、坏死等病理变化，严重者导致机体死亡。

血液循环障碍可分为全身性和局部性两类。两者既有区别又有联系。整个心血管系统功能失常，可引起全身性血液循环障碍、心功能不全、休克等，同时在局部表现明显，如右心衰竭引起肝淤血，左心衰竭引起肺淤血。局部因素引起某一局部组织或器官的血液循环障碍，但如果是和全身血液循环有关的器官（如心、肺）发生了血液循环障碍，则可影响全身，如冠状动脉局部阻塞造成心肌梗死，可引起心功能不全，继而导致全身血液循环障碍。

本章主要阐述局部血液循环障碍：①局部组织血液含量的异常（充血、缺血）；②血液性状和血管内容物的异常（血栓形成、栓塞以及由此引起的梗死）；③血管壁通透性和完整性的改变（水肿、出血）。在临床上，血液循环障碍是常见的基本病理过程。心脏病患者多因肺水肿死亡。各种损伤、感染或血管病变常导致出血。心肌梗死、肺栓塞、脑出血等已成为现代社会人类死亡的重要原因。

第一节　充血和淤血

充血（hyperemia）和淤血（congestion）都是指局部组织血管内血液含量增多。

一、充血

器官或局部组织因动脉输入血量增加而发生的局部含血量增多称为充血，又称为动脉性充血（arterial hyperemia）或主动性充血（active hyperemia），表现为小动脉和毛细血管扩张，血液输入量增多。

（一）原因和类型

引起小动脉扩张、微循环血液灌注量增多的原因很多，通过神经-体液作用，引起血管舒张神经兴奋性增高或血管收缩神经兴奋性降低、舒血管活性物质释放增加等，造成细动脉扩张，血流加快，使微循环动脉血的灌注量增多。常见的类型有：

1. **生理性充血**　为适应生理需要和代谢增强而发生的充血，称生理性充血，如进食后的胃肠道黏膜、运动时的骨骼肌、妊娠时的子宫充血以及情绪激动时的面部充血等。

2. **病理性充血**

（1）炎症性充血（inflammatory hyperemia）：见于局部炎症反应的早期，由于致炎因子的作用，引起的神经轴突反射使血管舒张神经兴奋，以及组胺、缓激肽等血管活性物质释放，使细动脉扩张充血。

(2) 减压后充血：局部器官或组织长期受压，如绷带包扎肢体或大量腹水压迫腹腔内器官后，组织内的血管张力降低，当压力突然解除时，受压组织内的细动脉发生反射性扩张，导致局部充血。由于体内血液重新分配可导致脑缺血和晕厥。

（二）病理变化

由于微循环内血液灌注量增多，动脉性充血的器官和组织体积轻度增大。体表充血时，由于局部微循环内氧合血红蛋白增多，充血局部呈鲜红色，并因代谢增强使局部温度升高，触之可有搏动感。

镜下：局部细动脉和毛细血管扩张，大量红细胞聚集。

（三）结局

动脉性充血是短暂的血管反应，原因消除后，局部血量恢复正常，通常对机体无不良影响，并可改善组织器官的功能状态。但在高血压或动脉粥样硬化的基础上，脑动脉充血、破裂，可造成严重后果。

二、淤血

器官或局部组织由于静脉回流受阻使血液淤积于小静脉和毛细血管内称为淤血，又称为静脉性充血（venous hyperemia）或被动性充血（passive hyperemia）。

（一）病因和发病机制

1. **静脉受压** 静脉受压使管腔发生狭窄或闭塞，导致局部淤血。常见于肿瘤压迫局部静脉，妊娠增大的子宫压迫髂总静脉，肠疝嵌顿、肠套叠和肠扭转时压迫肠系膜静脉。

2. **静脉阻塞** 静脉阻塞引起静脉回流受阻，常见于静脉血栓形成，且未能建立有效的侧支循环时。

3. **心力衰竭** 如二尖瓣狭窄和高血压病引起的左心衰竭，导致肺淤血；肺源性心脏病时发生的右心衰竭，导致体循环脏器淤血；全心衰竭时引起全身淤血。

（二）病理变化

淤血的局部组织和器官发生肿胀，体积增大。体表淤血时，由于血液内氧合血红蛋白减少，还原血红蛋白增多，淤血的局部皮肤呈紫蓝色，称为发绀（cyanosis）。局部毛细血管扩张，散热增加，体表温度下降。

镜下：细静脉和毛细血管扩张充血，亦可伴有组织水肿和出血。出血灶内红细胞碎片被吞噬，血红蛋白被溶酶体分解，析出含铁血黄素，堆积在巨噬细胞胞质内，这种细胞称含铁血黄素细胞。

（三）结局

临床上淤血比充血更多见，因而意义更为重要。淤血可发生于局部，亦可发生于全身，其对机体的影响，取决于淤血的范围、部位、程度、发生速度及侧支循环建立的状况。

较长期的淤血由于局部组织缺氧、营养物质供应不足和中间代谢产物堆积，引起毛细血管壁损害，血管通透性增加，加之淤血的细静脉和毛细血管流体静压升高，可使局部组织出现：①水肿和漏出性出血；②实质细胞萎缩、变性以及坏死；③间质纤维组织增生，最终形成淤血性硬化（congestive cirrhosis）；④侧支循环的建立：静脉阻塞时其吻合支的血管扩张，形成侧支循环（collateral circulation）及静脉曲张，发生破裂时可引起致命性大出血。如肝硬化时，食管静脉曲张，因食物的摩擦使静脉破裂而大出血，见图3-1。

（四）重要脏器的淤血

1. **肺淤血** 肺淤血和水肿主要发生于左心衰竭时。

肉眼：肺体积增大、暗红色，切面见泡沫状液体流出。晚期肺质地变硬，棕褐色，称为肺褐色硬化（brown induration of lung）。

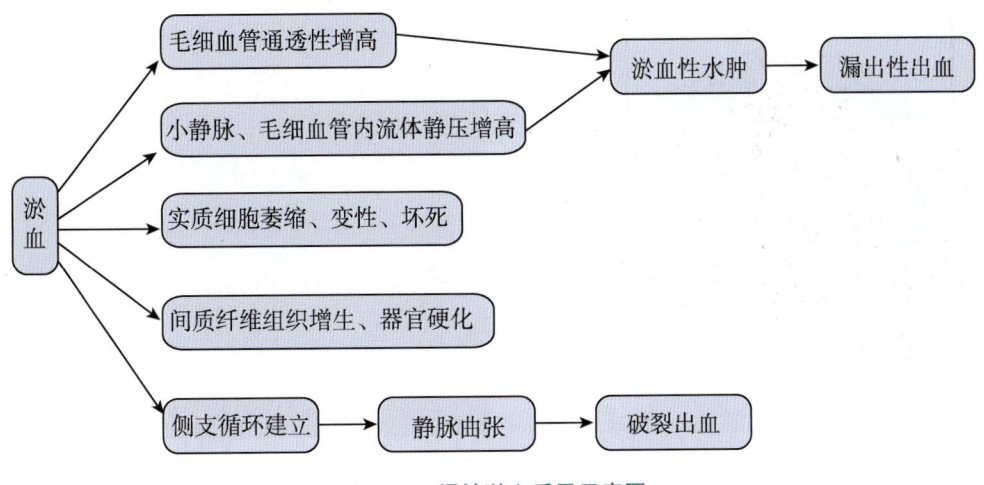

图 3-1　慢性淤血后果示意图

镜下：急性肺淤血表现为肺泡壁毛细血管高度扩张，过多的红细胞积聚，部分肺泡腔内可见水肿液及多少不等的红细胞。慢性肺淤血，肺泡壁增厚，肺泡腔中除水肿液及红细胞外，还可见一定量巨噬细胞渗出，巨噬细胞吞噬漏出的红细胞，血红蛋白分解形成棕黄色颗粒状的含铁血黄素，这种胞浆内含有含铁血黄素颗粒的巨噬细胞常见于左心衰竭的患者，故称为心力衰竭细胞（图3-2）。长期肺淤血时，肺泡壁纤维组织增生，肺泡腔和肺间质中有大量含铁血黄素沉积。临床上患者出现明显的气促、缺氧、发绀、咳粉红色泡沫痰等症状。

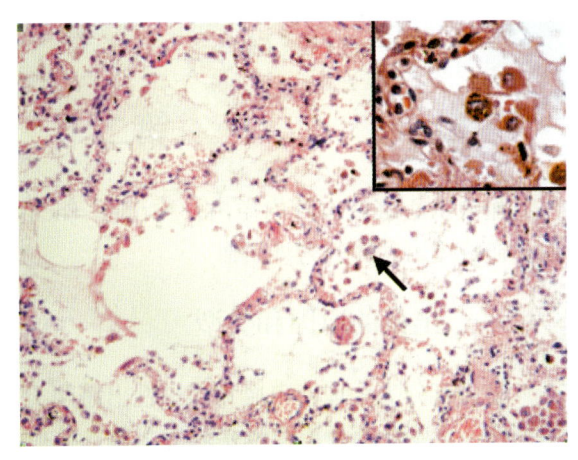

图 3-2　肺淤血和水肿
肺泡壁毛细血管扩张、充血，肺泡腔内见红细胞、水肿液及心力衰竭细胞（右上图为其高倍镜图像）

2. 肝淤血　肝淤血（congestion of liver）多见于右心衰竭，是肝静脉回流障碍而导致的。

肉眼：急性肝淤血时肝体积增大、暗红色。慢性淤血时常见淤血、脂肪变性相间存在，小叶中央部因高度淤血呈暗红色，小叶周边部肝细胞因脂肪变性呈黄色，使肝切面出现红黄相间似槟榔切面的条纹，称为槟榔肝（nutmeg liver）（图3-3）。长期严重的肝淤血，小叶中央肝细胞萎缩消失，网状支架塌陷，间质纤维组织明显增生，可形成淤血性肝硬化（congestive liver cirrhosis）。

镜下：肝小叶中央静脉及其附近肝窦高度扩张，充满红细胞。严重时肝细胞因受压可萎缩、坏死或崩解（图3-4）。慢性肝淤血时，小叶中央部因高度淤血，肝细胞萎缩，小叶周边部肝细胞因脂肪变性，肝细胞质内可见脂肪空泡。

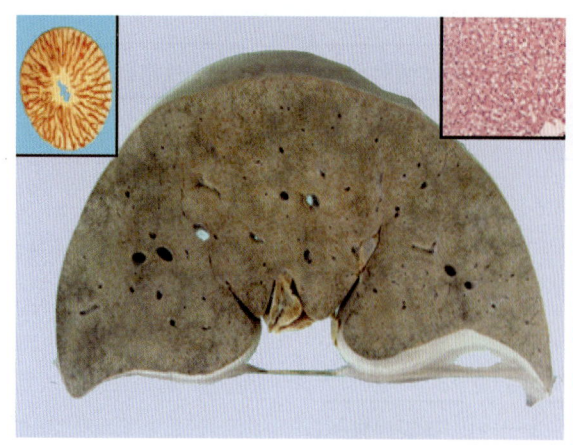 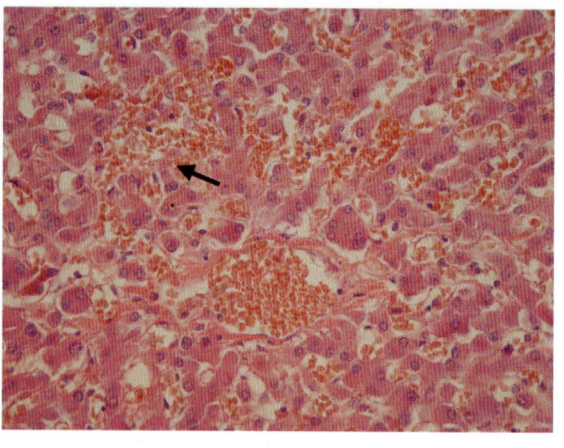

图 3-3　槟榔肝　　　　　　　　　　　图 3-4　肝淤血

肉眼可见肝切面红（淤血区）黄（脂肪变区）相间的条纹，　　中央静脉及周围肝窦扩张淤血，肝细胞萎缩（箭头所示）
状如槟榔。左上角为实物插图，右上角为小叶周边肝细胞脂
肪变性镜下插图

第二节　出　　血

血液从心脏或血管内溢出，称出血（hemorrhage）。溢出的血液进入体腔和组织内为内出血。血液流出到体外为外出血。

一、出血的原因和类型

出血可分为生理性出血和病理性出血两类。前者如正常月经的子宫内膜脱落出血，后者多由创伤、血管病变及出血性疾病等引起。按血液溢出的机制可分为破裂性出血和漏出性出血。

（一）破裂性出血

破裂性出血指心脏或血管壁破裂所引起的出血。常见原因有：

1. 血管机械性损伤　如割伤、刺伤、弹伤等造成较大血管的损伤破裂等。
2. 血管壁或心脏的病变　如心肌梗死后形成的室壁瘤、主动脉瘤、动脉粥样硬化等病变造成管壁的破裂。
3. 血管壁周围的病变侵蚀　如肿瘤侵及周围的血管，结核性病变侵蚀肺空洞壁的血管，消化性溃疡侵蚀溃疡底部的血管等。
4. 静脉破裂　肝硬化时食管下段静脉曲张，破裂出血。
5. 毛细血管破裂　如局部软组织损伤出血。

（二）漏出性出血

由于微循环的血管壁通透性增高，血液通过扩大的内皮细胞间隙和受损的血管基底膜漏出于血管外，称为漏出性出血。常见原因有：

1. 微血管壁损伤　较多见。常由于缺氧、感染（流行性出血热、立克次体感染）、中毒、变态反应（药物、过敏性紫癜）、维生素C缺乏等因素造成血管壁通透性增加。
2. 血小板减少和功能障碍　如再生障碍性贫血、白血病、骨髓内广泛性肿瘤转移等可使血小板生成减少；血小板减少性紫癜、弥散性血管内凝血（disseminated intravascular coagulation，DIC）、脾功能亢进、细菌毒素的作用等使血小板破坏或消耗过多；药物刺激形成的免疫复合物吸附于血小板表面而被巨噬细胞一起吞噬，也可使血小板减少。
3. 凝血因子的缺乏　如凝血因子Ⅷ（血友病A）、Ⅸ（血友病B），血管性假血友病因子（von Willebrand factor，vWF），纤维蛋白原，凝血酶原，凝血因子Ⅳ、Ⅴ、Ⅶ、Ⅹ、Ⅺ

等的先天性缺乏，或肝实质疾患时凝血因子Ⅶ、Ⅸ、Ⅹ合成减少，以及DIC时凝血因子消耗过多等，均可造成凝血障碍和出血倾向。

二、病理变化

（一）内出血

内出血可发生于任何部位。组织内的局限性大量出血称血肿（hematoma），如皮下血肿、脑硬膜下血肿、腹膜后血肿等；若血液积聚于体腔内，称体腔积血，如心包积血、胸腔积血、腹腔积血、关节腔积血等。

新鲜的出血呈红色，以后随红细胞降解形成含铁血黄素而带棕黄色。**镜下**：出血部位组织的血管外可见红细胞和巨噬细胞、含铁血黄素细胞。组织中亦可见游离的含铁血黄素。较大的血肿吸收不全可发生机化或纤维包裹。

（二）外出血

外出血时血液常经自然管道排出体外。鼻黏膜出血经鼻腔排出体外称鼻出血（epistasis）；肺和支气管出血经口排出体外称咯血（hemoptysis）；消化道出血（胃出血）经口排出体外称呕血（hematemesis），经肛门排出体外称便血（hematochezia）；泌尿道出血经尿道排出称血尿（hematuria）。出血量少时仅在光镜下见有红细胞的存在（镜下血尿或大便隐血），出血量多时肉眼便能观察到血性尿液和大便，如为上消化道出血，经胃酸的作用，则排出黑色柏油样大便。发生于皮肤、黏膜和浆膜的少量点状出血，直径为1～2mm者称瘀点（petechiae），直径为3～5mm者称紫癜（purpura），较大的出血灶，直径为10～20mm者称瘀斑（ecchymoses）。

三、后果

机体具有止血功能，缓慢、小量出血，多可自行止血，主要通过局部受损血管发生反射性收缩，或血管受损处血小板黏集，经凝血过程形成血凝块，阻止继续出血。局部组织内的血肿或体腔内的血液，可通过吸收、机化或纤维包裹而逐渐清除。

出血的类型、速度、部位和出血量决定出血对机体的影响程度。迅速的破裂性出血，在短时间内丧失循环血量20%～25%时，可发生出血性休克。广泛的漏出性出血，如肝硬化门静脉高压时胃肠道黏膜广泛性出血，亦可导致出血性休克。重要器官的少量出血，亦可引起严重的后果，如心脏破裂后引起心包内积血、心脏压塞，可导致急性心功能不全。脑出血尤其是脑干出血，压迫重要的神经中枢可致死亡。局部组织或器官出血，可导致相应的功能障碍，如脑内囊出血引起对侧肢体偏瘫，视网膜出血引起视力减退或失明。慢性出血可引起贫血。

第三节　血栓形成

在活体的心血管内，血液发生凝固或血液中某些有形成分凝集形成固体质块的过程，称为血栓形成（thrombosis），所形成的固体质块称为血栓（thrombus）。与血凝块不同的是，血栓是在血液流动的状态下形成的。血栓也不同于出血后所形成的血肿。

机体的凝血系统和纤维蛋白溶解系统在神经-体液因素调节下始终保持着动态平衡。凝血过程可通过两条途径被激活：内皮下胶原暴露，激活Ⅻ因子，从而进一步激活内源性凝血系统；组织损伤，内皮细胞释放组织因子，激活外源性凝血系统。两条途径均通过一系列步骤产生凝血酶，使纤维蛋白原转变为纤维蛋白（图3-5）。生理状态下，血液中的凝血因子不断地被适量激活，产生凝血酶，形成微量的纤维蛋白，沉积于心血管内膜上，同时又不断被激活的纤维蛋白溶解系统所溶解。被激活的凝血因子也不断地被单核吞噬细胞系统吞噬。这样，既保证

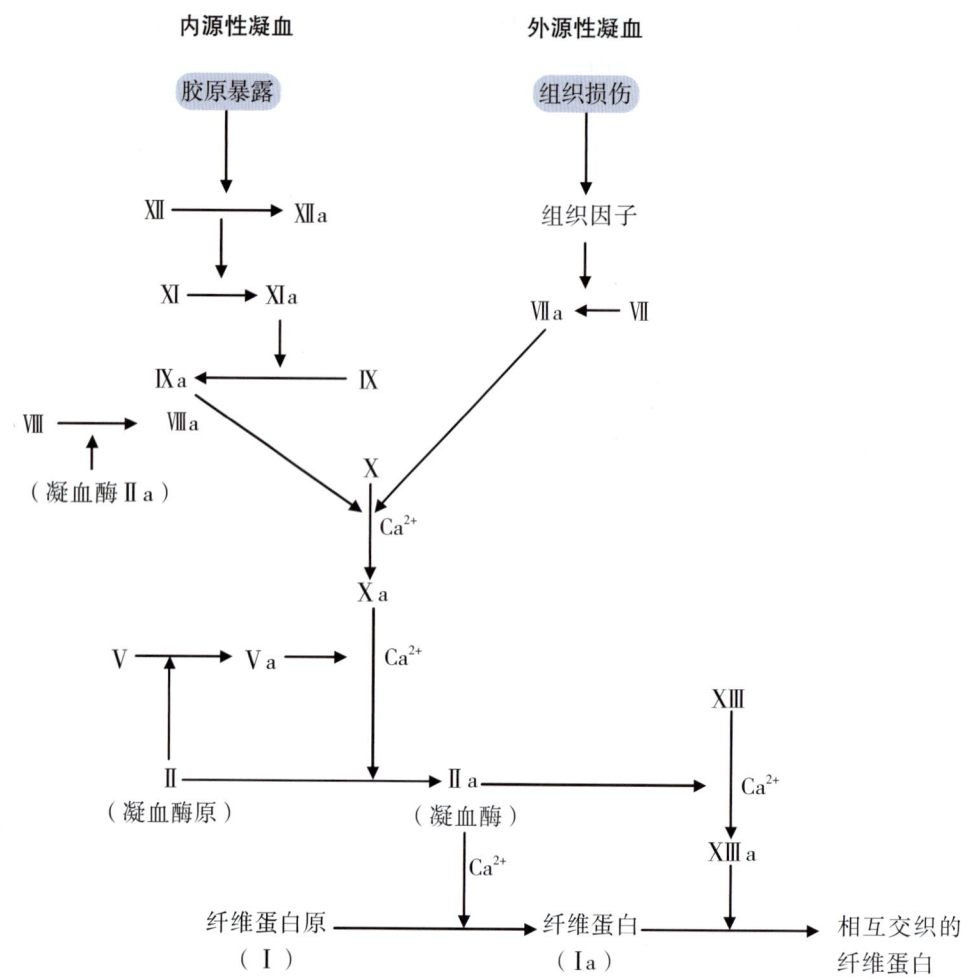

图 3-5 正常血液凝固过程示意图
带 a 的表示活化的凝血因子

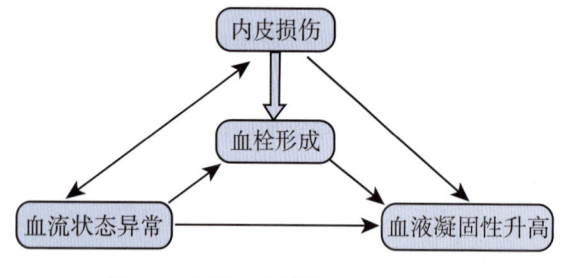

图 3-6 血栓形成的条件及相互关系

了血液潜在的可凝固性，又保证了血液的流动性。某些因素破坏了上述平衡，触发内源性或外源性凝血系统，便可引起血栓形成。

一、血栓形成的条件和机制

血栓形成是血液在流动状态下，由于血小板的活化和凝血因子被激活而发生的异常凝固。血栓形成的条件目前公认的仍是德国病理学家魏尔啸 1856 年提出的 3 个条件：血管内皮的损伤、血流状态的改变或血液的凝固性增加。3 个条件多同时存在、相互作用，其中心血管内皮细胞损伤的意义最重要（图 3-6）。

（一）心血管内皮细胞损伤

抗凝和促凝是心血管内皮细胞具有的两种特性。在生理情况下，以抗凝作用为主，使心血管内的血液保持流体状态。

1．内皮细胞的抗凝作用

（1）屏障作用：完整的单层内皮细胞可把血液中的血小板、凝血因子与内皮下有促凝作用的胶原纤维分隔开来，防止凝血过程启动。

（2）抗血小板黏集作用：通过合成前列环素（prostacyclin GI_2，PGI_2）、一氧化氮（nitric oxide，NO），抑制血小板黏集，PGI$_2$还能拮抗血小板产生的血栓素 A$_2$（thromboxane A$_2$，TXA$_2$），并可分泌腺苷二磷酸酶（ADP酶），把 ADP 转变为具有抗血小板黏集作用的腺嘌呤核苷酸。

（3）抗凝血作用：①血栓调节蛋白（thrombomodulin），一种位于内皮细胞膜表面的凝血酶受体，由内皮细胞合成，与凝血酶结合后激活抗凝血因子蛋白 C（肝合成的一种血浆蛋白），继而与由内皮细胞合成的蛋白 S 协同作用，灭活凝血因子Ⅴa 和Ⅷa。②膜相关肝素样分子，由内皮细胞合成，可与抗凝血酶Ⅲ结合，灭活凝血酶、凝血因子Ⅹa、凝血因子Ⅸ等。③蛋白 S，与蛋白 C 活化因子协同作用，灭活凝血因子。

（4）溶解纤维蛋白：内皮细胞合成组织型纤溶酶原活化因子（tissue-type plasminogen activator，t-PA），可促使纤维蛋白溶解，清除沉积于内皮细胞表面的纤维蛋白。

2．内皮细胞的促凝作用

（1）合成组织因子：内皮细胞损伤时组织因子被释放，外源性凝血过程被激活。

（2）合成 vWF：vWF 是血小板黏附于内皮下胶原和其他表面的主要辅助因子，内皮损伤时被释放，介导血小板与内皮下胶原黏附。

（3）分泌纤溶酶原活化因子的抑制因子（inhibitors of plasminogen activator，PAIs）：抑制纤维蛋白溶解。

正常情况下，抑制血小板黏集和抗凝血作用主要依赖于内皮细胞的完整性，任何原因引起内皮损伤或激活，都会引起局部凝血。

心血管内皮细胞的损伤，是血栓形成的最重要和最常见的原因。即使这一原因单独存在，也可以导致血栓形成，尤其在心脏动脉系统血栓形成中更为重要。内皮细胞的损伤，导致内皮下胶原暴露，血小板和凝血因子Ⅻ被激活，启动内源性凝血系统。损伤的内皮细胞释放组织因子，激活凝血因子Ⅶ，启动外源性凝血系统。其中血小板的活化是触发凝血过程中的重要环节，主要表现为 3 种连续的反应：①黏附反应（adhesion）：血小板在 vWF 的介导下将表面的整合素（integrin）多糖蛋白受体与内皮损伤处的胶原纤维紧密黏附在一起，或直接通过胶原受体与胶原结合。电镜观察可见血小板内的微丝和微管收缩至变形，出现黏性变态。②释放反应（release reaction）：黏附后不久，血小板释放含纤维蛋白原、纤维蛋白连接蛋白、Ⅴ因子和 vWF、血小板第 4 因子、PDGF 和 TGF 等的 α 颗粒，以及含 ADP、TXA$_2$、钙离子、5-羟色胺（5-HT）、血小板因子等的 δ 颗粒（致密颗粒）及内容物，其中对血小板不断黏集起重要作用的是 ADP 和 TXA$_2$；钙离子参与血液凝固的连锁反应过程；纤维蛋白和纤连蛋白也可与血小板黏附。③黏集反应（aggregation）：血小板不断地黏集，同时又不断地释放 ADP 和血栓素使更多的血小板彼此黏集成堆，称血小板黏集堆。初时血小板黏集堆是可逆性的，随着内源性和外源性凝血系统的激活，凝血酶的形成，使纤维蛋白原转变为纤维蛋白，与血小板紧紧交织在一起，变成不可逆性血小板黏集堆，成为血栓形成的起始点。其中凝血酶是血栓形成的核心成分，因此也成为临床治疗血栓的靶点。心血管内皮细胞的损伤是心脏和动脉系统血栓形成的主要原因。临床上血栓常发生于风湿性和细菌性心内膜炎病变的瓣膜、心肌梗死区的心内膜以及严重动脉粥样硬化斑块溃疡、创伤性或炎症性的血管损伤部位。近年来随着动脉支架在临床治疗冠心病患者中使用，支架植入造成内皮细胞的完整性破坏，导致富含血小板的血栓形成，已成为支架术后损伤血管早期病理过程及动脉内支架治疗术后再狭窄的重要原因之一。

（二）血流状态的改变

血流减慢和血流产生漩涡等改变亦有利于血栓形成。血液在正常流速和流向时，红细胞、白细胞等在血管的中轴流动构成轴流，血管周边部分是血小板，最外一层是血浆带构成边流，将血液的有形成分与血管壁隔开，阻止血小板与内膜接触。某些病理情况下，血流减慢或产生漩涡：①血小板进入边流，增加了血小板与内膜的接触机会和黏附于内膜的可能性；②被激活的凝血因子和凝血酶在局部易达到凝血所需的浓度；③内皮细胞因缺氧而导致功能障碍或损伤，电镜观察显示血流缓慢可造成内皮细胞空泡变性等形态改变。血流缓慢和涡流所引起的血栓可发生于动脉，也可发生于静脉。静脉发生血栓比动脉发生血栓多4倍，下肢静脉血栓比上肢静脉血栓多3倍，大多发生于心力衰竭、久病卧床或静脉曲张患者的静脉内。静脉本身的结构特点是血栓形成的先决条件。静脉内有静脉瓣，瓣膜囊内血流不但缓慢，而且出现漩涡，有利于血小板析出，因而静脉血栓形成常以瓣膜囊为起始点；静脉血流有时可出现短暂的停滞；静脉壁较薄，容易受压；血流通过毛细血管到静脉后，血液的黏性也会有所增加等，这些因素均有利于静脉内血栓形成。心脏和动脉内的血流快，但在二尖瓣狭窄时的左心房、动脉瘤内、血管分支处或动脉粥样硬化脱落形成的溃疡内，局部血流缓慢并出现涡流，则易并发血栓形成。动脉血栓形成最常见于冠状动脉、脑动脉、肾动脉和下肢动脉。

（三）血液凝固性增加

血液凝固性增加常由于血液中血小板和凝血因子增多，或纤维蛋白溶解系统的活性降低所引起，可见于原发性（遗传性）和继发性（获得性）疾病。在遗传性高凝状态的原因中，V因子的基因突变最为常见，致使凝血酶原水平升高，静脉血栓容易形成。患有复发性深静脉血栓形成的患者中V因子基因的突变出现率高达60%。目前认为遗传性高凝血状态可能还与抗凝血酶Ⅲ、蛋白C或蛋白S的先天性缺乏有关。获得性疾病中的高凝状态可由于凝血因子合成增加及抗凝血酶Ⅲ减少，或促凝物质入血等引起。例如，胰腺、胃肠道、肺和卵巢等脏器发生的黏液腺癌广泛转移时，癌细胞释放出促凝因子入血，引起多发性、反复发作的血栓性游走性脉管炎。在严重创伤、大面积烧伤、手术后或产后大失血时血液浓缩，血中纤维蛋白原、凝血酶原及其他凝血因子（Ⅻ、Ⅶ）的含量增多，并且血中补充了大量的幼稚血小板，其黏性增加，易于发生黏集形成血栓。此外，妊娠高血压疾病、高脂血症、冠状动脉粥样硬化、吸烟和肥胖症等也可引起血小板增多以及黏性增加。口服避孕药和妊娠时高凝状态可能与雌激素水平增高引起的肝凝血因子合成增加和抗凝血酶Ⅲ合成减少有关。系统性红斑狼疮等自身免疫疾病可产生抗磷脂抗体，引起高凝状态。

上述血栓形成的条件往往同时存在，并常以某一条件为主，其中心血管内皮损伤是血栓形成的最重要和最常见的原因，但在不同条件下血流缓慢及血液凝固性的增高也可能是重要因素。

二、血栓形成的过程及血栓的形态

（一）形成过程

血栓形成的过程是血小板黏集和血液凝固的过程。血小板黏附于内膜裸露的胶原是心血管各部位血栓形成的开始，血小板被胶原激活，发生肿胀、变形，释放出颗粒中的内容物，如ADP、TXA_2、5-HT及血小板Ⅳ因子等物质，使血流中的血小板不断地在局部黏附，形成可逆性的血小板小堆。随着内源性和外源性凝血途径启动，凝血酶原转变为凝血酶，将纤维蛋白原转变为纤维蛋白，并进一步聚合成纤维蛋白多聚体（纤维素），与受损内膜处基质中的纤连蛋白结合，将黏附的血小板小堆牢牢固定于受损的血管内膜表面，构成血栓的起始部。在ADP、凝血酶和TXA_2的协同作用下，血小板黏集堆不断增大。由于其下游涡流的形成，新的血小板小堆进一步形成，如此反复，形成不规则梁状或珊瑚状血小板小梁。在小梁表面黏附有受崩解的纤维素趋化作用而黏附的中性粒细胞，小梁间纤维素形成网状结构，网罗大量红细胞（图3-7）。

在血栓形成过程中，血小板黏集堆的形成是血栓形成的第一步，以后血栓形成的过程及血栓的组成、形态、大小都取决于血栓发生的部位和局部血流速度。心血管系统各部位均可形成血栓，如心腔内、心瓣膜上、动静脉及毛细血管内。动脉和心腔内发生的血栓常始于内皮损伤的部位（如动脉粥样斑块）或产生涡流处（血管分支），从血栓附着点开始，动脉血栓延伸方向与血流方向相反；静脉源性的血栓通常发生在血液淤滞或缓慢处，而静脉血栓延伸方向与血流方向一致。

（二）类型和形态

血栓根据发生的部位及主要成分可分为以下4种类型：

1．**白色血栓（pale thrombus）** 白色血栓又称血小板血栓或析出性血栓，多发生于血流较快的心瓣膜、心腔内以及动脉内或静脉性血栓的起始部，即形成延续性血栓的头部。

肉眼：呈灰白色小结节，表面粗糙质实，与发生部位紧密黏着。**光镜**：呈无结构淡红色，主要由血小板及少量纤维素构成。**电镜**：可见血小板轮廓，但颗粒消失。

2．**混合血栓（mixed thrombus）** 混合血栓多见于血流缓慢的静脉，构成延续性血栓的体部。血栓形成头部后，引起其下游血流减慢和血流漩涡，从而再形成新的血小板小堆，并逐渐形成珊瑚状小梁，在血小板小梁之间，血液凝固，纤维素形成网状结构，其内网罗大量的红细胞，此过程交替进行，形成肉眼上灰白色的血小板与红褐色的红细胞交替的层状结构，称为层状血栓，即混合血栓。外观粗糙干燥，通常紧紧黏附于受损的血管壁。在心脏和动脉内（如室壁瘤、动脉瘤）的混合血栓，常因血栓底部与心壁或血管壁相连，称为附壁血栓（mural thrombi）。扩张的左心房因形成的混合血栓常呈球形，称为球状血栓。

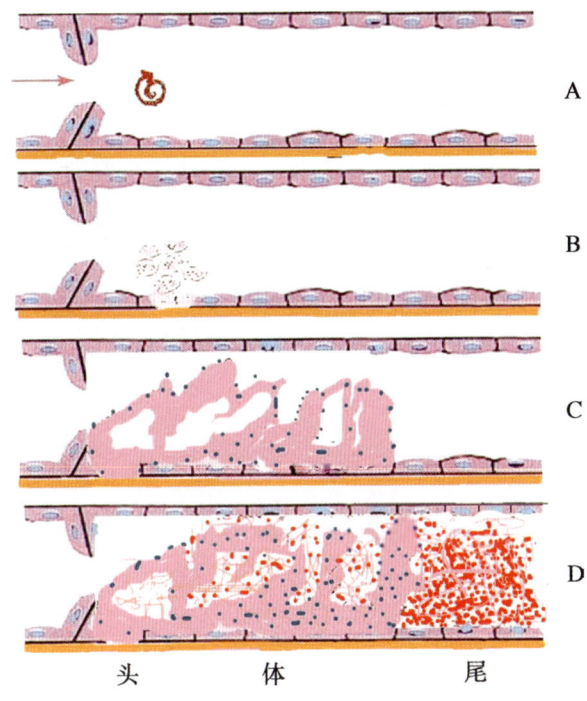

图 3-7　静脉内血栓形成示意图
A．血液流经静脉瓣后形成涡流；B．内皮细胞损伤，暴露内皮下胶原，血小板黏集，形成血栓的头部；C．血小板继续黏集，形成珊瑚状小梁；D．小梁间形成纤维素网，网眼中网罗大量红细胞，形成血栓体部。血管腔阻塞后，局部血流停滞致血液凝固，形成血栓尾部

镜下：血小板小梁呈淡红色无结构的不规则状，小梁边缘有较多的中性粒细胞黏附，小梁间是充满红细胞的纤维素网（图 3-8）。

3．**红色血栓（red thrombus）** 红色血栓为阻塞性血栓，主要见于静脉。随着混合血栓逐渐增大阻塞血管腔，下游局部血流停止，血液发生凝固，形成延续性血栓的尾部，并可沿血流方向即朝向心脏的方向延伸。红色血栓形成过程与血管外凝血过程相同。

肉眼：呈暗红色，湿润，有弹性，与血管壁无粘连。红色血栓早期与死后血凝块相似，经过一段时间后，由于水分被吸收，变得干燥、无弹性、质脆易碎，可脱落形成栓塞。静脉内血栓90%发生在下肢静脉，其次为上肢静脉、前列腺周围的静脉丛、卵巢和子宫静脉等。

在静脉内，常依次形成白色血栓（头部）、混合血栓（体部）和红色血栓（尾部），这种具有头、体、尾三部分的完整血栓称延续性血栓（propagating thrombus）（图 3-9）。

4．**透明血栓（hyaline thrombus）** 透明血栓又称微血栓（microthrombus）或纤维素性血栓（fibrinous thrombus），主要发生于微循环的血管内，毛细血管内只有在显微镜下才能见到，主要由嗜酸性同质性的纤维素构成（图 3-10），最常见于DIC。

某些特殊情况下，细菌和真菌可导致瓣膜损伤（感染性心内膜炎），形成大块含菌及坏死组织的血栓，称为赘生物（图 3-11）。高凝状态的患者，非感染性的心内膜炎也可形成无菌性赘生物，如风湿病、系统性红斑狼疮患者心内膜上形成以纤维素和血小板为主的疣状赘生物

(疣状心内膜炎)。

三、血栓与死后血凝块的区别

尸检中血栓常需与死后血凝块进行鉴别。血栓最主要的特点是血液在流动中缓慢地、有规律地黏集，形成一定的形态特征。死后血液凝固的过程和在试管内的血液凝固相同，在多数情况下，血液成分均匀地分布，血凝块呈均匀一致的暗红色。在某些慢性消耗性疾病，患者死亡过程较长，由于重力作用，红细胞沉积于底部，白细胞和纤维素在上层，则血块的下层为暗红色，上层为浅黄色略似鸡脂。血栓和死后血凝块的肉眼形态区别可概括如表3-1。

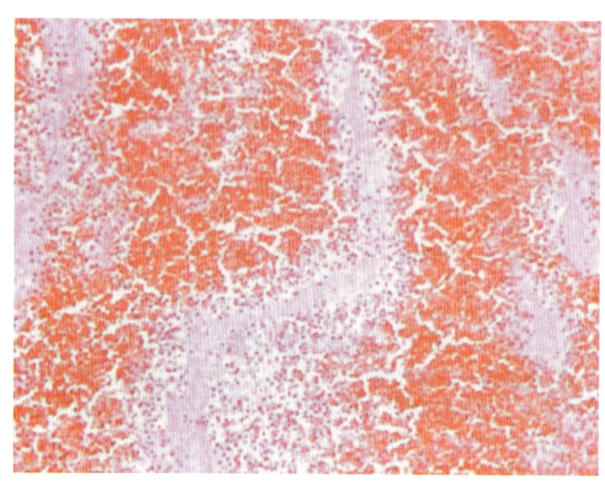

图 3-8　混合血栓
血小板小梁间纤维素网内充满红细胞

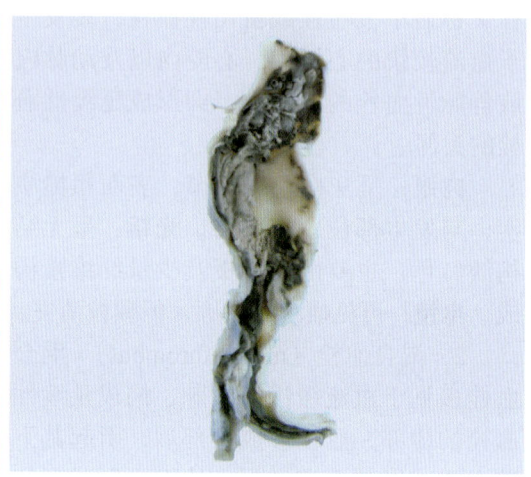

图 3-9　静脉内的延续性血栓

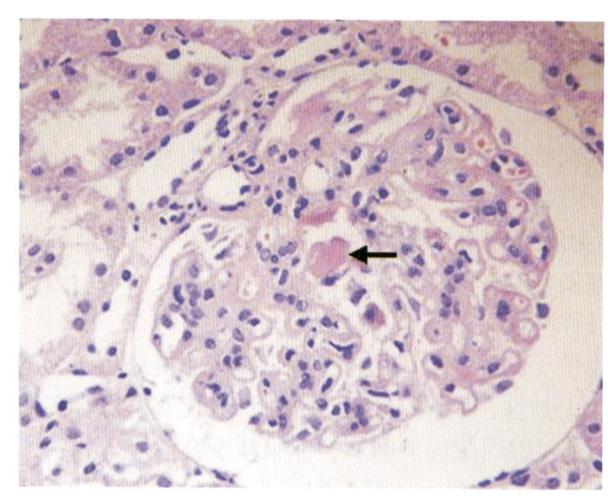

图 3-10　透明血栓
镜下肾小球毛细血管内可见嗜酸性红染的同质性纤维素团块（箭头所示）（山东大学医学院病理学教研室供图）

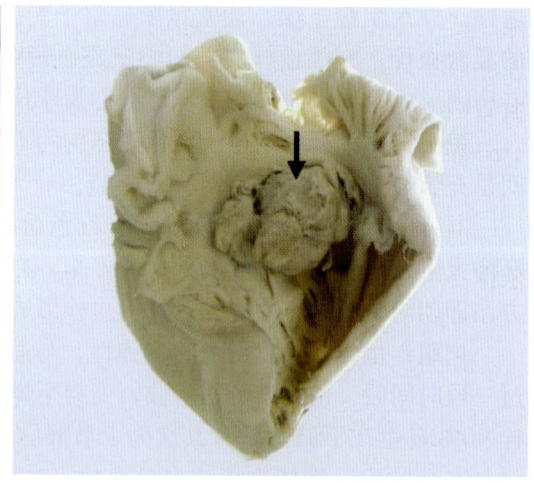

图 3-11　心内膜赘生物
感染性心内膜炎时，瓣膜形成大块血栓（箭头所示），容易脱落

表3-1　血栓和死后血凝块的区别

血　栓	死后血凝块
干燥易碎	湿润而有弹性
与心血管壁粘连	否
色泽混杂，灰红相间，有横行的灰白色波浪形条纹（血栓尾部为暗红色）	暗红色，均匀一致，或血凝块的上层浅黄色，似鸡脂，下层暗红色
血管被胀大，饱满	否

四、血栓的结局

（一）软化、溶解、吸收

血栓可由纤维蛋白溶解系统的激活而发生软化、溶解而被清除，血栓溶解过程取决于血栓的大小及血栓的新旧程度。由于血栓内纤溶酶的激活和白细胞崩解释放的溶蛋白酶，可使新近形成的血栓完全溶解。较大血栓溶解不完全，可被血液冲击成碎片脱落，造成血栓栓塞。陈旧性血栓因含有较多纤维蛋白多聚体，不易溶解吸收，故临床上用纤维蛋白溶解剂 t-PA 治疗时可能仅对新鲜血栓有效。

（二）机化和再通

若纤维蛋白溶解系统的活力不足，血栓长时间不被溶解则由内皮细胞、成纤维细胞和肌成纤维细胞自血管壁向血栓内长入，逐渐取代血栓。由肉芽组织逐渐取代血栓的过程称为血栓机化。较大的血栓约2周便可完全机化，此时血栓与血管壁紧密黏着不脱落。由于水分被吸收，血栓干燥收缩或部分溶解，血栓内出现裂隙，新生的内皮细胞长入被覆表面，形成新的血管，并相互吻合沟通，在被阻塞的血管内重建血流，这一过程，称为再通（recanalization）（图 3-12）。

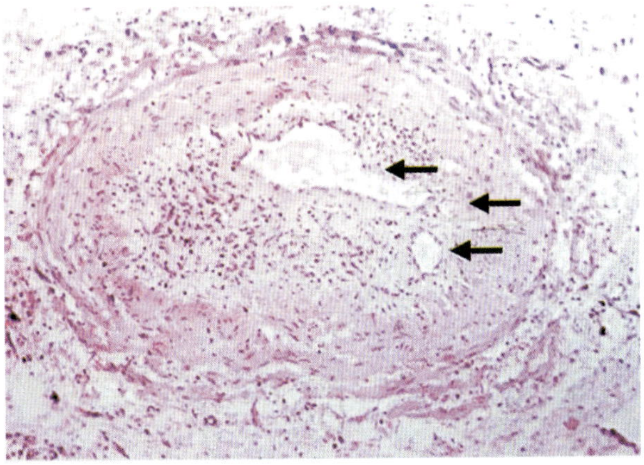

图 3-12　血栓机化和再通
动脉内血栓被肉芽组织取代，其中可见重新有血流通过的小血管（箭头所示）（天津医科大学病理学教研室供图）

（三）钙化

钙盐沉积于血栓内，称为血栓钙化。依据受累血管不同又称为静脉石（phlebolith）或动脉石（arteriolith）。

（四）脱落

血栓因折断或软化而脱落形成栓子，可引起栓塞。

五、血栓对机体的影响

血栓形成可以堵塞血管裂口起到止血作用。如慢性消化性溃疡底部和肺结核性空洞壁的血管，在病变侵蚀前形成血栓，可避免血管破裂引起大出血，对机体有利。但多数情况下血栓形成可对机体造成不同程度的影响。

（一）阻塞血管

血栓阻塞血管，其后果取决于血栓发生部位及组织、器官内有无充分的侧支循环。动脉血栓未完全阻塞管腔时，因缺血可引起实质细胞萎缩；若完全阻塞而又无有效的侧支循环时，则发生局部器官或组织的缺血性坏死（梗死）。如脑动脉血栓引起脑梗死，心冠状动脉血栓引起心肌梗死，血栓性闭塞性脉管炎引起患肢的坏疽等。静脉血栓形成，易发生在下肢浅表或深部静脉内。肢体浅表静脉血栓，当侧支循环丰富时，通常只在血管阻塞的远端引起淤血水肿。当侧支循环未能有效建立时，则引起局部淤血、水肿、出血，甚至坏死。如肠系膜静脉血栓可引起肠的出血性梗死。

（二）栓塞

整体或部分血栓脱落可成为栓子，随血流运行引起栓塞。下肢静脉的血栓脱落可造成肺栓塞，往往成为患者死亡的重要原因。若栓子内含有细菌，可引起栓塞组织的败血性梗死或脓肿形成。

（三）心瓣膜病

心内膜炎时，心瓣膜上反复发作的血栓形成及机化，可使瓣膜粘连、增厚、变硬，腱索增粗、缩短，引起瓣膜口狭窄或关闭不全，导致心瓣膜病。

（四）出血

当广泛的微循环内透明血栓形成时，大量凝血物质被消耗，可继发性引起全身广泛性出血和休克。

血栓形成对机体的有利方面为止血；不利方面为血管阻塞而导致组织淤血和坏死、栓塞、心瓣膜病形成及全身广泛性出血和休克。

第四节 栓 塞

在循环血液中出现的不溶于血液的异常物质，随血流运行阻塞血管腔的现象称为栓塞（embolism）。阻塞血管的物质称为栓子（embolus）。栓子可以是固体、液体或气体。临床上以脱落的血栓栓子引起栓塞最常见。脂肪滴、空气、羊水和肿瘤细胞团等都可引起栓塞。

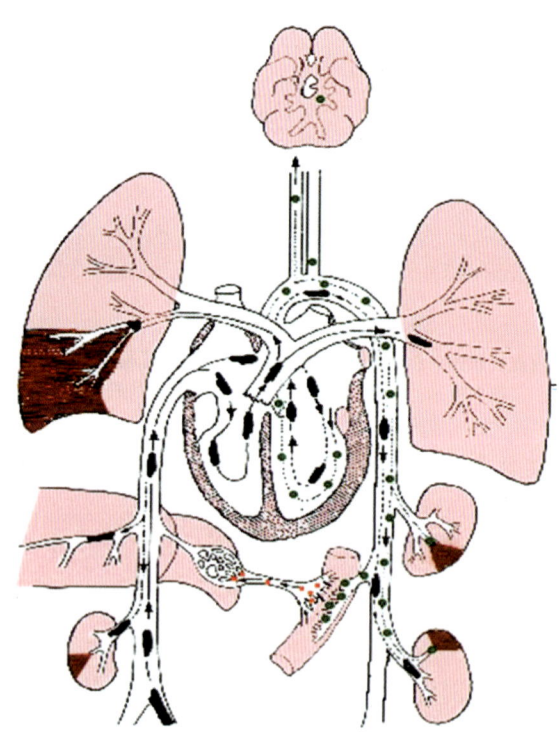

图 3-13　栓子运行途径与栓塞模式
静脉、动脉、门静脉系统栓子分别用黑色、绿色和橙色表示
（滨州医学院吴淑华教授供图）

一、栓子运行的途径

一般情况下，栓子运行途径与血流方向一致（图 3-13）。

1. 静脉系统及右心的栓子　栓塞于肺动脉主干及其分支。某些体积小而又富于弹性的栓子（如脂肪栓子）可通过肺泡壁毛细血管经左心进入体循环系统，阻塞动脉小分支。

2. 左心或体循环系统的栓子　随动脉血流运行，阻塞于各器官口径相当的小动脉内，常见于脑、脾、肾、下肢。

3. 肠系膜静脉等门静脉系统的栓子　常栓塞于肝内门静脉分支。

4. 交叉性栓塞（crossed embolism）　偶可见到伴房间隔、室间隔缺损或动静脉瘘的患者中，栓子可由压力高的一侧通过缺损进入压力低的另一侧，即动静脉系统栓子交叉运行，引起另一系统的栓塞。

5. 逆行性栓塞（retrograde embolism） 极罕见的情况下，下腔静脉内血栓在胸、腹压突然升高（如咳嗽或深呼吸）时，可逆血流方向运行至肝、肾、髂静脉分支并引起栓塞。胸、腰和盆腔静脉的栓子经椎静脉到达椎骨和脑。

二、栓塞类型和对机体的影响

栓塞通常有以下几种类型，对机体的影响大致相同，主要取决于栓子的类型、大小、部位及侧支循环建立的情况等。

（一）血栓栓塞

血栓脱落引起的栓塞称为血栓栓塞（thromboembolism），是栓塞中最常见的一种。根据血栓栓子的来源、栓子的大小和栓塞的部位不同，对机体产生不同的影响。

1. 肺动脉栓塞（pulmonary embolism） 肺动脉栓塞的诊断和治疗是临床工作的难题。引起肺动脉栓塞的栓子绝大多数来自下肢深部静脉，特别是腘静脉、股静脉和髂静脉，少数可来自盆腔静脉或右心附壁血栓。栓塞的速度、栓子的大小和数量，以及心肺功能状态等影响栓塞的后果。①大多数中、小栓子栓塞肺动脉的小分支，在临床上是无症状的。因为肺动脉和支气管动脉间有丰富的吻合支，一般不引起严重后果。栓子被溶解、吸收或机化后变成纤维状条索。②肺梗死，常发生于已有严重肺淤血的情况下，由于微循环内压升高，吻合支不能起代偿作用，则可引起肺组织出血性梗死，表面胸膜可有纤维素渗出，患者出现胸痛、咯血等。③大的血栓栓子栓塞肺动脉主干或大分支，较长的栓子可栓塞左、右肺动脉干，形成骑跨性栓塞，常引起严重后果，患者可突然出现呼吸困难、发绀、休克，甚至因急性呼吸衰竭而死亡（猝死）。④大量小栓子广泛栓塞肺动脉分支时，可引起肺动脉压力增高，患者因右心衰竭而猝死。

猝死的机制尚未完全清楚。一般认为：①肺动脉主干或大分支栓塞时，肺动脉内阻力急剧增加，致急性右心衰竭。②同时，肺缺血、缺氧，左心回心血量减少，冠状动脉灌流不足，导致心肌缺血。③肺栓塞刺激迷走神经，通过神经反射引起肺动脉、冠状动脉、支气管动脉和支气管痉挛，导致急性右心衰竭和窒息。④血栓栓子内血小板释出 5-HT 和 TXA_2，亦可引起肺血管痉挛。

2. 体循环动脉栓塞 大多数栓子（80%）来自左心（如亚急性细菌性心内膜炎时心瓣膜赘生物、二尖瓣狭窄时左心房附壁血栓、心肌梗死的附壁血栓），少数来自于动脉粥样硬化溃疡或主动脉瘤表面的血栓，极少数来自腔静脉，栓子通过房、室间隔缺损进入左心，发生交叉性栓塞。动脉栓子去路很多，但栓塞的主要部位为下肢和脑，亦可累及肠、肾和脾。栓塞的后果取决于栓塞的部位和局部的侧支循环情况以及组织对缺血的耐受性。当栓塞的动脉缺乏有效的侧支循环时，可引起局部组织的梗死。如股静脉栓塞引起下肢梗死（坏疽），而很小的栓子栓塞于大脑中动脉也可能在数天或数小时导致患者死亡。如同肺动脉栓塞，及时有效的诊断和治疗可明显改善患者的预后。

（二）脂肪栓塞

循环的血流中出现脂肪滴阻塞于小血管，称为脂肪栓塞（fat embolism）。长骨骨折、脂肪组织挫伤和脂肪肝挤压伤时，脂肪细胞破裂释出脂滴，由破裂的小静脉进入血液循环是常见的原因。血脂过高或强烈的精神刺激、过度紧张使呈悬乳状态的血脂不能保持稳定而游离出来并互相融合成脂肪滴，亦可引起脂肪栓塞。

脂肪栓塞常见于肺、脑等器官。脂滴栓子随静脉入右心到肺，直径 $\geq 20\mu m$ 的脂滴栓子引起肺动脉分支、小动脉或毛细血管的栓塞；直径 $< 20\mu m$ 的脂滴栓子可通过肺泡壁毛细血管经肺静脉至左心达体循环的分支，引起全身多器官栓塞。最常见阻塞脑血管，可引起脑水肿和血管周围点状出血。

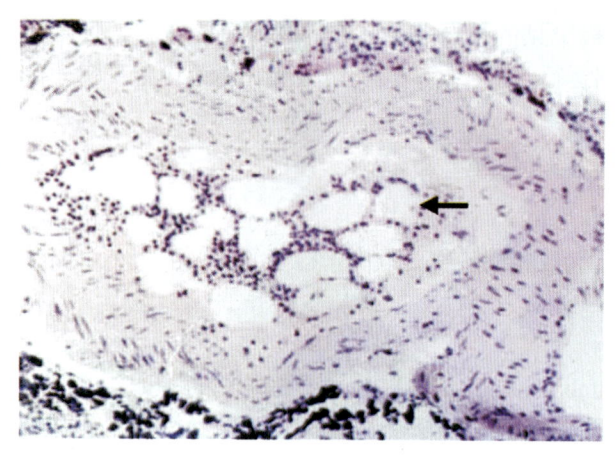

图 3-14　脂肪栓塞
血管内可见脂肪栓子（箭头所示）（天津医科大学病理学教研室供图）

镜下：血管内可找到脂滴（图 3-14）。严重骨折患者90%可出现脂肪栓塞，但只有不足10%的人有临床表现，主要为呼吸衰竭、精神改变、贫血、皮肤瘀点等。患者常于损伤后1～3天内出现突然发作性的呼吸急促、呼吸困难和心动过速。从脂滴释出的游离脂肪酸可引起局部血管内皮细胞的损伤，出现特征性的瘀斑、皮疹。脑脂肪栓塞引起的神经症状包括兴奋、烦躁不安、谵妄和昏迷等。

脂肪栓塞的后果与进入血液中的脂滴量有关。小量的脂滴入血，可被巨噬细胞吞噬吸收，并由血中脂酶分解清除，无不良后果；若大量脂滴进入肺循环，使肺循环大部分受阻，患者可因窒息和急性右心衰竭死亡。

（三）气体栓塞

大量空气迅速进入血液循环或原溶于血液内的气体迅速游离，形成气泡阻塞心血管，称为气体栓塞（air embolism）。

静脉损伤破裂，外界空气由静脉缺损处进入血液是空气栓塞最常见的原因。如实施心肺或头颈手术或胸壁和肺创伤损伤静脉，使用正压静脉输液以及人工气胸或气腹误伤静脉等，吸气时静脉腔内呈负压状态，吸引空气由损伤口进入静脉。亦可见于分娩或流产时，子宫强烈收缩，将空气挤入破裂的子宫壁静脉窦内。

空气进入血液循环的后果与进入的速度和气体量有关。入血的少量气体可溶解于血液内，不会发生气体栓塞。一般超过100ml的空气进入血液才会产生临床表现。空气随血流到右心后，因心脏搏动可将其与血液搅拌形成可压缩的泡沫状血液充满心腔，造成物理性阻塞，静脉血的回流和向肺动脉的输出受阻，造成严重的循环障碍。患者可出现呼吸困难、发绀，以致猝死。部分气泡进入右心到达肺动脉分支，可引起肺小动脉气体栓塞，造成肺出血、灶性肺不张和肺水肿。小气泡亦可经过肺动脉小分支和毛细血管到左心，引起体循环一些器官包括脑、心的栓塞，组织学检查肺等部位毛细血管腔内可出现空泡。有报告在空气栓塞实验时，发现肺动脉终末分支内有纤维素凝块，可能是气泡激活血小板，血小板Ⅲ因子启动凝血系统，导致纤维素析出，引起 DIC。

减压病（decompression sickness）[又称沉箱病（caisson disease）] 和潜水员病（diver's disease），是气体栓塞的一种。人体从高气压环境迅速进入常压或低气压的环境，原来溶于血液、组织液和脂肪组织的气体包括氧气、二氧化碳和氮气迅速游离形成气泡，氧和二氧化碳可再溶于体液内被吸收，而氮气在体液内溶解迟缓，可在血液和组织内形成很多微气泡或融合成大气泡，阻塞血流或直接损伤细胞。因气泡所在部位不同，其临床表现不同，可引起皮下气肿、骨、四肢、肠道等末梢血管阻塞出现痉挛性疼痛，严重时出现昏迷，如阻塞冠状动脉常引起迅速死亡。减压病是潜水运动第二位常见的死亡原因（第一位是溺水）。有效治疗方法之一是高压氧治疗。

（四）羊水栓塞

羊水栓塞（amniotic fluid embolism）指含有胎儿细胞等成分的羊水进入母体血液循环引起的栓塞，是分娩过程中一种罕见的严重并发症（发病率为1/50 000）。本病发病急，死亡率极高（>85%）。在分娩过程中，由于羊膜破裂、胎盘早期剥离、胎儿阻塞产道，子宫发生强烈收缩，宫内压增高，将羊水压入子宫壁破裂的静脉窦内，经血液循环进入肺动脉分支、小动脉及毛细血管内。少量羊水可通过肺的毛细血管到达左心，引起体循环器官的小血管栓塞。**镜下**：可在肺的小动脉和毛细血管内或母体血液涂片中见到角化鳞状上皮、胎毛、皮脂、胎粪和黏液等羊水成分（图 3-15）。

羊水栓塞除引起肺循环的机械性阻塞外，最重要的是羊水中胎儿代谢产物入血，引起过敏性休克和反射性血管痉挛，同时羊水具有凝血致活酶样的作用从而引起 DIC，导致患者死亡。羊水栓塞常发生于分娩后期，患者突然出现呼吸困难、发绀、休克、昏迷甚至死亡。羊水栓塞是产科死亡的一个重要原因。

（五）其他栓塞

恶性肿瘤细胞进入血管系统常聚集成团，随血流运行导致栓塞，形成转移瘤（图 3-16）。寄生虫虫卵、细菌或真菌团和其他异物如子弹偶尔也可进入血液循环引起栓塞。

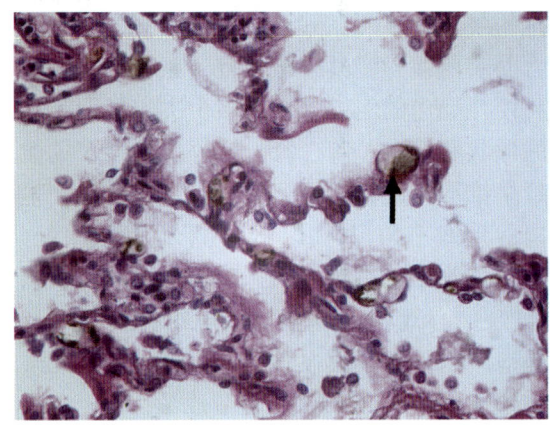

图 3-15　羊水栓塞
肺泡毛细血管腔内可见黄绿色胎粪（箭头所示）

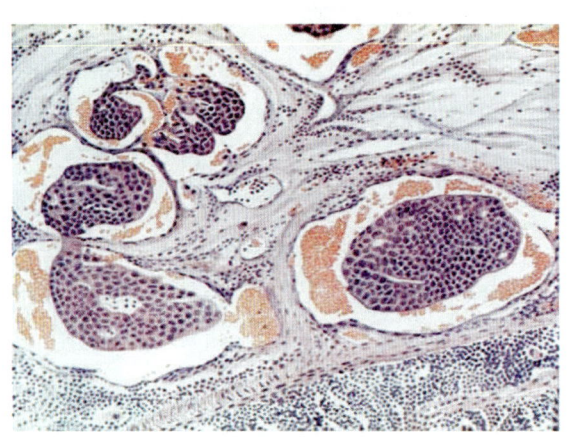

图 3-16　肿瘤细胞栓塞
血管内可见红细胞和肿瘤细胞团
（天津医科大学病理教研室供图）

第五节　梗　死

局部组织因血流中断引起的缺血性坏死称为梗死（infarction）。梗死一般是由动脉阻塞引起局部组织缺血、缺氧而坏死，静脉阻塞引起局部血流停滞导致的缺血、缺氧，亦可引起梗死。重要器官如脑、心、肠等的梗死可引起严重的后果。

一、梗死形成的原因和条件

（一）血管阻塞

局部组织血管阻塞是绝大多数梗死形成的原因，动脉管腔内血栓形成和栓塞是最常见的原因。如冠状动脉或脑动脉粥样硬化继发血栓形成，可引起心肌梗死或脑梗死；动脉血栓栓塞可引起脾、肾、肺等组织的梗死。

（二）血管受压闭塞

血管外肿瘤或其他机械性因素引起相应器官受压；肠扭转、肠套叠和嵌顿疝时肠系膜静脉和动脉先后受压；卵巢囊肿蒂扭转及睾丸扭转致血管受压等可引起缺血性坏死。

（三）动脉痉挛

在冠状动脉粥样硬化的基础上，血管发生持续性痉挛，可引起心肌梗死。

（四）有效侧支循环未能建立

有效侧支循环的建立是血管阻塞后是否造成梗死的决定性因素。具有双重血液循环的肝、肺、手臂等处血管阻塞后,通过侧支循环的代偿,通常不易发生梗死。肾、脾及脑等器官,由于不易建立有效的侧支循环,发生阻塞时,常易发生梗死。

(五)局部组织对缺血的耐受性和全身血液循环状态

组织对缺氧的敏感性及血中氧分压也决定了血管阻塞的结局。脑组织与心肌对缺氧比较敏感,短暂的缺血(神经元 3~4 分钟或心肌细胞 20~30 分钟)也可引起梗死。全身血液循环障碍,贫血或心功能不全时,可促进梗死的发生。

二、梗死的病变及类型

(一)梗死的一般形态特征

梗死大多为血管闭塞远端区域组织发生的凝固性坏死。其形态特征因不同组织器官而有所差异,其中该器官的血管分布方式和梗死灶内的组织含血量多少决定了梗死灶的形状和颜色。脾、肾、肺等多数器官的血管呈锥形分支,故梗死灶也呈锥形,切面呈扇面形或三角形,其尖端位于血管阻塞处,常指向脏器门部,器官表面构成基底(图3-17)。心冠状动脉分支不规则,故梗死灶呈地图状。肠系膜血管呈扇形分支,支配某一段肠段,故肠梗死灶呈节段形。心、肾、脾和肝等实质器官梗死后呈凝固性坏死的组织学特征。坏死组织较干燥、质硬,表面下陷。浆膜面常有少量纤维素渗出。脑组织因其含有大量水分和磷脂等呈液化性坏死,新鲜时质软疏松,以后可液化成囊。梗死灶内

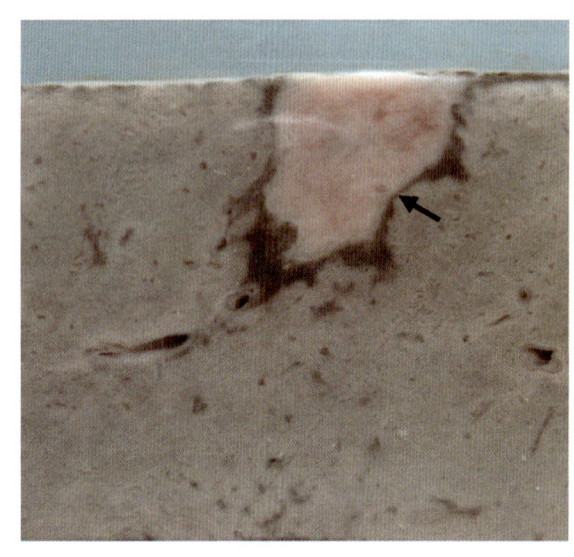

图 3-17 脾贫血性梗死
灰白色梗死灶,呈楔形,周边可见暗红色充血出血带
(箭头所示)

含血量少时颜色灰白,含血量多时颜色暗红。

(二)梗死类型和病变

根据梗死灶内含血量的多少和是否合并细菌感染,将梗死分为以下3种类型:

1. **贫血性梗死(anemic infarct)** 发生于组织结构较致密、侧支循环不充分的实质器官,如脾、肾、心肌和脑组织。由于组织的致密性限制了病灶边缘侧支血管内血液进入坏死组织,梗死灶缺血呈灰白色,故称为贫血性梗死(又称为白色梗死)。梗死的早期,梗死灶与正常组织交界处因炎症反应形成充血出血带,呈暗红色(参见图1-16),数日后因红细胞被巨噬细胞吞噬而转变为含铁血黄素,变成黄褐色。晚期由于坏死组织机化,形成瘢痕,病灶表面下陷,质地变坚实,出血带消失。

镜下:早期梗死灶内尚可见细胞质呈均匀一致的红色,细胞核呈核固缩、核碎裂和核溶解等坏死改变,组织结构轮廓尚保存(如肾梗死)。晚期坏死细胞呈红染的均质状,边缘可见肉芽组织和瘢痕组织形成,最终被瘢痕组织代替。

脑梗死一般为贫血性梗死,但不同于其他器官,因组织含脂质和水分较多,蛋白质较少,不易凝固,坏死组织变软、液化,结构消失,形成囊腔。

2. **出血性梗死(hemorrhagic infarct)** 发生于肺、肠等具有双重血液循环、组织结构疏松伴严重淤血的情况下,因梗死灶内有大量的血液,故称为出血性梗死,又称为红色梗死(red infarct)。

出血性梗死发生的条件:①静脉阻塞,严重淤血。这是出血性梗死形成的重要先决条件。

在肺淤血情况下，肺静脉和毛细血管内压增高，肺动脉分支阻塞后不能建立有效的肺动脉和支气管动脉侧支循环，肺出现梗死；卵巢囊肿或肿瘤在蒂部扭转时，使静脉回流受阻，影响动脉供血，甚至血流停止，致卵巢囊肿或肿瘤梗死。②组织疏松，可以让血液聚集于梗死区，例如肠和肺组织较疏松，梗死初期时组织间隙内可容纳多量漏出的血液，当组织坏死吸收水分而膨胀时，也不能把漏出的血液挤出梗死灶外，因而梗死灶为出血性。

(1) 肺出血性梗死：常位于肺下叶，肋膈缘，可多发，病灶大小不等，呈锥形，尖端朝向肺门，底部紧靠胸膜（图3-18），胸膜面有纤维素性渗出物。梗死灶质地坚实，因弥漫性出血呈暗红色，略向表面隆起，当红细胞崩解，肉芽组织长入机化后，梗死灶变成灰白色，由于瘢痕痉挛使局部下陷。

镜下：梗死灶呈凝固性坏死，肺泡轮廓保存，肺泡腔、小支气管腔及肺间质充满红细胞，一般于48小时后红细胞崩解。梗死灶边缘肺组织可见充血、出血、水肿及炎症细胞渗出，晚期可见修复反应。临床上可出现胸痛、咳嗽、咯血、发热及白细胞总数升高等表现。

(2) 肠出血性梗死：多见于肠系膜动脉栓塞、肠套叠、肠扭转、嵌顿疝、肿瘤压迫等情况，肠梗死灶呈节段性，肠壁因淤血、水肿和出血而明显增厚，呈暗红色（图3-19）。肠壁坏死后质脆易破裂，肠浆膜面可有纤维素性脓性渗出物被覆。临床上，因血管阻塞、平滑肌痉挛可出现剧烈腹痛、呕吐，组织坏死后出现麻痹性肠梗阻、肠穿孔及腹膜炎，引起严重后果。

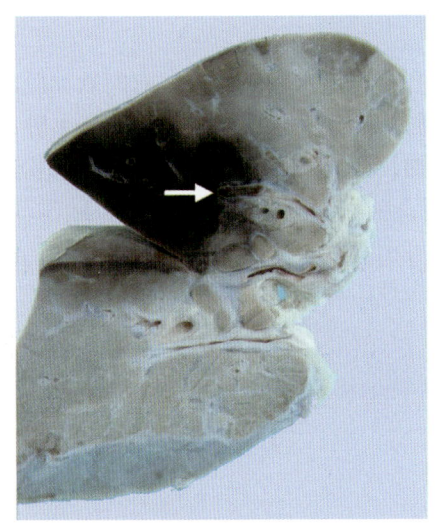

图3-18 肺出血性梗死（肉眼）
肺切面见暗红色梗死灶，底部紧靠被膜
（箭头示血管内血栓性栓子）

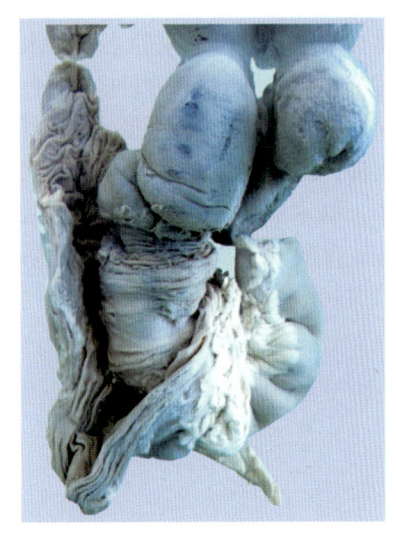

图3-19 肠套叠
肠系膜血管受压，肠壁出血性梗死，呈暗红色

3．败血性梗死（septic infarct） 当含有细菌的栓子阻塞血管时，发生败血性梗死。如急性感染性心内膜炎时，含细菌的栓子脱落，随血流运行造成动脉阻塞，梗死灶内可见细菌团及大量炎细胞。化脓性细菌感染时，梗死可继发脓肿形成。

三、梗死对机体的影响和结局

（一）梗死对机体的影响

梗死对机体的影响取决于发生梗死的器官、梗死灶的大小和部位等因素。重要器官的梗死常导致功能障碍，如心肌梗死影响心肌收缩功能，严重者可导致心力衰竭甚至死亡；脑梗死出现其相应部位的功能障碍，梗死灶大者也可导致死亡；肾、脾的梗死一般影响较小，仅引起局部症状，如肾梗死出现腰痛和血尿；肺梗死有胸痛和咯血；肠梗死出现剧烈腹痛、呕血、血便和腹膜炎的症状；四肢、肺、肠梗死等如继发腐败菌感染可造成坏疽，后果严重，如合并化脓菌感染，亦可引起脓肿。

（二）梗死的结局

由于组织缺血、缺氧，细胞坏死，引起病灶周围发生炎症反应，血管扩张充血，中性粒细胞及巨噬细胞渗出，肉芽组织继而形成，并从梗死灶周围长入病灶。在梗死发生 24～48 小时后，小的梗死灶可被肉芽组织完全取代，并逐渐转变为纤维瘢痕。大的梗死灶不能完全机化时，则由周围肉芽组织加以包裹，日后转变为瘢痕组织包裹，其中的坏死物可发生钙化。脑梗死小病灶由胶质瘢痕修复，大的病灶液化成囊腔，由增生的胶质瘢痕包裹。

第六节 水 肿

组织间隙内的体液增多称为水肿（edema）。毛细血管内压增加、血浆胶体渗透压降低、淋巴液回流障碍或毛细血管壁通透性增加等因素，均能导致组织间液增加形成水肿。任何组织器官都可发生水肿，但以皮下、肺、脑为最常见。如体液积聚在体腔称为积液（hydrops），如心包积液（hydropericardium）、胸腔积液（hydrothorax）、腹腔积液（hydroperitoneum）[又称腹水（ascites）]、脑积水（hydrocephalus）等。按水肿波及的范围可分为全身性水肿（anasarca）和局部性水肿（local edema）。按发病原因可分为肾性水肿、肝性水肿、心性水肿、营养不良性水肿、淋巴性水肿、炎性水肿等。

病理变化：水肿的组织肿胀，颜色苍白，质软，切开时可见水肿液溢出，有时软如胶冻样（如喉头水肿）。显微镜下可见水肿液积聚于细胞和纤维结缔组织之间或腔隙内。肺水肿多见于左心衰竭，肺泡腔内充有水肿液，使肺肿胀，重量增加，质变实，弹性下降，切面有粉红色液体渗出。脑水肿时，脑组织疏松，血管周围间隙增宽，脑组织肿胀，脑回变宽，脑沟变浅，重量增加。重要器官水肿可引起严重后果。如喉头水肿可引起气管阻塞，甚至窒息死亡；严重脑水肿可引起颅内压增高，脑疝形成（详细内容可参考病理生理学有关部分）。

（戴 洁 李 良）

第四章 炎 症

炎症（inflammation）俗称"发炎"，是一种十分常见而又重要的基本病理过程。发生于体表的外伤感染和各内脏器官的大部分常见病和多发病（如疖、痈、肺炎、胃炎、胆囊炎、阑尾炎、肝炎、肾炎等）都属于炎症性疾病。炎症名称由来已久，原意是指患病部位发热，好似火焰燃烧（flame）。早在公元前30年，古罗马学者塞尔萨斯（Aulus Cornelius Celsus）在他所著的《医术》中就已提出，炎症主要表现为患病部位发红（rubor）、肿胀（tumor）、发热（calor）和疼痛（dolor）四大症候。直到1858年，德国著名病理学家魏尔啸又将局部功能障碍列为炎症的第5个症候，标志着人类历史上对炎症局部表现的认识已初步形成并沿用至今。现代病理学与免疫学研究表明，炎症既是机体的适应性反应，亦是机体包括免疫系统在内所实施的一种防护性过程，具有减轻机体受损程度、限制损伤因子在体内扩散和对损伤组织进行修复的作用。

第一节 概 述

一、炎症的概念

炎症是具有血管系统的活体组织对损伤因子所发生的防御反应，虽然无脊椎动物（包括单细胞动物和其他无血管的多细胞动物）对损伤因子也可发生反应，例如吞噬反应或其他清除有害因子的反应，但这些都不能称为炎症。只有当物种进化到具有血管的机体，才具有以血管反应为主要特征，同时又保留上述吞噬、清除等反应的复杂而又完善的炎症过程。因此，血管反应是炎症过程的中心环节。血管反应导致血管内的血浆成分和白细胞渗出，渗出的白细胞激活后在损伤部位发挥稀释、中和、局限和杀灭损伤因子的作用，并清除、吸收坏死组织，同时，机体通过实质细胞和间质细胞的再生，修复损伤组织。炎症实质上是以损伤起始、愈复告终的复杂病理过程，损伤和抗损伤贯穿炎症反应的始终。

炎症是多种疾病的基本病理过程，没有炎症的防御性反应，感染将无法控制，创伤不能愈合，器官和组织的损伤将不断加重。但是在某些情况下，炎症反应对机体也具有不同程度的危害。如药物和毒物所致的严重过敏反应可危及患者的生命；纤维素性心包炎引起的心包纤维性粘连会影响心脏的收缩和舒张功能；喉部急性炎症水肿可引起窒息等。因此，辩证地分析炎症的两面性，对于正确认识炎症的本质和特征，进而指导临床实践具有重要的意义。

二、炎症的原因

凡能造成组织损伤而引起炎症的因素，统称为致炎因子（inflammatory agent）。致炎因子种类很多，一般可归纳为以下几类：

（一）生物性因子

生物性因子是最常见且最重要的炎症原因，包括细菌、病毒、立克次体、真菌、螺旋体和寄生虫等病原体。由生物性因子引起的炎症又称感染（infection）。细菌产生的内毒素和外毒素可直接损伤细胞和组织；病毒在被感染的细胞内复制导致细胞坏死；某些具有抗原性的病原体感染后通过诱发的免疫反应而损伤组织，如寄生虫感染和结核病。

（二）物理性因子

高温、低温、放射线、紫外线、电击及机械性创伤等。

（三）化学性因子

化学性因子包括外源性和内源性化学物质。外源性化学物质有强酸、强碱、强氧化剂和一些重金属，以及芥子气等。内源性化学物质有组织坏死所产生的分解产物、蓄积于体内的代谢产物（如尿素、尿酸）等。

（四）免疫性因子

当机体免疫反应状态异常时，可引起不适当或过度的免疫反应，造成组织和细胞损伤而导致炎症。如不同类型变态反应引起的过敏性炎（鼻炎、荨麻疹）、肾小球肾炎、结核病和伤寒等，以及自身免疫反应异常导致的疾病，如类风湿关节炎和系统性红斑狼疮等。

（五）组织坏死

缺血或缺氧等原因可引起组织坏死，坏死组织是潜在的致炎因子，在新鲜梗死灶的边缘所出现的充血出血带和炎症细胞的浸润都是炎症的表现。

（六）异物

通过各种途径进入机体的异物，如各种金属、木材碎屑、尘埃颗粒及手术缝线等，由于其抗原性的不同，可引起不同程度的炎症反应。

损伤因子作用于机体是否引起炎症以及炎症反应的强弱，不仅与损伤因子的性质、强度及作用时间等有关，还与机体的防御功能状态及对致炎因子的敏感性有密切关系。

三、炎症的基本病理变化

任何炎症性疾病，不论其发病原因、发生部位如何，炎症的局部都有着共同的病理变化，即变质（alteration）、渗出（exudation）和增生（proliferation）3种改变。在炎症过程中，这些病理变化可同时存在，但基本上是按照一定的先后顺序发生的。病变早期多以变质和渗出为主，病变后期多以增生为主。但变质、渗出和增生是相互联系的，且在一定条件下可以互相转化。一般说来，变质是损伤过程，而渗出和增生是抗损伤和修复过程（图4-1）。

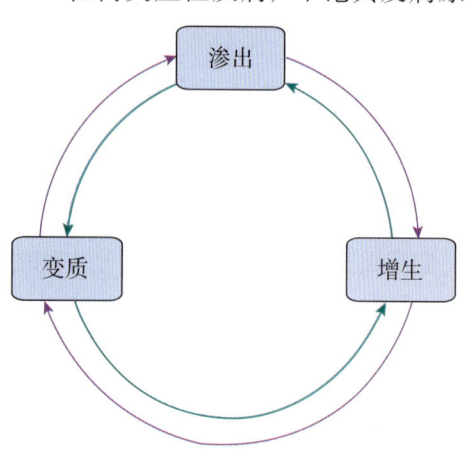

图 4-1　炎症基本病变及相互关系

（一）变质

炎症局部组织、细胞发生的变性和坏死改变统称为变质。变质既可发生于实质细胞，也可发生于间质。实质细胞常出现的变化为细胞水肿、脂肪变性、凝固性坏死或液化性坏死等，间质结缔组织可发生黏液样变性和纤维素样坏死等。变质可由致炎因子直接作用所致，也可由血液循环障碍和免疫机制介导发生，还可以由炎症反应产物的间接作用引起。因此变质的程度取决于致炎因子和机体的反应状态两个方面。

（二）渗出

炎症局部组织血管内的液体和细胞成分通过血管壁进入组织间质、体腔，或抵达体表、黏膜表面的过程称为渗出。所渗出的液体和细胞总称为渗出物或渗出液。需要说明的是，炎症局部组织、细胞的变质是炎症的起始病变，但不占主要地位，而以血管反应为中心的液体和细胞渗出则构筑了机体对损伤因子的首道防线，是炎症的重要标志，也是炎症最具特征性的变化。

（三）增生

在致炎因子、组织崩解产物或某些理化因素的刺激下，炎症局部组织细胞的再生与增殖称为增生。一般以血管内皮细胞、巨噬细胞和成纤维细胞等间质细胞增生为主，其中成纤维细胞增生可产生大量胶原纤维，形成炎症性纤维化。某些情况下，炎症灶周围的上皮细胞或实质细胞也可发生增生，如鼻黏膜慢性炎症时上皮细胞和腺体的增生，慢性肝炎中肝细胞的增生等。在炎症早期，增生改变常较轻微，而在炎症后期或慢性炎症时，增生改变则较明显。少数炎症虽然是急性炎症或炎症初期却以增生为主，如伤寒、急性弥漫性增生性肾小球肾炎等。

四、炎症的局部表现和全身反应

（一）炎症的局部表现

炎症的局部表现包括红、肿、热、痛和功能障碍。炎症局部发红和发热是由于局部血管扩张、血流加快以及代谢增强、产热增多所致。炎症局部肿胀与局部充血、渗出，特别是炎性水肿有关。渗出物的压迫、炎症介质的作用以及局部病灶内氢离子、钾离子积聚可刺激神经末梢引起疼痛。功能障碍发生与否及严重程度视炎症的部位、性质和反应强度而不同。例如上呼吸道感染时，鼻黏膜的肿胀可致鼻塞；急性关节炎时，关节的肿胀和疼痛可限制患者的行走和运动。

（二）炎症的全身反应

炎症的全身急性期反应包括发热、睡眠增加、厌食、肌肉酸痛，以及末梢血白细胞数目的改变和红细胞沉降率（血沉）增快，其中发热和外周血白细胞数量变化，是临床判断炎症性疾病，特别是感染性炎症疾病的两项重要指征。

发热是下丘脑的体温调节中枢受外源性和内源性致热原刺激的结果。其中内源性致热原白细胞介素 1 （interleukin-1，IL-1）、白细胞介素 6 （IL-6）和肿瘤坏死因子（tumor necrosis factor，TNF）是介导急性期炎症反应最重要的细胞因子。IL-1 和 TNF 作用于下丘脑的体温调节中枢，通过在局部产生前列腺素 E 引起发热，因而阿司匹林等非甾体类抗炎药物可退热。一定程度的发热可促进抗体形成、单核吞噬细胞系统增生及吞噬作用加强，从而增强机体的防御功能。但是，过高热（如体温达 41℃时）会影响机体的正常代谢过程，导致各系统的功能紊乱（特别是神经系统的功能障碍），从而发生严重后果，甚至危及生命。在某些严重感染性疾病时，由于抵抗力低下，机体反应状态极差，体温可以不升高。

在急性炎症，尤其是细菌性感染时，患者外周血白细胞数量增多，总数常为 $(4 \sim 10) \times 10^9/L$，若达到 $(25 \sim 200) \times 10^9/L$，称为类白血病反应。同时由于白细胞生成和释放加速，外周血中较不成熟的杆状核中性粒细胞所占比例增加，即临床所谓的核左移现象。末梢血白细胞计数增加主要是 IL-1 和 TNF 所引起白细胞从骨髓贮存库释放加速的结果。白细胞数的增多是机体防御功能的一种表现，往往可反映患病机体的抵抗力和感染的严重程度。多数细菌感染引起中性粒细胞增加；寄生虫感染和过敏反应引起嗜酸性粒细胞增加；一些病毒感染选择性地引起淋巴细胞增加，如单核细胞增多症、腮腺炎和风疹等。但某些病毒、立克次体、寄生虫和细菌（如伤寒沙门菌）感染则引起末梢血白细胞减少。

IL-1 和 TNF 可诱导 IL-6 的产生，而 IL-6 能刺激肝合成纤维蛋白原等血浆蛋白，血浆纤维蛋白原水平增高促进红细胞凝聚，使红细胞沉降率加快。

严重的全身感染，特别是败血症，可引起全身血管扩张、血浆外渗、有效循环血量减少和心脏功能下降而出现休克。如有凝血系统的激活可引起弥散性血管内凝血。

五、炎症的临床类型

一般根据炎症持续时间（病程）的长短将其分为 4 类：

1. **超急性炎症（peracute inflammation）** 超急性炎症起病急，呈暴发性经过，持续时间仅数小时至数天。炎症反应剧烈，往往以变质和渗出性改变为主，组织和器官在短期内发生严重的损害，甚至导致机体死亡。此类炎症多属变态反应性损害，如青霉素药物过敏反应，若处理不及时，严重者可在发病数分钟内死亡；又如器官移植超急性排斥反应，一般于接通血管后数分钟即可引起移植器官或组织严重坏死，导致移植失败。

2. **急性炎症（acute inflammation）** 急性炎症病程较短，往往持续数天，一般不超过1个月。起病较急，局部病变常以变质和渗出为主，炎症灶内浸润的细胞主要是中性粒细胞，如急性阑尾炎、急性扁桃体炎等。发生于体表的急性炎症，红、肿、热、痛和功能障碍等局部临床表现明显。全身症状主要表现为发热（体温可高达40℃）和外周血白细胞计数升高（伤寒和少数病毒、寄生虫感染除外），其中以中性粒细胞计数升高尤为显著，且核左移明显。

3. **慢性炎症（chronic inflammation）** 慢性炎症的病程较长，可达数月至数年以上，可由急性炎症迁延而来，或因受低毒力的致炎因子长期刺激，一开始即呈慢性经过，如结核病或自身免疫性疾病等。慢性炎症时，局部病变多以增生性改变为主，变质和渗出较轻，炎细胞浸润多以淋巴细胞、巨噬细胞和浆细胞为主，组织的再生修复明显，甚至可以引起组织、器官的改建和畸形。临床上患者的全身症状不明显，但常继发严重的功能障碍，例如类风湿关节炎的关节畸形和肝硬化的肝衰竭。外周血白细胞总数一般不增多，但淋巴细胞常增多。慢性炎症也可加剧，转化为急性炎症，称慢性炎症急性发作，如慢性胆囊炎急性发作。必须指出，有少数急性炎症以细胞增生性改变为主。如链球菌感染后的急性肾小球肾炎，病变以肾小球的血管内皮细胞和系膜细胞增生为主；伤寒病时，病变以单核-巨噬细胞增生为主。

4. **亚急性炎症（subacute inflammation）** 某些炎症的临床经过介于急性炎症与慢性炎症之间，病程为1个月到几个月，称为亚急性炎症。此类炎症大多数由急性炎症转化而来。如急性重型肝炎，是以肝细胞大量坏死为特征的炎症，患者常因肝功能迅速衰竭而死亡，若经过几个月的时间，通过残存肝细胞的再生，病变肝除有大片肝细胞坏死外，还会形成大量肝细胞再生结节，即转化为亚急性重型肝炎。亚急性炎症也可一开始病变就较缓和，呈亚急性经过，如亚急性心内膜炎。

第二节 急性炎症

急性炎症是机体对致炎因子的刺激所发生的早期的、即时的反应，以渗出性病变为主。炎症局部组织内血管的反应性改变（管径和血流的变化）、血管通透性增加（液体和蛋白质渗出），以及白细胞游出、聚集和吞噬作用等共同构成急性炎症的主要过程和形态特征。

一、血管反应性改变及液体渗出

损伤局部小血管的反应是炎症过程最早出现的变化，包括血管管径、血流（量和速度）以及血管通透性的改变和液体渗出。

（一）血流动力学改变

血流动力学改变为渗出的基础。急性炎症过程中组织发生损伤后，很快发生血流动力学变化，即血管口径和血流量的改变，但变化的速率取决于损伤的严重程度。血流动力学的变化一般按图4-2的顺序发生。

1. **细动脉短暂痉挛** 损伤因子作用于机体后，机体通过神经反射或产生各种炎症介质作用于局部血管，首先产生细动脉短暂痉挛。

2. **血管扩张和血流加速** 短暂的细动脉痉挛后，动脉端毛细血管括约肌舒张，毛细血管床开放，血流加速，血量增加，导致局部动脉性充血，此时炎症病灶内组织代谢增强，温度升高，是局部发红和发热的原因。血管扩张的发生机制与神经和体液因素有关，神经因素即轴突反射，体液因素包括组胺、一氧化氮、缓激肽和前列腺素类化学介质。血管扩张持续时间取决于致炎因子损伤的时间长短、损伤的类型和程度。

3. 血流速度减慢　血流速度减慢是微血管通透性升高的结果。富含蛋白质的液体向血管外渗出导致血管内红细胞浓集，血液黏稠度增加，血流阻力增高，血液回流受阻甚至发生淤滞（stasis）。血流停滞为白细胞黏附创造了条件。

血流动力学变化所经历的时间与刺激的种类和强度有关。极轻度刺激所引起的血流加快仅持续10～15分钟，然后逐渐恢复正常；轻度刺激下血流加快，可持续几小时，接着血流变慢，甚至停滞；较重刺激下可在15～30分钟出现血流停滞，而严重损伤常仅几分钟就出现血流停滞。此外，局部血流动力学改变还与距离损伤因子远近有关。

（二）血管通透性增加

血管通透性增加是导致炎症局部液体渗出的最重要原因。正常的液体交换和血管通透性的维持主要依赖于血管内皮细胞

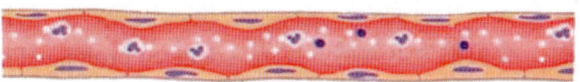
正常血流

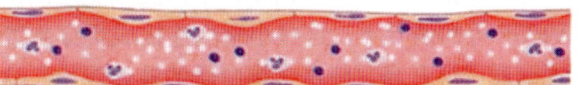
血管扩张，血流加快

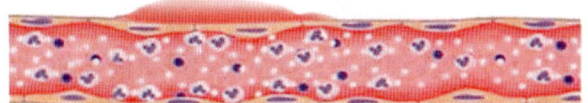
血管进一步扩张，血流变慢，血浆渗出

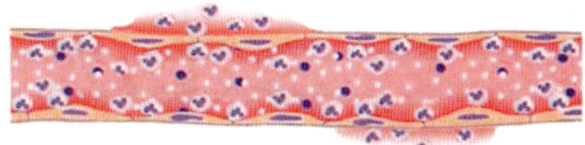
血流缓慢，白细胞游出血管

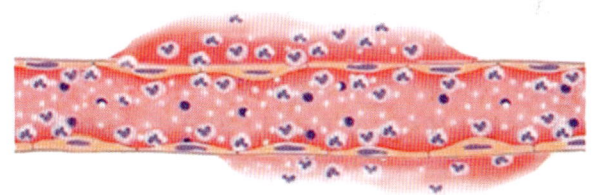
血流显著缓慢，白细胞游出增多，红细胞漏出

图 4-2　炎症时血流动力学变化模式图

的完整性，炎症时血管通透性增加主要与血管内皮细胞的如下改变有关（图4-3）：

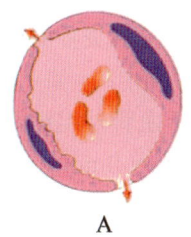
A
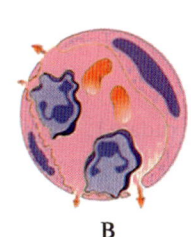
B
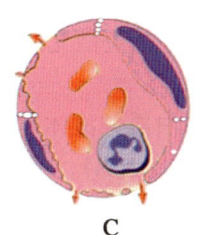
C
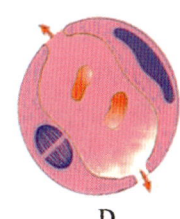
D

图 4-3　血管通透性升高的主要机制模式图

A．小静脉内皮细胞收缩；B．穿胞作用增强；C．内皮细胞的损伤；D．新生毛细血管的高通透性

1. 小静脉内皮细胞收缩　这是血管通透性增加最常见的发生机制，组胺、缓激肽、P物质等炎症介质可诱发此反应。这些介质作用于内皮细胞受体使内皮细胞迅速发生收缩，导致内皮细胞间出现0.5～1.0μm的缝隙。由于这些炎症介质的半衰期较短，仅15～30分钟，故可称为速发短暂反应（immediate transient response）。此反应仅累及20～60μm管径的静脉，毛细血管和小动脉一般不受累，其原因可能与内皮细胞表面不同的介质受体密度有关。抗组胺药物可抑制此反应。

细胞骨架的结构重组（structure reorganization of the cytoskeleton）是内皮细胞收缩的另一机制，但其发生主要与细胞因子类化学介质（如IL-1、TNF、γ-干扰素）以及内皮细胞缺氧等因

素有关。相对而言，这一反应出现较晚，发生于损伤后 4～6 小时，持续时间一般超过 24 小时，故可称为迟发持续反应（delayed prolonged response）。

2. **穿胞作用增强** 正常内皮细胞胞浆内存在着一些囊泡性细胞器，即散在或成簇分布的不连接小泡或小囊，它们多位于内皮细胞之间的连接处。当血管内皮细胞受到刺激后，在诸如 VEGF 等的诱导下，这些小囊泡连接成贯穿胞浆的通道，且数量显著增多，管径增大，导致血管壁通透性升高，使富含蛋白质的液体渗出。这种富含蛋白质的液体通过穿胞通道穿越内皮细胞的过程称为穿胞作用（transcytosis），是血管通透性增加的另一机制。另外，组胺和大多数化学介质也可以通过此途径增加血管通透性。

3. **内皮细胞的损伤** 包括直接损伤和白细胞介导的损伤。

(1) 内皮细胞的直接损伤：严重的烧伤、化脓菌感染等可直接损伤内皮细胞，使之坏死脱落，导致血管通透性迅速增加，并可持续几小时到几天，直至受损血管内形成血栓或受损血管被修复，此过程称为速发持续反应（immediate sustained response）。小动脉、毛细血管和小静脉等各级微循环血管均可受累。

(2) 白细胞介导的内皮细胞损伤：黏附于血管内皮的白细胞激活后释放毒性氧代谢产物和蛋白水解酶，导致内皮细胞损伤和脱落，使血管通透性增加。这种损伤主要发生在小静脉和肺、肾等脏器的毛细血管。

4. **新生毛细血管的高通透性** 在炎症修复过程中形成的新生毛细血管，其内皮细胞连接不健全，因而具有高通透性。此外，某些血管生长因子（如 VEGF）也有增加通透性的作用，而新生毛细血管的内皮细胞又含有较多此类因子的受体。新生毛细血管的这些特点是炎症修复阶段出现局部水肿的重要原因。

尽管上述机制互不相同，但对某一刺激作出反应时可协同作用。如热损伤的不同阶段，在化学介质引起的内皮细胞收缩、内皮细胞的直接损伤和白细胞介导的损伤以及新生毛细血管的高通透性等的共同影响下，导致血管壁通透性持续增加，大量液体外渗。这足以解释严重烧伤患者为什么会发生致命的液体丢失。

(三) 液体渗出

血管壁通透性增加导致血管内含大量蛋白质的液体通过血管壁到达血管外，这是急性炎症中液体渗出的主要原因。此外，血液中大量蛋白质渗出，造成血管内胶体渗透压降低，血管外组织液的胶体渗透压升高，以及炎性充血所引起的流体静压升高等，都是导致急性炎症时液体渗出的原因。

炎症时，渗出的富含蛋白质的液体称为渗出液（exudate）。渗出液聚集于血管外组织间隙称为炎性水肿（inflammatory edema），潴留于浆膜腔则称炎性积液（inflammatory fluidity）。临床上所见的胸腔积液、腹水和心包积液可为渗出液，也可为心力衰竭、低蛋白血症或其他原因引起的漏出液（transudate）。区别渗出液和漏出液，对于临床某些疾病的诊断与鉴别诊断有一定帮助（表 4-1）。

表4-1 渗出液与漏出液的比较

	渗出液	漏出液
原因	炎症	非炎症
蛋白质量	>30g/L	<30g/L
相对密度	>1.018	<1.018
有核细胞数	>1000×10^6/L	<300×10^6/L
Rivalta试验	阳性	阴性
凝固性	能自凝	不自凝
外观	混浊	澄清

炎性渗出是急性炎症的重要特征，对机体具有积极意义：①局部炎症水肿可稀释毒素，减轻毒素对局部的损伤作用；②为局部浸润的白细胞带来营养物质和运走代谢产物；③渗出物中所含的抗体和补体有利于消灭病原体；④渗出物中的纤维素交织成网，不仅可限制病原体的扩散，还有利于白细胞吞噬、消灭病原体，在炎症的后期纤维素网架可成为修复的支架，并有利于成纤维细胞产生胶原纤维；⑤渗出物中的病原体和毒素随淋巴液回流被带到所属淋巴结有利于产生细胞和体液免疫。

但过多的渗出液则对机体产生不利影响。组织水肿可加剧局部血液循环障碍，严重的喉头水肿可引起窒息，心包腔大量积液可导致心脏搏动受限，胸腔积液可导致呼吸困难；渗出物中的纤维素若不能被溶解吸收则发生机化，引起肺肉质变、浆膜粘连或浆膜腔闭锁。

二、白细胞渗出和吞噬作用

白细胞经血管壁游出到血管外的过程称为白细胞渗出（leukocyte extravasation）。渗出的白细胞也称为炎症细胞（inflammatory cell）。炎症细胞进入组织间隙称为炎症细胞浸润（inflammatory cellular infiltration），这是炎症反应最重要的组织形态学特征，是炎症防御反应的中心环节。

白细胞的渗出及其在局部发挥的防御作用是极为复杂而连续的主动过程，依次经历边集和滚动、黏附和游出，并在趋化因子的作用下游走到炎症病灶，在局部发挥重要的吞噬和免疫作用（图4-4）。

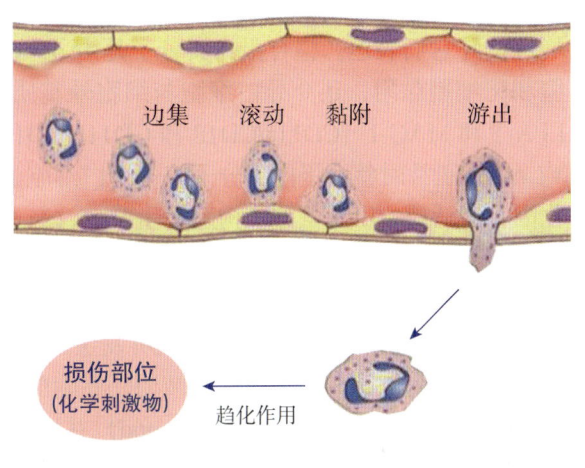

图4-4 白细胞渗出过程模式图

1. 白细胞边集和滚动 正常情况下，血细胞主要在血液的轴流中运动。炎症早期，由于血管扩张、血管通透性增加和血流缓慢，毛细血管后静脉中的血细胞从轴流进入边流，由于盘状红细胞体积较小，运动较白细胞快，这样体积较大的球形白细胞到达血管的边缘部，称为白细胞边集（leukocytic margination）（图4-5）。随后在内皮细胞表面滚动，并不时黏附于内皮细胞，称为白细胞滚动（leukocytic rolling）。

白细胞滚动过程中与内皮细胞的一过性和松散性黏附是由选择素（selectin）介导的，选择素是表达在白细胞和内皮细胞表面的钙依赖性单链跨膜糖蛋白，其细胞外N末端的C型凝集素结构域是一种糖结合蛋白，能识别糖蛋白及糖脂分子上的糖配体。它与配体低亲和性结合，其结合速度很快，而解离速度也很快，所以由它介导的白细胞和内皮细胞的黏附是一过性和松散性的。

已知的选择素有3种，包括表达于内皮细胞的E-选择素（又称CD62E）、表达于内皮细胞和血小板的P-选择素（又称CD62P）以及表达于大多数白细胞的L-选择素（又称CD62L）。表达于内皮细胞的CD62E和CD62P通过它们的凝集素结构域与靶细胞（粒细胞、单核细胞、预先激活的效应和记忆淋巴细胞）表面的唾液酸化低聚糖（如Lewis X和Lewis A）以共价键相结合。炎症时它们对于召集白细胞到达炎症部位具有重要作用。

2. 白细胞黏附和游出 白细胞在滚动过程中与内皮细胞的黏附并不牢固，可重新被血流冲走。只有当白细胞牢固地黏附在内皮细胞表面，才能以阿米巴样运动方式通过内皮细胞缝隙，最终穿过基底膜到达血管外（游出）（图4-6）。这种黏附靠存在于内皮细胞和白细胞的胞浆和（或）胞膜表面的细胞黏附分子（免疫球蛋白超家族分子和整合蛋白类分子）的特异性结

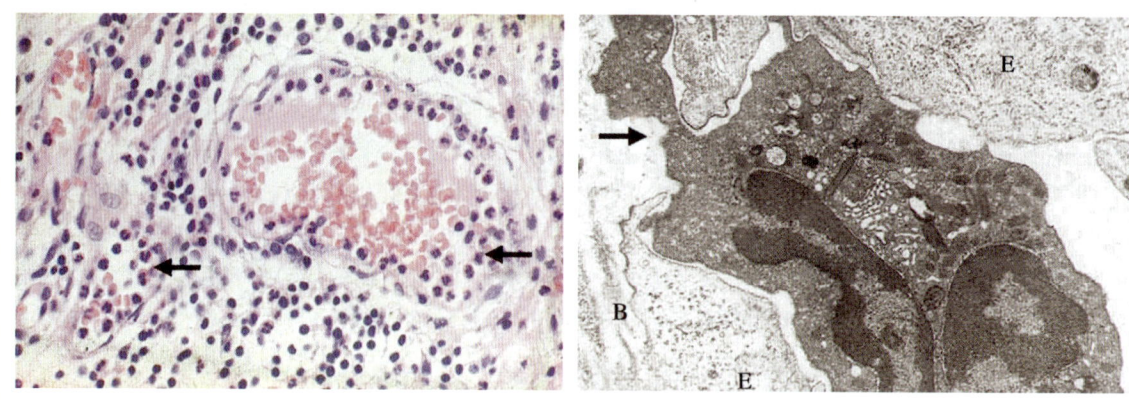

图 4-5　白细胞边集和附壁（箭头所示）　　　　图 4-6　白细胞游出（箭头所示）

E 为内皮细胞，B 为基底膜

合而实现。

　　免疫球蛋白超家族分子包括细胞间黏附分子-1（intercellular adhesion molecule-1，ICAM-1）和血管细胞黏附分子-1（vascular cell adhesion molecule-1，VCAM-1）。它们表达于血管内皮细胞，分别与位于白细胞表面的整合蛋白受体相结合。炎症过程中一些细胞因子如 TNF 和 IL-1 均可诱导它们表达。整合蛋白类分子是由 α、β 亚单位组成的跨膜异二聚体，不仅介导内皮细胞和靶细胞黏附，还介导白细胞与细胞外基质黏附。与 ICAM-1 结合的是 $β_2$ 整合蛋白类分子 LFA-1 和 MAC-1（CD11a/CD18 和 CD11b/CD18）；与 VCAM-1 结合的是 $β_1$ 整合蛋白类分子 VLA-4。正常时整合蛋白类分子表达于白细胞的质膜，不与相应配体结合。炎症时白细胞被趋化因子激活后，LFA-1 分子构型发生改变，与 ICAM-1 的亲和力大大增加。同时，TNF 和 IL-1 等细胞因子通过增强 ICAM-1 的表达，使白细胞和内皮细胞发生黏附。

　　白细胞通过血管壁进入周围组织的过程称为游出（emigration）。白细胞游出主要发生于损伤部位的小静脉（肺部毛细血管也可发生）。黏附稳定后，白细胞表面的 L-选择素迅速脱落，白细胞与内皮细胞间的黏附作用减弱。黏附的白细胞由圆形变成楔形，细胞与血管壁接触的前沿部分胞质突起形成伪足（pseudopod）并插入内皮细胞间隙，然后整个白细胞以阿米巴样运动的方式穿过内皮细胞间连接。这一过程主要由血小板-内皮细胞黏附分子 PECAM-1（platelet endothelial cell adhesion molecule-1，又称 CD31）介导。CD31 是一种细胞间黏附分子，属于免疫球蛋白超家族成员。然后白细胞短暂停留并分泌胶原酶降解血管基底膜进入周围组织。中性粒细胞、嗜酸性粒细胞、嗜碱性粒细胞、单核细胞和各种淋巴细胞均以此种阿米巴样运动方式主动游出。一个白细胞常需 2~12 分钟才能完全通过血管壁。白细胞由炎性静脉游出是采用切割（dissecting）细胞间连接的方式完成的，对内皮细胞不造成任何损伤，细胞游出后，紧密连接重新恢复正常。基膜的损伤是短暂的，随后通过快速的修复机制恢复原有的完整性。

　　红细胞外渗的方式完全不同于白细胞游出的主动过程，而属于被动过程，称为红细胞漏出（red cell leakage）。少量红细胞受流体静压作用可沿尚未封闭的缝隙进入血管外组织，当管壁严重损伤时大量红细胞可通过损伤部位出现于周围组织，据此可以判断损伤的严重程度。

　　急性炎症的不同阶段出现的白细胞种类有所不同，其主要原因在于激活的黏附分子及激活过程中的诸多影响因素（如细胞因子、化学介质）的差异；而不同类型的炎症因致炎因子及诱导、参与黏附和游出过程的分子不同，浸润的白细胞的类型也不相同。葡萄球菌和链球菌感染以中性粒细胞浸润为主，病毒感染以淋巴细胞浸润为主，一些过敏反应则以嗜酸性粒细胞浸润为主。

　　3. 白细胞在损伤部位聚集（accumulation）　炎症反应的一个关键性功能是将白细胞输送到损伤部位。白细胞游出后向炎症病灶聚集是受趋化作用影响的，趋化作用贯穿白细胞聚集的全过程，在炎症反应中具有特殊的意义。

趋化作用（chemotaxis）是指白细胞沿着炎症区域的化学刺激物浓度梯度做定向移动。这些具有吸引白细胞定向移动的化学刺激物称为趋化因子（chemotactic agent）。趋化因子分为外源性和内源性两大类。常见的外源性趋化因子有可溶性细菌产物，特别是含有 N- 甲酰蛋氨酸末端的多肽；内源性趋化因子包括补体成分（特别是 C5a）、花生四烯酸经脂质加氧酶途径的代谢产物（主要是白细胞三烯 B_4）和细胞因子（尤其是化学因子家族如 IL-8）等。趋化因子的作用是有特异性的，即不同的趋化因子只对某一种或几种炎细胞有趋化作用，如金黄色葡萄球菌分离出的多肽只吸引中性粒细胞。此外，不同细胞对趋化因子的反应能力也不同，粒细胞和单核细胞对趋化因子的反应较强，而淋巴细胞对趋化因子的反应则较弱。

趋化作用的机制：由于白细胞表面有趋化因子的受体，趋化因子与白细胞表面的特异性 G 蛋白受体结合后可激活磷脂酶 C，导致 PIP_2 水解，产生 IP_3 和 DAG 并释放钙离子。首先是细胞内内质网储存钙释放，然后是细胞外钙离子通过该通道进入细胞内。由于细胞内钙离子浓度升高，激活 Rac/Rho/cdc42 家族的鸟苷三磷酸（GTP）酶和一系列激酶，促进细胞内细胞骨架成分动态组装和降解。GTP 酶介导细胞运动前缘的肌动蛋白发生聚合，促进聚合肌动蛋白的形成进而形成丝状伪足结构，细胞借由伪足的收缩牵拉向前移动。肌动蛋白的重组过程也发生在细胞运动的后缘。细胞移动时伪足前端迅速组装肌动蛋白单体以形成长的聚合体，紧接着发生肌丝交联，而后又迅速降解并离开运动前缘，许多肌动蛋白调节蛋白如丝蛋白、凝溶胶蛋白、抑制蛋白、钙调蛋白等在伪足内与肌动蛋白和肌球蛋白相互作用，参与这一过程，最终产生了伪足的收缩。

许多趋化因子在刺激白细胞产生定向移动的同时，对白细胞也有激活作用，包括白细胞黏附作用的增强、某些重要化学介质的产生和释放（脱颗粒作用）等。

4．白细胞在炎症局部的作用　聚集于炎症病灶的白细胞在防御反应中主要发挥吞噬作用和免疫作用，另一方面白细胞也可对局部组织造成损伤和破坏。

（1）吞噬作用（phagocytosis）：是指白细胞吞入并杀伤、降解病原体及组织碎片的过程，是炎症防御反应中极为重要的环节。吞噬作用是白细胞除了释放溶酶体酶之外的另一种杀伤病原体的途径。

1）吞噬细胞的种类：人体的吞噬细胞主要有中性粒细胞和巨噬细胞，两者都具有吞噬功能且吞噬过程也基本相同，但由于结构和功能的差异，它们在吞噬过程中发挥的作用也有所不同。

①中性粒细胞：又称小吞噬细胞，常出现于炎症早期、急性炎症和化脓性炎症，构成炎症反应的主要防御环节。细胞质内含有肌动蛋白、肌钙蛋白丝、微管等细胞骨架系统和丰富的中性颗粒（相当于电镜下的溶酶体）。中性颗粒分为嗜天青颗粒（A 颗粒，占 80%～90%）和特殊颗粒（δ 颗粒，占 10%～20%），前者含有酸性水解酶、中性蛋白酶、髓过氧化物酶（MPO）、阳离子蛋白、溶菌酶和磷脂酶 A_2，后者含有溶菌酶、磷脂酶 A_2、乳铁蛋白及碱性磷酸酶等，能杀伤细菌，溶解细菌表面的糖蛋白。

②巨噬细胞：又称大吞噬细胞，常见于炎症后期、慢性炎症和非化脓性炎症（结核病、伤寒等），以及由病毒、真菌、寄生虫感染引起的炎症，参与特异性免疫反应。炎症灶中的巨噬细胞多来自血液的单核细胞，亦可由定居局部组织内的巨噬细胞（组织细胞）增生而来。巨噬细胞胞质丰富，含有许多吞饮小泡和溶酶体，其内富含溶菌酶、酸性磷酸酶和过氧化物酶等。该细胞受到外界刺激能被激活，表现为细胞体积增大，细胞表面皱襞增多，线粒体和溶酶体增多，功能也相应增强。

2）吞噬过程：包括识别和黏着、吞入、杀伤和降解 3 个阶段（图 4-7）。

①识别和黏着（recognition and attachment）：吞噬细胞首先通过调理素识别并黏着被吞噬

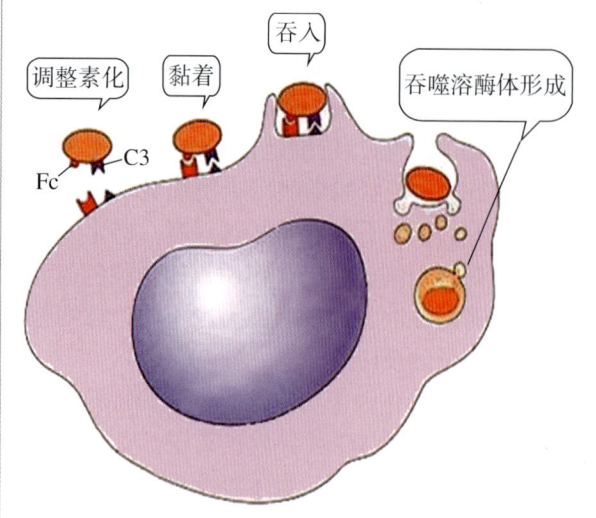

图 4-7　白细胞吞噬过程模式图

物。调理素（opsonin）是存在于血清中的一类能增强吞噬细胞吞噬活性的蛋白质，主要是免疫球蛋白 IgG 的 Fc 片段、补体 C3b 及其非活化型 C3bi、胶原凝集素（collectins，血浆内的一种糖结合蛋白）。吞噬细胞凭借其表面的 Fc 受体（FcR）、C3b 受体（CR_1、CR_2、CR_3）和凝集素受体（C_{1q}），识别被抗体或补体包被的细菌，经抗体或补体与相应受体结合，细菌就被黏附在吞噬细胞的表面。在某些情况下也可发生非调理素化的吞噬过程，如吞噬细胞表面 Mac-1 或 CR_3 等少数整合类蛋白受体可直接识别细菌的脂多糖而无须借助调理素。

② 吞入（engulfment）：Fc 受体和 C3b 受体在细菌黏附于吞噬细胞表面之后即被激活，启动吞噬过程。吞噬细胞伸出伪足，随着伪足的延伸和相互融合，形成由吞噬细胞胞膜包围吞噬物的泡状小体，称为吞噬体（phagosome）。吞噬体逐渐脱离细胞膜进入细胞内部，并与初级溶酶体融合，形成吞噬溶酶体（phagolysosome）。溶酶体内容物通过脱颗粒作用释放，继而发挥杀伤和降解作用。

③ 杀伤和降解（killing and degradation）：进入吞噬溶酶体的细菌主要是被具有活性的氧化代谢产物杀伤的。吞噬过程使白细胞的耗氧量激增［可达正常消耗量的 2～20 倍（称为呼吸爆发）］，糖原水解和葡萄糖氧化增加，并激活白细胞氧化酶，即还原型烟酰胺腺嘌呤二核苷酸磷酸（NADPH）氧化酶，后者使还原型辅酶Ⅱ（即 NADPH）氧化而产生超氧负离子（O_2^-）。

$$2O_2 + NADPH \xrightarrow{\text{NADPH 氧化酶}} 2O_2^- + NADP + H^+$$

大多数超氧负离子经自发性歧化作用转变为 H_2O_2。H_2O_2 不足以杀灭细菌。在中性粒细胞的嗜天青颗粒中存在着 MPO，在有氯化物存在的条件下，该酶可将 H_2O_2 还原生成次氯酸（$HOCl^-$）。

$$H_2O_2 + Cl^- \xrightarrow{\text{MPO}} HOCl^- + H_2O$$

$HOCl^-$ 是强氧化剂和杀菌因子，可通过卤化物或蛋白质和脂质的氧化作用破坏细菌胞膜的正常生理状态，或使细菌生存所依赖的酶类失活，或影响 DNA 复制阻断细菌的繁殖等不同途径，最终致其死亡。

除上述氧化性杀菌外，白细胞还具备以下非氧化性杀伤和降解机制：白细胞颗粒中的杀菌通透性增强蛋白（bactericidal permeability-increasing protein，BPIP）是一种与阳离子颗粒密切相关的蛋白质，能引起磷脂酶活化，降解磷脂，从而增加微生物外膜的通透性，导致细菌死亡；存在于白细胞特异性颗粒中的溶菌酶及乳铁蛋白能水解各种细菌糖肽膜中胞壁酸的 N 端乙酰葡萄糖胺键；嗜酸性粒细胞的一种阳离子蛋白质能限制细胞的运动，并对多种寄生虫产生细胞毒作用；防御素是一种富含精氨酸颗粒的阳离子肽，对微生物也有细胞毒作用。

吞噬作用在某些情况下会给机体带来不利影响：有些细菌如结核分枝杆菌被吞噬后能阻止吞噬体与溶酶体的融合，因此仍能存活，并在吞噬细胞内受到保护，免受体液中特异性抗体、非特异性抗菌物质或抗菌药物的作用；有时细菌甚至能在吞噬细胞内生长繁殖，导致细胞死亡，或随游走的吞噬细胞经淋巴液或血液造成机体内播散。

(2) 免疫作用：有特异性和非特异性免疫两个方面。参与免疫过程的细胞主要有淋巴细胞、浆细胞和巨噬细胞。淋巴细胞多见于慢性炎症或病毒感染，主要来源于血液或局部淋巴组织的增生。巨噬细胞经吞噬、吞饮或被动吸收等方式摄取抗原，并对其加工、处理后将抗原信息递呈给 T 或 B 淋巴细胞，T 淋巴细胞受到抗原刺激后转变为致敏淋巴细胞。当其再次与相应抗原接触时，致敏淋巴细胞可产生并释放一类被称为淋巴因子（lymphokines）的免疫活性介质，发挥细胞免疫作用。如淋巴毒素（LT）能直接杀伤带有特异性抗原的靶细胞；趋化因子如 IL-8 能吸引巨噬细胞和中性粒细胞；吞噬细胞移动抑制因子（MIF）可抑制巨噬细胞和中性粒细胞的移动分散，使其聚集于炎症病灶内；吞噬细胞激活因子（MAF）可增强巨噬细胞的吞噬和杀菌功能；有丝分裂素可致其他淋巴细胞分化、增殖；干扰素（IFN）可阻滞病毒的复制。B 淋巴细胞在抗原刺激下，可以增殖转化为浆细胞，浆细胞能产生抗体，引起体液免疫反应。

自然杀伤细胞（natural killer cell，NK 细胞）是机体重要的免疫细胞，占外周血循环中淋巴细胞的 10%～15%，不具有 T 细胞受体，不依赖抗体，因此具有自然杀伤活性。其胞浆内含有丰富的嗜天青颗粒，故也称大颗粒淋巴细胞，颗粒的含量与 NK 细胞的杀伤活性成正相关，颗粒中含穿孔素（perforin）、NK 细胞毒因子（NK cytotoxic factor，NKCF）和 TNF 等杀伤靶细胞的介质。NK 细胞作用于靶细胞后，杀伤作用出现较早，在体外 1 小时、体内 4 小时即可见到杀伤效应。NK 细胞不仅与抗肿瘤、抗病毒感染和免疫调节有关，而且在某些情况下参与超敏反应和自身免疫性疾病的发生。

(3) 组织损伤作用：白细胞在趋化、激活和吞噬过程中，可向细胞外以脱颗粒形式释放酸性和中性水解酶、蛋白溶菌酶、活性氧自由基、弹性硬蛋白酶、胶原酶及花生四烯酸代谢产物（前列腺素和白细胞三烯）等细胞产物，这些物质可强烈介导内皮细胞和组织损伤。此外，坏死、崩解的白细胞也能释放大量损伤性物质。在有中性粒细胞参与的急性肾小球肾炎、急性免疫性滑膜炎及 Arthus 反应中的血管炎，大部分损伤可能是由这种中性颗粒的外放作用所导致的。因此，在临床治疗此类疾病时适当控制白细胞的渗出具有一定意义。

5. 白细胞功能缺陷及生成障碍 白细胞在机体的防御过程中起着极为重要的作用，若白细胞功能异常或数量不足均可引起患者严重而反复的感染。

(1) 黏附缺陷：人类白细胞黏附缺陷（leukocyte adhesion deficiency，LAD），为遗传性白细胞黏附糖蛋白 CD11/CD18 缺陷，可分为 LAD-1 型和 LAD-2 型。LAD-1 型是由于 CD18 的 β_2 亚单位合成障碍，导致中性粒细胞黏附特性减弱，对趋化因子的反应障碍，引起患者反复细菌感染。LAD-2 型是由于墨角藻糖基转移酶突变使唾液酸化 Lewis X 缺乏，临床上 LAD-2 型较 LAD-1 型表现轻，但仍需积极长期的治疗和预防性抗菌措施。

(2) 趋化障碍：懒惰性白细胞综合征（lazy-leukocyte syndrome，LLS）又称中性粒细胞麻痹（neutrophil paralysis，NP），此是因粒细胞对趋化因子不敏感、粒细胞膜缺陷或肌动蛋白微丝收缩功能缺陷所致，主要表现为粒细胞趋化异常，移动速度较为缓慢。因而中性粒细胞不能迅速聚集至细菌或其他异物处，患者以反复难以控制的感染为主要表现。骨髓内成熟粒细胞数量正常，但释放至外周血和组织的粒细胞减少。

(3) 吞噬功能异常：白细胞异常色素减退综合征（Chediak-Higashi syndrome，CHS）是一种罕见的常染色体隐性遗传病。其特征是中性粒细胞数量减少，杀菌作用延迟，细胞膜结构缺陷，胞质内出现特征性的异常溶酶体，即体积巨大、形态多样的嗜天青颗粒。在患者的外周血涂片中很容易发现胞浆含有巨大颗粒的中性粒细胞，该颗粒被认为是由异常细胞器融合形成的。吞噬细胞的功能异常，常引起患者严重而顽固的细菌感染。临床上还有黑色素细胞的异常（可引起白化病）、神经细胞的异常（与神经性疾病有关）及血小板的异常（导致血液性疾病)。

(4) 杀菌机制缺陷：慢性肉芽肿性疾病（chronic granulomatous disease，CGD）是以皮肤、肺及淋巴结广泛肉芽肿性病变为特点的遗传性粒细胞杀菌功能缺陷病。大多数患者X染色体p21编码细胞色素b的基因突变，吞噬细胞的NADPH氧化酶缺乏或活力降低，不能有效杀灭金黄色葡萄球菌、大肠埃希菌等过氧化氢酶阳性菌，使微生物持续存在于吞噬细胞内而形成肉芽肿，并致感染广泛播散。

(5) 骨髓白细胞生成障碍：①抗肿瘤药物和免疫抑制剂都可直接杀伤增殖细胞群，抑制或干扰粒细胞核酸合成，影响细胞代谢，阻碍细胞分裂；②化学毒物苯及其衍生物、二硝基酚、砷等对造血干细胞有毒性作用；③放射线能直接损伤造血干细胞及其微环境，造成骨髓的急、慢性放射性损害；④白血病、骨髓异常增生综合征、再生障碍性贫血、恶性肿瘤骨转移、系统性红斑狼疮及骨髓纤维化等均是造成骨髓造血功能衰竭的常见原因。

三、炎症介质

炎症介质（inflammatory mediator）又称化学介质（chemical mediator），是参与并介导炎症反应的化学活性因子，这些化学因子具有引起血管扩张、通透性增高和白细胞渗出的功能，在炎症的发生发展中起重要作用。

(一) 炎症介质的一般特点

炎症介质种类繁多，作用机制复杂多样，但一般具有以下特点：①炎症介质可分为细胞源性和血浆源性，前者通常存在于细胞内颗粒中，在炎症刺激下分泌或体内合成后发挥作用；后一类介质一般以前体形式存在，经一系列蛋白水解酶裂解后激活。②大多数炎症介质通过与靶细胞表面的特异性受体结合发挥其生物活性，但有些炎症介质本身具有酶活性或能介导氧代谢产物而造成组织损伤。③炎症介质作用于靶细胞可使细胞产生次级炎症介质，后者的作用可与初级炎症介质相同或相反，使初级炎症介质的作用得以放大或抵消。④一种炎症介质可作用于一种或多种靶细胞，并且可对不同的细胞和组织产生不同的生物学效应。⑤多数炎症介质半衰期很短，一旦被激活或释放，将迅速被降解、灭活或清除，机体就是通过这种调控体系或自稳机制使体内介质处于动态平衡的。⑥大多数炎症介质具有潜在的致损伤能力。

(二) 主要炎症介质及作用

1. 细胞释放的炎症介质

(1) 血管活性胺（vasoactive amines）：包括组胺和5-羟色胺，储存在细胞的分泌颗粒中，一旦受刺激即可迅速释放并产生作用，故常是炎症过程中第一批释放的介质。

1) 组胺（histamine）：主要存在于血管周围结缔组织中的肥大细胞内，也存在于血液中的嗜碱性粒细胞和血小板的颗粒中，当受到刺激时即以脱颗粒方式释放。能引起组胺释放的因素包括：①创伤、寒冷、热等物理因素；②免疫反应，即抗原结合于肥大细胞表面的IgE；③补体片段，如过敏毒素（anaphylatoxin），即C3a和C5a；④来自白细胞的组胺释放因子（histamine release factor，HRF）；⑤神经多肽（如P物质）；⑥细胞因子（如IL-1和IL-8）等。

组织细胞膜上存在组胺受体（H_1、H_2、H_3），组胺与细胞膜上的组胺受体结合发挥生物学效应。H_1受体兴奋主要表现为支气管和血管平滑肌收缩，也可使血管内皮收缩、血管通透性增加。组胺还对嗜酸性粒细胞有趋化作用。

2) 5-羟色胺（5-hydroxytryptamine，5-HT）：又称血清素（serotonin），主要存在于血小板和肠嗜铬细胞中。5-HT是由体内色氨酸经羟化酶作用先形成5-羟色氨酸，再经脱羧酶作用而成。胶原纤维、凝血酶、ADP、血小板活化因子和免疫复合物可刺激血小板发生凝集而释放5-HT。5-HT作用与组胺相似，主要与血管通透性增加有关。

(2) 花生四烯酸（arachidonic acid，AA）代谢产物：AA 是一种不饱和脂肪酸，广泛存在于体内多种器官如前列腺、脑、肾、肺和肠等的细胞膜磷脂内。在致炎因子（化学、物理因子及 C5a 等）作用下，细胞的磷脂酶 A_2（phospholipase A_2，PLA_2）被激活，使 AA 从膜磷脂中释放。AA 本身无炎症介质作用，释放后经环加氧酶途径和脂加氧酶途径分别产生前列腺素和白细胞三烯（图4-8），并可通过其他途径生成脂毒素等代谢产物，从而发挥炎症介质作用。PLA_2 存在于所有细胞的胞浆内，巨噬细胞中的含量最多。

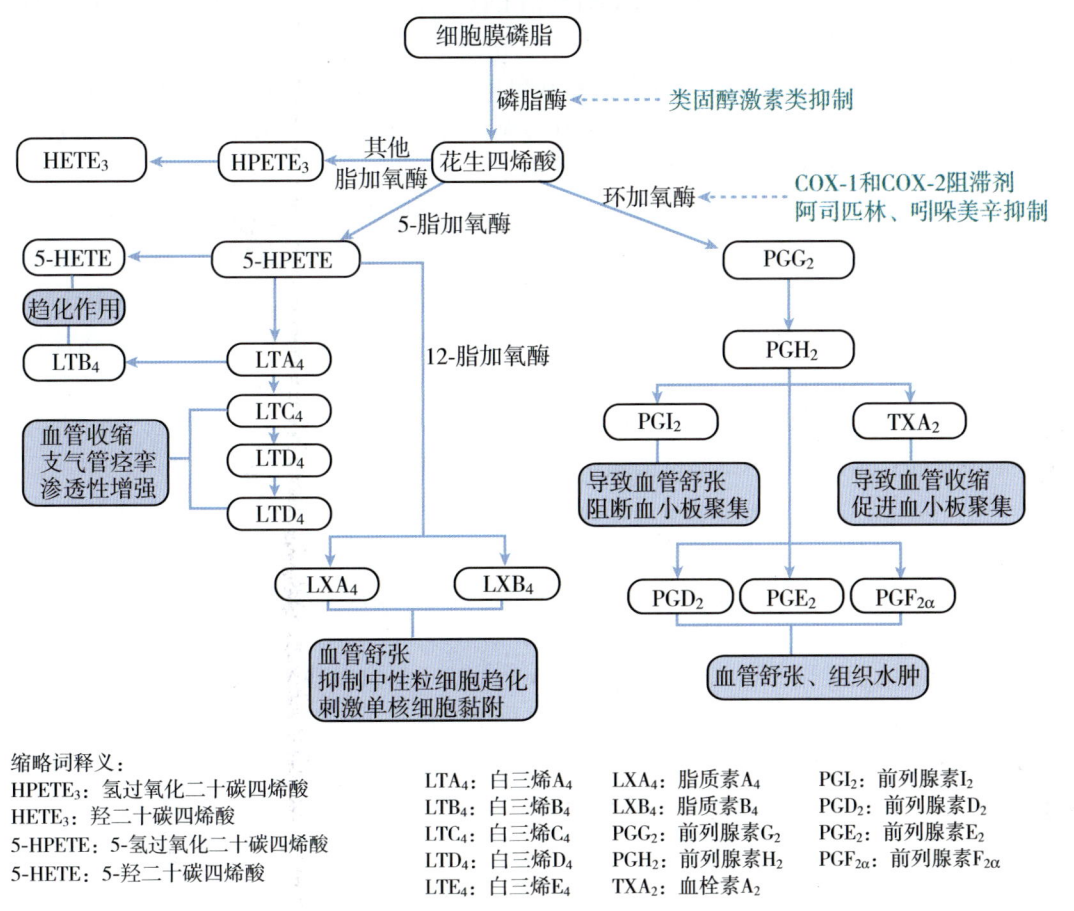

缩略词释义：
$HPETE_3$：氢过氧化二十碳四烯酸
$HETE_3$：羟二十碳四烯酸
5-HPETE：5-氢过氧化二十碳四烯酸
5-HETE：5-羟二十碳四烯酸

LTA_4：白三烯A_4　　LXA_4：脂质素A_4　　PGI_2：前列腺素I_2
LTB_4：白三烯B_4　　LXB_4：脂质素B_4　　PGD_2：前列腺素D_2
LTC_4：白三烯C_4　　PGG_2：前列腺素G_2　PGE_2：前列腺素E_2
LTD_4：白三烯D_4　　PGH_2：前列腺素H_2　$PGF_{2\alpha}$：前列腺素$F_{2\alpha}$
LTE_4：白三烯E_4　　TXA_2：血栓素A_2

图 4-8　炎症过程中花生四烯酸的代谢

1）前列腺素（prostaglandin，PG）：前列腺素是 AA 通过环加氧酶（cyclo-oxygenase，COX）途径生成的代谢产物，与炎症过程有关的重要前列腺素有 PGE_2、PGD_2、PGF_2、PGI_2（前列环素）和 TXA_2。它们分别由特异性酶合成。例如，血小板含有血栓素合成酶，因此 TXA_2 主要由血小板产生，能使血小板聚集和血管收缩。又如，血管内皮含有 PGI_2 合成酶，它能合成 PGI_2 及其稳定的终产物 PGF_2。PGI_2 是一种血管扩张剂和有效的血小板凝集抑制剂，并能明显地增强血管通透性和其他介质的趋化作用。PGE_2 是痛觉过敏物质，通过增强皮肤对疼痛的敏感性而导致炎症过程中的疼痛。PGE_2 也是强致热剂，致热原就是通过它们发挥作用的。临床上应用的解热镇痛类药物如阿司匹林、吲哚美辛等就是通过抑制 COX 途径，阻止 PG 的合成而达到治疗目的。PGE_2、PGD_2 和 PGF_2 均可引起血管扩张和促进水肿发生。

2）白细胞三烯（leukotriene，LT）：LT 是 AA 通过脂加氧酶（lipoxygenase，LOX）途径生成的。LOX 有 3 种，分别存在于不同类型的细胞中。AA 在不同的 LOX 作用下产生一组过氧化衍生物，如在中性粒细胞内，AA 在 5-LOX 作用下生成 5-HPETE，进而还原为 5-HETE，5-HETE 再生成一系列的 LT，包括 LTA_4、LTB_4、LTC_4、LTD_4 和 LTE_4。LTB_4 是中性粒细胞的趋化因子和白细胞功能反应（黏附于内皮细胞、产生氧自由基和释放溶酶体酶）的激活因子；LTC_4、LTD_4 和 LTE_4 能引起强烈的血管收缩、支气管痉挛和血管通透性增高。临床使用类固醇激素类药物可抑制 AA 从膜磷脂中释放，从而减轻炎症反应。

3) 脂氧素（lipoxin，LX）：也是 AA 的活性代谢产物，主要是通过转细胞生物合成机制形成，具有抑制和促进炎症的双重作用。在中性粒细胞所产生的 LTA_4 基础上，血小板在 12-LOX 的作用下可产生 LXA_4 和 LXB_4。LX 抑制中性粒细胞的化学趋化反应，但可促进单核细胞的黏附。LXA_4 有刺激血管扩张作用从而抵消 LTC_4 引起的血管收缩。因而认为 LX 可能是体内 LT 活动的负调节因子。

(3) 白细胞产物：主要包括中性粒细胞和单核细胞释放的活性氧代谢产物如超氧负离子（O_2^-）、过氧化氢（H_2O_2）、羟自由基（$OH·$）等氧自由基（oxygen-derived free radicals），及其胞浆内溶酶体成分如酸性蛋白酶、中性蛋白酶等。

1) 活性氧代谢产物：它们在细胞内可与 NO 结合形成活性氮中间产物，如 OONO 和 NO_2，它们具有炎症介质的作用。这些介质少量释放到细胞外时就能使 IL-8、某些细胞因子及内皮细胞和白细胞黏附分子的表达增加，引发炎症的级联反应并产生放大效应。如果这些活性物质大量释放将对机体产生损害，表现在以下方面：①内皮细胞损伤，血管通透性增加；②当黏附的中性粒细胞激活时，不仅能够产生毒性物质，而且能够增强内皮细胞的黄嘌呤氧化作用，产生更多的过氧化物；③抗蛋白酶（如 α_1-抗胰蛋白酶）的失活，导致蛋白酶活性增加，破坏细胞外基质；④损伤其他细胞（如实质细胞、红细胞等）。

人体血清、组织液和宿主细胞自身存在抗氧化机制，能够保护机体免受潜在的氧自由基的损害。这些抗氧化剂包括：①血浆铜结合蛋白——血浆铜蓝蛋白；②血浆中游离的转铁蛋白；③在许多组织细胞中可发现被激活的超氧化物歧化酶；④过氧化氢酶，能够和 H_2O_2 结合而解毒；⑤谷胱甘肽过氧化物酶，同样能和 H_2O_2 结合而解毒。

因此，炎症反应过程中氧自由基是否引起损伤取决于氧自由基与抗氧化剂两者的平衡。

2) 溶酶体成分：吞噬细胞的死亡及吞噬过程中的酶类外溢均可导致溶酶体内酶的释放。溶酶体酶种类多，作用广泛，如中性蛋白酶（弹力蛋白酶、胶原酶、组织蛋白酶等）可降解各种细胞外成分，包括胶原纤维、纤维蛋白、基底膜、弹性蛋白及软骨等，在化脓性炎的组织破坏中起重要作用。中性蛋白酶还可直接裂解 C3 和 C5，释放过敏毒素和激肽。

同样，人体的血清和组织液中也存在抗蛋白酶系统，如 α_1-抗胰蛋白酶，主要对中性粒细胞的弹性蛋白酶起抑制作用。如果肺中 α_1-抗胰蛋白酶缺乏，则不能抑制中性蛋白酶对肺组织的破坏作用，最终导致全小叶性肺气肿的发生。

(4) 细胞因子（cytokine）：是指由免疫细胞（淋巴细胞和单核-巨噬细胞）和某些非免疫细胞（内皮细胞、上皮细胞和成纤维细胞）合成分泌的能调节细胞生理功能、参与免疫应答和介导炎症反应等多种生物学效应的小分子多肽或糖蛋白，是不同于免疫球蛋白和补体的又一类免疫分子（图4-9）。细胞因子主要包括集落刺激因子（colony-stimulating factor，CSF）、IL、IFN、TNF、TGF-β、趋化因子家族及其他细胞因子（PDGF、FGF、EGF、VEGF、IGF、NGF、HGF、TGF-α 等）。

这些细胞因子在免疫和炎症反应过程中产生，并通过与靶细胞上特异性受体结合而发挥作用。它们除参与免疫反应外，还可以影响和调节其他炎症细胞的功能，从而在急、慢性炎症中发挥重要作用。根据作用的靶细胞及主要功能，细胞因子可分成下列4类：①调节淋巴细胞激活、增殖和分化的细胞因子，如 IL-2 和 IL-4 可促进淋巴细胞增殖，IL-10 和 TGF-β 是免疫反应的负调节因子；②调节自然免疫，如 TNF-α、IL-1β、IFN-α、IFN-β 和 IL-6；③激活巨噬细胞的细胞因子，包括 IFN-γ、TNF-α、TNF-β、IL-5、IL-10、IL-12；④各种炎症细胞的化学趋化因子可分为炎症性趋化因子和归巢性趋化因子两类，主要功能是刺激白细胞渗出及调控白细

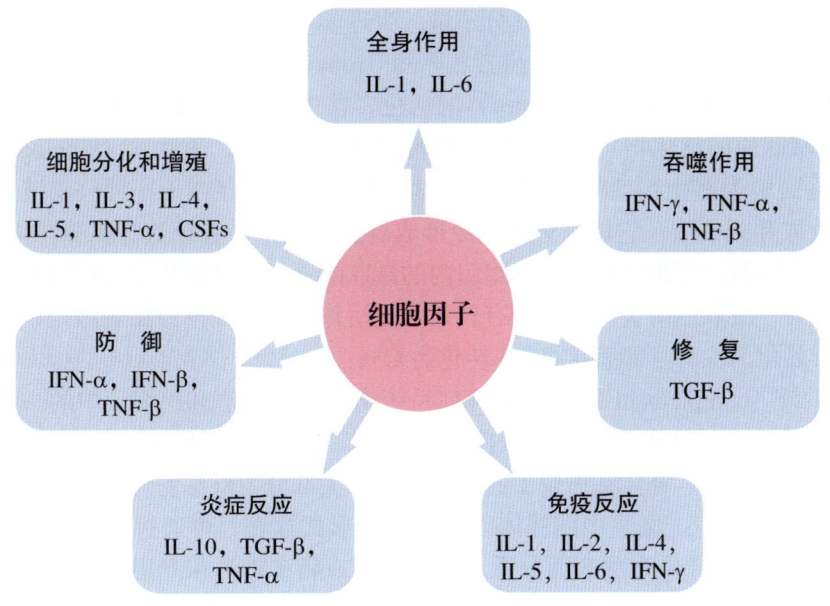

图 4-9　细胞因子参与多种生物学效应示意图

胞在淋巴结和其他组织中的分布。

(5) 血小板活化因子 (platelet-activating factor, PAF): PAF 是一种强效生物活性磷脂，来源于血小板、嗜碱性粒细胞、肥大细胞、中性粒细胞、单核细胞和内皮细胞，包括分泌型和细胞膜结合型。PAF 通过与靶细胞膜上的 PAF 受体结合而发挥作用，可引起血小板聚集及中性粒细胞聚集、黏附和释放，并可直接作用于靶细胞或刺激白细胞合成其他炎症介质 (如活性氧、白三烯等)。临床上 PAF 受体阻断剂能阻止 PAF 与受体结合，因此对与 PAF 生成过量有关的疾病如哮喘、败血症性休克等具有治疗意义。

(6) NO: NO 由 L- 精氨酸、分子氧、NADPH 及其他辅助因子在不同类型一氧化氮合酶 (NOS) 的作用下形成，其衍生细胞包括内皮细胞、巨噬细胞和脑内的特异性神经细胞等。体内共有 3 种 NOS 同工酶，包括诱导型一氧化氮合酶 (iNOS)、内皮细胞型一氧化氮合酶 (eNOS) 和神经细胞型一氧化氮合酶 (nNOS)。其中，iNOS 多存在于巨噬细胞和肺内皮细胞中，在炎症刺激下催化产生过量 NO，参与炎症反应；而 eNOS、nNOS 多参与生理状态下 NO 的生成，维持机体正常的生理功能。NO 作为炎症介质的主要作用是松弛血管平滑肌，使血管扩张。此外，它还可减少血小板的凝集和黏附，抑制肥大细胞诱发的炎症反应等。

(7) 神经肽 (neuropeptide): 神经肽是泛指存在于神经组织并参与神经系统功能作用的内源性活性物质，是一类特殊的信息物质。它的特点是含量低、活性高、作用广泛而又复杂，在体内调节多种多样的生理功能，如痛觉、睡眠、情绪、学习与记忆乃至神经系统本身的分化和发育。如 P 物质存在于肺和胃肠道的神经纤维内，其功能包括痛觉信号的传递、血压的调节及免疫细胞和内分泌细胞的激活，但更突出的则是在炎症初始阶段对增加血管壁通透性方面的作用。G 蛋白是 P 物质特异性受体，缺乏该受体的小鼠在受到足以引起肺毛细血管渗透性增加的刺激后，可不发生相应反应。

2. 体液源性的炎症介质

(1) 激肽系统 (kinin system): 即激肽原酶 - 激肽系统，有广泛生物活性，并且和凝血系统、补体系统、肾素 - 血管紧张素系统以及其他细胞因子系统和多种血管活性因子等存在密切的联系，共同维护正常的生理功能和参与多种复杂的病理过程。该系统中的最终产物——缓激肽 (bradykinin) 是在激肽原酶 (kininogenase) 作用下所形成的重要的炎症介质，其主要作用是使细动脉扩张，血管通透性增加，血管以外的平滑肌 (如支气管平滑肌) 收缩，并可引起疼痛。激肽原酶有血浆型和组织型两种，其分子量、生理学功能、理化性质和免疫学特性都各不相同。血浆型激肽原酶以非活化形式的前激肽原酶（prekininogenase）存在于循环血流中，其激活的中心环节是Ⅻ因子（Hageman factor）的活化。首先Ⅻ因子被胶原和基底膜激活，产生的Ⅻa 片段（前激肽原酶活化物）使前激肽原酶转变成激肽原酶，激肽原（kininogen）在激肽原酶作用下最终裂解为有生物活性的缓激肽。组织型激肽原酶存在于各种分泌液（唾液、胰液、泪液）以及尿和粪便中，它能水解激肽原形成舒血管肽，后者经氨基肽酶转化为缓激肽。缓激肽的作用十分短暂，可很快被血浆和组织内的激肽酶灭活，其作用主要局限在血管通透性增加的早期。此外，激肽原酶也对Ⅻ因子有较强的激活作用，从而使原始刺激得以放大。激肽原酶本身还具有趋化活性，且能直接将C5 转化为C5a。

（2）补体系统（complement system）：补体系统由存在于血清和组织液中的一系列具有酶活性的蛋白质构成，是机体重要的免疫效应系统之一，具有使血管通透性增加的作用、化学趋化作用和调理素化作用。补体在血浆中的浓度最高，大部分由肝细胞合成，而炎症组织中的补体主要来源于巨噬细胞。血浆中的补体以未活化的形式存在，可通过经典途径（抗原抗体复合物）、替代途径（病原微生物表面分子，如内毒素或脂多糖）和凝集素途径激活。补体系统中以C3 和C5 的激活最为重要，其裂解片段C3a、C5a 和C3b 在炎症过程中发挥重要的介质作用，主要表现在3 个方面：①过敏毒素作用：C3a 和C5a 可作用于肥大细胞和嗜碱性粒细胞的细胞膜，使其经脱颗粒释放组胺、LT 及PG 等活性介质，导致血管扩张和血管通透性增加，引起类似过敏反应的病理变化，故将C5a 和C3a 称为过敏毒素（anaphylatoxin），现已发现C4a 亦有较弱的过敏毒素作用，这类作用可被抗组胺药物封闭。②趋化和黏附作用：C5a、C3a 和C4a 是中性粒细胞、嗜酸性粒细胞、嗜碱性粒细胞和单核细胞强有力的趋化因子，还可激活白细胞和增加白细胞表面整合蛋白分子的亲和力，促进其与内皮细胞的黏附。③吞噬作用：C3b 结合于细菌细胞壁时具有调理素作用，可增强中性粒细胞和单核细胞的吞噬活性，因为在这些吞噬细胞表面有C3b 的受体。

C3 和C5 还能被存在于炎症渗出物中的多种蛋白水解酶激活，包括纤溶酶和溶酶体酶，因而形成中性粒细胞游出的正反馈循环通路，即补体对中性粒细胞有趋化作用，中性粒细胞释放的溶酶体酶又能激活补体。

（3）凝血系统（clotting system）和纤溶系统（fibrinolytic system）：活化的Ⅻ因子在启动激肽系统的同时，还可启动凝血和纤溶两个系统。凝血系统被激活后可产生具有炎症介质活性的凝血酶、纤维蛋白多肽和Xa 因子，其中凝血酶可促使白细胞黏附和成纤维细胞增生，并通过与血小板、血管内皮细胞、平滑肌细胞等的蛋白酶激活受体（protease-activated receptor，PAR）结合，参与细胞因子及炎症介质的释放、微血管的渗出以及中性粒细胞的趋化等病理过程；纤维蛋白多肽能增加血管通透性和白细胞的趋化活性；Xa 因子与介导急性炎症的效应细胞蛋白酶受体-1（effector cell protease receptor-1，ECPR-1）结合，使血管通透性增加并促进白细胞渗出。激活的纤溶系统可降解C3，产生C3a，并可使血管扩张和血管通透性增加；纤溶酶溶解纤维蛋白所形成的纤维蛋白降解产物（fibrin degradation product，FDP）具有增加血管通透性的作用；纤溶酶可激活Ⅻ因子启动凝血系统。

主要炎症介质的种类及其生物学作用归纳于表4-2。

表4-2 主要炎症介质及其作用

作　用	主要炎症介质
扩张血管	组胺、5-HT、缓激肽、PGE_2、PGE_1、PGD_2、PGI_2、NO
增加血管通透性	组胺、5-HT、缓激肽、C3a、C5a、LTC_4、LTD_4、LTE_4、PAF、P物质、活性氧代谢产物
趋化作用	C5a、LTB_4、细菌产物、阳离子蛋白、细胞因子（IL-8和TNF等）
发热	IL-1、IL-6、TNF-α、PGE_2
疼痛	PGE_2、缓激肽
组织损伤	氧自由基、溶酶体酶、NO

四、急性炎症的形态学类型及其病理变化

炎症反应的发展过程复杂且具有多样性，但任何炎症都在一定程度上包括变质、渗出和增生3种基本病变。由于致炎因子、炎症发生部位、组织反应程度及机体免疫状态的不同，急性炎症的病理形态学表现也有差异。病理学家通常根据炎症局部基本病变中以何种病变占优势，而将炎症概括地分为变质性炎、渗出性炎和增生性炎3种类型。

（一）变质性炎

变质性炎（alterative inflammation）是以组织细胞的变性、坏死为主要病变，而渗出和增生性改变比较轻微的炎症，常见于重症感染、中毒及变态反应等，主要发生于肝、肾、心、脑等实质器官。因病变器官的实质细胞变性、坏死变化突出，故这类炎症常导致相应器官出现明显的功能障碍。例如流行性乙型脑炎时，神经细胞变性、坏死及脑软化灶形成，引起严重的中枢神经系统功能障碍；由白喉外毒素引起的中毒性心肌炎，心肌细胞变性、坏死，造成严重的心功能障碍；急性重型病毒性肝炎时，肝细胞广泛坏死，导致严重的肝功能障碍等。

（二）渗出性炎

渗出性炎（exudative inflammation）这类炎症最为常见，且种类较多。病变以渗出性改变为主，炎症灶内有大量渗出物形成为主要特征。由于致炎因子和机体反应性的不同，渗出物的成分也往往不同。根据渗出物的主要成分和病变特点，一般将渗出性炎分为浆液性炎、纤维素性炎、化脓性炎和出血性炎等类型。

1. 浆液性炎（serous inflammation） 浆液性炎是以浆液渗出为主的炎症。渗出物主要是血清，其中白蛋白的浓度较高（3%～5%），球蛋白的含量较低，电解质的量则与血液相同，混有少量中性粒细胞、纤维素及脱落的上皮细胞。物理性因素（如高温）、化学性因素（如强酸、强碱）、生物性因素（如细菌毒素）以及蛇毒、蜂毒等均可引起浆液性炎，亦可见于急性炎症早期。浆液性炎常发生于浆膜（胸膜、腹膜和心包膜）、黏膜、滑膜、疏松结缔组织和皮肤。如毒蛇咬伤或蜂蜇伤后，渗出的浆液聚集于结缔组织间隙形成局部炎性水肿；结核病、风湿病累及浆膜或滑膜时，大量浆液渗出可致胸腔、腹腔、心包腔或关节腔积液；皮肤Ⅱ度烧伤出现的水疱也是由浆液性渗出物聚积于表皮内和表皮下所形成；黏膜的浆液性炎又称浆液性卡他性炎，如感冒初期鼻黏膜排出大量浆液性分泌物。卡他（catarrh）一词源于希腊语，是向下滴流的意思，用来形容渗出液沿黏膜表面向外排出，故卡他性炎（catarrhal inflammation）是指黏膜组织发生的一种较轻的渗出性炎。

浆液性炎预后良好，病因消除后，渗出的浆液可由淋巴管和血管吸收，局部轻微的上皮组织损伤也易于修复，一般不留痕迹。浆液渗出过多可产生不利影响，甚至引起严重后果。如喉头浆液性炎造成的喉头水肿，严重时可引起窒息；胸腔或心包腔大量浆液渗出可影响肺、心功能。

2. 纤维素性炎（fibrinous inflammation） 纤维素性炎是以渗出物中含有大量纤维素（fibrin）为特征的炎症。多由细菌毒素（如白喉杆菌、痢疾杆菌和肺炎链球菌的毒素）或各种内源性、外源性毒素（如尿毒症时的尿素和汞中毒）引起。此类致炎因子对血管壁的损伤较为严重，导致大量纤维蛋白原渗出到血管外，在坏死组织释出的组织因子作用下，转化为纤维素。常规HE切片中纤维素呈红染颗粒状、条索状或交织成网状，其中混有中性粒细胞和坏死组织碎片。纤维素性炎常发生于黏膜（咽、喉、气管、肠）、浆膜（胸膜、腹膜和心包膜）和肺（图4-10）。

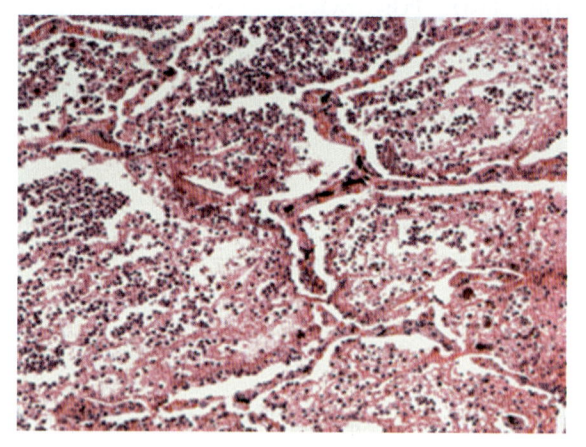

图4-10 大叶性肺炎

肺泡腔中有大量纤维素渗出

发生于黏膜的纤维素性炎（如白喉、细菌性痢疾），渗出的纤维素、白细胞和坏死的黏膜组织及病原菌等可形成一层覆盖于黏膜表面的灰白色膜状物（假膜），故又称为假膜性炎（pseudomembranous inflammation）。白喉时，咽及气管黏膜表面都可形成白色假膜（图4-11）。

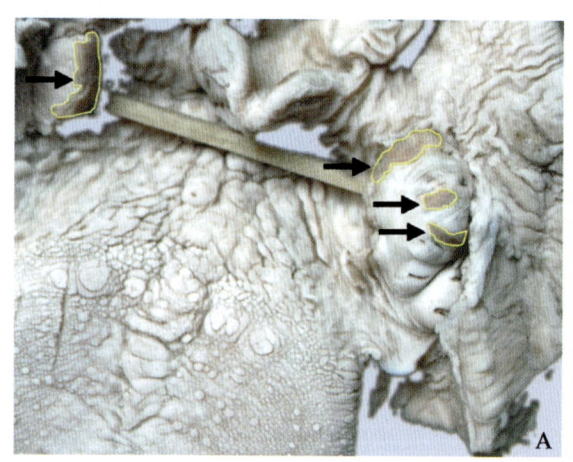
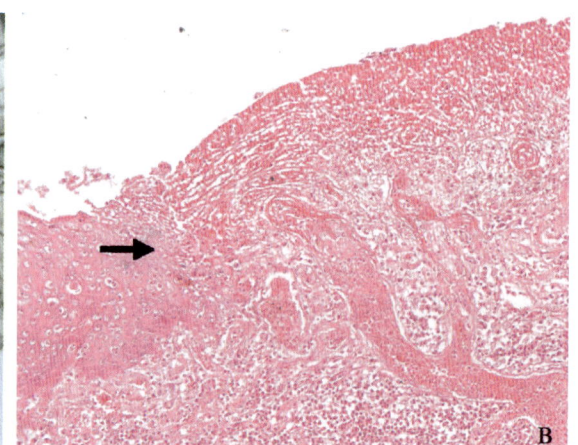

图4-11 扁桃体白喉

A. 咽扁桃体表面可见不规则斑片状灰白色假膜（箭头所示）；
B. 黏膜表面由纤维素、坏死组织和中性粒细胞形成假膜（箭头所示）

由于局部组织结构的不同，咽白喉假膜与深部组织结合较牢固，不易脱落（固膜性炎）；而气管白喉假膜与黏膜损伤部连接松散，容易脱落（浮膜性炎），且假膜脱落可阻塞支气管引起窒息。浆膜纤维素性炎常见于胸膜和心包膜，如结核性纤维素性胸膜炎和风湿性心包炎。后者心外膜大量渗出的纤维素在心脏搏动的影响下形成无数绒毛状物，覆盖于心包膜表面，称为绒毛心（参见图6-18）。肺的纤维素性炎见于大叶性肺炎红色和灰色肝样变期，肺泡腔内有大量纤维素渗出，使肺实变。

渗出物中纤维素量少时，可由中性粒细胞释放的蛋白水解酶溶解液化后被吸收或排出，如细菌性痢疾和大叶性肺炎的痊愈。若纤维素渗出过多、中性粒细胞渗出过少或组织内与之拮抗的抗胰蛋白酶活性增高，可致纤维素吸收不良而发生机化，造成浆膜的纤维性粘连或大叶性肺炎肉质变。

3．化脓性炎（purulent inflammation）　化脓性炎是以中性粒细胞大量渗出并伴有不同程度的组织坏死和脓液形成为特征的炎症，多由化脓性细菌（如葡萄球菌、链球菌、脑膜炎双球菌、大肠埃希菌等）感染所致，少数化脓性炎也可因某些化学物质（如松节油、巴豆油）和机体的坏死组织引起，称无菌性化脓。化脓是炎症灶内中性粒细胞崩解后释放的溶酶体酶将坏死组织溶解液化的过程，所形成的液状物称为脓液（pus），其内主要含大量渗出的中性粒细胞、脓细胞（变性、坏死的中性粒细胞）、少量浆液、液化的坏死组织和细菌。化脓性炎由于病因、发生部位和病变特点的不同，可形成以下3种类型：

（1）脓肿（abscess）：脓肿即器官或组织内的局限性化脓性炎症，其主要特征是组织发生液化坏死，形成充满脓液的腔（脓腔）（图4-12）。

脓肿好发于皮肤和内脏（如肺、肝、肾、脑等），主要由金黄色葡萄球菌引起，该细菌产生的血浆凝固酶使渗出的纤维蛋白原转变成纤维素，阻止病原菌的扩散，因而病变较局限且与周围组织分界清楚。金黄色葡萄球菌还具有层粘连蛋白受体，因而可通过血管壁在远处形成迁徙性脓肿。早期脓肿，细菌产生毒素使局部组织坏死，继而大量中性粒细胞浸润并崩解释放蛋白水解酶，使坏死组织液化并形成脓腔（图4-13）。经历一段时间后，脓肿周围可出现肉芽组织增生并包绕脓肿形成所谓的脓肿膜，具有吸收脓液、限制炎症扩散的作用。如果病原菌被消灭，则渗出停止，脓液逐渐被吸收，由肉芽组织填补而愈合；如果脓肿经久不愈，其周围大量纤维组织增生而形成厚壁的慢性脓肿，常需切开排脓后方能修复愈合。

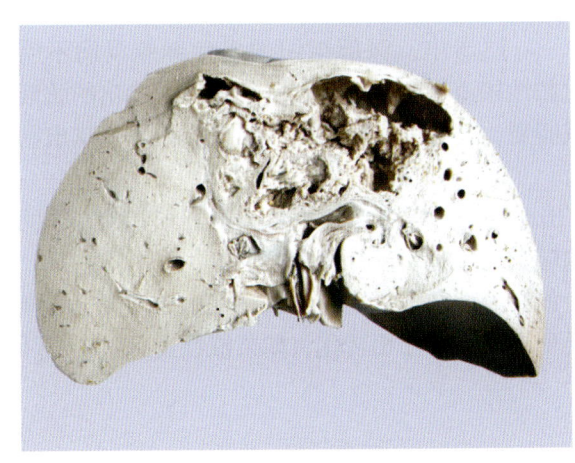

图4-12　肝脓肿

肝右叶近穹隆处见较大脓肿形成，腔内残留坏死组织

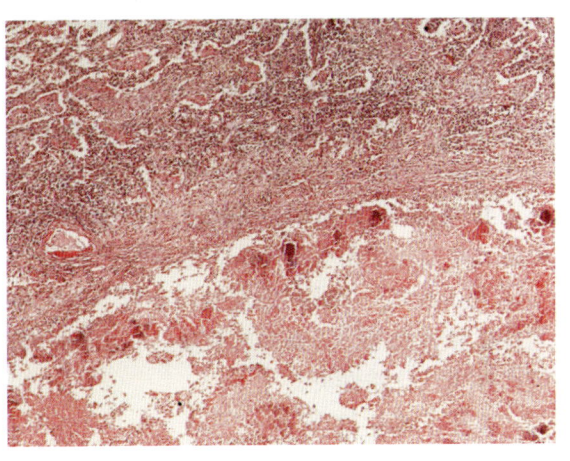

图4-13　肺脓肿

脓腔内有大量脓细胞及坏死组织构成的脓液，脓肿壁由坏死组织及纤维素构成（天津医科大学病理学教研室供图）

脓肿向外扩展时，常可形成溃疡、窦道和瘘管等并发症。皮肤、黏膜或关节滑膜等的化脓性炎，由于局部组织坏死、崩解脱落可形成局限性较深的溃疡。深部组织脓肿向体表或自然管道穿破，可形成窦道。肛管直肠周围脓肿向皮肤穿破，形成肛旁脓性窦道；如同时向内穿破直肠壁，使肠腔与体表皮肤相通，则形成脓性瘘管（图4-14）。

疖（furuncle）和痈（carbuncle）：前者是单个毛囊及其所属皮脂腺和周围组织

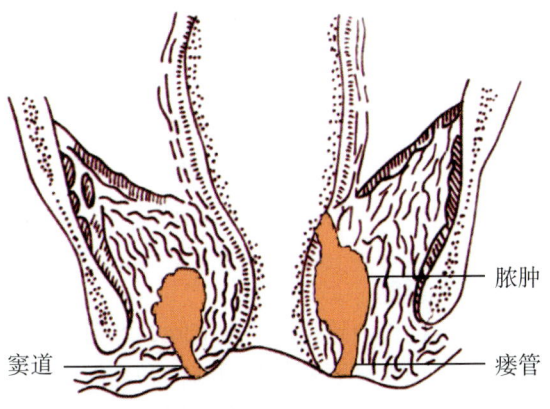

图4-14　肛门直肠周围脓肿形成窦道、瘘管模式图

所发生的脓肿，好发于毛囊和皮脂腺丰富的部位（如颈、头、面部及背部等）；后者是多个疖的融合，在皮下脂肪、筋膜组织中形成多个相互沟通的脓肿，多见于后颈部、背部和腰臀部等皮肤厚韧处，常需多处切开引流排脓后才能修复愈合。

（2）蜂窝织炎（phlegmonous inflammation）：蜂窝织炎是指发生于皮下、黏膜下、肌肉和阑尾等疏松结缔组织内的弥漫性化脓性炎，常由溶血性链球菌引起。该菌能分泌透明质酸酶，分解结缔组织中的透明质酸，使基质崩解；还能分泌链激酶，可溶解纤维素，故细菌易于通过组织间隙和淋巴管向周围蔓延扩散，表现为组织高度水肿和大量中性粒细胞弥漫性浸润，与周围组织分界不清（图 4-15）。局部组织一般不发生明显的坏死和溶解，故蜂窝织炎轻者可完全吸收消散而不留痕迹，而严重者病变扩散快、范围广且全身中毒症状重。

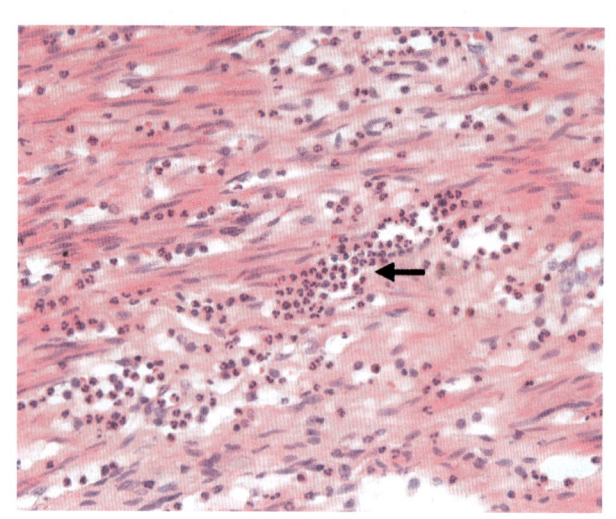

图 4-15　急性蜂窝织炎性阑尾炎
阑尾壁肌层中见大量中性粒细胞弥漫性浸润（箭头所示）

（3）表面化脓和积脓：表面化脓是指发生于黏膜或浆膜表面的化脓性炎，其特点是中性粒细胞主要向黏膜或浆膜的表层渗出，深部组织的炎症细胞浸润不明显。黏膜的化脓性炎又称脓性卡他性炎，例如化脓性尿道炎和化脓性支气管炎时，渗出的脓液通过尿道、气管排出。当化脓性炎发生于浆膜或胆囊、输卵管、阑尾黏膜时，脓液不能排出则在相应部位的腔内蓄积，称为积脓（empyema）。

4. 出血性炎（hemorrhagic inflammation）　出血性炎是以渗出物中含大量红细胞为特征的炎症，常发生于某些传染病，如炭疽、鼠疫、钩端螺旋体病和流行性出血热等。

上述各型炎症可单独发生，亦可合并存在，如浆液性纤维素性炎、浆液性出血性炎、纤维素性化脓性炎等。在炎症的发展过程中，不同类型之间还可互相转化，如浆液性炎可转变成纤维素性炎或化脓性炎。

（三）增生性炎

大多数急性炎症是以变质和渗出为主，但也有少数急性炎症是以细胞增生改变为主，而变质和渗出相对轻微，称为增生性炎（proliferative inflammation）。病变主要表现为血管内皮细胞、组织细胞和成纤维细胞增生。例如，链球菌感染后的急性肾小球肾炎，病变以肾小球的血管内皮细胞和系膜细胞增生为主；伤寒病时，病变以单核 - 巨噬细胞增生为主。

五、急性炎症的结局

炎症过程中，既有损伤又有抗损伤。致炎因子引起的损伤与机体抗损伤反应决定着急性炎症的发生、发展和结局。若抗损伤反应占优势，则炎症趋向痊愈；若损伤过程占优势，则炎症逐渐加重并向全身扩散；若损伤因子持续存在，或机体的抵抗力较弱，则急性炎症迁延为慢性。

（一）痊愈

在炎症过程中致炎因子被清除，坏死组织和渗出物被溶解吸收，通过周围健康细胞的再生性修复，完全恢复原来组织的结构和功能，称为完全痊愈。如炎症病灶内坏死范围较广，或渗出的纤维素较多，不容易完全溶解、吸收，则由肉芽组织增生修复形成瘢痕或粘连，不能完全恢复原来组织的结构和功能，称为不完全痊愈。

（二）迁延不愈或转为慢性

如果致炎因子持续或反复作用于机体，机体抵抗力低下或治疗不彻底，使炎症迁延不愈，急性炎症转化为慢性炎症，病情可时轻时重。

（三）蔓延播散

在病原微生物毒力强、数量多且机体抵抗力低下的情况下，病原微生物可不断繁殖并沿组织间隙或脉管系统向周围和全身的组织、器官蔓延播散。

1．局部蔓延　炎症局部的病原微生物可经组织间隙或器官的自然管道向周围组织和器官蔓延、扩散。例如，结核分枝杆菌可沿组织间隙向周围组织蔓延，使病灶扩大；亦可沿支气管播散，在肺的其他部位形成新的结核病灶。

2．淋巴道扩散　病原微生物经组织间隙侵入淋巴管，随淋巴液进入局部淋巴结，引起局部淋巴结炎。例如，足部化脓性炎可引起腹股沟淋巴结炎，肺结核播散引起肺门淋巴结结核。

3．血道扩散　炎症病灶内的病原微生物侵入血液循环或其毒素被吸收入血，可引起菌血症、毒血症、败血症和脓毒败血症等，严重者可危及患者生命。

（1）菌血症（bacteremia）：炎症病灶的细菌侵入血流，无全身中毒症状，但从血液中可查到细菌，称为菌血症。一些炎症性疾病的早期都有菌血症，如伤寒、流行性脑脊髓膜炎和大叶性肺炎等。

（2）毒血症（toxemia）：细菌的毒素及其代谢产物被吸收入血，引起寒战、高热等全身中毒症状，称为毒血症，常伴有心、肝、肾等实质细胞的变性或坏死，但血培养找不到细菌。

（3）败血症（septicemia）：侵入血液中的细菌大量生长繁殖并产生毒素，引起全身中毒症状，称为败血症。临床上患者常有寒战、高热、皮肤黏膜多发性出血斑点、脾肿大及全身淋巴结肿大等，严重者可并发中毒性休克。血培养常可找到病原菌。

（4）脓毒败血症（pyemia）：脓毒败血症是由化脓菌引起的败血症，临床上除了有败血症的表现外，化脓菌可随血流到达全身各处，常在肺、肝、肾、脑和皮肤等处形成多发性迁移性小脓肿，称为脓毒血症或脓毒败血症。这些脓肿体积小，分布较均匀，其中央及小血管内常见细菌菌落。该脓肿是由于化脓菌团块栓塞组织器官内的毛细血管引起的，故又称为栓塞性脓肿（embolic abscess）。

第三节　慢　性　炎　症

慢性炎症病程较长，可持续数月甚至数年。其中多数是由急性炎症转化而来的；部分是由于致炎因子的刺激较轻并持续存在，一开始即呈慢性经过，如某些毒力弱的病原微生物（结核分枝杆菌、梅毒螺旋体和真菌等）感染或自身免疫性疾病（如类风湿关节炎和系统性红斑狼疮等）；还有些慢性炎症是因长期接触有潜在毒性的物质所致，如硅肺病是由于长期吸入二氧化硅（SiO_2）的结果。反复发作并不断进展是慢性炎症的重要临床特征，其急性发作类似急性炎症。慢性炎症时，病变多以增生性改变为主，变质和渗出较轻。根据形态学特点，慢性炎症可分为非特异性慢性炎和肉芽肿性炎两大类。

一、非特异性慢性炎

非特异性慢性炎（non-specific chronic inflammation）亦称一般慢性炎症。这类炎症在临床十分常见，病因、病变程度可以不同，但病变形态基本相同。其重要的组织学特征为成纤维细胞、血管内皮细胞和组织细胞增生，伴有以淋巴细胞、浆细胞和巨噬细胞为主的慢性炎细胞浸润（图4-16），同时局部被覆上皮、腺上皮和实质细胞亦有不同程度增生。慢性炎症时可出现肉芽组织增生、不同程度的纤维化和瘢痕形成等修复性改变（图4-17），在慢性脓肿、窦道、

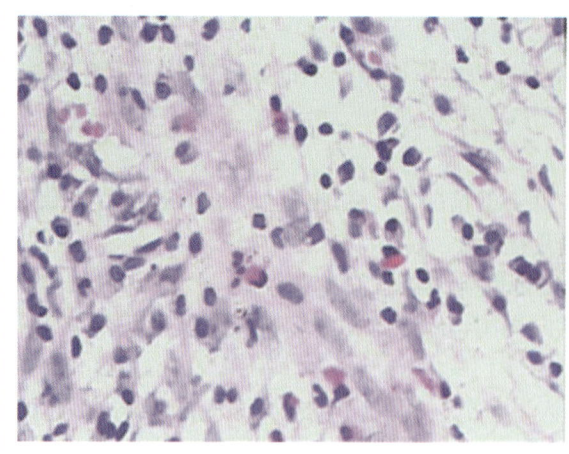

图 4-16　黏膜非特异性慢性炎
黏膜固有层中有淋巴细胞、浆细胞和嗜酸性粒细胞浸润

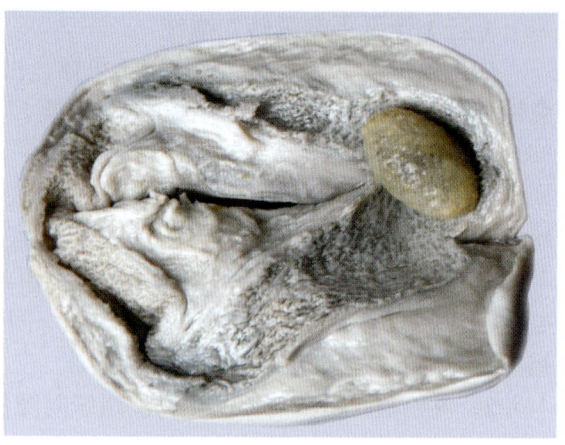

图 4-17　慢性胆囊炎，胆囊结石
胆囊壁增厚，腔内有淡黄色椭圆形结石

瘘管和慢性黏膜溃疡的吸收愈合上起着重要作用。但也可造成组织、器官的粘连或硬化，并可导致管道性器官狭窄或梗阻，产生较严重后果，例如慢性节段性肠炎可致肠腔狭窄和肠梗阻。

非特异性慢性炎在某些特定部位可形成特殊的形态表现：①炎性息肉（inflammatory polyp）：是在致炎因子长期作用下，局部黏膜上皮、腺体及肉芽组织增生而形成的突出于黏膜表面的带蒂肿块。其发生于腔道器官，常见于鼻黏膜、子宫颈和胃肠道黏膜。炎性息肉一般体积较小，直径多在 2cm 以下；镜下可见黏膜上皮、腺体和肉芽组织明显增生，间质水肿伴慢性炎细胞浸润。②炎性假瘤（inflammatory pseudotumor）：是由组织慢性炎性增生形成的境界清楚的肿瘤样团块，常发生于肺和眼眶。影像学检查时，其形态与肿瘤相似，故有炎性假瘤之称。组织学上炎性假瘤由肉芽组织、纤维组织、炎症细胞和增生的实质细胞构成。肺的炎性假瘤在组织结构上较为复杂，显著的各类慢性炎细胞浸润、肺泡上皮和纤维组织增生及不同程度的纤维化是其重要的组织学特征。临床上肺部炎性假瘤易与肺的肿瘤性疾病混淆，部分病例只能通过病理检查确诊。

二、肉芽肿性炎

（一）肉芽肿性炎的概念

肉芽肿性炎（granulomatous inflammation）是一种以肉芽肿形成为主要特征的慢性增生性炎症。所谓肉芽肿是由巨噬细胞局限浸润和增生形成的境界清楚的结节状病灶。肉芽肿的本质是迟发超敏反应所致的炎症，免疫应答中起主要作用的细胞是巨噬细胞和上皮样细胞。因此，肉芽肿可定义为巨噬细胞及其衍生细胞（如上皮样细胞、多核巨细胞等）的聚集，伴随或不伴随其他炎症细胞的出现。各种肉芽肿的特殊形态学表现具有重要的病理诊断价值。

（二）肉芽肿性炎的常见病因

1. 细菌感染　包括结核病、麻风。
2. 螺旋体感染　梅毒螺旋体引起梅毒。
3. 真菌感染　包括念珠菌病、毛霉菌病、隐球菌病、放线菌病和组织胞浆菌病。
4. 寄生虫感染　包括血吸虫病、丝虫病和蛔虫病。
5. 异物　包括内源性和外源性两大类，前者指人体内生异物，如痛风结节中的尿酸盐；而后者包括从外部进入人体的各种金属或非金属性物质，如铍、锆、手术缝线、滑石粉、木刺、铁屑、粉尘、石棉、硅胶和矿物油等。
6. 原因不明　如结节病。

(三)肉芽肿的类型

1. **感染性肉芽肿（infective granuloma）** 感染性肉芽肿是指由细菌、梅毒螺旋体、真菌和寄生虫等生物病原体感染引起的肉芽肿，能形成具有特殊结构的细胞结节，对病因诊断有一定的意义。例如，结核病是由结核分枝杆菌引起的肉芽肿性炎，其病变特征是形成典型的结核性肉芽肿（tuberculous granuloma），即结核结节（tuberculous nodule）。该结节的中央为干酪样坏死，周围有增生的上皮样细胞和朗汉斯多核巨细胞（Langhans multinucleate giant cell），并有淋巴细胞和成纤维细胞围绕（图4-18）。

2. **异物性肉芽肿（foreign body granuloma）** 异物性肉芽肿是指由外科缝线、粉尘、滑石粉、木刺等异物引起的肉芽肿。病变以异物为中心，周围有多量巨噬细胞、异物巨细胞（foreign body giant cell）、成纤维细胞和淋巴细胞等包绕，形成结节状病灶（图4-19）。

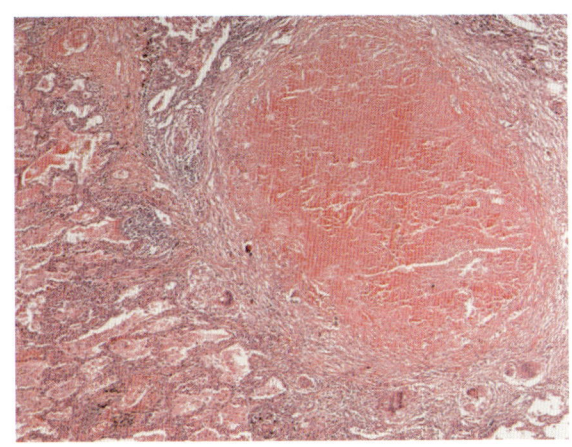

图 4-18 结核结节

结节中心为干酪样坏死，其周围见上皮样细胞、朗汉斯多核巨细胞和淋巴细胞（天津医科大学病理学教研室供图）

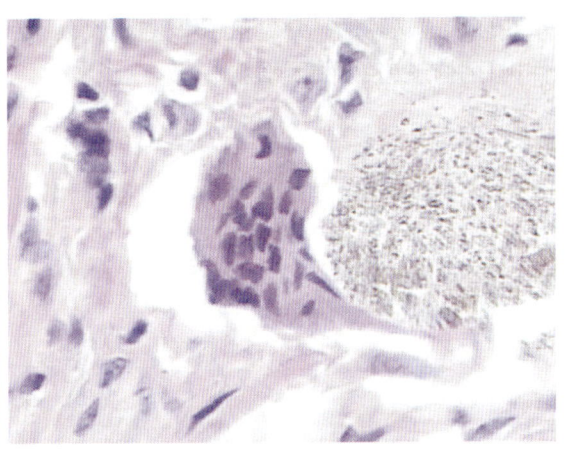

图 4-19 痛风结节

结节右侧为针状尿酸盐结晶，呈放射状排列，形成异物性肉芽肿的核心，其周围见异物巨细胞、淋巴细胞和成纤维细胞

3. **结节病肉芽肿（sarcoidosis granuloma）** 结节病肉芽肿是结节病时发生的非坏死性上皮样细胞肉芽肿。结节病是一种尚未明确病因的全身性疾病，累及淋巴结、皮肤、上呼吸道、肺、眼、肝、心、神经系统、涎腺、肌肉和骨骼等多个系统和器官，其中淋巴结、肺和皮肤为较常受累部位，主要认为是免疫功能障碍所致。该肉芽肿主要由上皮样细胞、多核巨细胞和淋巴细胞构成，无干酪样坏死。

(四)肉芽肿的组织发生

肉芽肿的组织发生在很大程度上取决于病原的性质、抗原性的强度以及机体免疫反应的形式和强度。某些病原（包括生物性和非生物性的）诱发局部炎症后，被巨噬细胞吞噬却不能被杀伤降解（如结核分枝杆菌、麻风杆菌等），或不能被吞噬降解（如缝线、粉尘等异物），此时，机体的防御系统将启动迟发型超敏反应（delayed-type hypersensitivity，DTH）机制，以形成炎性肉芽肿的方式处理该类不能被杀伤和降解的病原。当病原被清除后，则肉芽肿也可消失了。

在趋化因子作用下，巨噬细胞不断移动、聚集在炎症局部。巨噬细胞产生的 IL-12 和 IL-18 可使初始辅助性 T 细胞（T helper cell，Th cell）分化成 $CD4^+$ Th 细胞。$CD4^+$ Th 细胞通过 Th_1 和 NK 细胞所产生的 IFN-γ 在 DTH 的表达和巨噬细胞的激活中发挥了重要作用。巨噬细胞的激活和聚集是通过 $CD4^+$ Th 细胞 - 细胞因子 - 巨噬细胞轴实现的。巨噬细胞被激活后在形态和功能方面均发生改变，其吞噬和杀菌活性显著增强，而且出现形态的转化。此时的巨噬细胞形态和排列上类似上皮细胞，故有上皮样细胞（epithelioid cell）之称。上皮样细胞可相互融合形成多核巨细胞，进一步增强了其吞噬能力。

（五）肉芽肿的主要细胞成分

1. 上皮样细胞　肉芽肿内的上皮样细胞较其前身细胞大，胞浆丰富，细胞界限不清；胞核淡染，圆形或卵圆形，可有1~2个小核仁。电镜下，细胞核内常染色质增多，核仁增大并靠近核膜；胞质富于线粒体、内质网、核糖体、高尔基复合体和溶酶体等。虽然细胞膜的Fc和C3b受体明显减少，吞噬功能大大降低，但可向细胞外分泌降解酶和细胞因子（TNF、IL-1等），形成杀菌性环境。

2. 多核巨细胞　肉芽肿内的多核巨细胞由上皮样细胞融合而来，其胞体巨大（40~50μm），胞浆丰富、嗜酸，胞核数十至数百不等。根据其胞核分布特点，可将多核巨细胞分为规则型和杂乱型两大类。前者为朗汉斯巨细胞，其细胞核排列在细胞周边部，依切面不同，可呈花环状或马蹄形，常见于感染性肉芽肿；后者细胞核在胞质内的分布杂乱无序，常见于异物性肉芽肿，故名异物巨细胞。

（张　煦　杨爱军）

第五章 肿　　瘤

　　肿瘤（tumor，neoplasm）是一类常见病、多发病，其中恶性肿瘤是目前严重危害人类健康和生命的重大疾病之一。据统计，2008年全球新发恶性肿瘤病例1240万，死亡760万，2800万人在肿瘤诊断的5年内带瘤生存，预计到2030年会上升到2640万恶性肿瘤新发病例和1700万死亡病例。在我国，近年来随着社会经济发展、人口老龄化和人们生活习惯的改变，恶性肿瘤的发病率和死亡率都有所增加。《2012中国肿瘤登记年报》显示全国肿瘤登记地区恶性肿瘤发病率为285.91/10万，发病率无论男女，城市均高于农村。全国每年新发肿瘤病例估计约为312万例，平均每天8550人，全国每分钟有6人被诊断为恶性肿瘤。我国居民一生罹患癌症的概率为22%。全国肿瘤死亡率为180.54/10万，估计每年因癌症死亡病例达270万例。我国居民因癌症死亡的概率是13%，即每7～8人中会有1人因癌症死亡。我国最常见的五大肿瘤分别是肺癌、胃癌、结直肠癌、肝癌和食管癌，肺癌仍居肿瘤发病及死亡第一位。肿瘤的病因学、发病学及其防治均是我国肿瘤研究的重点。其中肿瘤的病理学不仅能对肿瘤做出明确诊断，也是肿瘤治疗的基础；肿瘤的分子病理学更是对于肿瘤的早期诊断和有效防治具有重要意义。

　　本章介绍肿瘤的基本概念、一般形态特点、肿瘤的生长和转移、肿瘤的命名和分类、肿瘤对机体的影响、癌前病变、常见肿瘤举例、肿瘤的病因和发病机制以及肿瘤的实验室诊断等内容。本章重点在于恶性肿瘤的形态和生物学特征以及目前对肿瘤发生分子机制的认识。各系统的主要肿瘤详见本书各论中有关章节。

第一节　概　　述

一、肿瘤的概念

　　肿瘤是机体在各种致瘤因素的作用下，局部组织的细胞在基因水平上失去对其生长的正常调控，导致克隆性异常增生而形成的新生物。这一过程称为肿瘤形成（neoplasia）。这种新生物通常形成局部肿块（mass），因而得名，又称为实体瘤（solid tumor）。但也有少数肿瘤并不形成肿块，如白血病。

　　肿瘤性增生一般是克隆性（clonal）的。克隆性是指一个肿瘤中的肿瘤细胞群是由发生了肿瘤性转化的单个细胞反复分裂增殖而形成的子代细胞所组成的。肿瘤细胞具有异常的形态、代谢和功能，并在不同程度上失去了进一步分化成熟的能力。尽管肿瘤通常依赖于机体提供营养和血供，但肿瘤细胞表现为失控性生长和过度生长，即具有自主性（autonomous growth）。即使致瘤因素已不存在时肿瘤仍能持续生长，提示肿瘤细胞的遗传异常可以传给其子代细胞。

　　肿瘤性增生与反应性增生有着本质的区别，后者一般是多克隆性的（polyclonal），即增殖的细胞群是由不同的亲代细胞衍生的子代细胞。反应性增生可见于机体在生理状态下以及炎症、损伤修复等病理状态下细胞、组织的增生。首先，这类增生有的是机体正常新陈代谢的细胞更新，有的是针对一定刺激或损伤的防御性、修复性反应，皆为机体生存所需；其次，这类增生的细胞、组织能分化成熟，并在一定程度上恢复原来正常组织的结构和功能；再次，这类

第五章 肿　　瘤

增生有一定限度，增生的因素一旦消除后便不再继续。

根据肿瘤的生物学特性及其对机体危害性的不同，一般将肿瘤分为良性（benign）和恶性（malignant）两大类。这种分类在肿瘤的诊断、治疗和判断预后上均具有十分重要的意义。

二、肿瘤的一般形态和结构

（一）肿瘤的肉眼形态

实体瘤的形态多种多样，肿瘤的数目、大小、形状、颜色和质地等基本特征可在一定程度上有助于判断肿瘤的良恶性和类型。

1. **肿瘤的数目和大小**　肿瘤通常为1个（单发，single），有时为多个（多发，multiple）。如子宫平滑肌瘤2～3个直至十余个者常见。家族性大肠腺瘤性息肉病、神经纤维瘤病等可有数十个、数百个甚至上千个瘤体。肿瘤大小不一，小者微小，甚至只有在显微镜下才能发现，如原位癌（carcinoma in situ）；大者巨大，可达数千克乃至数十千克。一般来说，肿瘤的大小与肿瘤的发展阶段、发生部位和肿瘤的性质（良恶性）等因素有关。生长于体腔（如腹腔）内的肿瘤有时可长得很大；生长于密闭的狭小腔隙（如颅腔、椎管）内的肿瘤则一般较小。发生在功能要害或敏感部位如声带等处的肿瘤，较早即引起显著症状，一般较小。肿瘤极大者通常生长缓慢，多为良性。恶性肿瘤生长迅速，短期内即可带来不良后果，体积一般不是很大。但如果是恶性肿瘤，体积越大，则转移概率一般也越大。对于某些类型的肿瘤，体积大小是判断其良恶性的重要指标之一。

2. **肿瘤的形状**　肿瘤的形状多样，有息肉状（polypoid）、乳头状（papillary）、绒毛状（villous）、结节状（nodular）、分叶状（lobular）、囊状（cystic）、蕈伞状（fungating）、溃疡状（ulcerative）、弥漫性肥厚状（diffuse thickening）和浸润性包块状（infiltrating mass）等（图5-1）。影响肿瘤形状的因素有发生部位、组织来源、生长方式和肿瘤的良恶性。

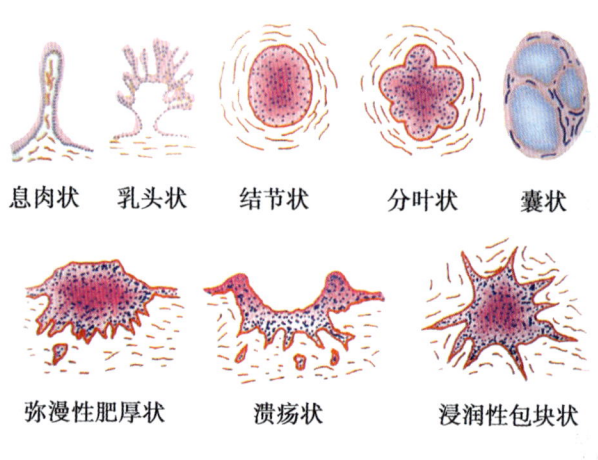

图5-1　肿瘤的形状和生长方式模式图

3. **肿瘤的颜色**　一般肿瘤的切面多呈灰白色或灰红色，但可因组织起源、含血管量的多寡、有无分泌物、继发改变（包括变性、坏死、出血）及是否含有色素等而呈现不同的颜色。有时可从肿瘤的色泽大致推测其为何种肿瘤，如血管瘤多呈红色或暗红色，脂肪瘤呈黄色，黑色素瘤多呈黑色，绿色瘤呈绿色等。

4. **肿瘤的质地**　肿瘤一般都较其周围正常组织坚实，且与肿瘤的种类、肿瘤实质与间质的比例以及有无变性、坏死有关。如骨瘤很硬，脂肪瘤、血管瘤质软；实质多于间质的肿瘤一般较软，如乳腺髓样癌，反之则较硬；瘤组织继发坏死、囊性变时往往变软，继发钙化或骨化者则局部变硬。

（二）肿瘤的组织结构

所有的肿瘤，无论良恶性，都可以分为实质和间质两部分（图5-2）。

1. **肿瘤的实质（parenchyma）**　是肿瘤细胞的总称，是肿瘤的主要成分。肿瘤的生物学特性主要取决于肿瘤的实质。人体几乎所有组织都可以发生肿瘤，因此肿瘤实质的形态也是多种多样的。通常根据肿瘤实质的形态来判断各种肿瘤的组织来源（histogenesis），进行肿瘤的分类、命名和组织学诊断，并根据其分化成熟程度和异型性大小来确定肿瘤的良恶性和恶性程度。

肿瘤的实质通常只有一种成分，但少数肿瘤可以有 2 种或更多的实质成分。如畸胎瘤含有 3 个胚层来源的异常增生分化的多种实质成分。

2. 肿瘤的间质（mesenchyma，stroma）肿瘤组织中除实质以外的成分都属于肿瘤间质，一般由结缔组织和血管组成，是肿瘤中与实质相互依存、不可或缺的组成部分，对肿瘤实质起支持和营养作用，同时也是恶性肿瘤浸润和转移的重要途径和条件。间质成分不具有特异性，在各种肿瘤中基本相同，只是在数量、分布、各种间质成分的比例上有差异。间质中常见数量不等的淋巴细胞、浆细胞、巨噬细胞等炎症细胞浸润，对机体

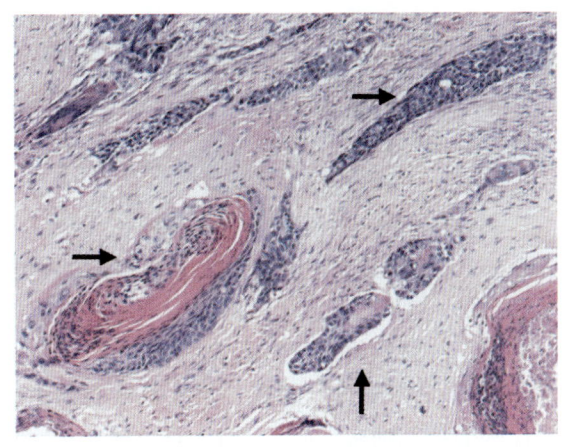

图 5-2　肿瘤的成分由实质和间质构成

鳞癌中实质成分为呈团、巢状分布的癌细胞（横箭头所示），间质成分为纤维结缔组织和淋巴细胞（竖箭头所示）
（天津医科大学病理学教研室供图）

有一定的免疫防御意义，并可能与肿瘤的演进（progression）有关。还有一类重要的细胞成分——肌成纤维细胞（myofibroblast）。近年来认识到肌成纤维细胞可以分泌许多生长因子，如内皮生长因子（EGF）、肿瘤生长因子（TGF）、肝细胞生长因子（HGF）等，促进上皮恶性转化和促进肿瘤生长；肌成纤维细胞还能够增强肿瘤血管形成的能力，进而促进肿瘤的浸润和转移。

第二节　肿瘤的异型性

肿瘤组织无论在细胞形态和组织结构上，都与其来源的正常组织有不同程度的差异，这种差异称为异型性（atypia）。肿瘤异型性的大小反映了肿瘤组织的成熟程度（分化程度）。分化（differentiation）在胚胎学中指幼稚细胞发育成为成熟细胞的过程。因此异型性小者，说明肿瘤与其来源的细胞和组织相似，分化程度高（well-differentiated）；异型性大者，表示肿瘤细胞和组织分化程度低（poorly-differentiated），恶性度高。识别异型性的大小是病理形态学上诊断肿瘤、确定其良恶性及判断恶性肿瘤分级程度的主要依据。

有的恶性肿瘤主要由未分化细胞构成，称为间变性肿瘤（anaplastic tumor）。间变（anaplasia）一词在病理学中是指恶性肿瘤细胞缺乏分化，异型性显著。间变的肿瘤细胞具有明显的多形性（pleomorphism），因此有时难以确定其组织起源。间变性肿瘤几乎都是高度恶性的肿瘤。

一、肿瘤组织结构的异型性

肿瘤组织结构的异型性是指肿瘤组织在空间排列方式上（包括瘤细胞的极向、排列结构及其与间质的关系等方面）与其来源的正常组织的差异。由于良性肿瘤的细胞异型性不明显，因此诊断良性肿瘤的主要依据是其组织结构的异型性。例如鳞状上皮乳头状瘤的瘤细胞和正常的鳞状上皮很相似，只是其排列与正常组织不同，呈含有纤维血管轴心的乳头状。恶性肿瘤的组织结构异型性明显，瘤细胞排列更为紊乱，失去正常的结构、层次或极向。如鳞状上皮发生的恶性肿瘤——鳞状细胞癌，癌呈巢状分布，细胞排列失去极向，与正常的鳞状上皮结构相差较远。

二、肿瘤细胞的异型性

良性肿瘤细胞的异型性小，一般与其来源的正常细胞相似。恶性肿瘤细胞常具有明显的异型性，表现为：

（一）肿瘤细胞的多形性

恶性肿瘤细胞一般比正常细胞大，形态和大小又很不一致，有时出现瘤巨细胞（tumor giant cell）（图 5-3）。也有少数分化很差的肿瘤，其瘤细胞较正常细胞小，大小比较一致，且多为圆形，病理学上称其为一类小蓝圆细胞肿瘤。

（二）肿瘤细胞核的异常形态

1. 核的多形性　恶性肿瘤细胞核的体积增大，核浆比较正常升高（正常为 1∶4～1∶6，恶性肿瘤细胞则接近或大于 1∶1）。核大小、形状和染色不一，并可出现双核、多核、巨核或奇异形核。

2. 核深染　恶性肿瘤细胞核内 DNA 增多，核深染。染色质呈粗颗粒状，分布不均匀，常堆积在核膜下，使核膜显得增厚。核仁增大，数目也常增多（可达 3～5 个）。

3. 核分裂象　恶性肿瘤由于增殖活跃，常常可见多个核分裂象，特别是出现不对称性、多极性及顿挫性等病理性核分裂象（pathological mitotic figure）时，对于诊断恶性肿瘤具有重要的意义（图5-4）。但需要注意的是出现核分裂象并不一定代表着肿瘤是恶性或一定是肿瘤性病变。因为许多正常组织增殖旺盛，例如骨髓可以有不少核分裂象。

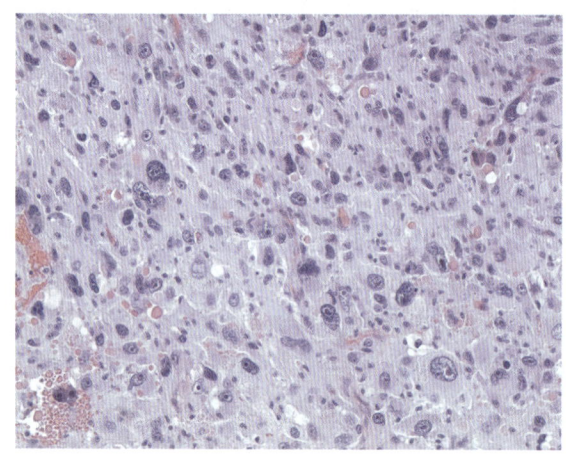

图 5-3　肿瘤细胞的多形性
多形性肉瘤中细胞形态、大小极不一致，出现瘤巨细胞

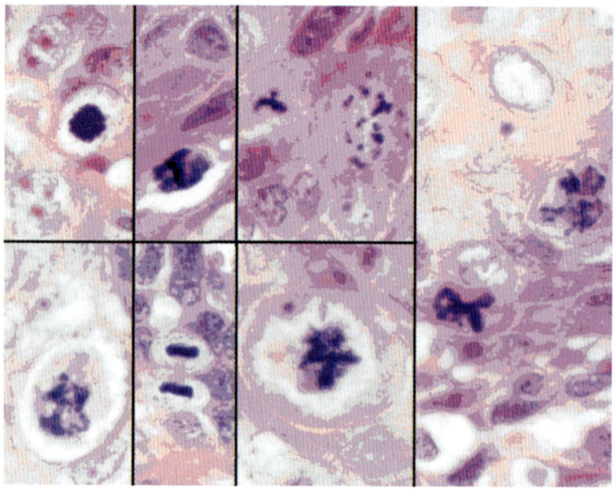

图 5-4　肿瘤细胞核的多形性
示各种核分裂象

（三）肿瘤细胞胞浆的改变

由于胞浆内核蛋白体增多和酸性代谢产物增加而染色多呈嗜碱性。生化研究证实恶性肿瘤细胞的物质代谢趋于简化，细胞器简单，也是形成核浆比增大的原因之一。细胞骨架的结构和排列也发生变化，部分解释了肿瘤细胞的多形性。有些肿瘤细胞因产生异常分泌物或代谢产物而具有不同特点，如激素、黏液、糖原、脂质、角蛋白和色素等，有助于进行鉴别诊断。

上述肿瘤细胞的形态，特别是核的多形性常为恶性肿瘤的重要特征，在区别良、恶性肿瘤上具有重要意义，而胞浆内的特异性产物常有利于判断肿瘤的细胞来源。

（四）肿瘤细胞超微结构的改变

良性肿瘤细胞的超微结构与其来源细胞基本相似。恶性肿瘤细胞的超微结构异型性明显，但无特异性，主要表现为：① 核增大、不规则，核膜内陷，核仁增大，染色质凝集成块，聚集在核膜下；② 细胞器如线粒体、内质网、高尔基复合体、张力微丝和肌丝数目减少，形态异常。

第三节　肿瘤的生长和扩散

具有局部浸润和远处转移能力是恶性肿瘤最重要的生物学特征，并且是恶性肿瘤威胁患者生命的主要原因。因此对肿瘤生长和扩散及其机制的研究一直是肿瘤病理学的重要内容。

一、肿瘤生长的生物学

（一）生长方式（growth pattern）

几乎所有的良性肿瘤都呈膨胀性生长（expansile growth），肿瘤只局限于其发生部位，推挤但不侵犯周围组织，与周围组织分界清楚（circumscribed，well demarcated）。随着体积的增大，有的可以在肿瘤周围形成完整的结缔组织膜，称为包膜（capsule）（图5-5）。包膜是在肿瘤膨胀压力下，周边正常的实质细胞发生萎缩，由细胞外基质形成的。有包膜的肿瘤触诊时常可推动，手术容易摘除，不易复发。但少数良性肿瘤，如血管瘤通常无包膜，并可浸润周围的组织。

恶性肿瘤多呈浸润性生长（invasive growth）。肿瘤组织像树根扎入土壤一样，不断浸润、破坏周围组织（包括组织间隙、淋巴管和血管），一般无包膜形成，境界不清（图5-6）。生长较缓慢的恶性肿瘤有时可以形成一个纤维性的假包膜（pseudocapsule），从而在肉眼上与正常组织分界清楚，但在组织学上往往能看到肿瘤细胞呈蟹足样浸润周围组织。触诊时，肿瘤固定，活动度小。局部切除后，常有肿瘤残留，容易复发。因此手术切除时，需要比较广泛地切除周围可能受累的组织。

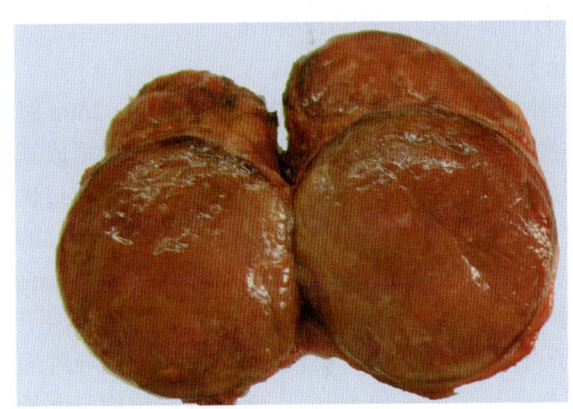

图 5-5　良性肿瘤呈膨胀性生长

甲状腺腺瘤：肿瘤呈结节状，有完整包膜

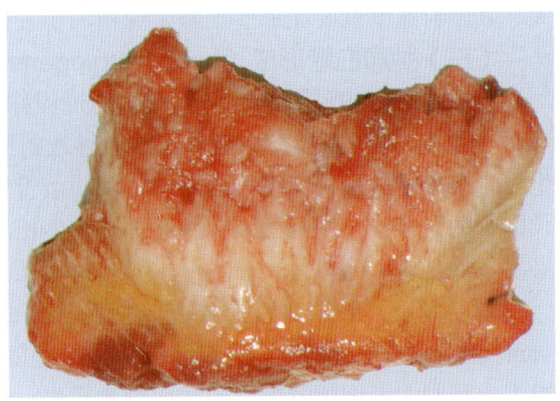

图 5-6　恶性肿瘤呈浸润性生长

皮肤鳞状细胞癌切面，可见灰白色癌组织像树根一样浸润生长，无包膜形成，境界不清

良性和恶性肿瘤都可以呈外生性生长（exophytic growth）。发生在体表、体腔或空腔脏器（如消化道、泌尿道等）的肿瘤，常向表面生长，形成乳头状、息肉状、蕈伞状或菜花状的肿物。良性肿瘤（如皮肤乳头状瘤）基底部无侵袭，恶性肿瘤则伴有基底浸润。外生性恶性肿瘤，由于生长迅速，其中央部血供不足，易发生坏死。坏死组织脱落后形成高低不平、边缘隆起的恶性溃疡。

（二）生长动力学（growth kinetics）

不同肿瘤的生长速度差别很大。良性肿瘤一般生长缓慢，可在体内生长数年甚至数十年。恶性肿瘤生长较快，特别是分化差者，可在短期内形成明显的肿块，并容易发生坏死、出血等继发性改变。肿瘤的生长速度并非一成不变，许多因素包括激素水平、血供等都可以影响肿瘤的生长速度。如雌激素依赖性的子宫平滑肌瘤在妊娠期间可迅速增大，在绝经期后肿瘤发生萎缩。

肿瘤的生长速度与以下 3 个因素有关：

1. 肿瘤细胞的倍增时间（doubling time） 即肿瘤细胞的数量增加 1 倍所需的时间。由于多数肿瘤中细胞周期调控被打乱，使得肿瘤细胞很容易进入细胞周期，但与正常的细胞相比，却不能更快地结束细胞周期，因此多数恶性肿瘤细胞的倍增时间可能并不比正常细胞快。从理论上估计最初转化的细胞（直径约 10μm）必须经过至少 30 个倍增时间才能产生 10^9 个细胞（重约 1g），这是临床所能检测到的最小的肿瘤。而要形成 10^{12} 个细胞的肿瘤（重约 1kg），则只需再经过 10 个倍增时间即可。虽然这种估算并不准确，但至少说明一个有关肿瘤生长非常重要的概念：一个实体瘤被临床检测发现之时，肿瘤已经完成其生命周期的大部分。

2. 生长分数（growth fraction） 即肿瘤细胞群体中处于增殖状态（S 期 +G_2 期）的细胞比例。生长分数越大，肿瘤生长越迅速；反之，则生长缓慢。在细胞恶性转化初期，绝大多数细胞处于复制期，所以生长分数很高。但随着肿瘤的持续生长，不断有瘤细胞发生分化而离开增殖阶段，使得大多数瘤细胞处于 G_0 期。即使是生长迅速的肿瘤，如小细胞肺癌，生长分数也只有 20% 左右。目前大多数化疗药物针对处于复制期的细胞，因此生长分数高的肿瘤，如高度恶性的淋巴瘤和小细胞癌对化疗十分敏感；而常见的实体瘤（如结肠癌、乳腺癌）生长分数低，故对化疗不够敏感。临床上治疗这些肿瘤的策略是先用放射或手术治疗将肿瘤缩小或去除，让残存的瘤细胞从 G_0 期进入复制期后再应用化疗。

3. 瘤细胞的生成与丢失（generation and loss of tumor cell） 在肿瘤生长过程中，既有新细胞不断产生，同时又有细胞因不断凋亡、坏死而丢失。只有当瘤细胞的生成大于丢失时，肿瘤才能进行性长大。在生长分数相对较高的肿瘤（如急性白血病），瘤细胞的生成远大于丢失，其生长速度就要比那些细胞生成稍大于丢失的肿瘤（如结肠癌）快得多。

（三）肿瘤血管形成（tumor angiogenesis）

肿瘤在机体内诱导形成新生血管的过程称为肿瘤血管形成。当肿瘤直径达到 1～2mm 时（10^7 个细胞左右），会发生缺血、缺氧导致的细胞死亡。肿瘤细胞会通过某些机制诱导形成新生血管来满足这种快速生长的需求。肿瘤血管形成一方面对肿瘤提供营养，另一方面又通过生长因子的自分泌作用刺激周围肿瘤细胞的生长。因此血管形成是肿瘤继续生长、浸润和转移的必要条件。

现已发现，肿瘤血管形成受到促血管生成因子（angiogenesis factor）和抗血管生成因子（anti-angiogenesis factor）的双向调控。这些因子可由肿瘤细胞本身或肿瘤细胞通过诱导肿瘤组织中浸润的炎细胞及周围的间质细胞产生。促血管生成因子如 VEGF、碱性成纤维细胞生长因子（basic fibroblastic growth factor，bFGF）和内皮肽（endothelin，ET）等，通过相应的受体与靶细胞结合，激活内皮细胞和基质金属蛋白酶；促进血管内皮细胞收缩、趋化、迁移和增殖，形成毛细血管芽，最终血管芽吻合成毛细血管等。此外，肿瘤还会吸引骨髓源性内皮祖细胞（endothelial progenitor cell）"归巢"至肿瘤组织，形成微血管。但同时肿瘤本身也可以产生抗血管生成因子，如血小板反应蛋白 -1（thrombospondin-1）。而其他的抗血管生成因子如血管抑素（angiostatin）、内皮抑素（endostatin）和肿瘤抑素（tumstatin）是肿瘤组织中纤溶分解或胶原分解的产物。

研究表明，在肿瘤早期，绝大多数肿瘤并不诱导血管生成，这种状态可以维持数月到数年，称为血管前期（prevascular phase）。接着其中一些细胞转变为血管生成型的表型（angiogenic phenotype），称为血管生成性转化。其分子机制还不完全清楚，可能与促血管生成因子产生增多或抗血管生成因子丢失有关。野生型 *p53* 通过诱导合成抗血管生长因子血小板反应蛋白-1 并下调促血管生成因子如 VEGF 和缺氧诱导因子（hypoxia-inducible factor，HIF-1）的产生。HIF-1 可以刺激 VEGF 的转录。在许多肿瘤中存在 *p53* 等位基因的突变性失活，因此血小板反应蛋白-1 水平明显下降，而 VEGF 水平升高，再加上由肿瘤细胞缺氧引起的 HIF-1 产生增多，导致平衡被打破，转变为利于血管生成，进入血管期（vascular phase），肿瘤迅速生长。

抑制肿瘤血管形成已成为当今肿瘤治疗的一个新途径。bFGF 和 VEGF 在多种肿瘤中都有表达，相当一部分肿瘤患者的血清和尿中可以检测到这两者的水平升高。近来一个针对 VEGF 的单克隆抗体——贝伐单抗（bevacizumab），已经被批准用于多种恶性肿瘤的治疗。

（四）肿瘤的克隆性（tumor clonality）

恶性肿瘤的发生可以是多中心的，但绝大多数恶性肿瘤来自单一转化细胞的增殖，即为单克隆起源。通过细胞遗传学的研究可以证实这种克隆性。由于女性的一对 X 染色体分别来自其父母，位于 X 染色体上的等位基因，如葡萄糖 6 磷酸脱氢酶（G6PD），在体内是随机灭活的，因此每个体细胞中的 G6PD 同工酶只能有一种，A 或者 B。对于女性肿瘤如子宫平滑肌瘤的 X 性连锁同工酶标记-G6PD 分析，发现在一个肿瘤内只含有一种 G6PD 同工酶，而正常的子宫平滑肌含有两种同工酶（图 5-7），这说明了肿瘤起源的单克隆性。再如通过标记性染色体异常如慢性粒细胞白血病的费城（Ph）染色体等，都可以显示这种克隆性。

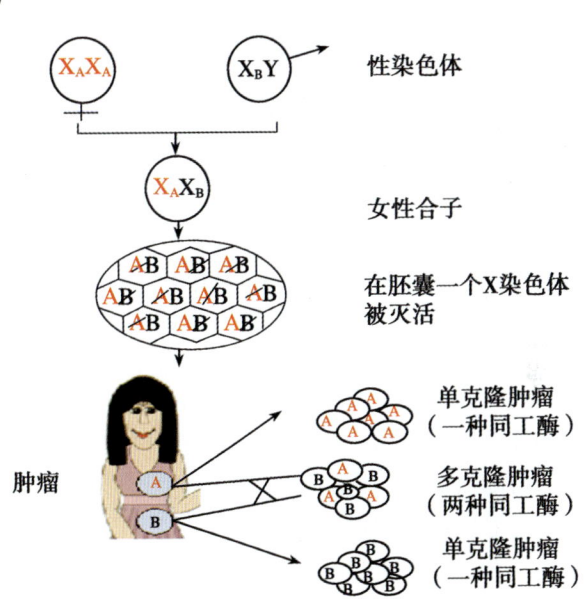

图 5-7 X 性连锁同工酶标记证明肿瘤细胞的单克隆性

二、肿瘤的扩散

恶性肿瘤不仅可以在原发部位浸润生长，累及邻近器官或组织，而且可以通过多种途径扩散到身体其他部位，称为肿瘤的扩散（spread of tumor）。这是恶性肿瘤最重要的生物学特征，也是导致患者死亡的主要原因。

（一）直接蔓延（direct spread）

直接蔓延是指恶性肿瘤随着不断长大，常常连续不断地沿着组织间隙、淋巴管、血管或神经束衣浸润（invasion），破坏邻近的器官或组织，并继续生长。例如晚期宫颈癌可蔓延到直肠和膀胱，胰头癌可蔓延到肝、十二指肠。

（二）转移（metastasis）

恶性肿瘤细胞从原发部位侵入淋巴管、血管或体腔，迁移到他处而继续生长，形成与原发瘤同样类型的肿瘤，这个过程称为转移。所形成的肿瘤称为转移瘤（metastatic tumor）或继发瘤（secondary tumor）。良性肿瘤不转移，只有恶性肿瘤才可能发生转移。但也有例外，如皮肤的基底细胞癌多在局部浸润破坏而几乎不发生转移。常见的转移途径有以下几种：

1. **淋巴道转移（lymphatic metastasis）** 淋巴道转移是癌初期播散最常见的方式。癌细胞侵入肿瘤周边的淋巴管后，随淋巴液的引流方向到达局部淋巴结（图 5-8）。如发生在主气道的肺癌首先转移至肺门气管旁淋巴结和纵隔淋巴结；乳腺癌最常发生在乳腺的外上象限，常先转移至同侧腋窝淋巴结。癌细胞到达局部淋巴结后，先聚集在边缘窦，而后逐渐累及整个淋巴

第五章 肿 瘤

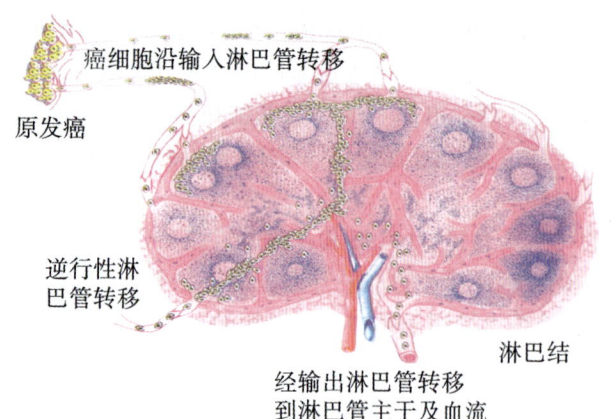

图 5-8 癌的淋巴道转移模式图

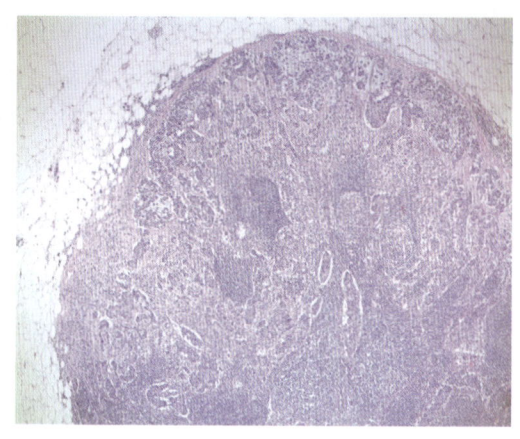

图 5-9 淋巴结转移癌
癌细胞先聚集在边缘窦，而后逐渐累及整个淋巴结

结（图 5-9），之后可以继续转移至下一站的其他淋巴结，最后可经胸导管进入血流而继发血道转移。由于静脉-淋巴管吻合支的存在或因炎症等因素引起淋巴管阻塞，有时肿瘤可以越过引流淋巴结发生跳跃式转移（skip metastasis）。在临床上最常见的癌转移淋巴结是左锁骨上淋巴结，其原发部位多位于肺和胃肠道。受累的淋巴结肿大、变硬，多个可融合成团，切面常呈灰白色。

2．血道转移（hematogenous metastasis） 血道转移是肉瘤转移的重要途径，少数癌如肾细胞癌、肝细胞癌、绒毛膜上皮癌等以及多种癌的晚期也容易发生血道转移。瘤细胞侵入血管后，可随血流到达远隔器官，继续生长形成转移瘤。由于静脉壁较薄且管腔压力较低，故瘤细胞多经静脉或毛细血管入血，亦可经淋巴路间接入血。进入血管系统的肿瘤细胞常与纤维蛋白及血小板黏附成团，称为瘤栓（tumor embolus）（图 5-10）。肿瘤细胞的运行途径与血栓栓塞过程相似：侵入门静脉系统者，首先引起肝转移，例如胃肠道癌的肝转移；侵入体静脉经右心到肺者，引起肺转移，如骨肉瘤的肺转移；侵入肺静脉者还可经左心随主动脉血流引起全身性转移，常转移至脑、骨、肾及肾上腺等处。因此，这些器官的转移常发生在肺内已有转移之后。此外，侵入胸、腰、骨盆静脉的肿瘤细胞，可以通过吻合支进入脊椎静脉丛（Baston 脊椎静脉系统）而引起脊椎、脑转移。如前列腺癌可经此途径转移到脊椎，而不伴有肺的转移。

血道转移虽然可见于多个器官，但最常见的是肺，其次是肝和骨。因此临床上恶性肿瘤患者必须做肺、肝和骨的影像学检查，判断其有无血道转移，以确定患者的临床分期和治疗方

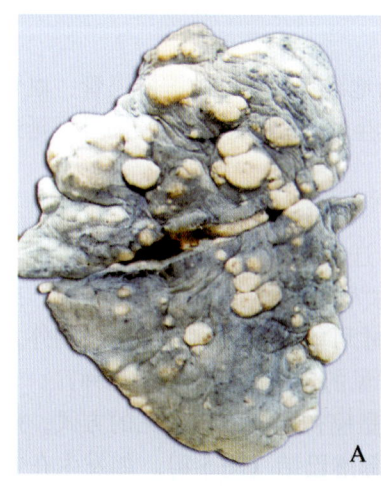
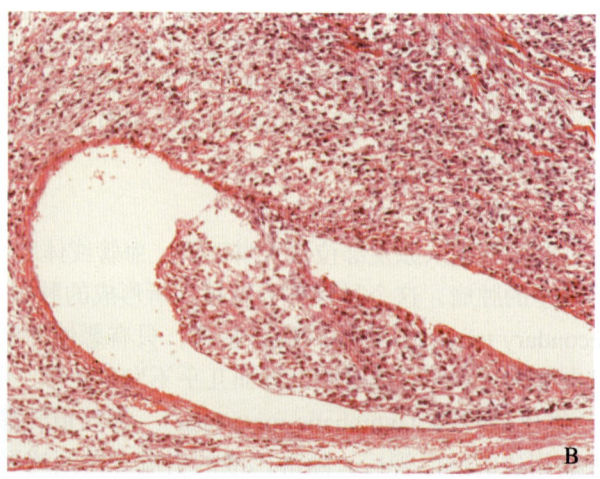

图 5-10 血道转移
A．肝癌肺转移：在肺表面形成多个灰白色类圆形结节，大小较一致；B．横纹肌肉瘤血道转移：血管内见瘤栓

案。转移瘤的特点是多发,散在分布,结节大小较一致,边界较清楚,且多接近于器官的表面。位于器官表面的转移性肿瘤,中心常发生出血、坏死而下陷,形成所谓的"癌脐"。

3. 种植性转移(seeding, implanting metastasis) 体腔内器官的恶性肿瘤侵及器官表面时,瘤细胞可以脱落并种植在体腔其他器官的表面,形成多个转移瘤,这一过程称为种植性转移。腹腔、胸腔最常受累,心包腔、蛛网膜下隙(又称蛛网膜下腔)也可受累。如胃肠道的黏液癌可种植到大网膜、腹膜、腹腔或盆腔器官如卵巢等处。在卵巢表现为双侧卵巢明显增大,这种特殊类型的卵巢转移性肿瘤称为 Krukenberg 瘤,多由胃肠道黏液癌特别是胃的印戒细胞癌转移而来。值得注意的是,Krukenberg 瘤并不一定都是种植性转移,也可通过淋巴道或血道转移形成。肺癌也常在胸腔内形成广泛的种植性转移。脑部的恶性肿瘤如小脑的髓母细胞瘤也可经脑脊液种植转移到脑的其他部位或脊髓。浆膜腔的种植性转移常伴有血性积液。这种血性积液与浆膜下淋巴管或毛细血管被癌栓阻塞,或毛细血管受肿瘤刺激而通透性增加以及血管受癌细胞破坏而出血有关。积液的细胞学检查可见脱落的肿瘤细胞。另外值得注意的是,手术操作也可能造成医源性种植。虽然可能性很小,但应尽量避免。

三、恶性肿瘤的扩散机制

恶性肿瘤的扩散是一系列步骤组成的、连续的复杂过程,其机制目前仍未完全清楚。恶性肿瘤的异质性和血管形成都对肿瘤的浸润和转移起重要作用。下面以癌为例,简述其基本过程。

(一)肿瘤演进和异质性

恶性肿瘤经过一定时间的生长后侵袭性增加的现象称为肿瘤的演进(tumor progression),表现为生长速度加快、浸润能力和远处转移能力加强。肿瘤演进与肿瘤内不断出现具有更大恶性潜能的细胞亚群有关。同一肿瘤由具有不同基因型和生物学表型的瘤细胞亚群所组成,在形态结构、基因表达、染色体核型、生物化学特性、免疫原性、细胞表面标志物、生物学行为包括转移潜能,以及对抗癌药物的敏感性等方面都可以有差异,这种现象称为肿瘤的异质性(tumor heterogeneity)。这是由于在肿瘤生长过程中,可能有多种附加的基因突变作用于不同的瘤细胞,使其获得不同的特性。机体的抗肿瘤反应可以杀死那些具有较高抗原性的亚克隆,而抗原性低的亚克隆则可躲过机体的免疫监视。只有那些适应生长、浸润和转移的亚克隆才能在肿瘤的生长过程中"竞争"存活下来。

(二)癌扩散的基本过程

癌扩散是一个主动过程,包含多个步骤,有转化细胞的生长、实体瘤的细胞解离、周围组织侵袭、穿入脉管、在循环中存活并聚集、穿出血管壁、进入周围组织以及继续生长,最后形成转移癌(图5-11)。

如图 5-12 所示,在肿瘤转移过程中自始至终都贯穿着细胞与细胞、细胞与细胞外基质(ECM)的相互识别、黏附和相互作用。肿瘤的浸润和转移可以分为 ECM 的浸润和血管播散、肿瘤细胞归巢和定植两大方面。ECM 的浸润作为转移级联反应的始动因素,可以分为 4 个主要步骤:①肿瘤细胞间连接的解离;

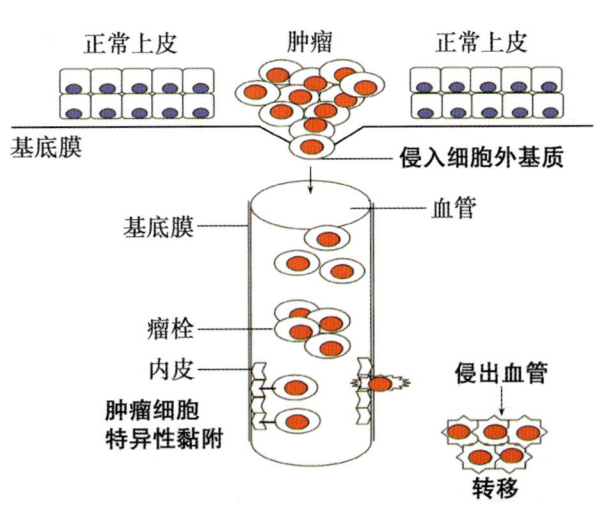

图 5-11 恶性肿瘤浸润和血行播散的机制示意图

②ECM的降解；③肿瘤细胞和ECM成分的黏附；④肿瘤细胞的迁移。

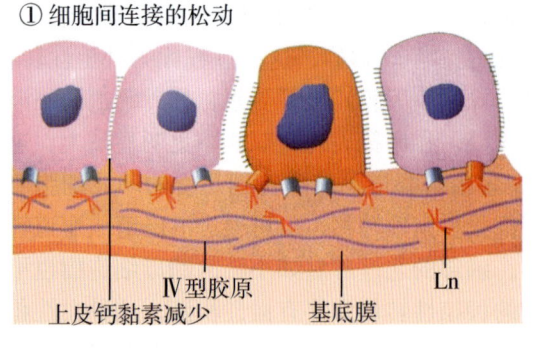
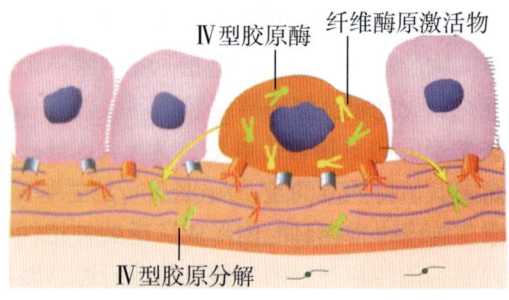
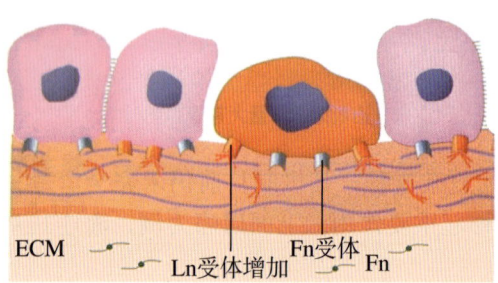

图5-12 恶性肿瘤细胞局部浸润的机制示意图

1．肿瘤细胞间连接的解离　肿瘤细胞之间的黏附力减弱（detachment）而发生相互解离。一方面大多数恶性肿瘤细胞由于唾液酸的存在，表面具有较高的负电荷，相互之间排斥，因而易于从细胞连接中脱离。另一方面正常上皮细胞之间通过细胞黏附分子（cell adhesion molecules，CAMs）如上皮钙黏素（E-cadherin）将其彼此黏着在一起。在腺癌、鳞癌中，上皮钙黏素表达减少，使癌细胞彼此分离容易脱落。上皮钙黏素通过连环蛋白（catenins）和细胞骨架相连，上皮钙黏素的正常功能依赖于其和连环蛋白的连接。在有些肿瘤中，上皮钙黏素基因是正常的，但由于α-连环蛋白突变而造成上皮钙黏素的表达减少。

2．ECM的降解（degradation）　ECM的成分如层粘连蛋白、纤连蛋白、蛋白多糖和Ⅳ型胶原纤维可被包括基质金属蛋白酶（matrix metalloproteinase，MMPs）、丝氨酸蛋白酶（主要是尿激酶型纤维蛋白溶酶原激活物，u-PA）及半胱氨酸蛋白酶等在内的蛋白水解酶溶解，使基底膜产生局部缺损，癌细胞得以通过。这些酶不仅来自癌细胞的直接分泌，也可由癌细胞诱导基质细胞如成纤维细胞、巨噬细胞等产生，或是基质内原本存在的酶前体受到激活后形成。其中MMPs的作用最为引人注目。MMPs活性与乳腺癌、结肠癌等多种肿瘤细胞浸润的正相关性已被研究证实。近来体内成像实验显示肿瘤细胞能够采用另一种更快速的侵袭模式，称为阿米巴样迁移（ameboid migration）。在这种侵袭方式中，细胞不是降解破坏ECM而是通过基质中的空隙挤过去。体外实验显示肿瘤细胞能够在这两种迁移方式之间转换。

3．肿瘤细胞和ECM成分的黏附（attachment）　正常上皮与基底膜的黏着是通过上皮细胞表面的整合素受体（integrin receptor）和基底膜上的配体如纤连蛋白、层粘连蛋白结合而实现的。癌细胞有更多的层粘连蛋白受体，使其更易于与基底膜黏附。如肝癌、乳腺癌和胰腺癌细胞表达层粘连蛋白受体数量与其侵袭性成正相关。此外，癌细胞还可表达多种整合素，能与ECM中的纤连蛋白、胶原等多种配体相结合实现与ECM的黏附而促进迁移。

4．癌细胞的迁移（migration）　癌细胞借其自身的主动运动通过被降解的基底膜和基质侵入周围组织是侵袭的最后一步。癌细胞产生的自分泌移动因子（autocrine motility factor），如肝细胞生长因子和胸腺素（thymosin）β15等，可介导癌细胞的运动，促进肿瘤的浸润和转移。与此同时，基质成分的产物如胶原、层粘连蛋白等对肿瘤细胞具有趋化作用。间质细胞也能够产生旁分泌因子而促进细胞运动。当肿瘤到达血管壁时，又以类似的方法穿过血管的基底膜进入血管。

近年来越来越多的研究表明围绕着肿瘤细胞的ECM和间质细胞构成的微环境，在肿瘤的发生和（或）演进中发挥着重要作用。

（三）血行播散

肿瘤细胞需要从原发灶脱离并进入血液或淋巴循环，才能在远处形成转移灶。目前肿瘤患者外周血中循环肿瘤细胞（circulating tumor cells，CTCs）已被证实可能是肿瘤转移的起源。但并非所有进入循环的肿瘤细胞都会形成转移灶，它们中的大多数会受到血流机械剪切力、失去黏附而诱导的凋亡、机体的免疫防御机制等多方面的破坏。在实验动物模型中，循环肿瘤细胞能够形成新的转移灶的可能性小于千分之一。因此外周血中检测到CTCs预示着肿瘤转移的可能性增大；其数量变化可能成为监测肿瘤早期转移的指标。而肿瘤细胞从循环系统游出到达靶器官并在其中生存及生长的能力，以及宿主靶器官的微环境是否适宜，可能是决定肿瘤转移效率的主要因素。

肿瘤细胞在血管中与血小板凝集形成癌栓，并可与栓塞处的血管内皮细胞黏附，然后以前述机制穿过血管内皮和基底膜，进入靶器官，形成新的转移灶。在这一过程中黏附分子CD44起着重要的作用。CD44在正常人体内大量存在，主要在间质和造血源性细胞表达，介导淋巴细胞的活化、分化、归巢、黏附等一系列过程。而癌细胞通常过表达CD44变异型分子（如V6、V8等），增强其转移能力。如结肠癌CD44V6的高表达提示其具有高转移性。

肿瘤的血行转移部位和器官分布具有一定的选择性，如肺癌易转移到肾上腺和脑，乳腺癌易转移到肺、肝、骨，甲状腺癌、肾癌和前列腺癌易转移到骨等。1889年由Stephen Paget提出的种子和土壤学说（seed and soil theory）已得到证实。目前发现这种现象的机制与下列因素有关：① 靶器官微血管内皮上的配体能与进入血液循环的癌细胞表面黏附分子特异性结合。如乳腺癌发生肺转移与转移性细胞高表达VCAM有关。② 靶器官能够释放某些吸引癌细胞的化学趋化物质。如趋化因子受体CXCR4在乳腺癌高表达，而其趋化因子CXCL12存在于许多器官如淋巴结、骨髓和肺中，这些器官或组织也是乳腺癌常见的转移部位。③ 某些器官或组织的环境不适合肿瘤的生长，可能是这些器官很少有转移的原因。例如：横纹肌组织很少有肿瘤转移，可能是由于肌肉经常收缩使肿瘤细胞不易停留，或肌肉中乳酸含量过高而不利于肿瘤生长；脾的血液循环丰富但转移癌少见，可能与脾是免疫器官有关。

（四）肿瘤转移的分子遗传学

在肿瘤转化中有几种蛋白质如p53和RB起到关键作用，与肿瘤转化不同，作为转移癌基因或转移抑制基因发挥功能的基因少之又少。转移抑制基因定义为其功能缺失能够促进肿瘤转移而不影响原发瘤。相应地，转移癌基因能够促进转移的发展而不影响原发瘤。目前发现了几个在转移瘤中失活的基因，证实其作为转移抑制基因而发挥作用，包括*nm23*（non-metastasis 23）、*KAI-1*、*KISS-1*、*MKK4/SEK1T*和*BrMS1*等。

*nm23*基因位于17q22，编码核苷二磷酸激酶（nucleoside diphosphate kinase，NDPK）。NDPK通过相关信号转导通路影响肿瘤细胞微管的组合而调节细胞微管、微丝等细胞骨架的活动从而抑制癌的转移。*nm23*表达水平与多种肿瘤如乳腺癌、胃癌、肝细胞癌等的转移成负相关关系：其mRNA水平在低转移癌细胞中比高转移癌细胞高10倍以上；伴有淋巴结转移的肿瘤较没有转移者*nm23*表达水平下降。此外*nm23*基因的突变、缺失也与多种恶性肿瘤发生转移密切相关。

第四节 肿瘤的命名和分类

肿瘤的命名和分类（nomenclature and classification of tumor）是肿瘤病理诊断的核心内容。人体的所有部位、所有器官和组织几乎都可以发生肿瘤，因此肿瘤的种类繁多，命名十分复杂。一般根据肿瘤的组织起源、形态特点、生物学行为和对机体的影响进行分类。

一、肿瘤的命名

（一）肿瘤命名的一般原则

1. 良性肿瘤命名　一般是在肿瘤的组织起源/细胞类型的名称后加"瘤"（英文加后缀"-oma"）。例如腺上皮起源的良性肿瘤称为腺瘤（adenoma），脂肪组织的良性肿瘤称为脂肪瘤（lipoma）。

2. 恶性肿瘤命名　① 上皮组织的恶性肿瘤称为癌（carcinoma）：一般是在起源组织的名称后加"癌"。例如鳞状上皮来源的恶性肿瘤称为鳞状细胞癌（squamous cell carcinoma，简称鳞癌），腺上皮来源的称为腺癌（adenocarcinoma）。② 间叶组织的恶性肿瘤称为肉瘤（sarcoma）：一般是在起源组织的名称后加"肉瘤"。例如纤维结缔组织来源的恶性肿瘤称为纤维肉瘤（fibrosarcoma）。③ 如一个肿瘤既有癌的成分，又有肉瘤的成分，称为癌肉瘤（carcinosarcoma）或肉瘤样癌（sarcoid carcinoma）。通常所称的癌症（cancer）则泛指所有恶性肿瘤。

（二）结合形态命名

部分肿瘤依据其大体形态命名，如皮肤的良性上皮性肿瘤形成细小的指状突起，称为乳头状瘤（papilloma）。一些腺瘤形成囊状结构，称为囊腺瘤（cystadenoma）；一些囊壁形成乳头，则称为乳头状囊腺瘤（papillary cystadenoma）。形成乳头状及囊状结构的腺癌，则称为乳头状囊腺癌（papillary cystadenocarcinoma）。

部分肿瘤依据细胞形态命名，如透明细胞癌（clear cell carcinoma）、小细胞癌（small cell carcinoma）等。

（三）肿瘤命名的特殊情况

由于历史原因，有少数肿瘤的命名已经约定俗成，不完全依照上述原则。

有些肿瘤组织类似某种幼稚组织，称为"……母细胞瘤（-blastoma）"，良性者如骨母细胞瘤（osteoblastoma）、软骨母细胞瘤（chondroblastoma），恶性者如视网膜母细胞瘤（retinoblastoma）、神经母细胞瘤（neuroblastoma）和肾母细胞瘤（nephroblastoma，又称Wilms瘤）。

有些恶性肿瘤，习惯于冠以恶性，如恶性黑色素瘤、恶性神经鞘瘤等。

有些肿瘤，后缀为"瘤"或"病"，实际上都是恶性肿瘤，如淋巴瘤、白血病、骨髓瘤、精原细胞瘤、内胚窦瘤等。

有些肿瘤以人名命名，如尤因肉瘤（Ewing sarcoma）、佩吉特病、霍奇金淋巴瘤。

有些肿瘤有多发和遗传因素，称为"……瘤病"，如神经纤维瘤病、脂肪瘤病、血管瘤病。

畸胎瘤是指性腺或胚胎剩件中的全能细胞发生的肿瘤，一般含有两个以上胚层的多种成分，分为良性和恶性两大类。

应当指出，有些以瘤为后缀的名称，并不是真性肿瘤。如错构瘤（hamartoma）是局部组织结构紊乱而形成的瘤样包块，并非真性肿瘤。如肺错构瘤由结构紊乱的软骨、血管、支气管样结构和淋巴组织构成。迷离瘤（choristoma）是组织错位到其他部位而形成的包块，如胰腺错位到胃或小肠。

二、肿瘤的分类

肿瘤的分类主要基于肿瘤的组织/细胞类型和生物学行为，包括各种肿瘤的临床病理特征及预后情况。在病理学上，每一个器官或系统的肿瘤，都有详尽的分类（表5-1）。目前，世界卫生组织（WHO）肿瘤分类在全世界广泛应用，一则统一诊断标准和诊断术语，二则是判断患者预后的重要依据。

表5-1　常见肿瘤的分类

组织起源	良性肿瘤	恶性肿瘤
由一种实质细胞类型构成		
上皮组织来源		
鳞状细胞	鳞状细胞乳头状瘤	鳞状细胞癌
皮肤或附属器的基底细胞		基底细胞癌
腺上皮或导管上皮	腺瘤	腺癌
	乳头状瘤	乳头状癌
	囊腺瘤	囊腺癌
肾上皮	肾小管腺瘤	肾细胞癌
呼吸道	支气管腺瘤	支气管腺癌
肝细胞	肝细胞腺瘤	肝细胞性肝癌
尿路上皮	乳头状瘤	尿路上皮癌
胎盘上皮	葡萄胎	绒毛膜上皮癌
睾丸上皮（生殖细胞）		精原细胞瘤
		胚胎性癌
结缔组织及其衍生组织		
	纤维瘤	纤维肉瘤
	脂肪瘤	脂肪肉瘤
	骨瘤	骨肉瘤
	软骨瘤	软骨肉瘤
肌肉		
平滑肌	平滑肌瘤	平滑肌肉瘤
横纹肌	横纹肌瘤	横纹肌肉瘤
内皮和相关组织		
血管	血管瘤	血管肉瘤
淋巴管	淋巴管瘤	淋巴管肉瘤
间皮		恶性间皮瘤
脑膜	脑膜瘤	侵袭性脑膜瘤

续表

组织起源	良性肿瘤	恶性肿瘤
血细胞和相关细胞		
淋巴细胞		淋巴瘤
造血细胞		白血病
神经组织		
神经鞘细胞	神经鞘瘤	恶性神经鞘瘤
胶质细胞	胶质瘤	恶性胶质瘤
神经细胞	节细胞神经瘤	髓母细胞瘤
		神经母细胞瘤
其他肿瘤		
黑色素细胞	痣	恶性黑色素瘤
由一种以上实质细胞类型构成		
唾液腺	多形性腺瘤（混合瘤）	恶性混合瘤
肾原基		Wilms 瘤
由多个胚层来源的一种以上的实质细胞构成		
性腺或胚胎剩件中的全能细胞	成熟性畸胎瘤，皮样囊肿	不成熟性畸胎瘤，畸胎癌

第五节　肿瘤的分级与分期

肿瘤的分级（grading）和分期（staging）一般都用于恶性肿瘤。对恶性肿瘤进行分级是为了描述其恶性程度，在病理学上根据其分化程度的高低、异型性的大小及核分裂象的多少来确定。现在人们普遍应用简明的 3 级分级法，即 Ⅰ 级为高分化（well-differentiated），属于低度恶性；Ⅱ 级为中分化（moderated-differentiated），属于中度恶性；Ⅲ 级为低分化（poorly-differentiated），属于高度恶性。这种分级易掌握，但缺乏定量标准，不能排除主观因素。如何精确分级还有待于进一步研究。

肿瘤的分期代表恶性肿瘤的生长范围和播散程度。肿瘤分期有不同的方案，主要原则是根据原发肿瘤的大小、浸润的深度和范围、有无局部和远处淋巴结转移、有无血源性或其他远处转移等来确定。目前国际上广泛应用的是 TNM 分期系统。T 是指肿瘤原发灶，随着肿瘤的增大或浸润的范围变大而依次用 $T_1 \sim T_4$ 来表示；N 指局部淋巴结受累，无淋巴结转移者用 N_0 表示，随着淋巴结受累的数量和范围变大，依次用 $N_1 \sim N_3$ 表示；M 指血道转移，无血道转移者用 M_0 表示，有血道转移者用 M_1 或 M_2 表示。

肿瘤分级和分期是临床医师制订治疗方案和评估患者预后的重要参考，特别是肿瘤的分期更为重要。医学上，常使用 5 年生存率（5-year survival rate）、10 年生存率（10-year survival rate）等统计指标来衡量肿瘤的恶性行为和对治疗的反应，这些指标与肿瘤的分级和分期关系密切。一般来说，分级和分期越高，生存率越低，但必须综合各个肿瘤的生物学特性以及患者的全身状况等因素加以考虑。

第六节 肿瘤对机体的影响

肿瘤对机体的影响程度取决于：① 肿瘤的体积和部位；② 肿瘤的浸润程度；③ 肿瘤的生物学活性（如激素的合成和分泌）；④ 肿瘤引起的并发症（如出血、溃疡和继发感染）或急症发作（破裂、穿孔、梗阻和梗死等）；⑤ 有无转移。早期或微小肿瘤，常无明显临床表现，有时在死者尸体解剖时才被发现，如微小子宫平滑肌瘤和甲状腺微小癌。以下所述是指中晚期肿瘤对机体的影响。

一、良性肿瘤

良性肿瘤一般对机体的影响较小，主要表现为局部压迫和阻塞症状。例如体表良性肿瘤除少数可引起局部症状外，一般对机体无明显影响；但若发生在腔道或重要器官，也可引起较严重的后果。如突入肠腔的平滑肌瘤，可引起严重的肠梗阻或肠套叠；颅内的脑膜瘤，可压迫脑组织、阻塞脑室系统而引起颅内压升高等。良性肿瘤有时可发生继发性改变，对机体影响程度不一。如子宫黏膜下肌瘤常伴有子宫内膜的糜烂或溃疡，可引起出血或感染。内分泌腺的良性肿瘤可分泌过多激素而引起症状。例如：胰岛细胞瘤可以产生过量的胰岛素，造成阵发性低血糖；垂体腺瘤分泌过多的生长激素，在儿童可引起巨人症，在成年人引起肢端肥大症。

二、恶性肿瘤

恶性肿瘤由于生长快，浸润破坏器官的结构，引起功能障碍，并可引起转移，因此对机体的影响严重。

（一）继发性改变

恶性肿瘤除可引起局部压迫和阻塞症状外，还易引起并发症或急症发作。肿瘤可以因浸润、坏死而并发出血、穿孔、病理性骨折及感染。其中出血是引起患者和医生警觉的信号，例如鼻咽癌的涕血、肺癌的咯血、胃癌的大便潜血、大肠癌的便血、肾癌或膀胱癌的无痛性血尿、宫颈癌的接触性出血以及子宫内膜癌的绝经后出血等。坏死可导致自然管道之间的瘘管形成（如宫颈癌的子宫膀胱瘘）。胃肠道癌的穿孔可导致急性腹膜炎。肿瘤可压迫、浸润局部神经而引起顽固性疼痛。

（二）恶病质

恶性肿瘤的晚期患者，往往发生恶病质（cachexia），导致患者死亡。恶病质是指机体严重消瘦、无力、贫血和全身衰竭的状态。有资料表明，22%的恶性肿瘤患者死亡的直接原因是恶病质，而不是肿瘤本身。肿瘤患者摄入减少，但基础代谢率是升高的。这种代谢异常的发生机制很复杂，尚未完全阐明，可以肯定的是并非由于肿瘤快速增长消耗大量营养物质所致。目前认为它是肿瘤和宿主之间相互作用的结果。近年来发现许多内源性细胞因子及肿瘤源性代谢因子在恶病质发生中起重要作用，可降低食欲、抑制蛋白质合成、促进分解代谢等。其中包括巨噬细胞产生的 TNF-α、IL-1、IL-6 和 IFN-γ 等以及肿瘤产生的某些代谢因子如脂肪动员因子及蛋白质分解诱导因子等。

（三）副肿瘤综合征和异位内分泌综合征

肿瘤的产物（包括异位激素的产生）或异常免疫反应（包括交叉免疫、自身免疫和免疫复合物沉积等）或其他不明原因，可引起内分泌、神经肌肉、皮肤、骨关节和软组织、造血系统等发生病变，出现相应的临床表现。由于这些表现不是由原发肿瘤或转移瘤直接引起，而是通过上述途径间接引起的，故称为副肿瘤综合征（paraneoplastic syndrome），约见于 10% 的恶性肿瘤患者。其中以癌居多，如肺癌、乳腺癌、肝癌、胰腺癌、卵巢癌等；也可见于肉瘤，如纤维肉瘤等。关于副肿瘤综合征产生的机制目前尚无一致的解释,可能与瘤细胞内基因异常表达有关。认识此种综合征的意义在于它可能是一些隐匿性肿瘤最早的表现,也可能造成严重的临床后果甚至导致患者死亡,或者可因与转移瘤相似而误导临床治疗。

副肿瘤综合征中最常见的是异位内分泌综合征(ectopic endocrine syndrome),是指一些非内分泌器官发生的肿瘤能产生或分泌激素或激素类物质,如促肾上腺皮质激素(ACTH)、甲状旁腺素(PTH)、胰岛素、抗利尿激素(ADH)、人绒毛膜促性腺激素(HCG)、促甲状腺激素(TSH)、生长激素(GH)、降钙素(calcitonin)等十余种激素,而引起内分泌紊乱的临床症状。库欣综合征(Cushing syndrome)是最常见的异位内分泌综合征,其中约50%见于肺癌患者,尤其是小细胞肺癌,其因产生过量的ACTH或ACTH样多肽而引起库欣综合征。

高钙血症是最常见的副肿瘤综合征,不是由甲状旁腺功能亢进症引起的,而是由肿瘤的生长和转移所致,主要发生机制为两大途径:一为原发于骨的肿瘤如骨髓瘤或转移到骨的肿瘤所诱导的骨质溶解;二为骨外肿瘤产生的钙激素物质。

某些发生在内脏的癌如胰腺癌或肺癌,可以通过肿瘤产生激活凝血的物质而引起游走性血栓性脉管炎(Trausseau syndrome),也属于副肿瘤综合征。

第七节 良性肿瘤和恶性肿瘤的区别

良性肿瘤和恶性肿瘤的生物学特点和对机体的影响明显不同。如果把恶性肿瘤误诊为良性,就可能延误治疗或使治疗不彻底。相反,如果把良性肿瘤误诊为恶性,可能导致治疗过度,使患者遭受不应有的痛苦和心理负担。因此区别良性和恶性肿瘤,对于正确的诊断和治疗具有重要意义,要点详见表5-2。

表5-2 良性肿瘤与恶性肿瘤的区别

	良性肿瘤	恶性肿瘤
分化程度	分化好	分化不好
异型性	小	大
核分裂象	无或稀少,没有病理性核分裂象	多见,并可见病理性核分裂象
生长速度	缓慢	较快
生长方式	膨胀性或外生性生长,常有包膜形成,与周围组织一般分界清楚,通常可推动	浸润性或外生性生长,无包膜或有假包膜,与周围组织一般分界不清楚,通常不可推动
继发性改变	很少发生坏死、出血	常发生坏死、出血、溃疡形成等
复发	手术切除后很少复发	手术切除等治疗后较多复发
转移	不转移	常有转移
对机体的影响	较小,主要为局部压迫或阻塞,如发生在重要器官也可引起严重后果	较大,除压迫、阻塞外,还可以破坏原发处和转移处的组织,引起坏死、出血,合并感染,甚至造成恶病质

应当强调的是,上述各项指标单独存在时都是相对的或都有例外,肿瘤的良恶性必须综合判定。良性肿瘤和恶性肿瘤之间有时并无绝对界限,有些肿瘤的组织形态和生物学行为介于良

性、恶性之间，称为交界性肿瘤（borderline tumor），如卵巢交界性浆液性乳头状囊腺瘤和交界性黏液性囊腺瘤。它们可有腺上皮层次增加，并有一定的异型性，但无间质浸润。此类肿瘤可局部复发，但常不发生转移，并在一定条件下可逐渐向恶性发展，故临床上应加强随访。有些肿瘤的恶性潜能（malignant potential）目前尚难以确定，还有待于进行长时间的随访观察以了解它们的生物学行为。而恶性肿瘤的恶性程度也各不相同，有的较早发生转移，如鼻咽癌；有的转移较晚，如子宫体腺癌；有的几乎不发生转移，如皮肤的基底细胞癌。

此外，肿瘤的良恶性也并非一成不变，有些良性肿瘤如不及时治疗，有时可转变为恶性肿瘤，称为恶变（malignant change），如结肠腺瘤可恶变为腺癌，神经纤维瘤可恶变为恶性周围神经鞘膜瘤等。而极个别的恶性肿瘤，如恶性黑色素瘤、神经母细胞瘤、肾癌等，有自发性消退的病例报道，可能与机体免疫力增强、瘤细胞停止生长或分化成熟有关。但这种情况极为罕见，绝大多数恶性肿瘤不能自然逆转为良性。

此外值得注意的是，肿瘤的良恶性从本质上讲，是其生物学行为的良恶性。病理学上通过形态学（包括常规病理组织学、免疫标志物和现有的部分分子标志物等）来判断肿瘤的良恶性，以此对其生物学行为和预后进行评价，在大多数情况下是可行的，也是必不可少的。但同时我们必须认识到：① 目前病理学上还有许多肿瘤分子水平的改变尚未认知或知之甚少；② 肿瘤生物学行为是受多因素影响的，个体差异也是比较明显的，必须将病理与临床结合起来，即充分考虑患者的临床情况、影像学资料和其他的实验室检查结果对肿瘤的生物学行为进行综合评价。

第八节　癌前病变、非典型增生和原位癌

一类具有癌变潜能的良性病变，如长期存在有可能发展为癌，称为癌前病变。从癌前病变发展到癌，可以经过很长时间。有时可以观察到先出现非典型增生，再进一步发展为局限于上皮内的原位癌。正确认识这3类病理状况，是防止肿瘤发生发展，进行肿瘤早期诊断和治疗的重要环节，下面分别阐述之。

一、癌前病变

癌前病变可以是获得性（acquired）的，也可以是遗传性的（inherited）。遗传性肿瘤综合征患者由于具有一些染色体和基因的异常，使其患某些肿瘤的概率增加（参见本章第十一节）。获得性癌前病变则可能与某些慢性损伤、炎症有关。

临床上常见的癌前病变有：

1. 大肠腺瘤　绒毛状腺瘤发生癌变的机会更大。遗传性家族性腺瘤性息肉病（familial adenomatous polyposis，FAP）几乎100%会发生癌变。
2. 乳腺纤维囊性病（mammary fibrocystic disease）伴导管上皮非典型增生。
3. 黏膜白斑（leukoplasia）伴上皮非典型增生　常发生在口腔、外阴黏膜等处。
4. 皮肤慢性溃疡（chronic skin ulcer）伴上皮非典型增生。
5. 慢性胃炎与肠上皮化生　胃的肠上皮化生与胃癌的发生有一定的关系。慢性幽门螺杆菌性胃炎与胃的黏膜相关组织淋巴瘤和胃癌有关。

需要注意的是，正常细胞从增生到癌变，需要经过一个缓慢而渐进的演变过程，平均为15~20年。并非所有的癌前病变都必然转变为癌，但如果癌前病变长期未能治愈，便容易发生癌变。

二、非典型增生

非典型增生（atypical hyperplasia，dysplasia）是指细胞增生并出现一定程度的异型性，但还不足以诊断为癌的形态学表现。主要用于增生的上皮细胞，包括被覆上皮（如鳞状上皮和尿路上皮）和腺上皮（如乳腺导管上皮和子宫内膜腺体上皮）。根据异型性大小和累及范围，非典型增生分为轻、中、重3级（图5-13）。轻度非典型增生，异型性较小，累及上皮层下部的1/3；中度非典型增生，异型性中等，累及上皮层下部的2/3；重度非典型增生，异型性较大，累及上皮层下部的2/3以上但未达到全层。轻、中度非典型增生可恢复正常，而重度者常为不可逆病变。

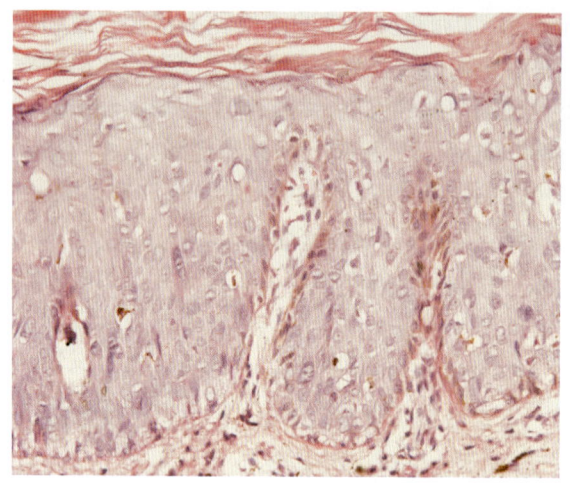

图 5-13 非典型增生（Ⅲ级）
非典型增生的细胞累及上皮层下部的2/3以上，但可以看到部分表层细胞分化成熟（天津医科大学病理学教研室供图）

三、原位癌

原位癌（carcinoma in situ）是指癌局限于上皮全层，基底膜完整，无间质浸润。原位癌常见于鳞状上皮或尿路上皮被覆的部位，如宫颈、食管、皮肤、膀胱等处（图5-14A）；也可见于发生鳞状化生的黏膜表面，如鳞化的支气管黏膜，以及乳腺的导管和小叶。鳞状上皮原位癌有时可以累及黏膜腺体，但未突破腺体的基底膜，仍是原位癌，称为原位癌累及腺体（图5-14B）。原位癌是最早期的癌，不发生转移。如能及时发现和治疗，可防止其发展为浸润性癌，从而提高癌瘤的治愈率。

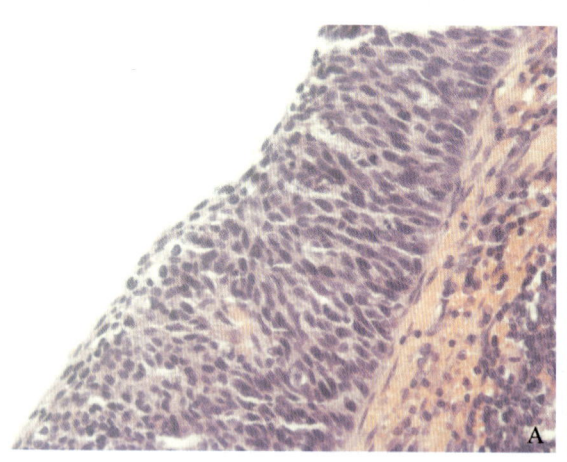
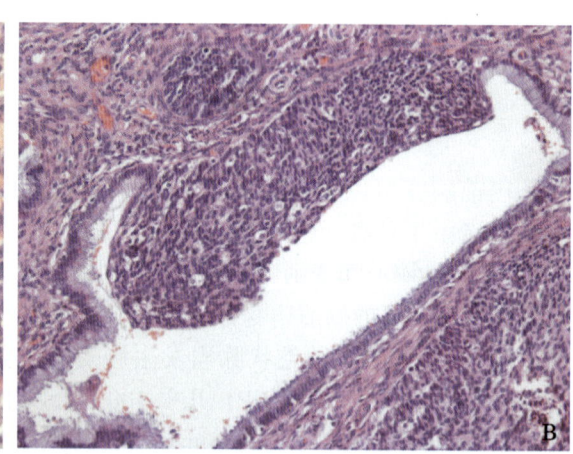

图 5-14 原位癌
A．非典型增生的细胞已达上皮全层，但基底膜完整；
B．原位癌累及腺体：可见黏膜腺体部分被原位癌成分占据，但腺体基底膜完整

目前多使用上皮内瘤变（intraepithelial neoplasia）这一概念描述上皮从非典型增生到原位癌这一连续的过程。将轻度和中度非典型增生分别称为上皮内瘤变Ⅰ级和Ⅱ级，重度非典型增生和原位癌统称为上皮内瘤变Ⅲ级，例如子宫颈上皮内瘤变（cervical intraepithelial neoplasia，CIN）Ⅰ级、Ⅱ级和Ⅲ级。将重度非典型增生和原位癌划分在一起，主要是由于两者常常难以截然划分，而且其临床处理原则基本一致。

第九节 常见肿瘤举例

一、上皮性肿瘤

上皮组织包括被覆上皮、腺上皮和导管上皮，由此发生的肿瘤最为常见。人体的恶性肿瘤大部分来源于上皮组织，故癌对人体的危害最大。

（一）良性上皮组织肿瘤

1. 乳头状瘤（papilloma） 乳头状瘤是由被覆上皮如鳞状上皮或尿路上皮发生的良性肿瘤。肿瘤向表面呈外生性生长，形成许多指状或乳头状突起，并可呈菜花状或绒毛状外观。肿瘤根部常有细蒂与正常组织相连（图 5-15A）。**镜下**：每个乳头由具有血管的结缔组织间质构成轴心，表面被覆着增生的上皮（图 5-15B）。鳞状上皮乳头状瘤常见于鼻腔、喉、外阴等处。其发生与人乳头瘤病毒（human papilloma virus，HPV）的感染有关。尿路上皮乳头状瘤可见于膀胱、输尿管和肾盂。外耳道、阴茎的乳头状瘤较易发生恶变，需要注意。

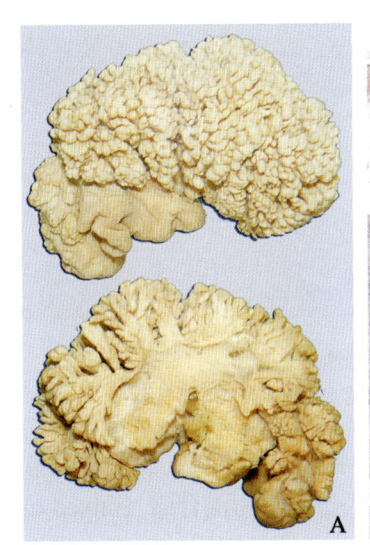
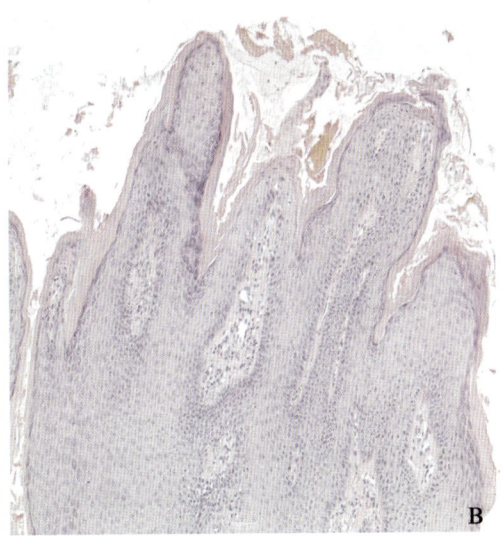

图 5-15 皮肤乳头状瘤
A．乳头状突起，根部有蒂；B．乳头轴心和表面被覆鳞状上皮

2. 腺瘤（adenoma） 腺瘤是由腺上皮发生的良性肿瘤，多见于甲状腺、卵巢、乳腺、涎腺和肠等处。黏膜腺的腺瘤多呈息肉状，如肠腺瘤；腺器官内的腺瘤多呈结节状，且常有包膜，与周围组织分界清楚。腺瘤的腺体与其起源的腺体形态相似，并也常具有一定的分泌功能。不同之处在于腺体的排列结构和细胞层次不同。

根据腺瘤的组成成分或形态特点，一般将其分为囊腺瘤、纤维腺瘤、多形性腺瘤和息肉状腺瘤等类型。

（1）囊腺瘤（cystadenoma）：囊腺瘤由于腺瘤中的腺体分泌物淤积，腺腔逐渐扩大并互相融合，形成肉眼上可见的大小不等的囊腔而得名（图 5-16）。最多见于卵巢，偶

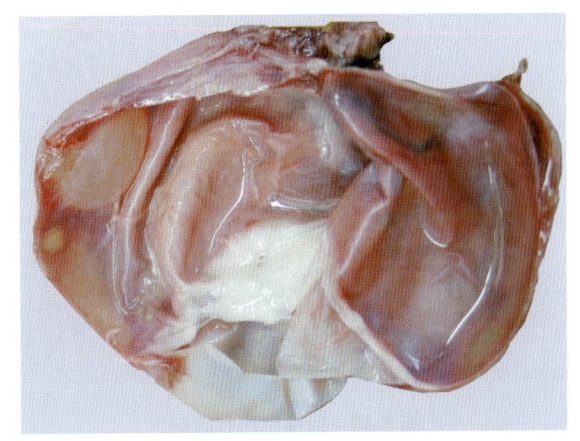

图 5-16 卵巢浆液性囊腺瘤
囊壁光滑，囊内含清亮液体，切开后流失

见于甲状腺和胰腺。卵巢囊腺瘤主要有两种类型：一种为腺上皮向囊腔内呈乳头状生长，并分泌浆液，囊可为单房或多房，故称为浆液性乳头状囊腺瘤（serous papillary cystadenoma），此型较多见；另一种分泌黏液，常为多房，囊壁光滑，很少有乳头形成，称为黏液性囊腺瘤（mucinous cystadenoma），此型较少见。其中浆液性乳头状囊腺瘤较易发生恶变，转化为浆液性癌。

(2) 纤维腺瘤（fibroadenoma）：纤维腺瘤指腺上皮增生，同时伴有纤维间质的增生。过去认为腺体和间质共同构成肿瘤的实质，近来证明，增生的间质才是肿瘤的实质。它常发生于女性乳腺，是乳腺最常见的良性肿瘤。肿瘤包膜完整，切面结节状或分叶状，可有裂隙（图5-17A）。**镜下**：乳腺导管上皮增生，纤维间质增生，并可有黏液变（图5-17B）。

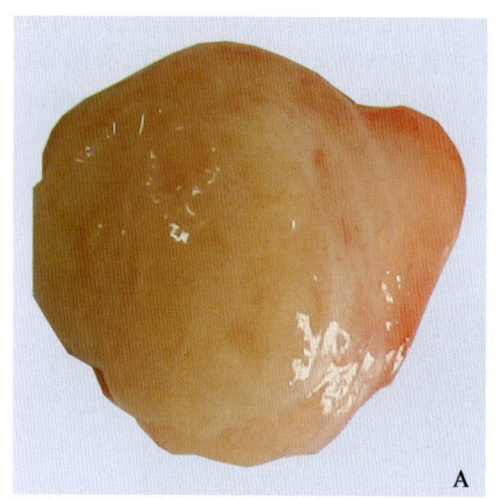
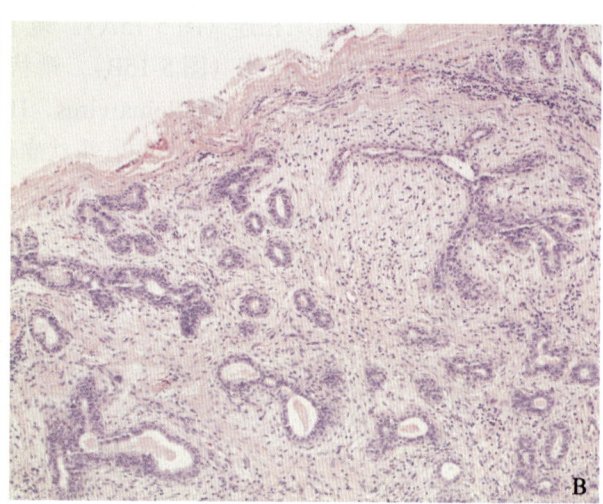

图 5-17　乳腺纤维腺瘤
A. 大体包膜完整，切面结节状；B. 乳腺导管上皮增生，纤维间质增生

(3) 多形性腺瘤（pleomorphic adenoma）：多形性腺瘤由腺组织、黏液样及软骨样组织等多种成分混合而成，常发生于涎腺，特别是腮腺，过去曾称之为混合瘤（mixed tumor）。目前认为此瘤源于腮腺的闰管上皮细胞和肌上皮细胞。肌上皮细胞可以化生为黏液软骨样间质细胞，从而构成多形性的特点。此瘤生长缓慢，但切除后可复发，少数可以发生恶变。

(4) 息肉状腺瘤（polypoid adenoma）：息肉状腺瘤又称腺瘤性息肉，多见于直肠和结肠，有细蒂或广基的蒂与黏膜相连（图5-18）。组织结构包括管状腺瘤和绒毛状腺瘤，后者恶变率较高。结肠多发性腺瘤性息肉病常有家族遗传性，且易发生早期癌变。

（二）恶性上皮组织肿瘤

癌多见于40岁以上的人群，是人类最常见的一类恶性肿瘤。癌常以浸润性生长为主，故与周围组织分界不清。发生在皮肤、黏膜及空腔器官者常呈息肉状、蕈伞状或菜花状，表面常有坏死和溃疡形成；发生在实质器官内常为不规则的结节状，呈树枝状或

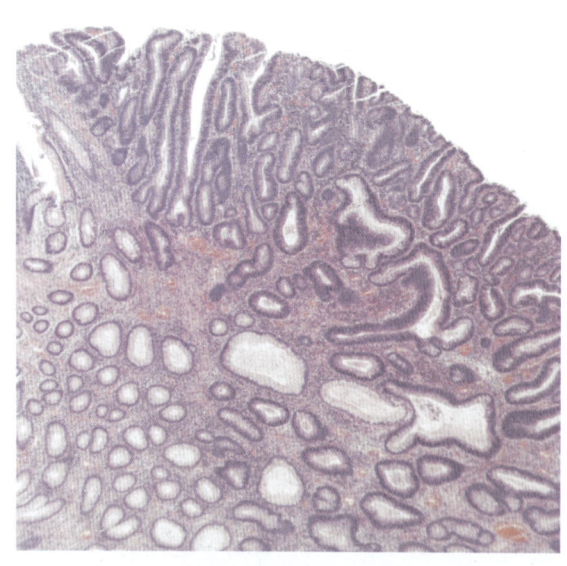

图 5-18　肠道息肉状腺瘤
可见腺瘤呈息肉状向肠腔内突出。腺体增生，核增大，层次增多，排列紊乱

蟹足状向周围组织浸润。切面常为灰白色，质地较硬，较干燥。**镜下**：癌细胞可呈巢状、腺泡或腺管状或条索状排列，与间质分界一般较清楚。有时癌细胞亦可在间质中弥漫性浸润生长，与间质分界不清。癌在早期一般多经淋巴道转移，晚期发生血道转移。

1．鳞状细胞癌（squamous cell carcinoma） 鳞状细胞癌简称鳞癌，身体中有鳞状上皮被覆的部位均可以发生，如皮肤、口腔、唇、食管、喉、宫颈、阴道、阴茎等处。有些非鳞状上皮被覆的部位，可以发生鳞状上皮化生，在此基础上发生鳞状细胞癌，如支气管、胆囊、膀胱和肾盂等处。**肉眼**：常呈菜花状，也可形成溃疡。**镜下**：癌细胞呈巢状分布。分化好者，癌巢中央可出现层状角化物，称为角化珠（keratin pearl）或癌珠（图 5-19A），细胞间可出现细胞间桥（图 5-19B）；分化较差者无角化珠形成，细胞间桥少或无。

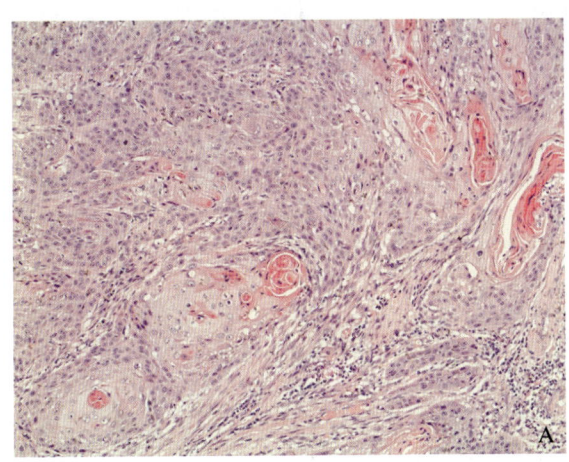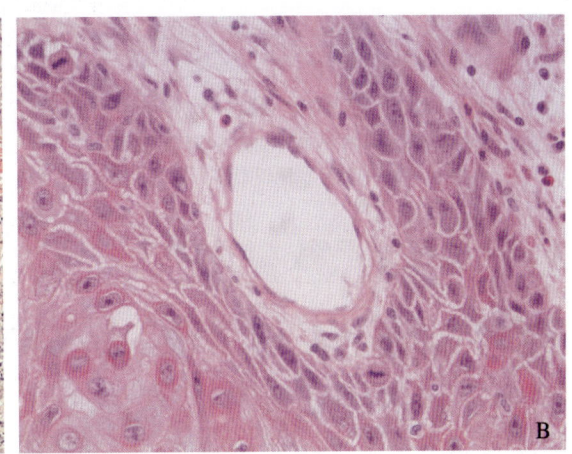

图 5-19 鳞状细胞癌（高分化）
A．癌巢中心有角化珠形成；B．高倍镜显示清楚的细胞间桥

2．腺癌（adenocarcinoma） 腺癌是腺上皮发生的恶性肿瘤。腺癌多见于胃肠道、甲状腺、胆囊、乳腺、子宫体等处。癌细胞形成大小不等、形状不一、排列不规则的腺样结构。细胞常不规则地排列成多层，核大小不一，核分裂象多见（图 5-20）。当腺癌伴有大量乳头状结构时称为乳头状腺癌（papillary adenocarcinoma）；腺腔高度扩张呈囊状者称为囊腺癌（cystadenocarcinoma）；伴乳头状生长的囊腺癌称为乳头状囊腺癌（papillary cystadenocarcinoma）。

分泌大量黏液的腺癌称为黏液癌（mucinous carcinoma），常见于胃和大肠。**肉眼**：癌组织呈灰白半透明胶冻样，较湿润，故又称为胶样癌（colloid carcinoma）。**镜下**：黏液堆积在腺腔内，并可由于腺体崩解而形成黏液池（黏液成分需超过50%）（图 5-21）。有时黏液聚积在癌细胞内，将核挤向一端，使癌细胞呈印戒样，称为印戒细胞（signet-ring cell）。当印戒细胞构成癌的主要成分时称为印戒细胞癌（signet-ring cell carcinoma）（图 5-22）。

3．基底细胞癌（basal cell carcinoma） 基底细胞癌由表皮原始上皮芽或基底细胞发生，多见于老年人面部，如眼睑、颊及鼻翼等处。癌巢主要由浓染的基底细胞样的癌细胞构成，癌巢周边部细胞呈明显的栅栏状排列。肿瘤生长缓慢，表面常形成溃疡，浸润破坏深层组织，但很少发生转移。基底细胞癌对放射治疗敏感，临床上属于低度恶性。

4．尿路上皮癌（uroepithelial carcinoma） 尿路上皮癌过去被称为移行上皮癌（transitional cell carcinoma），发生于膀胱、输尿管或肾盂等处的尿路上皮。临床上常有无痛性血尿。肿瘤常多发，多数有乳头结构，可形成溃疡或广泛浸润深部组织。**镜下**：癌细胞似尿路上皮，层次增多，有异型性（图 5-23），分为浸润性和非浸润性。而非浸润性尿路上皮癌根据细胞的异型性和病变层次分为低级别和高级别，详细可参见第十一章泌尿系统疾病。

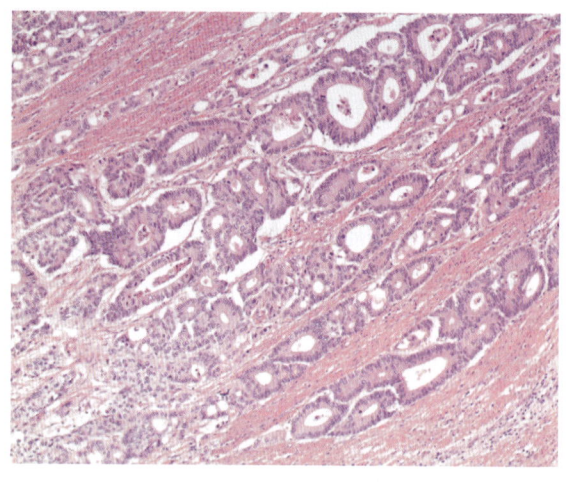

图 5-20 腺癌
癌细胞排列成腺样结构，在肠壁肌层中浸润，
细胞异型性较明显

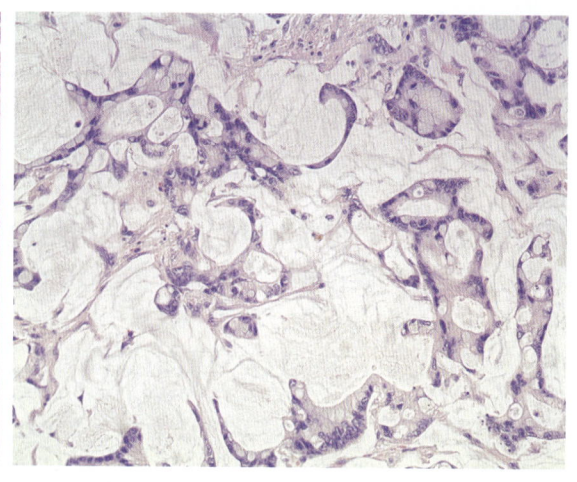

图 5-21 黏液腺癌
癌细胞排列成不完整的腺管，腺体腔内和间质中可见黏液池，
有癌细胞漂浮在黏液池中（天津医科大学病理学教研室供图）

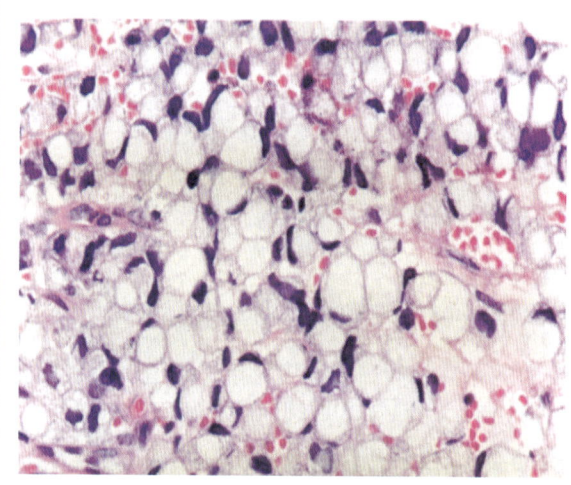

图 5-22 印戒细胞癌
癌细胞内的黏液将核挤向一端，呈印戒样
（天津医科大学病理学教研室供图）

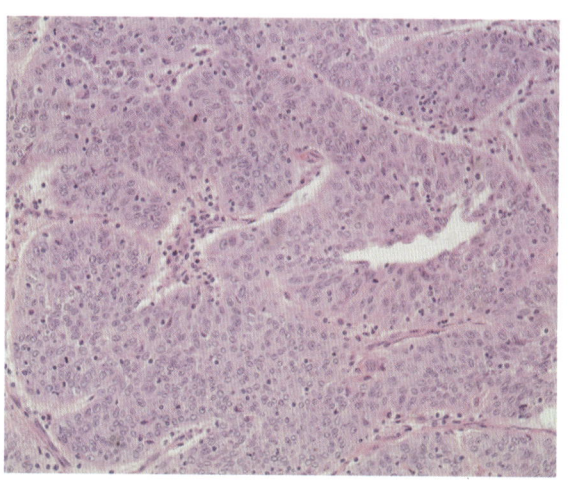

图 5-23 尿路上皮癌
癌细胞排列成乳头状，层次增多，排列紊乱，具有异型性

二、间叶组织肿瘤

间叶组织肿瘤的种类很多，包括脂肪组织、血管和淋巴管、平滑肌、横纹肌、纤维组织、骨组织等的肿瘤。骨肿瘤以外的间叶组织肿瘤又常称为软组织肿瘤。其他恶性肿瘤如造血系统和淋巴系统的肿瘤，则属于独立的肿瘤类别。间叶组织肿瘤中，良性的较多见，而恶性的较少见。

（一）良性间叶组织肿瘤

此类肿瘤分化好，组织结构、细胞形态、颜色和质地均与其来源的正常组织相似。肿瘤多呈膨胀性生长，生长缓慢，常有包膜。其中常见的类型有：

1. **脂肪瘤（lipoma）** 脂肪瘤是最常见的良性间叶组织肿瘤，主要发生在成人，好发于背、肩、颈及四肢近端皮下组织。**肉眼**：常呈扁圆形或分叶状，有包膜，切面淡黄色，质地柔软，似脂肪组织（图 5-24A）。直径数厘米到数十厘米，常为单发，也可为多发（多发时称脂肪瘤病，lipomatosis）。**镜下**：似正常脂肪组织，但有包膜和纤维间隔（图 5-24B）。一般无明显症状，极少恶变，手术易切除。

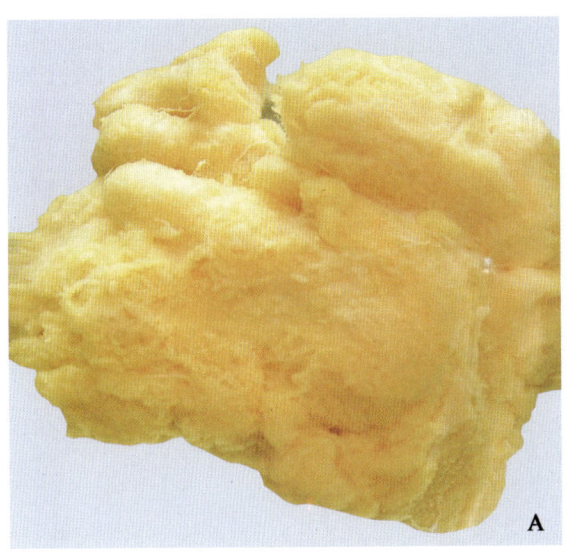
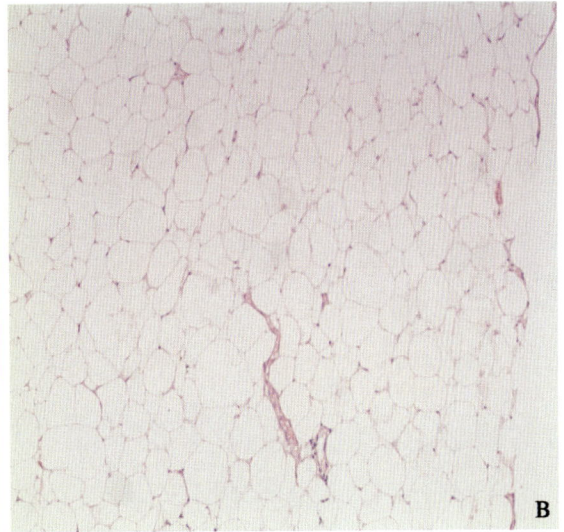

图 5-24 脂肪瘤

A. 大体上分叶状,淡黄色,有包膜;B. 镜下瘤细胞为分化成熟的脂肪细胞,但有包膜

2. **纤维瘤(fibroma)** **肉眼:**呈结节状,有包膜,切面灰白色,可见编织状的条纹,质地硬韧,常见于四肢、躯干的皮下和卵巢。**镜下:**瘤细胞由分化良好的纤维细胞呈编织状排列,瘤细胞间有丰富的胶原纤维(图 5-25)。此瘤生长缓慢,手术易切除。

3. **血管瘤(hemangioma)** 常见,多为先天性,故常见于儿童,可发生于任何部位,以皮肤多见,内脏器官以肝最多见。一般分为毛细血管瘤(capillary hemangioma,由增生的毛细血管构成)(图 5-26A)、海绵状血管瘤(cavernous hemangioma,由扩张的血窦构成)(图 5-26B)及混合型血管瘤(即两种改变并存)3 种。肉眼见无包膜,呈浸

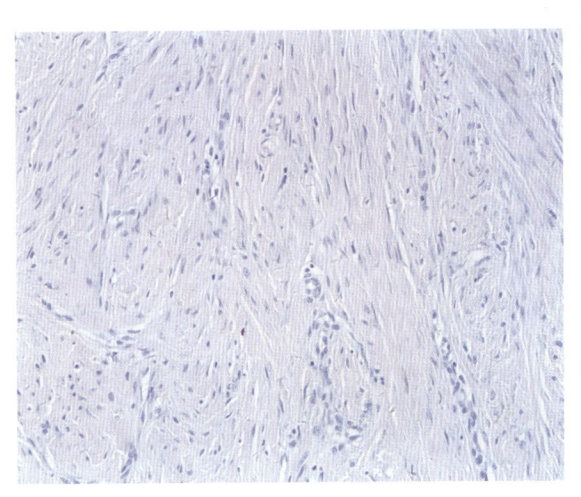

图 5-25 纤维瘤

纤维细胞呈编织状排列,无异型性,可见胶原纤维

润性生长。发生在皮肤或黏膜者呈突起的鲜红肿块或仅呈暗红色或紫红色斑;发生在内脏者多为结节状。血管瘤一般随身体发育而长大,成年后即停止发展,甚至可以自然消退。

4. **淋巴管瘤(lymphangioma)** 淋巴管瘤由增生的淋巴管构成,内含乳糜状的淋巴液。淋巴管可呈囊性扩张并相互融合,内含大量淋巴液,称为囊状水瘤(cystic hydroma),多见于小儿颈部。

5. **平滑肌瘤(leiomyoma)** **肉眼:**呈结节状,无包膜,切面可见旋涡状条纹,质韧(图 5-27A),最多见于子宫,其次是胃肠道。**镜下:**瘤组织由分化良好的平滑肌细胞呈编织状、束状排列。核呈长杆状,两端钝圆,核分裂象少见(图 5-27B)。

6. **骨瘤(osteoma)** 骨瘤好发于头面骨和颌骨,也可累及四肢骨,表现为局部隆起。**镜下:**瘤组织由成熟的骨质组成,但失去正常骨质的结构和排列方向,可引起局部压迫症状。

7. **软骨瘤(chondroma)** 软骨瘤包括内生性软骨瘤、骨膜软骨瘤和内生性软骨瘤病。内生性软骨瘤较常见,占所有良性骨肿瘤的 10%~25%,其中约一半发生于手足短骨的骨髓腔内,四肢长骨次之。X 线片显示骨中心有囊状亮区,其内有爆米花样的纹理。自骨膜发生并向

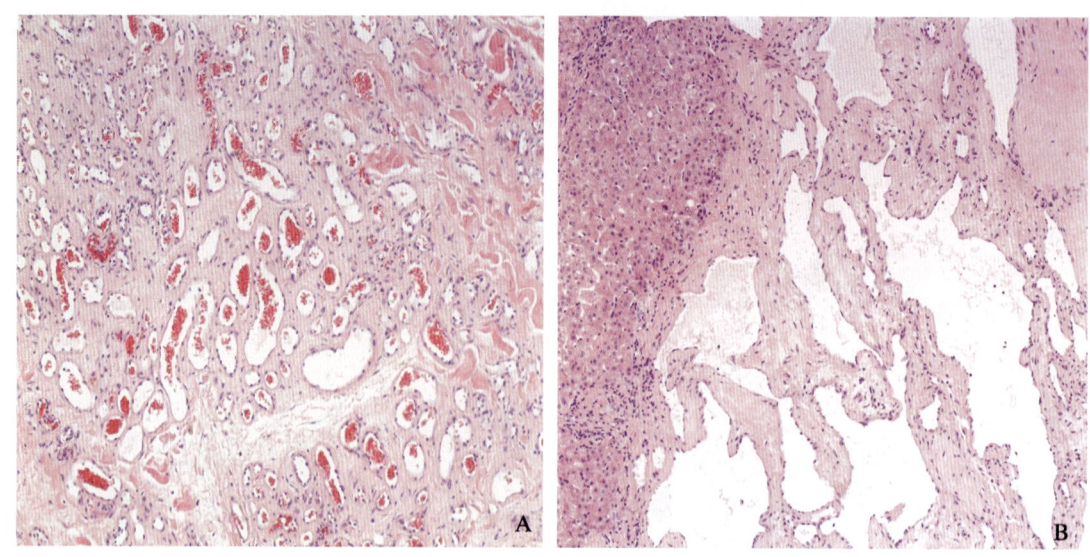

图 5-26 血管瘤

A. 毛细血管瘤：肿瘤由大量增生的毛细血管构成；B. 肝海绵状血管瘤：肿瘤由扩张的血窦构成，左侧可看到肝组织

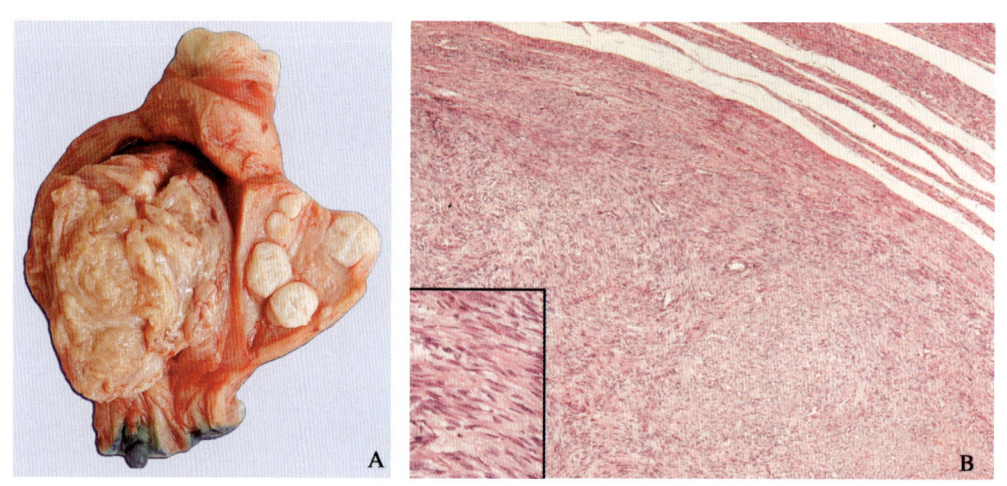

图 5-27 子宫平滑肌瘤

A. 肿瘤可位于子宫肌壁间、黏膜下或浆膜下，呈球形，境界清楚，但无明显包膜；B. 镜下平滑肌细胞呈编织状、束状排列，核呈长杆状（B 图为天津医科大学病理学教研室提供）

外突起的骨膜软骨瘤相当少见，X 线片显示蘑菇状隆起。内生性软骨瘤病罕见，通常出现在先天性肿瘤综合征中，表现为单个骨的多中心累及或全身广泛病变。软骨瘤切面呈淡蓝色或银白色，半透明，可有钙化和囊性变。镜下瘤组织由成熟透明软骨组成，呈不规则分叶状。软骨瘤局部复发不常见，复发成低级别软骨肉瘤罕见。内生性软骨瘤病 25%～30% 可发生恶性转变为软骨肉瘤，一般为低级别的。

8．骨巨细胞瘤（giant cell tumor） 骨巨细胞瘤是一种良性但具有局部侵袭性的原发性骨肿瘤，由成片的肿瘤性卵圆形单核间质细胞和其间散在均匀分布的大的破骨细胞样多核巨细胞构成（图 5-28B），又称破骨细胞瘤（osteoclastoma）。目前普遍认为单核间质细胞是肿瘤性的成分，可能来源于原始间充质细胞，而多核巨细胞是反应性的成分。骨巨细胞瘤在东方国家较西方国家多见，在我国仅次于骨软骨瘤和骨肉瘤而居骨肿瘤的第 3 位，女性较男性多见，绝大多数发生于 20～40 岁，15 岁以下罕见，10 岁以下极其罕见。骨巨细胞瘤最常发生在长骨的骺端，常见于股骨下端、胫骨上端和桡骨下端。**肉眼**：瘤组织大多境界清楚，呈膨胀性生长，灰红色，质软而脆，常伴有出血、坏死和囊性变而呈多彩性，瘤体周围常有菲薄的骨壳（图

5-28A）。X线检查示溶骨性病变，可出现肥皂泡样阴影，多位于骺端偏心位。骨巨细胞瘤有局部侵袭的生物学行为，组织学分级不能预测局部侵袭的程度。骨巨细胞瘤少数可以伴有或去分化为高度恶性的肉瘤如纤维肉瘤或骨肉瘤。

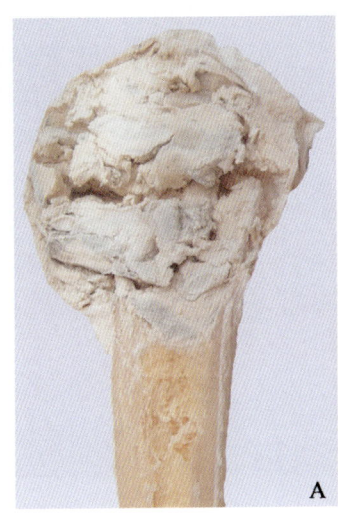
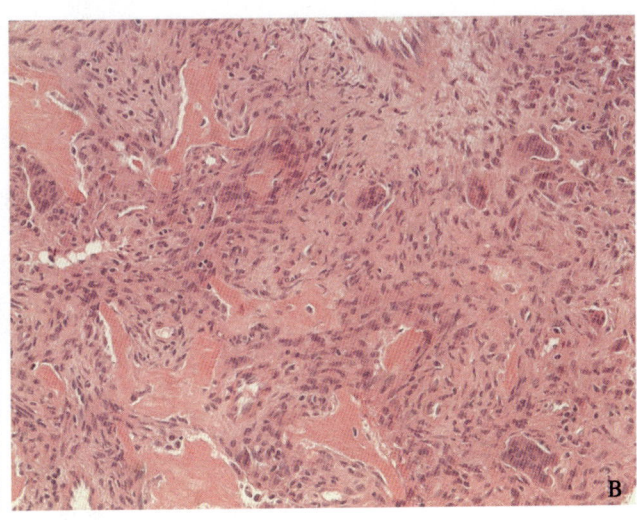

图 5-28　骨巨细胞瘤

A．肿瘤有出血、坏死、囊性变，周围可见菲薄的骨壳；B．肿瘤破坏骨组织，由单核间质细胞和多核巨细胞构成

（二）恶性间叶组织肿瘤

恶性间叶组织肿瘤统称肉瘤。肉瘤比癌少见，仅约占所有恶性肿瘤的1%，有些类型多发生于青少年。**肉眼**：常呈结节状或分叶状，由于生长较快，常挤压周围组织形成假包膜。肉瘤体积一般较大，质软，切面多呈灰红色或灰白色，质地细腻，湿润，鱼肉状，故称肉瘤。易发生出血、坏死及囊性变等继发性改变。**镜下**：瘤细胞大多弥漫性分布，不形成细胞巢，与间质分界不清。由于肉瘤血管很丰富，易发生血道转移。正确区分癌与肉瘤对肿瘤的病理诊断、临床治疗及预后判断均有重要意义，详见表5-3。

表5-3　癌与肉瘤的区别

	癌	肉 瘤
组织来源	上皮组织	间叶组织
发病情况	较常见，多见于40岁以上成人	较少见，有些类型主要见于年轻人或儿童；有些类型主要见于中老年人
肉眼特点	色灰白，质较硬，较干燥	色灰红，质软，湿润，鱼肉状
组织学特点	多形成癌巢，实质与间质分界清楚，纤维组织常有增生	多弥漫性分布，实质与间质分界不清，间质内血管丰富，纤维组织少
网状纤维	见于癌巢周围，癌细胞间多无网状纤维	肉瘤细胞间多有网状纤维
免疫组化	表达上皮组织标志物如CK、EMA	表达间叶组织标志物如波形蛋白（vimentin）
转移	多经淋巴道转移	多经血道转移

常见的肉瘤有以下几种：

1. **脂肪肉瘤**（liposarcoma）　脂肪肉瘤是最常见的软组织肉瘤，多见于40岁以上的成人，多发生于大腿及腹膜后等深部软组织，极少发生在皮下脂肪层，这点与脂肪瘤不同。**肉眼**：肿瘤多呈结节状或分叶状，常有假包膜，切面常呈鱼肉状或黏液样。**镜下**：肿瘤细胞大小、形态多样，可见成熟的脂肪细胞以及分化差的星形、梭形、小圆形或呈明显异型性和多样性的脂肪母细胞，胞浆内可见大小不等的脂肪空泡（图5-29）。组织学亚型包括最多见的以分化成熟的脂肪细胞为主的非典型性脂肪瘤和高分化脂肪肉瘤，这两者的区别在于肿瘤的部位以及能否再次切除；其次常见的是具有明显黏液样间质和特征性芽枝状血管的黏液样脂肪肉瘤；此外还有较少见的多形性、去分化和混合性脂肪肉瘤，恶性度高，易发生复发和转移。

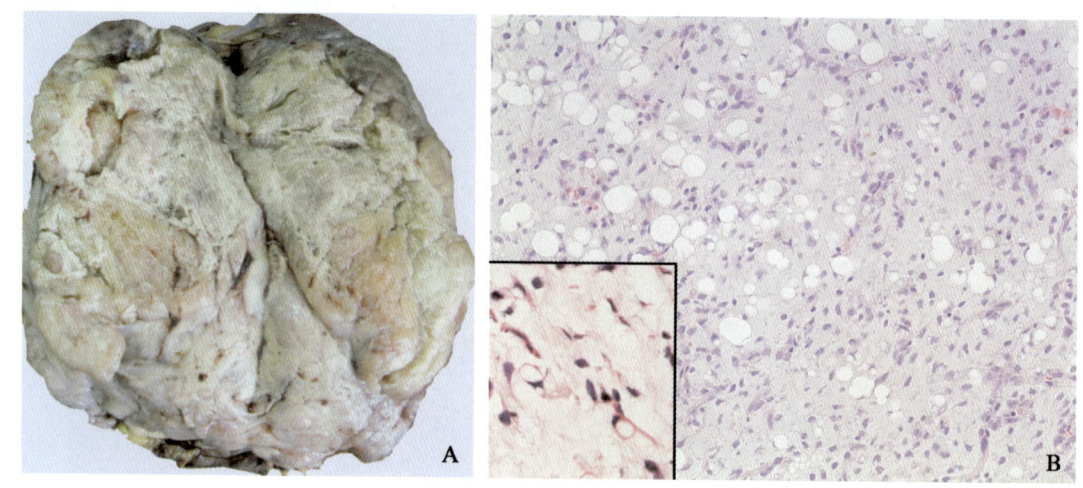

图 5-29　脂肪肉瘤

A. 肉眼可见肿瘤体积大，肉样，有明显的坏死和出血；
B. 镜下可见肿瘤由不同分化阶段的脂肪母细胞组成，胞浆内可见大小不等的脂肪空泡

2. **横纹肌肉瘤（rhabdomyosarcoma）**　横纹肌肉瘤是细胞形态和表型有横纹肌细胞分化的恶性间叶性肿瘤，是儿童中除白血病以外最常见的恶性肿瘤。根据瘤细胞的分化程度、排列方式和细胞遗传学特点可分为 3 种类型：①胚胎性：由不同发育阶段的横纹肌母细胞构成（图 5-30）；主要发生于 10 岁以内的婴幼儿和儿童；好发于头颈部，特别是眼眶、鼻腔、中耳、口腔，以及泌尿生殖道黏膜处、胆道、腹膜后等部位。肉眼观肿瘤大多分界不清，色灰白，质软；发生在黏膜下者可呈大的息肉样，状如一串葡萄，故又名葡萄状肉瘤。②腺泡状：瘤细胞小而圆，排列成腺泡状，有显著嗜酸性的胞浆；可发生在任何年龄，以青少年更常见；常发生在四肢。③多形性：瘤细胞形态多形性明显，有大量的瘤巨细胞。此型非常罕见，几乎只发生在成人，一般只发生在下肢深部软组织。横纹肌肉瘤的免疫组织化学染色显示成肌蛋白（myogenin）、结蛋白（desmin）和肌红蛋白（myoglobin）有不同程度的阳性。电镜下可见到

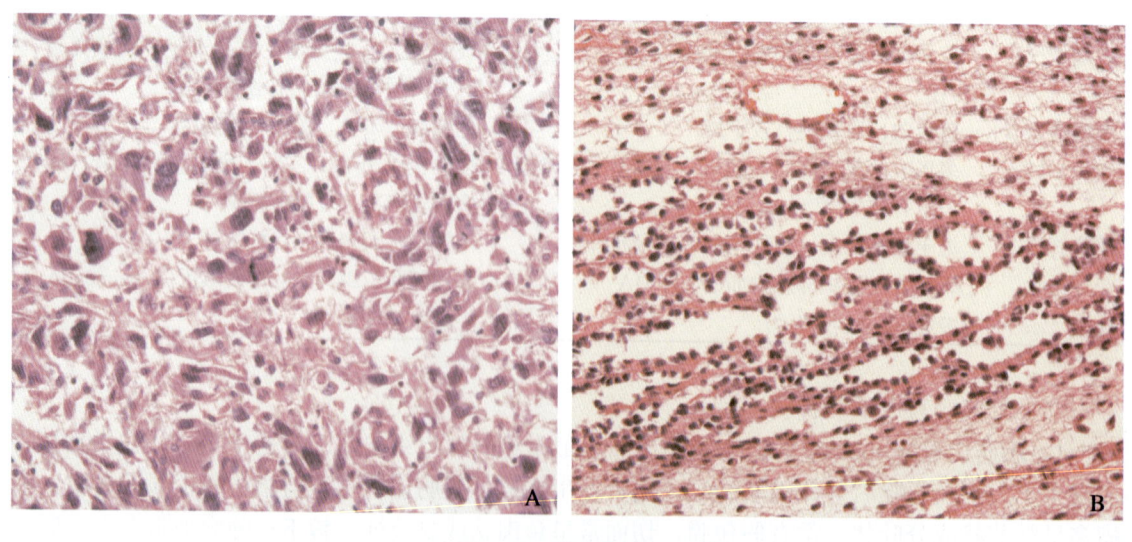

图 5-30　横纹肌肉瘤

瘤细胞形态多样，可见部分瘤细胞胞浆拖尾，红染，有不同程度的横纹肌母细胞分化（A 图为多形性横纹肌肉瘤；B 图为腺泡状横纹肌肉瘤）（天津医科大学病理学教研室供图）

肌节相关的结构如 Z 带等。儿童患者的胚胎性横纹肌肉瘤预后较好，而腺泡状和多形性横纹肌肉瘤为高度恶性肿瘤，治疗效果较差，常转移到肺和其他远处器官，最终导致患者死亡。

3. 平滑肌肉瘤（leiomyosarcoma） 平滑肌肉瘤是向平滑肌方向分化的恶性间叶性肿瘤；较多见于子宫和胃肠道，偶可见于腹膜后、肠系膜、大网膜及四肢皮下软组织；多发生于老年人。**肉眼**：可同平滑肌瘤一样境界清楚，但往往体积较大，质地较软，常有出血和坏死甚至囊性变。**镜下**：瘤细胞多呈梭形，两端较钝圆，异型性大小不等。免疫组织化学染色显示平滑肌肌动蛋白（SMA）和结蛋白阳性。根据核分裂象的多少、肿瘤大小、有无坏死及浸润判断其恶性程度。恶性程度高者术后易复发，可转移到肺、肝及其他器官。过去诊断的发生在胃肠道的平滑肌瘤和平滑肌肉瘤实际上大多数是来源于胃肠道的 Cajal 细胞（一种具有起搏功能、与胃肠道蠕动有关的细胞）的肿瘤，被称为胃肠道间质瘤，详见第九章消化系统疾病。

4. 血管肉瘤（hemangiosarcoma） 血管肉瘤是以梭形和多形性恶性血管内皮细胞增生为特征的肿瘤；多发生在成年人；可发生在各种器官和软组织，发生在器官者最多见于肝，是肝最常见的间叶性肿瘤，其发生与大结节性肝硬化和长期接触氯乙烯有一定的关系，发生在软组织者多见于皮肤，尤以头面部为多见。**肉眼**：可呈结节状或丘疹状，暗红色，常伴出血和坏死。**镜下**：分化好者瘤细胞形成大小不一、形状不规则、相互吻合的管腔，恶性血管内皮细胞有不同程度的异型性，可见核分裂象（图 5-31）；分化差者瘤细胞常呈团片状增生，血管腔可不明显，瘤细胞异型性明显，核分裂象多见。免疫组织化学染色显示Ⅷ因子和 CD31 阳性。血管肉瘤一般恶性程度较高，常发生远处转移并导致患者死亡。

5. 纤维肉瘤（fibrosarcoma） 纤维肉瘤是由成纤维细胞及其产生的数量不等的胶原构成的恶性肿瘤，不多见，发生于成年人，累及肢体、躯干、头颈部的深部软组织。**肉眼**：呈结节状，常有假包膜。**镜下**：分化较好者为梭形细胞，两端细长，呈特征性的"鲱鱼骨"样排列，有多少不等的胶原形成（图 5-32）；分化较差者多形性明显，生长快，易发生转移，切除后易复发。

过去曾一度认为纤维肉瘤是软组织最常见的肉瘤，后来的研究表明大部分所谓的"纤维肉瘤"是其他的肉瘤或瘤样病变，而真正的纤维肉瘤很少见，仅占成人软组织肉瘤中的 1%。

6. 骨肉瘤（osteosarcoma） 骨肉瘤是恶性的成骨性间叶性肿瘤，起源于骨母细胞，是最常见的骨原发性恶性肿瘤。骨肉瘤常发生于 10～25 岁的青少年，学龄前儿童少见；发病的第二个高峰年龄是 > 40 岁，常与其他的疾病伴发。该病男性稍多见，男女之比是 3∶2。肿瘤的

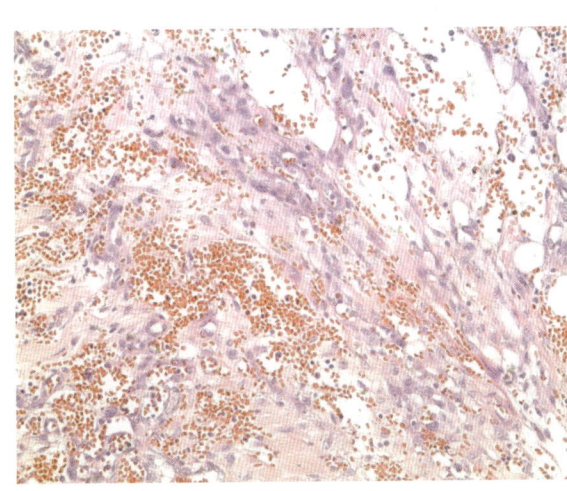

图 5-31 血管肉瘤

瘤细胞异型性明显，形成大小不一、形状不规则且互相吻合的血管腔

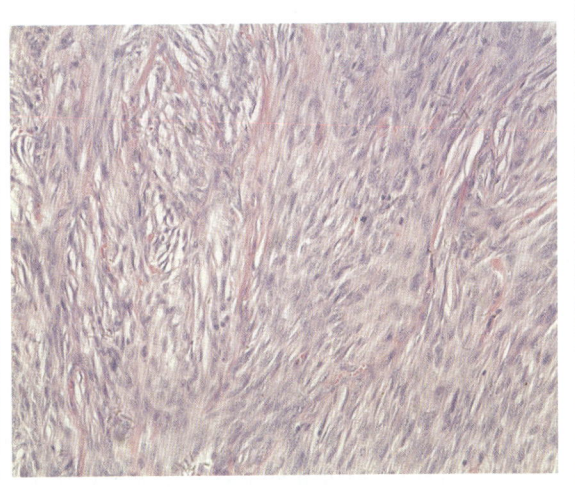

图 5-32 纤维肉瘤

瘤细胞呈梭形，密集排列，核大深染，有异型性

好发部位是四肢长骨的干骺端,尤其是股骨下端、胫骨上端和肱骨上端,也可发生在扁骨如颅面骨、骨盆和肩胛骨。发生在经典部位长骨干骺端的肿瘤,肉眼观肿瘤大多位于髓腔内,仅有少数起源于皮质,切面根据病变中骨、软骨、间质和血管的含量不同而表现各异,可以是坚实如骨,也可以是囊性、易脆,伴有出血。肿瘤沿着髓腔播散,可向皮质侵犯,侵至骨膜下并掀起骨膜,并可进一步穿破骨膜侵入周围软组织(图5-33A)。X线片表现变异很大,可以出现Codman三角(即被肿瘤掀起的骨膜与上下两端的骨皮质之间形成的三角形隆起)和日光放射状影(为放射状反应性新生骨小梁与骨表面垂直)。**镜下**:瘤细胞由明显异型性的梭形、卵圆形或多边形肉瘤细胞构成。识别出由肿瘤细胞直接形成的肿瘤性骨样基质或骨(钙化的骨样基质)是病理诊断骨肉瘤最重要的组织学依据。骨样基质呈嗜酸性、玻璃状,边缘不规则,周边有骨母细胞围绕(图5-33B)。骨肉瘤组织学变化多样,可出现不成熟的软骨和破骨细胞样巨细胞。骨肉瘤恶性度高,生长迅速,血道转移常见,最多见转移到肺。目前通过手术和新辅助联合化疗,70%的患者能长期生存,但发生转移或复发的病例生存率小于20%。

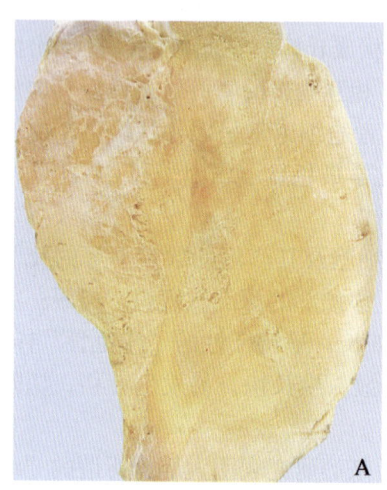 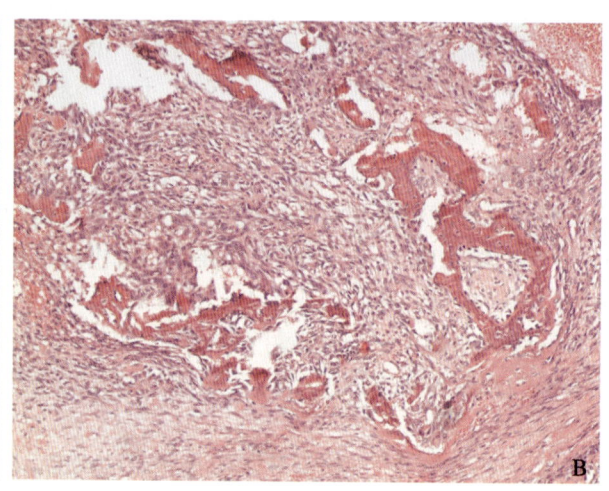

图 5-33 骨肉瘤

A. 肿瘤源自髓腔,破坏骨皮质,浸润周围组织;B. 肿瘤性骨样基质及异型性明显的肉瘤样细胞

7. **软骨肉瘤(chondrosarcoma)** 软骨肉瘤是可以形成肿瘤性软骨基质的恶性肿瘤,分为原发性和继发性(继软骨瘤之后发生)两大类。原发性软骨肉瘤是第三位最常见的骨原发性恶性病变。该病高峰年龄为50~70岁,男性稍多;多位于骨盆,以髂骨最常累及,也可发生在股骨、胫骨等长骨和肩胛骨等处。X线片显示患骨膨胀,皮质增厚,有小块状钙化的亮区。**肉眼**:肿瘤分叶状,切面呈灰色毛玻璃样,伴斑点状钙化。**镜下**:软骨基质中散在异型性的软骨细胞,核大、深染,核仁明显,可见核分裂象,可出现较多的双核、多核和巨核瘤细胞。组织学上根据核大小、核染色和细胞密度等指标分为Ⅰ~Ⅲ级,对判断生物学行为和预后很有价值。Ⅰ级者5年生存率为83%,而Ⅱ级和Ⅲ级者预后较差,5年生存率为53%。

三、神经外胚叶源性肿瘤

神经外胚叶起源的肿瘤种类繁多,包括中枢神经系统肿瘤、周围神经系统肿瘤、胺与胺前体摄取和脱羧细胞(APUD)系统来源的肿瘤以及视网膜母细胞瘤、色素痣和恶性黑色素瘤等。现仅将后三者分述如下,其余见各论中有关章节。

(一)视网膜母细胞瘤

视网膜母细胞瘤(retinoblastoma)是来源于视网膜胚基的恶性肿瘤,绝大多数发生在3岁以内的婴幼儿,6岁以上罕见,7%在出生时即已存在。大约40%的患者有家族史,是一种常染色体显性遗传病；60% 的患者为散发。肿瘤发病多为单侧，26%～30% 为双侧（参见本章第十节）。**肉眼**：肿瘤呈结节状，灰白色或黄色，切面有明显的出血和坏死，并可见钙化。肿瘤最初在视网膜上生长，以后向周围浸润性生长。**镜下**：肿瘤由弥漫性生长的小圆细胞构成，胞浆不明显。核圆形、深染，核分裂象多见。可见瘤细胞围绕一空腔或无空腔呈放射状排列，形成菊形团结构（图 5-34）。视网膜母细胞瘤易侵犯视神经并扩散至脑或通过蛛网膜下腔脑脊液扩散到脑。单侧的视网膜母细胞瘤在规范治疗后的 5 年生存率大于 90%，双侧者稍低。长期生存者有较高的概率罹患第二种恶性肿瘤，以骨肉瘤和横纹肌肉瘤常见。

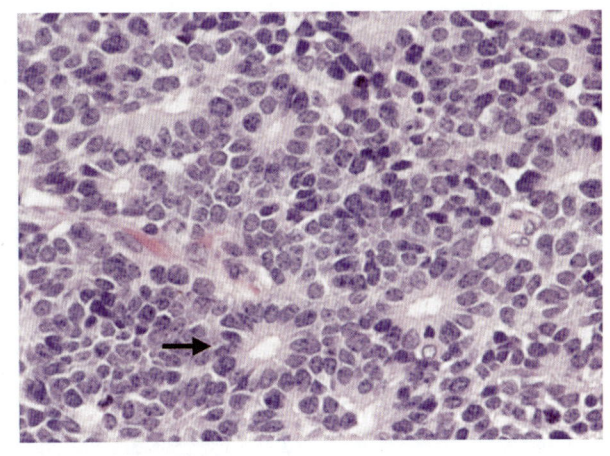

图 5-34　视网膜母细胞瘤

瘤细胞小，核圆形、深染，可见瘤细胞围绕空腔形成的菊形团结构（箭头所示）（天津医科大学病理学教研室供图）

（二）色素痣与恶性黑色素瘤

1. **皮肤色素痣**（pigmented nevus）　皮肤色素痣是表皮基底层的黑色素细胞（痣细胞）的良性局限性增生性病变。该病通常是后天性的，多发生于 2～60 岁；最多见于头颈和躯干的皮肤。痣的大小、形状和颜色深浅各异，可有或无毛发。根据其在皮肤组织内发生的部位不同，可分为：①皮内痣（intradermal nevus），最为常见，痣细胞在真皮内呈巢状或条索状排列（图 5-35A），从不恶变；②交界痣（junctional nevus），痣细胞在表皮和真皮的交界处生长，形成痣细胞巢（图 5-35B），有恶变的可能；③混合痣（compound nevus），即交界痣和皮内痣同时存在。如果色素痣的颜色加深、体积增大、生长加快或破溃、伴发炎或出血等，可能是恶变的征象。

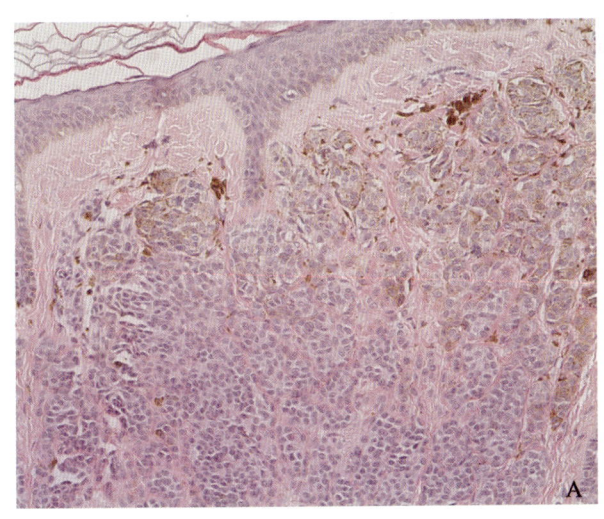 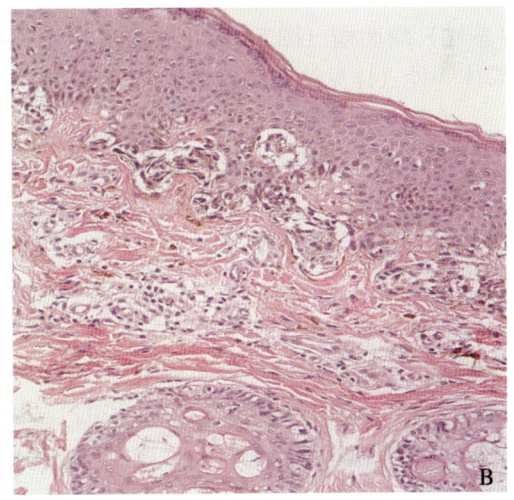

图 5-35　皮肤色素痣

A. 皮内痣：痣细胞位于真皮内；B. 交界痣：痣细胞位于表皮和真皮交界处

2. **恶性黑色素瘤**（melanoma）　恶性黑色素瘤简称黑色素瘤或恶黑，是一种能产生黑色素的高度恶性肿瘤。其发病年龄广，主要见于中老年人，大多见于 30 岁以上成年人。在以高加索人为主的国家中发病率高，在亚裔和非裔为主的国家发病率较低。发生于皮肤者以甲下、

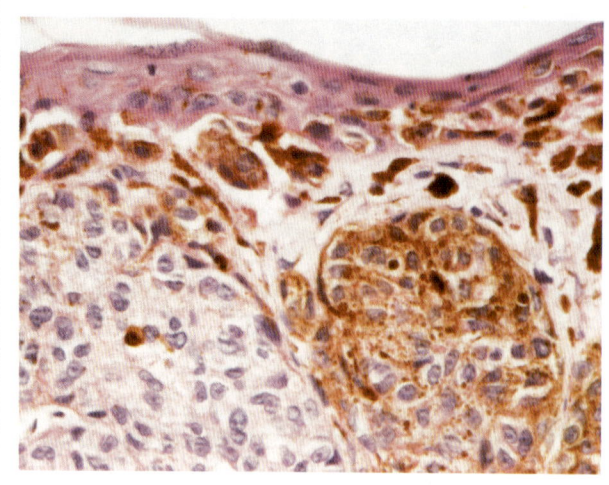

图 5-36 恶性黑色素瘤
瘤细胞胞浆内有大量色素，肿瘤细胞侵犯表皮
（天津医科大学病理学教研室供图）

手掌、足底、外阴及肛门周围多见，可以一开始即为恶性，也可以起源于色素痣，由交界痣恶变而来。此瘤也可发生在黏膜和内脏器官。**肉眼**：肿瘤多呈黑色，与周围组织分界不清楚。**镜下**：其组织结构非常多样，位于皮肤者有交界活性，呈巢状、条索状或腺泡状排列；瘤细胞可呈多边形、梭形或上皮样，胞浆内有黑色素颗粒，少数也可无黑色素；核大，可有折叠、核沟和核内假包涵体，常有粗大的嗜酸性核仁；细胞有异型性和核分裂象（图 5-36）。免疫组织化学染色，S-100 和 HMB45 阳性。需要注意的是这些指标有助于正常状况、肿瘤性黑色素病变与其他类型病变的鉴别，而无助于良、恶性黑色素病变之间的鉴别。**电镜**：肿瘤细胞胞浆内可见典型的黑色素小体（melanosome）或前黑色素小体（premelanosome）。黑色素瘤的预后与病变浸润的深度（即厚度）、部位、组织学类型以及淋巴结有无累及等多种因素有关，平均 5 年生存率为 50%。对于进展期浸润性黑色素瘤来说，放疗、化疗均无明显疗效。近年来生物治疗、免疫治疗和靶向治疗（如针对 *BRAF* 基因突变者）取得了不小的进展，但总体上预后较差，因此早期诊断和及时治疗非常重要。

四、多种组织构成的肿瘤

（一）畸胎瘤

畸胎瘤是来源于性腺或胚胎剩件中的全能细胞，由 2 个或 3 个胚层的多种成分构成的肿瘤。肿瘤根据外观分为囊性和实性；根据其组织分化成熟程度分为成熟性（良性）和未成熟性（恶性）畸胎瘤（图 5-37）。肿瘤最常见于卵巢，其次是睾丸，也可发生于纵隔、骶尾部、松果体等处（详见第十二章生殖系统和乳腺疾病）。

（二）癌肉瘤

同一肿瘤中既有上皮性癌又有肉瘤性间质者称为癌肉瘤。癌肉瘤少见，可发生在全身各处，多见于肺、食管、喉等器官。癌的成分以鳞状细胞癌多见，腺癌次之，少数为未分化癌等；肉瘤成分主要是纤维肉瘤，少数可以为骨肉瘤、软骨肉瘤、横纹肌肉瘤等（图 5-38）。癌与肉瘤成分的比例可以不同，一般以肉瘤成分居多。免疫组织化学染色肉瘤性成分表达间叶组织标志物。癌肉瘤的组织起源目前有几种假说，有认为癌和肉瘤碰撞在一起的碰撞学说、多能干细胞向癌和肉瘤两种方向分化的多能干细胞学说以及认为肉瘤性成分是癌化生的结果的化生学说。在一些低分化癌中，癌细胞可以呈梭形或肉瘤样，免疫组织化学染色仅表达上皮组织标志物，这些肿瘤则称为肉瘤样癌。肉瘤样癌较癌肉瘤多见，两者一般均对放疗、化疗不敏感，多采取手术治疗。

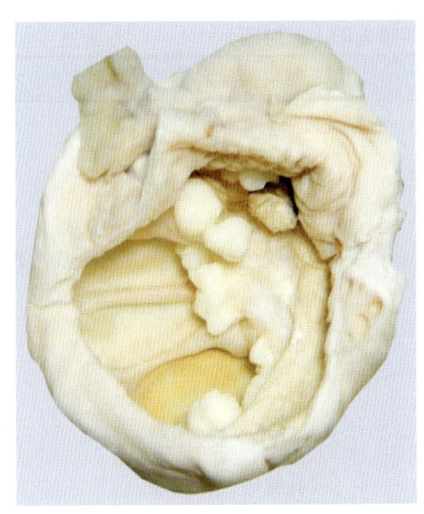

图 5-37 囊性畸胎瘤
囊内可见毛发、油脂和牙齿

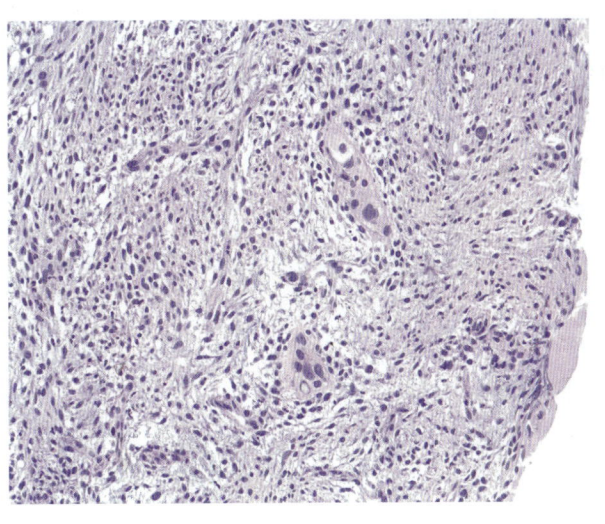

图 5-38 癌肉瘤
肿瘤组织中可见鳞状细胞癌成分和肉瘤成分

第十节 肿瘤发生的分子机制

肿瘤从本质上来说是基因病。恶性肿瘤的生物学标志包括：生长信号的自我满足，对生长抑制信号的不敏感，逃避细胞死亡，无限的复制潜能，持续的血管生成，浸润和转移的能力等。恶性肿瘤获得上述生物学特性具有复杂的分子基础，以下简介在肿瘤发生中起重要作用的分子变化。

一、癌基因活化造成细胞生长信号的自我满足

（一）原癌基因、癌基因

1910 年 Rous 等人从鸡肉瘤滤液中发现了第一个反转录病毒，即 Rous 肉瘤病毒（RSV），之后科学家证实了 RSV 可以诱发鸡肉瘤。由此将致瘤病毒中能诱导肿瘤发生和体外引起细胞转化的基因命名为病毒癌基因（viral oncogene，v-onc），并用分子杂交的方法证实宿主细胞也存在与该病毒癌基因同源的 DNA 序列，即细胞癌基因（cellular oncogene，c-onc）。由于细胞癌基因在正常细胞中以非激活的形式存在，不表达或有限制地表达，故又称为原癌基因（proto-oncogene）。原癌基因可在多种致癌因素的作用下激活成为癌基因（oncogene），能导致正常细胞发生癌变。人类第一个被发现的癌基因是人膀胱癌细胞的 *K-RAS* 基因，目前发现的癌基因有 100 多种。

原癌基因编码的蛋白质大多数是对正常细胞生长、分化和发育十分重要的细胞生长因子、生长因子受体、信号转导蛋白以及核调节蛋白等，是机体生命活动所必需的。而癌基因编码的蛋白（癌蛋白，oncoprotein）与原癌基因的正常产物有量或结构上的不同，可通过以下方式影响靶细胞：①生长因子增加；②生长因子受体增加；③产生突变的信号转导蛋白；④产生与 DNA 结合的转录因子等。癌蛋白通过改变正常靶细胞的生长与代谢，促使细胞逐步转化为肿瘤，详见表 5-4。

表 5-4 常见的原癌基因及其激活方式和相关的人类肿瘤

分类	原癌基因	激活方式	相关人类肿瘤
生长因子			
PDGF-β链	*SIS*	过表达	星形细胞瘤、骨肉瘤
成纤维细胞生长因子	*HST-1*	过表达	胃癌
	INT-2	扩增	膀胱癌、乳腺癌、恶性黑色素瘤
TGF-α	*TGF-α*	过表达	星形细胞瘤、肝细胞癌
HGF	*HGF*	过表达	甲状腺癌
生长因子受体			
EGF受体家族	*erbB1（EGFR）*	过表达	肺鳞癌、胶质瘤
	erbB2（HER2）	扩增	乳腺癌、卵巢癌
集落刺激因子-1受体	*FMS*	点突变	白血病
神经营养因子受体	*RET*	点突变	多发性内分泌肿瘤2A和2B、家族性甲状腺髓样癌
PDGF受体	*PDGFR*	过表达	胶质瘤
干细胞因子受体	*KIT*	点突变	胃肠道间质瘤和其他软组织肿瘤
信号转导蛋白			
GTP结合蛋白	*K-RAS*	点突变	结肠癌、肺癌、胰腺癌
	H-RAS	点突变	膀胱和肾肿瘤
	N-RAS	点突变	恶性黑色素瘤、造血系统肿瘤
非受体性酪氨酸激酶	*ABL*	易位	慢性粒细胞性白血病、急性淋巴母细胞性白血病
RAS信号转导分子	*BRAF*	点突变	恶性黑色素瘤
WNT信号转导分子	*β-catenin*	点突变或过表达	肝母细胞瘤、肝细胞癌
核调节蛋白			
转录活化因子	*C-MYC*	易位	伯基特淋巴瘤
	N-MYC	扩增	神经母细胞瘤、小细胞肺癌
	L-MYC	扩增	小细胞肺癌
细胞周期调节蛋白			
细胞周期蛋白	*cyclin D*	易位	套细胞淋巴瘤
		扩增	乳腺癌和食管癌
	cyclin E	过表达	乳腺癌
细胞周期蛋白依赖性激酶	*CDK4*	扩增或点突变	胶质母细胞瘤、恶性黑色素瘤、肉瘤

（二）原癌基因的激活

原癌基因在某些化学、物理或生物等因素的刺激下，结构、数量等发生改变而被激活，之后才能使细胞发生恶性转化，激活方式有：

1. 点突变（point mutation） 点突变十分常见，如 *RAS* 原癌基因第 1 外显子的第 12 号密码子从 GGC 突变为 GTC，相应编码的氨基酸从甘氨酸变为缬氨酸，产生的异常蛋白不能将 GTP 水解为 GDP，因此 GTP 一直处于活性状态，持续促进细胞增殖。

2. **基因扩增（gene amplication）** 即基因的拷贝数增加，导致表达产物异常增多而加速细胞增殖。在细胞遗传学上表现为染色体出现双微小体和同源染色区。例如乳腺癌中 *erbB2*（*HER2*）基因的扩增，可以通过 FISH 的方法清楚地显示出来（图5-39）。这部分病例可以用针对 *erbB2* 的单克隆抗体治疗。25%～30%的神经母细胞瘤中出现 *N-MYC* 基因扩增，提示预后不良。

3. **染色体易位（chromosomal translocation）** 染色体易位是指原癌基因从所在染色体的正常位置上易位至另一染色体的某一位置上，使其调控环境发生改变而从相对静止状态转为激活状态。染色体易位主要发现于淋巴瘤和白血病等造血系统肿瘤及某些肉瘤，近年来发现少数实体瘤如前列腺癌、肺癌等也存在染色体易位。

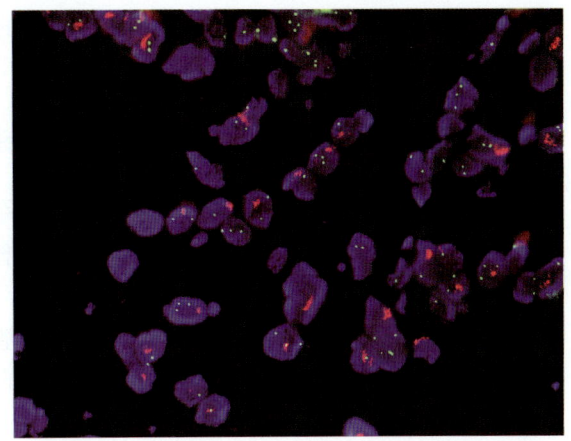

图 5-39 FISH 显示乳腺癌中 *HER2* 基因的扩增
细胞核内的 *HER2* 基因荧光信号（橘红色）和 17 号染色体荧光信号（绿色）的数目比值 > 2

染色体易位造成原癌基因激活的方式包括两种情况：一为原癌基因与活性很高的启动子连接而激活，转录增加，例如人伯基特淋巴瘤（burkitt lymphoma）细胞中的染色体易位 [t（8；14）(q24；q32)]，使得位于 8 号染色体上的 *C-MYC* 基因易位到 14 号染色体上 IgH（免疫球蛋白重链）基因的调节区，导致转录因子 C-MYC 过度表达；二为易位使得两段原本无关的 DNA 序列拼接产生具有致癌能力的融合蛋白，例如慢性粒细胞白血病的经典费城染色体 [t（9；22）(q34；q11)]，*ABL* 基因可从 9 号染色体易位到 22 号染色体的 *BCR* 基因旁，组成一个含 *BCR* 基因调节区和 *ABL* 基因酪氨酸激酶活性区的融合基因或嵌合基因（fusion gene, chimeric gene），表达一个结构、功能均改变的 BCR-ABL 融合蛋白，从而具有一种酪氨酸激酶的持续活性，导致细胞转化（图5-40）。抑制 BCR-ABL 酪氨酸激酶的药物伊马替尼（商品名为格列卫）已用于慢性粒细胞白血病的治疗。目前检测染色体的形态异常已成为某些肿瘤的分子诊断指标。

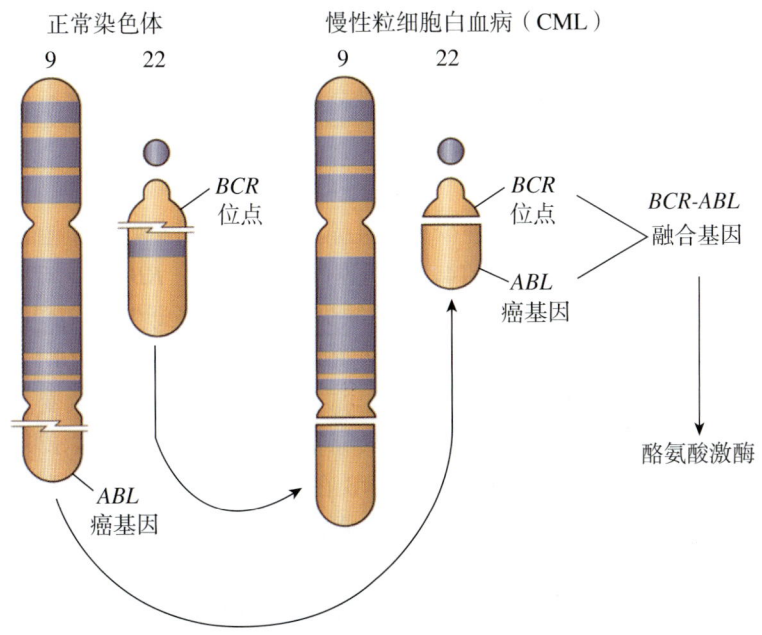

图 5-40 慢性粒细胞白血病的染色体易位

因此我们可以看出，不同的癌基因有不同的激活方式，一种癌基因可有几种激活方式，一种肿瘤往往有多种癌基因的表达增强。

二、肿瘤抑制基因的失活引起对生长抑制的不敏感

肿瘤抑制基因（tumor suppressor gene，简称抑癌基因）是在细胞生长、增殖调控中起重要的负调节作用的基因，其功能的丧失可使细胞增殖失控而导致肿瘤的发生。目前公认的抑癌基因有十多种。因此和癌基因相比，其数量有限，具有更普遍的作用。抑癌基因的失活主要是通过等位基因的两次突变、缺失（纯合子）和甲基化的方式实现的。表5-5列举了一些常见的抑癌基因和相关的人类肿瘤。下面根据抑癌基因的功能特性，对其中重要的一些抑癌基因加以简单讨论。

表5-5 主要的抑癌基因和相关的人类肿瘤

亚细胞定位	基因	功能	与体细胞突变相关的肿瘤	与遗传型突变相关的肿瘤
细胞表面	TGF-β	生长抑制	结肠癌	未知
	E-cadherin	细胞黏附	胃癌	家族性胃癌
细胞质	APC/β-catenin	抑制信号转导	胃癌、结肠癌、胰腺癌、恶性黑色素瘤	家族性腺瘤性息肉病、结肠癌
	PTEN	细胞骨架蛋白和磷脂酶	子宫内膜癌、胶质母细胞瘤、前列腺癌、乳腺癌等	多发性错构瘤综合征（Cowden syndrome）、Lhermitte-Duclos病和Bannayan-Zonana综合征
质膜内表面	NF-1	间接抑制RAS	神经鞘瘤	I型神经纤维瘤病、恶性神经鞘瘤
细胞核	RB	调节细胞周期	视网膜母细胞瘤、骨肉瘤、乳腺癌、结肠癌、肺癌	视网膜母细胞瘤、骨肉瘤
	p53	调节细胞周期和转录，监测DNA损伤，诱导凋亡	大多数人类肿瘤	Li-Fraumeni综合征、多发性癌和肉瘤
	p16	CDK4,6抑制剂	胰腺癌、食管癌	恶性黑色素瘤
	WT-1	核转录	肾母细胞瘤	肾母细胞瘤
	BRCA-1	DNA修复		女性家族性乳腺癌和卵巢癌
	BRCA-2	DNA修复		男性和女性乳腺癌

（一）细胞周期调节物

1. **RB基因** RB基因是随着对一种少见的儿童肿瘤——视网膜母细胞瘤的研究而最早发现的一种抑癌基因。RB基因定位于13q14，视网膜母细胞瘤中有RB的纯合型丢失，以后又发现乳腺癌和肺癌等许多肿瘤均表现出RB基因的缺失或失活。将野生型RB基因导入体外培养的上述细胞，可使其生长受到抑制，从而证实了RB基因的抑癌功能。RB蛋白在调节细胞周期中起重要作用，有磷酸化和非磷酸化两种形式，并随着细胞周期发生改变。在G_0/G_1期为脱磷酸化形式，可与转录因子E2F结合，阻止其转录活性，阻断细胞进入S期；细胞内细胞周期蛋白依赖性激酶（CDK）激活后，可使包括RB在内的一系列靶蛋白磷酸化，RB转变为无活性状态，从而使RB与E2F解离，E2F发挥转录活性，细胞立即进入S期和增殖状态。RB功能丧失的结果是E2F的转录活性处于无控状态，细胞无障碍地进入S期而可能发生转化。一些DNA肿瘤病毒产生的致癌蛋白如HPV的E7，也可与RB蛋白结合，使其失活而导致细胞异常增殖。

2. *p53* 基因　*p53* 基因定位于 17p13，编码 p53 蛋白，是研究最多的抑癌基因。正常细胞中均含有低水平的 p53 蛋白，其生物学功能有抑制细胞周期、监测细胞 DNA 损伤和诱导细胞凋亡等。当细胞受到电离辐射后，细胞的主要反应之一就是 p53 蛋白的增加。它诱导一个重要的 CDK 抑制剂 p21 的转录，而阻止 RB 失活的磷酸化，使细胞停滞在 G_1 期（G_1 arrest）；同时诱导 DNA 修复基因 *GADD45*（growth arrest and DNA damage 45）的转录，以使 DNA 的损伤得以修复。然后，p53 活化 *MDM2* 基因，其产物抑制 p53，DNA 修复成功的细胞进入 S 期。如果 G_1 停滞不能实现，则 *p53* 激活 BAX 蛋白和 IGF，对抗凋亡抑制蛋白 BCL-2 而诱导细胞发生凋亡，阻止损伤的 DNA 传递给子代细胞。因此正常的 p53 蛋白又被称为"分子警察"。而当 *p53* 基因发生缺失或突变等改变时，其表达产物可失去正常的

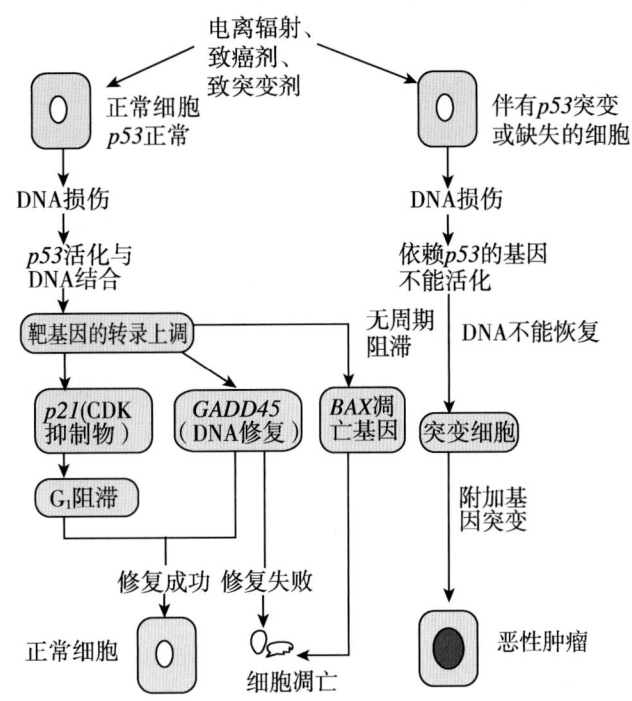

图 5-41　正常 *p53* 和突变 *p53* 基因的主要作用模式图

结构和功能，在 DNA 损伤时不能通过 p53 的介导发生 G_1 期停滞，细胞持续增殖，DNA 异常可传递给子代细胞，在其他因素的共同作用下，最终失去抑制肿瘤发生的作用而导致细胞转化（图 5-41）。

在肿瘤发生过程中，*p53* 基因缺陷的形式有突变、缺失、基因重排和甲基化等多种。突变是最为常见的方式，一般是一个等位基因的错义突变，另一个等位基因最终丢失。超过 80% 的人类肿瘤可检测到 *p53* 基因的突变，尤其在结肠癌、肺癌、乳腺癌、胰腺癌等更为多见。大部分突变集中在第 5～8 外显子的突变热点区（hot spot）。一些 DNA 肿瘤病毒蛋白如 HPV 的 E6，也可与 p53 蛋白结合，使其失活。Li-Fraumeni 综合征患者通过遗传获得一个突变 *p53* 基因，在 50 多岁时发生 *p53* 基因的第二次突变，这些人发生肿瘤的概率高于 *p53* 基因正常的人群 25 倍，主要发生肉瘤、乳腺癌、白血病等。

3. *BRCA-1* 基因和 *BRCA-2* 基因　两者分别位于 17q21 和 13q12.3，调控细胞周期蛋白和 CDK，其产物存在于细胞核和胞浆，两者相互结合后又与参与 DNA 修复的 Rad51 蛋白结合，共同参与肿瘤监视和基因损伤的修复。在家族性乳腺癌综合征中，有 *BRCA-1* 或 *BRCA-2* 的胚系突变，患者 20～30 岁即可发生乳腺癌。

（二）信号转导调节物

1. *APC*（adenomatous polyposis coli）基因　即腺瘤性结肠息肉基因，主要与结肠癌的发生有关。APC 基因定位于 5q21，其产物 APC 蛋白位于胞浆，主要作用是与 β- 连环蛋白和 E- 钙黏蛋白相互作用而影响细胞黏附及细胞间信号传递，是 β- 连环蛋白的负性调节子，阻止其进入胞核后参与激活 *C-MYC* 和 T 细胞转录因子。此外，APC 蛋白通过与微管的结合，在细胞分裂和移动中起作用并参与调节细胞周期和凋亡，被誉为结肠上皮完整性的"分子门卫（molecular gatekeeper）"。当 *APC* 基因突变时，可导致 APC 蛋白虽能与 β- 连环蛋白结合但却不能降解 β- 连环蛋白，引起细胞 - 细胞、细胞 - 基质之间黏附作用改变，细胞分裂与细胞死亡之间的平衡失调，成为结肠癌发生的一个限速的分子因素。

2. *PTEN*（phosphatase and tensin homologue deleted on chromatosome 10）基因　即与张力蛋白同源、第 10 号染色体丢失的磷酸酶基因）　*PTEN* 基因是 1997 年发现的一个位于 10q23.3 的抑癌基因。其编码的 PTEN 蛋白功能多样。它具有脂质磷酸酶活性，使其底物 PIP_3 去磷酸化而失活，抑制细胞周期进展和诱导 G_1 期阻滞及细胞凋亡，是 PI3K/PTEN/Akt 信号转导途径的重要成员。同时 PTEN 蛋白还具有双特异性磷酸酶活性，通过 FAK（focal adhesion kinase，局灶黏附激酶）、Shc（Scr homology collagen protein，接头蛋白）等底物发挥其调控细胞黏附、迁移、扩散和分化的作用，这与 PTEN 介导的 FAK 途径和丝裂原激活蛋白激酶（MARK）转导途径有关。*PTEN* 失活导致其抑癌功能丧失。*PTEN* 失活方式有突变、缺失、甲基化等，以突变为主。目前已发现多种肿瘤中有 *PTEN* 的体细胞突变。

3. *NF-1*（neurofibromatosis-1）基因　即神经纤维瘤病 -1 基因，*NF-1* 基因定位于 17q11.2，编码神经纤维瘤蛋白（neurofibromin），它与 RAS 相关的 GTP 酶活化蛋白 GAP 有很高的结构同源性。前面讲到 RAS 具有 GTP 酶活性，可以水解结合在自身上的 GTP 为 GDP，恢复其无活性状态。当 *NF-1* 失活时，导致 RAS 的 GTP 酶活性不能正常发挥，使得 RAS 处于高活性状态。

三、凋亡调节基因和 DNA 修复调节基因

肿瘤的生长，取决于细胞增殖和细胞死亡的比例。因此调节细胞凋亡的基因及其产物在某些肿瘤的发生中也起着重要作用。如 BCL 家族中的 BCL-2/BCL-XL 蛋白可以抑制凋亡，而 BAX/BAK 蛋白则可以促进细胞凋亡。BCL-2/BCL-XL 和 BAX/BAK 在细胞内的平衡由第三组蛋白 BH3 调节，在肿瘤形成前，通过凋亡去除基因受损伤或不能修复的细胞，可以有效防止其转化为恶性细胞；在肿瘤形成后，凋亡基因失活或抗凋亡基因功能增强，则可使肿瘤持续生长。例如 BCL-2 蛋白的过表达，可能与滤泡性淋巴瘤的发生发展有关。

正常细胞内存在 DNA 修复调节基因，当多种因素引起轻微的 DNA 损伤时，可通过 DNA 修复机制对其进行及时的修复。当 DNA 损伤严重，不能修复时，则诱导凋亡而去除受损细胞。因此与凋亡调节基因一样，DNA 修复调节基因对维持机体基因组的稳定性非常重要，包括碱基切除修复（base excision repair）、核苷酸切除修复（nucleotide excision repair）、双链断裂修复（double strand break repair）和 DNA 错配修复（mismatch repair）。显然，DNA 修复机制有异常时，这些 DNA 损伤被保留下来，使基因组不稳定，与肿瘤的发生有一定关系。例如着色性干皮病是一种先天性遗传性疾病，患者对日光和紫外线特别敏感，皮肤癌的发生率极高，且发病年龄轻。这是由于患者皮肤细胞中缺乏紫外线特异性核酸内切酶，对紫外线引起的 DNA 损伤不能修复所致。近年来对 DNA 错配修复基因的研究十分活跃，目前已发现的人类 DNA 错配修复基因有 *MSH2*、*MLH1*、*MLH6* 和 *PMS2* 基因等，它们作为一个复合体来更正 DNA 在复制时发生的碱基错配。当以上基因发生任何突变时都可以引起基因组的微卫星不稳定性（microsatellite instability，MSI）。由于 MSI 而引起的基因改变在肿瘤的发生和进展中也起重要作用。如在家族性非息肉病性大肠癌中就存在 DNA 错配修复基因的改变和 MSI。

四、端粒、端粒酶和肿瘤

端粒是位于染色体末端的 DNA 重复序列，其长度随着细胞的不断复制而逐渐缩短。正常细胞复制到一定次数后，端粒缩短到使得染色体相互融合，导致细胞死亡。所以端粒被称为细胞的生命计时器。生殖细胞具有端粒酶活性，可使缩短的端粒长度恢复。而大多数体细胞没有端粒酶活性，只能复制 60～70 次后死亡。实验表明，绝大多数人类恶性肿瘤细胞都含有较高的端粒酶活性，从而使端粒不再缩短，与肿瘤细胞的永生化有关。端粒酶的活性常在恶性肿瘤的早期就出现，提示其可以作为诊断肿瘤的指标之一。并且端粒酶的活性在一定程度上与一些肿瘤的恶性程度和预后有关，提示其可以作为评估恶性肿瘤生物学行为的指标之一。因此抑制

端粒酶活性就成了一种治疗肿瘤的新靶点。

五、表观遗传学改变

表观遗传学改变（epigenetic changes）是指不伴有基因突变的可逆的基因表达的遗传学改变，包括翻译后的组蛋白修饰和 DNA 甲基化。DNA 甲基化（DNA methylation）是在真核生物体内普遍存在的一种重要的基因内源性修饰作用，主要是指由 DNA 甲基酶催化，把 S-腺苷甲硫氨酸的甲基转移到胞嘧啶 5 位碳原子上，生成 5-甲基胞嘧啶（5-mC）的过程。DNA 甲基化后核苷酸顺序未变，而基因表达受到影响，对于维持染色体的结构、胚胎发育与衰老等有着密切的关系。许多人类肿瘤中都有不同程度的 DNA 异常甲基化。研究表明，DNA 甲基化与肿瘤的发生和演进密切相关，它可通过基因组总体水平甲基化程度的降低、原癌基因 DNA 分子甲基化水平的降低和抑癌基因某些启动子区域甲基化程度的增高造成基因功能的失活，从而导致肿瘤形成。例如小细胞肺癌中 *RAS* 基因较其周围正常细胞的甲基化水平明显降低，提示其因甲基化程度降低而激活。抑癌基因 *p16* 启动子序列发生甲基化使基因转录抑制而失活在肺癌等肿瘤的发生中起重要作用。

六、miRNAs 与肿瘤

miRNAs 是由 21~23 个核苷酸组成的非编码单链 RNA，其功能是负性调控基因。miRNAs 通过抑制 mRNA 翻译，或在有些情况下通过 mRNA 剪切在转录后水平下调基因的表达。miRNAs 在细胞生长、分化、存活以及肿瘤的发生发展中都起着重要作用。miRNAs 可以通过下调肿瘤抑制蛋白的表达或促进癌蛋白的表达来参与肿瘤的恶性转化。如果一个 miRNA 能抑制一个原癌基因的翻译，这个 miRNA 在量上或功能上的降低会导致原癌基因产物的过度表达。相反，如果一个 miRNA 的靶点是一个肿瘤抑制基因，那么 miRNA 的活性增强会导致肿瘤抑制蛋白的减少。目前发现，恶性肿瘤中存在不同于正常机体的特征性 miRNAs 表达谱。如 miR-15a 缺失造成抗凋亡蛋白 BCL-2 的过表达，在肿瘤发生中发挥作用。

七、多步骤癌变的分子基础

流行病学、遗传学和化学致癌的动物模型以及分子遗传学的研究均证明，肿瘤的发生是一个长期的多因素、多阶段、多步骤的复杂过程。细胞发生完全的恶性转化，一般需要多个基因的改变，包括数个癌基因的激活和（或）抑癌基因的失活，以及凋亡调节基因、DNA 修复基因的改变。例如对结直肠癌的详细研究证实了多个基因在肿瘤发生发展过程中的协同作用。不同阶段的基因水平的改变，可以通过形态学改变反映出来（图 5-42）。但像结肠癌这样已清楚其多步癌变步骤的肿瘤还很少。

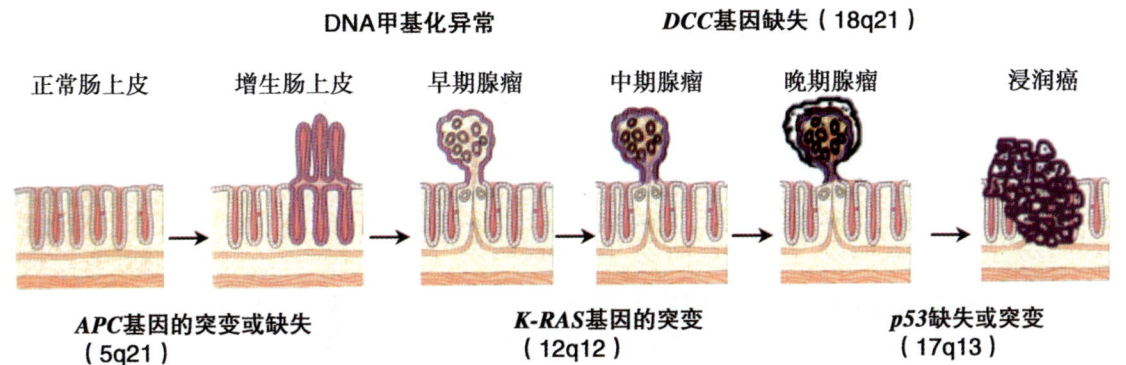

图 5-42　结肠癌的多步骤发生模式图

以上简单介绍了肿瘤发生的分子基础，可以将目前人们认为的肿瘤发生的基本模式归纳如下：致瘤因素引起基因损伤，激活原癌基因和（或）灭活抑癌基因，这其中可能有表观遗传学调控和 miRNAs 起作用，可能还累及凋亡调节基因和（或）DNA 修复基因，使细胞出现多克隆性增殖，在进一步基因损伤的基础上，转化为克隆性增殖，通过多阶段的演进过程，形成具有不同生物学特性的亚克隆（异质化），获得浸润和转移的能力（图 5-43）。

八、关于肿瘤干细胞

干细胞是能够通过自我更新（self-renewal）使自身永存，并且可以通过分化而形成某一特定组织成熟细胞的一类特殊的祖细胞。具有自我更新能力的干细胞与癌细胞之间有惊人的相似性，由此提出了肿瘤干细胞（cancer stem cell，CSC）的概念。美国癌症研究学会 2006 年给出的 CSC 定义是肿瘤中具有自我更新能力并能产生异质性肿瘤细胞的细胞。CSC 在移植到免疫缺陷动物体内后具有成瘤的能力，并且表现

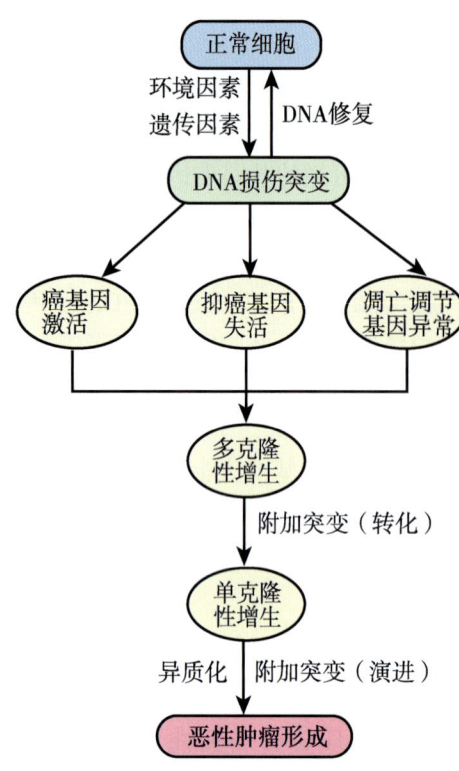

图 5-43 恶性肿瘤形成的基本模式图

出干细胞的一些相关的特性。此外，CSC 在肿瘤细胞的异质性中处于塔尖位置，能进一步分化成为其他肿瘤细胞。在增殖过程中，一个 CSC 通过不均一分裂形成一个新的 CSC 和另一个可最终分化为包括肿瘤细胞在内的各种细胞的子细胞，其结果是维持 CSC 数目稳定并产生肿瘤。CSC 最早从白血病细胞中分离，近年来随着对其表面标志物研究的进展，已经可以从乳腺癌、大肠癌、前列腺癌、脑肿瘤、胰腺癌等实体瘤中根据各自不同的表面标志物分离出具有干细胞特征的亚群。目前认为，由于只有 CSC 具有很强的自我更新/增殖潜能，因此其是维持肿瘤群体生存及扩增的关键细胞群。虽然 CSC 在肿瘤细胞总数中所占比例很小，但在传统治疗杀死大部分具有增殖活性的瘤细胞后，CSC 可以进入增殖状态，造成肿瘤的复发。因此分离出 CSC，发展针对 CSC 的治疗方法，将为肿瘤的个体化治疗带来新的希望。目前 CSC 的研究也面临着很多挑战。例如 CSC 的起源尚没有定论，可能起源于正常干细胞的恶性转化或是由一些已经分化的原始细胞或成熟细胞经历突变而形成。尽管 CSC 研究还存在很多技术上的不成熟，但其作为肿瘤研究的前沿领域仍然对肿瘤发生发展的认识具有重要意义，为肿瘤治疗开拓广阔前景。

第十一节　肿瘤的病因学

通过多年来人们对肿瘤的临床观察、流行病学和实验研究等各方面的进展，目前认为大多数肿瘤的发生是机体内外环境影响或多种因素共同作用的结果。人们将可以导致恶性肿瘤发生的物质统称为致癌物（carcinogen）。外环境中的致癌物包括化学致癌物、辐射能和致癌的微生物（主要是病毒）。内环境的致癌因素包括遗传和免疫因素。

一、环境致癌因素及致癌机制

（一）化学物质

从最早 1775 年 Percival Pott 观察到扫烟囱工人中阴囊皮肤癌的发生率较高开始，人们注

意到化学物质与癌症之间的关系。1915年,科学家用煤焦油反复涂擦兔耳诱发皮肤癌成功,并证实煤焦油中的致癌物是多环芳烃。到现在,已有多种化学物被确认在体外能转化细胞,在动物体内可致癌,其中部分与人类癌瘤关系密切。

1. **多步骤化学致癌** 通过动物模型的研究表明,化学致癌作用是一个多步骤过程,主要分为激发和促进两个阶段。

激发(initiation,或称为启动):是指致癌物引起癌症发生过程中的始发变化。激发作用引起DNA的永久损伤(突变),具有发生快、不可逆的特点。

促进(promotion):是指某些本身无致癌性的物质,可以增加致癌物质的致癌性,从而促进肿瘤的发生,这些物质称为促癌物(promoter)。单独应用促癌物,不会引起肿瘤。促癌物不引起细胞DNA改变,但引起细胞的增生,使其易于产生附加突变。其作用是可逆的。

(1)致癌物作用机制:天然的和合成的化学致癌物多种多样,包括少数不需要在体内进行代谢转化即可致癌的直接致癌物和大多数需要在体内(主要是肝)进行代谢活化后才能致癌的间接致癌物。化学致癌物多数是致突变剂,具有亲电子基团,能与靶细胞内的大分子如DNA的亲核基团(富含电子)共价结合,导致其结构改变(如DNA突变)。

对于间接致癌物来说,其致癌能力不仅取决于它的亲电子固有活性,而且取决于其在体内代谢活化的调节。大多数已知致癌物的代谢依赖于细胞色素P450的单氧化酶。由于编码这些酶的基因具有多态性,这些酶的活性存在个体差异,因此致癌作用的易感性在某种程度上由编码这些酶的基因的多态性所调节。如*P450*基因的产物CYP1A1使多环芳烃如苯并芘产生代谢变化。约10%的白种人有较高的可诱导型CYP1A1,带有此种可诱导型CYP1A1的吸烟者发生肺癌的危险性是非诱导型吸烟者的7倍。

(2)促癌物作用机制:常见的促癌物有佛波醇酯(TPA)、巴豆油、激素、苯酚和某些药物等,主要是通过诱导细胞增殖而促进肿瘤的发生。如TPA是一种强促癌剂,是蛋白激酶C强有力的活化剂,对细胞增殖信号转导途径中的几种底物具有磷酸化的作用。致癌物作用下发生DNA突变的细胞发生克隆性增生,并易于产生附加突变,最终转变为恶性肿瘤。人类癌发生的过程也显示细胞的持续增生会引起基因突变,导致细胞发生恶性转化。如子宫内膜的非典型增生与子宫内膜癌有关。

与外源性促癌物相比,内源性促癌物更难控制。如雌激素可作为动物肝肿瘤的促癌物,雌激素与绝经后子宫内膜癌的发生有关。

2. **主要致癌物**

(1)直接致癌物:直接致癌物主要是烷化剂和酰化剂。有些烷化剂应用于临床,如环磷酰胺既是抗癌药物又是很强的免疫抑制剂,用于抗肿瘤治疗和免疫治疗。由于它们可能诱发恶性肿瘤如粒细胞白血病,应谨慎使用。

(2)间接致癌物

①多环芳烃:多环芳烃存在于石油、煤焦油中。致癌性特别强的有3,4-苯并芘、1,2,5,6-双苯并蒽。3,4-苯并芘是煤焦油的主要致癌成分,可由有机物燃烧后产生,存在于工厂排出的煤烟和烟草点燃的烟雾中,可能是肺癌和膀胱癌发生的主要原因。另外烟熏和烧烤的鱼、肉等制品中也含有多环芳烃,这可能与某些地区胃癌的发病率较高有关。

②氨基偶氮染料和芳香胺类:氨基偶氮染料如过去食品工业中使用的奶油黄和猩红,可引起实验性大白鼠的肝细胞癌。芳香胺类如乙萘胺、联苯胺等,与印染厂工人和橡胶厂工人的膀胱癌发生率较高有关。

③亚硝胺类:亚硝胺类致癌谱广,可在许多实验动物诱发各种器官的肿瘤,可引起人胃肠道癌,尤其是胃癌。亚硝胺是在人体胃内酸性环境中由亚硝酸盐与食物的二级胺合成的。亚硝酸盐可来源于肉类和鱼类的保鲜剂和着色剂,也可由硝酸盐被细菌转化而产生。我国河南林县

的食管癌发病率很高，与当地居民食物中亚硝胺含量高有关。

④真菌毒素：黄曲霉菌广泛存在于霉变的食物中。霉变的花生、玉米及谷类中含量最多。黄曲霉毒素（aflatoxin）有多种，其中黄曲霉毒素 B_1 致癌性最强。它在肝代谢为环氧化物，可使肿瘤抑制基因 *p53* 发生点突变而失去活性，可以诱发肝细胞癌。乙型肝炎病毒（HBV）的感染导致肝细胞损伤和再生。HBV 与黄曲霉毒素 B_1 可在肝细胞癌的发生中起协同作用。

（二）物理因素

已证实的物理性致癌因素主要是电离辐射（ionizing radiation）。此外，紫外线、热辐射和异物也可能与促癌有关。

电离辐射如电磁（X 射线、γ 射线）和粒子辐射都具有致癌性。最有说服力的事件是，原子弹爆炸后日本广岛和长崎的幸存者中，在经过 5～10 年的潜伏期后多人发生了白血病，此外乳腺癌、甲状腺癌的发生率也有所增加。放射工作者如长期接触射线而又缺乏有效的防护措施，经过 10～15 年潜伏期，可以发生皮肤癌和白血病。辐射导致细胞恶变的机制还不太清楚，可能与染色体发生断裂、易位和点突变，导致癌基因激活或抑癌基因失活有关。另外由于射线照射有免疫抑制作用，因此免疫监视功能降低也可能参与射线致癌作用。

长期（数十年）暴晒于强烈阳光下或受紫外线过度照射者，易发生皮肤的鳞癌、基底细胞癌和恶性黑色素瘤。白种人或照射后色素不增加的有色人种最易发生。其机制是细胞内 DNA 吸收光子后，使其中相邻的两个嘧啶连接形成嘧啶二聚体，二聚体又形成环丁烷，从而破坏 DNA 双螺旋的磷酸二酯骨架而导致 DNA 损伤。如前所述，正常人可以通过一系列 DNA 修复机制修复 DNA 损伤，而着色性干皮病患者无法修复紫外线所致的 DNA 损伤，皮肤癌的发生率很高。

此外，热辐射（如烧伤后的致癌）等也与肿瘤的发生有关。异物的致肿瘤作用还不清楚，目前认为至少是在物理-化学致癌物的共同作用下引起的。例如：石棉引起胸膜间皮瘤和肺癌；镍、铬及其他金属挥发而被吸入时，可引起肺癌。

（三）病毒

能够导致动物肿瘤的病毒称为肿瘤病毒。许多证据表明，人类某些肿瘤与病毒关系密切。

1. **DNA 肿瘤病毒**　DNA 肿瘤病毒感染人体后，有两种结局：一是溶解性感染，病毒未整合到细胞的基因组中，病毒进行正常复制，产生大量病毒颗粒，最终导致细胞死亡；二是肿瘤诱导，病毒整合到细胞的基因组中，引起细胞转化。与人类肿瘤发生关系密切的 DNA 肿瘤病毒主要有以下几种：

（1）人乳头瘤病毒：现已发现有 120 多种类型的 HPV，其中 HPV-6、HPV-11 与生殖道和喉等部位的乳头状瘤有关；HPV-16、HPV-18 与宫颈癌、生殖器鳞癌、口腔癌和喉癌有关。研究表明，乳头状瘤中病毒 DNA 尚未整合到宿主细胞基因组中；而在癌症中，病毒性 DNA 通常整合到宿主的基因组中。整合方式是单克隆性的，即整合位点在同一种肿瘤的所有癌细胞中完全相同。DNA 被阻断的位点是在 HPV 基因组的 E1/E2 开放阅读框架内。当 E2 区被阻断时，引起 HPV-16、HPV-18 的 E6 和 E7 蛋白过度表达。E7 蛋白与 RB 蛋白通过磷酸化相结合，取代了与 RB 蛋白相连接的 E2F 转录因子；E6 蛋白连接并促进 *p53* 基因产物的降解，因此造成 RB 和 p53 这两种重要的肿瘤抑制蛋白失活（图 5-44）。

体外实验表明 HPV-16、HPV-18 可以转化人的角化细胞，使其永生化，但在实验动物中并不形成肿瘤，而是与突变的 *RAS* 基因一同转染，使永生化的角化细胞恶性转化。这说明 HPV 的致癌作用是始动因子，需要体细胞的突变才能引起恶变。

（2）Epstein-Barr 病毒（EBV）：EBV 是一种疱疹病毒，与之有关的人类肿瘤有鼻咽癌、非洲型伯基特淋巴瘤、免疫抑制患者发生的淋巴瘤、结外 NK/T 细胞淋巴瘤（鼻型）和某些霍奇金淋巴瘤等。EBV 感染人口咽部上皮细胞和 B 细胞。EBV 可使 B 细胞发生多克隆性增殖，相关的机制有潜伏膜蛋白-1（LMP-1）通过上调 *BCL-2* 的表达，激活了正常情况下由 T 细胞介导的促进生长的通路；EB 病毒核抗原 -2 基因能够激活促生长的细胞周期调节基因。在 B 细胞多克隆增殖的基础上，EBV 编码蛋白之一——核壳蛋白 -1 可以激活免疫球蛋白基因重排的潜能，增加 t（8；14）发生的概率，而使得 8 号染色体的 *C-MYC* 基因活化。再发生其他突变，如 *N-RAS* 突变，则可发展为单克隆增殖，形成淋巴瘤。因此，EBV 本身并不直接致癌，

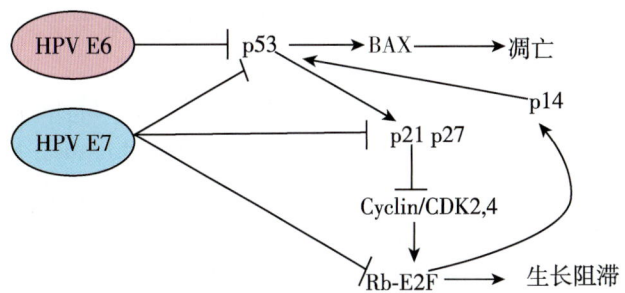

图 5-44　HPV E6 和 E7 蛋白在细胞周期中的调节作用
E6 和 E7 促进 p53 蛋白的降解，导致凋亡受阻和细胞周期抑制物 p21 和 p27 蛋白的活性下降。E7 还通过抑制 p21 和 p27，使两者对细胞周期蛋白 / 细胞周期蛋白依赖性激酶复合物的抑制作用减弱。此外 E7 还可与 Rb 蛋白结合，解除对细胞周期的阻抑

可能是癌变过程的一个始动环节。鼻咽癌在我国南部和东南亚多见，肿瘤中 100% 有 EBV 的 DNA。病毒整合到宿主细胞的 DNA 中，整合方式是单克隆性的，因此 EBV 感染是在肿瘤发生之前。EBV 在鼻咽癌发病中的作用及与地理或种族因素的关系还需要进一步研究。

（3）乙型肝炎病毒（hepatitis virus B，HBV）和丙型肝炎病毒（hepatitis virus C，HCV）：流行病学研究和动物实验证据表明，HBV 感染与肝细胞性肝癌的发生关系密切。在全世界范围内约 80% 的肝细胞性肝癌与病毒感染有关。HBV 在我国人口的感染比例高，肝细胞性肝癌的发病率也高。但是 HBV 在人肝癌中的致病机制还不清楚。HBV 本身不编码任何癌蛋白，并不整合在任何已知的原癌基因或抑癌基因附近。目前认为 HBV 致癌的作用是间接的及多因素的，可能与慢性肝损伤使肝细胞不断再生，细胞发生基因突变的危险性增加；以及 HBV 编码的 HBx 蛋白能够激活几种转录因子和信号通路。HCV 虽不是 DNA 病毒，但可能通过促进信号通路的活化而与肝细胞性肝癌密切相关。

2. RNA 肿瘤病毒　由于病毒中心含有一条单链 RNA 和反转录酶，RNA 肿瘤病毒属于反转录病毒（retrovirus）。RNA 肿瘤病毒感染细胞后，可以引起 3 种结局：①第一种是非细胞杀伤性感染，病毒未整合到细胞的基因组中，进行正常复制，产生大量病毒颗粒，通过细胞膜的出芽方式释放出来。与 DNA 病毒最终导致细胞溶解死亡不同，其宿主细胞很少死亡。②第二种是潜伏感染，即病毒在细胞内停留，但不引起细胞任何损伤，以后可以通过病毒 DNA 再活化进入非细胞杀伤性感染周期或引起细胞转化。③第三种是肿瘤诱导，即细胞恶性转化。

根据引起细胞转化的潜能，将 RNA 肿瘤病毒分为急性转化病毒和慢性转化病毒。急性转化病毒含有病毒癌基因，如 *V-SRC*、*V-ABL*、*V-MYC* 等。病毒感染细胞后，以病毒 RNA 为模板在反转录酶的催化作用下合成 DNA，然后整合到宿主 DNA 中并表达，导致细胞转化。慢性转化病毒本身不含有癌基因，但有活性很强的启动子或增强子。反转录后插入到宿主 DNA 的原癌基因附近，引起原癌基因的激活和过表达，导致细胞转化。

动物实验研究已发现了 RNA 肿瘤病毒能引起鸟类、小鼠及猫等的白血病、淋巴瘤及肉瘤。但在人类，只有人 T 细胞白血病病毒 I 型（human T-cell leukemia virus-1，HTLV-1）与一种少见的成人 T 细胞白血病 / 淋巴瘤（adult T-cell leukemia/lymphoma，ATL）的发生有关。HTLV-1 的感染主要发生在日本和加勒比海地区，我国福建沿海地区也有小范围的感染。许多研究表明，HTLV-1 感染者中仅有很少一部分（1%～3%）最终发展为 ATL，且需经过 20～40 年的潜伏期。HTLV-1 不含有已知的癌基因，也不在特定的原癌基因附近整合。其转化活性与病毒非结构基因 *TAX* 有密切关系。*TAX* 不是癌基因，但其编码产物 TAX 蛋白具有反式激活宿主细胞的相关基因的作用，表现为能促进包括生长因子、细胞因子、生长因子受体等多种细胞基因的转录，能抑制包括 *p53*、*p16*、*BAX* 等多种负性调节基因的转录以及通过结合

至 CDKs/CDKIs，使细胞周期失去控制，最终导致细胞恶性增殖和转化。

（四）细菌

幽门螺杆菌（Hp）：目前已经确认 Hp 除了引起消化性溃疡和慢性胃炎之外，与胃黏膜相关淋巴组织（mucosa-associated lymphoid tissue，MALT）淋巴瘤和胃癌的发生密切相关。Hp 已被公认为胃癌的致病菌。Hp 感染蒙古沙土鼠成功诱发胃癌，在动物实验中直接证实 Hp 与胃癌发生有关；众多大规模的人群干预研究显示 Hp 感染可增加胃癌发病率，根除 Hp 后胃癌的发生有减少趋势。Hp 致病机制复杂，主要作用在癌变的起始阶段。Hp 毒力基因尤其是 *CagA* 造成细胞 DNA 损害，可产生内源性突变物；能导致 *p16* 基因的缺失增加并促使 *BCL-2* 基因表达活跃、凋亡过程受阻而对胃癌的发生起促进作用；还可使胃酸分泌减少，分解硝酸盐细菌使胃内的亚硝基化合物形成增加，增加癌变危险性。

（五）其他因素

除了上述因素之外，还有许多其他因素与肿瘤的发生有关。来自生活方式和个体暴露（如饮食）的危险因素日益受到重视。WHO 指出烟草使用、酒精使用以及体重超重或肥胖是癌症的首要原因。吸烟，尤其是香烟，已经表明与 90% 的肺癌死亡有关并与口、咽、喉、食管、胰腺和膀胱的癌症密切相关。在美国，吸烟被认为是导致过早死亡的最重要的环境因素。2008 年全球共有 137 万人死于肺癌。目前，中国肺癌死亡人数居恶性肿瘤死亡人数之首。滥用酒精增加了患口咽癌（不包括唇）、喉癌、食管癌以及经酒精性肝硬化而患肝癌的危险性。宫颈癌的危险性与初次性交的年龄和性伴的数量有关。

二、影响肿瘤发生发展的内在因素及其作用机制

除了受外界致癌因素作用之外，机体的内在因素也在肿瘤的发生发展中起着重要作用。其作用机制复杂，许多问题目前仍未阐明，还有待进一步研究。包括以下几个方面：

（一）遗传因素

遗传因素对肿瘤发生的作用在自发肿瘤倾向的纯系小鼠实验中已得到证实。例如 C3H 小鼠好发乳腺癌和肝癌，而 C57 小鼠则极少患乳腺癌，说明小鼠的基因型是决定肿瘤发生的因素。对于人类肿瘤，从遗传学角度来看，可以认为肿瘤是一种基因病。但实际上在大多数肿瘤的发生中，与遗传直接相关者仅占不到 10%，且遗传因素的作用主要表现为对致癌因素的易感性或倾向性，而环境因素对肿瘤的发生更为重要。在一些少见的遗传性肿瘤综合征中，遗传因素在肿瘤发生中起重要作用（表 5-6），包括：

1. **常染色体显性（autosomal dominant）遗传性肿瘤综合征** 这种先天性肿瘤易感性与抑癌基因如 *RB*、*APC* 和 *NF-1* 等发生突变或缺失有关。如家族性腺瘤性息肉病是由于 *APC* 基因突变失活引起的，呈显性遗传。患者结直肠内可形成数十、数百甚至上千个息肉状腺瘤，如不手术治疗，几乎 100% 病例到 50 岁左右发展为结直肠癌。

视网膜母细胞瘤分为家族性和散发性两种。家族性患儿年龄小，双侧发病较多；散发性患儿发病概率比家族性小很多，且发病较晚，多为单侧。Knudson（1974 年）提出二次打击假说（two hit hypothesis）来解释这种现象。其含义是只有当两条同源染色体上的 *RB* 等位基因都发生失活后才能发生肿瘤。家族性患儿的所有体细胞均带有一个遗传所致的有缺陷的等位基因，在此基础上，只要另一个正常的等位基因再发生失活即可形成肿瘤。而散发性患儿则需要体细胞的两个正常的等位基因都发生失活才能形成肿瘤，所以概率要小得多。后来的研究证实了这一假说。

2. **常染色体隐性（autosomal recessive）遗传性肿瘤综合征** 这种先天性肿瘤易感性出现在 DNA 修复基因。相应的肿瘤主要发生在皮肤和（或）血细胞，尤其当这些部位暴露于某些因子（如电离辐射、药物）时。

3．家族性癌（family cancers） 家族性癌是指一些常见肿瘤如乳腺癌、卵巢癌、胃肠癌及胰腺癌等，有家族聚集倾向，即在多个家族成员中发生。其特征是：①发病年龄较早；②肿瘤可发生在2个或多个亲属中；③肿瘤可为多发性或对称性；④没有特异性的表型标记，例如家族性结肠癌不同于家族性腺瘤性息肉病，与良性息肉状腺瘤无关；⑤可能与多因素遗传有关；⑥某些家族性癌可与某些遗传的基因突变有关，如 *BRCA-1* 和 *BRCA-2* 基因与家族性乳腺癌和卵巢癌有关。

表5-6 常见的遗传性肿瘤综合征及家族性癌

综合征	受累基因	相关肿瘤
常染色体显性遗传性肿瘤综合征		
家族性视网膜母细胞瘤	*RB*	视网膜母细胞瘤、骨肉瘤
家族性腺瘤性息肉病	*APC*	结直肠癌
Li-Fraumeni 综合征	*p53*	多种肿瘤
神经纤维瘤病Ⅰ型	*NF-1*	神经纤维瘤、视神经胶质瘤、虹膜错构瘤、恶性神经鞘瘤
神经纤维瘤病Ⅱ型	*NF-2*	神经鞘瘤、脑膜瘤、脊髓室管膜瘤
家族性肾母细胞瘤	*WT-1*	肾母细胞瘤、肝母细胞瘤
多发性内分泌肿瘤综合征Ⅰ、Ⅱ型	*MEN*、*RET*	胰岛细胞瘤、甲状腺髓样癌、嗜铬细胞瘤等
脑视网膜血管瘤病（von Hippel-Lindau disease）	*VHL*	肾细胞癌、小脑血管母细胞瘤
常染色体隐性遗传性肿瘤综合征		
着色性干皮病（xeroderma pigmentosum）	*XPA*、*XPB*等	皮肤癌
毛细血管扩张性共济失调症（ataxia telangiectasia）	*ATM*	淋巴瘤、白血病
布卢姆综合征（Bloom Syndrome）	*BLM*	白血病、实体肿瘤
范科尼贫血（Fanconi anemia）	*FACC*、*FACA*	白血病
家族性癌		
家族性乳腺癌	*BRCA-1*	乳腺癌、卵巢癌
	BRCA-2	乳腺癌
家族性非息肉病性结直肠癌	*MSH-2*、*MLH-1*、*MSH-6*	结直肠癌

（二）宿主对肿瘤的反应——肿瘤免疫

发生了肿瘤转化的细胞可以引起机体的免疫反应。免疫因素在肿瘤发生中的作用主要体现在以下几个方面：

1．肿瘤抗原

（1）肿瘤特异性抗原（tumor specific antigen）：是肿瘤细胞独有的抗原，成年人正常细胞内无表达（其基因在正常细胞内被抑制），如 MAGE-1、2、3（melanoma associated antigen，恶性黑色素瘤相关抗原）等。虽然最早发现于恶性黑色素瘤，但已有的研究表明

MAGE 基因在多种肿瘤，如食管癌、肝癌、多发性骨髓瘤等均有表达。细胞毒性 T 细胞可以通过其表面的 T 细胞受体，识别只存在于肿瘤细胞并与人类主要组织相容性复合体（major histocompatibility complex，MHC）分子一起组成复合物的肿瘤特异性抗原，从而杀伤肿瘤细胞。由于这些抗原在多种肿瘤中同时表达，使得同一疫苗治疗不同类型肿瘤患者成为可能。因此 MAGE 基因疫苗被人们认为是一种有价值、有发展前景的肿瘤免疫治疗方法。

（2）肿瘤相关性抗原（tumor associated antigen）：既出现在肿瘤细胞，也出现在正常细胞，包括两类：肿瘤胚胎抗原和肿瘤分化抗原。

1）肿瘤胚胎抗原（oncofetal antigen）：是指在胚胎组织中正常表达，但在正常成熟组织中则不表达或微量表达，由于遗传因素抑制作用丧失，而在某些类型的癌组织中表达的抗原。例如：①甲胎蛋白（α-fetal protein，AFP），出现在人第 2~6 个月胎儿的血清中，出生后血清中仅有微量，在肝细胞性肝癌和卵黄囊肿瘤患者中明显升高。②癌胚抗原（carcinoembryonic antigen，CEA），此种糖蛋白源于免疫球蛋白超家族，在人胚胎期肠组织中表达，在胃肠道肿瘤中重新表达。人绒毛膜促性腺激素（HCG），此种糖蛋白属于维持妊娠的激素，在绒毛膜癌时明显升高，此外在浸润性胃肠道癌、呼吸道肿瘤以及乳腺癌中也有表达。

2）肿瘤分化抗原：是与某个方向的分化有关的抗原，在肿瘤中可重新出现。例如：①酪氨酸酶见于正常黑色素细胞和黑色素瘤，被特异性细胞毒性 T 细胞识别，一方面可以使肿瘤细胞崩解，另一方面也可使正常黑色素细胞崩解而导致皮肤去色素。②正常的前列腺腺上皮和前列腺癌都有前列腺特异性抗原（prostate specific antigen，PSA）和前列腺特异性膜抗原（prostate specific membrane antigen，PSMA）的表达。起初人们认为这两者只表达于前列腺及其肿瘤，以后的研究发现 PSA 在乳腺组织中也有少量表达；PSMA 除在脑、唾液腺、小肠中有少量表达之外，在多种非前列腺癌的肿瘤中如肾透明细胞癌、膀胱尿路上皮癌等中亦有一定的表达。

肿瘤相关抗原有助于相关肿瘤的诊断和病情监测，也可用于制备活性 T 细胞或抗体，进行肿瘤治疗。

（3）通用型肿瘤抗原（universal tumor antigen）：几乎表达于所有的肿瘤细胞，而在正常组织不表达，并可直接导致肿瘤的恶性表型。其在体外可被特异性 MHC 限制的 T 细胞识别并诱导抗肿瘤应答。更重要的是，通用型肿瘤抗原的下调或缺失会对肿瘤细胞的生长造成严重的负性影响。由于它表达于不同的肿瘤细胞，其表位可以作为重要而广泛的应用性靶目标，在抗肿瘤免疫治疗中发挥重要的作用。目前，已鉴定的通用型肿瘤抗原主要有端粒酶反转录酶（telomerase reverse transcriptase，TERT）、凋亡抑制蛋白——存活素（survivin）、p53 作用蛋白——mdm2（murine double minute 2）等。

2. 抗肿瘤效应机制　细胞免疫和体液免疫都参与肿瘤免疫，其中细胞免疫起主导作用。参与细胞免疫的效应细胞主要有细胞毒性 T 细胞、自然杀伤细胞和巨噬细胞（图 5-45）。

（1）细胞毒性 T 细胞（cytotoxic T lymphocyte，CTL）：CTL 被 IL-2 激活后可以通过其 T 细胞受体识别瘤细胞上的人类 MHC-Ⅰ类分子而释放溶解酶杀伤瘤细胞。这种作用在对抗与病毒感染有关的肿瘤（如 EBV 引起的伯基特淋巴瘤和 HPV 导致的宫颈癌）时特别明

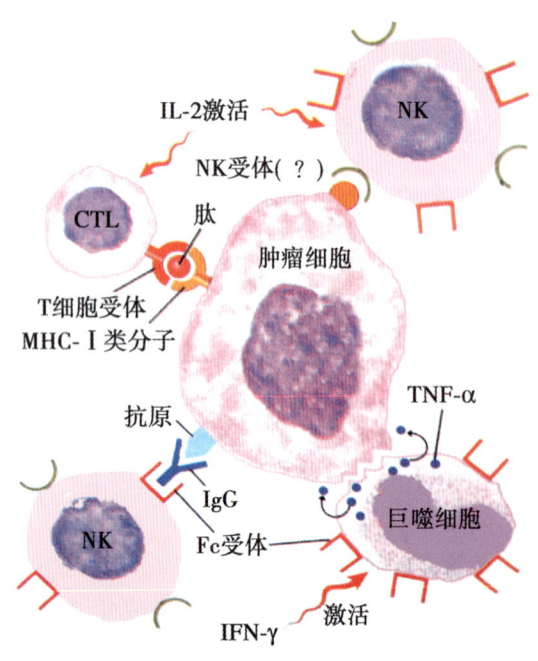

图 5-45　抗肿瘤免疫的细胞效应机制

显。在精原细胞瘤等一些肿瘤周围常可见到肿瘤浸润淋巴细胞（tumor infiltrating lymphocyte, TIL）。在治疗上可以分离 TIL，体外增殖后再回输给患者。

（2）NK 细胞：因其不需要预先致敏就能杀伤肿瘤细胞，因此是抗肿瘤免疫的第一线。由 IL-2 激活后，NK 细胞可以溶解多种人体肿瘤细胞，其中有些并不引起 T 细胞的免疫反应。NK 细胞可能是通过 NK 细胞受体和抗体介导的细胞毒性作用（ADCC）来识别靶细胞。

（3）巨噬细胞：巨噬细胞在抗肿瘤免疫中与 T 细胞协同作用。T 细胞产生的 IFN-γ 可以激活巨噬细胞，而巨噬细胞产生的 TNF-α 和活性氧代谢产物在溶解肿瘤细胞中起主要作用。此外，巨噬细胞的 Fc 受体还可与肿瘤细胞表面的 IgG 结合，通过 ADCC 杀伤肿瘤细胞。

体液性免疫反应主要是激活补体和介导 NK 细胞参加 ADCC。

3. 肿瘤免疫监视　人体免疫系统能识别并消灭机体内发生转化的细胞，这种机制称为免疫监视。在先天性免疫缺陷或接受免疫抑制剂治疗的患者中，恶性肿瘤的发病率明显增加，说明了免疫监视在抗肿瘤中的重要性。例如 X 性连锁无 γ 球蛋白血症的患者中有 5% 发生恶性肿瘤，较普通人高出 200 倍；器官移植的受者和获得性免疫缺陷综合征患者发生淋巴瘤的概率也大大增加。相反，有少数肿瘤，如神经母细胞瘤、恶性黑色素瘤等，可能由于机体免疫功能增强而发生自然消退。但大多数肿瘤发生于免疫功能正常的人群。肿瘤细胞如何逃脱免疫系统的监视并破坏机体的免疫功能还不太清楚，可能与以下因素有关：①缺乏免疫原性：在肿瘤生长过程中，具有较强抗原性的亚克隆被免疫系统消除，而无抗原性的或抗原性弱的亚克隆则生长为肿瘤；② T 细胞无效：由于肿瘤细胞的 MHC 抗原表达丧失或减少，CTL 不能识别肿瘤抗原；③缺乏共刺激因子的表达，因而肿瘤细胞可以避开 CTL 的攻击；④免疫抑制：多种致癌因素，如辐射、化学因子等可以抑制宿主的免疫反应，而肿瘤产物也可以抑制免疫反应。如许多肿瘤分泌的肿瘤转化生长因子 β 就是一种潜在的免疫抑制剂，能抑制 T 细胞的激活；⑤抗原化妆：肿瘤表面的抗原可被隐藏，或与糖萼分子结合而导致宿主免疫系统不能识别；⑥ CTL 的凋亡：某些黑色素瘤和肝细胞性肝癌表达 Fas 配体，可以与表达 Fas 的 T 细胞结合而使其发生凋亡。

综上所述，肿瘤的病因是相当复杂的，尤其是其发生的分子机制，还有许多亟待解决的问题。目前我们对肿瘤发生的认识有以下几个要点：①从遗传学角度来说肿瘤是一种基因病；②大部分肿瘤是遗传因素和环境因素协同作用的结果，环境因素可能起主要作用；③肿瘤的发生不只是单个基因异常的结果，而是一个长期的、多阶段的、多种基因异常积累的过程；④机体的免疫监视系统在防止肿瘤发生上起重要作用，肿瘤的发生是免疫监视功能丧失的结果。

第十二节　肿瘤的实验室诊断

随着分子生物学的迅速发展，人们对肿瘤的研究已经进入到功能基因组和蛋白质组时代。这也带动肿瘤的病理学诊断突破了单纯形态学的局限，将表型和基因型相结合，利用多种新的技术和手段，使病理诊断建立在常规病理学、超微病理学、免疫组织化学和分子病理学的基础上，能更好地为临床诊断、预后判断和治疗服务。

一、病理组织学和细胞学诊断

对于大多数肿瘤病例，通过病理组织学检查都可以得到确诊。将肿瘤看做一个从良性到恶性的谱系，位于两端的明确良性或恶性的病例都容易诊断，困难的是位于谱系中间的良恶难辨的肿瘤，需要谨慎诊断。这时，充分的临床资料十分重要，一定要加强病理医生和临床医生之间的沟通。例如皮肤或黏膜的辐射后改变与癌相似，骨折愈合处的活检标本很像骨肉瘤。同时标本的取材和制片质量对于做出正确的诊断也很重要，标本的来源有 4 类：

1. 手术切除或活检（excision or biopsy） 切除标本取材时要注意避开肿瘤有坏死的部分；取材要充分，并具有代表性；目前细针穿刺活检（fine needle biopsy）和核芯针穿刺活检（core needle biopsy）发展很快，应用广泛。在现代影像技术如 B 超、CT 或 MRI 的引导下不仅应用于淋巴结、乳腺、甲状腺和前列腺等浅表部位肿瘤的诊断，也成功应用于肺等深部组织肿瘤的诊断。方法简便、快速、可靠，对患者损伤较小。

2. 细针抽吸（fine needle aspiration） 即抽吸细胞及液体再进行细胞学涂片染色检查，应用也很广泛。

3. 细胞学涂片（cytologic smear） 即利用癌细胞黏附力弱、容易脱落的特点根据脱落细胞明显的异型性进行诊断，可应用于宫颈癌、支气管肺癌、膀胱癌等的诊断以及腹腔、胸腔、关节腔积液和脑脊液肿瘤细胞的检查。细胞学检查是检查宫颈癌最有价值的方法。

4. 快速冷冻切片诊断（quick-frozen section diagnosis） 是肿瘤组织学诊断的一项重要内容，对于手术确定肿瘤的性质或切除的边缘是否干净从而决定手术范围和方式非常有用，可以在数分钟内做出组织学判断。

二、免疫组织化学

随着人们对肿瘤认识的不断深入，有越来越多的肿瘤细胞产物或表面标志物被应用于肿瘤的诊断。对于一些肿瘤类型如淋巴造血系统的肿瘤，免疫组织化学的检测已成为肿瘤诊断必不可少的工具。此外，在未分化恶性肿瘤的分类、转移癌原发部位的确定和对预后的判断等方面都起着十分重要的作用。需要注意的是，许多标志物不是绝对特异的，通常需要使用一组标志物进行综合判断，同时需要有良好的阳性和阴性对照。

三、超微结构病理学

尽管肿瘤细胞无特异的超微结构，并且随着免疫组织化学的快速发展，超微结构病理学的应用在减少，但在分化差的恶性肿瘤的鉴别诊断中仍具有重要意义。例如可用于以下肿瘤的鉴别：

1. 癌和肉瘤的鉴别 癌细胞间可见到细胞连接结构，其中最常见的是桥粒，腺癌中还可见到中间连接、紧密连接和连接复合体；而肉瘤细胞间看不到这些细胞连接。

2. 黑色素瘤的诊断 有些黑色素瘤在光镜下黑色素并不可见，但电镜下如见到黑色素小体则支持黑色素瘤的诊断。

3. 横纹肌肉瘤的诊断 分化差的横纹肌肉瘤光镜下无特异结构，电镜下可见到肌丝和肌节结构。

四、分子诊断

目前对肿瘤的治疗已经进入个体化时代，分子病理检测是当前肿瘤个体治疗途径中的关键环节，其检测结果直接影响患者临床治疗方案的选择。肿瘤分子诊断的重点是应用分子生物学技术，如聚合酶链反应（PCR）、原位杂交、FISH 等对癌基因、抑癌基因及相关基因进行检测，分别在 DNA、RNA 和蛋白质 3 个水平进行判断，主要应用在以下几个方面：

（一）恶性肿瘤的诊断

分子诊断在部分恶性肿瘤的鉴别诊断上有重要意义。如判断淋巴组织增生与淋巴瘤及其克隆起源方面，应用 PCR 分析免疫球蛋白或 T 细胞受体（TCR）基因重排进行鉴别。许多造血淋巴系统肿瘤特有的染色体易位可以通过 FISH 或细胞遗传学技术检测。染色体易位的分子检测在诊断一些肉瘤如滑膜肉瘤、尤因肉瘤等时也很有价值。

（二）肿瘤预后的判断

某些肿瘤具有的遗传学改变与预后密切相关。如通过反转录PCR（RT-PCR）检测 *SYT-SSX* 融合基因不仅可确诊滑膜肉瘤，而且可将滑膜肉瘤分成 *SYT-SSX1* 和 *SYT-SSX2* 融合基因两种类型，其中 *SYT-SSX1* 融合基因者预后较差。再例如神经母细胞瘤患者的 *N-MYC* 基因的扩增和染色体1p的缺失提示预后不良。具有1p/19q杂合性缺失的少突胶质细胞瘤具有更好的预后，并对化疗敏感。

（三）指导肿瘤的分子靶向治疗

出现仅十余年的肿瘤分子靶向治疗（molecular targeted therapy），和传统的化疗相比，具有高选择性、低毒性和高治疗指数的优点，可以说是现代肿瘤治疗的里程碑，也是今后发展的方向。它是指利用特异性分子（单克隆抗体、小分子物质）封闭或抑制与肿瘤发生发展相关的一些特异性蛋白质，即分子靶点，如生长因子受体、信号转导分子、细胞周期蛋白、细胞凋亡调节因子、血管内皮生长因子等，从而抑制肿瘤细胞的生长、转移或诱导其凋亡。针对特定分子靶点研制的、具有靶点特异性的抗肿瘤药物就是分子靶向药物。应用分子病理学对肿瘤进行分子分型是靶向治疗的基础，下面以目前广泛应用的几个靶点举例说明。

1. C-KIT或血小板衍生生长因子受体-α（platelet derived growth factor receptor-α，PDGFRα）与胃肠道间质瘤（gastrointestinal stromal tumor，GIST） GIST是一组独立起源于胃肠间质干细胞的肿瘤，主要是由于 *C-KIT* 癌基因或者 *PDGFRα* 基因突变导致KIT酪氨酸激酶持续活化，细胞增殖分化失控形成的。长期以来，手术一直是GIST的首要治疗手段，但是术后容易出现复发和转移。复发转移性GIST对化疗、放疗均不敏感，治疗十分棘手。伊马替尼（imatinib）是肿瘤治疗史上第一个属于分子靶向治疗领域的信号转导抑制药物，也是迄今为止经过5年以上随访证实了安全性和有效性的酪氨酸激酶抑制剂。它能够选择性地抑制 *C-KIT* 和 *PDGFRα* 突变导致的酪氨酸激酶的异常活化，有效地抑制肿瘤细胞生长，达到治疗GIST的目的。进一步的研究还发现患者对此药的反应与 *C-KIT* 和 *PDGFRα* 突变的位点和类型有关。伊马替尼最早是由于能选择性抑制BCR-ABL酪氨酸激酶使其失活，用于治疗具有Ph1染色体（*BCR-ABL* 融合基因）的慢性粒细胞白血病患者。对GIST的治疗，能将晚期患者中位生存期由19个月延长至57个月，临床获益率高达84%，从而开创了GIST乃至整个恶性肿瘤治疗的新纪元。通过PCR检测GIST中 *C-KIT* 或 *PDGFRα* 是否存在突变以及明确突变的位点和类型对于筛选患者及预测疗效有重要的意义。

2. 人表皮生长因子受体-2（human epidermal growth factor receptor-2，HER2）与乳腺癌 HER2也属于表皮生长因子受体家族，其结构与EGFR相似，也具有跨膜酪氨酸激酶活性。激活后，可影响一系列下游信号转导通路。在许多正常细胞中，HER2的表达水平较低，而在许多肿瘤组织（如乳腺癌、卵巢癌、小细胞肺癌、胰腺癌、胃癌等）中则表现为过表达，并与肿瘤的恶性程度、转移、预后成正相关。因此HER2可作为肿瘤分子靶向治疗的一个理想靶点。如乳腺癌中有20%~30%的病例有HER2的过表达，此类患者癌细胞增殖快，对常规化疗反应差，预后不好。曲妥珠单抗（trastuzumab）是重组DNA人源化的单克隆抗体，作用靶点是HER2过表达的乳腺癌细胞的HER2胞外域P185糖蛋白，从而封闭HER2而产生抗肿瘤作用，使1/4的顽固性乳腺癌患者的生命得到挽救和延长。通过免疫组织化学和FISH等技术筛选乳腺癌中HER2过表达的病例是应用曲妥珠单抗的基础。

3. 表皮生长因子受体（epidermal growth factor receptor，EGFR）与非小细胞肺癌 表皮生长因子受体介导多条通路，在肿瘤的发生发展中起重要作用，成为肿瘤治疗中的重要靶点。其表达在正常细胞内受到严格调控，在恶性肿瘤细胞中，EGFR酪氨酸激酶可被激活而过度表达，影响下游多条途径，促进细胞增殖、促进血管生长及扩散转移，抑制细胞凋亡。吉非替尼（gefitinib）为口服的小分子EGFR酪氨酸激酶抑制剂，在 *EGFR* 基因酪氨酸激酶区域存在突变的非小细胞肺癌病例对此药效果好。不同种族人群 EGFR 基因突变不同,而亚洲患者突变比例高。临床研究显示对亚洲人、女性、不吸烟、肺腺癌的疾病控制率可达 60% 以上。检测非小细胞肺癌中 EGFR 的突变情况已经成为诊疗常规,其能帮助判断患者的疗效和预后。

4. CD20 与 B 细胞淋巴瘤　利妥昔单抗(rituximab)是重组 DNA 人源化的单克隆抗体,其主要作用靶点为 CD20 受体。该受体存在于正常或非霍奇金淋巴瘤 B 细胞亚型中。CD20 受体有阻止细胞凋亡的作用,而利妥昔单抗进入体内后与 CD20 特异性结合,能诱导 B 细胞凋亡,提高肿瘤对化疗的敏感性。利妥昔单抗是第一个被美国食品药品管理局(FDA)批准用于人类肿瘤的单克隆抗体,主要用于 B 细胞淋巴瘤,包括弥漫性大 B 细胞淋巴瘤(总有效率可达 76%),以及复发、耐药的患者。通过免疫组织化学检测 B 细胞淋巴瘤 CD20 的表达水平以指导用药。

肿瘤的分子靶向治疗是一种有广阔发展前景的治疗策略。借助芯片技术和生物信息学技术,在基因结构和表达水平上对肿瘤进行分子分型,将为治疗肿瘤和研制新药提供各种新的靶点。这其中,分子病理学势必会发挥越来越大的作用。

同时我们也应该看到,肿瘤的基因改变非常复杂,以肺腺癌为例,近 10 年来已发现肺腺癌的基因改变有:EGFR 突变、K-RAS 突变、B-RAF 突变、EML4-ALK 易位、MEK 突变、FGFR4 突变、PI3KCA 突变及 HER2 突变等,另有约 45% 的基因改变尚在探索中。目前克唑替尼(crizotinib,一种新的酪氨酸激酶受体抑制剂),已经用于 ALK 阳性的晚期肺腺癌患者并取得了较好的疗效。个体化诊疗时代对分子病理学提出了更多挑战,同时也带来发展的契机。

(方伟岗　贺慧颖)

第六章 心血管系统疾病

心血管系统由心脏，动、静脉及毛细血管所组成，它是维持血液循环、物质交换及传递体液信息的结构基础。心血管系统的器官或组织形态结构发生变化会导致相应的功能改变，引起全身或局部血液循环障碍和一些严重的并发症。随着人们生活水平的提高，人均寿命不断延长，在我国和欧美一些发达国家，心血管疾病的发病率和死亡率高居榜首。心血管系统疾病种类繁多，本章主要介绍最常见的心脏和动脉疾病。

第一节 动脉粥样硬化

动脉粥样硬化（atherosclerosis，AS）是心血管系统中最常见的疾病。其特征以内膜灶性纤维性增厚及粥样斑块形成为主，主要累及大动脉和中等动脉，使动脉壁增厚、变硬和弹性减退。在我国动脉粥样硬化的发病率有明显上升的趋势，多见于中、老年人。

动脉硬化（arteriosclerosis）的涵盖更为广泛，是泛指以动脉壁增厚、变硬和弹性减退为特征的动脉硬化性疾病，包括3种类型：动脉粥样硬化、动脉中膜钙化（Mönckeberg medial calcific sclerosis）、细动脉硬化（arteriolosclerosis）。

一、动脉粥样硬化的危险因素

动脉粥样硬化的病因至今仍不十分清楚，是多种因素共同作用的结果。有一些危险因素（risk factors）被认为与动脉粥样硬化的发病密切相关。

（一）血脂异常

高脂血症（hyperlipidemia）是动脉粥样硬化的主要危险因素。一般成年人空腹血清总胆固醇超过5.72mmol/L、三酰甘油超过1.70mmol/L，即可诊断为高脂血症，而总胆固醇在5.2～5.7mmol/L者称为边缘性升高。动脉粥样硬化病变中的脂质主要来源于游离胆固醇、三酰甘油、磷脂和载脂蛋白B。

血浆中的脂质与蛋白质和磷脂相结合，以脂蛋白（lipoprotein）的形式在血液循环中进行转运，因此高脂血症实际上可认为是高脂蛋白血症。根据密度不同，脂蛋白可以分为5种：乳糜微粒（chylomicra，CM）、极低密度脂蛋白（very low density lipoprotein，VLDL）、中间密度脂蛋白（intermediate density lipoprotein，IDL）、低密度脂蛋白（low density lipoprotein，LDL）和高密度脂蛋白（high density lipoprotein，HDL）。与动脉粥样硬化发病关系密切的主要是LDL，尤其是LDL亚型中的小颗粒致密低密度脂蛋白（small dense low density lipoprotein，sLDL），被认为是判断冠心病的最佳指标。LDL发生氧化后形成的氧化型LDL（oxidized LDL，ox-LDL）是致内皮细胞和平滑肌细胞损伤的主要因子。VLDL和CM也与动脉粥样硬化的发生有密切关系。而HDL是胆固醇的逆向转运载体，能将其运输到肝进行降解和排泄，同时HDL具有抗氧化作用，可以防止LDL氧化，并可通过竞争机制抑制LDL与血管内皮细胞受体结合而减少其摄取。因此，HDL具有较强的抗动脉粥样硬化和冠心病发病的作用。此外，不同脂蛋白在动脉粥样硬化发病中的不同作用还与其载脂蛋白（apolipoprotein，Apo）有关。

(二)高血压

高血压和动脉粥样硬化虽然是两种独立的疾病,但是高血压患者比同年龄、同性别的对照人群动脉粥样硬化发病早、病变重。其原因可能与以下因素有关:①高血压时血流对血管壁的机械性压力和冲击作用较强;②高血压可以直接引起内皮损伤和(或)功能障碍;③血压亦能直接影响动脉壁结缔组织代谢功能;④与高血压发病有关的肾素、儿茶酚胺和血管紧张素等也可改变动脉壁代谢。这些因素作用的结果都是使血管内皮细胞受损,造成脂蛋白渗入内膜增多、血小板和单核细胞黏附、中膜平滑肌细胞(smooth muscle cell,SMC)迁入内膜等变化,促进动脉粥样硬化病变发生发展。

(三)吸烟

大量流行病学及临床资料显示,吸烟是动脉粥样硬化发病的一个主要的独立危险因素。研究表明,烟草中的多种化学物质可使血中 LDL 易于发生氧化(oxidization),并导致内皮细胞损伤和血内一氧化碳浓度升高。长期大量吸烟可以增强血小板聚集功能、升高血中儿茶酚胺浓度及降低 HDL 水平。此外,烟内含有一种糖蛋白可启动某些致突变物质的产生并引起血管壁 SMC 增生,这些都促进了动脉粥样硬化病变的发生。

(四)糖尿病和高胰岛素血症

糖尿病患者血中三酰甘油、VLDL 水平明显升高,而 HDL 水平降低,而且由于高血糖可致 LDL 糖基化和高三酰甘油血症,后者易于产生 sLDL 并被氧化。这些修饰的 LDL 可促进血液单核细胞迁入内膜并形成泡沫细胞。另外,大量调查资料证明,高胰岛素血症(hyperinsulinemia)与动脉粥样硬化的发生密切相关,胰岛素水平越高,HDL 含量越低,冠心病的发病率和死亡率越高。

(五)其他

1. **遗传因素** 家族史是动脉粥样硬化较强的独立危险因素。一些基因异常可能对脂质的摄取、代谢和排泄产生影响,基因异常与饮食因素相互作用可能是导致高脂血症最常见的原因。
2. **年龄** 动脉粥样硬化检出率和病变程度的严重性随年龄增加而增高。
3. **性别** 女性绝经前 HDL 水平高于男性,LDL 水平低于男性,患冠心病概率低于同龄组男性。绝经后,两性间发病率差异消失,这是由于雌激素能影响脂质代谢,降低血浆胆固醇水平的缘故。
4. **体重** 超重者(体质指数 > 26)发生动脉粥样硬化的危险性较大。
5. **感染** 有实验报道某些微生物感染可能与动脉粥样硬化发生有关。

二、动脉粥样硬化的发病机制

关于动脉粥样硬化的发病机制尚未完全阐明,损伤应答学说是目前公认的具有较强说服力的发病学说,但任何单一的学说都不能全面地解释动脉粥样硬化的发病机制。其发病过程中的主要作用因素如下:

(一)脂质因素

高脂血症是动脉粥样硬化的主要危险因素。高脂血症可以直接引起内皮细胞的损伤和功能障碍,并造成内皮细胞的通透性增加。而且内皮细胞和单核-巨噬细胞可使 LDL 氧化修饰而成为 ox-LDL,而 ox-LDL 有更强的促动脉粥样硬化的作用。

(二)内皮细胞损伤

内皮细胞通透性增加可使血液中脂质易于沉积在内膜;内皮细胞受损后可促进单核细胞、血小板黏附,并产生多种生长因子促进斑块中平滑肌细胞的增生及分泌基质等。随着病变不断进展,内皮细胞进一步损伤、凋亡、坏死与脱落,将进一步促进血小板黏附和脂质进入内膜。

最近研究表明，内皮祖细胞（endothelial progenitor cells，EPCs）作为一群血管内皮细胞的前体细胞，参与血管内皮损伤后的修复，推动血管的新生和损伤血管的再内皮化过程，对维持血管稳定的生物学功能具有重要作用。而致动脉粥样硬化的上述危险因素均可降低内皮祖细胞的功能及数量从而促进动脉粥样硬化的形成和发展。

（三）单核-巨噬细胞的作用

在 ox-LDL、单核细胞趋化蛋白-1（monocyte chemoattractant protein-1，MCP-1）、PDGF 等细胞因子作用下，血中的单核细胞通过内皮黏附分子黏附于损伤内皮表面并迁入内皮下间隙，转化成巨噬细胞，经其表面受体的介导，摄取进入内膜并已发生修饰的脂蛋白，转变成巨噬细胞源性泡沫细胞，形成动脉粥样硬化的早期病变（脂纹、脂斑）。在病变进展期，巨噬细胞通过产生多种生物活性物质参与动脉粥样硬化斑块的形成。

（四）平滑肌细胞迁移并增殖

动脉中膜的 SMC 迁入内膜后增生并发生表型转变，从收缩型细胞转变为合成型细胞，通过表面的 LDL 受体介导而吞噬脂质，形成 SMC 源性泡沫细胞。另外，这些增生的内膜 SMC 能合成胶原蛋白、弹性蛋白和糖蛋白等，使病变的内膜增厚、变硬，促进硬化斑块的形成（图6-1）。

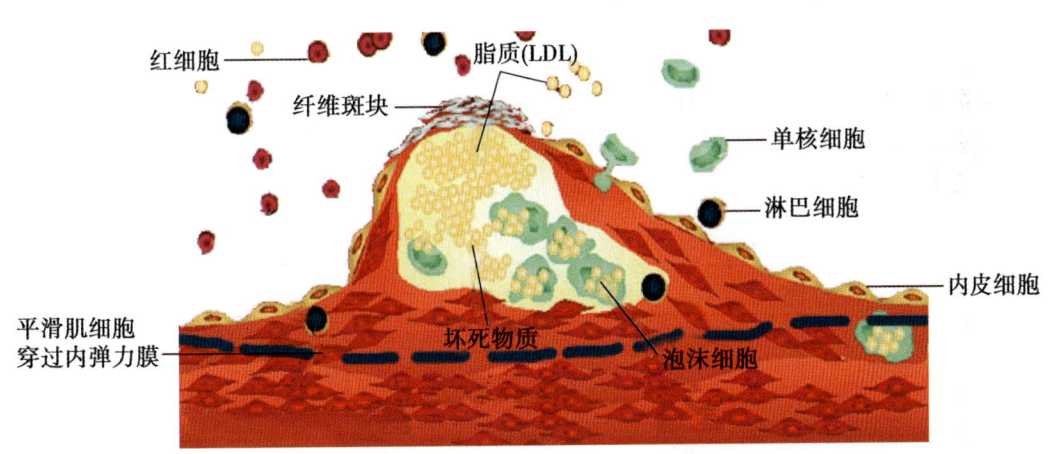

图 6-1　动脉粥样硬化发病机制示意图

此外，发生修饰的脂质（如 ox-LDL）具有细胞毒作用，可使泡沫细胞坏死、崩解，致使局部出现脂质池和分解脂质产物（如游离胆固醇）等。这些物质参与形成粥样物，并最终形成粥样斑块，诱发局部炎症反应，压迫中膜造成萎缩，同时促使外膜毛细血管增生、T 淋巴细胞浸润及纤维化。LDL 穿过内皮细胞渗入内皮下间隙，单核细胞迁入内膜；ox-LDL 与巨噬细胞表面的清道夫受体结合而被摄取，形成巨噬细胞源性泡沫细胞；动脉中膜的 SMC 经内弹力膜窗孔迁入内膜，吞噬脂质形成肌源性泡沫细胞；泡沫细胞坏死崩解，形成粥样坏死物即粥样斑块。

三、动脉粥样硬化的病理变化

动脉粥样硬化主要发生于大、中动脉，最好发于腹主动脉，其次依次为冠状动脉、降主动脉、颈动脉和脑底动脉 Willis 环。动脉的分叉、分支开口、血管弯曲凸面为斑块好发部位。动脉粥样硬化典型病变的发生发展主要经过 4 个阶段。

（一）脂纹

脂纹（fatty streak）是动脉粥样硬化的早期病变，最早可出现于儿童期，但并非所有的脂纹都会发展为纤维斑块，这是一种可逆性病变。**肉眼**：病灶位于动脉内膜面，可见黄色帽针头大小的斑点或宽 1~2mm、长短不一的黄色条纹，平坦或略为隆起，常见位于血管分支开口处。**镜下**：脂纹处内皮细胞下有充满脂质的泡沫细胞大量聚集，泡沫细胞体积较大，胞浆呈空泡状。此外，可见较多的基质、数量不等的合成型 SMC、少量淋巴细胞、中性粒细胞等。

（二）纤维斑块

纤维斑块（fibrous plaque）由脂纹进一步发展而来。**肉眼**：纤维斑块为隆起于内膜表面的灰黄色斑块，随着斑块表层胶原纤维的增多及玻璃样变性而呈瓷白色，如蜡滴状。斑块直径为 3~15mm，可发生融合（图 6-2）。**镜下**：典型的病变主要有 3 个部分：①纤维帽（fibrous cap），由密集的胶原纤维、散在性 SMC 和巨噬细胞以及少量弹力纤维和蛋白聚糖组成；②脂质区（lipid zone），由泡沫细胞、细胞外脂质和坏死碎片组成，该区较小或不明显；③基底部（basal zone），由增生的 SMC、结缔组织和炎细胞组成。

（三）粥样斑块

粥样斑块（atheromatous plaque）亦称粥瘤（atheroma）。**肉眼**：可见动脉内膜面出现明显隆起的灰黄色斑块。**镜下**：可见纤维帽玻璃样变，斑块深部为大量无定形的坏死物质，富含细胞外脂质，并可见胆固醇结晶（HE 片中为针形或梭形空隙）及钙化，坏死物底部及周边可见肉芽组织、少量泡沫细胞和淋巴细胞，病灶处中膜平滑肌受压萎缩。外膜可见毛细血管新生、结缔组织增生及淋巴细胞、浆细胞浸润（图 6-3）。

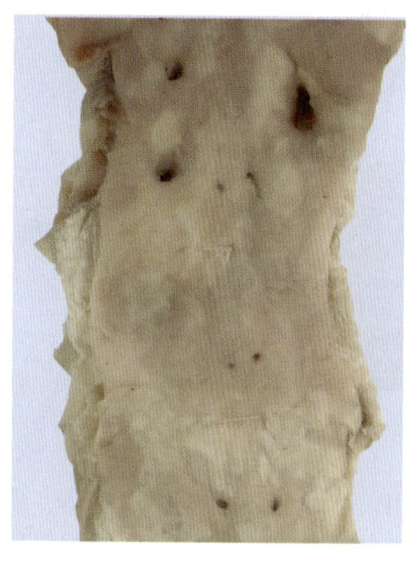

图 6-2　主动脉粥样硬化
黄白色稍隆起的为纤维斑块，灰黄色不规则隆起的为粥样斑块

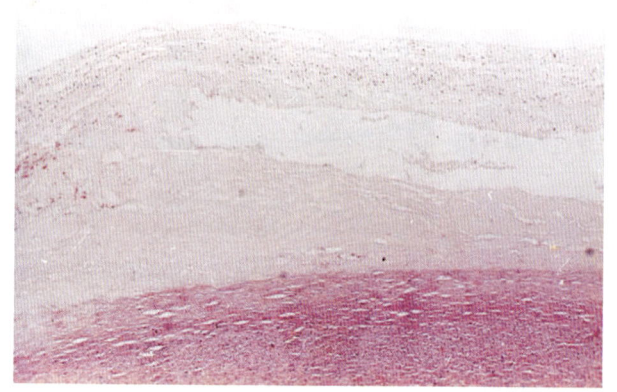

图 6-3　主动脉粥样硬化
表层为纤维帽，深层为一些坏死组织，并可见胆固醇结晶裂隙

（四）复合病变

1. **斑块内出血**　可以是斑块边缘处新生的毛细血管发生破裂出血，也可因斑块纤维帽破裂而血液流入斑块，形成斑块内血肿。其结果造成斑块迅速增大，可使管径较小的动脉完全闭塞，导致急性供血中断，致使该动脉供血器官发生梗死。如冠状动脉粥样硬化伴斑块内出血可致相应供血区域发生心肌梗死。

2. **斑块破裂**　斑块破裂为最危险的复合病变，常见于腹主动脉下端、髂动脉和股动脉。破裂部位常位于斑块周边部，因该处纤维帽最薄，抗张力差。斑块破裂后粥样物自裂口处排入血流，遗留粥瘤性溃疡，局部可形成血栓，排入血流的坏死物和脂质可形成胆固醇栓子，引起栓塞。

3. **血栓形成**　内膜损伤后，动脉壁胶原纤维暴露，引起血小板黏附、聚集形成血栓，从而加重病变动脉的狭窄,甚至阻塞管腔导致梗死形成,如心和脑的梗死。如血栓脱落,可导致栓塞。

4. 钙化　钙化多发生在陈旧的病灶内。钙盐沉着在纤维帽及坏死灶内。钙化导致动脉壁变硬、变脆,易于破裂。钙化灶可进而发生骨化。

5. 动脉瘤形成　严重粥样斑块由于其底部中膜平滑肌萎缩变薄,弹性减弱,以至逐渐不能承受血流压力而扩张,形成动脉瘤。动脉瘤破裂可导致致命性大出血。此外,血流可从粥瘤溃疡处侵入主动脉中膜,或中膜内血管破裂出血,均可造成中膜撕裂,形成夹层动脉瘤。

四、重要器官的动脉粥样硬化

(一)主动脉粥样硬化

病变多见于主动脉后壁和其分支开口处,以腹主动脉最重,胸主动脉次之,升主动脉最轻。发生腹主动脉瘤时可于腹部触及搏动性肿块,听到血流杂音,并可因其破裂发生致命性大出血。

(二)冠状动脉粥样硬化及冠状动脉粥样硬化性心脏病

详见本章第二节。

(三)颈动脉及脑动脉粥样硬化

病变最常见于颈内动脉起始部、基底动脉、大脑中动脉和Willis环。动脉呈不同程度的狭窄,并可因继发改变加重而致管腔闭塞。长期供血不足导致脑组织发生萎缩,脑回变窄,脑沟变宽、变深,实质变薄,脑重量减轻。严重者可发生精神改变,记忆力和智力减退,甚至痴呆。若发生急性供血中断可导致脑梗死。脑动脉粥样硬化病变可形成小动脉瘤,常见于Willis环,破裂可引起致命性脑出血。

(四)肾动脉粥样硬化

80%病变发生在肾动脉开口处及主干近侧端,亦可累及弓形动脉和叶间动脉,多为偏心性斑块,常引起顽固性肾血管性高血压;亦可因斑块内出血或血栓形成而导致血管完全阻塞,造成受累动脉供血区组织梗死,梗死机化后形成较大瘢痕,使肾体积缩小,称为动脉粥样硬化性固缩肾(图6-4)。

(五)四肢动脉粥样硬化

下肢动脉粥样硬化较上肢多见。四肢动脉吻合支较丰富,较小的动脉管腔发生狭窄甚至闭塞时,一般没有严重后果。较大动脉发生动脉粥样硬化导致管腔狭窄时,可因供血不足,行走时引起疼痛,休息后好转,即所谓间歇性跛行(claudication)。当动脉管腔完全阻塞,侧支循环又不能建立时,可引起局部的缺血性梗死,甚至发展为干性坏疽。

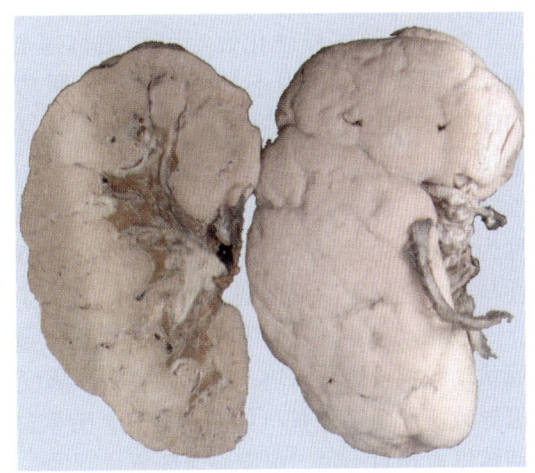

图6-4　动脉粥样硬化性固缩肾
肾体积缩小,有较大瘢痕形成

(六)肠系膜动脉粥样硬化

肠系膜动脉因粥样硬化斑块而狭窄甚至闭塞时,可引起肠梗死,患者有剧烈腹痛、腹胀和发热,还可有便血、麻痹性肠梗阻,严重者可发生肠坏死、急性腹膜炎及休克。

第二节 冠状动脉粥样硬化及冠状动脉粥样硬化性心脏病

一、冠状动脉粥样硬化

冠状动脉粥样硬化是最常见的狭窄性冠状动脉疾病。冠状动脉靠近心室，承受收缩压撞击最大，而且冠状动脉血管树受心脏外形的影响，有多次方向改变，承受较大血流剪应力，易于造成内膜损伤，有利于动脉粥样硬化的发生。冠状动脉粥样硬化好发部位以左冠状动脉前降支最多，其余依次为右主干、左主干或左旋支、后降支。病变常呈节段性，多发生于血管的心壁侧，分支口处较重，斑块多呈新月形，管腔呈偏心性不同程度的狭窄（图6-5）。按管腔狭窄程度可分为4级：Ⅰ级，≤25%；Ⅱ级，26%～50%；Ⅲ级，51%～75%；Ⅳ级，≥76%。

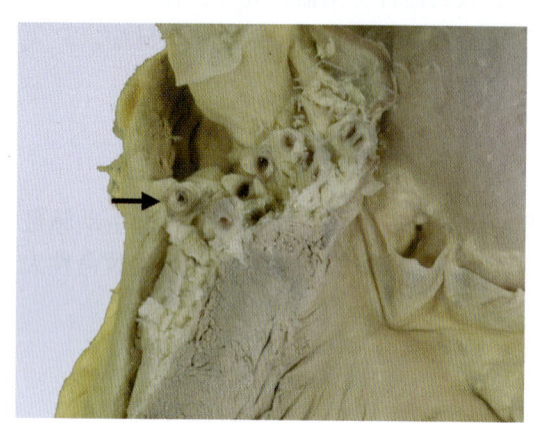

图 6-5 冠状动脉粥样硬化
箭头示冠状动脉管壁增厚，管腔狭窄

近年来，通过心脏血管造影技术发现冠状动脉痉挛也可以引起心绞痛和心肌梗死，而冠状动脉粥样硬化常伴有冠状动脉痉挛，痉挛可使原有的管腔狭窄程度加剧，甚至导致供血中断，引起心肌缺血及相应的心脏病变，并可成为心源性猝死的原因。

二、冠状动脉粥样硬化性心脏病

冠状动脉粥样硬化性心脏病简称冠心病（coronary artery heart disease，CHD），是指因冠状动脉狭窄、供血不足而引起的心肌功能障碍和（或）器质性病变，又称缺血性心肌病（IHD）。CHD是多种冠状动脉病的结果，但大多数由冠状动脉粥样硬化所引起。因此，习惯上把CHD视为冠状动脉粥样硬化性心脏病的同义词。心肌的短暂性缺血可引起心绞痛，持续性缺血可引起心肌梗死，甚至猝死。根据WHO统计，冠心病是世界上最常见的死亡原因，又称为"第一杀手"。冠心病检出率在20～50岁年龄组有性别差异，男性多于女性；绝经后女性与男性之间无明显区别。

冠状动脉供血不足和（或）心肌耗氧量剧增时，都会诱发CHD的发生。供血不足主要由冠状动脉粥样硬化斑块、继发的复合性病变和冠状动脉痉挛导致的管腔狭窄所引起。而各种原因导致心肌负荷增加（如血压骤升、劳累过度、情绪激动、心动过速及心肌肥大等），使冠状动脉供血相对不足，引发心肌耗氧量剧增。

CHD临床上可表现为心绞痛、心肌梗死、心肌纤维化和冠状动脉性猝死。

（一）心绞痛

心绞痛（angina pectoris，AP）是冠状动脉供血不足和（或）心肌耗氧量骤增致使心肌急性、暂时性缺血、缺氧所引起的临床综合征，表现为胸骨后部位压榨性或紧缩性疼痛感，常放射至左肩和左臂。每次发作3～5分钟，可数日一次，也可一日数次。症状可因休息或用硝酸酯类药物而缓解消失，亦可因体力活动、暴饮暴食、情绪激动而发作。

心绞痛的发生是由于缺血、缺氧而造成的代谢产物堆积，这些物质刺激心脏局部交感神经末梢，信号经下颈段及第1～5胸交感神经节和相应脊髓段传至大脑，并在相应脊髓段的脊神经所分布的皮肤区域产生不适感，即胸骨后及两臂的前内侧与小指，尤其是在左侧，其性质往往不是疼痛而是憋闷或紧缩感。

临床上心绞痛分为：

1. 稳定型心绞痛（stable angina pectoris） 又称轻型心绞痛，平时不发作，仅在重体力劳动时发作。主要原因是冠状动脉粥样硬化引起动脉狭窄（>75%），同时心肌耗氧量增加，冠状动脉血流量不能满足代谢需要，一般无心肌坏死。症状持续几分钟，经休息或舌下含硝酸甘油后迅速消失。

2. 不稳定型心绞痛（unstable angina pectoris） 此类患者多有1支或多支冠状动脉较大支干的高度狭窄。光镜下常见到因弥漫性心肌纤维坏死引起的弥漫性间质性心肌纤维化。主要表现为：在稳定型心绞痛的基础上疼痛加重，持续时间更长或更频繁；初发的、在静息或轻微劳作时出现的心绞痛；由贫血、感染、甲状腺功能亢进或心律失常等诱因引起的不稳定型心绞痛。休息或舌下含硝酸甘油只能暂时或不完全缓解症状。

3. 变异型心绞痛（variant angina pectoris） 又称Prinzmetal心绞痛，多无明显诱因，于休息时发作，仅少数在工作负荷中发作。心电图显示有关导联ST段抬高（其他AP发作时，ST段下降），主要是冠状动脉痉挛引起的，其机制尚不清楚。变异型心绞痛常并发急性心肌梗死和严重的心律失常，包括室性心动过速、心室颤动及猝死。吸烟是变异型心绞痛的主要危险因素。

（二）心肌梗死

心肌梗死（myocardial infarction，MI）是指急性、持续性缺血、缺氧（冠状动脉功能不全）所引起的较大范围的心肌坏死。临床上多有剧烈而持久的胸骨后疼痛，休息及硝酸酯类药物不能完全缓解，伴白细胞增高、发热、红细胞沉降率加快，血清心肌酶活性增高及进行性心电图变化，可并发心律失常、休克或心力衰竭。

1. 原因 心肌梗死大多数由冠状动脉粥样硬化引起，在此基础上并发血栓形成、斑块内出血或持续性痉挛使冠状动脉血流进一步减少或中断；过度劳累使心脏负荷加重，最终导致心肌持续性缺血。

2. 好发部位及类型 根据梗死灶占心室壁的厚度将心肌梗死分为两型：①区域性心肌梗死（regional myocardial infarction），亦称透壁性心肌梗死（transmural myocardial infarction），累及心室壁全层，梗死部位与闭塞的冠状动脉支供血区一致，梗死面积多在 $2.5\sim10cm^2$ 之间，为典型的心肌梗死类型（图6-6）。如梗死未累及全层而深达室壁2/3以上则称厚壁梗死。最常见的梗死部位是冠状动脉左前降支供血区，即左室前壁、心尖部、室间隔2/3及前内乳头肌，约占全部心肌梗死的50%。其次是右冠状动脉供血区，即左室后壁、室间隔后1/3及右心室，并可累及窦房结，占25%～30%。再次是左旋支供血区，即左室侧壁、膈面及左房，可累及房室结，占15%～20%。②心内膜下心肌梗死（subendocardial myocardial infarction），特点是梗死主要累及心室壁内层1/3的心肌，并波及肉柱和乳头肌，常为多发性、小灶状坏死（$0.5\sim1.5cm^2$）。坏死区域不限于某一支冠状动脉的供血区，而是不规则地分布于心室四周。在严重病例中，梗死灶扩大融合累及整个左心室内膜下心肌，称为环状梗死（circumferential infarction）。患者通常有冠状动脉三大分支的严重动脉粥样硬化性狭窄，但绝大多数既无血栓形成也无粥瘤性阻塞。在严重、弥漫的冠状动脉狭窄的基础上，当附加某种诱因（如休克、心动过速或不适当的体力活动等）而加重冠状动脉供血不足时，可造成各冠状动脉分支末梢区域（心内膜下心肌）缺氧，而动脉原有的病变使动脉管腔严重狭窄，不能通过建立有效侧支循环改善供血，因而导致广泛的多灶性的心内膜下心肌梗死。

3. 病理变化 一般梗死后6小时才能看到肉眼变化；光镜下，梗死灶边缘的心肌纤维呈波浪状和肌质不匀，坏死灶心肌呈苍白色。8～9小时后呈土黄色；光镜下，心肌纤维呈早期凝固性坏死，如核碎裂、核消失、肌质均匀红染或呈不规则颗粒状，间质水肿、漏出性出血及少量中性粒细胞浸润。24~72小时后，梗死灶呈伴有污点的苍白色，有时充血明显；光镜下，整个心肌纤维凝固性坏死，核消失，横纹消失，肌浆变成不规则颗粒状，肌纤维变成条索状，梗死区炎症反应明显，中性粒细胞浸润达高峰。3~7天时，梗死灶变软，呈淡黄色或黄褐色，梗死灶外周出现充血出血带；光镜下，心肌纤维空泡变性，胞浆内出现颗粒及不规则横带（收缩带），在梗死灶周边带出现肉芽组织增生，梗死区开始机化，间质水肿，常见出血。10天时，梗死灶凹陷，呈黄色或红褐色，软化明显并可见血管化的边缘，周围充血带更明显；光镜下，吞噬细胞吞噬作用明显，在梗死灶边缘可见有显著的肉芽组织。几周到几个月后，胶原蛋白进行性沉积在梗死灶内，肉芽组织增生并机化形成地图形白色瘢痕（图 6-7）。

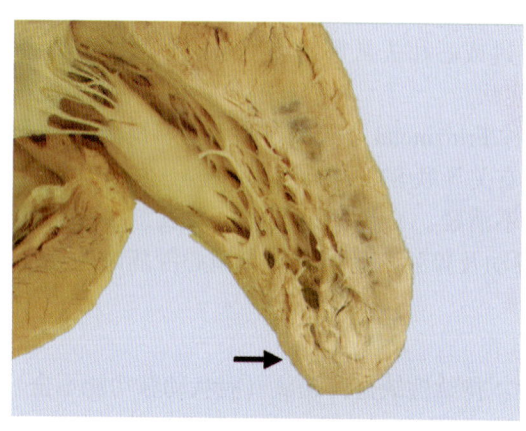

图 6-6 心肌梗死

箭头示梗死部位心壁变薄，心肌组织由纤维瘢痕所取代

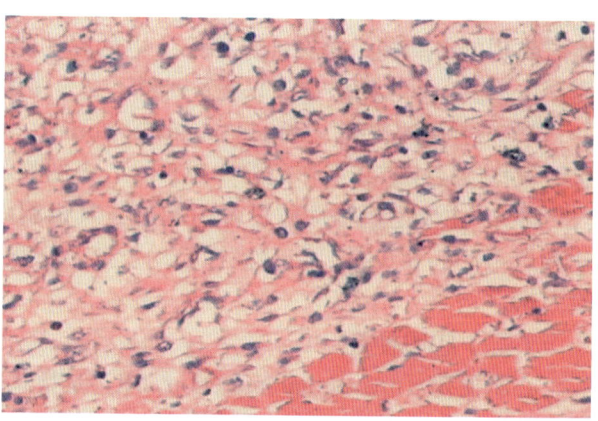

图 6-7 心肌梗死

梗死心肌细胞胞体肿胀、胞浆空泡状，核溶解消失，部分梗死灶已开始机化

4．血生化指标 心肌细胞内糖原消失出现较早，一般 20 分钟即可出现。主要是由于心肌细胞缺血、缺氧，糖原酵解所致。此后，由于心肌受损，肌红蛋白、肌凝蛋白及肌钙蛋白逸出，它们在血清中的含量增加。心肌细胞坏死后，肌酸磷酸激酶（creatine phosphokinase，CPK）、谷氨酸 - 草酰乙酸转氨酶（glutamic oxaloacetic transaminase，GOT）及乳酸脱氢酶（lactate dehydrogenase，LDH）透过细胞膜释放入血，引起相应酶在血液中的浓度升高。其中 CPK 和 LDH 浓度变化对心肌梗死的诊断是敏感而可靠的指标。另外，CPK 的 MB 同工酶（CPK-MB）的大量增加对诊断心肌梗死有特异性参考意义。

5．并发症

（1）心脏破裂：较少见，占致死病例的 3%~13%，常发生在 MI 后 1~2 周内，好发于左心室前壁下 1/3 处。主要是梗死灶周围中性粒细胞和单核细胞释放蛋白水解酶以及坏死的心肌自身溶酶体酶所致的酶性溶解作用，导致心壁破裂，心室内血液进入心包，造成心脏压塞而引起猝死。另外，若破裂发生在室间隔，则左心室血液流入右心室，可引起右心功能不全。若断裂发生在左心室乳头肌，可以引起急性二尖瓣关闭不全，导致急性左心衰竭。

（2）室壁瘤：占梗死病例的 10%~38%，可发生在梗死急性期，但更常见于愈合期。梗死心肌或瘢痕组织弹性下降，在心室内压力作用下，局限性地向外膨隆而形成室壁瘤，多发生在左心室前壁近心尖处，可继发附壁血栓、心律不齐及心功能不全。

（3）附壁血栓形成：多见于左心室，由于梗死区内膜粗糙，室壁瘤处及心室颤动时出现涡流等原因，而诱发血栓形成。较小的血栓可发生机化，但多数血栓易脱落引起血栓栓塞。

（4）急性心包炎：在约 15% 的心肌梗死患者中，心肌梗死累及心包，发生无菌性浆液性或浆液纤维素性心包炎，常发生在心肌梗死后 2~4 天。

（5）心律失常：75%~95% 的心肌梗死患者会发生心律失常。心肌梗死累及传导系统，引起传导紊乱，有些可导致心搏骤停、猝死。

（6）心功能不全：梗死区心肌收缩力丧失，引起左心、右心或全心衰竭，是患者死亡的最常见原因，约占心肌梗死的60%。

（7）心源性休克：梗死面积＞40%时，心肌收缩力极度减弱，心排血量显著减少，可引起心源性休克，导致患者死亡，占心肌梗死的10%～20%。

（三）心肌纤维化

心肌纤维化（myocardial fibrosis）是由中至重度的冠状动脉粥样硬化性狭窄引起心肌纤维持续性和（或）反复加重的缺血、缺氧所产生的结果，逐渐发展为心力衰竭，即慢性缺血性心脏病（chronic ischemic heart disease）。**肉眼**：心脏体积增大，质量增加，所有心腔均扩张；心壁厚度可能正常，伴有多灶性白色纤维条索或条块，甚至透壁性瘢痕；心内膜增厚并失去正常光泽，有时可见机化的附壁性血栓。**镜下**：广泛性、多灶性心肌纤维化，伴邻近心肌纤维萎缩和（或）肥大，心肌常有部分心肌纤维肌浆空泡化，尤以内膜下区明显，可见陈旧性心肌梗死病灶或瘢痕灶。临床上可表现为心律失常或心力衰竭。

（四）心源性猝死

心源性猝死（sudden cardiac death）可发生于多种心脏病，但以冠状动脉粥样硬化性心脏病为最多见。其多见于30～49岁人群，男性多于女性，可在某些诱因作用下发作，如饮酒、吸烟、劳累、运动、争吵和斗殴等，也可在无人察觉的情况下死于夜间。

心源性猝死的主要机制是发生急骤的、严重的室性心律失常（心室颤动、室性心动过速）。引起致死性心律失常的原因包括：①缺血性心肌病，如心绞痛和（或）陈旧性心肌梗死；②血栓形成或斑块内出血而引起的急性心肌缺血；③冠状动脉痉挛；④夹层主动脉瘤破裂、肺动脉栓塞、冠状动脉畸形、梅毒性主动脉炎所致的冠状动脉口狭窄或闭塞，感染性心膜炎血栓脱落而引起的栓塞。

第三节 高 血 压

高血压（hypertension）为人类最常见的疾病之一，正常人血压有一定的波动范围，收缩压和舒张压都随着年龄的增加而升高，但是舒张压升高不明显。因此，舒张压是判断高血压的重要指标。广义而言，持续的不正常的血压升高称为高血压。

据世界卫生组织及国际高血压协会（WHO/ISH）建议（1999年），对高血压定义及血压水平分类列于表6-1。

表6-1 高血压水平（WHO/ISH）

	收缩压（mmHg）	舒张压（mmHg）
理想血压值	＜120	＜80
正常血压值	＜130	＜85
正常高值	130～139	85～89
高血压1级（轻度）	140～159	90～99
高血压2级（中度）	160～179	100～109
高血压3级（重度）	≥180	≥110

注：1mmHg＝0.1333 kPa

高血压可分为两类，小部分高血压是其他疾病（如慢性肾小球肾炎、肾动脉狭窄、肾上腺和垂体腺瘤等）表现出的一种症状，称为症状性高血压（symptomatic hypertension）或继发性高血压（secondary hypertension），此类高血压占 5%～10%；绝大部分高血压是原因尚未完全明了的一种独立性疾病，称为原发性高血压（essential hypertension），占 90%～95%，是本节重点叙述的内容。

原发性高血压是以全身性细小动脉硬化为基本病变的全身性疾病，多见于 40 岁以后的中老年人。目前，我国高血压病发病率呈上升趋势，估计现有高血压病患者约 5000 万人，每年新发病例约 120 万人。发病率的性别差异不大。

一、病因和发病机制

高血压病的病因和发病机制尚未完全明了。目前多认为，本病主要是受多基因遗传影响，在多种环境因素的作用下，使正常血压调节机制失衡而导致的疾病。

原发性高血压病因尚未完全清楚，目前比较明确的致病因素有如下几种：

（一）遗传因素

高血压患者有明显的家族聚集性，约 75% 的高血压患者有遗传倾向。双亲均有高血压者与无高血压家族史者比，高血压患病率高 2～3 倍；单亲有高血压者患病率高 1.5 倍。高血压病是多基因遗传病。高血压患者及有高血压家族史而血压正常者的血清中有一种激素样物质，可抑制细胞膜的 Na^+-K^+-ATP 酶的活性，导致细胞内钠离子、钙离子浓度升高，细小动脉壁平滑肌收缩加强，肾上腺素能受体密度增加，血管反应性加强，促使血压升高。近年来研究发现，血管紧张素基因有 15 种缺陷，血压正常的人偶见缺陷，而高血压病患者该基因上的 3 个特定部位均有相同变异。有这种遗传缺陷的高血压病患者，其血管紧张素水平高于对照组。

（二）膳食因素

日均摄盐量高的人群，高血压患病率高于日均摄盐量少的人群。WHO 建议每人每日摄盐量应控制在 5g 以下，可起到预防高血压的作用。钾摄入量与血压成负相关，且具有独立的作用，钾摄入减少，可使 Na^+/K^+ 比例升高，促进高血压发生。膳食钙对血压的作用还存在争议，多数人认为膳食低钙是高血压的危险因素，钙摄入不足易导致高血压，高钙饮食则可降低高血压发生率。而我国饮食结构普遍高钠、低钾、低钙，不利于血压的控制。

（三）职业和社会心理应激因素

精神长期处于紧张状态，以及受到严重的社会应激因素影响，都会造成高血压病发病率比对照组升高。一般认为，社会心理应激因素可改变体内激素水平，从而影响所有代谢过程，导致血压升高。

（四）神经内分泌因素

一般认为，细动脉的交感神经纤维兴奋性增强是本病发生过程中重要的神经因素。当缩血管纤维和扩血管纤维功能失衡，前者强于后者时，会造成血管收缩，血压升高。同时，近来关于中枢神经递质、神经肽以及各种调节肽与高血压关系的研究也成为热点。

（五）其他因素

超重或肥胖、吸烟、年龄增长和缺乏体力活动等，也是血压升高的重要危险因素。肥胖儿童高血压的发病率是正常儿童的 2～3 倍。高血压患者中，约 1/3 有不同程度的肥胖。阻塞性睡眠呼吸暂停综合征（OSA）的患者 60%～80% 有高血压。

原发性高血压的发病机制并未完全清楚，目前认为原发性高血压是由彼此互相影响的多种因素共同作用的结果，这些因素包括遗传、环境、神经内分泌、体液等（图 6-8）。

二、类型和病理变化

高血压病分为良性高血压病和恶性高血压病两种类型。

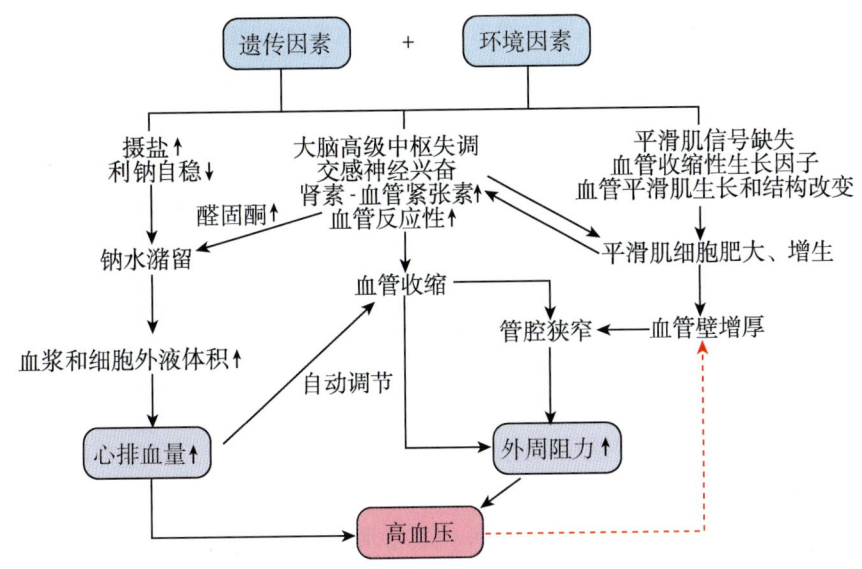

图 6-8 原发性高血压的病因和发病机制示意图

（一）良性高血压病（缓进型高血压病）

良性高血压病（benign hypertension）也称缓进型高血压病（chronic hypertension），一般起病隐匿，病程长，进展缓慢，多见于中老年人。晚期可因并发心、脑血管病变而死亡，死于肾衰竭者少见。根据病程可将本病分为 3 期：

1. **功能紊乱期**　功能紊乱期为疾病早期阶段，基本病变是全身细小动脉间歇性痉挛，可伴高级中枢神经功能失调，但没有血管及其他脏器的器质性病变。患者血压时而升高时而正常，可有头痛、头晕等，头痛多发生于清晨，枕部明显，活动后减轻。长期反复细小动脉痉挛和血压升高，受累的血管和脏器逐渐发生器质性病变，发展到下一期。

2. **动脉系统病变期**

（1）细动脉硬化：细动脉硬化表现为细动脉玻璃样变，是缓进型高血压最主要的特征病变，发生于全身各器官的细动脉（包括中膜仅有 1～2 层 SMC 的细动脉及直径 < 1mm 的最小动脉），如腹腔器官小动脉、视网膜动脉、脾小体中央动脉等，其中肾小球入球动脉受累最严重。由于细动脉反复痉挛，血管内压力持续升高，导致内皮细胞和基底细胞受损，间隙扩大，内膜通透性升高，血浆蛋白渗入内皮下间隙；同时内皮细胞及中膜 SMC 分泌 ECM 增多，继而 SMC 凋亡，导致管壁发生玻璃样变。**镜下**：细动脉管壁呈均质红染，管壁增厚，管腔变小甚至闭塞（图 6-9）。心电图显示左心室轻度肥大。

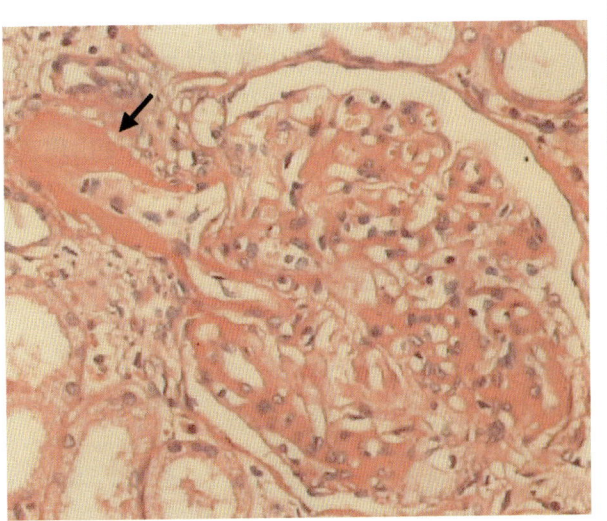

图 6-9　高血压病细动脉硬化

箭头示肾小球入球小动脉玻璃样变，管壁增厚呈红染均质状，管腔狭窄

（2）小动脉硬化：主要累及肌型小动脉如肾弓形动脉、小叶间动脉及脑的小动脉等。由于肌型小动脉长期处于高压状态，其内膜亦有血浆蛋白渗入，内膜胶原纤维及弹力纤维增生，内弹力膜分裂；中膜 SMC 增生、肥大，胶原纤维和弹性纤维增生，最终导致血管壁增厚、管腔狭窄。

(3) 大动脉硬化：包括弹力肌型及弹力型动脉，这些大动脉可伴动脉粥样硬化性病变。此期患者血压进一步升高，并持续在较高水平，失去波动性。尿中可有少许蛋白质。

3．内脏病变期

(1) 心脏：长期慢性高血压可引起心脏病变，称为高血压性心脏病（hypertensive heart disease），主要表现为左心室肥大。这是对血压持续升高、心脏工作负荷增加而发生的代偿性肥大。心脏重量增加，可达400g（正常为250～350g）以上。左心室壁增厚，可达1.5～2.5cm（正常为<1.2cm），乳头肌和肉柱增粗变圆，但心腔不扩张，甚至略缩小，称为向心性肥大（concentric hypertrophy）（图6-10）。镜下：心肌细胞增粗、变长，核大而深染（可形成多倍体）。由于不断增大的心肌细胞与间质毛细血管供血不相适应，肥大心肌细胞逐渐出现供血不足，心肌收缩力减弱，逐渐出现心腔扩张，称为离心性肥大（eccentric hypertrophy）。此时心脏仍很大，左心室扩张，室壁相对变薄，肉柱、乳头肌变扁平。严重者可发生心力衰竭。

临床上，早期由于左心室向心性肥大能完全代偿其功能，使心排血量维持在正常水平，不引起明显的症状。此时诊断主要依据胸部X线、心脏超声和心电图等。晚期，左心室离心性肥大，心功能失代偿，可出现左心衰竭的表现，伴发冠状动脉硬化者，更易出现心肌缺血的表现如心绞痛等。高血压心脏病者出现心力衰竭则提示预后不良。

(2) 肾：表现为原发性颗粒性固缩肾（primary granular atrophy of the kidney）或细动脉性肾硬化（arteriolar nephrosclerosis），主要是因为入球小动脉和肌型小动脉硬化，致使受累肾单位因缺血而萎缩纤维化所致。肉眼：①肾体积缩小，质地变硬，质量减轻，单侧肾质量一般小于100g（正常成年人单肾质量约150g）；②表面呈均匀弥漫的细小颗粒状（图6-11）；③切面皮质变薄（≤2mm，正常厚度为3～5mm），皮髓质分界模糊；④肾盂周围脂肪组织增多。镜下：肾入球小动脉玻璃样变及肌型小动脉（弓形动脉、叶间动脉）硬化，病变严重区域的肾小球因缺血发生萎缩、纤维化和玻璃样变，所属肾小管因缺血及功能废用而萎缩、消失，间质结缔组织增生及淋巴细胞浸润。该处由于肾实质萎缩和结缔组织收缩而形成凹陷的固缩病灶，周围相对健存的肾小球发生代偿性肥大，所属肾小管亦代偿性扩张，使局部肾组织向表面隆起，形成肉眼所见的细小颗粒状。

临床上，可长时间不出现肾功能障碍。随着病变的肾单位增多，肾功能逐渐下降，可有多尿、夜尿、低密度尿，出现蛋白尿和管型尿，血中非蛋白氮、肌酐、尿素氮升高，甚至出现尿毒症症状。但由于高血压心、脑血管病变出现较肾早且严重，因此多数患者常在出现尿毒症症

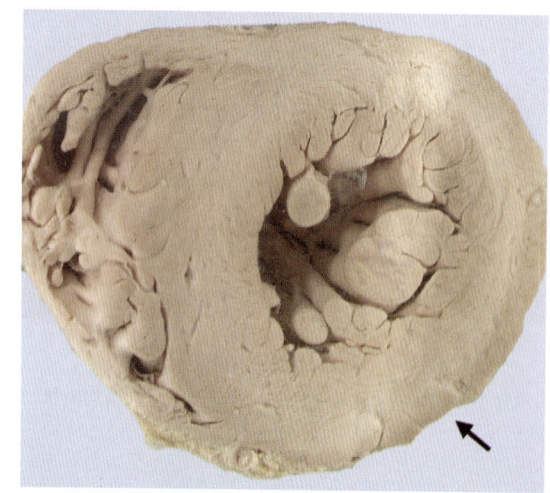

图6-10　高血压性心脏病
箭头示左心室壁明显增厚

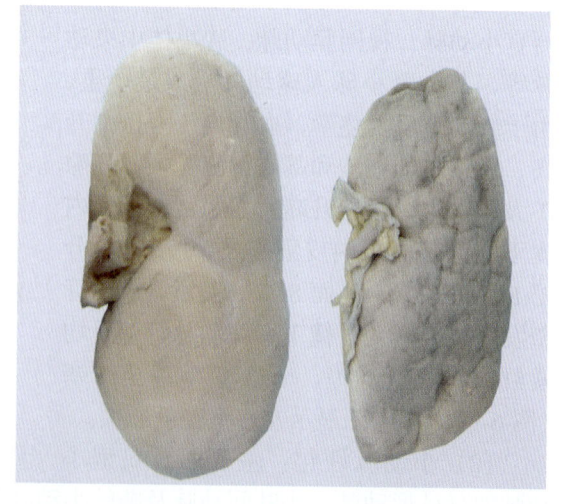

图6-11　原发性颗粒性固缩肾
左侧为正常肾，右侧为病变肾，肾变小、变硬，表面细颗粒状（滨州医学院吴淑华教授提供）

状前已死于心、脑血管并发症。

(3) 脑：高血压时，由于脑的细小动脉痉挛和硬化，患者可出现一系列脑部变化。①脑水肿：由于脑内细小动脉痉挛、硬化、缺血，引起毛细血管通透性增加，发生脑水肿，可出现头痛、头晕、眼花等。②高血压脑病（hypertensive encephalopathy）：由于脑细小血管病变及痉挛致血压骤升，毛细血管通透性增加，引起急性脑水肿和颅内压增高，导致以中枢神经系统功能障碍为主要表现的症候群，称为高血压脑病。其临床表现为血压显著升高，剧烈头痛，呕吐，抽搐，甚至昏迷。③脑软化（encephalomalacia）：由于脑的细小动脉硬化、痉挛，导致其供血区域脑组织缺血性梗死，出现较多小软化灶，称微梗死灶（microinfarct），亦称脑腔隙性梗死（cerebral lacunar infarct）。最终坏死组织被吸收，由周围胶质细胞产生胶质，形成胶质瘢痕，常发生于壳核、丘脑、脑桥和小脑。由于脑软化较小，一般不引起严重后果。④脑出血（cerebral hemorrhage）：俗称中风（stroke），是高血压最严重且常导致死亡的并发症。多为大出血，常发生在基底节、内囊，其次为大脑白质、脑桥和小脑，约15%发生于脑干。出血区域脑组织完全被破坏，形成囊腔，其内充满坏死组织和凝血块。有时出血范围甚大，可破裂入侧脑室（图6-12）。引起脑出血的原因为：①脑血管壁病变致使其弹性下降，当失去壁外组织支撑时，如微小软化灶，可形成微小动脉瘤（microaneurysm），如再遇到血压突然升高，可致小动脉瘤破裂出血；②脑血管的细小动脉硬化血管管壁变脆，血压升高时可破裂出血；③脑出血多见于基底节区域（尤以豆状核最常见），因为供应该区域的豆纹动脉从大脑中动脉呈直角分出，直接承受压力较高的血流冲击，易使已有病变的豆纹动脉破裂出血。

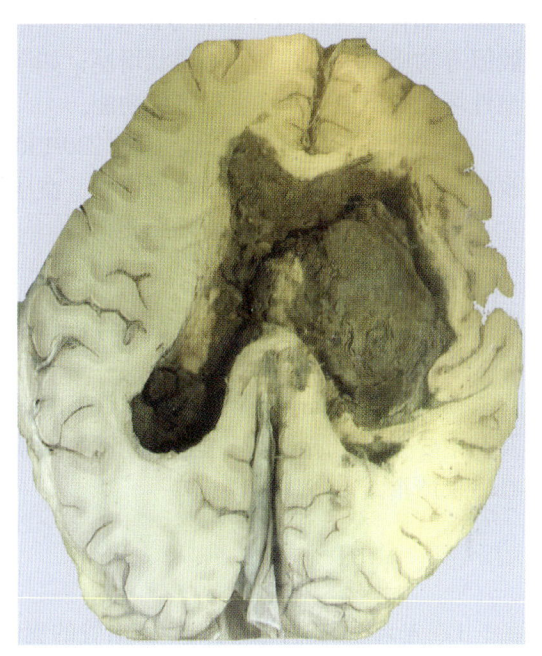

图 6-12 高血压脑出血
内囊、基底节区脑组织出血并破入侧脑室

临床表现常因出血部位的不同、出血量多少而异。患者常表现为呼吸加深、脉搏加快、肢体弛缓、腱反射消失、大小便失禁，甚至突然昏迷等。严重者瞳孔及角膜反射消失，出现潮式呼吸（陈-施呼吸，Cheyne-Stokes respiration）。内囊出血者可引起对侧肢体偏瘫及感觉丧失。出血破入脑室时，患者发生昏迷，常导致死亡。脑桥出血可引起同侧面神经麻痹及对侧上、下肢瘫痪。左侧脑出血常引起失语。脑出血尚可引起颅内压增高，并引起脑疝。小的血肿可被吸收，胶质瘢痕修复，中等量的出血灶可被胶质瘢痕包裹，形成血肿或液化为囊腔。

(4) 视网膜：视网膜中央动脉亦常发生细动脉硬化。高血压眼底改变包括血管和视网膜病变，按 Keith-Wagener 分类法分为 4 级：①Ⅰ级为视网膜小动脉轻度狭窄和硬化，动脉变细；②Ⅱ级为小动脉中度硬化和狭窄，动静脉交叉压迫现象，动脉反光呈银丝状；③Ⅲ级为视网膜水肿、渗出和出血；④Ⅳ级为视神经乳头水肿。因视神经乳头水肿、视网膜渗出和出血，患者视物模糊。

（二）恶性高血压病

恶性高血压病（malignant hypertension）也称急进型高血压病（accelerated hypertension），较少见，多为原发性，也可由缓进型高血压病恶化而来。该病多见于青壮年，起病急，血压升高明显，尤以舒张压升高显著，常高于130mmHg，病变发展迅速，主要累及肾和脑，较早即出现肾衰竭。

恶性高血压病特征性病变表现为坏死性细动脉炎（necrotizing arteriolitis）和增生性动脉内

膜炎，主要累及肾。肾的坏死性小动脉炎主要累及入球小动脉，动脉内膜和中膜发生纤维素样坏死，免疫组织化学染色表明，其中除含纤维蛋白外，尚有免疫球蛋白和补体成分。血管壁及周围可见核碎片及单核细胞、中性粒细胞等浸润。病变常累及肾小球，致肾小球血管丛发生节段性坏死。坏死性细动脉炎常并发微血栓形成或破裂，而引起微梗死或出血。**肉眼**：肾表面平滑，可见多数出血点，切面可见多数斑点状微梗死灶。**镜下**：增生性动脉内膜炎主要发生于小动脉（如肾小球叶间动脉和弓形动脉等），主要表现为内膜显著增厚，平滑肌细胞增生肥大，胶原等物质增多，并呈同心层状增厚，如洋葱皮样。以上病变亦可累及脑血管，导致脑发生缺血性坏死和出血等，严重损害脑功能。

临床上血压常显著升高，超过230/130mmHg，可发生高血压脑病；常出现视网膜出血及视神经乳头水肿；常有持续性蛋白尿、血尿及管型尿。患者多在1年内迅速发展为尿毒症而死亡，也可因脑出血或心力衰竭而死亡。

第四节 动 脉 瘤

动脉瘤（aneurysm）是指动脉管壁的局限性、持久性异常扩张。动脉瘤最常见于弹性动脉及其主要分支，肌型动脉次之。动脉瘤可累及任何部位的血管，但以主动脉和脑血管最常受累且后果严重。

一、病因

1．先天性缺陷，如好发于脑血管的囊性或浆果状动脉瘤（saccular or berry aneurysm），就是由于动脉壁中层的先天性局限性缺如引起的。

2．能引起血管壁局部结构或功能减弱者，如动脉粥样硬化（最常引起腹主动脉瘤），梅毒性主动脉炎（最常引起升主动脉和主动脉弓部动脉瘤），主动脉中层囊性退变、坏死（引起主动脉夹层动脉瘤）和局部感染（细菌或真菌）。

3．创伤可引起创伤性动脉瘤。

二、类型

根据动脉瘤壁的结构可分为3类（图6-13）：

1．**真性动脉瘤**（true aneurysm） 其壁包含血管壁的内、中、外膜3层组织结构，大多数动脉瘤属于此类。

2．**假性动脉瘤**（false aneurysm or pseudoaneurysm） 大多由于外伤引起，局部血管壁破裂，形成较大的血肿，血肿外可仅有外膜层甚至仅为血管周围组织包绕，构成其壁。早期，血

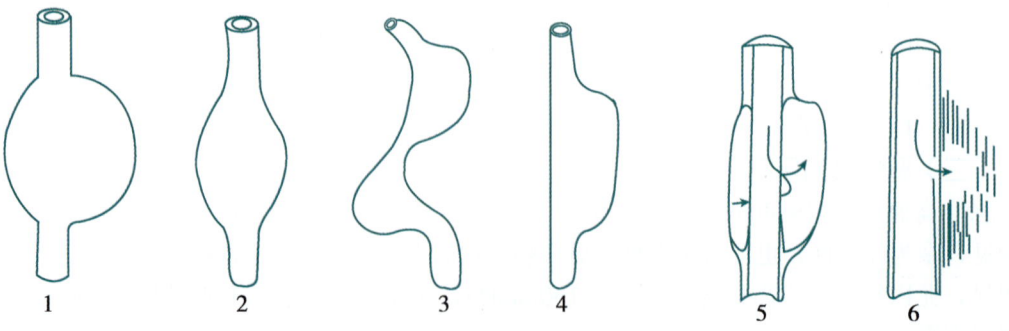

图6-13 动脉瘤结构类型示意图

1. 囊性动脉瘤；2. 梭形动脉瘤；3. 蜿蜒状动脉瘤；4. 舟状动脉瘤；5. 夹层动脉瘤；6. 假性动脉瘤

肿内面直接与血管腔相通。晚期,血肿机化,其内层面可有内皮细胞覆盖。

3. 夹层动脉瘤(dissecting aneurysm) 多见于中老年人(马方综合征患者除外),男性多于女性,又称动脉夹层(或分离)(arterial dissection)。多从血管树的血流剪应力最强及血压变动最明显处出发,血管壁内膜破裂后血液经裂口流注入管壁中层,或因中膜囊性退变坏死及滋养血管破裂出血,使中膜分离形成假血管腔及局部血肿。

三、并发症

动脉瘤最严重的并发症为破裂出血。脑的动脉瘤破裂是引起突发性蛛网膜下腔出血的常见原因,可因颅内压增高、脑疝或引起继发性脑内血管痉挛致大面积脑软化而致死。梅毒性主动脉瘤破裂可引起致死性大出血及心脏压塞。粥样硬化性腹主动脉瘤破裂可致腹膜后大出血而致死。此外,附壁血栓及血栓脱落引起的栓塞亦可导致相应的后果。

第五节 风湿病

风湿病(rheumatism)是一种与 A 群乙型溶血性链球菌感染有关的变态反应性疾病。病变累及全身结缔组织及血管,常形成特征性的风湿性肉芽肿病变。本病为结缔组织病的一种,最常累及心脏和关节,其次是皮下、浆膜、血管和脑,其中以心脏病变最严重。急性期称为风湿热(rheumatic fever),临床上,除有心脏和关节症状外,常伴发热、皮疹、皮下结节、小舞蹈病等症状和体征;血液检查可见抗链球菌溶血素"O"抗体(简称抗"O"抗体)滴度增高、红细胞沉降率加快等。

本病可发生于任何年龄,但多发生于 5~15 岁儿童,发病高峰为 6~9 岁,男女发病率大致相等。本病常反复发作,急性期过后,常遗留慢性心脏损害。风湿病患病率地区差异大,寒冷潮湿地区多发,热带地区少发。风湿病以秋、冬、春季为多发。根据我国近年来的统计,风湿病的发病率约为 20/10 万,现有风湿病患者约 250 万人。

一、病因和发病机制

风湿热的病因尚未完全明了,但其和 A 群乙型溶血性链球菌感染有关。冬春季气候寒冷潮湿,易发生急性咽炎、喉炎,所以也是风湿病的高发季节。链球菌的溶血素"O"可在咽部感染后 10~15 天诱导机体产生抗"O"抗体,与风湿病的发病时间相一致。因此,临床检测血中抗"O"抗体(滴度 1:500 以上为阳性)作为风湿病的血清学诊断指标。

风湿病的发病机制尚不十分清楚。目前多数人支持抗原抗体交叉反应学说,因为已证实大多数风湿病患者体内有对心内膜、平滑肌等起反应的自身抗体。链球菌感染(咽峡炎),细菌在局部释放出菌体蛋白(M 抗原)、糖蛋白(C 抗原)、溶血素"O"等大分子进入血液,刺激体液免疫细胞(B 淋巴细胞、浆细胞)产生抗 M、抗 C、抗"O"等多种抗体。已证明 M 抗体与心血管平滑肌产生交叉反应,C 抗体与心血管、皮下结缔组织产生交叉反应(Ⅲ型变态反应),抗原抗体复合物启动补体产生活性物质,引发变态反应性损害。

除链球菌感染以外,某些病毒、细菌感染可能改变心血管及全身结缔组织的分子结构使之具有抗原性而引发自体免疫反应,这些也可能与风湿病的发病有关。

二、基本病变

风湿病主要是结缔组织变态反应性炎症,病变可累及全身结缔组织。各受累部位的病变发展过程不尽相同,但典型病变一般经历以下 3 个阶段:

（一）变质渗出期

病变部位的结缔组织发生黏液样变和纤维素样坏死，可见胶原纤维肿胀，结缔组织基质内蛋白多糖增多，继而肿胀的胶原纤维断裂、崩解成无结构的颗粒状物质，与基质内的蛋白多糖等成分混合在一起，形成片状或网状的红染物质，酷似纤维素，因此称之为纤维素样坏死（纤维素样变性）。病灶中还有少量淋巴细胞、浆细胞、中性粒细胞和单核细胞浸润。本期持续约1个月。

（二）增生期（肉芽肿期）

此期特点是形成具有特征性的病变，即风湿小体或阿绍夫小体（Aschoff body），又称风湿小节或风湿性肉芽肿。此种小体对诊断风湿病有意义。

风湿小体的形成是在纤维素样坏死物质周边围绕数量不等的风湿细胞，它们是由邻近的巨噬细胞增生、聚集，吞噬纤维素样坏死物质后转变而来的。风湿细胞也称阿绍夫细胞（Aschoff cell），有的文献称其为 Anitschkow 细胞。风湿细胞体积较大，圆形、卵圆形，胞界清而不整齐，胞质丰富均质，略嗜双色；核大，圆形或卵圆形，核膜清晰，核染色质集中于中央并呈细丝状向核膜扩散，因而横切面呈枭眼状，长形核的纵切面呈毛虫状。风湿细胞大多为单核，也可见少数双核或多个核的阿绍夫巨细胞。纤维素样坏死、成团的风湿细胞及伴有的淋巴细胞、浆细胞等共同组成特征性病变，即风湿小体或阿绍夫小体（图6-14）。风湿小体主要分布于心肌间质、心内膜下和皮下结缔组织，心外膜、关节和血管等处少见。心肌间质处风湿小体多位于小血管旁。此期病变持续2~3个月。

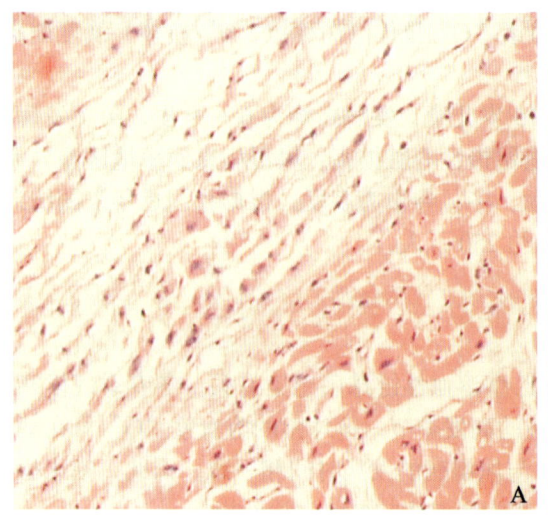 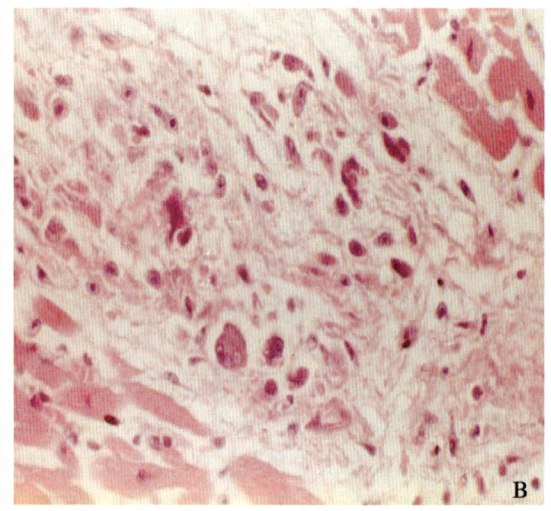

图 6-14　风湿性心肌炎阿绍夫小体

A. 弥漫性间质性心肌炎，心肌间见阿绍夫小体；B. 阿绍夫小体由风湿细胞、成纤维细胞和淋巴细胞等构成

（三）纤维化期（愈合期）

纤维素样坏死物质逐渐被吸收，成纤维细胞逐渐出现，产生胶原纤维，使风湿小体纤维化，形成梭形小瘢痕。此期经过2~3个月。

上述整个病程为4~6个月。由于病变常有反复急性发作，因此新旧病变并存。病变反复发展，纤维化和瘢痕形成，导致器官功能障碍。

三、各器官病变

（一）风湿性心脏病

风湿性心脏炎包括风湿性心内膜炎（rheumatic endocarditis）、风湿性心肌炎（rheumatic myocarditis）和风湿性心包炎（rheumatic pericarditis），若病变累及心脏全层则称为风湿性全心炎（rheumatic pancarditis）。儿童风湿病患者中，65%~80%有心脏炎的临床表现。风湿性心脏炎常为全心炎，但可以其中一种或两种为主。反复发作者，可能分别引起心瓣膜病、心肌（间质）纤维化及心包粘连或缩窄性心包炎，此时应称为慢性风湿性心脏病，简称风心病。

1. **风湿性心内膜炎** 主要累及心瓣膜，引起瓣膜炎，也可累及瓣膜邻近的心内膜和腱索，引起瓣膜变形和功能障碍。病变主要累及二尖瓣，其次是二尖瓣和主动脉瓣同时受累，三尖瓣和肺动脉瓣极少受累。

肉眼：病变早期受累的瓣膜肿胀、增厚，失去光泽，继而病变瓣膜不断受到血流冲击和瓣膜不停地关闭和开放等摩擦作用使瓣膜表面尤其是闭锁缘处内膜损伤，形成粗糙面，导致血小板在该处沉积、凝集，形成串珠状单行排列的、大小如粟粒（1~2mm）、灰白色、半透明的、与瓣膜粘连牢固不易脱落的疣状赘生物（verrucous vegetation）（图6-15A），故又称疣状心内膜炎。**镜下**：瓣膜胶原纤维肿胀，黏液样变性及纤维素样坏死；疣状赘生物是由血小板和纤维素构成的白色血栓，其基底部有少许的炎症细胞浸润（图6-15B），有时可见肿大的成纤维细胞和多少不等的风湿细胞，典型的风湿小体少见。

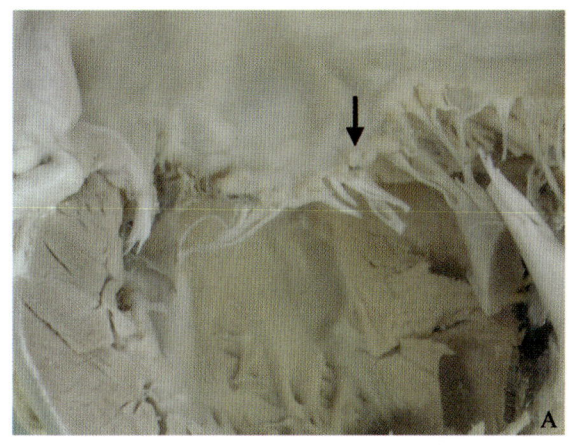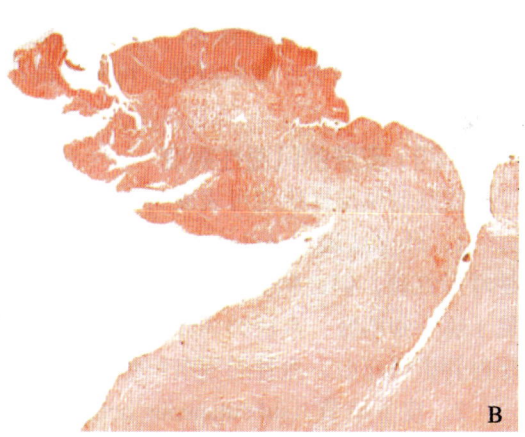

图6-15 风湿性心内膜炎
A. 箭头示增厚瓣膜上有疣状赘生物；B. 镜下见风湿性心内膜炎瓣膜表面有血栓形成

病变后期，心内膜下风湿病变纤维化，赘生物亦发生机化，形成灰白色瘢痕。心内膜可粗糙、增厚、皱缩，尤以左心房后壁更为明显，称为McCallum斑（McCallum patch）。反复病变可致瓣膜增厚、变硬、卷曲、缩短，瓣叶之间发生纤维性粘连，腱索增粗和缩短，最终导致慢性瓣膜病。

急性期可因发热、贫血及二尖瓣相对关闭不全，在心尖区出现轻度收缩期杂音。由于病变反复发作后会使瓣膜变形引起瓣膜病，可出现瓣膜关闭不全和（或）狭窄及心力衰竭的相应表现。

2. **风湿性心肌炎** 发生于成人者常表现为灶性间质性心肌炎，儿童的心肌炎常为弥漫性间质性心肌炎。病变主要累及心肌间质结缔组织，特别是小血管周围的结缔组织（图6-14B）。心肌小动脉旁间质结缔组织发生黏液样变性和纤维素样坏死，继而形成风湿小体。风湿小体灶性或弥漫性分布，呈梭形，大小不一，但以左心室后壁、间隔、左心房及左心耳等处较多。病变后期，风湿小体纤维化，形成梭形小瘢痕。

风湿性心肌炎常可影响心肌收缩力，临床上表现为心率加快，第一心音低钝，心电图常见PR间期延长，这可能是由于病变波及房室结或迷走神经兴奋所致。

3. **风湿性心包炎** 风湿病时，心包通常受累。风湿性心包炎的病变特点是浆液和（或）纤维素渗出，有时可见风湿小体。心外膜大量浆液渗出时，心包腔内可见大量液体潴留，形成心包积液；大量纤维蛋白渗出时，覆盖于心外膜表面的纤维素可因心脏不停搏动和摩擦而形成绒毛状物质覆盖在心脏表面，称为绒毛心。恢复期，浆液逐渐被吸收，纤维素也大部分被溶解吸收，少数患者心脏表面纤维素未被溶解吸收而发生机化粘连，引起缩窄性心包炎，致使心脏功能发生障碍。

临床上，大量浆液渗出时，表现为心包积液，听诊时心音遥远，叩诊左、右心界扩大，X线检查心脏呈烧瓶状；当心外膜大量纤维素渗出时，患者有心前区疼痛，可闻及心包摩擦音。

（二）风湿性关节炎

风湿病急性发作时约75%的患者可出现风湿性关节炎（rheumatic arthritis），以游走性多关节炎为其临床特征。病变常侵犯大关节，如膝、踝、肩、腕、肘等关节，也可累及小关节，各关节先后受累，反复发作。局部出现红、肿、热、痛和功能障碍。**镜下**：主要表现为关节滑膜的浆液性炎症，有时可见少数不典型的风湿小体形成。风湿性关节炎预后良好，一般不留后遗症。

（三）风湿性动脉炎

风湿性动脉炎（rheumatic arteritis）可发生于大、小动脉，如冠状动脉、肾动脉、肠系膜动脉、脑动脉及肺动脉等，并以小动脉受累较多见。急性期血管壁结缔组织黏液样变性及纤维素样坏死和炎症细胞浸润，可有风湿小体形成。后期，血管壁结缔组织增厚，管腔狭窄，甚至闭塞。

（四）皮肤的风湿性病变

皮肤的风湿性病变可表现为皮肤环形红斑（渗出性病变）和皮下结节（增生性病变）。

1. **环形红斑**（erythema annulare） 皮肤的风湿性病变中最多见的和具有诊断意义的病变是环形红斑，但此病变临床上少见（<5%），多见于儿童，为风湿病活动的表现之一。病变见于躯干和四肢，直径约3cm，为环形或半环形淡红色斑。**镜下**：表现为渗出性病变，真皮浅层血管扩张充血，血管周围组织水肿，炎症细胞浸润。病变常在1~2天内消失。

2. **皮下结节**（subcutaneous nodule） 病变多见于腕、肘、踝等大关节处的侧伸面皮下结缔组织，结节直径为0.5~2cm，圆形或椭圆形，质地较硬，境界清楚，可活动，压之不痛。**镜下**：表现为增生性病变，结节中央为纤维素样坏死，周围有增生的成纤维细胞和风湿细胞呈栅栏状排列，伴淋巴细胞浸润。皮下结节的出现常与风湿性心脏病的发生有关。风湿活动停止后，结节纤维化，形成小瘢痕。

（五）脑的风湿性病变

脑的风湿性病变主要累及大脑皮质、基底节、丘脑和小脑皮质，多见于5~12岁儿童，女孩多见。病理表现为非特异性轻度脑膜炎或风湿性动脉炎，病变局部充血，血管周围淋巴细胞浸润，神经细胞变性及胶质细胞增生等。当锥体外系受累较重时，患儿出现面肌及肢体不自主运动，临床上称为小舞蹈病。

第六节 感染性心内膜炎

感染性心内膜炎（infective endocarditis，IE）是指由病原微生物直接侵犯心内膜或心脏瓣膜而引起的炎症性疾病。病原微生物主要是细菌，所以又称细菌性心内膜炎。通常根据病因和病程，本病可分为急性感染性心内膜炎和亚急性感染性心内膜炎两种。前者由毒力强的病原体所致，有严重的全身中毒症状，未经过治疗可在数天或数周内死亡；后者感染的病原体毒力较弱，病程较长，病情较轻，中毒症状较轻。随着新型高效抗生素的应用和医疗条件的改善，急性感染性心内膜炎的预后已获得显著改善。感染性心内膜炎可见于任何年龄，以成年男性多见。尽管临床上抗生素的应用十分普遍，但感染性心内膜炎的发病率未见明显降低，可能与侵入性器械检查和心血管手术增多、吸毒者使用未消毒注射器以及病原体的耐药性有关。

一、病因和发病机制

（一）病因

近年来致感染性心内膜炎的病原微生物已有明显变化，草绿色链球菌感染现已减少（＜50%），葡萄球菌、革兰阴性杆菌、厌氧球菌、真菌感染呈增加趋势，这与心血管手术和介入性治疗、广谱抗生素以及免疫抑制剂的应用有关。

亚急性感染性心内膜炎仍以草绿色链球菌感染最多见，肠球菌和表皮葡萄球菌次之。急性感染性心内膜炎以金黄色葡萄球菌感染最多见，少数为肺炎链球菌、A群链球菌、流感嗜血杆菌和淋病奈瑟菌等。此外自体瓣膜心内膜炎 5%～10% 由非肠道革兰阴性杆菌如流感嗜血杆菌、放线杆菌属、人类心杆菌属以及金氏杆菌属等感染引起，极少数由真菌、立克次体和衣原体感染引起。人工瓣膜心内膜炎主要病因是凝固酶阳性的表皮葡萄球菌，其次是金黄色葡萄球菌、革兰阴性杆菌类白喉杆菌和真菌等。静脉吸毒者所致的感染性心内膜炎主要病因是凝固酶阳性的金黄色葡萄球菌。

（二）发病机制

感染性心内膜炎可发生在无基础心脏病的患者，但大多数发生于有器质性心脏病的患者，如风湿性心瓣膜病、先天性心脏病、老年退行性心脏病以及人工瓣膜置换术患者等。根据我国统计资料分析，感染性心内膜炎患者 80% 有风湿性心脏病，8%～15% 有先天性心脏病，无器质性心脏病患者仅占 2%～10%。

在正常情况下自不同途径进入血液循环的致病微生物可被机体的防御机制所消除。当有心血管器质性病变存在时，心脏内血流状态改变，由正常的层流变成涡流或喷射状，并从高压心腔室分流至低压腔室，形成明显的压力阶差，使受血流冲击处的内膜损伤、内层胶原暴露，血小板、纤维蛋白、白细胞和红细胞积聚，从而为病原微生物的侵入创造了条件。反复发生的菌血症可使机体血液循环中产生抗体如凝集素，有利于病原体在损伤部位黏附，并与上述的各种成分一起形成赘生物。赘生物成为细菌的庇护所，血小板-纤维素沉积物可使其中的细菌免受宿主免疫机制的攻击。感染的赘生物通过血小板-纤维素聚集而逐渐扩大，使瓣膜破坏加重；当赘生物碎裂脱落时，可导致栓塞，细菌被释放入血流中产生菌血症和转移性播散病灶。反复的菌血症，不断启动机体免疫系统，可引起变态反应性炎症，如关节炎、血管炎、杵状指、肾小球肾炎等。急性感染性心内膜炎作为败血症、脓毒败血症的严重并发症，细菌直接侵犯心内膜引起急性化脓性心内膜炎。

二、病理变化及临床病理联系

（一）急性感染性心内膜炎

急性感染性心内膜炎（acute infective endocarditis）病变多发生于原来无病变的正常心内膜，多单独侵犯二尖瓣或主动脉瓣，三尖瓣和肺动脉瓣很少受累。病变多发生在二尖瓣的心房面和主动脉瓣的心室面，这与血流冲击瓣膜发生机械性损伤有关。有的病例可发生在已有病变的瓣膜上。**肉眼**：瓣膜闭锁缘处常形成较大的赘生物。赘生物呈灰黄色或灰绿色，质地松软，易脱落形成带有细菌的栓子，引起某些器官的梗死和多发性小脓肿（败血性梗死）。严重者，可发生瓣膜破裂或穿孔和（或）腱索断裂，可导致急性心瓣膜关闭不全而猝死。**镜下**：瓣膜溃疡底部组织坏死，有大量中性粒细胞浸润，赘生物为血栓，其中混有坏死组织和大量细菌菌落及肉芽组织。值得注意的是，近年来，由于静脉吸毒人数的上升，由此引起的感染性心内膜炎病例也呈增加趋势。静脉吸毒诱发的急性感染性心内膜炎多见于男性患者，之前多无心脏病基础病变，以累及右心内膜特别是三尖瓣为主。三尖瓣赘生物易脱落引发肺栓塞。

本病起病急，发展快，虽经治疗，仍有50%以上的病例于数日或数周内死亡。部分病例由于瓣膜破坏严重，治愈后形成大量瘢痕，引起瓣膜关闭和（或）瓣膜口开放发生障碍，导致慢性心瓣膜病。

（二）亚急性感染性心内膜炎

1. **心脏** 病变主要累及二尖瓣和主动脉瓣，常在原有病变的瓣膜或缺损的间隔上形成赘生物。赘生物单个或多个，体积较大或大小不一，似菜花状息肉（图6-16）。严重时，瓣膜可发生溃疡、穿孔和腱索断裂。赘

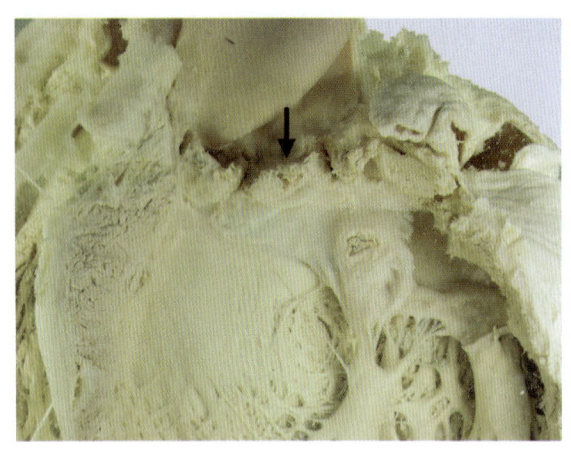

图 6-16 亚急性感染性心内膜炎
主动脉瓣处呈鸡冠样赘生物

生物呈污秽灰黄色或灰绿色，干燥质脆，易破碎和脱落成为栓子，引起栓塞。**镜下**：赘生物由血小板、纤维素、坏死组织、炎症细胞、细菌菌落构成，细菌菌落包裹在赘生物内部。溃疡底部可见少许肉芽组织及淋巴细胞、单核细胞浸润。瓣膜的损害造成瓣膜口狭窄和（或）关闭不全，导致心力衰竭。临床上可听到相应杂音，但杂音强弱多变，这与赘生物的变化有关。

2. **血管** 由于赘生物碎裂脱落形成栓子，引起动脉栓塞。栓塞多见于脑，其次是肾、脾和心脏，引起相应部位梗死，临床上出现相应症状。由于栓子常来自赘生物的浅层，不含菌或含极少细菌，加之细菌毒力弱，因此一般不引起败血症。由于毒素和（或）免疫复合物的作用，微小血管壁受损，引起血管炎，发生漏出性出血。临床表现为皮肤（颈、胸部）、黏膜（如口腔、睑结膜）及眼底出血点（Roth点）。部分患者，由于皮下小动脉炎，在指（趾）末节腹面，足底，或大、小鱼际处出现红紫色、微隆起、有压痛的小结节，称欧氏小结（Osler nodule）。

3. **肾** 由于病原菌长期释放抗原入血，可导致免疫复合物形成，大多数可引起局灶性肾小球肾炎，少数病例可发生弥漫性肾小球肾炎。

4. **败血症** 由于赘生物中的细菌和毒素不断侵入血流，患者会长期发热。皮肤、黏膜和眼底部有出血，这是由于血管壁损伤，通透性增加所致。脾大、白细胞增多则表现为单核-巨噬细胞增生，脾窦扩张充血。因脾功能亢进和草绿色链球菌的轻度溶血作用，患者可出现贫血。血培养阳性是诊断本病的重要依据。

在原有心脏病的基础上出现上述症状，应考虑发生亚急性感染性心内膜炎，及时合理地给予抗生素及对症治疗，可以挽救患者生命。但瓣膜赘生物的机化和瘢痕形成，极易造成严重的瓣膜变形，导致慢性心瓣膜病。

第七节 心 瓣 膜 病

心瓣膜病（valvular vitium of the heart）是指心瓣膜受各种致病因素作用损伤后或先天性发育异常造成的器质性病变，表现为瓣膜口狭窄和（或）关闭不全，为常见的慢性心脏病之一，常导致心功能不全，引起全身血液循环障碍。

一、病因和发病机制

慢性瓣膜病的发生主要与风湿性心内膜炎和感染性心内膜炎有关，其次是主动脉粥样硬化和主动脉梅毒累及主动脉瓣，少数病例发生于瓣膜的钙化或先天发育异常。瓣膜狭窄和瓣膜关闭不全可单独存在，但大多数为两者同时并存。病变可累及一个瓣膜，但也可累及两个以上瓣

膜或先后受累，称为联合瓣膜病。心瓣膜病在代偿期阶段，可不出现明显的血液循环障碍症状；随着瓣膜病变逐渐加重进入失代偿期，患者出现肺循环和（或）体循环血液循环障碍的症状和体征。

二、常见病理类型

（一）二尖瓣狭窄

二尖瓣狭窄（mitral stenosis）是指二尖瓣瓣膜增厚，瓣膜口缩小，瓣膜不能充分开放，导致血流通过障碍。大多数由风湿性心内膜炎反复发作引起，少数病例由感染性心内膜炎引起，偶见于先天性发育异常。

正常成人二尖瓣瓣口开放时面积约为 $5cm^2$，可通过两个手指。瓣膜口狭窄时，可缩小到 $1\sim 2cm^2$，甚至 $0.5cm^2$，或仅能通过医用探针。二尖瓣狭窄的程度可分为3种类型：①隔膜型，病变最轻，以小瓣为严重，瓣膜轻度增厚，仍有弹性，瓣叶轻度粘连，瓣膜轻度狭窄；②增厚型，病变较重，瓣膜增

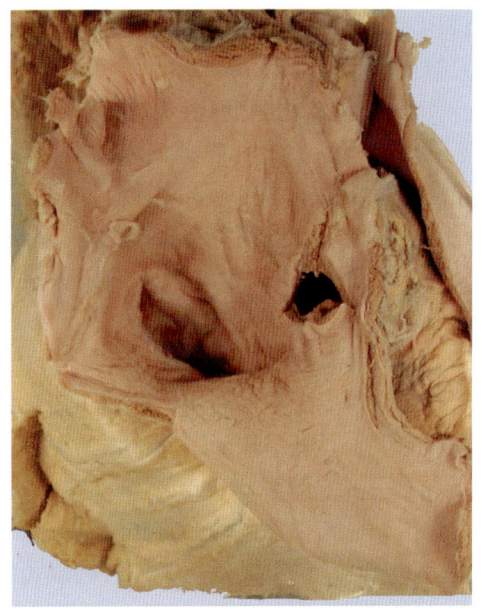

图 6-17　二尖瓣狭窄合并关闭不全
心房肥厚扩张，二尖瓣增厚，瓣叶粘连，致瓣膜口狭窄，关闭不全

厚显著，弹性明显减弱，瓣叶间显著粘连，瓣膜口狭窄明显；③漏斗型，病变最严重，瓣膜极度增厚、变硬，瓣叶间严重的纤维性粘连，失去活动性，瓣膜口缩小且固定呈鱼口状（图6-17）。

1. 血流动力学和心脏变化　早期，左心房处于代偿期时，由于二尖瓣狭窄，舒张期左心房血液进入左心室受阻，致使舒张末期仍有部分血液滞留于左心房内，加上肺静脉来的血液，使左心房血液量比正常增多。此时，心肌纤维拉长以加强收缩力，心腔扩大以容纳更多血液，导致左心房代偿性扩张。因左心房血液负荷加重，心肌代谢增强，心肌纤维增粗，导致左心房代偿性肥大。后期，左心房进入失代偿期，左心房收缩力减弱而呈高度扩张（肌源性扩张）。此时，左心房内血液淤积，左心房压力增高使肺静脉血液回流受阻，从而导致肺静脉压升高，随即引起肺淤血、肺水肿或漏出性出血。

由于肺静脉压升高，可通过神经反射引起肺内小动脉收缩，使肺动脉压升高。长期肺动脉压升高致使右心室代偿性肥大。以后，右心室发生肌源性劳损，出现肌源性扩张。继而出现右心室部分血液反流入右心房，加重了右心房负担。当右心室高度扩张时，可导致三尖瓣相对关闭不全，加重右心功能不全，引起体循环淤血。

2. 临床病理联系　二尖瓣狭窄，听诊时在心尖区可闻及舒张期隆隆样杂音。这主要是由于舒张期左心房的血液通过狭窄的二尖瓣瓣口造成涡流所致。X线显示左心房增大，左心室无变化或轻度缩小，呈"梨形心"。由于左心房高度扩张，可引起心房颤动。左心房血液出现涡流，易继发附壁血栓，常发生于左心房后壁及左心耳。血栓脱落可引起栓塞。慢性肺淤血可致肺间质性水肿和含铁血黄素沉积，患者出现带血的泡沫痰、呼吸困难、发绀及面颊潮红（二尖瓣面容）。右心衰竭时，体循环淤血，出现颈静脉怒张、肝淤血肿大致淤血性肝硬化、下肢水肿及浆膜腔积液等临床表现。

（二）二尖瓣关闭不全

二尖瓣关闭不全（mitral insufficiency）是指二尖瓣瓣膜增厚、变硬、弹性减弱或消失，瓣膜卷曲、缩短，腱索增粗、缩短，有时瓣膜穿孔、破裂或钙化，引起二尖瓣环扩张致二尖瓣关闭不全。二尖瓣关闭不全大多数是风湿性心内膜炎的后果，其次是由亚急性细菌性心内膜炎

(SBE)、急性感染性心内膜炎感染引起的。二尖瓣关闭不全也是常见的慢性心瓣膜病，常与二尖瓣狭窄同时出现。

1. 血流动力学变化　二尖瓣关闭不全时，收缩期左心室部分血液通过未关闭的瓣膜口反流到左心房，加上肺静脉输入的血液使左心房血容量较正常增多，压力升高，久之左心房代偿性扩张肥大。左心室舒张期，左心房内大量血液涌入左心室，左心室血容量增多，压力升高，负荷增加，导致左心室代偿性扩张肥大。以后，左心室、左心房均可发生代偿失调（左心衰竭），从而依次发生肺淤血、肺动脉高压、右心室代偿肥大随后失代偿、右心衰竭及体循环淤血。

2. 临床病理联系　由于二尖瓣关闭不全，在左心室收缩期，左心室的部分血液通过未关闭的瓣膜口反流到左心房，此时，听诊时在心尖区可闻及收缩期吹风样杂音。X线检查显示左心室肥大，心脏呈球形。其他血液循环变化与二尖瓣狭窄相同。

（三）主动脉瓣关闭不全

主动脉瓣关闭不全（aortic valve insufficiency）主要由主动脉瓣疾病引起，可以是风湿性主动脉瓣炎，也可以是感染性心内膜炎及主动脉粥样硬化和梅毒性主动脉炎累及主动脉瓣，病变致使瓣膜增厚、变硬、缩短、弹性减弱或消失，引起瓣膜环扩张，致使主动脉瓣关闭不全。此外，也可由关节强直性脊柱炎、类风湿关节炎及马方综合征（Marfan syndrome）所致。

1. 血流动力学变化　由于主动脉瓣关闭不全，舒张期主动脉内血液反流入左心室，加上来自左心房的血液，使左心室血容量增加，左心室压力升高，负荷加重而代偿性肥大。以后，发生肌源性扩张，导致二尖瓣相对关闭不全，加重左心房的负荷。依次出现左心衰竭、肺淤血、肺动脉高压、右心肥大、右心衰竭和体循环淤血。

2. 临床病理联系　主动脉瓣关闭不全，听诊时，在主动脉瓣区可闻及舒张期叹气样杂音。由于左心室血容量增多，心排血量也增多，收缩压升高，但舒张期由于部分血液迅速反流入左心室，致使舒张压急剧下降，脉压增大，患者可出现水冲脉、血管枪击音及毛细血管搏动现象。由于舒张压降低，冠状动脉供血不足，有时可出现心绞痛。

（四）主动脉瓣狭窄

主动脉瓣狭窄（aortic valve stenosis）主要是慢性风湿性主动脉瓣膜炎的后果，常与风湿性二尖瓣病变合并发生，少数由先天性发育异常或主动脉粥样硬化引起瓣膜钙化所致。

1. 血流动力学变化　由于主动脉瓣狭窄，左心室收缩期血液排出受阻，左心室为维持正常的心排血量而发生左心室向心性肥大，左心室壁增厚，但心腔不扩张。后期，左心室失代偿而出现肌源性扩张。因左心室高度扩张，故使房室瓣环扩张而出现二尖瓣相对关闭不全，部分血液反流入左心房。依次出现左心衰竭、肺淤血、肺动脉高压及右心衰竭和体循环淤血。

2. 临床病理联系　主动脉瓣狭窄时，左心室血液排出受阻，主动脉瓣瓣口极度狭窄时心排血量降低，冠状动脉供血不足，引起心肌缺血，出现心绞痛，严重时可引起猝死。也可因脑缺血而发生头晕和晕厥。由于心排血量降低，血压下降，脉压减小。主动脉瓣狭窄时，主要病变在于左心室肥大，在主动脉瓣区听诊可闻及收缩期吹风样杂音。X线片显示心脏呈靴形。

（五）联合瓣膜病

慢性心瓣膜病同时侵犯两个或两个以上瓣膜时称联合瓣膜病（combinative valvular disease），最常见的是二尖瓣狭窄伴主动脉瓣关闭不全。多瓣膜联合病变可累及二尖瓣、三尖瓣、主动脉瓣及肺动脉瓣。

不同的联合瓣膜病可能产生不同的血流动力学特征及某些特殊的特征变化。如二尖瓣狭窄与主动脉瓣关闭不全同时存在，由于舒张末期主动脉内血液反流入左心室，可使二尖瓣的舒张期杂音和第一心音亢进的特征不明显；同时，由于二尖瓣瓣口狭窄，左心室充盈不足，由主动脉反流所致的左心室舒张期负荷减轻，左心室收缩期射血量较多，单纯主动脉瓣关闭不全减轻，而使主动脉反流杂音及周围血管征减轻，可使主动脉反流体征不明显，从而容易被人忽视。

联合瓣膜病与单瓣膜病相比，症状出现早，心脏负荷较重，心脏通常较大。

第八节 心 肌 炎

心肌炎（myocarditis）是指各种因素引起的心肌炎症性疾病，会引起心肌炎症细胞浸润和非缺血性心肌细胞坏死或变性。炎症可累及心肌细胞、间质及血管、心瓣膜、心包，甚至整个心脏。致心肌炎的主要病原微生物有病毒、细菌、螺旋体、真菌和寄生虫等，以病毒性和细菌性心肌炎最常见。

一、病毒性心肌炎

病毒性心肌炎（viral myocarditis）颇为常见，是由嗜心肌病毒感染引起的以心肌间质原发性非特异性炎症为主要病变的心肌炎，常累及心包，引起心包心肌炎。

（一）病因和发病机制

引起心肌炎的常见病毒是柯萨奇 B 组 2~5 型和 A 组 9 型病毒（Coxsackie B virus），其次是艾柯病毒（ECHO virus）和腺病毒，还有风疹病毒、流行性感冒病毒、人类免疫缺陷病毒（HIV）、流行性腮腺炎病毒等 30 余种。妊娠期最初 3 个月感染柯萨奇和风疹病毒可引起胎儿的先天性心脏畸形。病毒性心肌炎的确切发病机制尚不十分清楚，可能与病毒感染和自身免疫反应有关。病毒复制可直接损伤心肌细胞，也可通过 T 细胞介导的免疫反应，在攻击杀伤病毒的同时造成心肌坏死，引起心肌炎。

（二）病理变化

病毒性心肌炎的初期可见心肌细胞变性、坏死及间质内中性粒细胞浸润。其后，代之以淋巴细胞、巨噬细胞和浆细胞浸润以及肉芽组织形成。在成人，多累及心房后壁、室间隔及心尖区，有时可累及传导系统。**镜下**：以心肌损害为主的心肌炎表现为心肌细胞水肿，基质溶解和坏死；以间质损害为主的心肌炎表现为心肌内炎症细胞浸润。晚期有明显的间质纤维化，伴代偿性心肌肥大及心腔扩张。

临床表现轻重不一，常出现不同程度的心律失常。一般预后较好，但病变严重者及婴幼儿可引起心力衰竭等并发症。

二、细菌性心肌炎

细菌性心肌炎（bacterial myocarditis）是由细菌引起的心肌炎症，常由葡萄球菌、链球菌、肺炎链球菌和脑膜炎奈瑟菌所引起，并多为上述细菌性脓毒血症的继发性含菌性栓子栓塞的结果。心肌炎可以是细菌直接感染，或细菌产生的毒素对心肌的作用，或细菌产物所引起的变态反应所引起。

病理变化

常为心肌及间质内多发性小脓肿。**肉眼**：心脏表面及切面可见多发黄色小脓肿，周围有充血带。**镜下**：脓肿周围心肌有不同程度的变性、坏死，间质内中性粒细胞和单核细胞浸润，也可表现为心肌的蜂窝织炎。

第九节 心 肌 病

1995 年世界卫生组织和国际心脏病学会工作组（WHO/ISFC）以病理生理或病因学/发病

学为基础，更新了心肌病的定义和分类。心肌病（cardiomyopathy）是指合并有心脏功能障碍的心肌疾病，其类型包括扩张型心肌病、肥厚型心肌病、限制型心肌病、致心律失常性右室心肌病、未分类型心肌病、特异性心肌病。

2006年美国心脏学会提出了新的心肌病定义和分类建议。心肌病是一组不同质的疾病，累及心肌，导致机械和（或）电的功能异常，常常表现为不恰当的心室肥厚或扩张，病因多种多样，但遗传性很常见。心肌病可以仅累及心脏也可能是全身系统性疾病的一部分。心肌病常导致心源性死亡或发生进行性心力衰竭。心肌病可分为原发性和继发性心肌病，原发性心肌病又包括遗传性、混合性和获得性心肌病。

克山病曾在我国暴发、流行，有其特点，被列入此节中。

一、扩张型心肌病

扩张型心肌病（dilated cardiomyopathy）以进行性心脏肥大、心腔高度扩张和明显的心排血量降低为特征，也称充血性心肌病（congestive cardiomyopathy），最多见，发病年龄在20～50岁，男性多于女性。

（一）病因和发病机制

扩张型心肌病可以是特发性、家族/遗传性、病毒和（或）免疫性、酒精中毒性，或并发于已知的心血管疾病中，但是其心功能损害不能以异常负荷状态或缺血损害程度来解释。近年来研究证实，大多数扩张型心肌病的发生与持续性病毒感染和自身免疫反应有关。扩张型心肌病和病毒性心肌炎患者的心肌中肠病毒RNA的检出率为55%，此两种患者的血清中已发现抗心肌抗体。抗心肌抗体的产生可能与病毒感染后诱导机体自身免疫应答有关。

（二）病理变化

肉眼：心脏体积增大，质量增加，常为正常人的1～2倍，质量可达500～800g（诊断标准：男性>350g，女性>300g）。4个心腔明显扩张，心室壁略厚或正常，甚至可能略薄，心尖部变薄呈钝圆形，因心腔扩张可致二尖瓣和三尖瓣相对关闭不全。心内膜增厚，可见附壁血栓，通常位于左心室心尖部、右心室和心房。

镜下：部分心肌细胞肥大、伸长及肌浆变性，核大浓染，可见畸形核，亦可见萎缩的心肌细胞。心内膜下及心肌间质纤维化是此型心肌病的常见病变，可见小瘢痕，病变以左心室为重，肉柱间隐窝可见附壁血栓。有的病例可见到淋巴细胞性间质性心肌炎，其特点是多发性淋巴细胞浸润伴有心肌细胞的变性和坏死。

（三）临床病理联系

患者劳累后出现气急、乏力、胸闷、心律不齐，主要是因充血性心力衰竭所致，终末期患者心脏射血分数小于25%（正常为50%～65%）。50%的患者患病2年内死亡，少于25%的患者存活超过5年。主要死亡原因是严重的心力衰竭和心律失常。部分患者可发生猝死。

二、肥厚型心肌病

肥厚型心肌病（hypertrophic cardiomyopathy）以心肌肥大、室间隔不对称性肥厚、心室腔变小、心腔充盈受阻、心肌细胞异常肥大为特征、以左心室流出道是否有梗阻可分为梗阻性和非梗阻性肥厚型心肌病。右心室流出道或两心室流出道均受阻者少见。本病常导致猝死，并可发生感染性心内膜炎。

（一）病因和发病机制

本病常有家族性，约50%的患者有染色体异常，主要有β-肌球蛋白重链、肌钙蛋白T、α-原肌球蛋白和肌球蛋白-结合蛋白C等7种基因点突变。近年来的研究提示，C-MYC基因表达增加可能促进了心肌肥厚。

（二）病理变化

肉眼：两侧心室明显肥大，心脏体积增大，质量增加，为正常的1～2倍（成人患者平均达500g以上）。大多数病例室间隔增厚比左心室游离壁增厚明显，室间隔增厚可以是均匀性肥厚，也可以是不均匀性、不对称性肥厚，明显突向左心室，心腔狭窄。二尖瓣和主动脉瓣下方的心内膜纤维化增厚，可以造成收缩期左心室流出道梗阻。

镜下：心肌细胞普遍显著肥大，肥大的心肌细胞直径可达40μm（正常为15μm），核大浓染，核周有亮区包围，组化染色证明为糖原累积，有一定诊断意义。心肌细胞排列紊乱，尤以室间隔深部及左心室游离壁明显。心肌间质见数量不等的纤维化或大小不等的瘢痕，但以内膜纤维化尤其位于主动脉瓣下区的内膜纤维化为突出。

（三）临床病理联系

由于心肌肥大，左心室壁增厚明显，心室腔狭窄，心腔充盈受阻，致使心排血量下降、肺动脉高压，可致呼吸困难，还可伴有心房颤动，附壁血栓脱落可引起栓塞。本病常为青年男性猝死的原因。

三、限制型心肌病

限制型心肌病（restrictive cardiomyopathy）以心室充盈受限制为特征，心室收缩通常不受影响。主要病变为心内膜和心内膜下心肌进行性纤维化，导致心室壁顺应性降低，心腔狭窄。

（一）病理变化

肉眼：心室心内膜纤维化，尤以心尖部明显。心内膜增厚2～3mm，呈灰白色，内膜纤维性增厚或累及腱索和肉柱，致使二尖瓣或三尖瓣关闭不全。

镜下：心内膜纤维化、玻璃样变，可见钙化及附壁血栓。心内膜下心肌常见萎缩、变性。

（二）临床病理联系

临床上表现为静脉压升高，颈静脉怒张，水肿，腹水，肝淤血、肿大，进行性心功能不全等。

四、克山病

克山病（Keshan's disease）以心肌变性、坏死和瘢痕形成为主要特征，其发病有明显的地方性，也称地方性心肌病。1935年在黑龙江省克山县首先发现该病，当时对该病的本质认识不清，遂以此地名来命名。本病主要流行于我国东北、西北、华北及西南一带交通不便的山区或丘陵地带，常出现急性和慢性心功能不全表现。

（一）病因和发病机制

此病的病因和发病机制尚无确切的定论，目前认为此病的发生可能与粮食、土壤中缺乏微量元素硒有关。在发病区粮食中硒含量明显低于非发病区，患者的头发和血液中含硒量明显低于非发病区人群。服用亚硒酸钠可控制一部分克山病的发作。但缺硒不能解释克山病发病与季节性有关的现象，所以克山病的发生在低硒之外可能还需要有其他因素的参与。最近有人应用原位杂交技术在本病患者心肌内检测出柯萨奇病毒mRNA，但其病因学意义尚待进一步深入研究。一些学者把病毒感染作为一个参与发病的附加因子，而非致病因素。

（二）病理变化

本病主要病变位于心肌，骨骼肌亦有轻度的变性或小灶状坏死。

肉眼：心脏不同程度增大，质量增加可达正常的2～3倍以上，病变较长的慢性型病例心脏质量增加最为明显，心脏外形呈球形。两侧心腔明显扩张，左心室较右心室明显，为肌源性扩张，心室壁变薄，乳头肌和肉柱变扁，在左心室肉柱间及左、右心耳处有附壁血栓形成。切面上见正常红褐色心肌内散布着数量不等的变性、坏死及瘢痕病灶。早期，坏死灶呈灰黄色，界限不清。瘢痕病灶呈灰白色、半透明、界限不清，呈星状或树枝状，相互连接，也有的呈较大的片块状或带状。心肌病变新旧杂交，色泽斑驳。

镜下： 主要表现为心肌细胞变性和坏死。心肌细胞变性以心肌细胞出现不同程度的水肿为主，表现为胞浆内现出蛋白质颗粒（线粒体肿胀）和空泡变性。心肌坏死表现为凝固性坏死和液化性肌溶解。坏死灶最终被修复而形成瘢痕。

第十节 心包炎

心包炎（pericarditis）通常继发于心脏其他部位及胸部疾病，或继发于全身性疾病，此外，外伤及心脏手术亦可导致心包炎发生。原发性心包炎很少见，多是由病毒感染所引起。病变早期多以渗出性炎症为主，晚期可发生脏壁两层粘连、增厚，而逐渐变为慢性心包疾病。心包炎通常不作为独立疾病，大多为伴发疾病。

一、急性心包炎

急性心包炎（acute pericarditis）大多为渗出性炎症，常形成心包积液。急性心包炎按渗出物成分不同可分为浆液性心包炎、纤维素性及浆液纤维素性心包炎、化脓性心包炎、出血性心包炎和干酪性心包炎。引起心包炎常见的原因有感染性因素和非感染性因素。

（一）浆液性心包炎

浆液性心包炎（serous pericarditis）以浆液渗出为主要特征，主要由非感染性疾病所引起，如风湿病、系统性红斑狼疮、硬皮病、肿瘤、尿毒症等。心包周围组织的感染也会引起心包的浆液性炎症，例如细菌性胸膜炎会诱发浆液性心包炎，但随着感染的扩散，心包的浆液性渗出也会变成化脓性渗出。

1. 病理变化　心外膜充血，血管通透性增高。心包腔内有一定量的浆液（多为50～200ml）渗出，其中可见少量中性粒细胞、淋巴细胞和组织细胞。

2. 临床表现　患者胸闷不适。体检可见心界扩大，听诊心音遥远。

（二）纤维素性和浆液纤维素性心包炎

纤维素性和浆液纤维素性心包炎（fibrinous and serofibrinous pericarditis）是心包炎中最常发生，类型。常见的原因为心肌梗死、Dressler综合征（心肌梗死后综合征，在心肌梗死后数周发生，类似于自身免疫性疾病）、尿毒症、胸部辐射、风湿病、系统性红斑狼疮和创伤。常规的心脏外科手术也会引起心包纤维素性渗出。

1. 病理改变　**肉眼：** 心包脏、壁两层表面附着一层粗糙的黄白色纤维素渗出物，呈绒毛状，故称绒毛心（图6-18）。**镜下：** 渗出物由浆液、纤维素、少量炎症细胞和变性、坏死的组织构成。和其他炎症渗出物一样，纤维素可以被吸收，也可以发生机化。

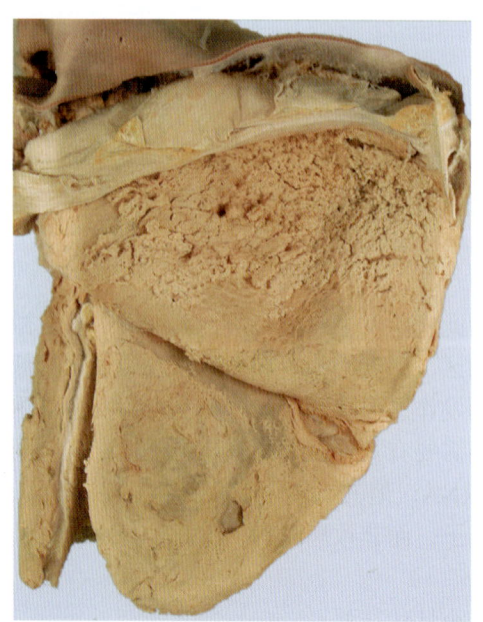

图 6-18　绒毛心
心包脏、壁两层表面附着一层粗糙的黄白色纤维素渗出物，呈绒毛状

2. 临床最突出的表现是听诊可闻及胸膜摩擦音，还可有心前区疼痛的表现。

（三）化脓性心包炎

化脓性心包炎（purulent or suppurative pericarditis）主要是由细菌侵袭心包腔所引起的。病原可通过多种途径侵犯心包，主要包括直接蔓延、血液播散、淋巴液播散，或者心脏手术直接感染。接受免疫抑制治疗的患者较易发生此类心包炎。

1. 病理改变　**肉眼**：可见整个心外膜表面被一层厚的脓性渗出物覆盖，常导致心包积液，病变可累及心肌。**镜下**：心外膜可见渗出的、红染的片状或网状纤维素，并有大量的中性粒细胞浸润，渗出物中可见大量坏死的中性粒细胞及无结构红染物质。炎症可累及心包周围组织，称为纵隔心包炎。

2. 临床表现　患者的症状和纤维素性心包炎类似，但是症状更为明显，且伴有发热、寒战等感染症状。这类心包炎较易发生机化，导致缩窄性心包炎。

（四）出血性心包炎

出血性心包炎（hemorrhagic pericarditis）渗出物多为血性积液，并可伴有纤维素和浆液性渗出。该病常由于结核病灶或者恶性肿瘤直接侵犯心包所致；也可见于发生细菌感染、尿毒症或者有出血性疾病的患者中；另外，心脏外科手术也可继发出血性心包炎，严重时会造成心脏压塞。

临床表现和纤维素性或化脓性心包炎类似。

（五）干酪性心包炎

干酪性心包炎（caseous pericarditis）主要因结核分枝杆菌感染心包所引起，也可见于真菌感染，最常见的是支气管淋巴结内的结核病灶累及心包。

1. 病理改变　**肉眼**：多呈浆液性、出血性心包积液。心包脏、壁两层由于纤维蛋白沉积而变浑浊、充血，擦去纤维蛋白可见大小不等的结核结节。**镜下**：心包脏、壁两层均可见到结核结节，心肌大多早期被累及。

2. 干酪性心包炎最易发展为缩窄性心包炎，造成心包功能缺失、纤维钙化。预后较差。

二、慢性心包炎

急性心包炎预后通常较好，有时会造成心包局部增厚或者扩张变薄，有时可见于尸检的病例，但是不影响心包功能。但是如果机化严重，迁延不愈，会造成慢性心包炎（chronic pericarditis），临床病程通常超过3个月。主要有以下两种类型：

（一）粘连性纵隔心包炎

这一类型的心包炎常继发于化脓性或者干酪性心包炎、心外科手术或者纵隔接受放射性损伤之后。心包腔闭塞，心外膜和周围组织粘连，造成心脏负担加重，引起心肌肥大、扩张，严重的病例和特发性心肌病的表现类似。

临床可见胸壁、纵隔活动受限，伴奇脉等。

（二）缩窄性心包炎

部分患者有明确的先期化脓性、出血性或干酪性心包炎的病史，但大多数病例原因不明，可分为两个亚型：①心包粘连（pericardial adhesion）：肉眼可见心包

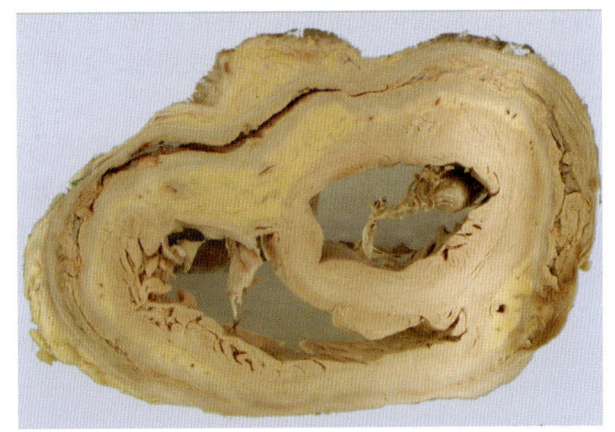

图 6-19　缩窄性心包炎
脏、壁层心包粘连，心包腔变小，此类心包炎中，心脏被增厚的、纤维钙化的心包所包裹，限制了心脏舒张，严重影响心排血量，但通常不发生心肌肥大和扩张。主要的治疗手段是心包切除术

腔内纤维素性渗出物部分被吸收和心包两层发生不同程度的粘连，但无钙化现象（图6-19）；②钙化性心包炎（pericarditis calcification）：慢性缩窄性心包炎中，约半数病例发生钙化，心脏被致密、坚实、僵硬的纤维组织构成的心包所包裹。增生的纤维组织包裹并压迫心脏及大血管根部，形成盔甲，故称"盔甲心"。因瘢痕组织多发生玻璃样变，可见心外膜下心肌纤维受压萎缩、变性、脂肪浸润和钙化。

第十一节 先天性心脏病

先天性心脏病（congenital heart disease）是指胚胎时期心脏和大血管发育异常所导致的先天性心脏畸形。其病因和发病机制尚未完全明了，一般认为主要是由于胚胎早期（即胚胎心脏发育的最重要时期）母体受到了某些有害因素的影响而导致出现先天性畸形；除此之外，有些类型的先天性心脏病可能与遗传因素有一定的关系。

先天性心血管畸形由于发生的部位和程度不同而分为各种类型，临床表现也各不相同，但大体上可以分为非发绀型心脏病和发绀型心脏病。轻度的心脏畸形，可以没有任何症状和心脏杂音，有的只是在专科医师诊查时方被发现。

非发绀型心脏病主要包括：动脉导管未闭、室间隔缺损、房间隔缺损、心内膜垫缺损、肺动脉狭窄、大动脉缩窄等。在这些疾病当中，除房间隔缺损外，其他大多数在出生后早期就会被发现。此类先天性心脏病严重时可出现明显的呼吸困难、发育迟缓。但是轻型患者只要不过度劳累，即便不治疗也能长期生存。发绀型心脏病主要包括：法洛四联症（tetralogy of Fallot）和大血管移位。此型心脏病患儿生后不久就出现颜面及四肢末端发绀，哭闹时发绀更为明显。手足指（趾）端呈鼓槌样指，发育迟缓，少数患儿步行后因呼吸困难及脑缺血而导致蹲踞甚至出现晕厥。

此外，二腔心、三腔心、永存动脉干、双主动脉弓、二尖瓣及三尖瓣发育不全、左冠状动脉起源于肺动脉则比较少见。

第十二节 心脏肿瘤

心脏肿瘤颇为少见，其中原发性肿瘤更为罕见。原发性心脏肿瘤大多为良性，占80%～90%，其中又以心房黏液瘤居多数，多发于中年人，大多数位于心房，左、右心房发病概率比为4：1。肿瘤呈息肉状或绒毛状，切面多呈胶冻状，镜下主要为星芒状细胞散在分布于大量黏液样基质中。儿童可发生横纹肌瘤。心脏恶性肿瘤很少见，以血管肉瘤、横纹肌肉瘤较多见。

大多数心脏转移肿瘤的原发灶位于胸腔或其邻近部位，肿瘤首先转移到纵隔淋巴结，然后逆行侵犯心脏淋巴管。容易通过血行播散至心脏的恶性肿瘤为恶性黑色素瘤、肾癌、肺癌、胃癌、乳腺癌、绒毛膜癌、食管癌、儿童横纹肌肉瘤以及纵隔肿瘤等。

（王国平）

第七章 免疫性疾病

免疫反应是多细胞生物在进化过程中所获得的识别"自我"、排斥"异己"的一种重要的自稳机制。在正常情况下，免疫系统通过细胞和体液免疫机制以抵抗外界入侵的病原生物，维持自身生理平衡，并可消除突变细胞，起到保护机体的作用。但免疫反应异常，无论是反应过高或过低均能引起组织损害，导致疾病。本章主要讨论移植排斥反应、自身免疫病及免疫缺陷病。

第一节 移植排斥反应

机体的某种细胞、组织或器官因某些病变或疾病的损伤而导致不可复性的结构及功能损害时，采用相应健康细胞、组织或器官植入机体的过程称为细胞、组织或器官移植，统称移植（transplantation）。常见的有自体移植、同种异体移植、同基因型移植及异种移植等。

自体移植不发生排斥，如手指缺失后移植自体足趾、自体皮肤移植等。同种异体之间的细胞、组织、器官移植已成为一种常用的临床治疗手段，但同种异体移植后因 MHC 的不相容，常常发生移植排斥（transplant rejection）。人体同种器官移植排斥是宿主免疫系统针对移植物的人类白细胞抗原（human leucocyte antigen，HLA）产生的、由细胞或抗体介导的变态反应，其发生与供、受体 HLA 的差异程度成正相关。不同个体而 HLA 完全相同者，即同基因型移植，仅见于单卵多胎者之间，这种供、受关系最为理想。本节着重介绍排斥反应的机制、排斥反应的病理变化。

一、排斥反应的机制

移植排斥反应是一个十分复杂的免疫学现象，涉及细胞和抗体介导的多种免疫损伤机制，皆针对移植物中的 HLA，供者与受者 HLA 的差异程度决定了排斥反应的程度。

（一）单向移植排斥反应

免疫功能正常的个体接受异体移植后，若不经任何免疫抑制处理，可立即发生宿主免疫系统对移植物的排斥反应，即宿主抗移植物反应（host versus graft reaction，HVGR），细胞免疫和体液免疫都参与了这一过程。

1. T 细胞介导的排斥反应　T 细胞介导免疫排斥反应的证据有：新生期切除胸腺或先天性胸腺缺乏的小鼠对同种移植物无排斥能力；T 细胞的过继性转输，可以传递排异能力；使用抑制 T 细胞的药物和抗 T 细胞抗体可延长移植物存活时间。

移植物中供体的淋巴细胞（过路细胞）、树突状细胞等具有丰富的 HLA-Ⅰ、Ⅱ类抗原，是主要的致敏原，可被宿主 $CD8^+T$ 细胞和 $CD4^+T$ 细胞识别，既可使 $CD8^+$ 细胞分化成为成熟的 $CD8^+$ 细胞毒性 T 细胞，溶解破坏移植物，也可使 $CD4^+$ 细胞活化，启动经典的迟发型超敏反应，共同导致移植物被破坏。

2. 抗体介导的排斥反应　体液免疫也可介导排斥反应，表现在以下方面：①超急性排斥反应，发生在移植前循环血液中已存在抗供者 HLA 抗体的受者，由于循环血液中的抗 HLA 抗体固定于移植物血管内皮导致Ⅱ型变态反应所致。该抗体因过去曾多次妊娠、接受输血、人工透析，或感染过某些表面抗原与供者 HLA 有交叉反应的细菌或病毒等情况而产生，血型不相容的供、受体之间的移植也可引起超急性排斥。器官移植后，循环抗体与移植物的血管内皮结合，固定并激活补体，引起内皮损伤、血栓形成及组织坏死，可使移植物迅速被破坏和排斥。②在未致敏的个体，T 细胞介导的排斥反应可同时伴有抗供者 HLA 抗体的形成，尤其在移植后接受免疫抑制剂治疗的患者中，此抗体的存在对激发晚期急性排斥反应颇为重要。在慢性排斥反应中，体液免疫也起着重要作用。抗体可通过抗体依赖性补体介导的细胞毒作用、抗体依赖细胞介导的细胞毒性作用（ADCC）效应及抗原抗体复合物的形成，引起移植物损伤。

（二）双向移植排斥反应

单向移植排斥理论反映了自然状态下的移植排斥规律，但在临床器官移植的条件下，即受者由于终身使用免疫抑制药物，移植排斥的方式和特点可能与自然状态不同。双向移植排斥反应的主要观点是：

1. 具有血管的器官移植一旦血流接通后，即可发生细胞迁移，移植物中的过路细胞可移出移植物进入受体体内并分布于全身各组织；而受者的白细胞也可进入移植物内。在强有力的免疫抑制的情况下，宿主往往不能完全清除过路细胞。因此在实体器官移植和骨髓移植中，都可同时发生宿主抗移植物反应和移植物抗宿主反应（graft versus host reaction，GVHR）。只是在不同的移植类型中两者的强度不同，但皆形成两者共存现象。

2. 在持续的免疫抑制剂的作用下，这种相互免疫应答可因诱导各种免疫调节机制而逐渐减弱，最终达到一种无反应状态，形成供、受体白细胞共存的微嵌合现象（microchimerism）。

3. 微嵌合现象长期存在可导致受者对供者器官的移植耐受。具有过路细胞越多的器官，越易形成移植耐受。

4. 不成熟树突状细胞在微嵌合现象形成的移植耐受中发挥关键作用。树突状细胞存在于非淋巴组织如肝、肾、皮肤和血液等。不成熟的树突状细胞表达低水平的 MHC 分子，不表达 B7 分子，具有极强的摄取、处理和一定的呈递抗原的能力，但由于缺乏 B7 协同刺激分子，所以不能活化 T 细胞，反而引起 T 细胞凋亡，导致移植耐受。

二、排斥反应的病理变化

移植排斥反应既有受者对移植物的排斥，也存在移植物对受者的排斥。因此，移植排斥可分为宿主抗移植物反应和移植物抗宿主反应。

（一）宿主抗移植物反应

1. 超急性排斥反应　一般于移植后数分钟至 24 小时内出现，有时在血管吻合后立即出现，见于心、肾等移植。以肾移植为例，大体表现为肾迅速由粉红色转变为暗红色，伴出血或梗死，出现花斑状外观。镜下表现为广泛的急性小动脉炎伴血栓形成及缺血性坏死。

2. 急性排斥反应　可发生在移植后数天至 1 个月内，可以细胞免疫为主，主要表现为间质内单个核细胞浸润；也可以体液免疫为主，以血管炎为特征；或两者同时参与。

（1）细胞型排斥反应：主要由细胞免疫介导。以肾移植为例，患者骤然发生移植肾衰竭。镜下表现为肾间质明显水肿，伴大量 $CD4^+$ T 细胞和 $CD8^+$ T 细胞为主的单个核细胞浸润，实质细胞变性、坏死（图 7-1）。免疫抑制剂治疗效果较好。

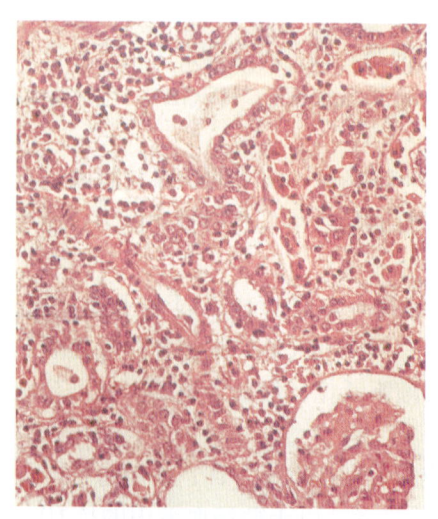

图 7-1　肾移植急性排斥反应
肾间质水肿，大量单个核细胞浸润

(2) 血管型排斥反应：主要由抗体介导，抗体和补体沉积引起血管损伤、血栓形成及相应部位的梗死。肾移植时，表现为肾的细小动脉坏死性炎症，病变呈弥漫性或局灶性分布。患者的移植肾出现功能减退，大剂量免疫抑制剂的疗效不佳。此型更常出现的是亚急性血管炎，表现为血管内膜增厚、管腔狭窄或闭塞。

3. 慢性排斥反应　慢性排斥反应在移植后数月至数年内发生，可由急性排斥反应持续发展而来，常表现为慢性进行性的移植器官损害。以肾移植慢性排斥反应为例，其突出的病变表现为血管内膜纤维化，常累及小叶间弓形动脉，引起管腔严重狭窄、肾缺血；肾小球毛细血管袢因而萎缩、纤维化、玻璃样变，肾小管萎缩，间质除纤维化，还有单核细胞、淋巴细胞及浆细胞浸润。

（二）移植物抗宿主反应

移植物抗宿主反应或称为移植物抗宿主病（graft versus host disease，GVHD），多见于骨髓移植患者。骨髓移植面临的两个主要问题是 GVHR 和 HVGR。

具有免疫活性细胞或其前体细胞的骨髓移植入免疫功能缺陷的受者体内时可发生 GVHR。骨髓移植后，来自供者骨髓的免疫活性细胞可识别受者组织 HLA 并产生免疫应答：① $CD8^+$ 细胞毒性 T 细胞和淋巴因子形成，导致细胞介导的免疫反应；②抗受者 HLA 抗体形成，导致体液免疫反应。两者共同引起受者组织损伤。

GVHR 可分为急性和慢性两种：①急性 GVHR：多在移植后 3 个月内发生，可引起皮肤、肠上皮和肝损伤，表现为局部或全身的斑丘状红疹、血性腹泻（因肠道溃疡）及黄疸（因胆小管坏死）等。②慢性 GVHR：可以是急性 GVHR 的延续或在移植 3 个月后发生，皮肤病变类似硬皮病。

GVHR 为致死性并发症，移植前的 HLA 配型虽可降低 GVHR 的强度，但难以根除。清除供者骨髓 T 细胞虽可降低 GVHR 的发生率，却使移植失败和白血病复发的概率增加。因此 T 细胞不仅可介导 GVHR，也是移植物存活及清除白血病细胞所必需的。

第二节　自身免疫性疾病

自身免疫性疾病（autoimmune disease）是指机体对自身组织或组织中的某些成分产生免疫反应，导致组织损伤和（或）多器官功能障碍的一类疾病。自身免疫性疾病可出现自身抗体，但自身抗体的出现不一定引起组织损伤，却对一些自身免疫性疾病有诊断价值。另外，无自身免疫性疾病的正常人，尤其是老年人，血中也可检出抗甲状腺球蛋白、双链 DNA 等自身抗体。

一、自身免疫性疾病的基本特征

患者血中能检出高滴度的自身抗体和（或）自身致敏淋巴细胞；受累靶器官既可检出自身抗原，也有损伤及功能障碍的表现；病程长，反复发作或持续进行，病情的严重程度与自身免疫反应强度平行；女性多见，发病率随年龄增加而增高，常有家族倾向性；多数病因不明，少数与感染、药物或外伤等因素有关；免疫抑制剂治疗有效；可在实验动物中复制出类似人类自身免疫性疾病的模型。

二、自身免疫性疾病的发病机制

免疫耐受（immune tolerance）的丧失是自身免疫性疾病发生的主要原因，遗传因素、病毒感染等也可能是促发因素。

1. **免疫耐受的丧失** 机体对自身抗原通常是耐受的。下列情况可导致失耐受：①抗原性质变异：原来被机体耐受的自身抗原，由于物理、化学药物、微生物等因素的影响发生变性、降解，暴露了新的抗原决定簇；或是原来被机体耐受的抗原，其载体部分通过修饰而回避 Th 细胞的耐受，导致免疫应答。②交叉免疫反应：由共同抗原刺激机体产生的共同抗体，可与有关组织发生交叉免疫反应，引起免疫损伤。③Ts 细胞和 Th 细胞功能失衡：Ts 细胞和 Th 细胞对自身反应性 B 细胞的调控作用十分重要，当 Ts 细胞功能过低或 Th 细胞功能过强时，则可有大量自身抗体形成。④隐蔽抗原释放：有些器官组织的抗原成分从胚胎期开始就与免疫系统隔离，成为隐蔽抗原，机体对这些组织、细胞的抗原成分无免疫耐受性。一旦由于外伤、感染或其他原因使隐蔽抗原释放，则可发生自身免疫反应。

2. **遗传因素** ①系统性红斑狼疮、自身免疫性溶血性贫血、自身免疫性甲状腺炎等许多自身免疫性疾病具有家族史。②有些自身免疫性疾病与 HLA 表达的类型有关。③在转基因大鼠中可诱发自身免疫性疾病。

3. **病毒因素** 病毒诱发自身免疫性疾病的机制未明，可能是通过改变自身抗原载体的决定簇而回避了 Th 细胞的耐受作用；也可能是病毒（如 EBV）作为 B 细胞的佐剂促进自身抗体的形成；或是导致 Ts 细胞功能丧失。

此外，自身免疫性疾病多见于女性，提示雌激素可能对某些自身免疫性疾病有促发作用。自身免疫性疾病的组织损伤多由Ⅱ、Ⅲ、Ⅳ型变态反应引起。

三、自身免疫性疾病的类型

自身免疫性疾病可分为两大类：①器官特异性自身免疫性疾病，病变限于特定器官；②系统性自身免疫性疾病，病变累及多器官、多组织（表7-1）。

表7-1 自身免疫性疾病的类型

器官特异性自身免疫性疾病	系统性自身免疫性疾病
慢性淋巴性甲状腺炎	类风湿关节炎
自身免疫性溶血性贫血	系统性红斑狼疮
恶性贫血伴自身免疫性萎缩性胃炎	干燥综合征
自身免疫性脑脊髓炎	赖特（Reiter）综合征
自身免疫性睾丸炎	炎性肌病
肺出血-肾炎综合征	系统性硬化
自身免疫性血小板减少症	结节性多动脉炎
1型（胰岛素依赖型）糖尿病	
重症肌无力	
格雷夫斯（Graves）病（弥漫性毒性甲状腺肿）	
原发性胆汁性肝硬化	
自身免疫性肝炎	
溃疡性结肠炎	
膜性肾小球肾炎	

（一）系统性红斑狼疮

系统性红斑狼疮（systemic lupus erythematosus，SLE）是一种常见的全身性自身免疫性疾病，几乎累及全身各脏器，但主要累及皮肤、肾、浆膜、关节和心脏等。免疫学检查可检出以抗核抗体（antinuclear antibody，ANA）为主的多种自身抗体。末梢血中可查到狼疮细胞，阳性率达80%。此病好发于女性，常有家族史。临床表现复杂多样，病情迁延反复，预后差。患者多死于尿毒症、心力衰竭或出血。

1. 病因和发病机制　免疫耐受的破坏及大量自身抗体的产生是系统性红斑狼疮发生的根本原因。抗核抗体是其中最主要的自身抗体，可分为4类：抗dsDNA抗体、抗组蛋白抗体、抗RNA-非组蛋白抗体、抗核仁抗原抗体。临床上常用间接免疫荧光法检测患者血清中抗核抗体的类型，其中抗dsDNA抗体具有相对特异性，阳性率为40%～70%。同时，许多患者血清中还可检出抗自身红细胞、淋巴细胞和血小板的抗体。

本病发病机制不明，可能与以下3个方面有关：

(1) 遗传因素：表现为：①单卵双胞胎同时或先后患病的概率高达25%～30%；② SLE家族成员中的发病风险明显增加；③北美白人的SLE与HLA-DR_2、DR_3有关，这可能与位于HLA-D区的免疫反应基因对抗原（包括自身抗原）所激发的免疫反应有调节作用有关；④一些患者表现为补体成分遗传缺陷。补体成分缺乏可使循环免疫复合物的清除减少，使免疫复合物在组织中沉积增加，导致组织损伤。

(2) 免疫因素：SLE患者体内存在多种自身抗体，提示B细胞功能亢进是SLE的发病基础。研究提示，$CD4^+Th$细胞可能与此有关。可以肯定的是，引起免疫功能紊乱的原因是多方面的。

(3) 其他：非遗传因素在自身免疫反应中也具有一定的作用，包括某些药物（如盐酸肼屈嗪和普鲁卡因胺等）、雌激素和紫外线照射等也可诱发本病发作或加重病情。

2. 组织损伤机制　SLE的组织损伤与自身抗体的存在有关，多数内脏病变由免疫复合物所介导的Ⅲ型变态反应所致，其中主要为DNA-抗DNA复合物所致的血管和肾小球病变；其次为抗红细胞、粒细胞、血小板自身抗体，经Ⅱ型变态反应导致相应血细胞的损伤溶解。抗核抗体并无细胞毒性，但能攻击变性或胞膜受损的细胞，一旦与细胞核接触，即可使细胞核肿胀，呈均质一片，并被挤出胞体，形成狼疮小体（lupus erythematosus body，LE小体，又称苏木素小体）。LE小体呈圆形或椭圆形，HE切片上呈紫红色或紫色，主要见于肾小球或肾间质，对于SLE有诊断意义。LE小体对中性粒细胞和巨噬细胞具有趋化作用，在补体存在情况下可促进细胞吞噬，吞噬了LE小体的细胞称为狼疮细胞（LE细胞）。

3. 病理变化　SLE的病变多样，除狼疮细胞外，其他病变无特征性。SLE的基本病变是急性坏死性细小动脉炎，几乎累及全身各器官。活动期病变以纤维素样坏死为主，慢性期表现为血管壁纤维性增厚和管腔狭窄。

(1) 肾病变：约60%的SLE患者出现以狼疮性肾炎为主要表现的肾病变（图7-2，图7-3）。根据WHO狼疮性肾炎的形态学分类共分为5型：①光镜、免疫荧光及电镜下正常，少见；②系膜增生性肾小球肾炎；③局灶性增生性肾小球肾炎；④弥漫性增生性肾小球肾炎；⑤膜性肾小球肾炎。晚期可发展为慢性硬化性肾小球肾炎。其中弥漫性增生性肾小球肾炎中内皮下大量免疫复合物的沉积是SLE急性期的特征性病变。狼疮小体的出现有诊断意义。肾衰竭是本病患者的主要死因。

(2) 皮肤和关节病变：80%的病例有皮肤损伤，面部典型的蝶形红斑是本病的特点，躯干和四肢亦可累及，日晒可加重损伤。**镜下**：受累皮肤表皮基底层液化，表皮与真皮交界处区域水肿，基底膜、小动脉壁及真皮胶原可见纤维素样坏死，血管周围可见淋巴细胞浸润和纤维化。免疫荧光证实表皮与真皮交界处有IgG、IgM及C3沉积，形成颗粒状或团块状的荧光带

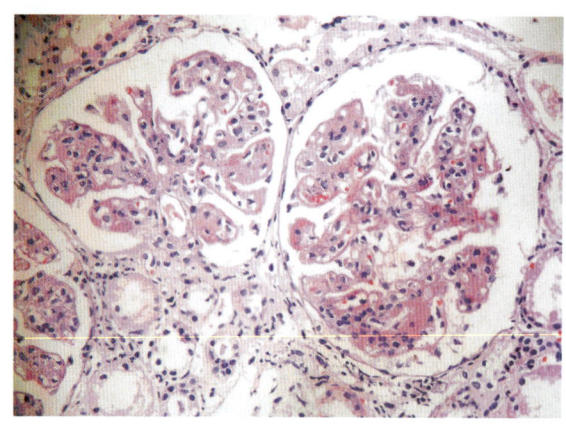

图 7-2 狼疮性肾炎

肾小球系膜细胞、系膜基质增生，呈分叶状改变，毛细血管壁增厚（山东大学医学院周庚寅教授提供）

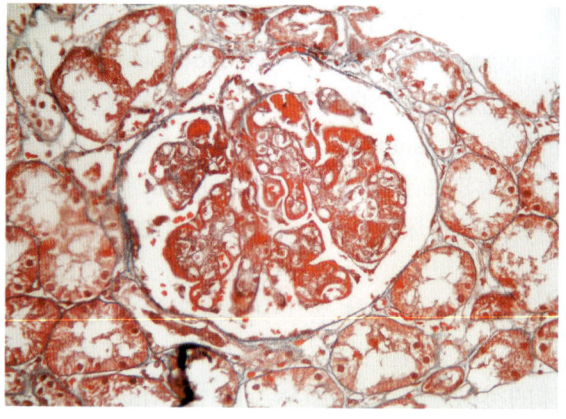

图 7-3 狼疮性肾炎

肾小球血管袢下见广泛的免疫复合物沉积，形成白金耳样结构（Masson 染色）（山东大学医学院周庚寅教授提供）

即狼疮带，具有诊断意义。90% 以上的病例有关节受累，较典型的病变是滑膜炎，严重者可伴有关节畸形。

(3) 心脏病变：约半数病例心脏受累。非细菌性疣赘性心内膜炎是 SLE 最突出的病变之一，赘生物常累及二尖瓣或三尖瓣，单个或多个，直径为 1～4mm，分布及形态不规则，可累及瓣膜的正面和背面，亦可累及心腔的内膜或腱索。**镜下**：赘生物由纤维素、坏死组织碎屑和炎症细胞组成，其基底部的基质纤维素样坏死，随之发生机化。这种疣状赘生物应与其他类型赘生物相鉴别，感染性心内膜炎的赘生物一般较大，直径为 0.5～2cm，多为单个；而风湿性心内膜炎的赘生物较小，直径为 1～2mm，串珠状排列，存在于瓣膜的闭合缘上。心包炎急性期多表现为浆液纤维素性炎，继而浆膜纤维组织增生、增厚和粘连。心肌炎病变主要为心肌间质的非特异性单个核细胞浸润。

(4) 脾和淋巴结病变：脾略增大，滤泡增生常见。红髓中可见大量浆细胞，内含 IgG 及 IgM。最突出的变化是小动脉周围纤维化，形成洋葱皮样结构。全身淋巴结可有不同程度的肿大，窦内皮增生，其中可见较多浆细胞，小血管变化与脾所见相同。

(5) 其他组织器官的病变：肝门静脉可出现急性血管炎伴淋巴细胞浸润，造成非特异性门静脉炎。骨髓可检出具有诊断意义的 LE 小体。血液检查可见全血细胞减少。肺组织可出现间质纤维化等。

（二）类风湿关节炎

类风湿关节炎（rheumatoid arthritis，RA）是以多发性、对称性的关节非化脓性、增生性滑膜炎为主要表现的慢性全身性自身免疫性疾病，也可累及关节外其他组织。因炎症加剧与缓解反复交替进行，引起关节软骨和关节囊的破坏，最终导致关节强直畸形。本病发病高峰年龄为 20～40 岁，多见于女性，有遗传倾向。绝大多数患者血清可检出类风湿因子（rheumatoid factor，RF）和免疫复合物。RF 本质是抗自体 IgG 分子 Fc 段的自身抗体，以 IgM 为主，也有 IgG、IgA 和 IgE。

1. **病因和发病机制** 本病的病因和发病机制不明，可能与免疫因素、感染因素及遗传因素有关。

病变滑膜组织中浸润的淋巴细胞大部分是活化的 $CD4^+Th$ 细胞。$CD4^+Th$ 细胞可分泌多种细胞因子，从而激活其他免疫细胞和巨噬细胞，后者可分泌炎症介质和组织降解因子。80% 以上的患者血清中可检出 RF，且血清中 RF 滴度与患者关节炎的严重程度一致，因此 RF 可作为临床诊断及判断预后的重要指标。血清中 RF 在本病发病中的意义尚不明确。滑膜液中的 IgG 型 RF 可形成免疫复合物，固定并激活补体，引起中性粒细胞和单核细胞渗出，通过 III 型变态反应引起组织损伤。

65%～93%的类风湿关节炎患者血清中有EB病毒核心抗体，而其他关节炎患者则仅为10%～29%；体外培养的患者B细胞经EB病毒转化后可产生RF。

本病可有家族史，提示遗传因素对本病的发生也有重要意义。

2．病理变化　主要病变为关节病变和皮下类风湿小结。

（1）关节病变：多始发于手足小关节，进而可累及全身多处大关节，常为多发性、对称性。受累关节常表现为慢性滑膜炎：①滑膜增厚，表面可呈绒毛状，镜下见滑膜细胞增生肥大；②滑膜结缔组织中可见大量CD4$^+$Th细胞、浆细胞和巨噬细胞等炎症细胞浸润，可有淋巴滤泡形成（图7-4）；③大量新生的血管；④滑膜及关节表面覆盖大量的纤维素及中性粒细胞，纤维素可被机化；⑤破骨细胞功能活跃，骨破坏，滑膜组织向骨内长入。炎症细胞、机化的纤维素、增生的血管和滑膜覆盖于关节软骨表面，形成关节面血管翳（pannus）。血管翳最后完全覆盖关节软骨，充满关节腔，发生纤维化和钙化，最终引起永久性关节强直。

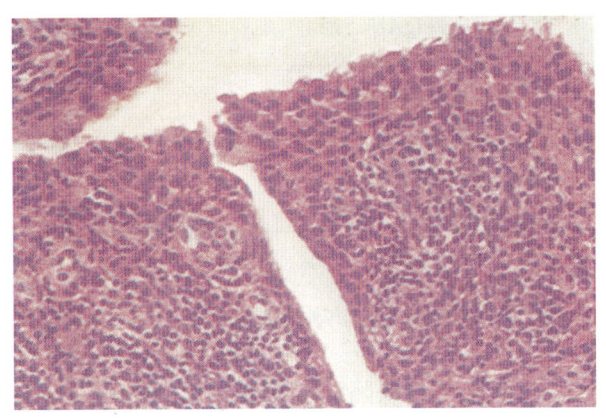

图7-4　类风湿关节炎
滑膜细胞增生肥大，结缔组织内大量单个核细胞浸润

（2）皮下类风湿小结：约25%的患者在前臂的伸侧或其他受力部位出现皮下类风湿小结（rheumatoid nodule），具有一定的特征性。**镜下**：小结中央为大片的纤维素样坏死，周围有呈栅栏状排列的上皮样细胞，外周为增生的成纤维细胞及浸润的淋巴细胞和浆细胞等，最终发生纤维化。

（3）其他组织病变：心、肺、浆膜、肾、肌肉和眼等均可受累，主要病变为组织内的淋巴细胞和浆细胞浸润，患者可出现纤维素性胸膜炎、纤维素性心包炎、纤维素性肺炎和进行性肺间质纤维化，病情严重者可合并坏死性血管炎。

第三节　免疫缺陷病

免疫缺陷病（immunodeficiency disease）是一组由免疫系统发育不全或遭受损害所引起的免疫功能缺陷的一类疾病，可分为原发性免疫缺陷病和继发性免疫缺陷病两大类。

免疫缺陷病的临床表现因其性质不同而异。体液免疫缺陷的患者产生抗体的能力低下，因而发生连绵不断的细菌感染，尤其是化脓菌感染。淋巴组织无生发中心，也无浆细胞存在。血清免疫球蛋白总量明显降低，有助于这类疾病的诊断。细胞免疫缺陷在临床上可表现为严重的病毒、真菌、胞内寄生菌（如结核分枝杆菌）及某些原虫的感染。患者的淋巴结、脾及扁桃体等淋巴样组织发育不良或萎缩，胸腺依赖区和周围血中淋巴细胞明显减少，功能下降，迟发性变态反应微弱或缺如。免疫缺陷病患者除表现难以控制的机会性感染外，自身免疫性疾病及恶性肿瘤的发病率也明显增高。

一、原发性免疫缺陷病

原发性免疫缺陷病少见，常发生于婴幼儿，与遗传有关，表现为反复感染，并严重威胁生命。按其性质不同，原发性免疫缺陷病可分为体液免疫缺陷为主、细胞免疫缺陷为主及两者兼有的联合免疫缺陷三大类。此外，还有吞噬细胞功能缺陷和补体缺陷等非特异性免疫缺陷（表 7-2）。

表 7-2 原发性免疫缺陷病的常见类型

体液免疫缺陷为主	联合免疫缺陷病
原发性丙种球蛋白缺乏症	重症联合免疫缺陷病
孤立性IgA缺乏症	Wiscott-Aldrich综合征
普通易变免疫缺陷病	毛细血管扩张性共济失调症
细胞免疫缺陷为主	腺苷脱氨酶缺乏症
迪格奥尔格（DiGeorge）综合征	**吞噬细胞功能缺陷**
Nezelof综合征	**补体缺陷**
黏膜皮肤念珠菌病	

二、继发性免疫缺陷病

继发性免疫缺陷病较原发性者更为常见，许多疾病可伴发继发性免疫缺陷病，包括感染（HIV感染、风疹、麻疹、流行性感冒、麻风病、结核病、巨细胞病毒感染等）、恶性肿瘤（霍奇金淋巴瘤、白血病和骨髓瘤等）、自身免疫性疾病（类风湿关节炎和SLE等）、免疫球蛋白丢失（肾病综合征等）、免疫球蛋白合成不足（营养缺乏）、淋巴细胞丧失（抗肿瘤化/放疗和全身性感染等）、使用免疫抑制剂和衰老等。继发性免疫缺陷病可以是持久性的，亦可以是暂时性的。

继发性免疫缺陷病无特征性病变，其重要性在于常伴发机会性感染而引起严重后果，因此，及时地诊断和治疗十分重要。继发性免疫缺陷病的典型代表是传染性强、发病率日增、分布广泛（世界各地）、发病缓慢（潜伏期为2～10年）、死亡率极高、对人类生存威胁巨大的获得性免疫缺陷综合征，即艾滋病（参见第十五章传染病）。

（冯振卿）

第八章 呼吸系统疾病

呼吸系统由鼻、咽、喉、气管、肺、胸膜等构成，可分为导管部（conducting portion）和呼吸部（respiratory portion）两部分。导管部从鼻腔到肺内的终末细支气管，是气体吸入和呼出的通道。呼吸部由呼吸性细支气管、肺泡管、肺泡囊和肺泡组成，管壁上均有肺泡开口，是血液与空气进行氧气和二氧化碳交换的场所。临床上通常将鼻、咽、喉称为上呼吸道，而将气管、各级支气管称为下呼吸道。

肺是机体与外界进行气体交换的器官，也是重要的代谢器官。肺分为实质和间质，实质为肺内支气管的各级分支直至肺泡，间质即肺内结缔组织、血管、淋巴管和神经等。支气管从肺门入肺后不断分支形成叶支气管、段支气管、小支气管（内径为 2～3mm）、细支气管（内径为 1mm）、终末细支气管（内径为 0.5mm）和呼吸性细支气管、肺泡管、肺泡囊、肺泡。每个细支气管及其分支和肺泡构成一个肺小叶（pulmonary lobule）。

组织学上呼吸系统的导管部分管壁多以骨或软骨作支架，黏膜表面除鼻、咽和喉的部分区域被覆鳞状上皮外，主要被覆假复层纤毛柱状上皮。肺泡是气道的终端部分，形如半球样囊泡状，开口于呼吸性细支气管、肺泡管和肺泡囊。肺泡壁很薄，由表面的单层上皮和深层的结缔组织构成，肺泡上皮细胞根据形态和功能差异可分为Ⅰ型和Ⅱ型肺泡上皮细胞，其中绝大多数为Ⅰ型肺泡上皮细胞。Ⅱ型肺泡上皮细胞有很强的再生能力，能分泌表面活性物质，具有维持肺泡张力、防止肺泡塌陷的作用。相邻肺泡之间的结构是肺泡隔（alveolar septum），由密集的毛细血管和少量薄层结缔组织构成。肺泡和毛细血管之间的气体交换需经过肺泡表面活性物质、Ⅰ型肺泡上皮细胞及其基膜、薄层结缔组织、毛细血管基膜和内皮细胞等结构，这几层结构组成气-血屏障或称为呼吸膜。相邻肺泡间还有直径为 10～15μm 的肺泡孔（alveolar pore, Kohn pore）相沟通。肺泡孔是肺泡间气体扩散的通道，但在肺部感染时也为炎性渗出物或病原微生物的蔓延提供了条件。

呼吸系统直接与外环境相通，具有一系列防御功能，防止有害因子入侵，如：①气道对吸入空气的加热和湿润作用；②呼吸道假复层纤毛柱状上皮黏液-纤毛排送系统的机械性防御作用：可借助假复层纤毛柱状上皮的纤毛运动排出黏液及吸入的尘埃、病原菌或异物；③呼吸道的局部免疫作用：呼吸道黏液成分中含有溶菌酶、干扰素、补体系统、分泌型IgA等免疫活性物质，具有增强局部免疫力的作用；④肺泡巨噬细胞的杀灭清除作用：肺泡巨噬细胞能分泌多种生物活性物质，如过氧化氢酶、IFN-γ、TNF-α、溶菌酶等，可加强对病原物的杀灭作用，并能摄入抗原物质将抗原信息呈递给呼吸道的淋巴细胞，激发细胞免疫和体液免疫反应，增强局部防御能力。

肺是具有双重血液循环的器官，其动脉系统既有从右心发出的肺动脉，又有从体循环来的支气管动脉，血液循环非常丰富。

呼吸系统疾病以感染性疾病居多，慢性阻塞性肺疾病、恶性肿瘤、职业性肺疾病、慢性肺源性心脏病等也比较常见。

第一节 呼吸道感染性疾病

呼吸道感染性疾病临床非常常见，本节主要涉及急性感染性疾病，包括急性气管支气管炎和肺炎。

一、急性气管支气管炎

急性气管支气管炎（acute tracheobronchitis）是气管和支气管黏膜的急性渗出性炎症病变，常见于免疫功能不健全或免疫功能低下的婴幼儿和老年人，寒冷季节多见，常继发于上呼吸道感染。

（一）病因

引起急性气管支气管炎的病因主要是感染因素，可为病毒、细菌的直接感染，也可由上呼吸道感染的病毒或细菌蔓延而引起本病。常见引起急性气管支气管炎的病毒有腺病毒、流感病毒、冠状病毒、鼻病毒、呼吸道合胞病毒、副流感病毒等，常见细菌有流感嗜血杆菌、肺炎链球菌、化脓性链球菌、金黄色葡萄球菌等。在病毒感染的基础上往往继发细菌感染，极少数情况下可有真菌感染。除感染因素外，一些物理、化学因素的刺激如寒冷空气、尘埃、烟雾，以及氨、二氧化硫、氯气、氮气等的吸入也可引起急性气管支气管炎。慢性支气管炎患者常急性发作，出现急性气管支气管炎表现。

（二）病理变化

肉眼观察可见气管和支气管黏膜充血、肿胀，黏膜表面黏附白色或黄白色黏液或脓性分泌物，严重者黏膜表面可见糜烂或溃疡形成。从组织学上根据病变程度可分为3种类型：轻者黏膜及黏膜下层充血、水肿，可见少许中性粒细胞浸润，黏膜表面黏液分泌增多，表现为急性卡他性气管支气管炎（acute catarrhal tracheobronchitis）；随着病情发展，在上述卡他性炎症的基础上，炎性渗出物由黏液性转化为化脓性，黏膜及黏膜下层可见大量中性粒细胞浸润，黏膜表面上皮变性、坏死，严重者可脱落，并可有出血，表现为急性化脓性气管支气管炎（acute suppurative tracheobronchitis）；严重病例，特别是在病毒合并化脓性细菌感染时，气管和支气管黏膜在化脓性病变的基础上发生表浅坏死、糜烂，以后黏膜下组织坏死脱落形成溃疡，表现为急性溃疡性气管支气管炎（acute ulcerative tracheobronchitis）。急性溃疡性气管支气管炎也可因真菌感染或吸入有害气体引起。如果损伤不重，炎症消退后支气管黏膜溃疡局部缺损可通过周围组织增生修复。

（三）临床病理联系

本病起病常较急，以不同程度的发热、咳嗽、咳痰为主要症状，先为干咳或咳少量黏液痰，继而痰量增多，卡他性炎症时为黏液痰，化脓性炎症时转为黏液脓性或脓性痰，病变部位有溃疡出血时痰中可带血。如果分泌物阻塞支气管可引起通气障碍，出现缺氧表现。

二、肺炎

肺炎（pneumonia）是指肺实质的炎症性疾病，主要为急性渗出性炎症，是呼吸系统的常见病、多发病。肺炎可由不同的致病因子引起。致病因子不同，肺部炎症的部位和性质也有明显差异。一般细菌引起的肺炎往往表现为肺泡的炎性渗出和肺组织实变（consolidation）；而由病毒、支原体等引起的肺炎病变往往局限于肺间隔及间质部分。肺炎的分类一般根据病因、炎症发生的部位和累及范围或病变性质进行。根据病因不同，肺炎被分为感染性肺炎（如细菌性肺炎、病毒性肺炎、支原体性肺炎、真菌性肺炎和寄生虫性肺炎等）、理化性肺炎（如放射性肺炎、类脂性肺炎和吸入性肺炎）和变态反应性肺炎（如过敏性肺炎）。根据肺部炎症发生的部位和累及范围不同，肺炎被分为大叶性肺炎、小叶性肺炎和间质性肺炎。按病变的性质肺炎又可分为浆液性、纤维素性、化脓性、出血性、干酪性及肉芽肿性等。临床上通常综合上述分类，选用最能反映肺炎特征和本质的进行诊断。

（一）细菌性肺炎

细菌性肺炎是由各种致病菌，特别是化脓性细菌感染所引起的肺炎。根据病变累及范围可分为大叶性肺炎和小叶性肺炎。

1. 大叶性肺炎（lobar pneumonia） 大叶性肺炎是病变累及肺大叶的大部分或全部的急性纤维素性或纤维素性出血性炎症，常由肺炎链球菌引起，临床多见于20～50岁青壮年。患者起病急骤，主要症状为从寒战、高热开始，继而出现咳嗽、胸痛、呼吸困难和咳铁锈色痰，并有肺实变体征和外周血白细胞增高等。发病前常有疲劳或受凉等诱因。经5～10天，体温下降，症状和体征消退。

（1）病因和发病机制：多种细菌可引起大叶性肺炎，但90%以上是由肺炎链球菌引起的，以3型毒力最强。肺炎链球菌是革兰阳性球菌，有荚膜，其致病力是荚膜对组织的侵袭作用。此外，肺炎杆菌、金黄色葡萄球菌、流感嗜血杆菌、溶血性链球菌也可引起，但均少见。肺炎链球菌存在于正常人的鼻咽部，带菌的正常人常是本病的传播源。当受寒、醉酒、疲劳和麻醉时呼吸道的防御功能减弱，机体抵抗力降低，易致细菌侵入肺泡而发病。进入肺泡内的病原菌迅速生长繁殖并引发变态反应，导致肺泡间隔毛细血管扩张、通透性增强，浆液和纤维蛋白原大量渗出，细菌在富含蛋白质的渗出物中迅速生长繁殖，并通过肺泡间孔或呼吸性细支气管向邻近肺组织蔓延，波及一个肺段或整个肺大叶，肺大叶之间的蔓延则是带菌渗出液经叶支气管播散所致。

（2）病理变化：大叶性肺炎病变常累及单侧肺，多见于左肺或右肺下叶，也可同时或先后发生于两个以上的肺叶。病变的特点是急性纤维素性炎或纤维素性出血性炎，未经抗生素治疗的典型病变的自然发展过程大致可分为4期：

①充血水肿（congestion）期：此期经过大约24小时，是发病的第一阶段。**肉眼**：早期可无明显变化，随病变发展，肺叶肿胀，重量增加，呈暗红色，挤压切面有淡红色浆液溢出。**镜下**：肺泡间隔内毛细血管弥漫性扩张、充血，肺泡腔内有大量的浆液性渗出液，其中可见少量的红细胞、中性粒细胞和巨噬细胞（图8-1）。渗出液中常可检出肺炎链球菌。

②红色肝样变（red hepatization）期：此期一般在发病的第2～3天。**肉眼**：病变肺叶肿胀变实，呈红色肝样外观。病变区相应胸膜受累，表面可见纤维素性或纤维素性出血性渗出物。**镜下**：肺泡间隔内毛细血管仍处于扩张、充血状态，而肺泡腔内充满大量红细胞、一定量纤维素及其间夹杂的少量中性粒细胞和巨噬细胞（图8-2）。其中纤维素丝连接成网并穿过肺泡间孔与相邻肺泡内的纤维素网相连接。

③灰色肝样变（grey hepatization）期：发病后的第4～6天。**肉眼**：病变肺叶充血消退，但仍呈肿胀实变，外观由红色逐渐转变为灰白色，质实如肝，颗粒感（图8-3A）。**镜下**：肺泡腔内以纤维素为主，纤维素网中有大量中性粒细胞、极少量红细胞，相邻肺泡纤维素丝经肺泡间孔互相连接的现象更为多见。肺泡壁毛细血管受压呈贫血状态（图8-3B）。

④溶解消散（resolution）期：发病后1周左右。肺泡腔内中性粒细胞变性、坏死，并释放出大量蛋白溶解酶将渗出物中的纤维素逐渐溶解，溶解物由淋巴管吸收或经气道咳出。病变肺组织质地较软，肺内实变病灶消失。肺内炎症病灶完全溶解消散后，肺泡重新充气。一般情况下由于肺泡壁结构无破坏，故肺组织结构和功能可完全恢复正常，胸膜渗出物亦被吸收或机化。

大叶性肺炎的上述各期病理变化是一个连续的过程，彼此间无绝对的界限，同一肺叶的不同部位亦可呈现不同阶段的病变。如今由于临床抗生素类药物早期应用，影响本病的自然进

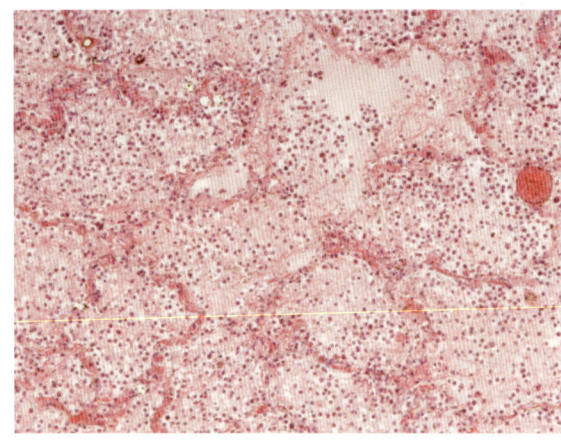
图 8-1 大叶性肺炎充血水肿期
肺泡壁毛细血管扩张、充血，肺泡腔内充满粉染的水肿液和少数红细胞、中性粒细胞

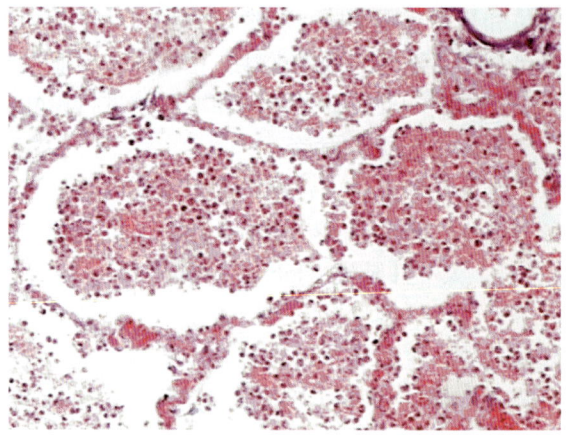
图 8-2 大叶性肺炎红色肝样变期
肺泡腔内充满大量红细胞、少量中性粒细胞，纤维素较多

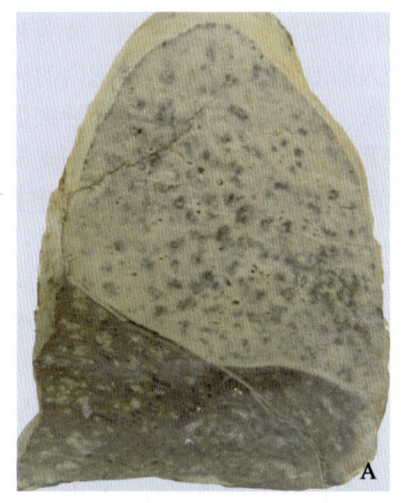
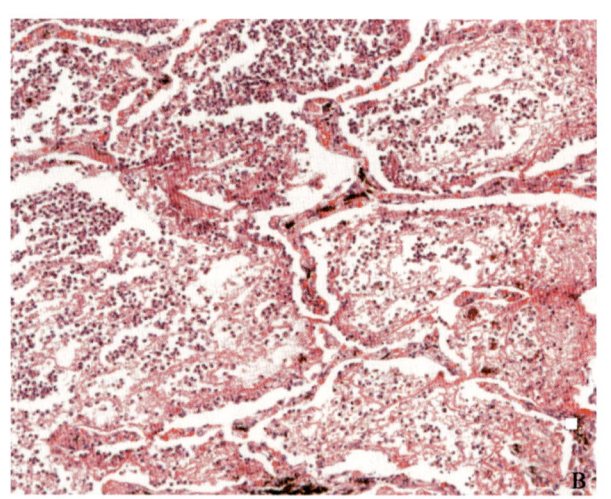
图 8-3 大叶性肺炎灰色肝样变期
A. 病变肺叶灰白色质实如肝；B. 肺泡腔内大量纤维素渗出，并穿过肺泡间孔

程，使其病程明显缩短，临床上已很难看到大叶性肺炎的典型 4 期病变过程。病变常局限，表现为节段性肺炎。

（3）临床病理联系：起病初期患者因毒血症而出现寒战、高热及外周血白细胞计数升高等。因肺泡腔有浆液性渗出物，听诊可闻及湿啰音。胸部 X 线检查显示呈片状分布的模糊阴影。进而因肺泡腔充满细胞性渗出物而出现肺实变体征，叩诊呈浊音，触诊语音震颤增强，听诊可闻及支气管呼吸音，X 线检查见大片致密阴影。实变早期，动脉血氧分压由于肺泡通气和换气功能障碍而降低，患者可出现发绀等缺氧症状及呼吸困难。肺泡腔内的红细胞被巨噬细胞吞噬、崩解后，形成含铁血黄素随痰咳出，故痰呈铁锈色。肺实变晚期肺泡虽仍不能充气，但病变肺组织内因肺泡间隔毛细血管受压，血流量显著减少，使静脉血氧含量不足反而减轻，故缺氧状况得以改善，咳出的铁锈色痰逐渐转为黏液脓性痰。如病变波及胸膜时，引起纤维素性胸膜炎，发生胸痛，并可随呼吸和咳嗽而加重，听诊可闻及胸膜摩擦音。随着病原菌被消灭，渗出物溶解、液化和清除，患者体温下降，临床症状和体征逐渐减轻、消失，胸部 X 线检查可见散在不均匀片状阴影。如不出现并发症，自然病程约 1 周。

（4）并发症：大叶性肺炎的并发症现已少见，如治疗不及时、细菌毒力强、机体抵抗力低下时可出现并发症。

①肺肉质变：由于肺泡腔内渗出的中性粒细胞数量少或功能缺陷，释放蛋白溶解酶不足，致使渗出的纤维素不能被完全溶解吸收，被肉芽组织取代而发生机化，使病变肺组织呈褐色肉样纤维组织，称肺肉质变（pulmonary carnification）（图8-4）。

②肺脓肿、脓胸及脓气胸：当病原菌毒力强或机体抵抗力低下，特别是金黄色葡萄球菌和肺炎链球菌混合感染时，病变区域肺泡结构破坏，可形成肺脓肿；病变累及胸膜，可形成脓胸或脓气胸。

③败血症或脓毒败血症：发生在严重感染时，细菌随血流播散，可出现败血症或脓毒败血症。

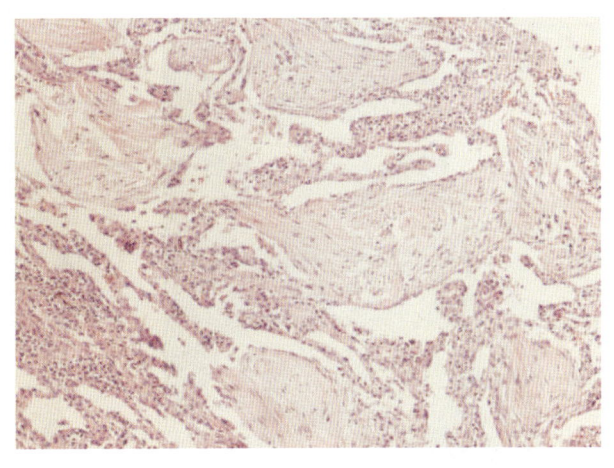

图8-4　大叶性肺炎伴肺肉质变
病变肺实变，肺泡腔和肺间质内大量纤维组织增生

④感染性休克：见于重症病例，主要表现为严重的全身中毒症状和末梢循环衰竭，故又称中毒性或休克性肺炎，死亡率较高。

⑤胸膜肥厚和粘连：大叶性肺炎时病变可累及局部胸膜导致纤维素性胸膜炎，若胸膜及胸膜腔内的纤维素不能被完全溶解吸收而发生机化，则致胸膜肥厚或粘连。

2．小叶性肺炎（lobular pneumonia）　小叶性肺炎是细支气管及其周围肺组织的灶状急性化脓性炎症，主要由化脓性细菌引起。病变起始于细支气管，并向其周围所属末梢肺组织蔓延，又称支气管肺炎（bronchopneumonia）。主要发生于小儿、体弱老人及久病卧床者。小叶性肺炎多为继发性肺炎，只有少数婴幼儿病例可为原发性肺炎。临床表现为发热、咳嗽、咳痰等。小叶性肺炎的病死率比较高。结局与年龄、机体状况、原有疾病、肺炎的严重程度及临床能否正确诊断、合理治疗密切相关。

(1) 病因和发病机制：小叶性肺炎多由细菌引起，常为多种细菌混合感染。凡能引起支气管炎的病原菌几乎均能引起本病。常见的致病菌有葡萄球菌、肺炎链球菌、流感嗜血杆菌、肺炎克雷伯杆菌、链球菌、铜绿假单胞菌及大肠埃希菌等。

病原菌多数经过呼吸道侵入肺组织，少数可由血道进入肺组织。小叶性肺炎的发生往往有明显的诱因，如急性传染病、营养不良、受寒等使机体抵抗力下降，呼吸系统防御功能受损，致病菌乘虚而入，侵入细支气管及末梢肺组织引起小叶性肺炎；恶性肿瘤晚期、心力衰竭和大手术后长期卧床的患者，由于肺部血液循环障碍、肺部淤血、水肿，使侵入细菌易于繁殖，导致小叶性肺炎发生（称为坠积性肺炎）；全身麻醉、昏迷、醉酒、溺水等情况下误将分泌物、呕吐物等吸入肺内，引起小叶性肺炎发生（称为吸入性肺炎）。

(2) 病理变化

肉眼：病变以下叶和背侧多见，常为双肺受累。病变肺表面和切面散在分布多发性实变病灶，色灰黄，病灶大小不一，直径多为0.5～1cm（相当于肺小叶范围），形状不规则，病灶中央常可见受累细支气管的横断面（图8-5）。严重病例，病灶可互相融合成片，甚或累及整个大叶，形成融合性支气管肺炎（confluent bronchopneumonia），一般不累及胸膜。

镜下：病变以细支气管为中心呈灶状分布。病变早期，受累细支气管黏膜充血、水肿，黏膜表面附着黏液性渗出物，周围肺组织无明显改变或肺泡间隔仅有轻度充血。随病情进展，病灶中细支气管管腔及其周围的肺泡腔内出现大量中性粒细胞、脓细胞，少量红细胞及脱落的肺泡上皮细胞，表现为细支气管炎及细支气管周围炎（图8-6）。病灶周围肺组织部分肺泡过度扩张，呈不同程度代偿性肺气肿。病变严重时，病灶中中性粒细胞渗出增多，支气管和肺泡壁

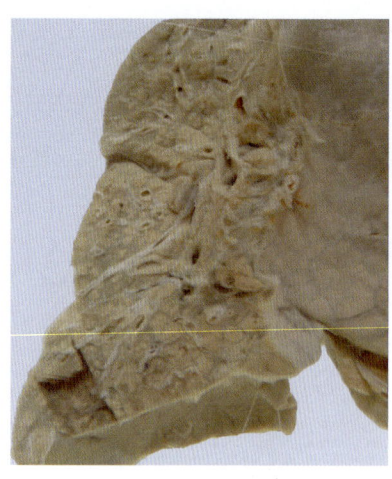

图8-5 小叶性肺炎
实变病灶融合，呈片状散在分布

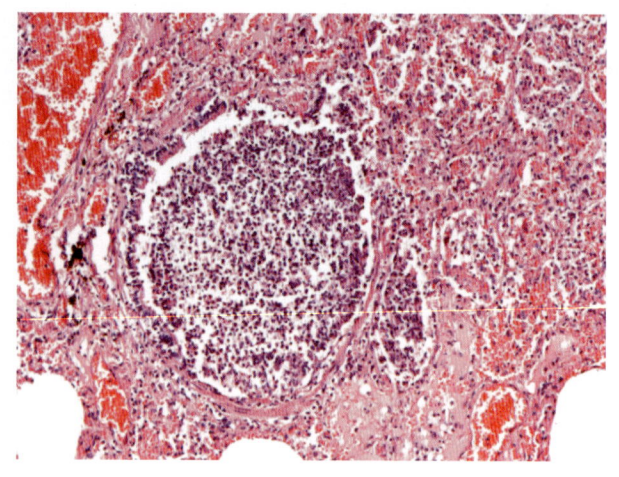

图8-6 小叶性肺炎
细支气管管腔及其周围的肺泡腔内大量中性粒细胞浸润，其余肺组织代偿性肺气肿（天津医科大学病理学教研室供图）

遭破坏，呈化脓性炎症改变。除累及范围、炎症性质与大叶性肺炎不同外，还有一点是病变没有分期特点，肺内不同病灶往往呈现不同病变特点，混杂存在，有些病灶表现为充血水肿，有些病灶表现为细支气管炎和细支气管周围炎，有些病灶表现为化脓性炎症（表8-1）。

(3) 临床病理联系：发热、咳嗽和咳痰是小叶性肺炎常见的临床症状。支气管黏膜受炎症及渗出物的刺激引起咳嗽，痰液往往为黏液脓性或脓性。因病变常呈小灶性分布，除融合性支气管肺炎外，肺实变体征不明显，X线检查则可见肺内散在不规则小片状或斑点状模糊阴影。由于病变部位细支气管和肺泡腔内含有渗出物，听诊可闻及湿性啰音。因小叶性肺炎多为其他疾病的并发症，其临床症状常被原发疾病所掩盖。

(4) 结局和并发症：经及时有效的治疗，本病大多数可以痊愈。婴幼儿、年老体弱者，特别是并发其他严重疾病者，预后较差。

小叶性肺炎的并发症远较大叶性肺炎多，且危险性大，较常见的有呼吸衰竭、心力衰竭、脓毒血症、肺脓肿和脓胸等。支气管壁破坏较重且病程长者，可导致支气管扩张症。

表8-1 大叶性肺炎和小叶性肺炎的鉴别

	大叶性肺炎	小叶性肺炎
病原菌	90%为肺炎链球菌	多种细菌混合：金黄色葡萄球菌、肺炎链球菌、流感嗜血杆菌、克雷伯杆菌、链球菌、铜绿假单胞菌、大肠埃希菌等
病变特点	肺泡的纤维素性炎为主	以细支气管为中心的化脓性炎
病变范围	起始于肺泡→肺段或整个肺叶	起始于细支气管→以肺小叶为单位的灶性分布
肉眼	单侧肺，左肺、右肺下叶	双肺下叶和背侧，黄白色病灶，斑片状分布
镜下	典型的4期表现	①化脓性细支气管炎 ②细支气管周围炎，肺泡腔内的渗出物多样 ③病变周围肺组织代偿性肺气肿
并发症	少见，肺肉质变、肺脓肿及脓胸、败血症、感染性休克	多且严重，呼吸衰竭、心力衰竭、脓毒血症、肺脓肿、脓胸
好发人群	青壮年	小儿和年老体弱者，常以某些疾病的并发症出现
预后	较好	较差

3. 军团菌肺炎 军团菌肺炎（legionella pneumonia）是由嗜肺军团杆菌（*Legionella pneumophila*）引起的以肺组织急性纤维素性化脓性炎为病变特点的急性传染病。本病因 1976 年在美国费城退伍军人集会参加人员中暴发流行而得名。患者常起病急，病情较严重，临床上除高热伴呼吸道症状外，尚可有消化系统和神经系统症状；严重者可出现肺脓肿、胸膜炎、心肌炎、呼吸衰竭、肾衰竭、心功能不全等，病死率较高。本病呈世界性分布，我国亦有散发病例。

（1）病因和发病机制：军团菌为需氧的多形革兰阴性菌，广泛存在于自然环境中，其传染源是人、水源和空调系统，通过空气传播。现已证实人群中不存在带菌状态，未发现人与人之间的传播，故一旦从可疑患者体内分离出该菌即可确定诊断。该菌常规染色不能发现，须由改良 Dieterle 饱和银染色法或直接免疫荧光法才能检出。

军团菌常从呼吸道侵入人体，也可由创面进入，主要侵犯肺泡和细支气管。当其侵入体内后即与中性粒细胞和巨噬细胞黏附，并被吞噬。进入胞浆内的军团菌不仅不能被杀灭，反而增生繁殖，导致细胞破裂，产生和释放酶类及细胞毒因子，损伤肺组织。此外，军团菌尚可产生和释放多种毒素引起肺的持续性损伤，并进入血流引起肺外器官和组织的病变。

（2）病理变化：本病病变特点为急性纤维素性化脓性炎，多表现为小叶性肺炎或融合性小叶性肺炎。

肉眼：早期病变常局限于单个肺叶，晚期可波及多个肺叶，约 65% 的患者可出现双肺多叶病变。病变肺体积增大，质较硬，表面粗糙，可有纤维素附着。切面病灶呈片状或团块状，边缘模糊，呈暗灰色、实性。严重病例可见肺脓肿形成。

镜下：大多数病例（95%）表现为肺组织的急性纤维素性化脓性炎。早期病变以大量纤维素和中性粒细胞渗出为主，常伴有肺组织和细支气管的坏死，崩解的组织及细胞碎片中常可见较多的单核细胞和巨噬细胞。病变晚期主要表现为渗出物及坏死组织的机化和间质纤维化。

约的 1/3 病例累及胸膜，可见大量纤维素和中性粒细胞渗出为主的炎症细胞浸润，严重病例可有胸膜坏死。

（3）临床病理联系：临床表现多样，轻者仅有流感样症状，重者则表现为以肺部感染为主的全身多器官损害。起病急，高热，支气管壁因受炎症刺激而引起剧烈咳嗽。由于病变常呈融合性小叶性肺炎表现，因而出现肺实变体征，X 线检查可见单侧或双侧下肺野斑片状实变灶。部分患者可出现腹泻、呕吐等消化系统症状及嗜睡、痴呆、幻觉、语言障碍等精神神经症状。严重者可并发心肌炎、急性肾衰竭、肌炎及休克。

（二）病毒性肺炎

病毒性肺炎（viral pneumonia）为病毒引起的以肺间质炎性病变为特点的肺炎，常由上呼吸道病毒感染向下蔓延所致。临床症状轻重不等，除有发热和全身中毒症状外，还表现为频繁咳嗽、气急和发绀等。有时病毒性肺炎可合并细菌感染，使病变特征和临床表现复杂化。

1. 病因和发病机制 引起肺炎常见的病毒主要有流感病毒、副流感病毒、呼吸道合胞病毒、腺病毒、麻疹病毒、单纯疱疹病毒、巨细胞病毒、鼻病毒等。除流感病毒、副流感病毒外，其余病毒所致肺炎多见于儿童。常经飞沫进入呼吸道传染，一般为散发，偶可暴发流行。

2. 病理变化 病毒性肺炎的基本病变为间质性肺炎。

肉眼：病变常不明显，病变肺组织因充血、水肿而体积轻度增大。

镜下：炎症由支气管、细支气管开始，沿肺间质发展，支气管、细支气管壁及其周围肺组织和小叶间隔等肺间质血管扩张、充血，间质水肿及淋巴细胞、巨噬细胞浸润，肺泡间隔明显增宽，肺泡腔内一般无渗出物或仅有少量浆液。病变较严重时，波及肺泡腔，肺泡腔内则出现多少不等的浆液、少量纤维素、红细胞及巨噬细胞，支气管、细支气管上皮出现坏死。除上述病变外，病毒性肺炎还常出现如下特征性病变：①透明膜（hyaline membrane）形成：由流感病毒、麻疹病毒和腺病毒引起的肺炎，其肺泡腔内渗出变化明显，浆液性渗出物浓缩贴附于肺泡内表面形成薄层均匀红染的膜状物，即透明膜；②多核巨细胞形成：麻疹性肺炎时，细支气管上皮和肺泡上皮增生、肥大，并形成多核巨细胞，又称巨细胞肺炎；③病毒包涵体（viral inclusion body）：病毒包涵体呈圆形或椭圆形，约红细胞大小，嗜酸性红染，其周围常有一圈清晰的透明晕。腺病毒、单纯疱疹病毒和巨细胞病毒感染时，病毒包涵体出现于上皮细胞的核内；呼吸道合胞病毒感染时，出现于胞浆；麻疹病毒感染时则胞核和胞浆内均可找到。检出病毒包涵体是病理组织学诊断病毒性肺炎的重要依据。

3. 临床病理联系　由于病毒血症，临床表现有发热、头痛、倦怠等全身症状。炎症刺激支气管壁，患者出现频繁咳嗽，但一般无痰。由于肺间质炎症渗出，肺泡间隔变宽，影响气体交换，患者出现明显缺氧、呼吸困难和发绀等症状。如无并发症预后较好。

4. 并发症　细菌感染是病毒性肺炎主要的并发症。继发细菌性感染时，病变加重，支气管和肺组织可出现明显的坏死、出血，或伴有化脓性病变，病变可呈小叶性、节段性和大叶性分布，从而掩盖了病毒性肺炎的病变特征。

（三）严重急性呼吸综合征

严重急性呼吸综合征（severe acute respiratory syndrome，SARS）是SARS相关冠状病毒引起的以呼吸道传播为主的急性传染病。本病为全身性疾病，肺部病变突出，以弥漫性肺泡损伤为基本特征，同时伴有免疫系统（脾、淋巴结）和心、肝、肾、肾上腺等实质器官的充血、出血、实质细胞变性和坏死等改变。根据主要临床症状，曾称为非典型性肺炎（atypical pneumonia）。

本病传染性极强，死亡率较高。SARS病毒以近距离空气飞沫传播为主，直接接触患者粪便、尿液和血液等也会受感染。发病机制尚不十分清楚。

SARS的主要病变为肺，以各期弥漫性肺泡损伤的病变为基本特征。脾、淋巴结、心、肝、肾、肾上腺等器官组织也有不同程度病变。

肉眼：双肺明显膨胀，呈弥漫性实变病灶，病灶不规则，呈斑片状，重量明显增加，表面暗红色，切面可见灰白实变区，并有粉红色泡沫液体溢出，可见散在肺出血灶及出血性梗死灶。

镜下：可见弥漫性肺泡损伤，早期病变表现为肺水肿，肺泡腔内可见纤维素和空泡状嗜伊红水肿液，继而肺泡腔内可见大量巨噬细胞和脱落的肺泡上皮细胞。肺泡腔广泛透明膜形成，部分肺泡上皮细胞胞浆内可见典型的病毒包涵体。病变进一步发展，肺泡间隔明显增宽，大量成纤维细胞/肌成纤维细胞、胶原纤维增生，肺泡内渗出物机化（肾小球样小体形成），致使肺间质纤维化。肺小血管呈血管炎改变，部分管壁可见纤维素样坏死和血管内纤维素性微血栓。

除肺部病变外，脾和淋巴结充血、出血，淋巴细胞变性坏死，骨髓细胞增生受抑制，尤以粒系和巨核细胞系细胞明显减少。心、肝、肾、肾上腺等器官出现小血管炎性病变，同时实质细胞出现不同程度的变性、坏死。

SARS起病急，以发热为首发症状，体温一般高于38℃，偶有畏寒，可伴头痛、肌肉和关节酸痛；干咳，少痰，严重者出现呼吸窘迫；外周血白细胞计数一般不升高或降低，常有淋巴细胞计数减少；X线检查，肺部常有不同程度的块状、斑块状浸润性阴影。本病若能及时发现并有效治疗大多可治愈；不足5%的严重病例可因呼吸衰竭而死亡。其并发症及后遗症有待进一步观察确定。

（四）支原体肺炎

支原体肺炎（mycoplasmal pneumonia）是由肺炎支原体引起的一种急性间质性肺炎（interstitial pneumonia）。儿童和青少年发病率较高，秋冬季发病较多。患者起病较急，多有发热、头痛、咽喉痛，以及顽固而剧烈的咳嗽、气促和胸痛，咳少量黏痰。胸部 X 线检查显示节段性分布的斑片状均匀阴影。白细胞计数轻度升高，淋巴细胞和单核细胞增多。患者痰液、鼻分泌物及咽拭子培养出肺炎支原体即可确诊。大多数支原体肺炎预后良好，自然病程约 2 周。

寄生于人体的支原体仅有肺炎支原体对人体致病。肺炎支原体通过上呼吸道侵犯呼吸系统引起炎症病变。肺炎支原体常存在于带菌者的鼻咽部，主要经飞沫传播，常为散发性，偶尔流行。

病理变化　肺炎支原体感染可波及整个呼吸道和肺，肺部病变常累及单侧一叶肺组织，以下叶多见，偶可波及双肺。病变主要发生于肺间质，常呈节段性分布。

肉眼：病变肺呈暗红色，无明显实变，切面可有少量红色泡沫状液体溢出，气管或支气管腔可有黏液性渗出物，胸膜一般不被累及。

镜下：可见病变区小支气管和细支气管壁及其周围间质充血、水肿及淋巴细胞、巨噬细胞浸润。肺泡间隔明显增宽，血管扩张、充血，间质水肿伴大量淋巴细胞、巨噬细胞和少量浆细胞浸润。肺泡腔内无渗出物或仅有少量混有巨噬细胞的浆液性渗出液。严重病例，支气管上皮和肺组织可明显坏死、出血，肺泡表面有透明膜形成。

（五）肺孢子菌肺炎

肺孢子菌肺炎（pneumocystis pneumonia）是由肺孢子菌感染引起的间质性肺炎。肺孢子菌过去一直被认为是原虫，称为肺囊虫，但目前研究认为它是一种真菌。此病是艾滋病最常见、最严重的机会性感染，约占机会性感染死亡者的一半，病死率高达 70%～100%，也见于营养不良婴幼儿或免疫功能抑制者。肺孢子菌广泛分布于自然界，主要是空气传播，健康人多为无症状的隐性感染，当长期使用免疫抑制剂、器官移植、肿瘤、艾滋病等引起宿主免疫力下降时，潜伏的肺孢子菌在患者肺内大量繁殖，导致本病的发生。

本病的特征性病变是肺泡腔内充满大量泡沫状、嗜酸性渗出物，后者由大量免疫球蛋白及菌体构成，肺泡间隔及肺泡腔内可见大量巨噬细胞、淋巴细胞、浆细胞浸润，部分区域可见肉芽肿性病变。银染可显示出泡沫样渗出物或巨噬细胞胞浆中的肺孢子菌菌壁。约 50% 的患者可以通过肺灌洗液的病原体检查得到确诊。临床上患者主要表现为低热、干咳、呼吸困难等症状，且症状、体征分离。

第二节　慢性阻塞性肺疾病

慢性阻塞性肺疾病（chronic obstructive pulmonary disease，COPD）是一组慢性气道阻塞性疾病的统称，其共同特点为肺实质和小气道受损，导致慢性气道阻塞、呼气阻力增加和肺功能不全，主要包括慢性支气管炎、支气管哮喘、支气管扩张症和肺气肿等疾病。COPD 是呼吸系统的常见病和多发病，患病率和病死率均比较高。

一、慢性支气管炎

慢性支气管炎（chronic bronchitis）是指支气管黏膜及其周围组织的慢性非特异性炎症。临床表现以咳嗽、咳痰或伴喘息及反复发作的过程为特征。如果患者每年咳嗽、咳痰 3 个月以上，持续两年或更长时间，在除外慢性咳嗽的其他已知原因后即可诊断慢性支气管炎。本病是一种常见病，中老年人群中发病率达 15%～20%。病情若缓慢发展，常并发肺气肿，甚至慢性肺源性心脏病。

（一）病因和发病机制

慢性支气管炎病因比较复杂，往往是多种因素长期综合作用所致。慢性支气管炎的病因总体上可分为外因和内因两个方面。

1. 吸烟　研究表明吸烟是慢性支气管炎的重要致病因素，吸烟者患病率较不吸烟者高 2～10倍，吸烟时间越长、吸烟量越大，患病率越高。香烟烟雾中的多种有害物质均能损伤呼吸道黏膜，刺激黏液分泌，降低局部抵抗力，烟雾又可刺激小气道产生痉挛，从而增加气道的阻力。

2. 空气污染与过敏因素　工业烟雾、粉尘等造成的大气污染、农村居民烧柴取暖做饭的烟雾污染均与慢性支气管炎有明显的因果关系。过敏性因素与慢性支气管炎也有一定关系，喘息型慢性支气管炎患者往往有过敏史。

3. 感染因素　呼吸道反复的病毒和细菌感染是慢性支气管炎病变发展和加重的重要因素。慢性支气管炎的发作与感冒密切相关，多发生于冬春季。凡能引起上呼吸道感染的病毒都能引起本病的发生和复发。鼻病毒、腺病毒和呼吸道合胞病毒是致病的主要病毒，而上呼吸道常驻菌中，肺炎链球菌、肺炎克雷伯杆菌、流感嗜血杆菌等则可能是导致慢性支气管急性发作的主要病原菌。

4. 机体内在因素　机体抵抗力降低，呼吸系统防御功能受损及内分泌功能失调等也与本病的发生发展密切相关。

（二）病理变化

早期，病变常局限于较大的支气管，随病情进展逐渐累及较小的支气管和细支气管。主要的病理改变为：

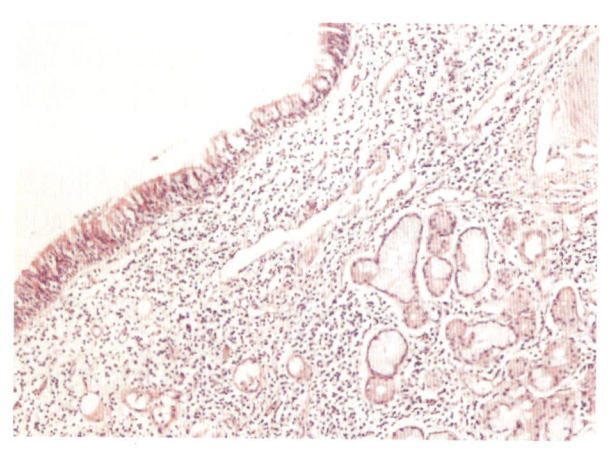

图8-7　慢性支气管炎
支气管壁淋巴细胞、浆细胞浸润，黏膜下腺体增生肥大，浆液性腺泡黏液腺化生

1. 支气管黏膜上皮细胞的损伤　病变早期主要为支气管黏膜上皮纤毛粘连、倒伏甚至脱落。病变加重出现黏膜上皮细胞的变性、坏死。病变时间较长时较大的支气管黏膜上皮可出现鳞状上皮化生，影响黏液-纤毛排送系统功能。

2. 黏液分泌的改变　病变早期病变支气管黏膜下腺体增生肥大和浆液性腺泡黏液腺化生，支气管黏膜上皮杯状细胞增多，导致黏液分泌增多（图8-7）。病变后期，支气管黏膜变薄，腺体萎缩，致使黏液分泌减少。

3. 支气管壁的慢性炎性病变　支气管黏膜及管壁充血、水肿，淋巴细胞、浆细胞浸润；病变反复发作可使管壁平滑肌断裂、萎缩（喘息型者，平滑肌束增生、肥大），软骨可变性、萎缩或骨化。同时炎症沿支气管树分支纵深发展，累及的细支气管不断增多，管壁纤维组织增生，管腔狭窄甚至闭锁；而且，炎症向管壁周围组织及肺泡扩展，形成细支气管炎和细支气管周围炎，细支气管炎和细支气管周围炎是引起慢性阻塞性肺气肿的病变基础。

（三）临床病理联系

慢性支气管炎的主要临床表现为咳嗽、咳痰，支气管黏膜受炎症反复刺激及黏液分泌增多而出现咳嗽、咳痰的症状。痰液一般为白色黏液泡沫状，在急性发作期，咳嗽加剧，可出现黏液脓性或脓性痰。支气管的痉挛或狭窄及黏液分泌物阻塞管腔常致喘息。双肺听诊可闻及哮鸣音。病变晚期可因支气管黏膜和腺体萎缩（慢性萎缩性气管炎），分泌物减少而痰量减少或无痰，出现干咳。小气道的狭窄和阻塞可致阻塞性通气障碍，此时呼气阻力的增加大于吸气，久之，使末梢肺组织过度充气，肺残气量明显增多而并发肺气肿。

（四）并发症

慢性支气管炎最常见的并发症是肺气肿和慢性肺源性心脏病。

二、肺气肿

肺气肿（pulmonary emphysema）是呼吸性细支气管及以远末梢肺组织（肺泡管、肺泡囊和肺泡）过度充气呈持久性扩张的一种病理状态。肺气肿区域常伴有管壁或肺泡间隔破坏，但无明显纤维化，病变肺组织弹性减弱，肺容积增大，肺功能降低。本病常见于中老年人，其发病率在45岁以上人群中随年龄而增长，男性多于女性。

（一）病因和发病机制

肺气肿的病因和发病机制与肺气肿的类型有关。多数肺气肿继发于慢性支气管炎等阻塞性肺疾病。细支气管阻塞性通气障碍、肺泡壁或呼吸性细支气管壁弹性降低是肺气肿发生的重要因素。

1．细支气管阻塞性通气障碍　慢性支气管炎时，因慢性炎症使小支气管和细支气管壁结构遭受破坏及以纤维化为主的增生性改变导致管壁增厚、管腔狭窄；同时黏液性渗出物的增多和黏液栓的形成进一步加剧小气道的通气障碍，使肺排气不畅，残气量过多。

2．肺泡壁或呼吸性细支气管壁弹性降低　正常时细支气管和肺泡壁上的弹力纤维具有支撑作用，并通过回缩力排出末梢肺组织内的残余气体。长期的慢性炎症破坏了大量的弹力纤维，细支气管和肺泡的回缩力减弱；而阻塞性肺通气障碍使细支气管和肺泡长期处于高张力状态，弹性降低，残气量进一步增多，从而导致肺气肿发生。

肺组织 α_1-抗胰蛋白酶（α_1-antitrypsin，α_1-AT）对弹性蛋白酶在内的多种蛋白水解酶有抑制作用，是维持肺组织弹性的重要因素。小气道发生炎症时，中性粒细胞和巨噬细胞释放的氧自由基等能氧化 α_1-AT，使之失活，导致弹性蛋白酶数量增多、活性增强，加剧了细支气管和肺泡壁弹力蛋白、Ⅳ型胶原和糖蛋白的降解，破坏了肺组织的结构，使肺泡回缩力减弱，残气量增多，导致肺气肿发生。研究表明遗传性 α_1-AT 缺乏者因血清中 α_1-AT 水平极低，肺气肿的发病率较一般人高15倍。

3．吸烟　长期吸烟者除通过细支气管阻塞性通气障碍途径导致肺气肿外，也可导致肺组织内巨噬细胞和中性粒细胞渗出，并释放弹性蛋白酶等破坏肺内弹力组织而导致肺气肿。

由于上述诸因素的综合作用，使细支气管和肺泡腔残气量不断增多，压力升高，导致细支气管扩张，肺泡最终破裂融合成含气的大囊泡，形成肺气肿。

（二）类型

通常根据肺气肿病变部位、范围和性质的不同，将肺气肿分为肺泡性肺气肿和间质性肺气肿两个类型：

1．肺泡性肺气肿（alveolar emphysema）　病变发生在肺腺泡（acinus）内，因其常合并有小气道阻塞性通气障碍，故也称阻塞性肺气肿（obstructive emphysema），根据其发生部位和范围，又可分为小叶中央型肺气肿、小叶周围型肺气肿和全小叶型肺气肿。

（1）小叶中央型肺气肿（centrilobular emphysema）：又称为腺泡中央型肺气肿（centriacinar emphysema），位于小叶中央的呼吸性细支气管呈囊状扩张，而肺泡管和肺泡囊扩张不明显。上肺叶常见，与吸烟密切相关。

（2）全小叶型肺气肿（panlobular emphysema）：又称为腺泡型肺气肿（panacinar emphysema），病变累及小叶全部，从呼吸性细支气管、肺泡管、肺泡囊至肺泡，常见于肺下叶，其发生可能与遗传性 α_1-AT 缺乏有关。

（3）小叶周围型肺气肿（perilobular emphysema）：又称为腺泡周围型肺气肿（periacinar emphysema），小叶周边部肺泡管和肺泡囊扩张，近侧端呼吸性细支气管基本正常，常发生于胸膜下肺组织，可发展为肺大泡。由于此型肺气肿多系小叶间隔受牵拉或炎症病变所致，也称隔旁肺气肿（paraseptal emphysema）。

2. **间质性肺气肿**（interstitial emphysema） 由于肋骨骨折、胸壁穿透伤或剧烈咳嗽等致肺内压急剧升高，导致细支气管或肺泡间隔破裂，空气进入肺间质形成间质性肺气肿。气体在胸膜下、肺小叶间隔形成串珠状气泡，也可沿细支气管壁和血管周的组织间隙扩散至肺门、纵隔，甚至可在上胸部和颈部皮下形成皮下气肿。

3. **其他类型肺气肿** ①瘢痕旁肺气肿（paracicatricial emphysema）：常见于肺组织瘢痕灶周围，是由肺泡破裂融合形成的局限性肺气肿，因其发生位置不恒定且大小形态不一，故也称为不规则型肺气肿。若气肿囊腔直径超过2cm，破坏肺小叶间隔时，称肺大泡（bullae lung），位于胸膜下的肺大泡破裂可引起气胸。②代偿性肺气肿（compensatory emphysema）：是指肺萎缩及肺叶切除后残余肺组织或肺炎性实变病灶周围肺组织肺泡代偿性过度充气、膨胀，通常不伴肺泡壁的破坏，故属非真性肺气肿。③老年性肺气肿（senile emphysema）：是因老年人的肺组织常发生退行性变，肺弹性回缩力减弱使肺残气量增多而引起的肺膨胀，因不伴肺泡间隔的破坏，也并非真性肺气肿，而是过度充气（over inflation）。

（三）病理变化

肉眼：气肿肺显著膨胀，失去弹性，剖胸时气肿部分不能回缩，指压后压痕不易消退。外观颜色苍白或灰白。小叶周围型肺气肿可有肺大泡出现。切面肺组织呈蜂窝状，触之捻发音增强。因肺气肿类型不同，所见囊腔的大小、分布部位及范围均有所不同（图8-8）。

镜下：肺泡扩张，肺泡间隔变窄、断裂，相邻肺泡融合成较大的囊腔（图8-9）。肺泡间隔内毛细血管床数量减少，间质内肺小动脉内膜纤维性增厚。小支气管和细支气管可见慢性炎症改变。小叶中央型肺气肿的气囊壁上可见柱状或低柱状的呼吸上皮及平滑肌束的残迹。全小叶型肺气肿的囊泡壁上偶见残存平滑肌束片段，而较大的囊泡腔内有时还可见间质和肺小动脉构成的悬梁。

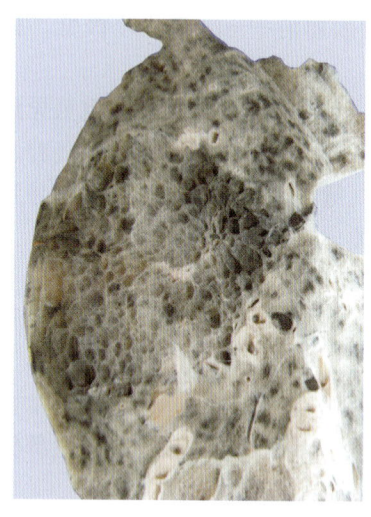

图8-8 肺气肿
肺切面呈蜂窝状，为扩大融合的肺泡

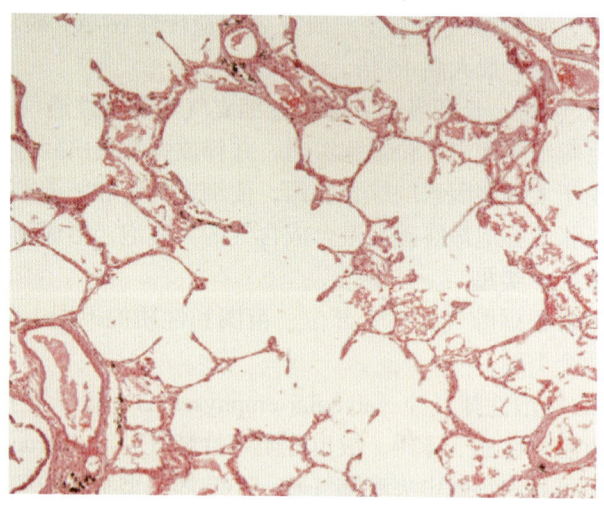

图8-9 肺气肿
肺泡间隔断裂，相邻肺泡融合成较大的囊腔

（四）临床病理联系

本病病程进展缓慢，患者早期无明显症状和体征，常在咳嗽、咳痰等慢性支气管炎症状基础上，出现逐渐加重的呼气性呼吸困难，有气促、胸闷、发绀等缺氧症状。如果肺大泡破裂，可出现突然加剧的呼吸困难等气胸的临床表现。严重者因长期处于过度吸气状态使肋骨上抬，肋间隙增宽，胸廓前后径加大，形成肺气肿患者特有的体征——"桶状胸"。叩诊呈过清音，触诊语音震颤减弱,听诊呼吸音弱,呼气延长。因肺容积增大,X线检查见肺野扩大,横膈下降,透明度增强。

(五)并发症

1. **慢性肺源性心脏病** 长期严重肺气肿由于肺泡间隔毛细血管床受压及数量减少,使肺循环阻力增加,肺动脉压升高,最终导致慢性肺源性心脏病及右心衰竭。

2. **自发性气胸和皮下气肿** 位于肺胸膜下的肺大泡破裂可引起自发性气胸,位于肺门、纵隔的气肿,可在上胸部和颈部皮下形成皮下气肿。

三、支气管哮喘

支气管哮喘(bronchial asthma)简称哮喘,是一种由呼吸道过敏引起的以支气管可逆性发作性痉挛为特征的支气管慢性炎性疾病。临床表现为反复发作的伴有哮鸣音的呼气性呼吸困难、咳嗽、胸闷等症状,常在夜间和(或)清晨发作加剧,多数患者可自行缓解或经治疗缓解。本病多见于儿童或老年人群,约40%的患者有家族史。

(一)病因和发病机制

引起支气管哮喘的原因比较复杂,从病因学的角度可将其分为两种基本类型:外因性哮喘(extrinsic asthma)和内因性哮喘(intrinsic asthma)。

外因性哮喘最为常见,是由外源性过敏原引起了Ⅰ型变态反应。常见的过敏原有花粉、尘埃、尘螨、动物毛屑、真菌、某些食品和药品等。这些物质主要经呼吸道吸入,也可由消化道或其他途径进入人体。过敏原进入机体后,可激活T淋巴细胞分化为Th_1和Th_2两个亚群,释放多种白细胞介素。Th_2释放IL-4可促进B细胞增殖、分化,形成浆细胞,产生IgE,细胞膜上吸附了IgE的致敏肥大细胞与抗原反应,引发哮喘;IL-5可选择性地促进嗜酸性粒细胞分化、激活并滞留于炎症灶内,在气道上皮损伤、平滑肌细胞收缩、成纤维细胞增生和细胞外基质的形成等方面发挥重要作用。

一般认为在接触过敏原后15分钟左右哮喘发作称为速发性反应,一般与肥大细胞和T细胞有关,而4~24小时发病则称为迟发性反应,其发生与嗜酸性粒细胞和嗜碱性粒细胞有关。

内因性哮喘可由肺部感染(常为病毒感染)、服用阿司匹林、寒冷、运动或压力因素诱发,其导致支气管收缩的原因尚不清楚,可能与气道壁的炎性增生、气道的高反应性和神经因素有关。

综上所述,可见支气管哮喘发病机制比较复杂,变态反应、气道炎症、气道的高反应性和神经因素等因素的相互作用是哮喘发生的基础。

(二)病理变化

肉眼:疾病早期没有明显变化。随疾病发展,肺组织因过度充气而膨胀,支气管和细支气管内有黏稠痰液或黏液栓,常伴有局部肺不张导致灶性萎陷。

镜下:主要为支气管壁的炎症病变,表现为支气管壁增厚,黏膜水肿,管壁各层均可见大量的炎症细胞如嗜酸性粒细胞、单核细胞、淋巴细胞和浆细胞浸润,以嗜酸性粒细胞为主。支气管黏膜纤毛细胞变性、坏死,杯状细胞增多,黏液腺增生,有时可见鳞状上皮化生。在支气管壁及黏液栓中常可见夏科-莱登结晶(Charcot-Leyden crystals,嗜酸性粒细胞的崩解产物)。除炎症病变外,气道重塑也是支气管哮喘的一个主要病变,表现为在炎症增厚的基础上,支气管黏膜上皮基底膜显著增厚及玻璃样变,管壁平滑肌增生肥大,导致气道增厚狭窄。病变发展可导致肺气肿甚至慢性肺源性心脏病。

(三)临床病理联系

支气管哮喘发作时,因细支气管痉挛和黏液栓阻塞,引起呼气性呼吸困难、胸闷并伴有哮鸣音。症状可自行缓解或经治疗后缓解。长期反复的哮喘发作可致胸廓变形及弥漫性肺气肿,有时可合并自发性气胸。对支气管哮喘患者应积极寻找并去除致敏原，防止受凉，及时处理呼吸道感染病灶。

四、支气管扩张症

支气管扩张症（bronchiectasis）是指由于管壁肌组织和弹力组织破坏引起的肺内直径大于2mm的中等大小的支气管异常持久性扩张状态。扩张支气管常因分泌物潴留继发化脓性炎症。临床表现为慢性咳嗽、大量脓痰及反复咯血等症状。患者童年多有麻疹、百日咳或支气管肺炎等病史，随着医学的进步和人们生活水平的提高，本病发病率已明显下降。

（一）病因和发病机制

引起支气管扩张的重要病因因素是支气管壁的肌组织和弹力支撑组织炎性破坏和支气管腔的阻塞。也有小部分病例与支气管先天性发育不全及遗传因素有关，还有部分病例病因不明。

1. 支气管及肺的持续性感染对支气管壁的破坏　支气管扩张症多继发于慢性支气管炎、麻疹和百日咳后的支气管肺炎及肺结核病等。因反复感染，特别是化脓性炎症常破坏管壁平滑肌、弹力纤维和软骨等支撑结构；同时受支气管壁外周肺组织慢性炎症所形成的纤维瘢痕组织的牵拉使呼气时管壁不能完全回缩，咳嗽时支气管腔内压增加，导致支气管腔逐渐发展为永久性扩张。

2. 支气管腔阻塞　肿瘤、异物或支气管外肿大淋巴结压迫造成支气管腔阻塞，其远端分泌物排出受阻，引起阻塞性支气管炎，支气管壁破坏而导致支气管扩张。

3. 支气管先天性发育不全及遗传因素　支气管先天性发育障碍时，因支气管壁的平滑肌、弹力纤维和软骨薄弱或缺失，管壁弹性降低易致支气管扩张，如巨大气管支气管扩张症。常染色体隐性遗传性胰腺囊性纤维化病常合并肺囊性纤维化（pulmonary cystic fibrosis），患者因末梢肺组织发育不良，细小支气管常呈柱状及囊性扩张，且腔内有黏液栓塞，故常引起肺部感染和间质纤维化，最终导致支气管扩张。

（二）病理变化

肉眼：与肺气肿的呼吸性细支气管及以远末梢肺组织过度充气呈持久性扩张明显不同，支气管扩张累及段支气管以下及直径大于2mm的中、小支气管，有时可累及肺内各段支气管，支气管呈圆柱状、串珠状或囊状扩张，扩张支气管管壁增厚，腔内常含有黏液脓性或黄绿色脓性渗出物，偶可有血性渗出物。有时扩张支气管连续延伸至胸膜下，使肺呈蜂窝状（图8-10）。病变可局限于一个肺段或一个肺叶，也可一侧肺甚或双侧肺均被累及。一般左肺下叶最多见。扩张的支气管周围肺组织常有不同程度的萎陷、纤维化或肺气肿。

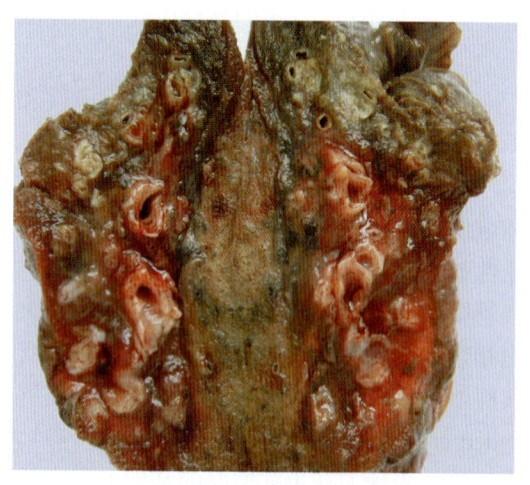

图 8-10　支气管扩张症
支气管显著扩张，呈囊状、柱状，支气管壁增厚

镜下：扩张支气管壁呈慢性炎症表现并伴有不同程度的组织结构破坏。支气管壁明显增厚，支气管黏膜上皮脱落、增生伴鳞状上皮化生，可有糜烂及小溃疡（图8-11）。黏膜下血管扩张、充血，管壁可见淋巴细胞、浆细胞及中性粒细胞浸润，管壁腺体、平滑肌、弹力纤维和软骨遭受不同程度的破坏，继而萎缩或消失，可见肉芽组织形成。扩张的支气管周围肺组织可见淋巴细胞浸润、纤维组织增生。

（三）临床病理联系

支气管扩张症的典型临床表现为频发的咳嗽、咳大量脓痰和咯血。因慢性炎症的反复刺激，扩张支气管分泌物增多，伴化脓性感染而引起咳嗽及咳出大量脓痰，咳痰与体位改变有关。若继发腐败菌感染痰液可有恶臭。若支气管壁血管遭破坏则可咯血。大量的咯血可致失血过多或血凝块阻塞气道，严重者可危及生命。炎症累及胸膜者可出现胸痛。病变严重者常因支气管引流不畅或痰不易咳出而感到胸闷、憋气、呼吸困难。慢性重症患者常伴严重的肺功能障碍，出现气急、发绀和杵状指等。扩张的支气管多难以恢复，治疗

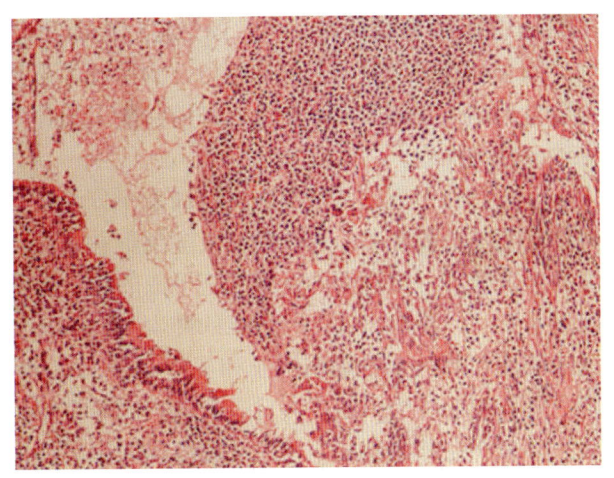

图 8-11　支气管扩张症
支气管壁慢性炎症，黏膜上皮脱落

主要是控制感染、清除痰液和处理咯血。部分患者需用外科手术治疗，切除病变的肺叶。预防和彻底治疗麻疹、百日咳等疾病，去除引起支气管不全阻塞的各种因素对本病预防具有重要意义。

（四）并发症

少数患者可并发肺脓肿、脓胸及脓气胸。晚期肺组织广泛纤维化可并发肺动脉高压和慢性肺源性心脏病。

第三节　肺尘埃沉着病

肺尘埃沉着病（pneumoconiosis）简称尘肺，是长期吸入有害粉尘，致使粉尘在肺内沉着所引起的肺部病变。尘肺肺部病变的特点因粉尘的类型、吸入量、粉尘的大小和是否存在肺部其他疾病而有所不同。有些粉尘如煤尘不引起纤维组织反应，而其他粉尘如硅和石棉则引起肺纤维化改变。一般按沉着粉尘的化学性质将尘肺分为无机尘肺和有机尘肺两大类。国内常见的无机尘肺主要有煤矿工人肺尘埃沉着病、硅肺和石棉肺，均为职业性肺疾病。有机尘肺是吸入各种具有抗原性的有机尘埃，如含真菌孢子的植物粉尘、细菌产物和动物蛋白等，所诱发的肺组织变态反应性炎症，如农民肺、麦芽肺、皮毛尘肺等。

一、肺硅沉着病

肺硅沉着病（silicosis）简称硅肺（曾称矽肺），是长期吸入含大量游离二氧化硅（SiO_2）的粉尘而引起的以硅结节形成和肺广泛纤维化为主要病变的常见职业病。游离二氧化硅存在于绝大多数岩石中，尤其是石英。长期从事开矿、采石、坑道作业及在石英粉厂、玻璃厂、耐火材料厂、陶瓷厂生产作业的工人经常吸入二氧化硅粉尘，若防御措施不当易患本病。本病病程进展缓慢，即使脱离硅尘接触后，肺部病变仍继续发展。患者多在接触硅尘 10～15 年后发病，晚期重症病例呼吸功能严重受损，常并发肺源性心脏病或肺结核病。硅肺是尘肺中最常见、危害最严重的一种。

（一）病因和发病机制

游离二氧化硅粉尘的吸入是硅肺发病的主要原因。吸入的二氧化硅粉尘能否致病与吸入数量、粉尘颗粒大小、接触时间长短等因素密切相关。硅尘颗粒的大小是决定其致病能力的关键因素，一般认为 1～5μm 硅尘颗粒能够引起硅肺发生，其中以 1～2μm 者致病性最强。

＞5μm者经过上呼吸道时易附着于黏膜表面，大多被黏液-纤毛排送系统清除出体外。由于呼吸系统具有清除吸入尘埃的能力，少量硅尘被吸入后，可由巨噬细胞吞噬并带走。当吸入硅尘数量超出正常肺的清除能力或肺清除能力受呼吸道疾病的影响降低时均能使硅尘沉积于肺内导致硅肺的发生。

硅尘颗粒引起硅肺的发病机制尚未十分清楚。一般认为硅尘对吞噬细胞的毒性效应是导致硅肺发生的重要环节。当硅尘被巨噬细胞吞入后，二氧化硅与水聚合形成硅酸，可破坏吞噬细胞的溶酶体膜，被激活的巨噬细胞形成的氧自由基也可以直接损伤细胞质膜，从而导致巨噬细胞崩解死亡，释放出硅尘，游离的硅尘又可被其他巨噬细胞再吞噬，如此反复。另外被激活的巨噬细胞可释放多种细胞因子和炎症介质，如TNF、巨噬细胞生长因子（MDGF）、IL、纤连蛋白等，引起肺组织的炎症反应，促进成纤维细胞增生和胶原形成，最终导致肺纤维化。反复吸入并沉积在肺内的硅尘，以及因巨噬细胞破裂再释放的硅尘均使肺部病变不断进展加重，即便患者在脱离硅尘作业环境后，肺部病变仍会继续发展。

免疫因素在硅肺的发病中也可能发挥作用，现有证据表明玻璃样变的硅结节内含较多的免疫球蛋白，患者血清中也出现IgG、IgM及抗核抗体等的异常，但作用机制尚不十分明确。

（二）病理变化

硅肺的基本病变是硅结节（silicotic nodule）的形成和肺组织弥漫性纤维化。

1. 硅结节形成

肉眼：硅结节为境界清楚的圆形或椭圆形结节，直径为2～5mm，色灰白，质硬，触之有砂粒感。病变严重时，硅结节可以融合形成大的结节状病灶，病灶中心常因缺血、缺氧发生坏死和液化，形成硅肺性空洞（silicotic cavity）。

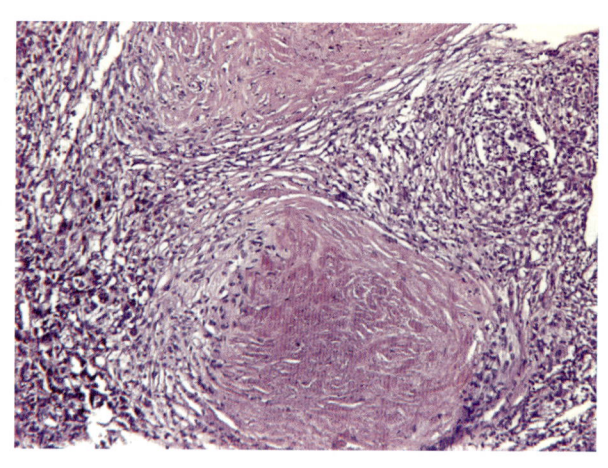

图8-12　硅肺
硅结节由玻璃样变的胶原纤维构成
（郑州大学李惠翔教授提供）

镜下：病变早期大量吞噬硅尘的巨噬细胞聚集成边界清楚的结节状病灶，称为细胞性结节；随病程进展，吞噬硅尘的巨噬细胞坏死，结节内成纤维细胞增生、纤维化，形成纤维性结节。纤维性结节中心胶原纤维玻璃样变，呈同心圆或旋涡状排列，最终形成玻璃样结节（图8-12）。结节中央常可见到管壁增厚、管腔狭窄的小血管。偏光显微镜可观察到硅结节和病变肺组织内的硅尘颗粒。肺门淋巴结内也可见硅结节形成，致淋巴结肿大变硬。

2. 肺组织弥漫性纤维化　病变肺组织尚可见不同程度的间质弥漫性纤维化，在血管、支气管周围及肺泡间隔中纤维组织增生，为致密的玻璃样变胶原纤维。晚期纤维化肺组织可达全肺的2/3以上。胸膜也可因纤维组织增生而增厚，厚度可达1～2cm。

（三）硅肺的分期和病变特点

根据肺内硅结节的数量、大小、分布范围及肺纤维化程度，将硅肺分为3期：

1. Ⅰ期硅肺　硅结节主要局限在肺门淋巴结。肺门淋巴结肿大，有硅结节形成和纤维化改变，肺组织内硅结节数量较少，主要分布于两肺中、下叶近肺门处，结节体积小，直径一般为1～3mm。X线检查肺门阴影增大，密度增强，肺野内可见少量类圆形或不规则形小阴影。肺的重量、体积和硬度无明显改变。胸膜可有硅结节形成，但增厚不明显。

2. Ⅱ期硅肺　硅结节数量增多，体积增大，伴有较明显的肺纤维化。结节性病变散布于双肺，但仍以中、下肺叶近肺门部较密集，总的病变范围不超过全肺的 1/3。X 线检查肺野内见较多直径小于 1cm 的阴影，分布范围较广。肺的重量和硬度增加，体积增大，胸膜也增厚。

3．Ⅲ期硅肺（重症硅肺） 硅结节密度增大并与肺纤维化融合成团块，大团块病灶的中央可见硅肺空洞。病灶周围肺组织常有肺气肿或肺不张。X 线检查肺内可出现直径超过 2cm 的大阴影。肺门淋巴结肿大，密度高，可见蛋壳样钙化。肺重量、硬度和体积明显增加，胸膜也明显增厚。新鲜肺标本可竖立，在沉浮实验中，全肺入水可下沉。切开时阻力大，有砂粒感。

（四）并发症

1．肺结核病 硅肺患者易并发结核病，称硅肺结核病（silicotuberculosis）。硅肺病变愈严重，肺结核并发率愈高，Ⅲ期硅肺患者并发率可达 60%～70%。发病原因可能是由于病变肺组织对结核分枝杆菌的防御能力降低。硅肺病灶与结核病灶可单独存在，亦可混合存在。硅肺结核病患者病变的发展速度和累及范围均比单纯肺结核病者更快、更广，病变更重，也更易形成空洞，导致大咯血而死亡。

2．慢性肺源性心脏病 有 60%～75% 的晚期硅肺患者并发慢性肺心病。肺组织弥漫性纤维化使肺毛细血管床减少，肺小动脉炎致管腔狭窄甚至闭塞及缺氧引起的肺小动脉痉挛等均可导致肺循环阻力增大，肺动脉压升高，右心室肥厚，最终发展为慢性肺源性心脏病。患者可因右心衰竭而死亡。

3．肺部感染 患者抵抗力低下，呼吸道防御功能减弱，易继发严重的细菌和病毒感染，导致呼吸衰竭死亡。

4．肺气肿和自发性气胸 晚期硅肺患者常合并不同程度的阻塞性肺气肿，在胸膜下可出现肺大泡，若有剧烈咳嗽等原因可引起破裂，形成自发性气胸。

二、肺石棉沉着病

肺石棉沉着病也称石棉肺（asbestosis），是长期吸入石棉粉尘引起的以弥漫性肺间质纤维化和胸膜纤维化为主要病变的职业性尘肺。石棉是一种天然的矿物结晶，是含有铁、镁、铝、钙和镍等多种元素的硅酸盐复合物，患者多为长期从事石棉矿开采、选矿、运输、石棉加工及成品制作的工人，因长期吸入石棉粉尘而发病。本病较硅肺发展更慢，往往在不知不觉中发病，一旦出现症状常常已接触石棉 10 年以上。患者主要表现为咳嗽、咳痰、气短和胸痛等。晚期出现肺功能障碍时可并发慢性肺源性心脏病，出现右心室肥大。痰内可查见石棉小体。

（一）病因和发病机制

石棉的致病力与被吸入的石棉纤维数量、大小、形状和溶解度有关。石棉纤维有螺旋形和直形两种，螺旋形石棉纤维常被呼吸道黏膜排出，直形纤维硬而易碎，在呼吸道的穿透力强，故致病性较强，其中尤以长度 > 8mm、厚度 < 0.5mm 者对肺组织造成的损伤最严重。

早期吸入的石棉纤维停留在呼吸性细支气管的分支处，随后穿入肺泡；也有少量纤维吸入后直接抵达肺泡腔，穿过肺泡壁，被间质和肺泡内的巨噬细胞所吞噬。被激活的巨噬细胞释放炎症介质和致纤维化因子引起广泛的肺间质炎症和胸膜纤维化。纤维化形成的确切机制尚未完全阐明。石棉纤维直接刺激成纤维细胞，促使脯氨酸羟化为羟脯氨酸从而加速胶原纤维合成，此外，石棉对肺组织中巨噬细胞、肺泡上皮细胞的毒性作用也可引起肺和胸膜的纤维化。

（二）病理变化

病变特点为肺间质弥漫性纤维化、石棉小体形成及胸膜脏层肥厚和胸膜壁层形成胸膜斑。

肉眼： 病变肺体积缩小、灰白色、质硬。早期病变主要局限于两肺下部和胸膜下肺组织，由于细支气管周围、肺泡壁及小叶间隔内纤维组织增生，使两肺下叶呈明显纤维网状结构。晚期肺间质弥漫性纤维化，常伴有明显的肺气肿和支气管扩张，使肺组织切面呈蜂窝状改变。胸膜脏层增厚，早期常为下部增生明显，晚期纤维性增厚的范围广泛，胸膜的壁层往往也出现纤

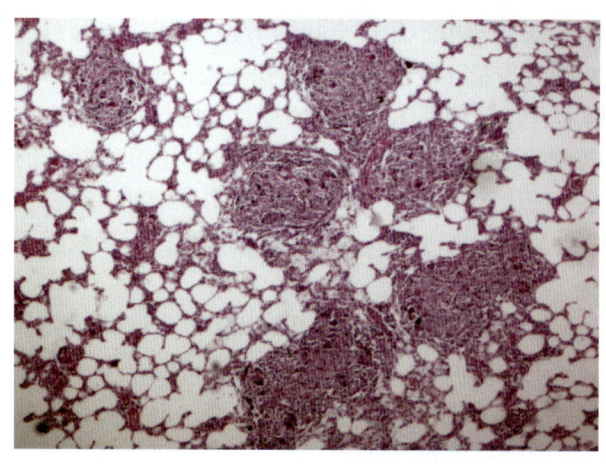

图 8-13　石棉肺
纤维组织中可见多个石棉小体
（河北联合大学王献华教授提供）

维性斑块和广泛的纤维化，胸膜腔闭塞，全肺被灰白的纤维组织所包裹。壁层胸膜凸起的局限性纤维瘢痕斑块称为胸膜斑（pleural plaque），与周围胸膜分界清楚，灰白色，半透明，质硬，状似软骨，常位于双侧中、下胸壁，呈对称性分布。

镜下：病变早期为石棉纤维引起的脱屑性肺泡炎，肺泡腔内可见大量脱落的肺泡上皮细胞和巨噬细胞，部分巨噬细胞胞浆内可见吞噬的石棉纤维。肺间质内可见大量淋巴细胞和巨噬细胞浸润。细支气管及其周围纤维组织增生并逐渐向肺泡间隔发展，导致肺泡破坏，最终致肺组织弥漫性纤维化。细支气管和小血管亦被包裹于纤维组织之中，小动脉呈闭塞性动脉内膜炎改变。在增生的纤维组织内可见多数石棉小体（图 8-13），系表面有铁蛋白沉积的石棉纤维（普鲁蓝染色呈阳性反应），黄褐色，多呈棒状或蝌蚪形，分节状，长短不一，长者可超过 100μm，短者仅数微米。石棉小体旁可见异物巨细胞。石棉小体的检出是病理诊断石棉肺的重要依据。

（三）并发症

1. **恶性肿瘤**　现已证实石棉具有明显的致癌作用。石棉肺患者可并发恶性肿瘤，如恶性胸膜间皮瘤、肺癌、食管癌、胃癌和喉癌，尤以并发恶性胸膜间皮瘤者多见，有资料表明 50%～80% 的恶性胸膜间皮瘤患者有石棉接触史。石棉肺并发肺癌者高达 12%～17%，比一般人群高出数倍至数十倍。发病率与接触石棉的量有明显关系。动物实验表明细长形的石棉纤维较短粗形更易致瘤，提示肿瘤发生与石棉纤维的物理性状有关。

2. **肺结核病与慢性肺源性心脏病**　石棉肺合并肺结核病的发病率约 10%，远较硅肺低，且病情较硅肺轻，进展缓慢。石棉肺患者晚期肺组织弥漫性纤维化使肺小动脉管腔狭窄甚至闭塞，肺循环阻力增大，肺动脉高压，最终发展为慢性肺源性心脏病。

三、煤矿工人肺尘埃沉着病

煤矿工人肺尘埃沉着病（coal worker's pneumoconiosis，CWP），即煤工尘肺，是煤矿工人在生产过程中长期吸入煤尘引起的尘肺。在煤炭开采过程中，由于煤矿岩层含游离二氧化硅，其含量有时可高达 40% 以上，矿工作业工种调动频繁，故采矿工人所接触的粉尘多为煤矽混合性粉尘。煤尘中游离二氧化硅含量低于 5% 时称为单纯性煤尘。有人认为，煤矿工人多因工种不固定，煤尘中所含二氧化硅的致病作用比煤尘更为重要（严重），所谓煤工尘肺，实际上不过是一种轻型煤矽肺。事实上长期吸入单纯性煤尘也可以引起肺组织病变。煤工尘肺发病工龄多在 20～30 年以上，病情进展缓慢，危害较轻。吸入的煤尘被肺泡巨噬细胞吞噬，形成尘细胞在细支气管周围聚集，根据吸入煤尘的量和机体的反应不同，而出现不同的肺部病变。

1. **单纯性 CWP**　临床上没有明显的呼吸功能受影响的症状，但病理学上可见吞噬煤尘的巨噬细胞在淋巴结聚集，使受累淋巴结增大，镜下可见淋巴结内大量吞噬煤尘的巨噬细胞，并可有纤维化表现。同时，吞噬煤尘的巨噬细胞也可在肺内聚集成团，团块直径为 2～5mm，肺上叶胸膜下多见。病变区域无明显瘢痕形成。

2. **复杂性 CWP（结节性 CWP）**　病变与单纯性 CWP 相似，但病变呈结节状，伴有不同程度的瘢痕形成。病变周围肺组织出现肺气肿表现。尸检时肺部可触摸到病变结节。

3. 进展性巨块型纤维化（progressive massive fibrosis） 患者出现严重的限制性和阻塞性混合呼吸障碍表现，病程呈明显进展性，可在煤尘急性暴露很长时间后才发病。本型的病理学特点为肺部出现大的煤尘沉着结节，直径常大于10mm，并伴有明显瘢痕形成，病变中央坏死，周围肺组织出现肺气肿病变。

第四节　慢性肺源性心脏病

慢性肺源性心脏病（chronic cor pulmonale）简称肺心病（cor pulmonale），是因慢性支气管肺疾病、肺血管疾病及胸廓运动障碍性疾病引起肺循环阻力增加、肺动脉压升高，从而导致右心室壁肥厚、心腔扩大甚至发生右心衰竭的心脏病。本病在我国北方地区比较常见，多在寒冷季节发病。患者年龄多在40岁以上，随年龄增长患病率增高，吸烟者比不吸烟者患病率高。

（一）病因和发病机制

1. 支气管、肺疾病　最常引起肺心病的是慢性阻塞性肺疾病，其中又以慢性支气管炎并发阻塞性肺气肿最常见，占80%～90%，其次为支气管哮喘、支气管扩张症、肺尘埃沉着病、慢性纤维空洞型肺结核和弥漫性肺间质纤维化等。患此类疾病时肺毛细血管床减少，小血管纤维化、闭塞，使肺循环阻力增加。由于阻塞性通气障碍及肺气-血屏障破坏使气体交换面积减少等均可导致肺泡气氧分压降低，二氧化碳分压升高。而缺氧不仅能引起肺小动脉痉挛，还可导致肺血管构型改建，即发生无肌型细动脉肌化、肺细小动脉壁平滑肌细胞肥大、中膜增生肥厚等变化，更进一步增大了肺循环阻力而使肺动脉压升高，最终导致右心室肥厚、扩张。

2. 胸廓运动障碍性疾病　较少见。严重的脊柱弯曲、脊柱结核、类风湿关节炎、胸膜广泛粘连及其他严重的胸廓畸形均可使胸廓活动受限而引起限制性通气障碍；也可因肺部受压造成肺血管受压、扭曲、肺萎陷等导致肺循环阻力增加，肺动脉压升高从而引起肺心病。

3. 肺血管疾病　甚少见。慢性血栓栓塞性肺动脉高压、累及肺动脉的过敏性肉芽肿病、原因不明的原发性肺动脉高压症等均可造成肺动脉狭窄、阻塞，肺血管阻力增加，肺动脉高压，右心负荷加重，导致肺心病的发生。

（二）病理变化

肺心病的病理变化除引起肺心病的原发性疾病如原发性支气管肺疾病、胸廓运动障碍疾病和肺血管疾病病变外，主要表现为肺动脉的病变和心脏病变：

1. 肺动脉病变　除原有肺疾病（如慢性支气管炎、肺气肿、尘肺等）所表现的多种肺部病变外，肺心病时肺内的主要病变是肺小动脉的变化，表现为无肌型细动脉肌化及肌型小动脉中膜增生、肥厚，内膜下出现纵行平滑肌束，使血管壁增厚、管腔狭窄。此外，还可见肺小动脉弹力纤维及胶原纤维增生、腔内血栓形成和机化以及肺泡间隔毛细血管数量减少。

2. 心脏病变　**肉眼**：以右心室的病变为主，心室壁肥厚，心室腔扩张，扩大的右心室占据心尖部，外观钝圆。心脏重量增加，可达850g。肺动脉圆锥显著膨隆，肥厚的右心室内乳头肌和肉柱显著增粗，室上嵴增厚。通常以肺动脉瓣下2cm处右心室前壁肌层厚度超过5mm（正常为3～4mm）作为诊断肺心病的病理形态标准。**镜下**：可见右心室壁心肌细胞肥大，核增大、深染；也可见缺氧引起的心肌纤维萎缩、肌浆溶解、横纹消失，心肌间质水肿和胶原纤维增生等变化。

（三）临床病理联系

肺心病发展过程缓慢，患者除原有肺、胸疾病的各种临床症状和体征外，逐渐出现呼吸功能不全和右心衰竭的征象，主要临床表现为呼吸困难、气急、发绀、心悸、全身淤血、肝脾大、下肢水肿等；并发急性呼吸道感染可诱发右心衰竭。病情严重者，由于缺氧、二氧化碳潴留和呼吸性酸中毒等可导致脑水肿而并发肺性脑病，出现头痛、烦躁不安、精神错乱、抽搐、嗜睡甚至昏迷等神经精神症状。肺性脑病是肺心病死亡的首要原因。积极防治引发该病的肺部疾患是预防肺心病发生的主要措施。

第五节　呼吸窘迫综合征

一、成人呼吸窘迫综合征

成人呼吸窘迫综合征（adult respiratory distress syndrome，ARDS）是指全身遭受严重创伤、感染及肺内严重疾患时出现的一种以进行性呼吸窘迫和低氧血症为特征的急性呼吸衰竭综合征，其肺部的主要病理变化为肺水肿、透明膜形成等。现认为这是一种急性肺损伤的严重阶段，并常和全身多器官功能衰竭同时出现。因本病多发生在创伤和休克之后，故也称休克肺或创伤后湿肺；又因可由弥漫性肺泡毛细血管损伤而引起，故又称弥漫性肺泡损伤。本病起病急，呼吸窘迫症状不仅重而且难以控制，预后极差，病死率高达50%~60%。

（一）病因和发病机制

本病多继发于严重的全身感染、创伤、休克和肺的直接损伤，如败血症、大面积烧伤、各种休克、溺水、药物中毒、大量输血或输液、体外循环、透析以及弥漫性肺感染、肺挫伤、吸入性肺炎、吸入有毒气体等，它们均能引起肺毛细血管和肺泡上皮的严重损伤。毛细血管的损伤使管壁通透性升高，导致肺泡内和间质水肿及大量纤维素渗出。肺泡上皮，特别是Ⅱ型肺泡上皮损伤后，使肺泡表面活性物质缺失，导致肺泡表面透明膜形成及肺萎陷。上述改变均能引起肺内氧弥散障碍，通气血流比值失调从而发生低氧血症，引起呼吸窘迫。

ARDS的确切发病机制尚未阐明，现认为肺毛细血管内皮和肺泡上皮的损伤是由白细胞及某些介质（如白细胞介素、细胞因子、氧自由基、补体及花生四烯酸的代谢产物等）引起的。如由严重感染引发的ARDS病例，血中细菌毒素除造成直接损伤外，还可激活巨噬细胞和中性粒细胞并增强肺毛血管内皮细胞黏附分子的表达。大量黏附于肺毛细血管内皮细胞上的活化巨噬细胞，以及中性粒细胞释放的氧自由基、蛋白水解酶（如胶原酶、弹力蛋白酶）、血管活性物质（如前列腺素、白细胞三烯、血栓素A_2）和血小板活化因子（PAF）等均可导致肺毛细血管广泛而严重的损伤。此外，其中部分介质尚有血管收缩和血小板凝集作用，进一步减少肺泡血流灌注，加剧气血交换障碍。

（二）病理变化

肉眼：双肺肿胀，重量增加，颜色暗红色，可有散在出血点或出血斑。切面膨隆，含血量多，可有实变区或萎陷灶。

镜下：①肺水肿：表现为肺间质毛细血管扩张、充血，肺泡腔内有大量浆液（图8-14）；②透明膜形成：在呼吸性细支气管、肺泡管及肺泡的内表面可见薄层红染的膜状物被覆，此膜状物即透明膜（图8-15），成分为血浆蛋白及坏死的肺泡上皮碎屑；③其他病变：间质内可有灶状出血、坏死和肺萎陷，微血管内常见透明血栓和白细胞栓塞。随病程进展，发病数日后可见肺间质内成纤维细胞及Ⅱ型肺泡上皮细胞大量增生，透明膜机化和胶原沉着，导致肺泡和肺间质弥漫性纤维化。患者常在上述病变的基础上并发支气管肺炎。

二、新生儿呼吸窘迫综合征

新生儿呼吸窘迫综合征（neonatal respiratory distress syndrome，NRDS）是指新生儿出生后出现短暂的自然呼吸（数分钟至数小时）后，发生进行性呼吸困难、发绀等急性呼吸窘迫

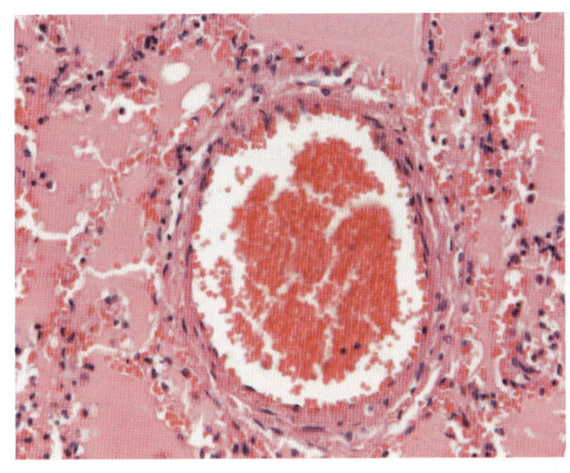

图 8-14　肺水肿
肺间质毛细血管扩张、充血，肺泡腔内有大量浆液

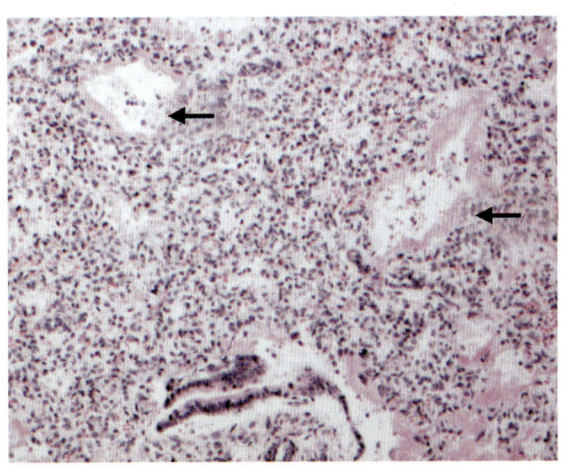

图 8-15　透明膜形成
肺泡腔内的表面可见薄层红染的膜状物被覆，即透明膜
（河北联合大学王献华教授提供）

症状和呼吸衰竭，多见于早产儿、过低体重儿或过期产儿。NRDS 以肺内形成透明膜为主要病变特点，故又称新生儿肺透明膜病（hyaline membrane disease of newborn）。该病有家族遗传倾向，预后差，病死率高。

（一）病因和发病机制

NRDS 的发生主要与肺发育不全、缺乏肺表面活性物质有关。胎龄 22 周至出生时，Ⅱ型肺泡上皮细胞合成肺表面活性物质的能力渐臻完善，分泌量也达最高水平，以保证在胎儿期肺发育的主要阶段肺泡能充分发育和肺容积能增大。若在此期间胎儿缺氧或血液中有毒物质损伤Ⅱ型肺泡上皮，使其胞浆内板层小体减少或缺如，则严重影响肺表面活性物质的合成和分泌（包括数量减少、活性降低和成分异常），引起肺泡表面张力增加，使肺泡萎陷，引起肺通气和换气功能障碍，导致缺氧、二氧化碳潴留、呼吸性酸中毒，使肺小血管痉挛，肺毛细血管内皮受损，通透性增高，导致血浆纤维蛋白渗出至肺泡腔。同时，内皮细胞释放的 TNF-α 也能促进血浆蛋白渗出。渗出到肺泡腔内的血浆纤维蛋白凝聚为透明膜并贴附于呼吸性细支气管、肺泡管和肺泡壁内层，使气体弥散障碍，加重缺氧和酸中毒，进而抑制肺表面活性物质合成，形成恶性循环。

（二）病理变化

肉眼：双肺外观大小正常，质地较韧，暗红色，含气量少，入水下沉。

镜下：呼吸性细支气管、肺泡管和肺泡壁内表面贴附一层均质红染的透明膜。所有肺叶均有不同程度的肺不张和肺水肿。严重病例肺间质及肺泡腔内可见较明显的出血。部分病例可见吸入的羊水成分（鳞状上皮细胞和角化物质等）。

第六节　间质性肺疾病

一、特发性肺纤维化

特发性间质性肺炎（idiopathic interstitial pneumonia，IIP）是一组原因不明的以弥漫性肺泡炎和肺泡结构紊乱而最终导致肺纤维化为特征的下呼吸道疾病，半数以上因呼吸衰竭而死亡。根据 2002 年美国胸科学会和欧洲呼吸学会制定的分类标准，IIP 分为特发性肺纤维化/普通型间质性肺炎（IPF/UIP）、急性间质性肺炎（AIP）、脱屑型间质性肺炎（DIP）、呼吸性细支气管炎伴间质性肺病（RBILD）、非特异性间质性肺炎（NSIP）、淋巴细胞性间质性肺炎（LIP）、隐源性机化性肺炎（COP）7 个亚型，其中特发性肺纤维化是 IIP 最常见的类型，占 65% 左右。

特发性肺纤维化（idiopathic pulmonary fibrosis，IPF）系指病理上表现为普通型间质性肺炎的原因不明的慢性间质性肺炎，以弥漫性肺间质纤维化为主要特征。本病多发生于 50 岁以上的成年人，发病率随年龄的增加而增加，约 2/3 的患者年龄大于 60 岁，男性多于女性，以工业发达地区发病率和死亡率最高。本病起病隐匿，以干咳、气短为主要临床表现，止咳药常无效，呼吸困难呈进行性加重。患者有杵状指，80% 以上的患者可闻及吸气性爆裂音。肺活量下降，肺功能降低，为限制性通气功能障碍。X 线胸片可见双肺基底部网状或网状结节影，肺容积减小。临床多呈慢性经过，渐进性加重，预后不良，平均存活时间为 3.2～5 年，常因呼吸衰竭和心力衰竭而死亡。该病病因不明，多数学者认为属于自身免疫性疾病，并有遗传因素参与。

病理变化　主要是病变进展不一，间质纤维化和蜂窝样变。

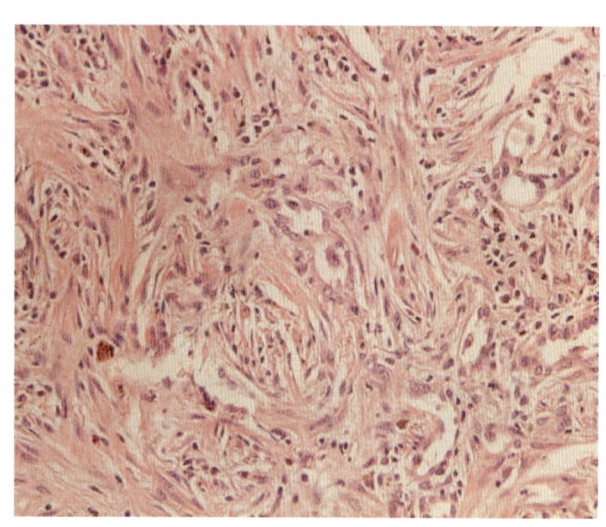

图 8-16　特发性肺纤维化
晚期肺间质弥漫性纤维化，肺泡萎缩，结构破坏

肉眼：双肺体积缩小，重量增加，质地较硬，脏层胸膜有局灶瘢痕，可见肺气肿和肺大泡。切面双肺弥漫性实变，形成多房囊性结构，状似蜂窝，故称蜂窝肺（honeycomb lung）。

镜下：为斑片状分布的时相不均一的肺间质病变。新旧病变夹杂分布，轻重不一。早期表现为肺泡间隔增宽、充血，少量慢性炎症细胞浸润伴Ⅱ型肺泡上皮细胞增生；随着病变进展，肺泡间隔成纤维细胞增生，胶原纤维形成，炎症细胞相对减少，肺泡间隔毛细血管床减少甚至消失；晚期肺泡结构完全破坏，肺间质弥漫性纤维化（图 8-16）。蜂窝肺由大小不等的囊性纤维气腔组成，被覆细支气管上皮细胞。蜂窝肺和纤维化区可见呼吸性细支气管和肺泡管及重建的囊壁内有大量增生的平滑肌束，即"肌硬化"。

二、肺结节病

结节病（sarcoidosis）为一种多系统、多器官受累的慢性肉芽肿性疾病，90% 累及肺，其基本病变为非干酪性上皮样肉芽肿。该病好发于 40 岁以下，女性发病略高于男性，我国男女发病率之比为 5∶7。不同人种发病率不同，黑色人种最高，黄色人种较低。临床以肺、双侧肺门淋巴结受累最常见，其次也可累及浅表淋巴结、皮肤、肝、眼、扁桃体、脾、骨、关节、心脏等组织器官。65% 的患者可以自愈，结节消失。大多预后良好。

（一）病因和发病机制

目前病因和发病机制仍不明确。现一般认为结节病是一种遗传易感人群暴露于特定环境病原下而造成的系统性疾病。某些病毒（抗人类 T 细胞淋巴瘤病毒、腺病毒）、细菌（非结核分枝杆菌、痤疮丙酸杆菌）及立克次体感染，吸入粉尘和粒子，均可能是致病因素。

细胞免疫功能与体液免疫功能紊乱可能在结节病发病中起重要作用。在某些致病因素刺激下，肺泡巨噬细胞和 T 辅助细胞（CD4$^+$）被激活，激活的巨噬细胞释放 IL-1 和 TNF-α 等细胞因子和炎性介质，IL-1 激发淋巴细胞释放 IL-2，使 T 辅助细胞（CD4$^+$）增殖并使 B 细胞活化，分泌免疫球蛋白使自身抗体的功能亢进。激活的淋巴细胞释放单核细胞趋化因子、白细胞移动抑制因子等，促使单核细胞聚集于肺泡。随着病变的发展，肺泡内炎症细胞减少，巨噬细胞衍生的上皮样细胞增多，并形成肉芽肿。后期巨噬细胞释放纤维粘连素（Fn）和成纤维细胞生长因子，使成纤维细胞增多，产生大量胶原，导致肺广泛纤维化。

（二）病理变化

肺结节病的特征性病理变化是散在孤立的、大小较一致的非干酪性上皮样肉芽肿。

肉眼：肺结节病肉芽肿病灶为分布均匀、粟粒大小的灰白色结节，以肺门、支气管旁、大血管旁及胸膜下多见，上叶多于下叶。

镜下：本病病变初期为单核细胞、巨噬细胞浸润的非特异性肺泡炎，随后病变发展为特征性的非干酪性上皮样肉芽肿，此肉芽肿有如下特点：①肉芽肿大小较一致，与周围组织分界清楚，互不融合。②肉芽肿结节中央无干酪样坏死，多见多核巨细胞和朗汉斯巨细胞，巨细胞胞浆内可见包涵体，如星状小体（asteroid body）或苏曼小体（Schaumann body）。星状小体是胞浆内一个透明区中含有强嗜酸性的放射状小体；苏曼小体是球形同心层状结构。③肉芽肿周围有淋巴细胞浸润和纤维组织包绕。随着病变进展，肉芽肿病变纤维化，最后结节完全被玻璃样变的胶原纤维取代。病变晚期肺间质可发生不同程度的纤维化，并累及胸膜。本病在病理形态上与结核病最主要的区别是肉芽肿结节中央无干酪样坏死。

第七节　呼吸系统常见肿瘤

一、鼻咽癌

鼻咽癌（nasopharyngeal carcinoma）是发生于鼻咽部黏膜上皮的恶性肿瘤。本病是一种具有明显的种族和地理差异的恶性肿瘤，可见于世界各地，但以中国人发病率最高，我国广东、广西、福建等地，特别是广东珠江三角洲和西江流域发病率最高，男性患者多于女性，发病年龄多为40～50岁。临床症状为鼻出血、鼻塞、耳鸣、听力减退、复视、偏头痛和颈部淋巴结肿大等。

（一）病因

1．EB病毒　EB病毒（EBV）与鼻咽癌的关系密切，对鼻咽癌的发生起重要作用。其主要证据为所有瘤细胞均表达EB病毒DNA和RNA。90%以上的患者血清中有EB病毒核抗原（EBNA）、膜抗原和壳抗原等多种成分的相应抗体，尤其是EB病毒壳抗原的IgA抗体（VCA-IgA）阳性率可高达97%，具有一定的诊断意义。EB病毒克隆性附加体形式表明EB病毒是克隆性增生之前进入肿瘤细胞内的。但EB病毒是引发鼻咽癌的直接因素还是间接或辅助因素尚不能确定。

2．环境因素　高发区居民腌制食品中的高浓度挥发性亚硝酸盐以及职业性烟雾、吸烟、甲醛、芳烃类、微量元素镍等与鼻咽癌的发病也有一定关系。

3．遗传因素　流行病学调查已表明鼻咽癌具有种族和地理差异。高发区人群移民至低发区，其后裔的发病率仍远远地高于当地人群，提示遗传易感性与鼻咽癌发病有一定关系。

（二）病理变化

鼻咽癌最常发生于鼻咽侧壁，特别是咽隐窝，其次是后上侧壁，前壁最少见。

1．**肉眼**　鼻咽癌早期肉眼病变不明显，常表现为病变黏膜粗糙，或形成隆起黏膜面的小结节，随后可发展成结节型、菜花型、黏膜下浸润型和溃疡型4种形态，以结节型最多见，其次为菜花型。其中黏膜下浸润型鼻咽黏膜光滑或仅轻度隆起，而癌组织已在黏膜下广泛浸润并发生颈部淋巴结转移，因此无痛性颈部淋巴结肿大是其最常见的特征。

2. 组织学类型　鼻咽癌绝大多数起源于鼻咽黏膜表层柱状上皮的储备细胞，少数来源于鳞状上皮的基底细胞。柱状上皮的储备细胞是一种原始的具有多向分化潜能的细胞，既可分化为柱状上皮，又可分化为鳞状上皮，以致鼻咽癌的组织结构复杂，目前尚无完善的病理学分类。按 WHO 提出的分类，鼻咽癌可分为非角化性癌、角化性鳞状细胞癌、基底样鳞状细胞癌 3 个亚型：

(1) 非角化性癌：可将其分为未分化型和分化型两类，为鼻咽癌中的最常见类型，与 EB 病毒感染密切相关。①未分化型：常见。癌细胞呈实性片状或不规则巢状分布，癌巢和不同数量淋巴细胞混杂在一起，即所谓淋巴上皮样癌，部分癌细胞弥漫性排列，似淋巴瘤样结构（图 8-17）。典型的癌细胞胞浆丰富，细胞边界不清，呈合体细胞样，细胞核大，呈空泡状，圆形或卵圆形，有 1～2 个大核仁，根据癌细胞形态，又称为泡状核细胞癌（图 8-18）。免疫组化染色广谱细胞角蛋白（CK pan）、高分子量角蛋白（CK34βE12、CK5/6）强阳性表达，EMA 灶性表达，CK7 和 CK20 不表达。此型与大细胞淋巴瘤区分有一定困难，可做 CK pan、LCA、CD15、CD10 等免疫组化染色鉴别。未分化型非角化性癌对放射治疗敏感。②分化型：癌细胞呈铺路石状排列，与膀胱移行细胞癌相似。

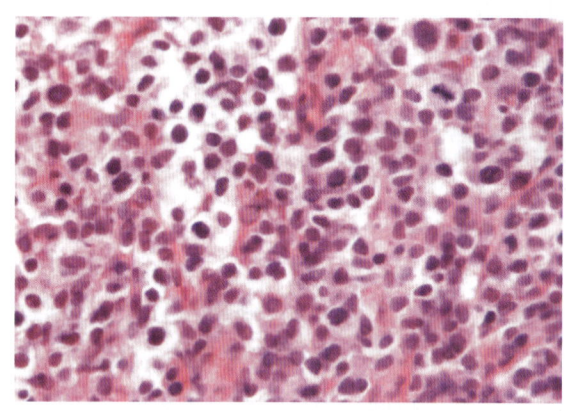

图 8-17　鼻咽癌未分化型
癌细胞核深染，分布较弥漫

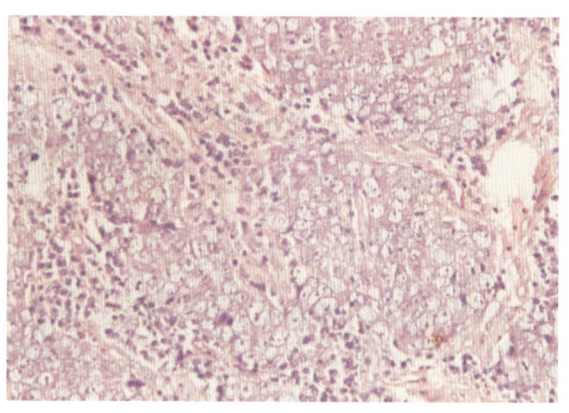

图 8-18　鼻咽癌未分化型
癌细胞大，核呈空泡状，核仁清楚，癌巢间有淋巴细胞浸润

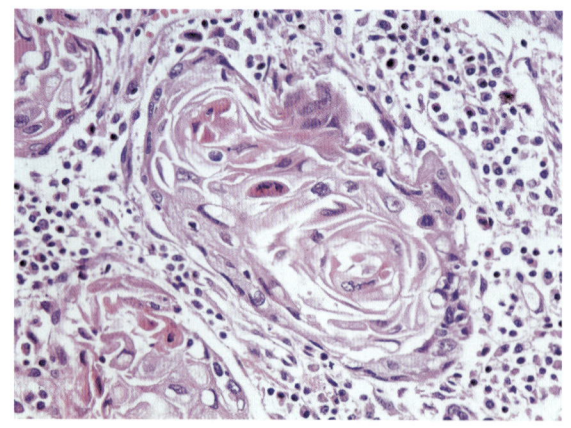

图 8-19　高分化鳞状细胞癌
癌巢中央可见角化珠形成

(2) 角化性鳞状细胞癌：是一种浸润性癌，有明显的鳞状细胞分化，呈典型的不规则巢状，伴有丰富的结缔组织间质和淋巴细胞浸润。以高分化最常见，其癌巢内细胞分层明显，可见清晰的棘细胞和细胞内角化，棘细胞间有时可见细胞间桥，癌巢中央可有角化珠形成（图 8-19）。角化性鳞状细胞癌可能是非角化性鼻咽癌放疗数年后出现的新的与放疗有关的癌。

(3) 基底样鳞状细胞癌：同时具有基底细胞样和鳞状细胞成分的侵袭性、高级别的鳞状细胞癌亚型，极少见。

（三）扩散途径

1. 直接蔓延　肿瘤呈浸润性生长，向上可侵蚀颅底骨质，造成颅内播散，侵犯第Ⅱ～Ⅵ对脑神经；向下侵犯梨状隐窝、会厌及舌根；向外侧可破坏耳咽管至中耳；向前可侵犯鼻腔和眼眶；向后则可破坏上段颈椎。

2. 淋巴道转移 鼻咽黏膜固有膜内有丰富的淋巴丛，故早期即发生淋巴道转移。由于原发病灶小，鼻咽症状不明显，一半以上的患者以颈部淋巴结无痛性肿大为首发症状。癌细胞首先转移至咽后壁淋巴结，再到颈深上淋巴结。颈淋巴结转移一般发生在同侧，其次为双侧受累，极少为对侧。

3. 血道转移 较常见，常可转移至肝、肺、骨、肾、肾上腺和胰等器官。

（四）临床病理联系

鼻咽癌早期症状不明显，易被忽略，半数以上的患者以无痛性颈部淋巴结肿大就诊。近50%患者出现鼻塞、流涕，特别是血性鼻涕，阻塞咽鼓管出现耳鸣、耳聋也较常见。脑神经受累时可出现头痛、复视、斜视、面部麻痹、吞咽困难等症状。本病恶性度高，对放疗敏感，尤其是非角化性癌，放疗后病情可明显好转，但易局部复发。

二、喉癌

喉癌（carcinoma of the larynx）是来源于喉黏膜上皮的恶性肿瘤。患者年龄多在40岁以上，60～70岁发病率最高，大约96%为男性。长期大量吸烟、酗酒、环境污染、人乳头瘤病毒感染以及胃食管反流性疾病是与本病发生有关的危险因素。临床表现与发生部位有关，声音嘶哑是声门癌最常见的早期症状，声门上区癌常表现为吞咽困难，声门下区癌常表现为呼吸困难、喘鸣。

（一）病理变化

喉癌以声带癌最为常见，占全部喉癌的60%～65%，其次为声门上型，占全部喉癌的30%～35%，声门下型最少，小于5%。

肿瘤呈扁平斑块或息肉样，表面可有溃疡。

喉癌的组织学类型以鳞状细胞癌最常见，占95%～98%，腺癌少见，约为2%。按鳞状细胞癌发展程度可分为3型：

1. 原位癌 癌仅限于上皮内，上皮全层均癌变但不突破基底膜。该型甚少见。

2. 早期浸润癌 一般由原位癌发展而来，部分癌组织突破上皮基底膜向下浸润，在固有膜内形成癌巢。

3. 浸润癌 最常见，癌组织已浸润喉壁。组织学上将其分为高分化、中分化和低分化鳞状细胞癌3型，其中以高分化型多见，癌细胞间可见细胞间桥，有细胞角化和角化珠形成。低分化型细胞异型性大，常以梭形细胞为主，且弥散分布，不形成巢状，似肉瘤结构。中分化型介于两者之间。疣状癌（verrucous carcinoma）是一种非转移性的高分化鳞状细胞癌的一个亚型，少见，仅占喉癌的1%～2%，癌组织主要向喉腔呈外生疣状突起，境界清楚。镜下呈乳头状结构，癌细胞分化良好，通过推挤式侵袭局部间质。疣状癌生长缓慢，不转移，预后良好。

（二）扩散途径

喉癌常向黏膜下浸润蔓延，侵犯邻近软组织，向前可破坏甲状软骨、颈前软组织、甲状腺，向后扩散可累及食管，向下蔓延至气管。

喉癌转移一般发生较晚，常经淋巴道转移至颈淋巴结，多见于颈总动脉分叉处淋巴结。血道转移较少见，但可发生于喉癌晚期，最常见转移部位是肺，其次为骨、肝、肾等处。

三、肺癌

肺癌（carcinoma of the lung）是当今世界上最常见的恶性肿瘤。统计资料表明，肺癌占所有新发现恶性肿瘤的12.6%，全世界每年因肺癌而死亡的人数超过110万。肺癌的发病率有明显的地域差别，发达国家肺癌发病率明显高于发展中国家。近几十年来，我国居民肺癌的发病率呈明显增高的趋势，已居各种恶性肿瘤首位。肺癌多见于 40 岁以上人群，男性多见，男女性别比例为 2.7 : 1。

（一）病因

肺癌的病因尚不十分清楚，目前一般认为主要与以下因素有关：

1. **吸烟** 吸烟是肺癌发生的主要因素。国内外大量研究及流行病学资料表明，吸烟者肺癌的发病率比不吸烟者高 20～25 倍，85% 的男性肺癌患者和 47% 的女性肺癌患者是由吸烟引起的。发病率与吸烟持续时间的长短和吸烟的量成正相关。戒烟 5 年以上，肺癌发生的危险率显著下降，停止吸烟 20 年以上其肺癌发生的危险率与不吸烟者接近。香烟燃烧的烟雾中含有大量的致癌物，如苯并芘、焦油及砷、镍等。通过降低焦油含量或加用过滤嘴使烟草中致癌成分发生改变，则肺癌的组织学类型也能发生变化，这进一步证实了吸烟与肺癌发生密切相关。应当指出的是，被动吸烟也会增加肺癌发生的危险性。

2. **空气污染** 机动车排出的废气、工业废气、家庭排烟等均可造成空气污染，污染的空气中 3,4-苯并芘、二乙基亚硝酸胺及砷等致癌物的含量均较高。有资料表明，肺癌的发病率与空气中 3,4-苯并芘的浓度成正相关。此外，家居装饰材料散发的氡及氡子体等物质也是肺癌发生的危险因素。

3. **职业因素** 特殊职业暴露因素与肺癌的发生有关。最重要的肺癌职业性致癌物包括石棉、二氧化硅晶体、氡重金属等。长期接触放射性物质（铀）或从事放射性矿石开采及吸入含石棉、镍、砷等化学致癌粉尘的工人，肺癌发生率也较高。

4. **其他因素** 遗传因素与肺癌的关系尚不十分清楚，但基因水平上的改变是导致正常细胞癌变的分子基础，研究表明多种癌基因发生突变或抑癌基因失活与肺癌的发生发展密切相关，如在小细胞肺癌中 *C-MYC* 的活化、肺腺癌中 *K-RAS* 的突变，以及两种类型肺癌中都存在的抑癌基因 *p53* 失活等。另外，实验研究表明，通过饮食途径摄入黄曲霉毒素 G_1 和杂色曲霉素等均可诱发实验动物肺腺癌的发生，这也是值得关注的问题。

（二）病理变化

1. **肉眼类型** 根据肿瘤的发生部位，可将肺癌分为中央型、周围型和弥漫型 3 种类型。

（1）中央型（肺门型）：此型最常见，占肺癌的 60%～70%。癌发生于主支气管或叶支气管等大支气管，在肺门部形成肿块。早期，病变气管壁可弥漫性增厚或形成息肉状、乳头状肿物突向管腔，使气管腔狭窄或闭塞。随病情进展，肿瘤破坏支气管壁向周围肺组织浸润，经淋巴管转移至支气管和肺门淋巴结，在肺门部形成环绕癌变支气管的巨大肿块（图 8-20）。

（2）周围型：癌发生于肺段以下支气管，在近胸膜的肺周边部形成孤立的结节状或球形癌结节，直径为 2～8cm，无包膜，与支气管的关系不明显（图 8-21），占肺癌总数的 30%～

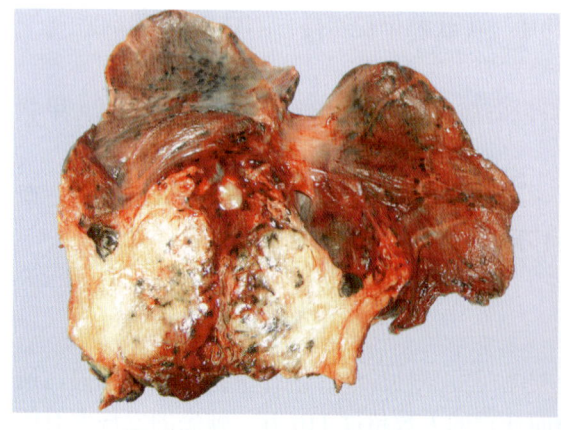

图 8-20 中央型肺癌
肺门处可见灰白色肿块（滨州医学院吴淑华教授提供）

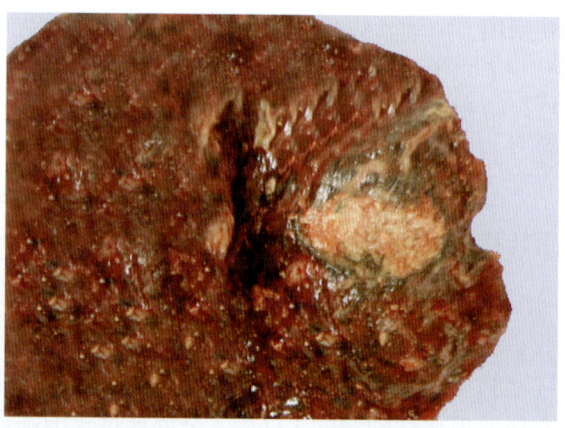

图 8-21 周围型肺癌
肿块位于肺周边，中央坏死

40%，此型发生淋巴结转移常较中央型晚，但可侵犯胸膜。

（3）弥漫型：较少见，占肺癌的2%～5%。癌组织沿肺泡管及肺泡弥漫性浸润生长，形成多数粟粒大小结节布满肺大叶的一部分或全肺叶，也可形成大小不等的多发性结节散布于多个肺叶内，需与肺转移癌和肺炎鉴别。

2. 组织学类型 肺癌组织学表现复杂多样，分类方法长期以来未能取得一致。按WHO提出的肺癌分类，将肺癌分为鳞状细胞癌、小细胞癌、腺癌、大细胞癌、腺鳞癌、肉瘤样癌、类癌和唾液腺癌8个基本类型，能较好地反映不同组织学类型肺癌的临床特点及预后，并能指导治疗方法的选择，因而有较高的临床应用价值。实际上，部分肺癌并非仅表现为单一的组织学形态，而是有多种组织学表现混合存在，此类病例常以其主要组织学表现归类。

（1）鳞状细胞癌（鳞癌）：鳞癌为肺癌中最常见的类型，占肺癌手术切除标本的60%以上，其中80%～85%为中央型肺癌。患者绝大多数为中老年人且90%以上有吸烟史。该型多发生于段以上大支气管，纤维支气管镜检查易发现。根据分化程度，又可分为高分化、中分化和低分化鳞癌。高分化者，癌巢中有角化珠形成，常可见到细胞间桥；中分化时有细胞角化，但无角化珠形成，可有细胞间桥；低分化鳞癌癌巢分界不甚明显，细胞异型性大，无细胞内角化及角化珠。**电镜**：可见鳞状细胞特征性的张力微丝束和细胞间桥粒连接，数量不等，分化愈好，数量也愈多。免疫组化染色大多数鳞状细胞癌表达高分子量角蛋白（CK34βE12）、CK 5/6。

（2）腺癌：肺腺癌的发病率仅次于鳞癌，近年来统计资料表明其发病率有明显的上升趋势，部分地区两者的发病率已不相上下。女性患者多见，占一半以上，且多为非吸烟者。肺腺癌临床治疗效果及预后比鳞癌差，手术切除后5年存活率小于10%。肺腺癌是周围型肺癌最常见的类型，约占65%，肿块通常位于胸膜下，境界不甚清晰，15%累及胸膜。但近年来随着分子靶向治疗的快速推广，小分子酪氨酸激酶抑制剂治疗具有*EGFR*基因突变的肺腺癌获得了良好的疗效。**镜下**：癌细胞呈腺样排列或有黏液产生，呈腺泡样、

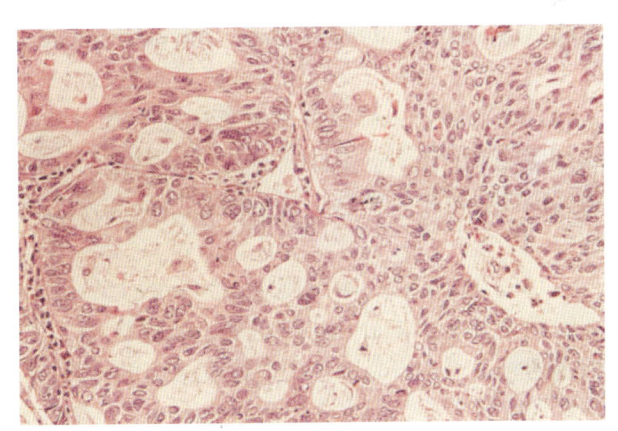

图 8-22 肺腺癌
癌细胞排列呈腺样结构

乳头状、细支气管肺泡样和伴有黏液的实性腺癌，80%是混合亚型腺癌，单一组织学类型少见。癌组织分化程度不等，高分化腺癌癌细胞呈腺腔结构，有乳头形成及黏液分泌；中分化腺癌腺腔结构排列紧密或为实体状癌巢（图8-22）；低分化腺癌常无腺样结构，呈实体状或筛状，分泌现象少见，细胞异型性明显。细支气管肺泡癌（bronchioloalveolar carcinoma）是肺腺癌的一种亚型，以高分化为主。肉眼为弥漫型或多结节型，镜下见癌细胞沿尚存的肺泡壁、肺泡管壁生长，形似腺样结构，常有乳头形成，肺泡间隔多未被破坏，依然保留肺泡轮廓（图8-23），无间质、血管和胸膜侵犯。肺腺癌电镜下的主要特征为癌细胞内有微腔形成，表面有微绒毛；胞浆内见分泌颗粒或黏液颗粒，细胞间见连接复合体。免疫组化染色CK pan、EMA、CEA、TTF-1、CK7呈阳性。

2011年国际肺癌研究学会（IASLC）、美国胸科学会（ATS）、欧洲呼吸学会（ERS）联手推出了关于肺腺癌的国际多学科分类新标准。腺癌分为如下类型：①原位腺癌（adenocarcinoma in situ，AIS）：肿瘤呈局限性，直径≤3cm，瘤细胞沿肺泡壁呈贴壁样生长，无间质、血管或胸膜浸润。②微浸润性腺癌（minimally invasive adenocarcinoma，MIA）：为局

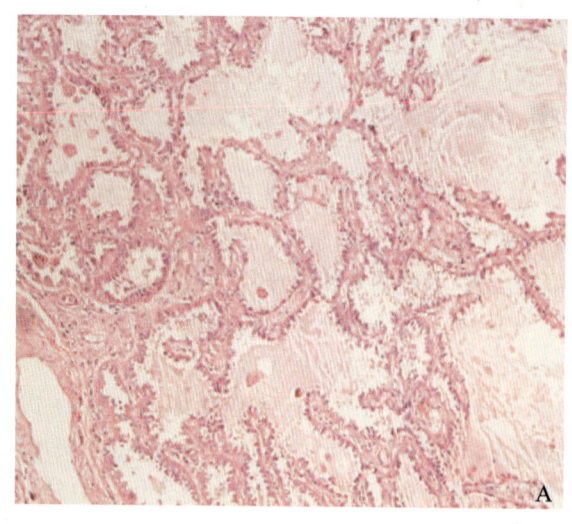
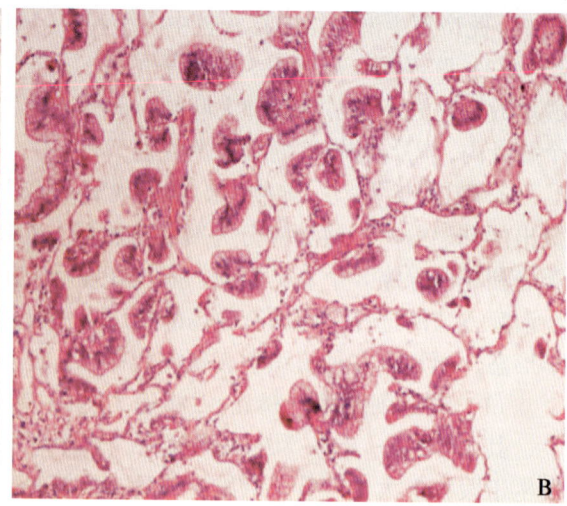

图 8-23　细支气管肺泡癌
癌细胞沿肺泡壁、肺泡管壁生长，形似腺样结构

限性腺癌，直径≤3cm，肿瘤细胞生长方式为沿肺泡壁呈贴壁样生长，浸润灶≤0.5cm。AIS 和 MIA 通常表现为非黏液型或极罕见的黏液型。根据小活检和（或）细胞学标本不可能确切诊断 AIS、MIA。③浸润性腺癌（invasive adenocarcinoma）：按肿瘤细胞生长方式分为腺泡型、乳头型、实体型和细支气管肺泡癌等亚型。

（3）腺鳞癌：腺鳞癌很少见，发病率占肺癌的 0.4%～4%。肺癌组织内含有腺癌和鳞状细胞癌两种成分，其中每种成分至少占全部肿瘤的 10%。临床表现和特征与腺癌相似，多为周围型，易早期转移，预后差。目前认为此型肺癌发生于具有多种分化潜能的支气管储备细胞。

（4）小细胞癌：小细胞癌占肺癌的 15%～20%。小细胞肺癌过去被称为燕麦细胞癌、小细胞间变性癌、未分化小细胞癌，现已废用。患者多为中老年人，80% 以上为男性，且与吸烟密切相关。本型是肺癌中恶性度最高的一种，生长迅速，转移早，5 年存活率为 1%～2%。手术切除效果差，但对化疗和放疗敏感。小细胞肺癌多为中央型，常发生于大支气管，沿支气管黏膜下或支气管周围向肺实质浸润生长。

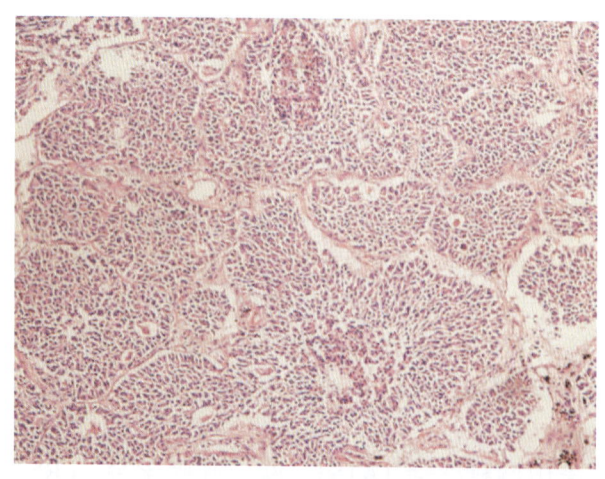

图 8-24　小细胞肺癌
癌组织呈巢状排列，癌细胞小，短梭形

镜下：与其他神经内分泌肿瘤相同，癌组织呈小梁状、巢状、栅栏状、菊形团状排列。癌细胞小，核常呈圆形、卵圆形或梭形；胞浆少，似裸核，细胞分界不清；核染色质细颗粒状，核仁缺乏，核分裂象常见。癌细胞呈短梭形或燕麦形，故又称燕麦细胞癌（图 8-24）。小细胞肺癌具有神经内分泌功能，电镜下 66%～90% 的病例癌细胞胞浆可见神经内分泌颗粒，临床上可出现副肿瘤综合征。免疫组化染色显示癌细胞对神经内分泌标志物如 CD56、CgA、Syn 及 TTF-1 呈阳性反应，角蛋白亦可显示阳性。

（5）大细胞癌：大细胞癌是一种未分化的非小细胞肺癌，缺乏小细胞癌、鳞癌或腺癌的细胞分化和结构特点。大细胞癌曾被称为大细胞未分化癌或大细胞间变性癌，约占所有肺癌的9%，好发于老年人，且多数为男性。大细胞癌通常为周围型肿块，体积常较大。**镜下**：癌组织常呈实性团块、片状、巢状或弥漫性分布。癌细胞核大，空泡状，核仁明显，核分裂象多见，胞浆丰富，通常均质淡染，也可呈颗粒状或胞浆透明。光镜下癌组织无腺癌或鳞癌分化的组织学形态特点，但超微结构证实其为腺样或鳞状分化，其中前者更多见。大细胞癌可呈神经内分泌分化，故又可分为大细胞神经内分泌癌、复合性大细胞神经内分泌癌亚型。大细胞癌恶性程度高，生长迅速，转移早而广泛，生存期大多在1年之内。

(6) 肉瘤样癌：肉瘤样癌是一组分化差，含有肉瘤或肉瘤样（梭形细胞和巨细胞）分化的非小细胞癌。此型少见，恶性度高，侵袭性强，比肺鳞癌、肺腺癌预后差。肿瘤可位于肺中央或周围，癌组织分化差，根据其细胞形态特点和构成成分可分为多形性癌、梭形细胞癌、巨细胞癌、癌肉瘤和肺母细胞瘤5个亚型。免疫组化染色肿瘤细胞常联合表达CK、CEA、EMA、波形蛋白、S-100，TTF-1在巨细胞癌表达阳性，CgA在肺母细胞瘤可表达阳性。

(7) 类癌：类癌显示神经内分泌分化的特征性生长方式，包括器官样、小梁状、岛状、栅栏状、菊形团状排列。类癌分为典型类癌和不典型类癌两个类型，主要鉴别特征是核分裂活性以及出现或缺乏坏死，典型类癌核分裂象少于2/10HPF（高倍镜视野），并缺乏坏死；不典型类癌核分裂象为(2~10)/10HPF，和（或）伴坏死灶。不典型类癌过去曾被称为分化好的神经内分泌癌，恶性类癌的称呼现已不再使用。类癌多沿支气管壁生长，呈分界清楚的棕黄色结节。**镜下**：肿瘤细胞由一致的多角形细胞组成，胞浆嗜酸性，核染色质细颗粒状。瘤细胞排列成器官样、小梁状，周围是富于血管的间质。类癌起源于气道的神经内分泌细胞。免疫组化染色显示神经内分泌标志物如CgA、Syn、CD57和CD56呈强阳性，大多数类癌角蛋白和CD99阳性。典型类癌5年生存率为90%以上，优于不典型类癌（65%左右），即使伴有淋巴结转移也有较好的预后。

(8) 唾液腺癌：唾液腺癌是一类与唾液腺组织学相一致的恶性上皮性肿瘤，包括黏液表皮样癌、腺样囊性癌和上皮-肌上皮癌。唾液腺癌与吸烟及其他危险因素无关，发病率极低，在所有肺肿瘤中所占比例小于1%，多发生于支气管，术后易复发。

关于早期肺癌和隐性肺癌国际上尚未统一标准。近年来国内外学者对早期肺癌和隐性肺癌进行了不少研究。一般认为发生于段支气管以上的大支气管的早期肺癌为中央型早期肺癌，其癌组织仅局限于管壁内生长，包括腔内型和管壁浸润型，后者不突破外膜，未侵及肺实质，且无局部淋巴结转移。发生于小支气管者称周围型早期肺癌，在肺组织内呈结节状，直径小于2cm，无局部淋巴结转移。隐性肺癌指影像学检查阴性而痰细胞学检查癌细胞阳性，手术切除标本经病理学检查证实为支气管黏膜原位癌或早期浸润癌而无淋巴结转移者。

(三) 扩散途径

1. **直接蔓延** 中央型肺癌常直接侵犯纵隔、心包及周围血管，或沿支气管向同侧甚至对侧肺组织蔓延。周围型肺癌可直接侵犯胸膜并侵入胸壁。

2. **转移** 肺癌淋巴道转移常发生较早，癌组织首先转移到支气管旁、肺门淋巴结，进而转移到纵隔、锁骨上、腋窝及颈部淋巴结。周围型肺癌癌细胞可进入胸膜下淋巴丛，形成胸膜下转移灶并引起胸腔血性积液。血道转移常见于脑、肾上腺、骨等器官和组织，也可转移至肝、胰腺、甲状腺等处。小细胞癌易发生血道转移。

(四) 临床病理联系

肺癌是发病最为隐匿的肿瘤，常因早期症状不明显而失去及时诊治的机会。患者因咳嗽、痰中带血、胸痛，特别是咯血而就医，此时多已是中晚期。肺癌的症状和体征与肿瘤发生部位、大小及扩散转移范围有关，一般中央型肺癌出现症状早，癌组织压迫支气管可引起肺组织局限性萎缩或肺气肿；合并感染则引起肺炎或脓肿形成；癌组织侵犯胸膜可引起胸痛及血性胸腔积液；癌侵蚀食管可引起支气管-食管瘘；侵犯纵隔可压迫上腔静脉，出现面部水肿及颈、胸部静脉曲张等上腔静脉综合征表现。位于肺尖部的肿瘤常侵犯颈交感神经，引起病侧眼睑下垂、瞳孔缩小和胸壁皮肤无汗等交感神经麻痹症状，即霍纳综合征；侵犯臂丛神经可出现上肢疼痛和肌肉萎缩等。肺神经内分泌肿瘤因有异位内分泌作用而引起副肿瘤综合征，尤其是小细胞癌分泌大量5-羟色胺而引起类癌综合征，表现为支气管痉挛、心动过速、水样腹泻和皮肤潮红等。此外，患者还可以出现肺性骨关节肥大、男性乳腺肥大、肌无力综合征和库欣综合征等。

肺癌患者预后不良，早发现、及时确诊、及时治疗对于提高生存率至关重要。对于40岁以上人群，尤其是长期吸烟者，如出现刺激性干咳、痰中带血和胸痛等症状应高度警惕，及时进行影像学检查（X线、CT、MRI）、痰脱落细胞学检查、肺纤维支气管镜检查或肺CT引导下穿刺及病理组织学检查，对肺癌早期诊断具有重要价值。

第八节 胸膜疾病

一、胸膜炎

胸膜炎是多种致病因素刺激胸膜所致的胸膜炎症，较常见的原因是肺的炎性疾病波及胸膜。临床最常见的症状是胸痛，随呼吸和咳嗽时加重，此外还可出现咳嗽、胸闷、气急，甚至呼吸困难等症状，感染性胸膜炎或胸腔积液继发感染时，可伴发热。临床上胸膜炎有多种类型，以结核性胸膜炎最为常见。

胸膜炎按病因可分为感染性胸膜炎（如细菌性、真菌性）和非感染性胸膜炎（如类风湿性、淀粉样变性等）；按胸膜腔内有无液体积聚可分为渗出性胸膜炎和干性胸膜炎。胸膜炎大多表现为渗出性炎症，根据渗出物的性质可分为浆液性胸膜炎、纤维素性胸膜炎及化脓性胸膜炎。

（一）浆液性胸膜炎

浆液性胸膜炎又称湿性胸膜炎，主要表现为胸膜腔有大量淡黄色浆液渗出，常见于肺炎及肺结核病初期，也可是全身性疾病（类风湿性关节炎、系统性红斑狼疮等）的局部表现。胸腔内渗出液过多时胸痛可消失，但可发生呼吸困难。

（二）纤维素性胸膜炎

纤维素性胸膜炎又称干性胸膜炎，渗出物主要为纤维素，一般无渗出液或有少量渗出液，大多由于肺部感染波及胸膜所致，多见于细菌性肺炎、肺结核，其次尿毒症、风湿病和肺梗死也可并发。渗出的纤维素附着于脏层胸膜，粗糙而无光泽，因呼吸运动受牵拉，临床听诊可闻及胸膜摩擦音，并出现胸痛，咳嗽时疼痛加剧。少量渗出可以吸收，若渗出物多，纤维素不能被完全溶解吸收，则发生机化，导致胸膜纤维性肥厚和粘连，使呼吸运动受限。

（三）化脓性胸膜炎

化脓性胸膜炎常继发于肺炎链球菌、金黄色葡萄球菌等化脓性细菌引起的肺炎、肺脓肿，也可由食管、腹部感染等蔓延至胸膜及血源播散所致。脓性渗出液积聚于胸腔形成脓胸。

二、胸腔积液

胸膜腔是位于脏层和壁层胸膜之间的一个完全封闭的潜在腔隙，正常人胸膜腔内有3~15ml液体，起润滑作用。胸膜腔内液体部分经毛细血管的静脉端再吸收，部分经淋巴管回收至血液，滤过与吸收处于平衡状态。当某种因素打破动态平衡致使胸膜腔内液体形成过快或吸收过缓时，即产生胸腔积液（pleural effusion），常见胸膜炎症（肺结核、肺炎）、恶性肿瘤（肺癌、乳腺癌、淋巴瘤）转移引起的渗出液，以及心力衰竭、肾病、肝硬化、低蛋白血症等引起的漏出液。癌性胸腔积液多为血性，肺结核和肺梗死也可引起血性胸腔积液。胸腔积液的脱落细胞学检查可以判定胸腔积液性质，胸膜炎症时，可见各种炎症细胞及增生与退变的间皮细胞，中性粒细胞增多提示急性炎症，淋巴细胞为主则多为结核性胸腔积液；恶性胸腔积液中约有60%可查到恶性肿瘤细胞。临床上以呼吸困难为最常见的症状，可伴有胸痛和咳嗽。此病应针对不同的病因进一步治疗。

三、胸膜间皮瘤

胸膜间皮瘤（pleural mesothelioma）是发生于胸膜间皮细胞的一种恶性肿瘤，沿胸膜表面弥漫性浸润生长，故也称弥漫性恶性胸膜间皮瘤，简称恶性间皮瘤或仅称间皮瘤，主要见于老年人，偶可见于儿童，男性患者多于女性患者。临床表现最常见为呼吸困难、胸痛，伴大量胸腔积液，胸腔积液常为血性。现已证明其发病与吸入石棉粉尘密切相关。间皮细胞具有分化为上皮和纤维组织的双向分化能力，故由间皮细胞发生的间皮瘤也具有双向分化特征。

肉眼：特征性地表现为胸膜弥漫性增厚呈多发性结节状，结节分界不清，灰白色，大小不等，孤立性结节肿块相当罕见。早期，壁层胸膜可见多发小结节，随病变进展结节互相融合导致脏层和壁层胸膜融合。肿瘤常累及一侧胸膜的大部分，沿叶间隙扩散至胸膜下肺组织，也可扩散到对侧胸膜、心包腔、胸壁、膈肌。

镜下：①上皮样间皮瘤：组织学构象复杂，呈上皮样细胞形态，大部分非常温和，偶见间变类型。瘤细胞排列呈管状、乳头状和片状。CK5/6、钙视网膜蛋白（calretinin）、Wilms肿瘤基因-1（WT-1）阳性。②肉瘤样间皮瘤：由排列成束状的梭形细胞构成（图8-25 A），免疫组化染色除广谱CK阳性外（图8-25B），波形蛋白（图8-25C）、肌动蛋白、结蛋白可呈阳性表达。③促结缔组织增生性间皮瘤：致密胶原组织被不典型细胞分隔，呈席纹状排列，至少占肿瘤的50%。④双向型间皮瘤：有上皮样和肉瘤样两种结构。

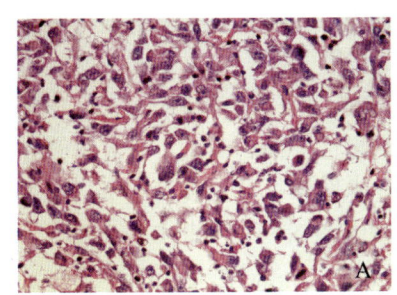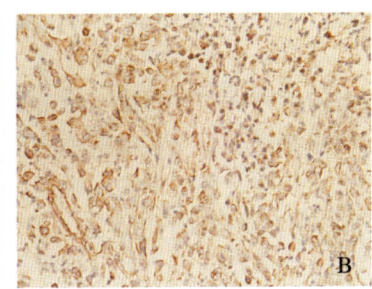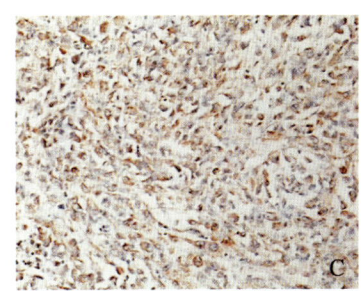

图8-25 胸膜间皮瘤

A. 瘤细胞排列成束状，细胞呈梭形；B. CK在细胞质阳性表达；C. 波形蛋白在细胞质阳性表达

恶性胸膜间皮瘤预后与发病年龄、组织学分型、肿瘤分期、患者体质、临床症状（胸痛）有关。

（张祥宏　李玉红　吴文新）

第九章　消化系统疾病

消化系统由消化管和消化腺组成。消化管由口腔、咽、食管、胃、肠及肛门组成。消化腺由涎腺、肝、胰腺及消化管的黏膜腺体等组成。消化系统具有消化、吸收、排泄、解毒及内分泌等功能，它与外界直接相通，是多种致病因素侵入人体的门户，所以消化系统也是人类疾病发病率较高的一个系统。本章主要讲述消化系统的常见病、多发病，主要有食管炎、胃炎、溃疡病、阑尾炎、肠炎、肝炎、肝硬化、胰腺炎、胆囊炎、胆石症等以及消化系统中的常见肿瘤（包括食管癌、胃癌、肝癌及大肠癌）。

第一节　食管的炎症

一、食管炎

食管炎（esophagitis）是发生于食管黏膜的一种炎症性病变，多由物理、化学和生物因素等引起，如最常见的胃液食管反流，其次的微生物感染，以及食管插管的机械性损伤、高温灼伤、长期呕吐、误服腐蚀性化学性毒物或药物等。一般将食管炎分为急性和慢性两种类型。

1. 急性食管炎　主要表现为食管黏膜充血、水肿等渗出性改变，严重者可出现出血、坏死、溃疡等。

2. 慢性食管炎　可由急性食管炎演变而来。食管黏膜鳞状上皮可增生，上皮层及固有层内有数量不等的淋巴细胞、浆细胞、嗜酸性粒细胞浸润，黏膜层、黏膜下层甚至肌层可纤维化，严重者引起食管狭窄。

反流性食管炎：又称胃食管反流性疾病（gastroesophageal reflux disease，GERD），主要是由于胃液或十二指肠液反流入食管，刺激食管下段黏膜而引起的慢性炎症。内镜下可见食管黏膜充血、水肿，严重时可发生糜烂、溃疡及慢性出血，晚期因纤维性修复导致食管狭窄。主要症状是反酸、胸骨后烧灼感（"烧心"）、疼痛及吞咽困难。长期的慢性炎症可引起Barrett食管。

二、Barrett食管

Barrett食管是指在食管下端括约肌水平以上，由柱状上皮取代食管下段鳞状上皮的现象。它属于癌前病变，其腺癌发生的危险性超过普通人群30～50倍。慢性胃食管反流性疾病是其主要原因，临床上可出现反流性食管炎的症状。

病理变化

肉眼：内镜下病灶不规则，单发或多发，病变处黏膜呈橘红色，可伴天鹅绒样外观。

镜下：病变处食管黏膜的鳞状上皮被柱状上皮所取代（图9-1），表现为Barrett食管

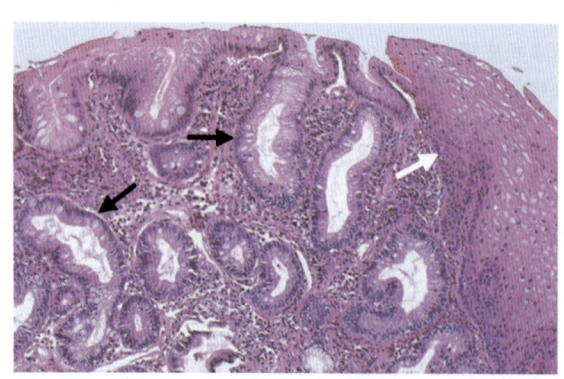

图9-1　Barrett食管
食管鳞状上皮被小肠黏膜上皮细胞和腺体所替代（黑色箭头所示），残存的食管鳞状上皮（白色箭头所示）
（天津医科大学病理学教研室供图）

黏膜，由类似胃黏膜或小肠黏膜的上皮细胞和腺体组成，一般分为3种类型：①胃底上皮型：似胃底黏膜，含有胃黏膜上皮、胃小凹、壁细胞、主细胞；②交界上皮型：似胃窦黏膜，只有柱状黏液细胞，无壁细胞和主细胞；③肠化上皮型：似小肠黏膜，有柱状黏液细胞、杯状细胞和（或）潘氏细胞，无吸收功能，可见绒毛结构。这3种类型的黏膜上皮均可发生不典型增生。Barrett食管的并发症与反流性食管炎一样，即溃疡、狭窄、出血，还可恶变，而食管狭窄是Barrett食管最常见的并发症。

第二节 胃　　炎

胃炎（gastritis）是指由各种致病因素引起的胃黏膜的炎症，可分为急性胃炎和慢性胃炎。急性胃炎常有明确的病因，慢性胃炎病因和发病机制比较复杂，目前尚未完全明了。

一、急性胃炎

1．急性单纯性胃炎　多因暴饮暴食等饮食不当或食用刺激性食物、药物及烈性酒等所致，病变黏膜充血、水肿，表面附着黏液，可伴有糜烂。

2．急性出血性胃炎　多因过度酗酒、用药（阿司匹林等）不当及由严重创伤、烧伤和大手术等引起的机体应激状态所致。病变处以胃黏膜急性出血和糜烂为特征，或呈多发性、浅表性的应激溃疡。

3．急性腐蚀性胃炎　多由吞服强酸、强碱等腐蚀剂引起。病变多较严重，胃黏膜常出现坏死、脱落，严重者可出现胃穿孔。

4．急性化脓性胃炎　又称为急性蜂窝织性胃炎，多由金黄色葡萄球菌、链球菌、肺炎链球菌、大肠埃希菌等经血道或胃外伤直接感染所致。胃呈弥漫性化脓性炎。

二、慢性胃炎

慢性胃炎是一种常见病、多发病，多由急性胃炎转变而来。

（一）病因和发病机制

慢性胃炎的病因和发病机制较复杂，目前尚未完全明了。可能与以下因素有关：

1．幽门螺杆菌（*Helicobacter pylori*，HP）感染　目前认为HP与慢性胃炎的关系密切。HP是一种微弯曲的棒状革兰阴性杆菌，存在于大部分慢性胃炎患者的胃黏膜上皮表面或腺体内的黏液层中，发病机制见消化性溃疡。

2．长期慢性刺激　喜食热烫、浓碱或刺激性食物，长期饮酒、吸烟或滥用水杨酸类药物等使急性胃炎迁延不愈。

3．幽门括约肌功能失调　可使十二指肠肠液或胆汁反流从而破坏胃黏膜屏障。

4．自身免疫损伤　主要见于A型慢性萎缩性胃炎，其发生与自身免疫有关，又称自身免疫性胃炎。

（二）病理变化

根据病变的不同，慢性胃炎可分为以下4类，其中以浅表性最为多见。

1．慢性浅表性胃炎　又称慢性单纯性胃炎，病变部位以胃窦部多见。

肉眼： 可见黏膜弥漫性或多灶性充血、水肿，伴点状出血或糜烂。

镜下： 病变仅限于黏膜浅层（即黏膜上1/3），病变呈多灶或弥漫分布，黏膜厚度正常，固有膜充血、水肿，淋巴细胞和浆细胞，甚至中性粒细胞浸润，可伴小灶性出血，表层上皮细胞坏死脱落形成糜烂。长期发作可转为慢性萎缩性胃炎。

2. 慢性萎缩性胃炎　慢性萎缩性胃炎可分为 A、B 两型。A 型的发生与自身免疫有关，HP 的检出率为 6%～14%，患者血清中可找到抗壁细胞抗体和抗内因子抗体，常有维生素 B_{12} 吸收障碍，并伴有恶性贫血。病变多发生在胃体和胃底部，胃窦部 G 细胞因代偿性增生使血清促胃液素增高。B 型的发病与自身免疫无关，HP 的检出率约 90%，血清中抗壁细胞抗体阴性，也不伴有恶性贫血，病变多在胃窦部，血清促胃液素正常或降低，部分病例可能发生癌变。我国患者大多数属于 B 型。两型胃炎病变基本相同，均累及黏膜全层。A 型和 B 型萎缩性胃炎的区别见表 9-1。

肉眼： 胃黏膜变薄，皱襞变平甚至消失，表面呈颗粒状（图 9-2），黏膜下血管分支清晰可见，黏膜由正常的橘红色变为灰白色或灰黄色。

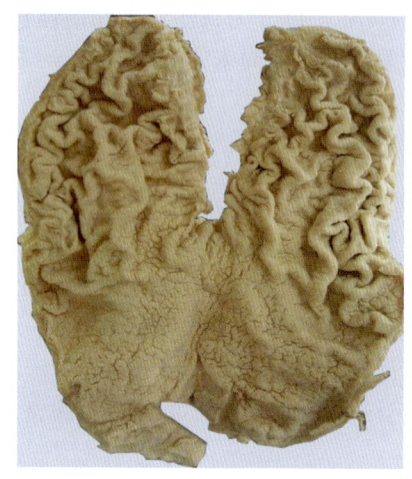

图 9-2　慢性萎缩性胃炎
胃窦部黏膜变薄、变平，呈颗粒状

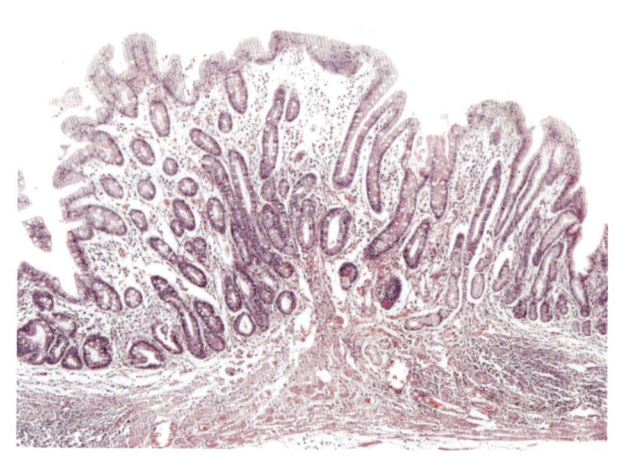

图 9-3　慢性萎缩性胃炎伴肠上皮化生
黏膜固有层腺体减少，由肠黏膜上皮替代

镜下： 病变的主要特点是胃黏膜变薄，固有层腺体变小，数目减少，可有囊性扩张。黏膜固有层内有淋巴细胞和浆细胞浸润，甚至可形成淋巴滤泡。胃体和胃底部腺体的壁细胞和主细胞减少或消失，被类似幽门腺的黏液细胞所取代，称为假幽门腺化生。在胃窦病变区，可发生肠上皮化生，表现为胃黏膜表层上皮细胞和腺体中可出现分泌黏液的杯状细胞、潘氏细胞、有刷状缘的吸收细胞（图 9-3）。肠上皮化生的细胞可出现不同程度的不典型增生，目前认为肠上皮化生与肠型胃癌的发生有一定关系。

表9-1　A型和B型萎缩性胃炎的区别

	A型	B型
病因和发病机制	自身免疫	HP感染
病变部位	胃体部或胃底部弥漫性分布	胃窦部多灶性分布
抗内因子抗体、抗壁细胞抗体（胃液和血清）	阳性	阴性
血清促胃液素水平	高	低
胃黏膜内G细胞增生	有	无
血清中自身抗体	阳性（＞90%）	无
胃酸分泌	明显降低	中度降低或正常
血清维生素B_{12}水平	降低	正常
恶性贫血	常有	无
伴发消化性溃疡	无	高

3. **慢性肥厚性胃炎** 病变常发生于胃底及胃体部。**肉眼**：黏膜肥厚，皱襞加深、变宽，似脑回状。**镜下**：腺体肥大增生，腺管延长，增生的腺体可穿过黏膜肌层。黏膜表面黏液细胞增多，固有层炎症细胞浸润不显著。

4. **疣状胃炎** 较少见，原因不明，好发于胃窦部。**肉眼**：胃黏膜可见多个中央凹陷疣状突起的病灶。**镜下**：可见凹陷处上皮变性、坏死甚至发生糜烂，往往伴有急性炎性渗出物。

（三）临床病理联系

慢性浅表性胃炎患者因病变较轻，常无明显症状，有时可出现消化不良、上腹不适或隐痛。慢性萎缩性胃炎由于胃固有层腺体萎缩，壁细胞和主细胞减少或消失，胃液分泌减少，患者可出现食欲下降、消化不良、上腹部不适或疼痛等。A型胃炎患者因内因子缺乏、维生素B_{12}吸收障碍，常发生恶性贫血。慢性肥厚性胃炎由于腺体增生和肥大，患者可有明显的上腹部烧灼感、疼痛及反酸等症状。

第三节 消化性溃疡

消化性溃疡（peptic ulcer）亦称溃疡病，是以胃或十二指肠黏膜形成慢性溃疡为特征的一种常见多发病。慢性消化性溃疡发生在胃，称为胃溃疡病，约占25%；如发生在十二指肠，称为十二指肠溃疡病，约占75%；胃和十二指肠同时存在溃疡较为少见，称为复合性溃疡病，约占5%。十二指肠溃疡病较胃溃疡病多见。本病常反复发作，呈慢性经过。患者多为成年人，男性多于女性。主要临床表现为周期性上腹部疼痛、反酸、嗳气和上腹饱胀感等。

一、病因和发病机制

消化性溃疡的病因比较复杂，发病机制尚未完全阐明，目前认为可能与以下因素有关：

（一）幽门螺杆菌的感染

大量研究表明，幽门螺杆菌感染在溃疡病的发病中具有重要作用。细菌产生尿素酶，催化游离氨生成，使其能在胃黏膜局部的酸性环境中生存，并产生蛋白酶和磷脂酶，直接溶解破坏黏膜上皮。细菌基因中含致病岛，可编码产生多种毒素，引起黏膜上皮空泡变性，并介导免疫反应，引发局部炎症。此外，细菌还通过对中性粒细胞的趋化作用，促进黏膜的损伤，通过激活血小板因子，促进黏膜毛细血管内血栓形成，使黏膜局部缺血。上述综合因素均可导致胃、十二指肠黏膜防御屏障破坏，诱发消化性溃疡。

（二）黏膜防御屏障破坏

正常人的胃和十二指肠通过防御屏障抵御胃酸、胃蛋白酶的侵袭，如胃黏膜表面覆盖的碱性黏液层（黏液屏障），既可以避免黏膜与胃液的直接接触，又可以中和胃酸；黏膜上皮细胞膜的脂蛋白、胃黏膜浅层细胞之间的紧密连接（黏膜防御）以及前列腺素对黏膜细胞的保护作用等均可以阻止胃酸中的氢离子逆向弥散进入胃黏膜。上述屏障功能一旦遭到破坏，胃酸中的氢离子得以逆向弥散进入胃黏膜，导致黏膜损伤、胃液对黏膜产生自我消化作用，最终形成溃疡。氢离子的逆向弥散能力在胃窦部和十二指肠球部最强，因此溃疡病好发于这两个部位。

正常情况下，胃黏膜自身的完整性、黏膜上皮的快速更新能力、黏膜表面大量黏液的分泌以及充足的血液供应形成了胃黏膜屏障。当黏膜屏障因药物（阿司匹林、吲哚美辛、肾上腺皮质激素等）、胆汁反流等原因造成黏液分泌减少、黏膜完整性受损、更新能力降低或微循环灌流不足时，均可使黏膜抗消化能力减弱，促进溃疡病的发生。

（三）胃液的消化作用增强

许多研究证实，溃疡病的发生与胃酸、胃蛋白酶增多有关。临床上大多数十二指肠溃疡病患者的壁细胞总数明显高于正常，有空腹胃酸分泌增高现象。胃溃疡病患者在餐后也常出现胃酸分泌增加的现象。胃酸分泌过多时，胃蛋白酶原分泌也增多，使胃液的消化能力增强，易损伤胃、十二指肠黏膜。

（四）神经、内分泌功能失调

在长期精神过度紧张、抑郁等情况下，大脑皮质与皮质下中枢功能紊乱，自主神经功能失调，从而对胃、十二指肠的运动、分泌和消化功能调控失常。当迷走神经的兴奋性增高时，空腹胃酸也处于较高水平，酸性胃液对十二指肠的黏膜刺激增加，易形成十二指肠溃疡，因此十二指肠溃疡患者的疼痛发作多在饥饿时或午夜时；当迷走神经的兴奋性低下时，胃蠕动减弱，食物在胃内潴留时间延长，胃窦部的G细胞长期受到刺激，使促胃液素分泌亢进，继而胃酸分泌增多，则易形成胃溃疡，因此患者多出现餐后痛的规律。

此外，由于交感神经兴奋性增高，可使胃、十二指肠平滑肌和血管痉挛，导致黏膜缺血，抗消化能力降低；肾上腺皮质激素分泌增多，黏液分泌减少，使得黏膜易被侵袭而促进溃疡的形成。

（五）遗传等其他因素

有报道O型血的人群胃溃疡的发病率高于其他血型1.5～2倍，体外实验发现HP易于黏附在表达O型血抗原的细胞表面，进而造成细胞损伤，表明遗传因素具有一定作用。

二、病理变化

肉眼：胃溃疡绝大多数发生于胃小弯近幽门处，尤其多见于胃窦部，少数见于胃大弯和胃底部。溃疡多数为单个，呈圆形或椭圆形，直径多在2cm以内。溃疡边缘整齐，常穿过黏膜下层，深达肌层甚至浆膜，底部较平坦，其周围黏膜皱襞因底部瘢痕的牵拉呈放射状向溃疡集中（图9-4）。

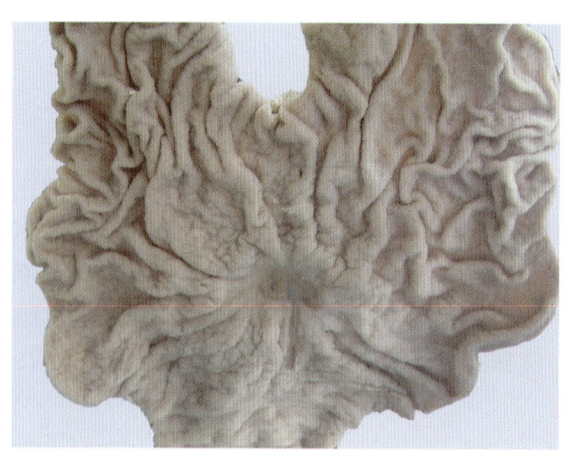

图 9-4　胃溃疡
胃小弯侧可见椭圆形溃疡，边缘整齐

镜下：溃疡底由表面到深部大致由4层组织构成：第一层为渗出层，渗出物为炎症细胞、纤维素等；第二层为坏死层，由无结构的坏死组织构成；第三层为肉芽组织层，主要由新生的毛细血管和成纤维细胞构成；第四层是瘢痕组织层，主要由大量胶原纤维和少量纤维细胞构成（图9-5）。瘢痕组织内的小动脉因炎性刺激，常发生增生性动脉内膜炎，管壁增厚、纤维化，管腔狭窄或有血栓形成。此种血管改变可防止溃疡出血，有止血的作用，但同时血管堵塞可引起局部血液供应减少，影响组织再生，常常造成溃疡不易愈合。溃疡底部的神经节及神经纤维常发生变性和断裂，有时可见神经纤维的断端呈球状增生，这种变化可能是引起疼痛的原因之一。

十二指肠溃疡的形态与胃溃疡相似，多发生在十二指肠球部的前壁或后壁，一般较胃溃疡小而且浅，直径多在1cm以内。

三、临床病理联系

溃疡病患者的临床表现主要是周期性上腹部疼痛、反酸、嗳气及上腹部饱胀。胃溃疡的疼痛出现于饭后半小时到两小时，至下餐前消失；而十二指肠溃疡的疼痛多出现在午夜或饥饿之

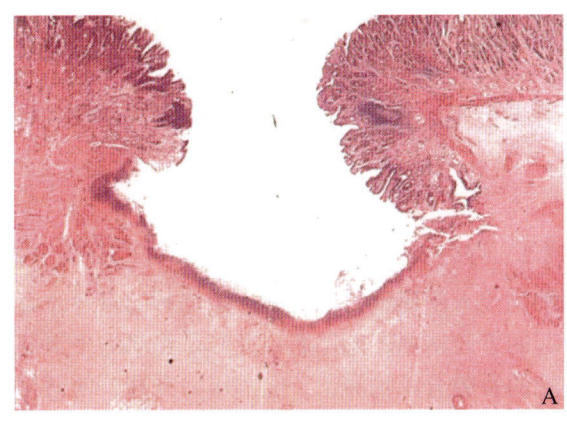
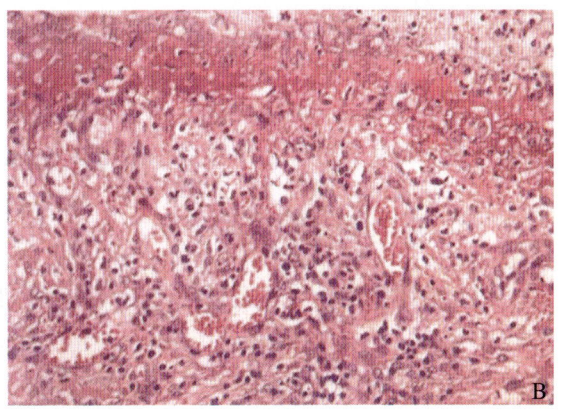

图 9-5 胃溃疡

图示溃疡表面为渗出物和坏死组织,其下为肉芽组织(天津医科大学病理学教研室供图)

时,持续至下次进餐,进食后可减轻或完全缓解。疼痛的位置常固定,位于剑突下,胃溃疡略偏左,十二指肠略偏右。疼痛的性质为钝痛、刺痛或烧灼痛。反酸是由于胃酸分泌过多刺激幽门括约肌痉挛和胃逆蠕动,从而使酸性的胃内容物向上反流所致。嗳气及上腹部饱胀则与胃幽门括约肌痉挛,胃内容物排空困难,滞留于胃内发酵及消化不良等有关。

四、结局和并发症

(一)愈合

渗出物和坏死组织逐渐被吸收、排出,溃疡由肉芽组织增生填补,然后由周围的黏膜上皮再生,覆盖溃疡面而愈合。

(二)出血

出血是最常见的并发症,发生率高达 10%~35%,轻者溃疡底部的毛细血管破裂,此时患者大便隐血试验可阳性;重者如溃疡底部大血管破裂,可引起大出血,患者可出现呕血、柏油样大便,甚至有失血性休克,严重者可危及生命。

(三)穿孔

穿孔的发生率约为 5%,肠壁较薄的十二指肠溃疡更易发生穿孔。若为急性穿孔,胃肠内容物漏入腹腔引起急性弥漫性腹膜炎。患者可产生剧烈腹痛,严重者发生休克。若为慢性穿孔,穿孔前已与周围组织粘连,可形成局限性腹膜炎。

(四)幽门梗阻

幽门梗阻的发生率约为 3%,主要是由于瘢痕收缩引起幽门狭窄,使胃内容物通过困难,积存于胃腔内继发胃扩张所致,患者往往出现反复呕吐。此外,幽门部如伴有炎性水肿,或受炎症刺激而引发痉挛时,也可发生功能性幽门梗阻。

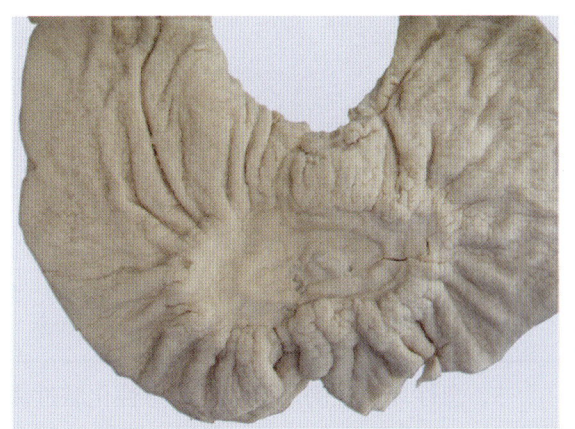

图 9-6 胃溃疡恶变

图示溃疡增大,边缘隆起

(五)癌变

胃溃疡可发生癌变(图 9-6),癌变率约 1%。十二指肠溃疡一般不发生癌变。

第四节 阑尾炎

阑尾炎（appendicitis）是发生于阑尾的一种化脓性炎症。临床上常有转移性右下腹疼痛、体温升高、呕吐和外周血中性粒细胞增多等现象。

一、病因和发病机制

引起阑尾炎的两个主要原因是阑尾腔阻塞和细菌侵入阑尾壁。阑尾是一条细长的盲管，管腔较狭窄，容易发生由粪石、异物、寄生虫等引起的管腔堵塞，阑尾肌层尤其是根部的平滑肌易受刺激而痉挛也可引起管腔堵塞；堵塞部位远端的管腔分泌物滞留，腔内压力升高，使阑尾壁受压，血液循环障碍，阑尾黏膜因淤血、水肿、缺氧而损伤，细菌（大肠埃希菌、肠球菌、链球菌等）得以侵入阑尾壁引起阑尾炎。

二、病理变化和类型

（一）急性阑尾炎

1. **急性单纯性阑尾炎**　为阑尾炎初期病变，病变多以黏膜或黏膜下层较重。**肉眼**：阑尾轻度肿胀，浆膜面充血，失去正常光泽。**镜下**：阑尾腔、黏膜内或各层均见中性粒细胞浸润，黏膜一处或数处可见糜烂。黏膜下各层可有炎性水肿。

2. **急性蜂窝织炎性阑尾炎**　又称急性化脓性阑尾炎，常由单纯性阑尾炎发展而来。**肉眼**：阑尾充血、水肿明显，肿胀变粗，可伴积脓，浆膜表面覆以纤维蛋白性或脓性渗出物。**镜下**：阑尾各层均有大量中性粒细胞弥漫性浸润及充血、水肿、纤维蛋白渗出，可伴溃疡、脓肿及穿孔形成。浆膜面有纤维蛋白和中性粒细胞渗出时，即伴有阑尾周围炎（图9-7）。

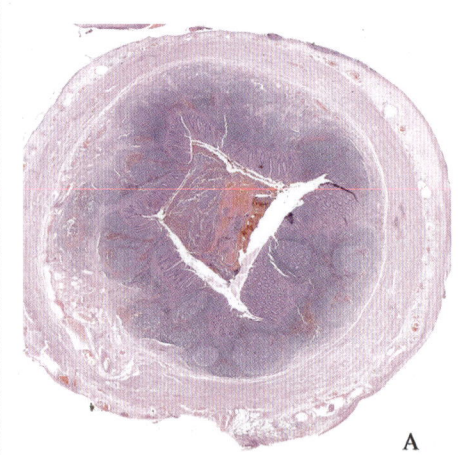
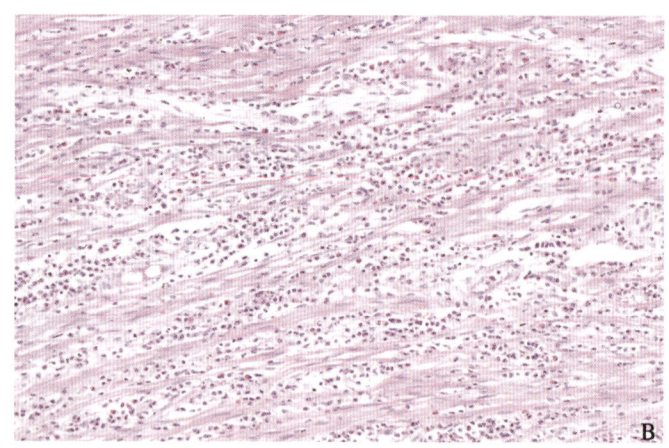

图 9-7　急性阑尾炎
图示阑尾壁中性粒细胞弥漫性浸润，黏膜坏死、糜烂形成（天津医科大学病理学教研室供图）

3. **急性坏疽性阑尾炎**　常为急性化脓性阑尾炎进一步发展所致，为重型阑尾炎。阑尾腔因积脓、阻塞而压力增高，阑尾系膜静脉受炎症波及而发生血栓性静脉炎等，均可引起阑尾壁血液循环障碍，以至阑尾壁发生广泛性坏死及腐败菌入侵，形成阑尾坏疽。肉眼观，阑尾肿大呈黑褐色，表面有纤维蛋白性、脓性渗出物，常导致穿孔，引起阑尾周围脓肿或弥漫性腹膜炎。

（二）慢性阑尾炎

慢性阑尾炎常由急性阑尾炎转变而来，也可一开始即呈慢性经过，光镜下表现为阑尾壁内淋巴细胞、浆细胞和嗜酸性粒细胞等慢性炎细胞浸润和不同程度的纤维化。有时可出现整个阑尾腔的机化闭塞。

第五节　炎症性肠病

炎症性肠病（inflammatory bowed disease，IBD）是一类病因不明、由各种因素引起的、异常免疫介导的肠道慢性及复发性炎症。克罗恩病和溃疡性结肠炎是其主要类型，克罗恩病和溃疡性结肠炎的主要区别见表9-2。它们可发生于任何年龄，可能是由环境、遗传、感染和免疫等多种因素相互作用所致。

一、克罗恩病

克罗恩病（Crohn disease，CD）又称局限性肠炎，是一种主要侵犯消化道的全身性疾病。该病好发于15～30岁，病变主要累及回肠末端，其次为结肠回盲部，近端的回肠和空肠等处也可发生。该病常迁延不愈，临床上主要表现为腹泻、腹痛、溃疡、瘘管、腹部包块及肠梗阻等症状，亦可出现肠外病变，如口腔黏膜溃疡、皮肤结节性红斑、关节炎等。

（一）病因和发病机制

病因和发病机制尚未完全明了，近年来发现本病多有免疫异常现象。在患者的血液中可测到抗自身抗体，如酿酒酵母抗体（ASCA）。在病变部位用免疫荧光和酶标方法证明有这种免疫复合物存在。临床上使用皮质激素、免疫抑制剂可使本病缓解。

（二）病理变化

肉眼：病变呈节段性分布，病灶间黏膜正常。早期黏膜见鹅口疮样小溃疡，以后溃疡互相融合形成与肠管纵轴平行的裂隙状溃疡。溃疡间的黏膜下层高度水肿而增厚，黏膜呈鹅卵石样改变（图9-8）。严重者溃疡可致肠穿孔及瘘管形成（分内瘘、外瘘两种），与周围器官发生粘连。后期病变处肠壁因伴纤维化而变厚、变硬，常致肠腔狭窄。

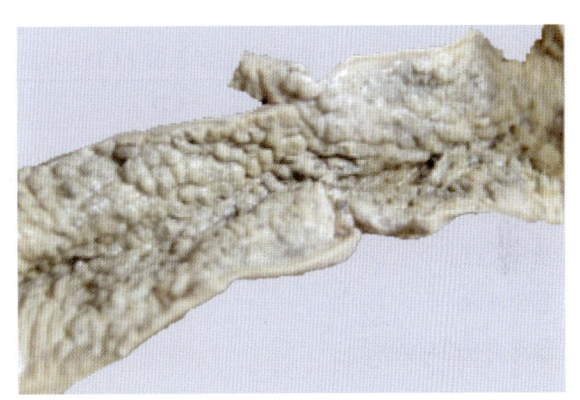

图9-8　克罗恩病
病变处肠腔狭窄，黏膜呈鹅卵石样

镜下：克罗恩病有以下特点：①肠壁全层性炎：肠壁各层组织内均可见大量的淋巴细胞、浆细胞及单核细胞浸润，淋巴细胞聚集可形成淋巴滤泡。②裂隙状溃疡形成：溃疡如刀切样纵行裂隙，可深达肌层甚至浆膜层，形成穿通性裂隙状溃疡。③溃疡间黏膜下层高度增宽：因黏膜下层高度水肿、淋巴管扩张所致。④非干酪样坏死性肉芽肿：即结核样肉芽肿，但肉芽肿中心不发生干酪样坏死。

（三）并发症

并发症主要有肠梗阻（最多见）、肠瘘（以内瘘最多见，形成腹腔内脓肿）、癌变（极少见）。

二、溃疡性结肠炎

溃疡性结肠炎（ulcerative colitis，UC）是发生于结、直肠的慢性复发性炎症。本病多见于20～40岁，男女均见。病变多累及直肠、乙状结肠，可逆行向近端发展，累及回肠末端。临床上有腹痛、腹泻、黏液脓血便等症状，缓解与发作交替进行，持续数年，亦可出现类似克罗恩病的肠外病变。

（一）病因和发病机制

病因不明，现多认为是一种自身免疫性疾病。约半数患者的血清内可查出中性粒细胞胞质抗体（p-ANCA）。

（二）病理变化

肉眼：病变呈连续性弥漫分布，主要累及大肠黏膜及黏膜下层，很少深入肌层及浆膜层。最初结肠黏膜充血并出现点状出血，黏膜隐窝有小脓肿形成。脓肿逐渐扩大，局部肠黏膜表层坏死脱落，形成表浅小溃疡，并可累及黏膜下层，溃疡可扩大融合或相互穿通形成窦道。病变进一步发展，肠黏膜可出现大片状坏死并形成大的溃疡。溃疡周边黏膜充血、水肿、增生，形成息肉样外观，称为假息肉。假息肉细长，其蒂与体无明显区别。少数溃疡穿通肠壁引起结肠周围脓肿并继发腹膜炎，与周围器官发生粘连。

镜下：主要累及大肠黏膜及黏膜下层，早期可见肠黏膜隐窝处有隐窝炎及隐窝小脓肿形成，黏膜及黏膜下层可见中性粒细胞、淋巴细胞、浆细胞及嗜酸性粒细胞浸润，继而有广泛浅溃疡形成。溃疡边缘假息肉形成处的肠黏膜上皮可见有不典型增生，提示有癌变的可能。晚期病变区肠壁有大量纤维组织增生。

（三）并发症

并发症少见，可发生肠穿孔、癌变（随着病程延长，癌变风险增加，一般患病20年以上癌变风险可达10%～20%）和中毒性巨结肠（部分暴发型病例，病变广泛累及全结肠以及肌间神经丛损伤，可导致肠蠕动功能丧失，继而发生麻痹性扩张，称为中毒性巨结肠）。

表9-2　克罗恩病（CD）与溃疡性结肠炎（UC）的主要区别

	CD	UC
好发部位	回肠末端、回盲部	直肠、乙状结肠
病变分布	节段性	连续弥漫性
溃疡特点	深裂隙状	浅
黏膜外观	鹅卵石状	颗粒状
隐窝炎和隐窝脓肿	少见	多见
黏膜下炎症	有，明显	通常无，轻
肉芽肿	有	无
穿孔	多见	少见
癌变风险	低	高

第六节　病毒性肝炎

病毒性肝炎（viral hepatitis）是由肝炎病毒引起的以肝实质细胞发生变性、坏死为主要病变的常见传染病。现已知肝炎有甲型、乙型、丙型、丁型、戊型及庚型6型（表9-3），分别由各型病毒引起。其中乙型肝炎较多见，我国是发病率较高的地区之一，男女发病率无明显差异，任何年龄均可发病。

一、病因和发病机制

已知肝炎病毒有甲型（HAV）、乙型（HBV）、丙型（HCV）、丁型（HDV）、戊型（HEV）、庚型（HGV）6种，其特点见表9-3。肝炎病毒引起肝损伤的机制还不十分清楚。各种肝炎的发病机制可能不同，部分是病毒直接干扰和损伤肝细胞所致，尤其通过机体的免疫机制导致的损伤更为重要。如HBV的发病机制，一般认为是病毒引起机体免疫应答所致。HBV侵入人体后经血入肝，在肝细胞内复制增殖而后释放入血，在释放过程中有部分乙肝抗原附着于肝细胞表面，与肝细胞膜结合，使肝细胞表面的抗原性发生改变。进入血液的病毒可刺激人体的免疫系统，产生致敏T淋巴细胞和特异性抗体。致敏T淋巴细胞能识别与攻击附有HBV病毒抗原的肝细胞，特异性抗体能与血中病毒及附有病毒抗原的肝细胞起反应，使病毒和肝细胞均受损害。因此肝细胞损伤的程度取决于人体免疫反应及感染病毒的数量与毒力的不同，因而表现为不同临床病理类型的肝炎。如病毒毒力相同，免疫反应过强的人则发生重型肝炎，免疫反应正常的人则发生普通型肝炎，免疫功能低下的人发生病毒性肝炎易慢性化，缺乏免疫功能或免疫耐受的人往往成为无症状的病毒携带者。

表9-3 各种肝炎病毒与肝炎发病的关系

	HAV	HBV	HCV	HDV	HEV	HGV
发病机制	免疫机制	免疫机制	直接损伤 免疫机制	直接损伤	直接损伤 免疫机制	不详
重症肝炎	0.1%～0.4%	<1%	少见	与HBV同时感染时为3%～4%	0.3%～3%，妊娠妇女中为20%	尚不明确
病变特点	以急性肝炎病变为主	可以是急性、慢性、重型病变，毛玻璃样肝细胞为形态学特征	以慢性肝炎病变为主，并有脂肪样变性、汇管区淋巴细胞浸润	肝细胞的嗜酸性变和小泡状的脂肪样变性，汇管区伴炎症细胞浸润和汇管区炎症反应	汇管区以大量库普弗细胞和中性粒细胞浸润，淋巴细胞很少；肝细胞内和小胆管内胆汁淤积；肝细胞坏死较重	损伤较轻，以轻度急性肝炎和轻度慢性肝炎的病变为主

二、基本病理变化

各型肝炎的基本病理变化均属于一种变质性炎症，都是以肝细胞的变性、坏死为主，同时伴有不同程度的炎症细胞浸润及间质反应性增生等。

（一）肝细胞变性

1. **细胞水肿** 为最常见的病变，多弥漫性分布，是肝细胞受损后细胞内水分增多造成的。光镜下肝细胞肿大，胞浆疏松呈网状、半透明，称为胞浆疏松化。进一步发展，细胞水肿严重，肝细胞显著肿大呈球形，胞浆几乎透明，称为气球样变。

2. **嗜酸性变** 多累及单个细胞或几个细胞受累，散在分布于小叶内，病变肝细胞胞浆因水分脱失而浓缩，体积缩小，嗜酸性染色增强而红染。

（二）肝细胞坏死和凋亡

坏死和凋亡是不可逆的细胞损伤，有两种形式：

1. **液化性坏死** 由气球样变的肝细胞发展而来，病变肝细胞高度肿胀，胞膜溶解，核固缩、溶解以至消失。此种坏死在不同类型的肝炎常有不同表现，按其范围和分布，可分为：

(1) 点状坏死：为肝小叶内散在的单个至数个肝细胞坏死，常见于急性（普通型）肝炎（图9-9）。

(2) 碎片状坏死：为小叶周边界板肝细胞的灶性坏死、崩解，界板破坏，常见于慢性肝炎。

(3) 桥接坏死：为中央静脉与汇管区之间，或两个中央静脉之间，或两个汇管区之间出现相互连接的肝细胞坏死带，常见于中、重度慢性肝炎。

(4) 大片坏死：几乎累及整个肝小叶的大范围坏死。坏死多由小叶中央开始，向四周扩延，仅小叶周边残留少数变性的肝细胞，常见于重型肝炎（图9-10）。

2．肝细胞凋亡　为单个肝细胞的死亡，由嗜酸性变发展而来。除胞浆进一步浓缩外，胞核也浓缩消失，最后剩下深红色均一浓染的圆形小体，称为嗜酸性小体（凋亡小体）（参见图1-26）。

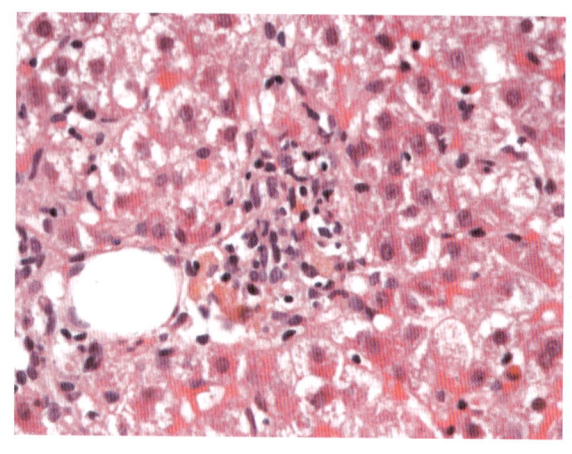

图9-9　病毒性肝炎
肝细胞水肿、点状坏死

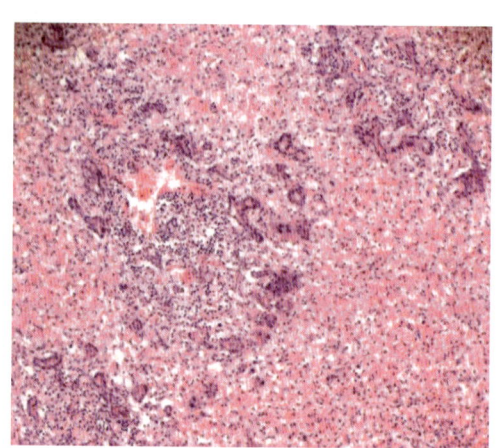

图9-10　病毒性肝炎
肝细胞大片状坏死

（三）炎症细胞浸润

在门管区或小叶坏死区内常有程度不等的炎症细胞浸润，主要为淋巴细胞和单核细胞，也可见少数浆细胞、中性粒细胞等。

（四）肝细胞再生及间质反应性增生

1．肝细胞再生　肝细胞发生点灶状坏死时，邻近的肝细胞可通过直接或间接分裂而再生修复，再生的肝细胞体积较大，核大而染色较深，有的可有双核。如坏死严重（碎片状坏死、桥接坏死及大片坏死），网状支架塌陷，则再生的肝细胞因失去依托的支架不能排列成原来的结构，而形成肝细胞团，称为结节状再生。在门管区或大片状坏死灶内可见小胆管的增生。

2．间质反应性增生　①库普弗细胞增生：增生的库普弗细胞呈梭形或多角形，胞浆丰富，突出于窦壁或自壁上脱入窦内成为游走的吞噬细胞，参与炎症细胞浸润。②间叶细胞和成纤维细胞的增生：其增生参与损伤的修复，在反复发生严重坏死的病例，由于大量成纤维细胞增生可发展成肝纤维化及肝硬化。在坏死区和汇管区有不同程度的纤维组织增生，早期纤维化轻，主要在汇管区、中央静脉周围及Disse腔内，随着病变进展，肝小叶被胶原纤维直接分割，形成由纤维包绕的肝细胞结节（假小叶），最终导致肝硬化。

三、临床病理类型

病毒性肝炎分为普通型和重型两大类。

（一）普通型肝炎

1．急性（普通型）肝炎　此型最常见，临床上又分为黄疸型和无黄疸型两种，两者病变基本相同。我国以无黄疸型肝炎居多，其中多为乙型肝炎，一部分为丙型肝炎；黄疸型肝炎的病变略重，病程较短，多见于甲型、丁型、戊型肝炎。

(1) 病理变化：**肉眼**：肝体积增大，质软，表面光滑。**镜下**：肝细胞广泛变性，以细胞水肿即胞浆疏松化和气球样变为主，肝细胞体积增大，肝窦受压狭窄，肝细胞内可有胆汁淤积现象。肝细胞坏死轻微，肝小叶内可有散在的点状坏死和少量嗜酸性小体。汇管区及肝小叶内有轻度的炎症细胞浸润。黄疸型者肝细胞胆汁淤积明显，坏死灶稍多、稍重，毛细胆管管腔中可有胆栓形成。

(2) 临床病理联系：由于肝细胞弥漫性肿大，使肝体积增大，被膜紧张，临床上患者可有肝区疼痛或压痛等症状。由于肝细胞坏死，细胞内的酶类释放入血，故血清谷丙转氨酶等升高，同时还可引起多种肝功能异常。肝细胞坏死较多时，胆红素代谢异常，加之毛细胆管受压或胆栓形成等则可引起黄疸。

(3) 结局：急性肝炎大多在半年内逐渐恢复，由于点状坏死灶内的肝细胞索网状纤维支架保持完整而不塌陷，所以该处通过再生的肝细胞可完全恢复原来的结构和功能；一部分病例（多为乙型、丙型肝炎）恢复较慢，需半年到1年，有的病例可发展为慢性肝炎。其中乙型肝炎的 5%~10%、丙型肝炎的 70% 可转变成慢性肝炎。

2. 慢性（普通型）肝炎　病毒性肝炎病程持续半年以上即为慢性病毒性肝炎。导致肝炎慢性化的因素很多：感染的病毒类型、治疗不当、营养不良、饮酒、服用对肝有损害的药物、同时患其他传染病以及免疫因素等。

(1) 根据炎症、坏死、纤维化程度，慢性肝炎分为下述3型：① 轻度慢性肝炎：有点状坏死，偶见轻度碎片状坏死，肝小叶结构完整，汇管区周围少量纤维化。② 中度慢性肝炎：肝细胞变性、坏死明显，出现中度碎片状坏死及特征性的桥接坏死。肝小叶内有纤维间隔形成，但小叶结构大部分保存。③ 重度慢性肝炎：肝细胞坏死严重且广泛，有重度的碎片状坏死及大范围桥接坏死。坏死区出现肝细胞不规则结节状再生；小叶周边与小叶内肝细胞坏死区间形成纤维条索连接，纤维间隔分割肝小叶结构，可致小叶结构紊乱形成假小叶（早期肝硬化）。有时如果在慢性肝炎的基础上出现新的大片状坏死则转变为重型肝炎。

(2) 临床病理联系：肝大及肝区疼痛为慢性肝炎常见的临床表现，重者还可伴有脾大。实验室检查，血清谷丙转氨酶、胆红素、丙种球蛋白可有不同程度升高，白蛋白降低或白蛋白与球蛋白比值异常，凝血酶原活力下降。

(3) 结局：部分轻度的慢性肝炎可以痊愈或病变相对静止，部分最终演变为肝硬化，部分可进一步发展为肝癌。

毛玻璃样肝细胞：光镜下，在乙型肝炎表面抗原（HBsAg）携带者和慢性肝炎患者的肝组织常可见部分肝细胞质内充满嗜酸性细颗粒物质，胞质透明似毛玻璃样，故称此种细胞为毛玻璃样肝细胞。免疫组织化学和免疫荧光检查HBsAg反应阳性。电镜下见细胞质滑面内质网增生，内质网池内可见较多的HBsAg颗粒。

（二）重型肝炎

本型病情严重，根据起病急缓及病变程度，可分为急性重型和亚急性重型两种。

1. 急性重型肝炎　少见，起病急，病变发展迅猛，病死率极高，多在短期内死亡，临床上又称为暴发型肝炎。

(1) 病理变化：**肉眼**：肝体积显著缩小，尤以左叶为甚，重量减至 600~800g，被膜皱缩，质地柔软。切面呈黄色或红褐色，部分区域呈红黄相间的斑纹状，又称急性黄色肝萎缩或急性红色肝萎缩。**镜下**：肝细胞呈严重的、弥漫性大块坏死。肝窦明显扩张、充血并出血，库普弗细胞增生肥大，吞噬活跃。小叶内及汇管区有大量淋巴细胞和巨噬细胞为主的炎症细胞浸润，数日后网状支架塌陷，残留的肝细胞很少有再生现象。

(2) 临床病理联系：由于大量肝细胞的迅速溶解坏死，可导致：胆红素大量入血而引起严重黄疸（肝细胞性黄疸）；凝血因子合成障碍引起出血倾向；肝衰竭，对各种代谢产物的解毒功能发生障碍导致肝性脑病；此外，由于胆红素代谢障碍及血液循环障碍等原因甚至发生肾衰竭（肝肾综合征）。肝肾综合征是指在急性肝功能不全时，毒血症和出血等因素使肾血管强烈持续收缩，肾血流量减少，肾小管因缺血而发生变性、坏死，导致肾衰竭。

(3) 结局：多数短期内死亡，死因主要是肝性脑病，其次为消化道大出血、肾衰竭、DIC 等。少数患者经抢救治疗可渡过危险期，转化为亚急性重型肝炎。

2. 亚急性重型肝炎　多数由急性重型肝炎转变而来，部分病例起始即呈亚急性经过，少数由急性普通型肝炎恶化而来。病程一般可达数周至数月。

病理变化：肉眼：肝体积不同程度缩小，重量减轻，被膜皱缩，呈黄绿色（亚急性黄色肝萎缩），病程较长者可见大小不一的结节，质地较硬。**镜下：**肝细胞坏死不如急性重型肝炎广泛和严重，既有大片状坏死，又有因坏死区网状纤维支架塌陷和胶原化导致的肝细胞结节状再生，失去原有的小叶结构与功能。坏死区有大量的炎症细胞浸润及明显的纤维组织增生。小叶周边部小胆管增生并可有胆汁淤积形成胆栓。多数发展为坏死后肝硬化。

第七节　肝 硬 化

肝硬化（liver cirrhosis）是由多种原因引起的慢性进行性肝病。其基本病变为肝细胞弥漫性变性和坏死，继而出现纤维组织增生和肝细胞结节状再生，这 3 种改变反复交替进行，导致肝小叶结构和血液循环途径逐渐被改建，使肝变形、变硬而形成肝硬化。本病早期可无明显症状，晚期则出现一系列不同程度的门静脉高压和肝功能障碍的表现。本病好发于 20～50 岁，性别无差异，病程较长。目前尚无统一分类，按形态可分为：小结节型、大结节型、大小结节混合型及不全分隔型肝硬化；按病因可分为：病毒肝炎性、酒精性、胆汁性、代谢性、寄生虫性肝硬化等。我国常用的是结合病因、病变特点和临床表现的综合分类法，主要类型有：门脉性、坏死后性、胆汁性、淤血性、寄生虫性肝硬化等。其中以门脉性肝硬化最多见，其次是坏死后性肝硬化。下面只介绍我国常见的 3 种类型。

一、门脉性肝硬化

（一）病因和发病机制

1. 病毒性肝炎　在我国病毒性肝炎是引起门脉性肝硬化的主要原因，尤其是乙型肝炎和丙型肝炎。

2. 慢性酒精中毒　长期大量酗酒被认为是引起肝硬化的一个重要原因。在欧美国家多数门脉性肝硬化由酒精性肝病引起。目前认为，主要是乙醇代谢产生的乙醛有直接损伤肝细胞的毒性作用。在乙醛代谢为乙酸的过程中，NADH 增高，能抑制三羧酸循环，导致肝内脂肪氧化能力减弱，使中性脂肪堆积于肝细胞内，故最终出现脂肪肝。严重的肝脂肪变可导致肝细胞坏死，继而肝内纤维组织增生。

3. 营养缺乏　长期营养不良尤其是胆碱或蛋氨酸缺乏，使肝细胞合成磷脂、脂蛋白不足，引起肝脂肪变性，并在此基础上逐渐发展为肝硬化。

4. 中毒　某些化学毒物如砷、四氯化碳等慢性中毒可引起肝硬化。

在上述因素的作用下，肝细胞反复发生变性、坏死。一方面，坏死区内成纤维细胞和肝星状细胞增生并产生胶原纤维，同时坏死区网状纤维支架受到破坏而塌陷，塌陷的网状纤维互相融合形成胶原纤维（无细胞硬化），两者均造成肝小叶内胶原纤维增多。再生的肝细胞不能沿网状支架生长，而形成排列不规则的肝细胞团，即肝细胞结节状再生。另一方面，汇管区的成纤维细胞增生，产生的纤维向肝小叶内延伸，与肝小叶内增生的胶原纤维连接，形成纤维间隔包绕原有的或再生的肝细胞，形成假小叶，最终使肝小叶结构和肝内血液循环改建而形成肝硬化。

（二）病理变化

肉眼：早、中期肝体积正常或略增大，质地正常或稍硬，后期肝体积明显缩小，重量减轻，质地变硬，表面见弥漫分布的小结节状，结节大小较一致，直径为 0.1～0.5cm。切面见结节，圆形或类圆形，黄褐色（脂肪变）或黄绿色（胆汁淤积），周围为增生的纤维组织条索或间隔包绕（图9-11）。

镜下：①正常的肝小叶结构被破坏，被假小叶结构取代。广泛增生的纤维组织分隔包绕原来的肝小叶，或包绕再生的肝细胞结节，形成大小不等的圆形或椭圆形的肝细胞团，称为假小叶。假小叶内，肝细胞索排列紊乱，中央静脉缺如、偏位或有两个以上（图9-12）；假小叶中有变性、坏死和再生肝细胞，再生的肝细胞体积大、核大、深染并常出现双核。②假小叶周围包绕的纤维间隔较薄，宽度一致，有淋巴细胞和单核细胞浸润，并见小胆管增生。

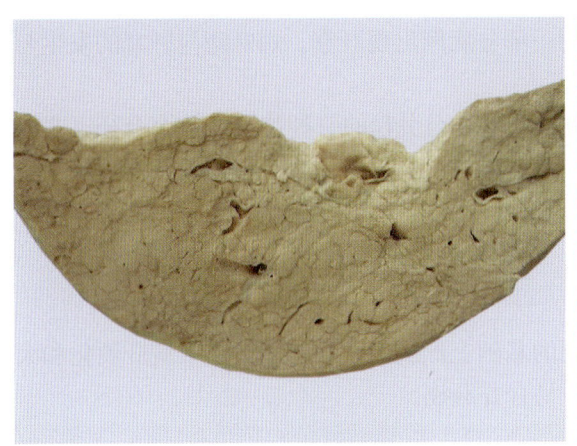

图 9-11　门脉性肝硬化
肝被纤维分割成结节状，结节大小较一致，纤维间隔较薄

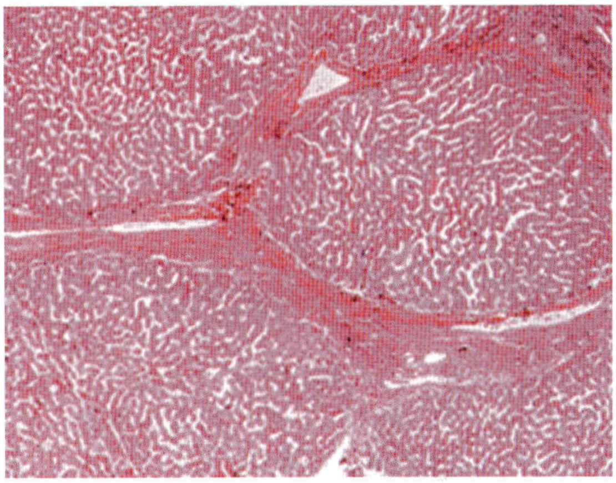

图 9-12　门脉性肝硬化
肝小叶结构消失，肝细胞团由纤维组织包绕，形成典型的假小叶结构，假小叶内中央静脉缺如

（三）临床病理联系

1. 门脉高压症　肝硬化引起门静脉高压的原因有：①原小叶结构破坏，血管减少，肝窦闭塞，中央静脉玻璃样变及管腔闭塞，导致门静脉回流发生障碍；②假小叶形成，广泛纤维组织增生，压迫小叶下静脉，使其扭曲、闭塞，肝窦内的血液流出受阻；③门静脉与肝动脉之间形成异常的吻合支，压力高的肝动脉血液流入门静脉。

门静脉压力增高的临床表现主要有：

（1）慢性淤血、脾大：**肉眼**：脾体积增大，重量增加，少数可达1000g，切面红褐色。**镜下**：脾窦扩张淤血，脾小体萎缩或消失，红髓内含铁血黄素沉积及纤维组织增生形成含铁结节。脾大时常继发脾功能亢进而出现全血细胞减少等症状。

（2）胃肠淤血、水肿：门静脉高压使胃肠静脉血回流受阻引起淤血、水肿，导致消化、吸收功能下降，患者可表现为食欲下降、消化不良等。

（3）腹水：为淡黄色透明的漏出液。腹水形成的原因较复杂，主要有：①门静脉高压，使肠壁和肠系膜等处的毛细血管内压升高，大量液体漏出腹腔；②肝细胞受损，白蛋白合成减少，引起低蛋白血症，使血浆胶体渗透压降低；③肝灭活作用降低，血中醛固酮、抗利尿激素水平增高，导致水、钠潴留。

(4) 侧支循环形成：门静脉压力增高后，门静脉与腔静脉间的吻合支发生代偿性扩张，使部分门静脉血经这些吻合支绕过肝直接回心。主要的侧支循环有：①门静脉血经胃冠状静脉、食管静脉丛、奇静脉、上腔静脉回流，常引起食管下段静脉丛曲张，如破裂可引起大量呕血，是肝硬化患者常见的死因之一；②门静脉血经肠系膜下静脉、直肠静脉丛、髂内静脉、下腔静脉，常引起直肠静脉丛曲张，形成痔核，如破裂可引起便血；③门静脉血经附脐静脉、脐周静脉丛，向上经胸腹壁静脉进入上腔静脉，向下经腹壁下静脉进入下腔静脉，常引起脐周静脉网曲张，形成"海蛇头"状外观。

2. 肝功能不全　是肝实质细胞长期反复破坏的结果，主要的临床表现有：

(1) 白蛋白合成障碍：肝硬化时肝细胞受损，导致血浆白蛋白含量明显减少，刺激免疫系统使球蛋白产生增多，白蛋白与球蛋白的比值下降或倒置。

(2) 出血倾向：由于肝合成凝血因子（如凝血酶原，纤维蛋白原，凝血因子Ⅴ、Ⅶ、Ⅹ等）减少，以及脾功能亢进引起血小板破坏增多，患者可有皮肤、黏膜或皮下等部位出血。

(3) 黄疸：主要是由肝细胞损伤与肝内胆管胆栓的形成引起的，以肝细胞性黄疸为主。

(4) 对雌激素的灭活作用减弱：可导致男性乳房发育、睾丸萎缩，女性月经不调、不孕等。在面部、颈、上胸、前臂等处可出现蜘蛛痣，部分病例出现肝掌。蜘蛛痣与肝掌的发生与雌激素增多有关，是末梢小血管扩张所致。

(5) 肝性脑病（肝昏迷）：是肝病晚期肝功能严重衰竭引起的一种神经精神综合征，主要由于肠内含氮物质不能在肝内解毒而引起了氨中毒。肝性脑病是肝硬化最严重的并发症和主要死亡原因之一。

二、坏死后性肝硬化

坏死后性肝硬化是在肝实质发生大片状坏死的基础上形成的，相当于大结节型肝硬化和大小结节混合型肝硬化。坏死后性肝硬化预后差，易合并肝癌。

(一) 病因

1. 病毒性肝炎　是引起坏死后性肝硬化的主要原因，多由亚急性重型肝炎迁延而来，重度慢性肝炎反复发作可转变为坏死后性肝硬化。

2. 药物及化学物质中毒。

(二) 病理变化

肉眼：肝体积缩小，重量减轻，质地变硬；表面有较大且大小不等的结节，最大结节直径可达 6cm；常使肝变小、变硬，变形明显；切面见结节由较宽大、薄厚不均的纤维条索包绕，呈黄绿色或黄褐色。

镜下：正常肝小叶结构破坏，代之以大小不等、形状不一的假小叶结构。假小叶内的肝细胞常有不同程度的变性和坏死。假小叶间的纤维间隔较宽且厚薄不均，其中炎症细胞浸润、小胆管增生均较显著。

三、胆汁性肝硬化

胆汁性肝硬化是因胆道梗阻淤胆而引起的肝硬化，较少见，可分为原发性与继发性两类。

1. 原发性胆汁性肝硬化　本病原因不明，血液中查见自身抗体，可能与自身免疫有关，可由肝内慢性非化脓性胆管炎引起，临床少见，多发生于中年以上妇女。临床表现为长期梗阻性黄疸、肝肿大和因胆汁刺激引起的皮肤瘙痒等。

2. 继发性胆汁性肝硬化　常见的原因为长期肝外胆管系统的梗阻和胆道的上行感染。在胆道梗阻的基础上，常有继发性炎症逆行入肝，反复发作导致肝细胞变性、坏死，继发纤维组织增生，进而分割肝小叶形成肝硬化。

病理变化：肉眼： 肝体积常增大，表面平滑或呈细颗粒状，呈绿色或绿褐色，硬度中等，切面结节较小（图9-13）。**镜下：** 原发性者：病变早期汇管区小叶间胆管上皮空泡变性、坏死及淋巴细胞浸润，其后则有胆小管破坏、纤维组织增生并出现胆汁淤积现象。汇管区增生的纤维组织侵入肝小叶内，形成不全分割的假小叶，最终发展为肝硬化。继发性者：胆管周常合并细菌感染而有大量中性粒细胞浸润。有时伴发血栓性静脉炎和胆管源性脓肿。肝细胞胞浆内因明显的胆色素沉积而变性、坏死。坏死肝细胞肿大，胞浆疏松呈网状，核消失，称为网状或羽毛状坏死。胆管周围出现明显纤维组织增生，插入并分割肝小叶，形成不完全的纤维间隔。

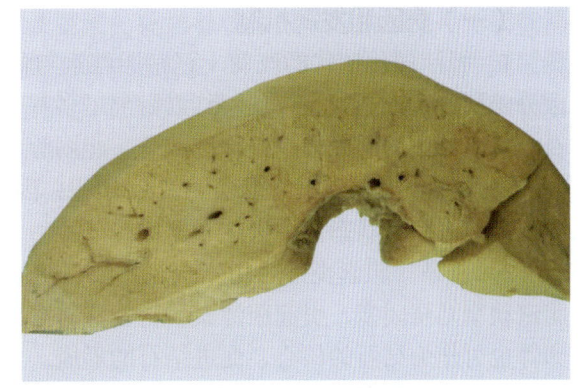

图9-13 胆汁性肝硬化
肝表面平滑，部分呈细颗粒状

第八节 胆囊炎和胆石症

一、胆囊炎

胆囊炎（cholecystitis）是指胆囊壁发生的炎症，多在胆汁淤滞的基础上，由大肠埃希菌和葡萄球菌等细菌感染引起。

病理变化和类型

1. 急性胆囊炎 黏膜充血、水肿，上皮细胞变性、坏死脱落，管壁内有不同程度的中性粒细胞浸润。如病变继续发展，胆囊壁各层均为大量中性粒细胞浸润及小脓肿形成（蜂窝织炎性胆囊炎），浆膜面常有纤维素性和脓性渗出物覆盖。如胆囊管阻塞，可引起胆囊积脓。胆囊体积常增大。若痉挛、水肿、阻塞及胆汁淤积等使胆囊壁血管受压梗阻，局部血液循环障碍，囊壁可发生出血、坏死（坏疽性胆囊炎），甚至穿孔。

2. 慢性胆囊炎 常由急性胆囊炎反复发作迁延而成。约70%的病例合并胆囊结石，黏膜多发生萎缩，胆囊壁各层有淋巴细胞和浆细胞等浸润和明显的纤维化，常伴胆固醇沉积，形成大量泡沫细胞（图9-14）。胆囊壁有不同程度的增厚，有时与肝床粘连，胆囊体积可缩小。

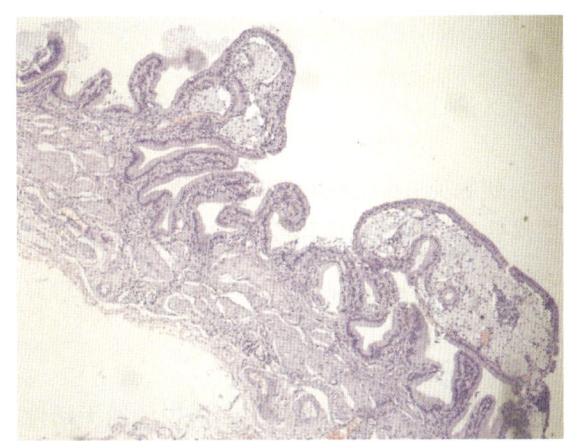

图9-14 慢性胆囊炎伴胆固醇沉积
胆囊壁水肿，黏膜间质内见吞噬胆固醇的泡沫细胞

二、胆石症

胆石症（cholelithiasis）是指胆道系统中胆汁的某些成分（胆固醇、胆色素、黏液物质及

钙等）在各种因素作用下析出、凝集而形成结石。发生于各级胆管内的结石称胆管结石，发生于胆囊内的结石称胆囊结石。

（一）病因和发病机制

1. **胆汁理化性状的改变** 正常胆红素与葡萄糖醛酸结合成酯类呈非游离状态，大肠埃希菌分泌酶分解上述酯类，使胆红素游离增多并与胆汁中的钙结合形成胆红素钙而析出，形成结石。如胆汁中的胆固醇呈过饱和状态，胆固醇也可析出形成结石。

2. **胆汁淤积** 胆道梗阻引起胆汁淤积，因水分被过多吸收而发生浓缩，胆红素含量增高，胆固醇呈过饱和状态，促进结石形成。

3. **感染** 胆囊炎症，由于炎性水肿、炎症细胞浸润和纤维组织增生等造成胆道壁增厚、胆道狭窄乃至闭塞，引起胆汁淤积。炎症时渗出的细胞和脱落的上皮、细菌团、蛔虫残体及虫卵等也可作为结石的核心，促进结石的形成。

（二）胆石的种类和特点

1. **胆固醇性胆石** 常为单个，多见于胆囊，单纯由胆固醇构成，多呈圆形或椭圆形，表面光滑或细颗粒状。

2. **色素性胆石** 常为多个，多见于胆管。结石中以胆色素及钙盐成分为主，混有黏液、糖蛋白和胆固醇。结石可很小，呈泥沙样或砂粒状，质软、易碎。

3. **混合性胆石** 单发，也可多达数百个，多见于胆囊或较大的胆管，由胆固醇和胆色素及钙盐等混合构成。在我国以胆色素为主的混合性胆石最为常见。混合性胆石多呈多面体状或球状。外层较硬，切面层状，如树干的年轮。混合性胆石多较大，大者可占据整个胆囊（图9-15）。

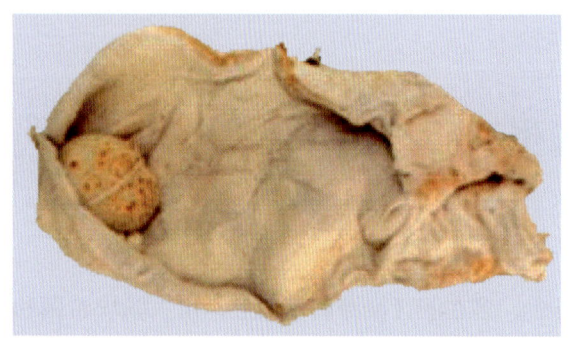

图 9-15 胆囊结石伴慢性胆囊炎
腔内有结石，胆囊壁因纤维组织增生而明显增厚

第九节 胰 腺 炎

胰腺炎（pancreatitis）是指由各种原因引起的胰酶异常激活导致胰腺组织自我消化的炎症性疾病，可分为急性和慢性两种。

一、急性胰腺炎

（一）病因和发病机制

正常情况下，胰液内的胰蛋白酶原无活性，待其流入十二指肠后受到胆汁和肠液中的肠激酶的激活作用，变为有活性的胰蛋白酶，才具有消化蛋白质的作用。当某些原因造成胰腺组织内有少量的胰蛋白酶被激活，后者又激活了其他酶反应时，胰腺组织发生自身消化，胰腺组织坏死溶解，从而引起本病。在这些酶中，弹力蛋白酶和磷脂酶 A 较为重要。弹力蛋白酶被胰蛋白酶激活后能溶解弹力组织而破坏血管壁和胰腺导管。胰液中的磷脂酶 A 被胆汁中的脱氧胆酸激活后，可将细胞膜和线粒体膜的甘油磷脂分解为脱脂酸卵磷脂，后者能够溶解、破坏胰腺实质细胞的细胞膜和线粒体膜，造成胰腺组织的损伤。此外，脱脂酸卵磷脂溶解、破坏脂肪细胞膜后，在胰脂酶的作用下可导致局部脂肪坏死。

急性胰腺炎时胰酶被激活的主要原因是：

1. 十二指肠壶腹部阻塞 胆总管和胰管共同开口于十二指肠壶腹部，该处因胆石、蛔虫、壶腹部括约肌痉挛及十二指肠乳头水肿等发生阻塞时，胆汁可反流入胰管内，将无活性的胰蛋白酶原激活成胰蛋白酶，进而诱发一系列酶反应，引起胰腺出血、坏死。

2. 胰液分泌亢进 如暴饮暴食、酒精刺激等均可使胰液分泌增加，导致胰管内压力增高，胰腺小导管及腺泡破裂，释放内源性活性物质，激活胰蛋白酶原等，从而引起胰腺的出血、坏死。

胰腺炎的发病常是上述两种因素综合作用的结果。

（二）病理变化和类型

根据病变的轻重不同，可将急性胰腺炎分为水肿型（间质型）和出血型两种。

1. 急性水肿型胰腺炎 较多见，病变常局限在胰尾。

肉眼：胰腺肿大，变硬，淡灰色或淡红色。

镜下：胰腺间质充血、水肿，以及中性粒细胞、单核细胞浸润，有时可见轻微的局部脂肪坏死，但无出血。腹腔有少量渗出液。

本型大多数能治愈，少数可转变为出血型。

2. 急性出血型胰腺炎 较少见，本型起病急，病情危重，病变以胰腺广泛的坏死、出血为特征，炎症反应轻微，预后差。

肉眼：胰腺肿大，质软，无光泽、暗红色，小叶结构模糊。在胰腺及其邻近的大网膜、肠系膜等处的脂肪组织中，见有散在黄白色斑点状钙化坏死灶，质地稍硬，这是由于胰脂酶溢出后将胰腺及周围的脂肪组织分解为甘油和脂肪酸，后者又与组织液中的游离钙离子结合形成不溶性的钙皂所致。

镜下：胰腺组织呈大片凝固性坏死，小血管壁坏死，间质内可见大量出血。胰腺内外均有脂肪组织坏死并伴有钙化，坏死组织周围有轻度的中性粒细胞等炎症细胞浸润。

患者如度过急性期，则炎性渗出物及坏死物逐渐被吸收，局部发生纤维化而痊愈。少数可死于休克或转变为慢性。

（三）临床病理联系

1. 休克 引起休克的原因可有多种，如外溢的胰液刺激腹膜引起剧烈的疼痛，或腹腔内大量出血和呕吐引起体液丢失和电解质紊乱，或组织坏死、蛋白质分解引起机体中毒等。严重者抢救不及时可致死。

2. 腹膜炎 胰腺坏死和胰液外溢，常可引起急性腹膜炎。

3. 酶的改变 胰腺坏死时，由于胰液外溢，其中所含的大量淀粉酶和脂肪酶可被吸收入血并从尿中排出，临床检查常见患者血清和尿中的淀粉酶和脂肪酶增高。

4. 血清离子浓度改变 患者血中的钙、钾、钠离子水平下降。血钙下降的原因是急性胰腺炎时胰岛α细胞受到刺激，分泌胰高血糖素，后者能使甲状腺分泌降钙素，抑制钙从骨质内分解、游离，致使因胰腺炎而导致的脂肪坏死形成钙皂所消耗的钙得不到及时补充而发生血钙降低。持续性呕吐导致血钾、血钠下降。

二、慢性胰腺炎

慢性胰腺炎是由于急性胰腺炎反复发作迁延而来的，多伴有胆道系统疾病，也可伴糖尿病，慢性酒精中毒也可引起本病发生。病变特征是胰腺组织逐渐被纤维组织所取代。

肉眼：胰腺呈结节状萎缩，质硬。切面见胰腺间质纤维组织增生，胰管扩张，管内偶见结石形成。有时胰腺组织坏死液化，被纤维组织包绕形成假囊肿。

镜下：胰腺腺泡和胰岛逐渐萎缩、坏死消失，间质大量纤维组织增生呈广泛纤维化并有淋巴细胞和浆细胞浸润。

临床上，由于慢性炎症刺激可急性发作，患者出现上腹部疼痛；因胰腺腺泡萎缩消失，分泌功能降低，可引起脂肪消化障碍及脂肪泻；如胰岛遭到破坏，胰岛素分泌减少，可继发糖尿病。

第十节 消化系统常见肿瘤

一、食管癌

食管癌（carcinoma of esophagus）是由食管黏膜上皮或腺体发生的恶性肿瘤，占食管肿瘤的绝大多数。中医学称本病为"噎膈"。患者男多于女，发病年龄多在40岁以上，尤以60～70岁居多。本病在我国华北地区及河南多发，高发区集中在太行山区附近，河南省林县是主要高发区。

（一）病因和发病机制

食管癌的病因尚未完全明了，可能与以下因素有关：

1. 饮食因素　在我国高发区调查发现，食物中亚硝胺的检出率增高。此外，高发区居民的食物常被真菌污染，这些真菌可诱发实验动物的食管上皮发生癌变。

2. 环境因素　高发区人体内微量元素钼、铜、锌、锗等含量比非高发区低，尤其是钼的含量更明显偏低，有学者认为人体内缺乏钼等微量元素可能是引起食管癌的间接原因。

3. 食管的某些疾病和损伤　慢性食管炎引起的黏膜白斑和上皮不典型增生等病变可癌变为鳞状细胞癌，由反流性食管炎所导致的Barrett食管是一种癌前病变，可癌变为食管腺癌。

（二）病理变化

食管癌以食管中段最多见，下段次之，上段最少。根据食管癌的发展过程，可分为早期及中晚期食管癌。

1. 早期食管癌　无明显临床症状，内镜检查基本正常或管壁仅有轻度局限性僵硬。

（1）肉眼病变可分为以下4型：①隐伏型：肉眼变化不明显，此型多为原位癌，患者多无自觉症状。②糜烂型：病变黏膜呈浅表糜烂，与周围黏膜分界清楚，此型多为黏膜内癌，尚未侵至黏膜下层。临床表现为胸骨后疼痛。③斑块型：癌变处黏膜稍肿胀，略呈灰白色的斑块状隆起，触之有僵硬感，此型癌组织多已侵至黏膜肌层或黏膜下层。患者多有梗噎感。④乳头型：癌肿呈乳头状突起，基底部较宽，与周围分界清楚，切面可见癌组织向食管壁内浸润。

（2）早期食管癌的组织学类型几乎全是鳞状细胞癌，根据浸润深度分为3种：①原位癌：黏膜上皮全层癌变，未穿破基底膜；②黏膜内癌：癌组织穿破基底膜，侵入固有层或黏膜肌层，这是早期浸润癌；③黏膜下癌：癌组织穿过黏膜肌层，到达黏膜下层，肌层无侵犯，无淋巴结转移。

早期食管癌预后较好，5年存活率达90%以上。但本型发现较难，对可疑患者及高发区居民进行胃镜和食管拉网脱落细胞学检查，使许多早期食管癌患者获得早期诊断和早期治疗。

2. 中晚期食管癌　指已侵及肌层或肌层以外的食管癌，此期患者已出现临床症状，如吞咽困难等。

肉眼：①溃疡型：本型多见，肿瘤表面形成较深的溃疡。溃疡外形不整，边缘隆起，底部凹凸不平，常深达肌层（图9-16）。②蕈伞型：癌组织呈卵圆形扁平肿块，如蘑菇状突起向管腔内生长。此型侵透肌层者较其他类型少见（图9-17）。③髓质型：肿瘤在食管壁内浸润性生长，使食管壁均匀性增厚，管腔变窄。切面癌组织为灰白色，质地较软似脑髓组织，表面可形成浅表溃疡（图9-18）。④缩窄型：癌组织常累及食管全周，由于癌组织内有明显的纤维组织增生并收缩，使食管局部形成环形狭窄，质地较硬，近端管腔明显扩张。

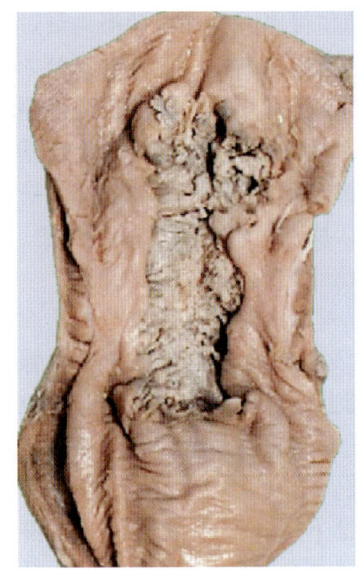 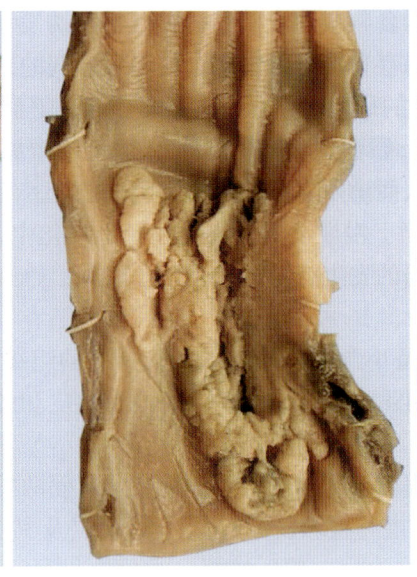 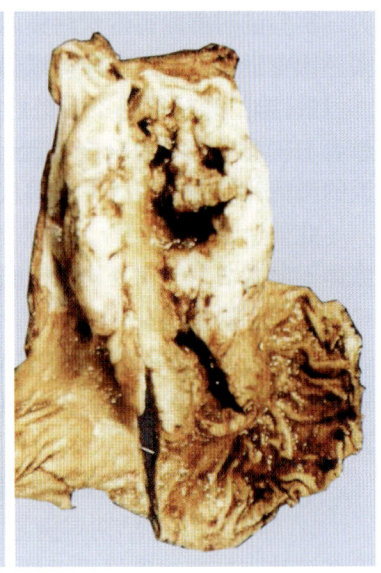

图 9-16　食管癌（溃疡型）　　　　图 9-17　食管癌（蕈伞型）　　　　图 9-18　食管癌（髓质型）

镜下：中晚期食管癌的组织学类型主要为鳞状细胞癌，占食管癌的 90% 以上。少数为腺癌（占食管癌的 5%~10%），大部分腺癌的发生与 Barrett 食管有关。此外少见的组织学类型还包括小细胞癌和腺鳞癌等。

（三）扩散

1. **直接蔓延**　癌组织穿透食管壁后直接侵入邻近器官。食管上段癌可侵入喉、气管及颈部软组织；中段癌可侵入支气管、胸导管、奇静脉及肺等。受侵犯的器官可发生相应的并发症如大出血、化脓性感染、食管-支气管瘘等。

2. **淋巴道转移**　为食管癌最常见的转移方式，转移沿食管淋巴引流途径进行。上段癌常转移到颈部及上纵隔淋巴结；中段癌常转移到食管旁及肺门淋巴结；下段癌常转移到食管旁、贲门及腹腔淋巴结。

3. **血道转移**　主要见于晚期患者，最常见的转移部位是肝和肺，其次，也可转移到骨、肾和肾上腺等部位。

（四）临床病理联系

早期食管癌，临床上常无明显症状，有时可出现轻微的胸骨后疼痛、烧灼感或梗噎感，不容易引起重视。中晚期食管癌，患者的主要表现为进行性吞咽困难，这是由于癌肿堵塞食管管腔或是由于管壁纤维组织收缩所导致的。晚期患者逐渐出现恶病质，最后机体因严重消耗而衰竭，或因发生并发症使病情急剧恶化而死亡。

二、胃癌

胃癌（carcinoma of stomach）是消化道最常见的恶性肿瘤之一，好发年龄为 40~60 岁，男多于女，男女之比为（2~3）:1。

（一）病因和发病机制

胃癌的病因尚未完全阐明。

1. **饮食和环境因素**　胃癌在世界各地的发病率有很大差异，以日本、中国、智利等最为多见，美国、印度、西欧等国相对少见。我国不同地区发病率也有很大不同，东部沿海地区及西北河西走廊一带是胃癌高发区。这可能与不同国家或地区的土壤、水源、食物添加剂、饮食习惯、食物保存和烹调方法等不同有关。如冰岛胃癌的高发与日常大量摄取鱼、肉类熏制品有关。实验证明黄曲霉毒素污染的食物或含亚硝酸盐的食物可诱发动物胃癌。此外食盐摄入量过大、饮食过热、加入硝酸盐以保存食物等习惯都会增强致癌剂的致癌作用。

2．幽门螺杆菌感染 最近的研究表明，胃癌的发生与 HP 感染有关。据报道，肠型胃癌患者 HP 阳性率可达 66.7%，显著高于胃炎患者。HP 感染可增加细胞的增殖活性，促进癌基因的激活和抑癌基因的失活，从而诱发胃黏膜上皮细胞的癌变。

此外，慢性胃溃疡、胃腺瘤、慢性萎缩性胃炎伴肠上皮化生，特别是胃黏膜大肠型化生、腺体不典型增生等病变均与胃癌的发生有一定关系。

（二）病理变化

胃癌好发于胃窦部，特别是小弯侧，约占 75%。胃癌的组织发生被认为主要发生自胃腺颈部的干细胞。此处腺上皮的再生修复特别活跃，可向胃上皮和肠上皮分化，癌变常由此部位开始。

根据胃癌病理变化及进展程度分为早期胃癌和进展期胃癌两类。

1．早期胃癌 早期胃癌是指癌组织浸润仅限于黏膜层及黏膜下层，而不论是否发生淋巴结转移。早期胃癌经手术切除治疗，预后较好，术后 5 年存活率可达 85%。近年来由于纤维胃镜活检的推广应用，早期胃癌的发现率有了明显提高。早期胃癌的肉眼形态可分为 3 种类型：

(1) 隆起型（Ⅰ型）：肿瘤呈息肉状隆起于胃黏膜表面，此型少见。

(2) 表浅型（Ⅱ型）：肿瘤比较平坦，不形成明显的隆起。此型可分为 3 个亚型：①表浅隆起型（Ⅱa 型），肿瘤较周围黏膜稍隆起，但不超过黏膜厚度的 2 倍；②表浅平坦型（Ⅱb 型），肿瘤黏膜稍粗糙，无明显隆起或凹陷，肿瘤与周围黏膜几乎同样高度；③表浅凹陷型（Ⅱc 型），肿瘤表面发生糜烂，并向下凹陷，其深度不超过黏膜厚度。

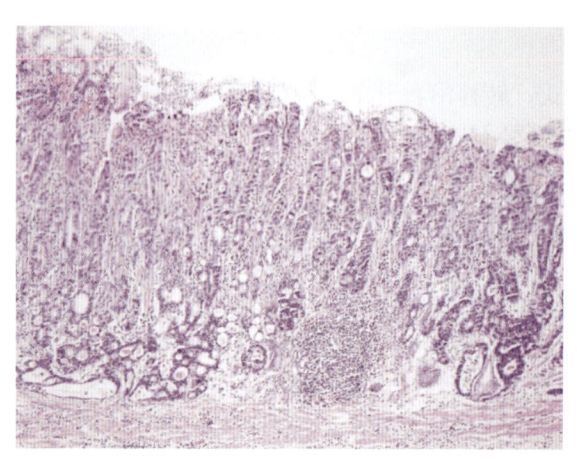

图 9-19　早期胃癌（微小癌）
癌变局限于胃黏膜表浅处，表面伴糜烂

(3) 凹陷型（Ⅲ型）：肿瘤形成较深的溃疡，但溃疡深度不超过黏膜下层，此型最多见。

早期胃癌的组织学类型以管状腺癌最多见，其次为印戒细胞癌，癌组织仅限于黏膜层或黏膜下层内（图 9-19）。

2．中晚期胃癌（进展期胃癌） 癌组织浸润深度超过黏膜下层达肌层或胃壁全层。癌组织浸润愈深，预后愈差。目前临床上发现的胃癌绝大多数属进展期胃癌。

(1) 肉眼形态可分为以下 4 型：①息肉型（蕈伞型）：癌组织向黏膜表面生长，呈息肉状、蕈伞状或菜花状突入胃腔内（图 9-20A）。②溃疡型：癌组织部分坏死脱落形成深陷的溃疡。溃疡直径多在 2.5cm 以上，边缘堤状隆起，呈火山口状（图 9-20B）。溃疡型胃癌与良性胃溃疡的肉眼形态鉴别见表 9-4。③浸润型：癌组织向胃壁内呈局限性或弥漫性浸润，与周围正常组织无明显边界。当弥漫浸润时致胃壁增厚、变硬、胃腔缩小，黏膜皱襞大部分消失（图 9-20C）。典型的弥漫浸润型胃癌因其胃状似皮革制成的囊袋称为革囊胃。④胶样癌：以上任何一种类型如因癌组织产生大量黏液而呈胶冻状外观时，称为胶样癌。

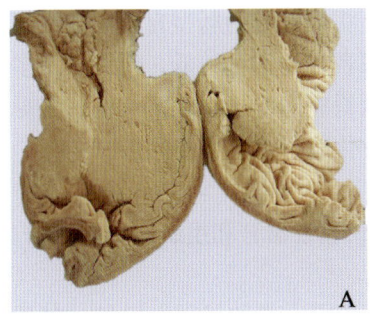 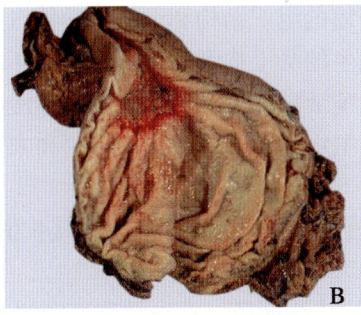 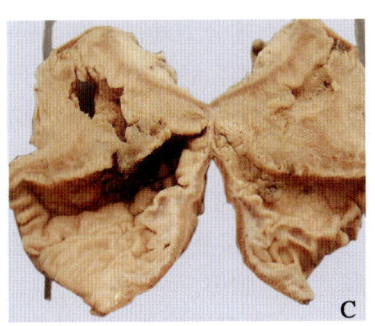

图 9-20　中晚期胃癌
A．息肉型；B．溃疡型；C．浸润型

表9-4　良、恶性溃疡的大体形态鉴别

	良性溃疡（溃疡病）	恶性溃疡（溃疡型胃癌）
外形	圆形或椭圆形	不整齐，皿状或火山口状
大小	直径一般小于2 cm	直径一般大于2 cm
深度	较深	较浅
边缘	整齐，不隆起	不整齐，隆起
底部	较平坦	凹凸不平，有坏死、出血
周围黏膜	皱襞向溃疡集中	黏膜皱襞中断，呈结节状肥厚

（2）组织学类型：根据癌的组织结构，进展期胃癌一般可分为以下几种组织学类型：①管状腺癌：最多见，癌细胞排列成腺管状结构；如腺癌出现大量乳头状结构时，称乳头状腺癌。此型癌组织分化较高，恶性度较低，转移较晚。②低分化腺癌：癌细胞呈实体巢状或条索状排列，不形成腺腔，又称实体癌。根据肿瘤实质与间质的多少比例不同，又分为髓样癌和硬癌。此型恶性度较高。③印戒细胞癌：癌细胞胞浆内含大量黏液，将核挤向一侧，状似印戒。此型胃癌恶性度高（图9-21）。④黏液腺癌：黏液分泌在细胞外或充溢在间质中，形成"黏液湖"，癌细胞呈不完整的腺管状或小团状漂浮在黏液中（图9-22）。此型胃癌恶性程度较高。⑤未分化癌：癌细胞小，胞浆少，大小较为一致，弥漫成片，常浸润胃壁全层，恶性程度最高。

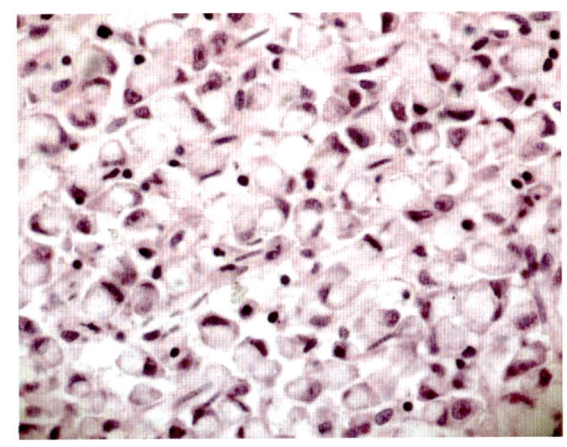 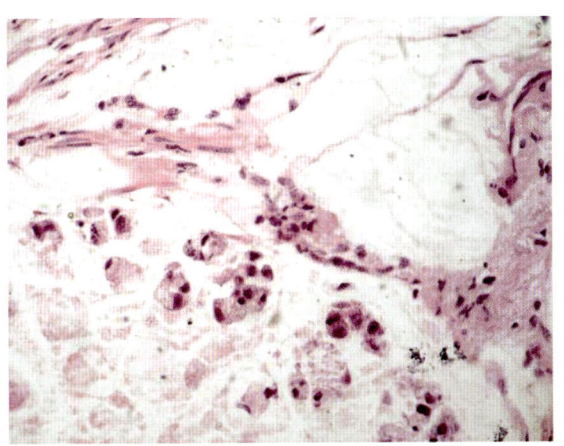

图 9-21　胃印戒细胞癌
癌细胞呈弥漫状排列，细胞内含丰富黏液，将细胞核挤向一侧，呈"印戒"状

图 9-22　胃黏液腺癌
胃肌层黏液浸润，可见黏液湖形成

除上述分型外，也有人根据癌的组织结构和组织化学特点，将胃癌分为肠型胃癌和弥漫型胃癌两大类：肠型胃癌起源于化生的肠上皮细胞，多见于老年患者，恶性度较低，组织学上多为乳头状腺癌或管状腺癌，多含唾液酸黏液和硫酸黏液。弥漫型胃癌起源于胃黏膜细胞，多见于女性和青年人，恶性度较高，组织学上多为印戒细胞癌和未分化癌，多含中性黏液。

（三）扩散

1．直接蔓延　胃癌组织浸透胃壁达浆膜层后，可直接扩散到邻近器官和组织，如大网膜、肠、肝、胰等。

2．淋巴道转移　为最主要的转移途径，首先转移至幽门下及胃小弯的局部淋巴结，其后可转移至腹主动脉旁、肝门或肠系膜根部淋巴结，晚期可沿胸导管转移至左锁骨上淋巴结。

3．血道转移　多发生在胃癌的晚期，常经门静脉转移至肝，亦可转移至肺、脑、骨等器官。

4．种植性转移　晚期胃癌特别是黏液腺癌，浸润至浆膜层时，可脱落到腹腔，种植于腹壁及腹腔器官浆膜上。有时在卵巢形成转移性黏液腺癌，称Krukenberg瘤。

（四）临床病理联系

早期胃癌，临床症状多不明显。随着病情发展，逐渐出现上腹部疼痛、饱胀不适、消瘦、贫血等临床表现。癌组织坏死、破溃可引起出血。轻者大便隐血试验阳性，严重者可有呕血或黑便，侵袭大血管可引起上消化道大出血。位于幽门部或贲门部的癌，有时可引起梗阻症状，如吞咽困难、呕吐等。晚期可发生恶病质。

三、大肠癌

大肠癌（carcinoma of large intestine）是由大肠黏膜腺上皮发生的恶性肿瘤，包括结肠癌和直肠癌。大肠癌在我国的发病率与其他发达国家相比较低，由于饮食结构的变化，近年来，大肠癌的发病率有增高趋势。在消化道癌中仅次于胃癌，患者多为老年人，但中青年发病率在逐渐上升。患者常有贫血、消瘦、大便次数增多、黏液血便，有时出现腹部肿块与肠梗阻症状。

（一）病因和发病机制

据大量研究资料显示，大肠癌的发生可能与下列因素有关：

1．饮食因素　少纤维素饮食与本病的发生有关。这类饮食因缺少消化残渣而易形成便秘，因此延长了肠黏膜与食物中可能含有的致癌物质的接触时间。此外，有人认为高脂饮食有利于肠道内厌氧菌的繁殖，可使胆酸和胆固醇等转化为促癌物质。

2．遗传因素　家族性腺瘤性息肉病和遗传性非息肉病性大肠癌是常染色体显性遗传性疾病。家族性腺瘤性息肉病癌变的发生与肿瘤抑制基因——APC基因的缺失或突变有关。该病多在10～15岁出现症状，未治疗者75%～80%在40岁前发生癌变。遗传性非息肉病性大肠癌的发生与错配修复基因的突变有关，该患者家系中大肠癌及其他恶性肿瘤的发病率明显增高。

3．腺瘤癌变　大肠腺瘤，尤其是绒毛状腺瘤有较高的恶变潜能。

4．慢性溃疡性结肠炎　患者结肠黏膜在慢性炎症刺激、反复溃疡形成和黏膜增生修复的基础上易发生癌变，病程愈长，癌变率愈高。

5．大肠黏膜上皮逐步癌变的分子生物学基础　目前认为，大肠癌的发生是一个多基因、多步骤、多通路的过程，涉及多种癌基因、抑癌基因和错配修复基因以及基因启动子的甲基化等。大肠癌的发生主要分为两种机制：染色体不稳定性机制和错配修复机制。

（1）染色体不稳定性机制：如家族性腺瘤性息肉病癌变和大部分的散发性大肠癌的发生是由于染色体的不稳定性导致的。染色体的不稳定性引起抑癌基因的失活（杂合性丢失）和癌基因的激活（其中主要涉及 *APC*、*DCC*、*p53* 抑癌基因和 *K-RAS* 癌基因）从而导致大肠癌的发生，并且遵循"正常黏膜—腺瘤—腺癌"的发展顺序。

（2）错配修复机制：错配修复基因对于维持基因内部的稳定性和完整性起着重要的作用，一旦错配修复基因发生突变或启动子甲基化引起错配修复基因失活，将会导致整个基因组的不稳定，从而使某些癌基因和抑癌基因的突变在体内迅速积累，遗传性非息肉病性大肠癌和部分散发性大肠癌肿瘤就是由此途径发生的。

（二）病理变化

大肠癌的好发部位以直肠最多见（50%），以下依次为乙状结肠（20%）、盲肠、升结肠、横结肠和降结肠。

1．早期大肠癌　早期大肠癌是指肿瘤限于黏膜层和黏膜下层，无淋巴结转移者。

2．进展期大肠癌　进展期大肠癌是指肿瘤已侵犯肠壁肌层者。

（1）肉眼观察：进展期大肠癌一般可分为4型：①隆起型（息肉型）：肿瘤呈结节状、息肉状或菜花状突向肠腔，常有继发感染、出血、坏死和溃疡形成。本型向肠腔周围侵袭性较小，生长较慢，转移较晚。②溃疡型：肿瘤表面形成明显的较深溃疡。溃疡边缘隆起如火山口状，中央坏死、出血和合并感染。肿瘤向肠壁深层浸润生长，与周围正常组织分界不清。③浸润型：癌组织向肠壁深层弥漫性浸润，常累及肠壁全周。又因癌间质纤维组织明显增生，使局部肠壁明显增厚、变硬，肠腔呈环形狭窄。④胶样型：此型较少见。肿瘤富于黏液分泌而使肿块外观及切面均呈半透明胶冻状。多见于直肠，好发于青年人，预后较差。

（2）组织学类型：①乳头状腺癌：癌细胞呈高柱状，形成较大腺腔，表面有明显的乳头状突起，乳头内间质少，多为高分化型。②管状腺癌：癌细胞排列成腺管状，根据其分化程度可分为高分化、中分化及低分化3级（图9-23）。③黏液腺癌：癌细胞产生大量黏液，聚集成黏液池，癌细胞漂浮于大片黏液中。④印戒细胞癌：癌细胞呈圆形和卵圆形，胞浆内可见不等量黏液，有的含黏液量较多，将核挤压于细胞的一侧，细胞呈印戒状。癌细胞弥漫性分布，不成巢。⑤未分化癌：癌细胞较小，形态较一致，细胞弥漫成片或成团，恶性程度最高。⑥腺鳞癌：肿瘤组织具有腺癌和鳞癌两种结构，常发生于直肠和肛管部。

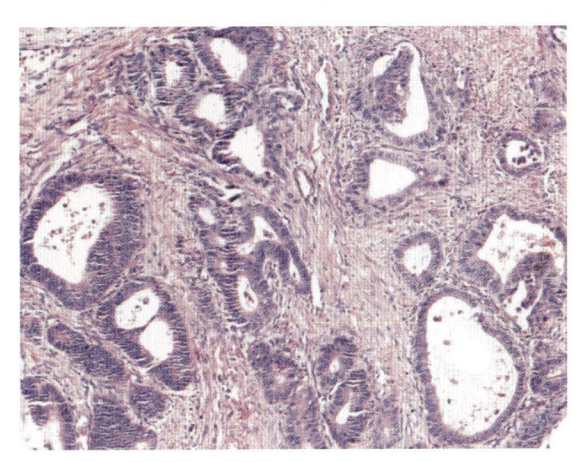

图9-23　结肠管状腺癌
癌细胞呈腺管状排列，浸润性生长

（三）大肠癌分期及预后

大肠癌的分期对判定预后有一定意义，现今广泛应用的分期是经过修订的Dukes分期。修订的Dukes分期根据大肠癌病变在肠壁的扩散范围以及是否转移到局部淋巴结将大肠癌分为3期，包括A、B_1、B_2、C_1、C_2、D 6个阶段（表9-5）。

表9-5 修改的Dukes大肠癌分期及预后

分期	界定	5年存活率（%）
A	肿瘤限于黏膜层	100
B_1	肿瘤侵及肌层，但还未穿透肌层，淋巴结无转移	67
B_2	肿瘤穿透肌层，淋巴结无转移	54
C_1	肿瘤浸润到肌层，但还未穿透肌层，淋巴结有转移	43
C_2	肿瘤穿透肌层，淋巴结有转移	22
D	远处转移	极低

（四）扩散

1．直接蔓延 当癌组织侵及浆膜后，可直接蔓延到邻近器官，如前列腺、膀胱和腹膜等部位。

2．淋巴道转移 癌组织一旦穿透肠壁肌层，则淋巴道转移率明显增加。通常最先转移至病灶附近的淋巴结，进而侵入肠系膜根部等处的淋巴结，以后又沿淋巴道转移到主动脉旁淋巴结，甚至更远处淋巴结。直肠癌常转移至腹股沟淋巴结，部分大肠癌可通过胸导管而转移至左锁骨上淋巴结。

3．血道转移 多发生在晚期，可沿门静脉系统转移至肝，亦可转移至远隔器官如肺、脑、肾、骨等处。

4．种植性转移 癌组织穿透肠壁浆膜后癌细胞可脱落、播散到腹膜腔内形成种植性转移。

（五）临床病理联系

1．排便习惯与粪便性状改变 如排便次数增多、腹泻、便秘，粪便中带血、脓或黏液。如为直肠癌，可有直肠刺激症状等。

2．腹痛、腹部包块。

3．肠梗阻症状 多表现为低位不完全肠梗阻，出现腹胀痛或阵发性绞痛、腹胀、便秘等症状。

4．全身中毒症状 因癌肿合并坏死、出血和感染，患者可出现慢性贫血、消瘦、乏力、低热，晚期可出现恶病质及转移相关症状。

大肠癌因发生的部位和累及的范围不同，临床表现也有所不同：因右侧大肠肠腔较大，癌肿较少引起肠梗阻，但癌肿一般体积较大，且癌组织质脆，易破溃、出血及继发感染，故右侧大肠癌以右下腹肿块和全身中毒症状为主。左侧大肠癌因左侧大肠肠腔较小，故易发生肠狭窄，临床上以肠梗阻、便秘、腹泻、便血等症状为主。

四、胃肠道间质瘤

胃肠道间质瘤（gastrointestinal stromal tumor，GIST）是最常见的发生于胃肠道的间叶性肿瘤，常见于50～80岁，男女发病率相似。GIST可发生于消化道的任何部位，以胃最多见，其次是小肠，大肠和食管较少。此外，也可原发于腹腔、肠系膜等部位。

关于GIST的组织起源，一种观点认为GIST起源于胃肠的起搏细胞Cajal间质细胞。而另一种观点认为GIST起源于更原始的、具有多潜能分化的中胚叶间质干细胞，可分化成包括Cajal间质细胞在内的多种中胚叶组织。主要是由*C-KIT*原癌基因和（或）*PDGFR*基因突变引起的。*C-KIT*基因编码的产物是一种细胞膜受体酪氨酸激酶，称为CD117蛋白，该蛋白质主要存在于造血干细胞、肥大细胞、黑色素细胞、Cajal细胞等的胞浆中，在GIST中约95%呈CD117阳性（图9-24B）。其恶性程度取决于肿瘤的大小、核分裂象及发生的部位。目前临床上应用 Kit 受体 - 酪氨酸激酶抑制剂（伊马替尼）治疗 GIST 收到良好的效果。

病理变化

肉眼：GIST 位于胃肠道等的浆膜、黏膜下或肌层，往往突向浆膜或黏膜面，直径从 1cm 至 40cm 不等，多数无完整的包膜，切面灰白色、灰褐色，质地较硬，常有出血、坏死。较大的 GIST 质地较软，切面灰白或呈鱼肉样，可见囊性变、黏液样变。

镜下：GIST 根据瘤细胞形态可分为梭形细胞型、上皮样细胞型和混合细胞型。其中梭形细胞型占 60%～70%，呈束状、旋涡状和编织状排列，胞核长形或卵圆形，两端圆钝，核周空泡可见，类似于平滑肌瘤或神经鞘瘤（图 9-24）。上皮样细胞型的肿瘤细胞可为卵圆形、星形或多角形上皮样细胞，胞浆弱嗜酸性、空亮，核圆，似印戒细胞和脂肪母细胞，核仁突出，可见瘤巨细胞。

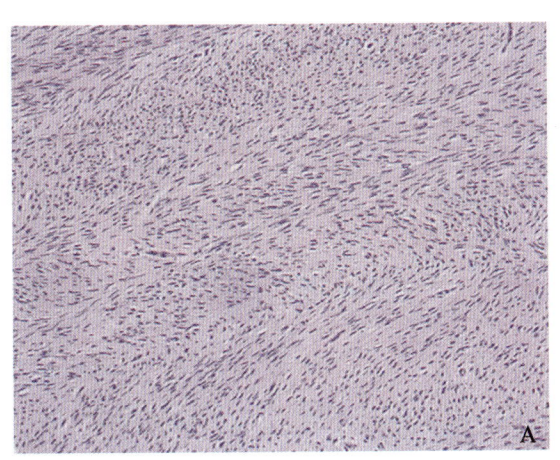 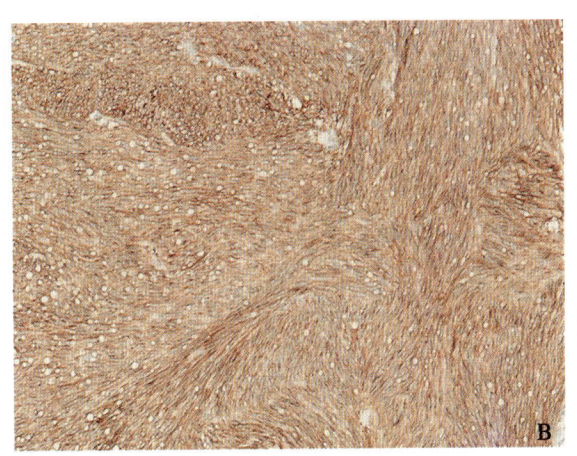

图 9-24　胃间质瘤

A. 梭形肿瘤细胞排列成束、编织状；B. CD117 免疫组化染色阳性表达于细胞膜（天津医科大学病理学教研室供图）

五、原发性肝癌

原发性肝癌（primary carcinoma of liver）是由肝细胞或肝内胆管上皮细胞发生的恶性肿瘤。其发生率地区差异很大，在亚非国家较常见，我国发病率较高，属于常见肿瘤之一。发病年龄多在中年以上，男多于女。目前临床上将甲胎蛋白（AFP）检测用于肝癌的普查和辅助诊断，使早期肝癌的诊断率大为提高。

（一）病因和发病机制

原发性肝癌的病因可能与下列因素有关：

1. **肝硬化**　据统计，肝癌合并肝硬化的发生率为 84.6%。一般认为，7 年左右肝硬化可发展为肝癌，其中以坏死后性肝硬化最多见。

2. **病毒性肝炎**　现知乙型肝炎与肝癌关系密切，其次为丙型肝炎。肝癌患者的血清中 HBsAg 阳性率很高。现已证实 HBV 的基因组合到肝细胞 DNA 中，是导致肝癌发生的主要因素。

3. **化学致癌物**　与肝癌关系密切的主要有黄曲霉毒素和亚硝胺类。用这两种物质喂养动物可诱发肝癌。肝癌高发区的水和食物中，这两种物质的含量亦较高。

4. **寄生虫感染**　寄生在肝内胆管的华支睾吸虫能刺激肝内胆管上皮增生，诱发胆管细胞性肝癌。

（二）病理变化

1. **早期肝癌（小肝癌）**　是指瘤体直径在 3cm 以下，不超过两个瘤结节且两瘤结节之和不超过 5cm 的原发性肝癌。癌组织多呈膨胀性生长，球形或分叶状，与周围组织分界多较清楚，切面灰白色，无出血、坏死。临床上患者常无明显症状或体征。

2．晚期肝癌　肝明显肿大，重量增加，可达 2000～3000g，癌组织可局限于肝的一叶（多为右叶），也可弥漫全肝，大多合并肝硬化。

（1）肉眼观察：可分为 3 型：①巨块型：癌组织形成一个巨大肿块，直径通常在 10cm 以上（图 9-25），多位于肝右叶，质地较软，中心常有出血、坏死。瘤体周边常有散在的卫星状瘤结节。此型较少合并肝硬化。②结节型：此型最多见，常在肝硬化的基础上发生。癌结节多个散在，呈圆形、椭圆形，直径由数毫米至数厘米不等，有的相互融合形成较大的结节。肝被膜下的瘤结节向表面隆起，致肝表面凹凸不平（图 9-26）。③弥漫型：此型最少见，常在肝硬化的基础上发生。癌组织在肝内弥漫分布，无明显的结节。

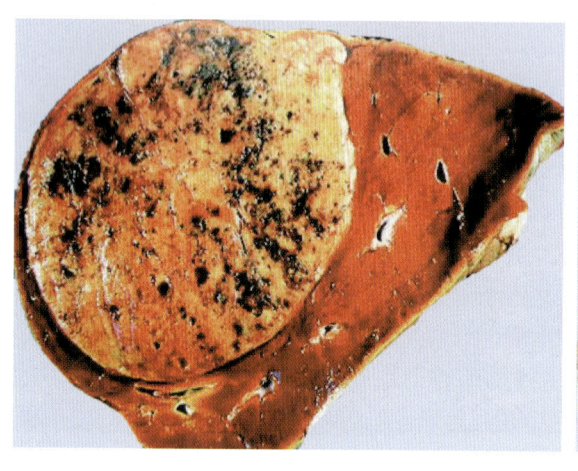

图 9-25　肝癌（巨块型）

肿瘤位于肝右叶，形成巨大圆形肿块，分界较清楚，有假膜形成，切面可见明显的出血、坏死（新鲜标本）

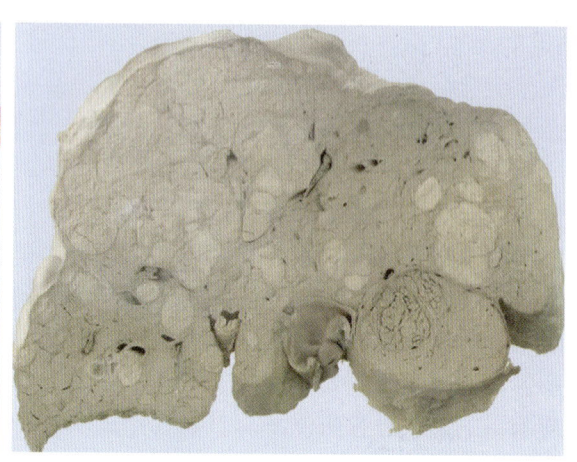

图 9-26　肝癌（结节型）

肿物呈多结节状，结节大小不等，遍布肝左右两叶，肿瘤周围肝组织为坏死后性肝硬化（固定标本）

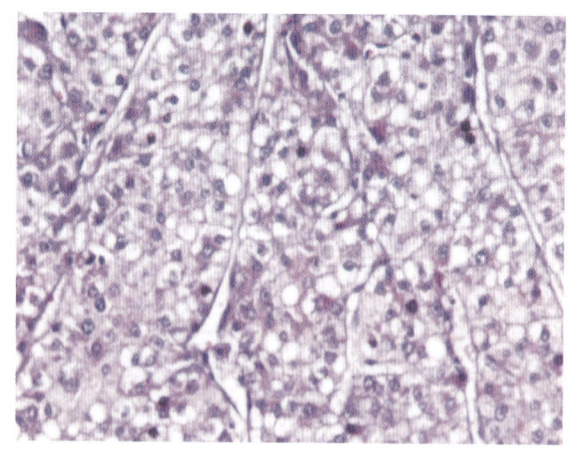

图 9-27　高分化肝细胞性肝癌

癌细胞异型性小，排列成小梁状或条索状

（2）组织学类型：根据组织发生可将肝癌分成 3 型：①肝细胞性肝癌：最常见，是由肝细胞发生的肝癌，其分化较好者癌细胞与正常肝细胞相似，异型性小，呈小梁状或巢状排列，周围有血窦相隔，部分癌细胞有分泌胆汁现象（图 9-27）。分化差者癌细胞异型性明显，细胞大小不等，核大，形态不一，常有巨核及多核癌细胞。②胆管细胞性肝癌：较少见，由肝内胆管上皮发生，常呈腺管结构，癌细胞与胆管上皮细胞相似，腺腔内可有黏液。此型较少合并肝硬化，可继发于华支睾吸虫病。③混合细胞性肝癌：最少见，组织学上由肝细胞性肝癌和胆管细胞性肝癌两种成分混合组成。

（三）扩散

肝癌首先在肝内蔓延和转移。癌细胞常沿门静脉播散，在肝内形成转移性癌结节，还可逆行蔓延至肝外门静脉主干，形成癌栓，引起门静脉高压。肝外转移主要通过淋巴道转移至肝门淋巴结、上腹部淋巴结和腹膜后淋巴结。晚期可通过肝静脉转移到肺、肾上腺、脑及骨等处。

晚期癌细胞可从肝表面脱落直接种植在腹膜及卵巢表面，形成种植性转移。

（四）临床病理联系

早期肝癌可无明显症状或体征。随着病情发展，患者有进行性消瘦、肝迅速增大、肝区疼痛、黄疸及腹水等临床表现。肝癌合并肝硬化者，可有门脉高压表现。肝表面的癌结节自发性破裂或侵破大血管，可导致腹腔内大出血。若癌组织压迫或侵入肝内外胆管，可引起梗阻性黄疸；肝组织广泛破坏，可引起肝细胞性黄疸。90%的肝细胞性肝癌患者血清甲胎蛋白升高。原发性肝癌预后不良，多死于恶病质、消化道出血、肝衰竭或肿瘤破裂出血。手术切除对早期肝癌治疗效果较好。

六、胰腺癌

胰腺癌（carcinoma of the pancreas）为发生在胰腺外分泌腺体的恶性上皮性肿瘤，在消化系统癌中较为少见，患者年龄多为40～70岁，男多于女，近年来胰腺癌的发病率呈上升趋势。

（一）病理变化

胰腺癌可发生于胰腺的头、体、尾部或累及整个胰腺，但以胰头部最多。

肉眼上肿瘤呈灰白色，质硬韧，分界不清，有的弥漫性浸润，与邻近胰腺组织难以分辨。镜下，胰腺癌主要为不同分化程度的腺癌，少数为未分化癌、腺泡细胞癌或鳞癌。

1．导管癌　癌细胞主要向导管上皮分化，排列成腺腔样结构，此型约占80%，其中有的为乳头状腺癌或乳头状囊腺癌。

2．腺泡细胞癌　向腺泡方向分化，癌细胞排列成腺泡状，癌细胞可呈多角形、圆形或矮柱形，胞核位于基底部，胞浆含嗜酸性颗粒，极似正常胰腺腺泡，故称为腺泡细胞癌，此型少见，约占胰腺癌的1%。

3．未分化癌　也称为巨细胞癌、多形性癌、肉瘤样癌。细胞无腺体结构，主要由梭形细胞形成细条索状癌巢，也含有腺样或鳞状分化区域。间质结缔组织可多可少，若癌细胞多，间质少，可形成髓样癌改变，这时癌组织易发生坏死而形成囊腔。此型在胰腺癌中占2%～7%。

（二）扩散

胰头癌早期可直接蔓延到邻近组织如胆管与十二指肠，后期可转移到胰头旁及胆总管旁淋巴结、肝，少数患者可发生远处转移。胰体癌和胰尾癌的扩散则较为广泛，晚期可播散到腹腔各脏器，如脾、肾上腺、椎体、横结肠、胃等，进一步可发生远隔部位的淋巴道或血道转移，血行转移多为肺、骨等部位。

（三）临床病理联系

胰腺癌的一般症状主要表现为消瘦、腹部不适、恶心、消化不良等。胰头癌可侵及胰内段胆总管，造成胆总管狭窄，从而引起进行性梗阻性黄疸，狭窄段以上胆总管明显扩张，因此胰头癌早期可出现胆总管梗阻现象，临床上主要表现为进行性加重的黄疸。胰体、胰尾癌常较为隐匿，临床上常无明显的黄疸，发现时已侵及门静脉等重要部位，因而无法切除。胰腺癌晚期可因癌组织侵入门静脉而产生腹水，压迫脾静脉发生脾大，侵入腹腔神经丛而发生腹腔深部疼痛。有时患者血清中胰蛋白酶、淀粉酶等可增高。

（孙勤暖　宋印利　石穆穆）

第十章 淋巴造血系统疾病

淋巴造血系统包括淋巴样组织（lymphoid tissue）和髓样组织（myeloid tissue）两个部分，前者包括胸腺、脾和淋巴结以及在人体广泛分布的淋巴组织，如扁桃体、腺样体、肠黏膜固有层的集合和孤立淋巴小结群等，而髓样组织主要是由骨髓和血液中的各种血细胞成分包括红细胞和白细胞（粒细胞、淋巴细胞和单核细胞）构成的。淋巴造血系统与其他系统在解剖学和生理学方面最大的不同是该系统包括了分散在全身各处的许多组织，因此淋巴组织和髓性组织在构成成分和功能上密切相关、相互影响。例如成熟的淋巴细胞多不在骨髓内，但淋巴干细胞则由骨髓产生；而骨髓原发的各种肿瘤性增生疾病常累及淋巴结和脾等淋巴器官。

淋巴结是机体内数量最多且分布最广泛的淋巴组织，其实质由皮质和髓质两部分组成。皮质的浅层主要为 B 细胞，副皮质区主要由 T 细胞聚集而成，而髓质内则含 B 细胞和一些 T 细胞、浆细胞及巨噬细胞等。淋巴细胞、单核细胞是机体免疫系统的重要组成部分，有重要的防御作用。机体内外环境中的刺激因素都能引起这些细胞和组织的反应，产生相应的疾病。淋巴造血系统的疾病种类繁多，包括由淋巴造血系统各种成分的量和质的变化所引起的各种疾病。量的减少如贫血（anemia）、白细胞减少症（leukopenia）和血小板减少症（thrombocytopenia）。量的增加如淋巴结反应性增生、白细胞增多症（leukocytosis）和血小板增多症（thrombocytosis）。质的改变即淋巴造血系统的肿瘤。免疫学和分子生物学研究发现，许多淋巴造血系统疾病和肿瘤均有相关的免疫表型和分子遗传学改变，因此免疫组织化学、分子生物学和流式细胞术在淋巴造血系统疾病的诊断中已成为不可缺少的工具。

本章简要介绍淋巴结的反应性病变，重点讨论淋巴造血系统的肿瘤性疾病，并按照 2008 年第 4 版 WHO 淋巴造血组织肿瘤的分类，分别介绍淋巴样肿瘤、髓样肿瘤和组织细胞与树突状细胞肿瘤。

第一节 淋巴结反应性增生

淋巴结是机体重要的免疫器官。各种损伤和刺激常引起淋巴结内的淋巴细胞和组织细胞反应性增生，使淋巴结肿大，称为淋巴结反应性增生（reactive hyperplasia of the lymph node）。其原因很多，包括细菌、病毒、毒物、代谢的毒性产物、变性坏死的组织成分及异物等，都可成为抗原或致敏原刺激淋巴组织引起反应性增生。淋巴结反应性增生能够导致不同的淋巴结肿大，有时可达 10cm。镜下，由于致病原因不同，淋巴结反应性增生的成分和分布情况不同。刺激 B 细胞的抗原物质主要引起淋巴滤泡增生、增大，生发中心扩大增生；刺激 T 细胞的抗原物质主要引起滤泡旁区淋巴细胞增生；有些抗原物质主要引起淋巴窦内的组织细胞增生。淋巴结反应性增生为良性病变，但肿大的淋巴结无论肉眼或镜下观都容易与淋巴结的肿瘤混淆，应注意鉴别。淋巴结增生的类型较多，本节主要介绍以下几种：

一、非特异性反应性淋巴滤泡增生

非特异性反应性淋巴滤泡增生（nonspecific reactive follicular hyperplasia）的主要特点为淋巴结肿大，淋巴滤泡增生，生发中心明显扩大。淋巴滤泡数量增多，不仅分布于淋巴结皮质，

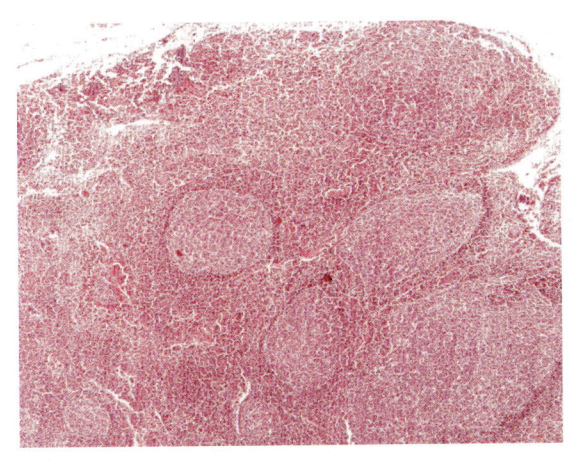

图 10-1　淋巴结反应性增生
淋巴皮质中滤泡增大，生发中心明显
（天津医科大学病理学教研室供图）

也可散在于皮髓质交界处和髓质内。滤泡大小、形状不一，边界清楚。生发中心明显扩大、增生，内有大量各种转化的淋巴细胞，核较大，有裂或无裂（中心细胞和中心母细胞），核分裂象多见，并有大量吞噬细胞，胞浆内含有吞噬的细胞碎屑。生发中心周围有成熟的小淋巴细胞环绕（图 10-1）；在滤泡之间的淋巴组织内可见浆细胞、组织细胞及少数中性粒细胞和嗜酸性粒细胞浸润。淋巴窦内的网状细胞和内皮细胞增生。

在病毒感染所致的淋巴结反应性增生如传染性单核细胞增多症中，以副皮质区增生为主，表现为副皮质区变宽，血管增多，其中可见一些活化的、核形不规则的细胞和 T 免疫母细胞。窦内组织细胞增生时表现为髓质淋巴窦开放，窦内充满大量组织细胞。

反应性淋巴滤泡增生易与滤泡性淋巴瘤混淆，但后者的淋巴结结构破坏，滤泡大小、形状相似，边界不清楚，滤泡内增生的细胞有异型性，类型比较一致，核分裂象较少，一般不见吞噬异物的巨噬细胞，增生的淋巴细胞为单克隆性。而反应性淋巴滤泡增生时增生的淋巴细胞为多克隆性。

二、巨大淋巴结增生

巨大淋巴结增生（giant lymph node hyperplasia）又称血管滤泡性淋巴结增生（angiofollicular lymph node hyperplasia），或 Castleman 淋巴结增生症（lymph node hyperplasia of Castleman），或 Castleman 病（Castleman disease）。这是一种特殊类型的淋巴结增生，可发生于任何年龄。

巨大淋巴结增生最常发生于纵隔淋巴结，也可见于肺门淋巴结及颈部、腋窝、肠系膜、阔韧带和腹膜后淋巴结。淋巴结明显肿大，大者直径为 3～7cm，甚至可达 16cm，常呈圆形，包膜完整，边界清楚，切面呈灰白色。镜下可分为两种亚型：

（一）玻璃样-血管型（hyaline-vascular type）

此型最多见，占 90% 以上。患者多无症状。淋巴结内淋巴滤泡增生，散在于淋巴结皮质和髓质内。一般淋巴滤泡和生发中心不大。淋巴结内毛细血管增生伸入淋巴滤泡，这些毛细血管内皮细胞肿胀，血管周围常有胶原纤维或玻璃样物质环绕，位于淋巴滤泡中央很像胸腺小体（Hassall body）。多数成熟的小淋巴细胞在生发中心周围呈向心性排列成洋葱皮样。滤泡之间的淋巴组织中也有大量血管，血管周围有纤维组织或胶原纤维环绕，并常伴有浆细胞、免疫母细胞、嗜酸性粒细胞和组织细胞浸润。有些病例增生的淋巴滤泡主要由小淋巴细胞组成，只有少数滤泡内有小生发中心，称为淋巴细胞型，此型最易与滤泡性淋巴瘤混淆。

（二）浆细胞型（plasma cell type）

此型较少见，约占 10%。患者常伴有全身症状，如发热、乏力、体重减轻、贫血、红细胞沉降率升高、血浆丙种球蛋白增高和低白蛋白血症。淋巴结切除后症状可消失。淋巴结内淋巴滤泡增生，生发中心明显扩大，周围的淋巴细胞较少。生发中心内各种细胞增生，核分裂象多见，并有许多吞噬了细胞碎屑的巨噬细胞。但中央没有血管，也没有玻璃样变物质。淋巴滤泡之间有大量浆细胞，其间也可有少量淋巴细胞、免疫母细胞和组织细胞。

有些患者在同一淋巴结内两种亚型的变化可同时存在。因此有些作者认为这两种亚型可能为一个过程的不同阶段。浆细胞型可能是早期病变，以后发展为玻璃样-血管型。

第二节 淋巴结的特殊感染

淋巴结内发生各种特殊感染的共同特点为：由特殊的病原体引起，如结核分枝杆菌、梅毒螺旋体和真菌等；形成具有一定特征的病理改变，一般为肉芽肿性炎；经特殊染色在病变组织、分泌物或体液中有可能找到相关的病原体；在临床上需要特殊的药物治疗。淋巴结的特殊感染种类比较多，本节主要介绍以下几种：

一、淋巴结结核

淋巴结结核可为结核病原发综合征的一部分，如肺结核的肺门淋巴结结核、肠结核的肠系膜淋巴结结核等，均是原发病灶内的结核分枝杆菌沿引流淋巴管到达局部淋巴结；也可以是原发病灶的进一步蔓延，如肺结核伴发的肺门淋巴结结核向气管旁及颈部淋巴结的蔓延；还可以通过血液播散而来。

病变淋巴结肿大，可相互粘连，淋巴结内存在单个或多个结核病灶，呈结节状，由上皮样细胞、朗汉斯多核巨细胞、淋巴细胞构成，中央可见干酪样坏死，即结核结节（tubercles）。免疫反应较强的病例，干酪样坏死少或不出现，仅见上皮样细胞结节和结节的周围纤维化，抗酸染色（acid-fast stain）病灶内少见结核分枝杆菌。免疫力较差者，可见大片坏死，周围可不出现上皮样细胞及朗汉斯多核巨细胞，抗酸染色结核灶内可见大量结核分枝杆菌。无反应性结核常伴白血病样反应，临床可误诊为白血病。

二、组织细胞坏死性淋巴结炎

组织细胞坏死性淋巴结炎（histiocytic necrotizing lymphadenitis）常见于年轻女性，病因不清楚，可能与人类疱疹病毒6型（human herpes virus type 6，HHV-6）感染有关。常表现为颈部淋巴结的轻度肿大，可出现轻微疼痛，部分患者出现发热。多为自限性疾病，抗生素治疗效果不明显，绝大多数患者在1～3个月内自愈。

组织学表现为淋巴结副皮质区及被膜下有片状或灶性凝固性坏死，缺乏中性粒细胞浸润。在坏死灶及周围可见形态多样的组织细胞（巨噬细胞）增生，并具有活跃的吞噬现象。巨噬细胞之间常出现异型T免疫母细胞、浆细胞样单核细胞和淋巴细胞，易见核分裂象。

三、弓形虫病

弓形虫病（toxoplasmosis）是弓形虫（*Toxoplasma gondii*）感染引起的淋巴结疾病，病原宿主可能是猫、狗等家畜，通过口或鼻咽黏膜或皮肤感染，也可通过胎盘引起先天性感染。

病变常见于颈部、耳后淋巴结，淋巴结肿大，单发或多发。病变淋巴结表现为滤泡增生，生发中心扩大，内含大量吞噬细胞和巨噬细胞。主要的病变特点是巨噬细胞普遍增生，上皮样细胞灶接近淋巴滤泡并可进入淋巴滤泡中心。淋巴组织及包膜内可见大量浆细胞浸润，大多数无干酪样坏死。淋巴结固有结构不被破坏，能见到原虫。原虫为圆形、半月形，核在中心或偏于一侧，原虫及其包囊PAS反应阳性。弓形虫在细胞内繁殖引起炎症反应。感染较久的病变，原虫虫体呈包囊型，包囊破裂后可引起过敏性炎症。

四、猫抓病

猫抓病（cat scratch disease）由猫抓伤或咬伤引起，也可通过木片等刺伤或被昆虫咬伤而感染。病因不太清楚，可能为病毒、衣原体或细菌引起，近来有比较多的实验证明此病是革兰染色阴性罗克利马体（Rochalimaea），也有研究认为是巴尔通体（Bartonellaceae）感染所致的自限性淋巴结炎。

在局部受伤后数天到2个月后引流区淋巴结肿大，以肘部、腋窝和颈部淋巴结多见，大小不等，大者可有鸡蛋大小。淋巴结髓质内组织大片坏死，形成脓肿，周围出现栅栏状排列的上皮样细胞，偶见朗汉斯巨细胞。病变早期出现坏死，坏死组织中有大量白细胞及其碎片，坏死周围的淋巴组织见滤泡增生和增大，生发中心明显增多、变大，其中网状细胞吞噬细胞核碎片。整个淋巴结内可见中性粒细胞、嗜酸性粒细胞、浆细胞浸润。在皮质区出现幼稚淋巴细胞或淋巴母细胞，有时可见深染的巨核细胞，易误诊为恶性肿瘤。小静脉及淋巴管管壁有脉管炎改变。

五、真菌感染性淋巴结炎

淋巴结真菌感染不多见，一般先累及皮肤、黏膜和器官，而后继发于局部淋巴结，如牙龈真菌感染可累及颈部淋巴结。

各种真菌引起的淋巴结病变基本相同，均以肉芽肿形成和大量白细胞渗出、小脓肿形成为特征。病变可表现为急性化脓性炎症，也可为慢性炎性肉芽肿，与其他一些感染性疾病鉴别或真菌之间进行鉴别需要通过特殊染色及真菌培养。经PAS染色，在病灶中可见真菌孢子和菌丝。真菌周围常有大量多核巨细胞反应，常见吞噬的菌丝及孢子。常见的真菌有曲霉菌、毛霉菌。原发于口腔、颌骨的放线菌病，多由拔牙后和龋齿感染后沿淋巴管引起颈部淋巴结感染。不同的真菌可表现出不同的形态学特点，如放线菌病可见放射状排列的肉芽肿，中央为小脓肿，脓肿周围可看到淡红染透亮的杵状体，革兰染色在其间可见到阳性染色的菌丝。曲霉菌菌丝呈竹节状，长、分节、有隔膜，顶端有许多分支和孢子。毛霉菌菌丝粗、胖、短，形态不规则，分支少，孢子少。新型隐球菌大而圆，有厚的透明包膜。

第三节 淋 巴 瘤

来源于淋巴细胞及其前体细胞的恶性肿瘤称为淋巴瘤（lymphoma）或淋巴样肿瘤（lymphoid neoplasm）。淋巴瘤可发生在淋巴结、骨髓、脾、胸腺和结外淋巴组织等处。由于原发于淋巴结和结外淋巴组织等处的恶性肿瘤绝大多数来源于淋巴细胞，故以往称为恶性淋巴瘤（malignant lymphoma）。淋巴瘤是人类较为常见的恶性肿瘤，占全部恶性肿瘤的3%～4%。在各种恶性肿瘤中占第11位。在儿童和年轻人，淋巴瘤是最常见的恶性肿瘤之一。原发于淋巴结的恶性肿瘤也可以来源于粒细胞、朗格汉斯细胞和血管内皮细胞等。

由于淋巴细胞是免疫系统的主要成分，也可认为淋巴瘤是来自免疫系统的免疫细胞的肿瘤，即淋巴细胞（T细胞、B细胞或者NK细胞）及其前体细胞的肿瘤，可看成是被阻断在B细胞和T细胞分化过程中的某一阶段淋巴细胞的单克隆性增生所致。由于来源于免疫细胞，因此患者常可产生免疫功能异常，如血清免疫球蛋白增高。肿瘤性B细胞和T细胞在形态学、免疫表型和基因型上，部分类似于其来源的相应正常细胞，因此可从这几方面加以鉴定。大多数淋巴瘤（80%～85%）是B细胞起源的，其余的多为T细胞源性，NK细胞性和组织细胞性肿瘤罕见。

淋巴瘤与淋巴细胞白血病存在重叠，组成一个连续的谱系。淋巴瘤为一极，指初始时是局限性的，在大体上表现为肿瘤结节；淋巴细胞白血病为另一极，指骨髓内异常淋巴样细胞弥漫性的肿瘤性增生，常累及外周血。淋巴瘤患者随着病情的发展，可以出现白血病象，白血病随病情发展也可累及淋巴结。因此，可将淋巴瘤、淋巴细胞白血病、毛细胞白血病和多发性骨髓瘤等来源于淋巴细胞的肿瘤统称为淋巴样肿瘤。

淋巴瘤的病因仍不清楚，近年来的研究表明，许多淋巴瘤与病毒的潜伏感染有关。如 EB 病毒与伯基特淋巴瘤和鼻腔 NK/T 细胞淋巴瘤有关，HTLV-1 与日本的成人 T 细胞淋巴瘤 / 白血病有关。近来还发现幽门螺杆菌的感染可能与 MALT 淋巴瘤有关。

淋巴瘤的确诊主要依靠淋巴结或者其他受累器官的病理组织学检查。根据瘤细胞的形态特点，可将淋巴瘤分为两大类，即霍奇金淋巴瘤和非霍奇金淋巴瘤。在我国，非霍奇金淋巴瘤占全部淋巴瘤的 70%～80%。在临床工作中，一般所称的淋巴瘤是指非霍奇金淋巴瘤。

虽然淋巴瘤都是恶性的，但不同肿瘤的临床过程变化极大，有的为惰性（低度恶性），有的为侵袭性（中度恶性）或高度侵袭性（高度恶性）。惰性的淋巴瘤可以随着时间的推移转变为侵袭性或高度侵袭性的类型。

一、霍奇金淋巴瘤

霍奇金淋巴瘤（Hodgkin's lymphoma，HL）旧称霍奇金病，是淋巴瘤的一个独特类型。病变往往从一个或一组淋巴结开始，逐渐由邻近的淋巴结向远处扩散。原发于淋巴结外的霍奇金淋巴瘤极其少见。随着免疫学和分子生物学的进展，现已证实 RS 细胞（Reed-Sternberg cell）来源于淋巴细胞。

本病在欧美各国发病率较高，是青年人中最常见的恶性肿瘤之一。我国的发病率低于西方国家，但在儿童和青年中并不少见。

（一）病理变化

全身各部位淋巴结均可发病，以颈部和锁骨上淋巴结最为常见，其次为纵隔、腹膜后、主动脉旁等淋巴结。通常原发于淋巴结，几乎不原发于淋巴结外。

肉眼： 病变的淋巴结肿大，早期无粘连，可活动。随着病程的进展，相邻的淋巴结相互粘连融合，有时直径可达到 10cm 以上，不易推动。随着纤维化的增加，肿块由软变硬。肿块常呈结节状，切面灰白色，呈鱼肉状（图 10-2B），可有灰黄色的坏死灶。

镜下： 霍奇金淋巴瘤由肿瘤性成分和反应性成分（炎症细胞及间质）组成。肿瘤性成分包括典型的 RS 细胞和各种变异的 RS 细胞。典型的 RS 细胞也称为经典型 RS 细胞，是一种直径为 20～50μm 或更大的双核或多核的瘤巨细胞，呈圆形、椭圆形或不规则形，胞浆丰富，稍嗜酸性或嗜碱性，细胞核圆形或椭圆形，呈双叶或多叶状，以致细胞看起来像双核或多核细胞。染色质粗糙，沿核膜聚集呈块状，核膜厚而清楚。核内有一个直径与红细胞相当的、嗜酸性的核仁，多位于核中央，周围有空晕。最典型的 RS 细胞的双叶核面对面地排列，形成所谓的镜影细胞（mirror image cell），对霍奇金淋巴瘤具有诊断价值，称为诊断性 RS 细胞（图 10-2A）。

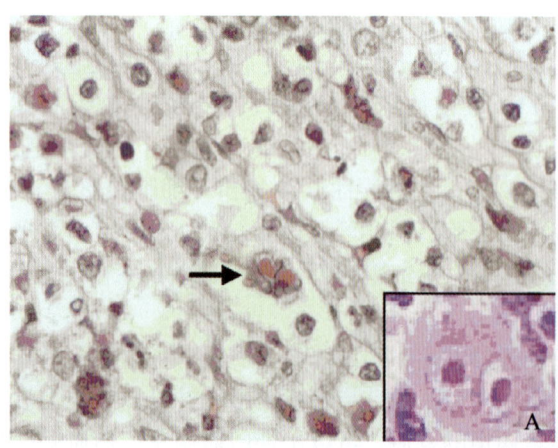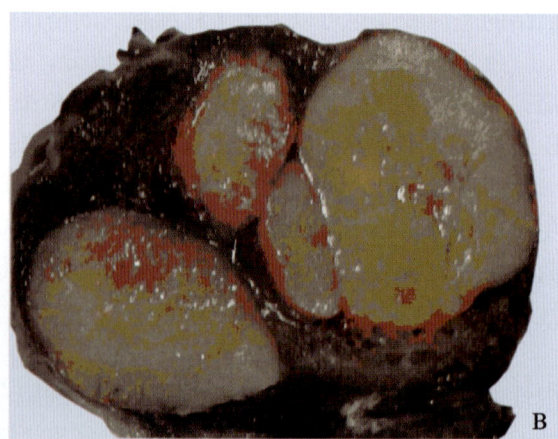

图 10-2　霍奇金淋巴瘤
A．经典型 RS 细胞；B．病变淋巴结肿大，切面呈鱼肉状

霍奇金淋巴瘤的肿瘤细胞除了经典型 RS 细胞外，还可见其他变异的 RS 细胞（图 10-3）：①单核型 RS 细胞（图 10-3A）：是具有经典型 RS 细胞形态的单核瘤巨细胞，也称为霍奇金细胞（Hodgkin cell）。它的出现提示霍奇金淋巴瘤的可能。②陷窝型 RS 细胞（图 10-3C）：也称为陷窝细胞（lacunar cell）或腔隙型细胞。细胞体积大，直径为 40～50μm，胞浆丰富而空亮，细胞核皱折、多叶状，染色质稀疏，核仁多个，体积较经典型 RS 细胞小。胞浆的空亮是由于甲醛固定后胞浆收缩至核膜附近所致。③L&H 型 RS 细胞：即淋巴细胞和（或）组织细胞性 RS 细胞变异型（lymphocytic and/or histiocytic Reed-Sternberg cell variant），又称为爆米花细胞（popcorn cell），细胞核皱折、多叶状，染色质细，核仁小、多个，胞浆淡染。④固缩型 RS 细胞（图 10-3D）：又称为干尸细胞（mummified cell），这种细胞比经典型 RS 细胞小，细胞膜塌陷，形态不规则，如同细胞缺水的干瘪状，最醒目的是细胞核，低倍镜下很容易注意到形态不规则的深染如墨的细胞核。细胞核大小不一，与其之前的大小和固缩的程度有关。核仁因核深染而不明显。⑤多形性或未分化型 RS 细胞：也称为奇异型 RS 细胞，瘤细胞体积大，大小不一，形态多不规则，可以呈梭形，具有明显的多形性。核大，形态不规则，染色质粗，有明显的大核仁，核分裂象多见，常见病理性核分裂。⑥多核型 RS 细胞（图 10-3B）：细胞体积更大，有多个核，有的核呈马蹄形，其余特征与经典型 RS 细胞相同。这种细胞也有较高的诊断价值。

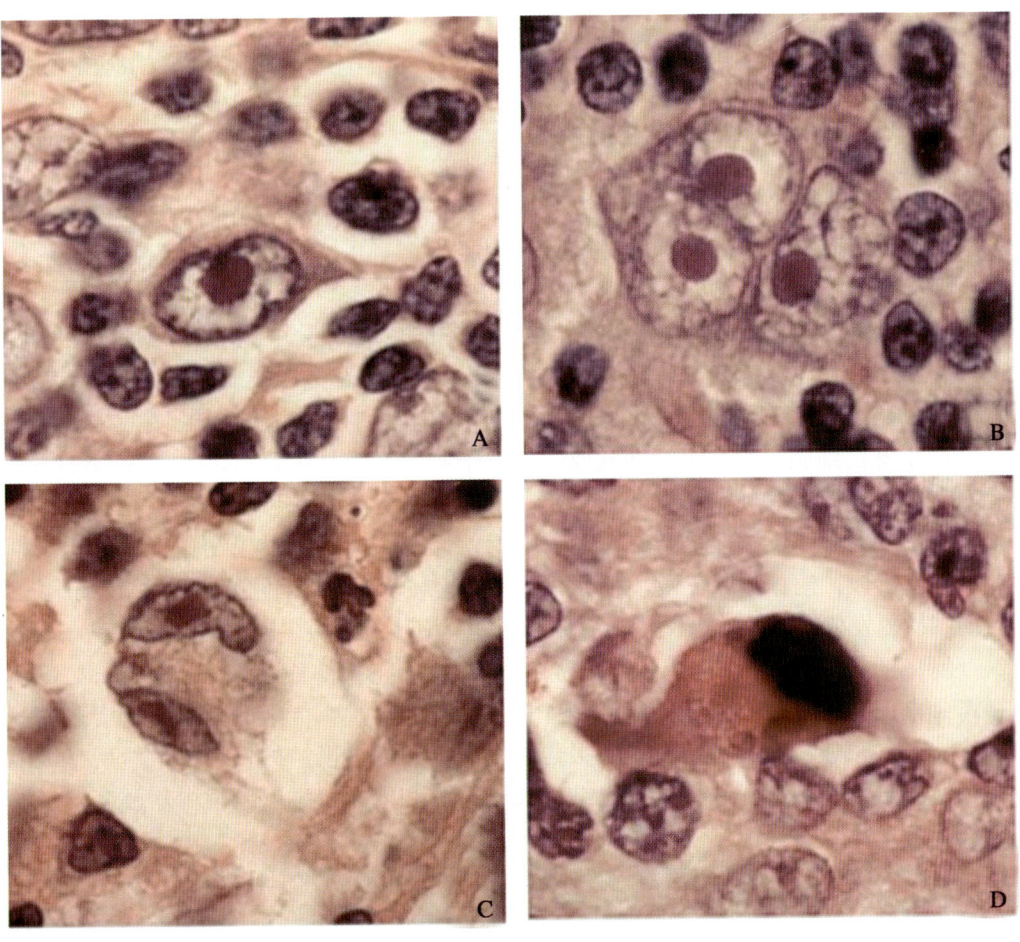

图 10-3　变异的 RS 细胞

A. 单核型 RS 细胞；B. 多核型 RS 细胞；C. 陷窝型 RS 细胞；D. 固缩型 RS 细胞

除上述肿瘤细胞外，瘤组织内还伴有大量的非肿瘤性成分，包括淋巴细胞、浆细胞、中性粒细胞、嗜酸性粒细胞、上皮样细胞、组织细胞以及胶原纤维、嗜酸性无定形物质等。炎症细胞数量随病程的进展逐渐减少。而纤维间质、嗜酸性无定形物质等则随病程的进展而增多。反应性成分组成的背景可反映机体对肿瘤的免疫状态，与本病的分型和预后有密切的关系。

传统上一直认为L&H细胞是RS细胞的一种变异型，但是近年来免疫表型和遗传学研究显示L&H细胞明显不同于经典型RS细胞及其他变异型，如L&H细胞的CD20（+）、CD15（-）、CD30（-），Ig基因具有转录的功能及可变区存在自身突变和突变正在进行的信号；而经典型RS细胞及其他变异型细胞的CD30（+），大多数CD15（+），少数（2%～40%）CD20（+），Ig基因虽然有重排和自身突变，但不具有转录的功能。因此，L&H细胞是RS细胞的一种变异型这种传统的观点正在被动摇。

目前认为EB病毒与经典霍奇金淋巴瘤发病关系最为密切。EB病毒在霍奇金淋巴瘤的发病过程中可能起了重要作用。EB病毒合成的一种潜伏期膜蛋白（latent membrane protein-1，LMP-1）被认为具有致癌的生物学特性，能够使成熟的淋巴细胞转化为淋巴样母细胞，LMP-1可能是阻断了具有Ig基因缺陷的生发中心细胞进入凋亡的路径，使得这些存在基因缺陷的细胞继续存活，最终发展成了霍奇金淋巴瘤。

（二）组织学分型

根据瘤细胞成分与非肿瘤成分的不同比例，可将霍奇金淋巴瘤分为两大类共5种组织学亚型（表10-1）。

1. 结节性淋巴细胞为主型霍奇金淋巴瘤 结节性淋巴细胞为主型霍奇金淋巴瘤（nodular lymphocyte predominant Hodgkin lymphoma，NLPHL）属于单克隆性的B细胞肿瘤，以结节性或者弥漫性和结节性的多形性增生为特点。结节性淋巴细胞为主型霍奇金淋巴瘤约占所有霍奇金淋巴瘤的5%，患者多数为男性，最常见于30～50岁年龄组。

表10-1 霍奇金淋巴瘤的组织学分型

结节性淋巴细胞为主型霍奇金淋巴瘤
经典性霍奇金淋巴瘤
富于淋巴细胞型经典霍奇金淋巴瘤
结节硬化型霍奇金淋巴瘤
混合细胞型霍奇金淋巴瘤
淋巴细胞减少型霍奇金淋巴瘤

镜下： 可见淋巴结部分或全部被破坏，取而代之的是结节性病变，或结节性病变和弥漫性病变的混合。结节由弥漫分布的小淋巴细胞、散在组织细胞和上皮样细胞混合组成。其中有散在的L&H型RS细胞。在结节边缘可见组织细胞和多克隆性浆细胞，缺乏嗜酸性粒细胞。弥漫性区域由小淋巴细胞组成，组织细胞或上皮样细胞散在或呈簇分布。大多数L&H型RS细胞具有CD20（+）、CD30（+/-）、CD15（-）的免疫表型。

该型一般不伴有EB病毒感染。大多数患者就诊时仅为局部淋巴结病变，处于早期（临床Ⅰ或Ⅱ期）阶段，病程进展较慢，对于治疗的反应好，部分患者可转化为大B细胞淋巴瘤。疾病后期容易复发，但复发后仍保持对治疗的良好反应，患者很少因本病而死亡。

2. 经典性霍奇金淋巴瘤 经典性霍奇金淋巴瘤（classical Hodgkin lymphoma，CHL）占所有霍奇金淋巴瘤的95%，发病高峰在10～35岁和老年。有传染性单核细胞增多症病史者的发病率较高。家族史和地理特点也有报告。发生在颈部淋巴结的占75%，然后是纵隔、腋下和主动脉旁淋巴结。非对称性的淋巴结，如肠系膜和滑车上淋巴结很少累及。55%的患者发病时处于Ⅰ～Ⅱ期。

经典性霍奇金淋巴瘤是单克隆淋巴性肿瘤，由肿瘤细胞和反应性背景两部分组成，肿瘤细胞散在分布于反应性背景之中。肿瘤细胞包括经典型RS细胞和变异的RS细胞；反应性背景包括数量不等的非肿瘤性小淋巴细胞、嗜酸性粒细胞、中性粒细胞、组织细胞、浆细胞、成纤维细胞和胶原纤维。根据背景的成分和RS细胞的形态，CHL又分为4个亚型：富于淋巴细胞型经典霍奇金淋巴瘤、结节硬化型霍奇金淋巴瘤、混合细胞型霍奇金淋巴瘤和淋巴细胞减少型霍奇金淋巴瘤。这4种亚型的肿瘤性细胞具有相同的免疫表型和遗传学特征，但各亚型的临床表现与EB病毒的关系是不同的。

(1) 富于淋巴细胞型经典霍奇金淋巴瘤（lymphocyte-rich classical Hodgkin lymphoma，LRCHL）：是一种具有以小淋巴细胞为主，缺乏嗜酸性粒细胞和中性粒细胞，呈结节性或弥漫性细胞背景，有散在的H/RS细胞的亚型，约占所有HL的5%，可以转变为混合细胞型。

镜下：可见结节性和弥漫性两种生长方式，结节性常见，弥漫性少见。病变区有大量的小结节，结节间的T区变窄或消失。经典型RS细胞不易见到，但单核型RS细胞易见。具有CD45（-）、CD20（-）、CD30（+）、CD15（-）的免疫表型。

约40%的病例伴有EB病毒感染。多数患者为Ⅰ或Ⅱ期。B症状（见后文）罕见。该型预后比较好，类似于NLPHL。

(2) 结节硬化型霍奇金淋巴瘤（nodular sclerosis Hodgkin lymphoma，NSHL）：以具有胶原纤维包绕的结节和陷窝型RS细胞为特点。该型在欧美为最常见的亚型，约占70%，在我国统计占30%~40%。结节硬化型霍奇金淋巴瘤不转变为其他亚型，而是按照富于细胞期→结节形成→融合→纤维化的规律发展。

镜下：可见病变的淋巴结呈结节状方式生长：结节间有胶原纤维束分割，散在陷窝型RS细胞。宽的胶原纤维束围绕至少一个结节，胶原纤维束在相差显微镜下观察呈双折光改变，成纤维细胞减少，胶原分割的过程中伴有淋巴结的被膜增厚；结节内，陷窝型RS细胞常分散在炎性背景中；有时也可见经典型RS细胞。具有CD45（-）、CD30（+）、CD15（+）的免疫表型。

结节硬化型霍奇金淋巴瘤患者的预后略好于混合细胞型和淋巴细胞减少型霍奇金淋巴瘤。

(3) 混合细胞型霍奇金淋巴瘤（mixed cellularity Hodgkin lymphoma，MCHL）：以散在的经典型RS细胞和霍奇金细胞分散在弥漫性或模糊的结节性的炎性背景中为特点，无结节性的硬化和纤维化，占所有经典性霍奇金淋巴瘤的20%~25%，尤其在儿童多见，与EB病毒感染有一定的关系。

镜下：淋巴结固有结构破坏，淋巴结可呈部分（常在副皮质区）或弥漫性受累。容易见到经典型、单核型和多核型RS细胞。背景由混合性细胞组成，其成分变化可以很大，常有中性粒细胞、嗜酸性粒细胞、组织细胞和浆细胞，可以一种为主。组织细胞可以向上皮样细胞分化并形成肉芽肿样结构，可有嗜酸性无定形物质沉积，还发生灶性坏死，坏死灶周围可有纤维化，但胶原纤维无双折光性。

此型预后较好，后期可转为淋巴细胞减少型霍奇金淋巴瘤。

(4) 淋巴细胞减少型霍奇金淋巴瘤（lymphocyte depletion Hodgkin lymphoma，LDHL）：以弥漫性经典型RS细胞和变异的RS细胞增多、淋巴细胞减少为特点。其在所有霍奇金淋巴瘤中所占百分比少于5%。中位发病年龄为37岁，75%为男性。此型常伴有HIV感染，在发展中国家更为多见。

此型的组织学特点为淋巴细胞的数量减少而经典型RS细胞或变异的多形性RS细胞相对较多，包括两种不同的形态：①弥漫纤维化型，淋巴结内细胞明显减少，由排列不规则的非双折光性网状纤维增加和无定形蛋白物质的沉积所取代。其间有少数经典型RS细胞、组织细胞和淋巴细胞，常有坏死。②网状细胞型，特点是细胞丰富，由大量多形性RS细胞和少量经典型RS细胞组成，甚至可见梭形肿瘤细胞。成熟淋巴细胞、嗜酸性粒细胞、浆细胞、中性粒细胞和组织细胞少见。坏死区较其他类型霍奇金淋巴瘤更为广泛。

淋巴细胞减少型霍奇金淋巴瘤患者的预后是本病各型中最差的。

（三）霍奇金淋巴瘤的分期

霍奇金淋巴瘤的分期与患者的预后密切相关，目前仍使用1971年Ann Arbor会议制定的、

1989年由Costwolds修改的分期方案。病变发展多由近及远。根据病变范围可分为4期（表10-2）。霍奇金淋巴瘤的分期在估计预后和治疗方案方面具有重要的意义，病变范围越广，预后越差。

（四）临床病理联系

淋巴结肿大常为霍奇金淋巴瘤的首发症状，以颈部最为常见。随病情发展可出现乏力、发热、盗汗、体重减轻、瘙痒、贫血等全身症状。少数患者有饮酒后淋巴结疼痛。晚期患者可出现免疫功能低下、继发感染、贫血、肥大性骨关节病、骨痛、神经症状、腹水和下肢水肿等。根据与预后的关系，临床症状又分为A症状和B症状。患者反复发热、盗汗、体重减轻，定为B症状；无此三项症状者定为A症状。有B症状的患者预后较差。

表10-2　霍奇金淋巴瘤分期

分期	标准
I	病变累及一个淋巴结区或淋巴样结构
II	病变累及两个或多个淋巴结区，限于膈肌一侧
III	累及膈肌两侧淋巴结或淋巴样结构
III$_1$	伴有或不伴有脾、肺门、腹腔、肝门淋巴结受累
III$_2$	伴主动脉旁、髂或肠系膜淋巴结受累
IV	淋巴结外部位受累

近年来，由于诊断和治疗的进展，霍奇金淋巴瘤的预后有显著改善。国外总5年生存率已达75%，部分患者可达到治愈标准。

二、非霍奇金淋巴瘤

非霍奇金淋巴瘤（non-Hodgkin lymphoma，NHL）多发生于浅表淋巴结，最常见的部位为颈部淋巴结，其次为腋窝和腹股沟淋巴结，也可发生于结外淋巴组织，如咽淋巴环、扁桃体、胃肠道和皮肤等。非霍奇金淋巴瘤与霍奇金淋巴瘤不同，肿瘤成分单一，多以某一种类型的细胞为主，这是确定类型和分类的基础。

（一）分类

在肿瘤分类中，非霍奇金淋巴瘤的分类是最为复杂的。从1966年Rappaport分类，到1975年Lukes、Collins和Kiel分类，到1982年的工作分类，再到1992年的Kiel分类和1994年的RE-AL分类以及WHO分类。非霍奇金淋巴瘤分类的演变，反映了淋巴瘤研究的进展，表现为从单纯形态分类，到形态与功能结合分类，再到临床、形态、免疫标记、细胞遗传学和基因分析结合分类的过程。下面主要介绍目前比较常用的分类方案。

1．WHO淋巴瘤分类　从2001年的分类方案开始，将每一类型的淋巴瘤均定义为独立疾病，B细胞淋巴瘤至少包括13个疾病，NK/T细胞淋巴瘤包括15个疾病，霍奇金淋巴瘤包括2个疾病，总共30个疾病。每一个独立的淋巴瘤都有其独自的定义，具有独特的病理、免疫、遗传和临床特征。以此为基础，不断增加新的类型（表10-3）。

2．Kiel分类　该方案以Lennert等（1975）淋巴细胞转化模式为基础（图10-4），根据淋巴细胞转化理论，B细胞和T细胞都来自于骨髓干细胞，通过前B、前T细胞阶段发育成为成熟的未受到抗原刺激的B1、T1细胞。在抗原刺激后，B1、T1细胞都可发生转化，生成效应细胞（B2、T2细胞及浆细胞）。B1细胞在受到抗原刺激后，在生发中心先转化为中心母细胞（相当于无核裂细胞），然后再转化为中心细胞（相当于核裂细胞）。在淋巴细胞转化过程的任何阶段都可以发生恶变，形成肿瘤。

在此基础上提出Kiel分类方案，经过1992年修改形成了现行分类。基本原则是按照瘤细胞形态学改变、免疫表型和恶性程度进行分类。分类只设立两级恶性程度，低度恶性的亚型一般命名为"细胞性"，而高度恶性的亚型命名为"母细胞性"，这与对白血病的分级（急性和慢性）和命名（如淋巴细胞性、淋巴母细胞性）是一致的，便于临床医生使用。所有的高度恶性淋巴瘤，除了淋巴母细胞性外，都可能有原发的和继发的。

表10-3 WHO非霍奇金淋巴瘤的分类（2008）

一、前体肿瘤
1. 母细胞性浆细胞样树突状细胞肿瘤，母细胞性NK细胞淋巴瘤
2. 谱系未定的急性白血病，急性未分化白血病，混合表型白血病

二、前体淋巴样肿瘤
1. B淋巴母细胞白血病/淋巴瘤，非特殊类型
2. B淋巴母细胞白血病/淋巴瘤，伴重现性遗传学异常
   B淋巴母细胞白血病/淋巴瘤，伴遗传学异常的亚型
3. T淋巴母细胞白血病/淋巴瘤

三、成熟细胞淋巴瘤

B细胞淋巴瘤
1. 慢性淋巴细胞白血病/小淋巴细胞淋巴瘤
2. B前淋巴细胞白血病
3. 脾边缘区B细胞淋巴瘤
4. 毛细胞白血病
5. 脾淋巴瘤/白血病，不能分类
6. 淋巴浆细胞淋巴瘤
7. 重链病
8. 浆细胞骨髓瘤/浆细胞瘤
9. MALT结外边缘带B细胞淋巴瘤
10. 原发性皮肤滤泡中心淋巴瘤
11. 滤泡性淋巴瘤
12. 淋巴结边缘区B细胞淋巴瘤
13. 套细胞淋巴瘤
14. 弥漫性大B细胞淋巴瘤
15. 伯基特淋巴瘤
16. 不能分类的B细胞淋巴瘤

NK/T细胞淋巴瘤
1. 前体T淋巴细胞白血病
2. T大颗粒淋巴细胞白血病
3. 慢性NK细胞淋巴增殖性疾病
4. 侵袭性NK细胞白血病
5. 成人T细胞淋巴瘤/白血病
6. EBV相关的克隆性淋巴组织增生性疾病，儿童
7. 结外NK/T细胞淋巴瘤，鼻型
8. 肠病型T细胞淋巴瘤
9. 肝脾γδT细胞淋巴瘤
10. 皮下脂膜炎样T细胞淋巴瘤
11. 蕈样霉菌病
12. 塞扎里综合征（Sezary syndrome）
13. 间变性大细胞淋巴瘤，原发性皮肤型
14. 原发性皮肤T细胞淋巴瘤，亚型
15. 非特指外周T细胞淋巴瘤
16. 血管免疫母细胞T细胞淋巴瘤
17. 间变性大细胞淋巴瘤，ALK阳性/阴性

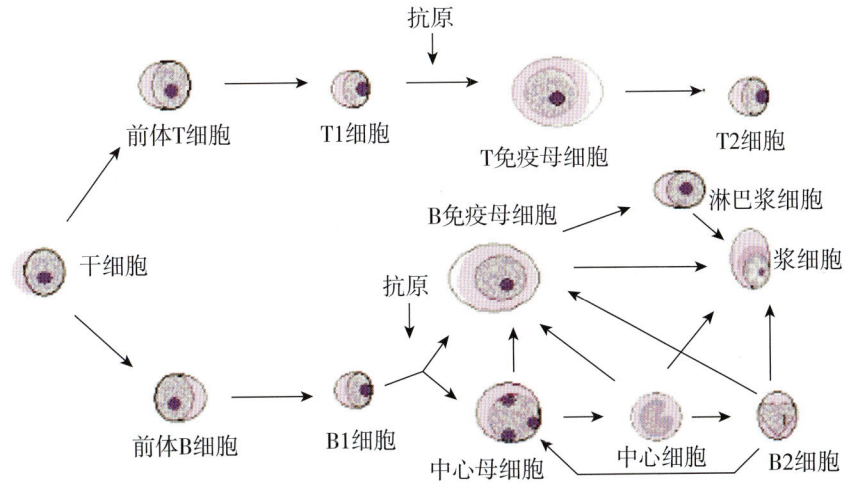

图10-4 淋巴细胞转化模式图

3. RE-AL 分类 是修正的欧洲 - 美国淋巴瘤分类（revised European-American lymphoma classification，RE-AL 分类）的缩写，在 1994 年底由国际淋巴瘤研究组提出，也称为国际淋巴瘤研究组分类（ILSG 分类）。分类方法和内容与 WHO 方案（2001）比较接近。

（二）非霍奇金淋巴瘤举例

1. 前体 B 细胞和 T 细胞肿瘤 前体 B 细胞和 T 细胞肿瘤（precursor B-cell and T-cell neoplasm）是由不成熟的淋巴细胞（前体 B 细胞或前体 T 细胞）来源的一类具有高度侵袭性的肿瘤。随肿瘤进展时期的不同，在临床和组织病理学上可表现为淋巴母细胞淋巴瘤（lymphoblastic lymphoma，LBL）、急性淋巴母细胞白血病（acute lymphoblastic leukemia，ALL）或淋巴瘤和白血病共存的状态。由于 ALL 和 LBL 同属于一个亚型，组织学的改变无法区别，命名可根据临床表现，如果病变局限于肿块，没有或者只有很少的骨髓和外周血累及，命名为淋巴母细胞淋巴瘤；如果有广泛骨髓和外周血受累，则诊断为急性淋巴母细胞白血病。

（1）病理变化：ALL/LBL 的特点是骨髓内肿瘤性淋巴母细胞的弥漫性增生，取代原骨髓组织，并可浸润全身各组织器官，特别是淋巴结、肝和脾等，多引起全身淋巴结肿大。镜下见淋巴结固有结构有不同程度的破坏，大量母细胞弥漫性浸润，并可累及淋巴结的被膜和结外脂肪组织。浸润脾时致脾中度肿大，镜下见红髓中母细胞浸润，并可压迫白髓。浸润肝时致肝中度肿大，镜下见母细胞主要浸润于汇管区及其周围肝窦内。ALL/LBL 还可以浸润脑、脊髓、周围神经、心肌、肾、肾上腺、甲状腺、睾丸和皮肤等乃至全身各器官和组织。前体 T 细胞性的 ALL/LBL 常有特征性的纵隔肿块。

（2）免疫表型和细胞遗传学：在免疫表型方面，约 95% 的 ALL/LBL 病例的母细胞表达原始淋巴细胞的标志物，如末端脱氧核苷酸转移酶（terminal deoxynucleotidyl transferase，TdT），相当一部分病例中瘤细胞表达 CD10，以及 B 细胞和 T 细胞分化抗原（表 10-4）。细胞遗传学检测示 90% 以上的 ALL 的瘤细胞有染色体数目或结构的异常，但未发现特征性的细胞遗传学改变。

表10-4 急性淋巴母细胞白血病/淋巴瘤的免疫分型

类型	B细胞标志物					T细胞标志物			比例（%）	预后
	TdT	CD19	CD10	Cμ	SIg	CD7	CD3	CD2		
极早期前B	+	+	−	−	−	−	−	−	5~10	较差
早期前B	+	+	+	−	−	−	−	−	50~60	最好
前B	+	+	+	+	−	−	−	−	20	较好
T细胞性	+	−	−	−	−	+	+	+	15	较差

（3）临床表现：前 B 细胞性 ALL/LBL 患者主要是 10 岁以内儿童，有骨髓广泛受累，肝、脾和淋巴结肿大，以及外周血出现异常细胞等。前 T 细胞性 ALL 患者多为青少年，常有纵隔肿块，甚至可出现上腔静脉压迫和呼吸道压迫症状。由于骨髓内肿瘤细胞的增生抑制了骨髓正常造血功能而致患者出现贫血、成熟粒细胞减少、血小板减少、出血和继发感染等。骨痛和关节痛可为显著表现。由于治疗方案的不同，ALL/LBL 必须和急性髓性（粒细胞）白血病（AML）相区别。

2. 成熟 B 细胞肿瘤 成熟 B 细胞肿瘤（mature B-cell neoplasm）是外周 B 细胞的肿瘤，在全球范围约占所有非霍奇金淋巴瘤的 85%。成熟 B 细胞肿瘤的两种最多见的亚型（弥漫性大 B 细胞淋巴瘤和滤泡性淋巴瘤）占非霍奇金淋巴瘤的 40% 以上

（1）慢性淋巴细胞白血病/小淋巴细胞淋巴瘤（chronic lymphocytic leukemia/small

lymphocytic lymphoma，CLL/SLL）：CLL/SLL 是由成熟的 B 细胞来源的惰性肿瘤。随肿瘤发展时期的不同，在临床和病理上可表现为小淋巴细胞淋巴瘤、慢性淋巴细胞白血病或淋巴瘤和白血病共存的状态。CLL 和 SLL 具有相同的组织学改变和免疫表型，唯一的区别在于外周血和骨髓受累的程度。SLL 的患者随着病情的发展，迟早会出现骨髓和外周血的累及。CLL/SLL 常见于 50 岁以上老年人，男女之比约为 2∶1。病情进展缓慢，患者一般无自觉症状，也可有乏力、体重下降、厌食等。50%～60% 的患者有不同程度的肝、脾和浅表淋巴结肿大，还可出现低丙种球蛋白血症和自身免疫异常等。CLL/SLL 患者的中位生存期为 6 年。

①病理变化：CLL/SLL 的病变特点是成熟的小淋巴细胞浸润。所有的 CLL 和绝大多数的 SLL 患者均有骨髓受累，骨髓内可见小淋巴细胞弥漫性或灶性呈非骨小梁旁性浸润，正常造血组织减少。全身浅表淋巴结中度肿大，切面呈灰白色鱼肉状，镜下见淋巴结结构不同程度破坏，被成片浸润的成熟的小淋巴细胞所取代（图 10-5），其中可见由前体淋巴细胞和免疫母细胞组成的模糊结节样结构，又称假滤泡（pseudo-follicular）。脾明显肿大，可达 2500g，被膜增厚，切面呈暗红色，质地较硬，白髓不明显，镜下见肿瘤性淋巴细胞主要浸润白髓，同时也可侵犯红髓。肝中度肿大，表面光滑，镜下见瘤细胞主要浸润汇管区及其周围的肝窦。

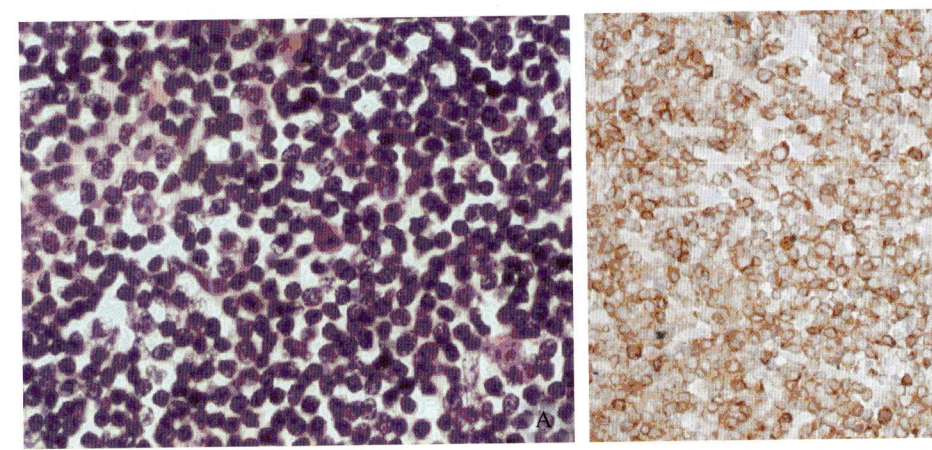

图 10-5　慢性淋巴细胞白血病／小淋巴细胞淋巴瘤
A．淋巴结构消失，小淋巴细胞弥漫性浸润；B．肿瘤性淋巴细胞呈 CD20 阳性

②外周血血象：CLL 患者的外周血白细胞显著增多，可达 (30～100)×10^9/L，绝大多数为成熟的小淋巴细胞。SLL 患者的外周血白细胞也可正常。

③免疫表型和细胞遗传学：具有相对独特的免疫表型，瘤细胞表达 B 细胞分化抗原 CD19 和 CD20，同时还表达 CD5 这一 T 细胞标志物。常见的染色体异常为 12 号染色体三体，13q 缺失和 11q 缺失，分别占 20%～30%。

④临床表现：该类型常见于 50 岁以上的人群，男性明显多于女性。病情进展比较缓慢。50%～60% 的患者表现为全身淋巴结肿大和肝、脾肿大，有些患者出现低丙种球蛋白血症和自身免疫异常。CLL/SLL 患者的平均生存期为 4～6 年，病程和预后的差异比较大，主要与临床分期有关，伴有 11q 和 17q 缺失者多预后不良。随病情的发展，15%～30% 的患者可转化为弥漫性大 B 细胞淋巴瘤，这些患者预后不良，多在 1 年内死亡。

（2）滤泡性淋巴瘤（follicular lymphoma，FL）：滤泡性淋巴瘤是来源于淋巴滤泡生发中心细胞的 B 细胞肿瘤，在欧美国家或地区约占 NHL 的 25%～45%，在我国约占 NHL 的 10%，常见于中年人，发病无性别差异。

①病理变化：滤泡性淋巴瘤的组织学特征是在低倍镜下肿瘤细胞形成明显的结节状生长方式（图 10-6）。肿瘤性滤泡主要由中心细胞（centrocyte，CC）和中心母细胞（centroblastic

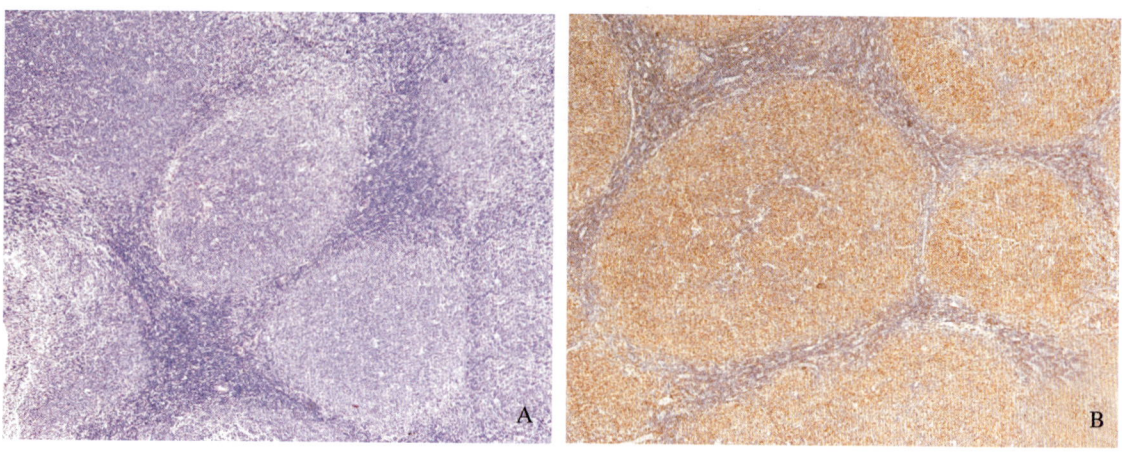

图 10-6 滤泡性淋巴瘤
A. 肿瘤细胞形成明显的结节状，位于淋巴结各处，无套层，无亮、暗极之分；B. BCL-2 阳性表达

cell，CB）以不同比例混合组成。中心细胞的细胞核形态不规则、有裂沟，核仁不明显，胞浆稀少；中心母细胞较正常淋巴细胞大 2～3 倍或更大，核圆形或分叶状，染色质呈小斑块状靠近核膜分布，有 1～3 个靠近核膜的核仁。这些细胞更新快，代表肿瘤的增殖成分。在大多数滤泡性淋巴瘤中，绝大多数肿瘤细胞是中心细胞，随着病程的进展，中心母细胞数量逐渐增多。生长方式从滤泡性发展成弥漫性，提示肿瘤的恶性程度增高。

②免疫表型和细胞遗传学：滤泡性淋巴瘤的肿瘤细胞具有正常生发中心细胞的免疫表型，肿瘤细胞表达 CD19、CD20、CD10 和单克隆性的表面免疫球蛋白。大多数病例的瘤细胞还表达 BCL-2 蛋白，这是由于肿瘤细胞有 t(14；18) 易位，使 14 号染色体上的 *IgH* 基因和 18 号染色体上的 *BCL-2* 基因拼接，导致 *BCL-2* 基因高表达，因此 BCL-2 蛋白也是区别反应性增生滤泡和肿瘤性滤泡的有用标志物。

③临床表现：患者一般表现为反复的、无痛性、多个淋巴结肿大，尤其以腹股沟淋巴结受累为常见。脾常肿大。患者就诊时多数是 Ⅲ～Ⅳ 期。骨髓累及占 30%～50%。部分病例中瘤细胞可见于外周血。滤泡性淋巴瘤是低度恶性的类型，预后较好，5 年存活率超过 70%。但 30%～50% 的患者可以转化为更具侵袭性的弥漫性大 B 细胞淋巴瘤。

(3) 弥漫性大 B 细胞淋巴瘤（diffuse large B-cell lymphoma，DLBCL）：DLBCL 是一类形态范围变化较大的、异质性的侵袭性 NHL，包括了中心母细胞性、B 免疫母细胞性、间变性大 B 细胞性淋巴瘤、富于 T 细胞/组织细胞的 B 细胞淋巴瘤和浆母细胞淋巴瘤等。患者以老年人为主，男性略多见。该肿瘤除原发于淋巴结外，还可原发于纵隔、咽环、胃肠道、皮肤、骨和脑等处。

①病理变化：组织学表现为相对单一的大细胞弥漫性浸润（图 10-7）。瘤细胞的直径为小淋巴细胞的 4～5 倍，细胞形态多样，可以类似中心母细胞、免疫母细胞、或者伴有浆细胞分化。细胞质中等量，常嗜碱性，细胞核圆形或卵圆形，染色质边集，有单个或多个核仁。也可有间变性的多核瘤巨细胞出现，类似霍奇金病的 RS 细胞。

②免疫表型和细胞遗传学：瘤细胞表达 B 细胞分化抗原 CD19 和 CD20，由滤泡性淋巴瘤转化来的病例还表达 BCL-2 蛋白，并可检测到 t(14；18)。少部分病例有 3 号染色体上 *BCL-6* 基因易位。

③临床表现：患者常出现淋巴结迅速肿大，或者结外组织的肿块，可累及肝和脾，但是骨髓受累少见，白血病象罕见。DLBCL 的患者如没有及时诊断和治疗，会在短期内死亡，但加强联合化疗的完全缓解率可达 60%～80%，有 50% 的患者可以治愈。

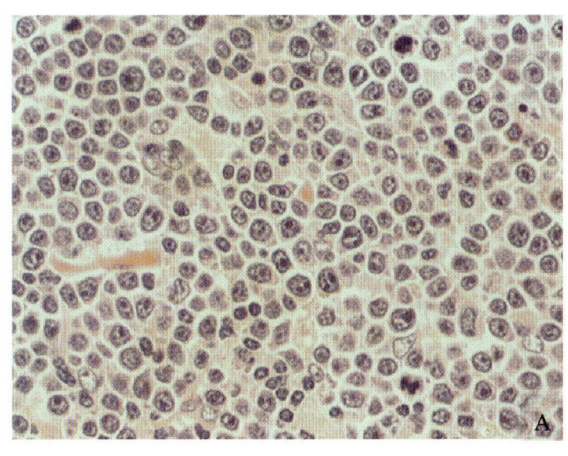
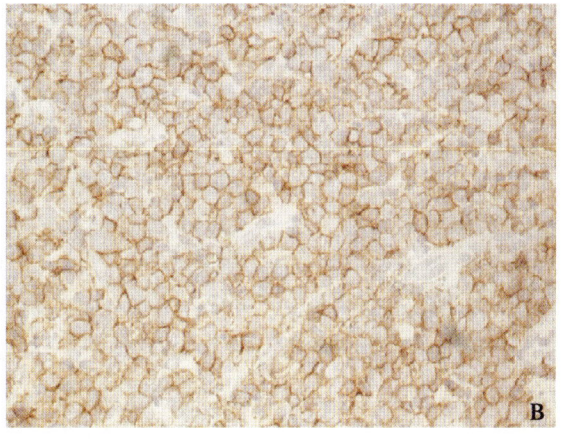

图 10-7 弥漫性大 B 细胞淋巴瘤

A. 瘤细胞体积较大，可见核仁；B. 瘤细胞呈 CD20 阳性

(4) 伯基特淋巴瘤（Burkitt lymphoma，BL）：是一种来源于滤泡生发中心细胞的高度侵袭性的 B 细胞肿瘤。临床上有非洲地区性、散发性和 HIV 相关性 3 种形式。EB 病毒潜伏感染和非洲地区性的伯基特淋巴瘤的发病有密切关系。

①病理变化：伯基特淋巴瘤的组织学特点是中等大小的、相对单一形态的淋巴样细胞弥漫性浸润，瘤细胞间有散在的巨噬细胞吞噬核碎片，形成所谓的满天星（starry sky）图像（图 10-8），核分裂象多见。淋巴结固有结构被破坏。

②免疫表型和细胞遗传学：伯基特淋巴瘤的瘤细胞为相对成熟的 B 细胞，表达单克隆性细胞膜表面免疫球蛋白 SIg、CD19、CD20 和 CD10 等抗原。所有的伯基特淋巴瘤都发生与第 8 号染色体上 *C-MYC* 基因有关的易位，最常见的是 t(8；14)，还可发生 t(2；8) 或 t(8；22)。

③临床表现：伯基特淋巴瘤多见于儿童和青年人，肿瘤常发生于颌骨、颅骨、面骨、腹腔器官和中枢神经系统，形成巨大的包块，一般不累及周围淋巴结，白血病象少见。临床过程为高度侵袭性，对于大剂量化疗反应好，部分患者可治愈。

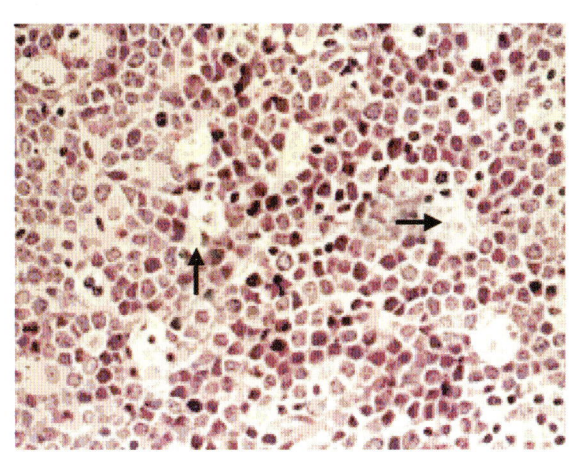

图 10-8 Burkitt 淋巴瘤

中等大小的瘤细胞弥漫性浸润，瘤细胞间散在巨噬细胞（箭头所示）

(5) MALT 结外边缘带 B 细胞淋巴瘤：简称 MALT 淋巴瘤，是一种结外淋巴瘤。胃肠道是 MALT 淋巴瘤最好发的部位，占所有病例的 50%，在胃肠道中胃是最常受累的部位（85%）。其他常见部位包括肺、眼附属器、皮肤、甲状腺、乳腺等。

①病理变化：瘤细胞最初浸润反应性滤泡周围，然后扩展到滤泡套区，在边缘带扩散，形成融合的区域，取代部分或全部滤泡。瘤细胞体积小到中等，核轻微不规则，核仁不明显，近似于中心细胞，胞质相对丰富、淡染。在部分 MALT 淋巴瘤中，浆细胞分化更明显。腺体组织常受累或破坏。

②免疫表型和细胞遗传学：在免疫表型方面，MALT 淋巴瘤表达 CD20、CD79a、CD19、CD22，不表达 CD5、CD10、CD23、cyclinD1，表面免疫球蛋白 IgM、IgA、IgG 阳性，克隆

性表达 Ig 轻链。瘤细胞表达边缘带细胞相关抗原 CD21 和 CD35。在细胞遗传学方面，部分 MALT 淋巴瘤出现 t（11；18）（q21；q21）。

③临床表现：MALT 淋巴瘤常伴有慢性炎症、自身免疫性疾病或某些特殊病原微生物感染等疾病，如幽门螺杆菌性胃炎、涎腺舍格伦综合征、桥本甲状腺炎等。MALT 淋巴瘤的病变可长期局限在原发部位，在后期，可发生广泛扩散。部分病例可向 DLBCL 转化。有些病例，在初始病因根除后，肿瘤还可能消退。大多数 MALT 淋巴瘤患者预后良好，抗肿瘤性幽门螺杆菌治疗对于幽门螺杆菌相关性胃 MALT 淋巴瘤可以达到长期缓解的目标。

（6）浆细胞肿瘤及其相关疾病：属于 B 细胞克隆性增生引起的疾病，瘤细胞能够合成和分泌单一类型的免疫球蛋白或其片段。多数类型属于恶性，包括多发性骨髓瘤（multiple myeloma，MM）、重链病、巨球蛋白血症、原发或免疫细胞相关淀粉样变、单克隆性 γ 球蛋白血症等。肿瘤性浆细胞常合成过量的轻链和重链以及完整的免疫球蛋白。有时只产生轻链或重链，游离的轻链就是所谓的本周蛋白，因为其分子量小，能够经过肾随尿排出体外。该类疾病属于变化较大的疾病，下面仅以多发性骨髓瘤为代表进行简单介绍。

多发性骨髓瘤是浆细胞发生在骨髓的多灶性恶性肿瘤，以多发性骨骼受累为主要特征，同时可播散到淋巴结和结外器官及组织。

①病理变化：浆细胞骨髓瘤的特点是骨髓内有大量的浆细胞，形成较大的局灶性结节状或片状病变，肿瘤性浆细胞取代正常骨髓组织。随着病情的进展，在脾、肝、肾、肺、淋巴结等部位均可见到肿瘤性多发性骨髓瘤浸润。

②免疫表型和细胞遗传学：多发性骨髓瘤浆细胞表达 CD138、CD38 等标志物，表达克隆性胞浆内免疫球蛋白并且缺乏表面免疫球蛋白，通常只表达轻链 IgE 或 IgD。存在免疫球蛋白基因受体的克隆性重排。20%～60% 的多发性骨髓瘤出现染色体结构和数量的异常，最常见的是染色体丢失等。

③临床表现：多发性骨髓瘤在临床上主要表现为肿瘤性浆细胞的器官侵犯，特别是对骨骼的侵犯。血液中免疫球蛋白水平升高，尿液检查可发现本周蛋白。患者可表现为正常体液免疫受到抑制。当影像学检查发现异常时，需要进行骨髓等部位的检查。多发性骨髓瘤患者的预后差异比较大，出现多发性骨损害者，生存期为 6～12 个月。经适当的化学治疗，50%～70% 的患者能够缓解，一般生存时间为 3 年左右。

3．成熟外周 T 细胞肿瘤

（1）外周 T 细胞淋巴瘤：非特指外周 T 细胞淋巴瘤（peripheral T-cell lymphoma，unspecific）是一组异质性的肿瘤，在欧美少见，但在东亚国家相当常见，在我国约占所有非霍奇金淋巴瘤的 20%～30%，包括了以往分类的多形性外周 T 细胞淋巴瘤和 T 免疫母细胞性淋巴瘤等亚型。

①病理变化：病变的淋巴结固有结构破坏，肿瘤主要侵犯副皮质区，常有血管增生，瘤细胞形态多样（图 10-9），由大小不等的多形性细胞组成，常伴有比较多的非肿瘤性反应性细胞，如嗜酸性粒细胞、浆细胞、组织细胞等。

②免疫表型和细胞遗传学：在免疫表型方面，瘤细胞具有 CD2、CD3、CD5、CD45RO、CD43 等成熟 T 细胞标志物。在细胞遗传学方面，多数患者 T 细胞受体（TCR）的基因重排分析显示有单克隆性重排。

③临床表现：多见于成人，有全身淋巴结肿大，有时还有嗜酸性粒细胞增多、皮疹、发热和体重下降。临床上进展快，是高度恶性的肿瘤。

（2）NK/T 细胞淋巴瘤（natural killer/T-cell lymphoma）：为细胞毒性细胞（细胞毒性 T 细胞或者 NK 细胞）来源的侵袭性肿瘤，绝大多数发生在结外，尤其是鼻腔和上呼吸道。在我国相当常见。此类肿瘤也与 EB 病毒高度相关。我国发病的高峰年龄在 40 岁左右，男性多见，男女之比约为 4∶1。

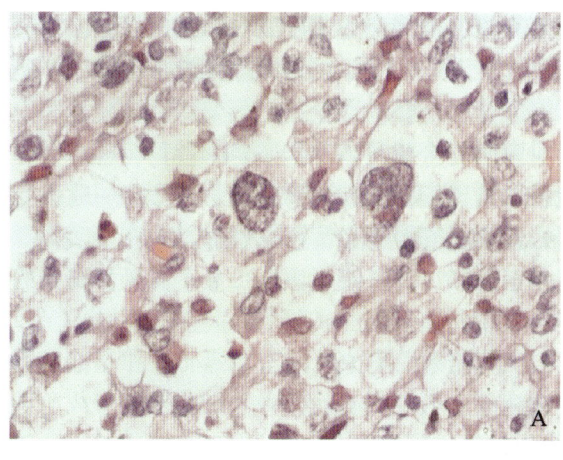
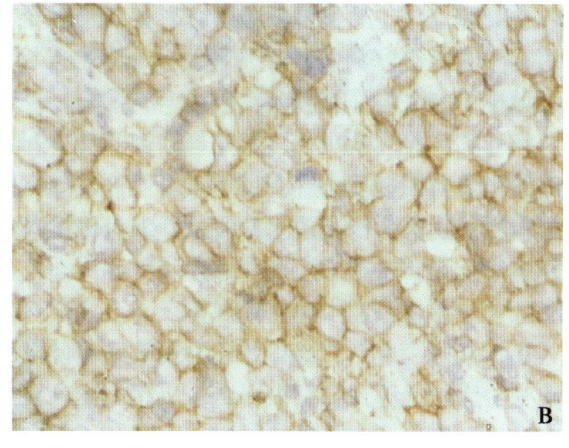

图 10-9　外周 T 细胞淋巴瘤
A．淋巴结固有结构破坏，瘤细胞形态多样；B．肿瘤细胞 CD3 阳性

①病理变化：发生在鼻腔的 NK/T 细胞淋巴瘤常引起鼻塞、鼻中隔穿孔，并伴有广泛性坏死。组织学特点为肿瘤细胞穿入血管壁，导致管壁呈洋葱皮样（onion-skin）增厚，管腔狭窄、闭锁，弹力膜破裂。肿瘤及其周围组织可发生广泛的凝固性坏死。肿瘤细胞可浸润表皮或腺体。瘤细胞呈多形性，核不规则或圆形，染色质呈点状或泡状，有多个核仁，胞质浅染。瘤细胞之间和坏死灶附近有明显的急、慢性炎症细胞浸润（图 10-10）。

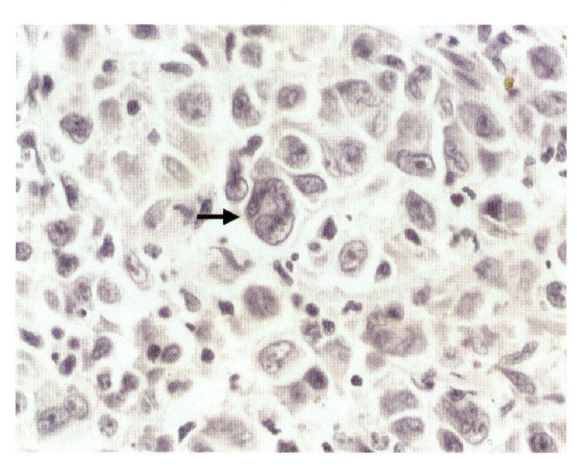

图 10-10　NK/T 细胞淋巴瘤
肿瘤细胞呈明显多形性，核形态不规则，似脑回状（箭头所示）

②免疫表型和细胞遗传学：在免疫表型方面，肿瘤细胞常表达 T 细胞抗原 CD2、CD45RO、胞浆型 CD3，以及 NK 细胞标志物 CD56。同时也表达细胞毒性颗粒相关抗原，如 TIA-1（T-cell intracellular antigen-1）、穿孔素、粒酶 B（granzyme B）。在细胞遗传学方面，T 细胞受体基因重排检测呈胚系构型，可出现多种染色体畸形，常见 6q 缺失。大多数病例可检出 EB 病毒 DNA 的克隆性整合和 EB 病毒编码的小分子量 RNA（EBER）。

③临床表现：发生在鼻部的肿瘤可侵及周围相邻组织如鼻咽部、鼻旁窦、眼眶、口腔、腭部和口咽部。肿瘤最初常局限于上呼吸道，很少累及骨髓，但很快播散到皮肤、胃肠道、睾丸、颈部淋巴结、骨髓和血液等不同部位。部分病例可并发嗜血细胞综合征。发生在肠道者常引起穿孔。患者就诊时多数已达临床高分期，呈现多处结外部位受累，可出现发热、不适和体重减轻等全身症状。患者经放射治疗后预后较好，5 年存活率达 70% 以上。

(3) 皮下脂膜炎样 T 细胞淋巴瘤（subcutaneous panniculitis-like T-cell lymphoma，SPTCL）：是一种细胞毒性 T 细胞淋巴瘤，主要累及皮下组织，是一种少见的淋巴瘤，占所有非霍奇金淋巴瘤的 1% 以下。男女发病比例相同，可发病在任何年龄，大多数发生在青年成人。

①病理变化：肿瘤细胞在皮下组织弥漫性浸润，通常无间隔残留。其上的真皮和表皮常无累及。肿瘤细胞主要由异型的、大小不一的淋巴样细胞组成，常具有明显的肿瘤坏死和核碎片。胞质中等、淡染。肿瘤细胞在单个脂肪细胞的周边围绕。常出现反应性组织细胞，特别是在脂肪浸润和破坏的区域。由于吸收脂类物质，组织细胞常呈空泡状。在一些病例中可见脉管浸润，坏死和核碎片常见。肿瘤细胞主要浸润皮下组织，一般不累及真皮。

②免疫表型和细胞遗传学：肿瘤细胞具有成熟的 T 细胞表型，通常表达 CD8、CD56，表达细胞毒性分子包括粒酶 B、穿孔素、TIA-1。一般不表达 CD4 和 CD8。肿瘤细胞有 *TCR* 基因重排，EB 病毒阴性。

③临床表现：皮下脂膜炎样 T 细胞淋巴瘤表现为多发的皮下结节，一般不累及其他部位。部分患者可出现嗜血细胞综合征，伴有全血细胞减少、发热及肝和脾肿大。淋巴结一般不受累。自然病程为侵袭性的，但患者常对化学治疗有效。

(4) 蕈样霉菌病（mycosis fungoide，MF）：是一种成熟的 T 细胞淋巴瘤，表现为皮肤的斑片/斑块。蕈样霉菌病多发生于 40~60 岁人群，男性多于女性。

①病理变化：以小至中等大小的脑回样核的 T 细胞浸润表皮和真皮为特征。肿瘤细胞小到中等大，核不规则呈脑回样，侵犯表皮。在少数病例中可见到脑回样肿瘤细胞聚集形成所谓的 "Pautrier" 微脓肿。在真皮，可呈斑片、带状或弥漫性浸润。常见小淋巴细胞和嗜酸性细胞等炎症细胞浸润。这些炎症细胞在皮肤病变早期更多见。

淋巴结常表现为皮病性淋巴结炎，由于大量的组织细胞和指突状细胞而致副皮质区扩大。不同的组织学级别/类型反映了淋巴结累及程度：Ⅰ期表现为皮病性淋巴结炎，可见散在脑回样淋巴细胞，一般无成片的聚集现象；Ⅱ期表现为部分淋巴结破坏，有成簇/成片的异型、脑回样淋巴细胞浸润，主要分布在副皮质区；Ⅲ期表现为淋巴结增大，正常结构完全被破坏，肿瘤细胞弥漫性浸润。

②免疫表型和细胞遗传学：瘤细胞表达 CD2、CD3、TCR-β、CD5、CD4，一般不表达 CD8。在大多数病例中有 *TCR* 基因克隆性重排，可出现 CDKN2A/p16 和 PTEN 的失活，常出现复杂的核型。

③临床表现：病程经过比较缓慢，可分红斑期、斑块期和瘤块期 3 个阶段。病变局限于皮肤者，治疗效果比较好；扩散至内脏者，预后比较差。

第四节　髓样肿瘤

髓样肿瘤（myeloid neoplasm）是骨髓造血干细胞克隆性增生形成的恶性肿瘤，也称为白血病（leukemia），其特征为骨髓内异常的白细胞弥漫性增生取代正常骨髓组织，并进入周围血和浸润肝、脾、淋巴结等全身各组织和器官，造成贫血、出血和感染。

骨髓中的多能干细胞可以向两个方向分化：向髓细胞方向克隆性增生者形成粒细胞、红细胞、巨核细胞和单核细胞系统的白血病，统称为髓样肿瘤；向淋巴细胞方向克隆性增生者形成淋巴样肿瘤。本节主要介绍髓样肿瘤的分类原则和急性髓性白血病、慢性髓性增生疾病（慢性髓性白血病）及类白血病反应。

在我国各种恶性肿瘤死亡率中白血病居第 7 位；在儿童和青少年的恶性肿瘤中，白血病则居第 1 位。

一、分类

白血病可根据不同的标准进行分类：①根据病情急缓和白血病细胞的分化程度可分为急性与慢性白血病；②根据增生异常细胞的来源可分为淋巴细胞性和粒细胞性（髓细胞性）白血病；③根据外周血白细胞的数量分为白细胞增多性（外周血白细胞计数 $\geq 15 \times 10^9$/L）和白细胞不增多性（外周血白细胞计数不增多，甚至减少）；④免疫学和细胞遗传学分型，对于淋巴细胞白血病，可以应用单克隆抗体、流式细胞术和分子生物学等技术鉴定白血病细胞的来源和分化程度；⑤ WHO 将髓样肿瘤分为急性髓性白血病、慢性髓性增生疾病、骨髓异常增生综合征和骨髓异常增生/骨髓增生性疾病。近年来，使用染色体分析和基因重排技术，可以检测各种白血病的特异的染色体畸形和基因改变，为白血病的诊断和治疗提供了新的依据。

二、急性髓性白血病

急性髓性白血病（acute myelogenous leukemia，AML）又称为急性非淋巴细胞白血病，多见于成人，儿童较为少见。骨髓涂片中的原始细胞（母细胞）大于30%。根据白血病细胞的分化程度和主要的细胞类型，可分为$M_0 \sim M_7$ 8个类型（表10-5）。

表10-5 急性髓性白血病分型

代号	名称	特点
M_0	急性粒细胞白血病，最少分化型	占所有AML的2%~3%，原始细胞无原粒细胞的形态学和细胞化学特点，但表达粒细胞系统的抗原
M_1	急性粒细胞白血病，未分化型	占所有AML的20%，仅3%以下的原始细胞为过氧化物酶阳性，或者有胞浆颗粒或Auer小体
M_2	急性粒细胞白血病，成熟型	占AML的30%~40%，由原粒细胞到中幼粒细胞的各阶段细胞组成，多数病例可见Auer小体
M_3	急性早幼粒细胞白血病	占AML的5%~10%，以早幼粒细胞为主，胞浆充满粗大颗粒，Auer小体多见
M_4	急性粒单核细胞白血病	占AML的15%~20%，瘤细胞向粒细胞和单核细胞两种方向分化，粒细胞同M_2，同时有多数非特异性酯酶阳性的幼单核细胞
M_5	急性单核细胞白血病	约占AML的10%，以原单核细胞为主（M_{5a}）或以幼单核细胞为主（M_{5b}）
M_6	红白血病	约占AML的5%，以病态的巨幼样、巨核和多核原红细胞为主，非红细胞系统的细胞中，原粒细胞大于30%
M_7	急性巨核细胞白血病	约占AML的1%，多形性的原巨核细胞为主，常伴有骨髓纤维化

（一）病理变化

主要病变特点是骨髓内异常的原始细胞肿瘤性增生，进入外周血并可浸润肝、脾、淋巴结等全身各组织和器官。同时抑制正常的骨髓造血细胞，造成贫血、成熟粒细胞减少、血小板减少、出血和继发感染等。

1．外周血血象　外周血检查出现三联征，即白细胞总数升高，可达100×10^9/L以上，但约半数病例可$<10 \times 10^9$/L；原始粒细胞>30%（图10-11A）；同时伴有贫血和血小板减少。

2．骨髓　骨髓内白血病细胞弥漫性增生，浸润脂肪组织，使长骨内的黄骨髓变成红骨髓，肉眼观呈灰红色。镜下见原始粒细胞弥漫性增生（图10-11B），红细胞和巨核细胞等正常造血组织受到抑制，数量减少。

3．淋巴结　AML侵犯淋巴结较为少见。一般引起全身淋巴结肿大。镜下淋巴结内见成片原始粒细胞浸润，取代正常细胞，并可以累及结外脂肪组织。

4．脾　脾一般呈轻度肿大，被膜紧张，切面呈暗红色，质软。镜下见红髓中弥漫性原始粒细胞浸润，并可压迫白髓。

5．肝　肝中度肿大，表面光滑。镜下见白血病细胞主要沿肝窦在小叶内弥漫性浸润。

6．其他　急性粒单核细胞白血病（M_4）和急性单核细胞白血病（M_5）除上述器官浸润外，还可侵犯皮肤和牙龈。少数病例，在骨髓的粒细胞白血病出现之前，骨、眼眶、皮肤、淋巴结、胃肠道、前列腺、睾丸、乳腺等处可出现局限性的原始粒细胞肿瘤，称为粒细胞肉瘤（granulocytic sarcoma）或绿色瘤（chloroma）。瘤组织在新鲜时肉眼观呈绿色，暴露于空气中后，绿色迅速消退，用还原剂（过氧化氢或亚硫酸钠）可使绿色重现。如果不给予系统性的治

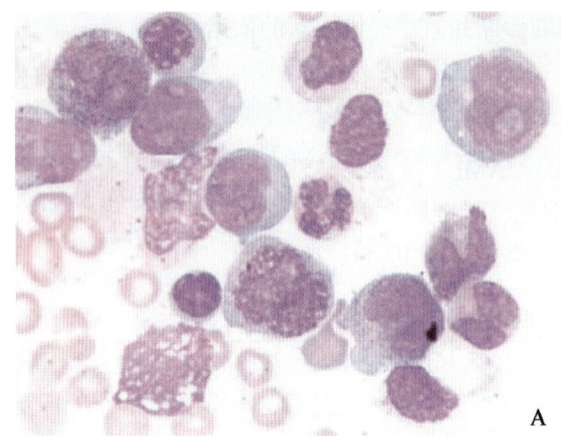 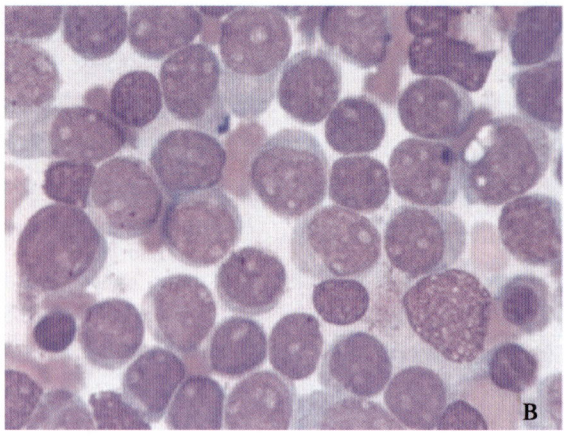

图 10-11 急性髓性白血病
A. 外周血中大量的幼稚粒细胞；B. 骨髓中以幼稚粒细胞为主

疗，一般在几周或几年后发展为急性粒细胞白血病。

除上述器官外，AML 还可浸润脑、脊髓、周围神经、心肌、肾、肾上腺、甲状腺、睾丸和皮肤等乃至全身各器官和组织。瘤细胞多首先出现在血管周围，逐渐向周围组织浸润，常不会彻底破坏原有的结构。

（二）临床特点

急性髓性白血病的共同表现为发热，乏力，进行性贫血，出血倾向，肝、脾和淋巴结肿大等。主要是贫血、白细胞增多和血小板减少所致。由于患者的免疫力低下，常继发细菌和真菌等感染。经过适当的治疗，60% 的患者可达到完全缓解，但 5 年存活率仅 15%～30%。骨髓移植可根治。

三、慢性骨髓增生性疾病

慢性骨髓增生性疾病（chronic myeloproliferative disorder，MPD）是由可以向髓样细胞和淋巴样细胞分化的多能干细胞来源的一组慢性克隆性增生性疾病，包括有费城染色体 1（Philadelphia chromosome 1，Ph^1）阳性的慢性髓性白血病、慢性特发性骨髓纤维化、真性红细胞增多症和原发性血小板增多症等。下面仅就其中的慢性髓性白血病进行介绍。

慢性髓性白血病（chronic myelogenous leukemia，CML）也称为慢性粒细胞白血病。CML 为骨髓多能干细胞来源的肿瘤，故在患者的骨髓和外周血中可见到从原始粒细胞到成熟的分叶核粒细胞的整个粒细胞分化谱系。

（一）病理变化

外周血中白细胞总数的增高尤为显著，可达（100～800）×10^9/L，绝大多数亦为较成熟的中、晚幼和杆状粒细胞（图 10-12A）。CML 骨髓增生极度活跃，以粒细胞系增生占绝对优势（图 10-12B）。与 AML 不同的是增生的细胞是以较成熟的中、晚幼粒细胞及成熟的杆状核、分叶核粒细胞为主，而原始细胞很少。红细胞和巨核细胞系统的成分并不减少，在肿瘤的早期还可表现为增生。CML 的肿瘤性中性粒细胞碱性磷酸酶积分降低或消失，这点有助于与类白血病反应相区别。CML 时淋巴结肿大不如慢性淋巴细胞白血病明显。脾的显著肿大是 CML 的最大特点，可达 4000～5000g。肿大的脾可占据腹腔大部分，甚至达到盆腔。镜下见脾窦内有大量肿瘤细胞浸润，肿瘤细胞浸润或压迫血管可引起梗死。肝的浸润主要在肝窦内。

（二）细胞遗传学

90% 以上的 CML 有其独特的细胞遗传学改变，Ph^1 是 CML 标记染色体，是由于 t（9；22）形成的。在此易位中，原来位于 9 号染色体的 *ABL* 基因与位于 22 号染色体的 *BCR* 基因拼接

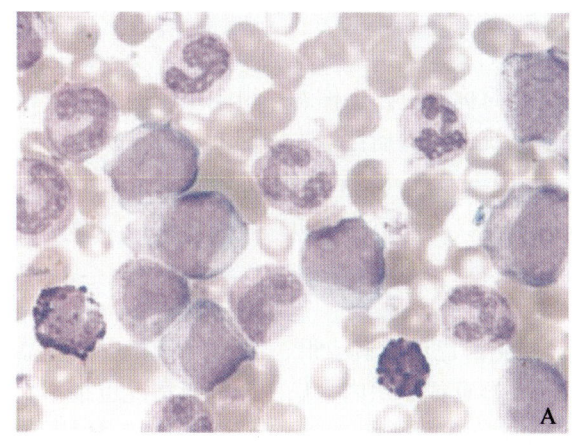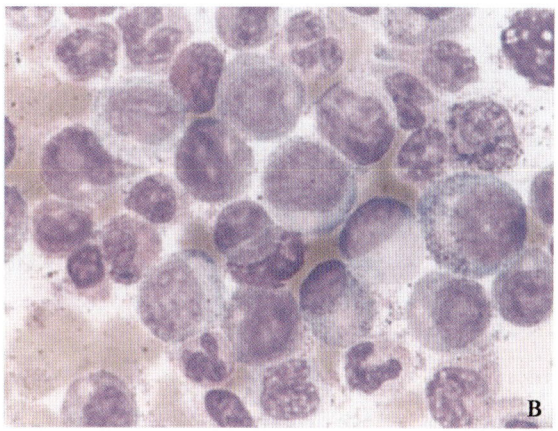

图 10-12 慢性髓性白血病
A. 外周血中大量较成熟的粒细胞；B. 骨髓中以较成熟的粒细胞为主

成新的融合基因，即 *BCR-ABL* 基因，由该基因编码的 210kD 的蛋白质具有酪氨酸激酶活性，与 CML 的发病有关。典型的 CML 病例 Ph¹ 阳性，多见于青壮年，化学治疗效果比较好。Ph¹ 阴性者多见于老人和小儿，预后不佳。

（三）临床特点

CML 临床上起病缓慢，多无症状或仅有乏力、心悸、头晕等症状。贫血和脾明显肿大是重要的体征。CML 病程进展缓慢，未加治疗者的中位生存时间可达 3 年。但在约 3 年后，50% 的患者进入加速期，此时对治疗的反应不佳，贫血和血小板减少加重，在 6～12 个月后转为急性白血病。另外 50% 的患者可不经过加速期直接进展为急性白血病。这时患者突然出现高热，脾迅速肿大，贫血，血小板减少，出血症状加剧，骨及关节疼痛。骨髓和外周血中的原始细胞突然增加。70% 的病例急性变为 AML，30% 为急性淋巴细胞白血病。急性变发生后病情常急转直下，预后很差。

四、类白血病反应

类白血病反应（leukemoid reaction）通常是由于严重感染、某些恶性肿瘤、药物中毒、大量出血和溶血反应等刺激造血组织而产生的异常反应。表现为外周血中白细胞数量明显增多（可达 50×10^9/L 以上），并有幼稚细胞出现。类白血病反应的治疗和预后均与粒细胞白血病有本质的不同。一般根据病史、临床表现和细胞形态可以与白血病鉴别，但有时比较困难。类白血病反应有以下特点可协助鉴别：①引起类白血病反应的原因去除后，血象可以恢复正常；②一般无明显贫血和血小板减少；③粒细胞有严重中毒性改变，胞质内有中毒性颗粒和空泡等；④中性粒细胞的碱性磷酸酶活性和糖原皆明显增高，而粒细胞白血病时，两者均显著降低；⑤慢性粒细胞白血病时可出现特征性的 Ph¹，类白血病反应时则无。

第五节　组织细胞和树突状细胞肿瘤

组织细胞增生症（histiocytosis）是各种组织细胞或巨噬细胞增生性疾病的统称。其中有肿瘤性的，如罕见的组织细胞肉瘤和恶性组织细胞增生症；有反应性的，如感染引起的噬血细胞性组织细胞增生症；此外，还有少见的从树突状细胞来源的疾病，如朗格汉斯细胞组织细胞增生症。

一、恶性组织细胞增生症

恶性组织细胞增生症（malignant histiocytosis），简称恶组，也称恶性组织细胞病，是一种组织学上类似于组织细胞及其前体细胞的进行性、系统性、肿瘤性增生引起的全身性疾病，可发生于任何年龄，以儿童和青年多见，男女之比为（2～3）:1。早期临床表现为不规则发热、乏力、消瘦、全身淋巴结肿大、肝和脾肿大及皮肤受累。晚期可出现黄疸、贫血、白细胞和血小板减少，以及进行性衰竭。2/3 的患者在诊断后 1 个月内死亡。

（一）病理变化

恶组以系统性、不对称性和不同步性的方式侵犯淋巴结、脾、肝、骨髓、肺和皮肤等器官。各病例累及的器官和组织多少不等，即使在同一器官或组织内，病变的分布情况也很不一致。**镜下**：受累各脏器中可见增生的肿瘤细胞呈散在分布的灶性浸润，具有组织细胞样特点。组织细胞的分化程度差异很大。分化差的细胞核膜厚，染色质粗，核仁明显，可有病理性核分裂象，胞质中等至大量。分化成熟的组织细胞胞质丰富并有吞噬现象，尤其是吞噬红细胞。

尸体解剖发现有广泛的器官受累，浸润不形成大的包块，而是以弥漫性的间质浸润为主。在淋巴结，多浸润于被膜下窦和髓质淋巴窦，可逐渐浸润至髓质和皮质。在脾，瘤细胞主要浸润于红髓；在肝，主要在汇管区和周围的肝细胞索；在骨髓，多呈灶性分布，因此临床上常要做多次骨髓穿刺或骨髓活检才能确诊；皮肤浸润可形成丘疹样病损，镜下见瘤细胞浸润于真皮的附件周围。

（二）细胞来源

传统上恶组被认为是组织细胞来源的恶性疾病，其诊断是基于形态学的。根据酶组织化学、免疫组织化学反应，如非特异性酯酶、溶菌酶等特点，提示增生细胞为组织细胞来源。近来的免疫组织化学和分子生物学分析发现，绝大多数病例实际上是伴有或不伴有嗜血细胞综合征的大细胞淋巴瘤（一般为 T 细胞性或 NK 细胞性），而且具有特征性的 CD30（+）、t(2；5) 和融合蛋白的 p80 的表达。实际上，真正的组织细胞来源的病例是极少见的。

二、朗格汉斯细胞组织细胞增生症

朗格汉斯细胞（Langerhans cell）是一种正常散在分布于皮肤、口腔、阴道、食管黏膜的树突状细胞，也存在于淋巴结、胸腺和脾等处。朗格汉斯细胞中等大小，直径为 15～24μm。核稍圆或不规则，有凹陷、折叠、扭曲或分叶，核仁小、单个，核膜薄，染色质细腻，胞质较丰富，边界较清楚，淡嗜酸性。在电镜下可见特征性的细胞器称为伯贝克颗粒（Birbeck granule）。这是一种呈杆状的管状结构，中央有一纵行条纹和平行排列的周期性条纹，形似一条小拉链，有时一端有泡状膨大似网球拍状。朗格汉斯细胞表达 HLA-DR、CD1a 和 S-100 蛋白，是一种抗原呈递细胞。传统上认为朗格汉斯细胞增生性疾病是组织细胞来源的，称为组织细胞增生症 X。目前的命名仍沿袭了组织细胞增生症一词，称为朗格汉斯细胞组织细胞增生症。

（一）类型

朗格汉斯细胞的克隆性增生在临床上表现为急性、慢性进行性和局灶性 3 种形式。

1. **急性弥漫性朗格汉斯细胞组织细胞增生症** 即莱特勒 - 西韦病（Letterer-Siwe disease），多见于 2 岁以下婴幼儿，很少发生于成人。病变累及多系统、多器官，最常累及皮肤、骨和淋巴结，次之是骨髓、肝、脾、肺和黏膜。临床表现为躯干和头皮的皮肤斑丘疹或皮脂溢出性皮疹、发热、贫血、血小板减少、肝和脾肿大、淋巴结肿大、骨痛、骨质破坏或囊性变等。病情进展迅速，患儿常死于继发性感染。

2. **慢性进行性朗格汉斯细胞组织细胞增生症** 即汉 - 许 - 克病（Hand-Schüller-Christian disease），多见于 2～6 岁幼儿，也可见于青年人。病变为多灶性，主要累及骨骼，包括颅骨、蝶鞍、蝶骨、颌骨和上肢骨等。临床表现为发热，皮疹，中耳乳突炎，上呼吸道感染，轻度的淋巴结、肝、脾肿大等。有50%的患者病变累及垂体后叶和下丘脑，可引起尿崩症。出现颅骨缺损、尿崩症和眼球突出是本病的三大特征。本病的病变呈进行性，病程较长。部分患者的病灶可自发消退。伴有贫血、血小板减少的小儿患者预后差，成人预后较好。

3．局灶性朗格汉斯细胞组织细胞增生症　即骨的嗜酸性肉芽肿，是良性的局灶性的病变，多见于儿童和青少年，男性多见。病变一般局限于骨骼，多为单发性，好发于颅骨、肋骨和股骨。X线表现为孤立性溶骨性病变，病灶直径为1～6cm。一般不累及皮肤和内脏。患者一般无明显症状，如病变破坏骨膜可引起疼痛。患者多数预后良好，病变可自行消退或治疗后消退。

（二）病理变化

各种类型的朗格汉斯细胞组织细胞增生症均可见前述形态改变的朗格汉斯细胞增生，可出现一定的细胞异型性，伴有数量不等的嗜酸性粒细胞、淋巴细胞、中性粒细胞、泡沫状巨噬细胞、多核巨细胞和成纤维细胞，并有局限性纤维化。细胞常成簇分布，但相互不黏附。早期病变以朗格汉斯细胞和嗜酸性粒细胞为主；陈旧性病变中泡沫状巨噬细胞和多核巨细胞增多，嗜酸性粒细胞减少；晚期病变则有明显纤维化，朗格汉斯细胞减少，但仍可见巨噬细胞和其他细胞成分。

免疫标志物CD1a、S-100蛋白阳性，电镜下可见伯贝克颗粒，对于朗格汉斯细胞组织细胞增生症的诊断有决定性的意义。

（张建中　景　丽）

第十一章　泌尿系统疾病

泌尿系统的主要功能是生成和排泄尿液，包括肾、输尿管、膀胱和尿道。肾是泌尿系统的主要器官，通过肾小球的血液滤过生成原尿，再经肾小管的浓缩和重吸收形成终尿，将人体代谢过程中产生的废物和毒物排出，调节水、电解质和酸碱平衡，以维持机体内环境的稳定；肾还具有内分泌功能，可分泌肾素、红细胞生成素、前列腺素、1，25-二羟维生素 D_3 等多种活性物质，对调节血压、造血功能等有重要作用。输尿管、膀胱和尿道是排尿和储尿的器官。

泌尿系统的疾病很多，病变类型包括炎症、肿瘤、代谢性疾病、尿路梗阻、血管性疾病及先天遗传性疾病等。根据病变主要累及的部位，肾病又可以分为肾小球疾病、肾小管疾病、肾间质疾病、肾血管疾病。肾的各个部分在结构和功能方面相互关联和依赖，一个部位病变的发展可累及其他部位。本章将重点介绍原发性肾小球肾炎、肾盂肾炎及泌尿系统肿瘤。

肾复杂的结构是完成其多项功能的基础，熟悉肾的结构和功能对于认识肾病病理改变非常重要。

肾的皮质和髓质含有大量肾单位和集合管，构成肾实质的主要成分。上述结构之间含有的少量结缔组织为肾间质，其中有血管、神经和淋巴管穿行。每个肾含有 60 万～70 万个肾单位。肾单位是肾的基本结构和功能单位，由肾小球及其所属的肾小管组成。肾小球包括血管球和肾小囊（又称鲍曼囊，Bowman's capsule）两部分，直径为 150～250μm。入球小动脉经过反复分支形成毛细血管球，再汇集成出球小动脉，小动脉出入的一端称肾小球血管极，肾小囊与近端小管相通连，连接处称肾小球尿极。

肾小球如同滤过器，当血液流经血管球毛细血管时，管内血压较高，血浆内部分物质经过肾小球滤过屏障滤入肾小囊腔形成原尿。传统观点认为肾小球滤过屏障由有孔的内皮细胞、肾小球基底膜以及足细胞裂孔膜 3 层结构组成，最新发现内皮细胞表层和足细胞下间隙均具有溶质分子筛选特征，对肾小球滤过功能具有重要影响。

肾小球内皮细胞表层是指覆盖于肾小球内皮细胞、窗孔表面的凝胶状糖萼以及附着的部分血浆蛋白，内皮细胞表层糖萼为富含糖类的网状结构，由带负电荷的蛋白质核心与侧链糖氨聚糖（硫酸肝素、硫酸软骨素）共价结合形成。这些组分由内皮细胞自身合成分泌，并结合于细胞膜表面或填充于内皮窗孔间形成网塞。其组分的排列和密度决定了筛选分子的范围及静水压阻力，构成了肾小球滤过的第一道屏障。血管球的毛细血管为有孔型，孔径为 50～100nm，为白蛋白分子直径的 15 倍以上，水和小分子溶质易通过。内皮细胞外是肾小球基底膜。成人肾小球毛细血管基底膜厚 270～350nm，该膜由内疏松层、致密层、外疏松层构成，含有胶原蛋白、层粘连蛋白、硫酸乙酰肝素（带有负电荷）等，共同形成具有孔径为 4～8nm 的分子筛。基底膜是肾小球机械屏障的重要组分。脏层上皮细胞又称为足细胞，位于基底膜外侧，其胞质伸出许多突起（称为足突）紧贴基底膜外，足细胞膜上所带负电荷使足突相互分离，在足突间形成 20～30nm 宽的间隙，称为裂孔，裂孔上覆盖裂孔膜。足细胞以足突附着于基底膜，并非以胞体直接锚定，液体经肾小球基底膜滤过后大部分汇入到足细胞下间隙，再经狭窄的足细胞下间隙出孔，汇入足细胞间腔隙，最后到达鲍曼囊腔，仅小部分经裂孔膜滤过直接进入鲍曼囊腔。这样，毛细血管内皮细胞及其表层、基底膜、足细胞下间隙、足细胞裂孔膜 5 层结构构成肾小球滤过膜或滤过屏障。各层孔径不一，以保证选择性滤过功能。滤过屏障表面所带的负电荷组成电荷屏障，可阻止带负电荷的物质通过。所以滤过膜对血浆滤过成分具有分子大小和电荷的双重选择作用。

连接于毛细血管之间的是血管系膜，系膜由系膜细胞和系膜基质构成，系膜基质是系膜细胞合成的细胞外基质。肾小球系膜有多种生理功能：支持和保护毛细血管袢；吞噬和清除功能；调节肾小球的血流状态及改变系膜微管通道，从而影响大分子物质的转运；参与肾小球毛细血管基底膜的更新；产生多种细胞因子（IL-1、IL-6、IL-8、EGF、PDGF、IGF 等）和生物活性酯（PGE_2、PGI_2、TXA_2 等），在肾小球炎症的发生和发展及系膜增生方面发挥重要作用。

肾小囊为双层结构，内层为脏层，由脏层上皮细胞即足细胞组成，外层为壁层，由壁层上皮细胞组成，两层之间的腔隙为肾小球囊腔（图 11-1）。进入肾小球囊腔的液体为原尿，由与之相连的肾小管重吸收。

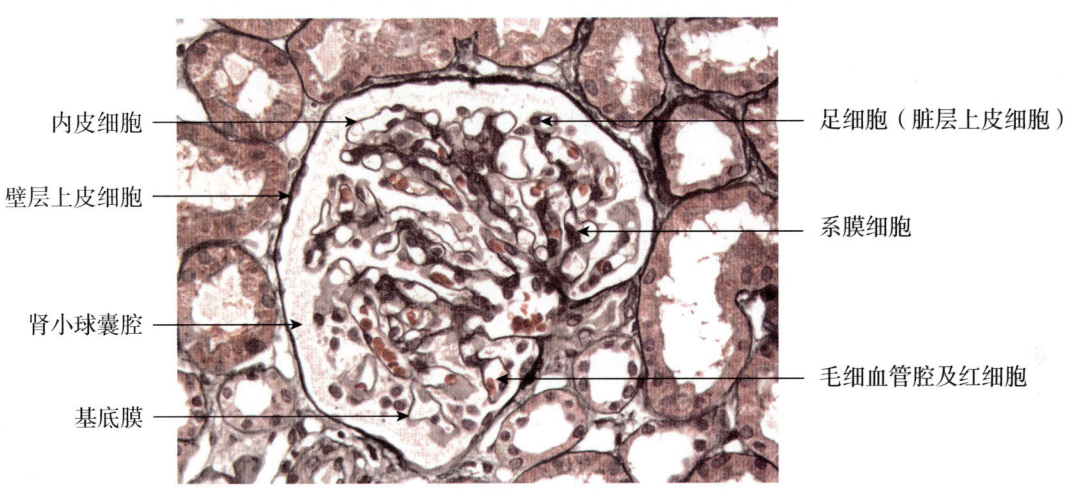

图 11-1　正常肾小球（PASM+Masson）

第一节　肾小球疾病

一、概论

肾小球毛细血管形态和（或）功能性的损伤即肾小球疾病。肾小球疾病不是单一的疾病，而是由多种病因和多种发病机制引起的、病理类型各异、临床表现又常有重叠的一组疾病。如果疾病起始于肾小球或病因不明者为原发性肾小球病。继发性者是指肾小球疾病是系统性疾病的一部分，如系统性红斑狼疮、高血压病、糖尿病等所致的肾小球疾病，但是临床上两者有时很难分清，如膜性肾病可以是原发性的也可以继发于乙型肝炎病毒感染、肿瘤、药物、重金属中毒等情况。呈家族遗传发病者称为遗传性肾小球疾病。有些肾小球疾病类型的病变中炎症细胞渗出等改变不明显，称肾小球病。原发性肾小球肾炎种类繁多，病变复杂，为本节讨论的主要内容。

（一）病因和发病机制

1．病因　原发性肾小球肾炎的病因和发病机制尚未完全阐明，研究表明肾小球肾炎是由于免疫异常引起的，大多数属于由抗原抗体反应引起的变态反应性炎症性疾病，部分是由于细胞免疫异常、补体激活等引起的。不同的肾小球肾炎由一种机制发挥主要作用或多种机制共同作用。能引起肾小球肾炎的抗原物质很多，一般根据其来源分为两大类：

（1）外源性抗原：感染性抗原包括多种细菌、病毒、真菌、寄生虫等，还有异种血清蛋白、药物、重金属（如金、汞等）制剂等。

（2）内源性抗原：内源性抗原是指来自机体内的抗原物质。①肾小球本身成分：如肾小球基底膜抗原、足突抗原、内皮细胞抗原、系膜细胞抗原等；②非肾小球抗原：如核抗原、免疫球蛋白、肿瘤抗原等。

2. 发病机制

（1）循环免疫复合物型：引起该型的抗原可以是外源性或内源性的，但为非肾小球性，即不是肾小球本身成分。抗原刺激机体产生相应的抗体，抗原、抗体在血液循环中结合，随血流通过肾小球滤过膜时沉积于滤过膜，引起肾小球损伤。抗原抗体复合物能否沉积于滤过膜、沉积在哪个部位，主要取决于复合物的分子量及所带电荷。大分子复合物易被单核-巨噬细胞所吞噬，难以沉积，小分子则可通过滤过膜。含负离子的复合物难以通过基底膜而沉积在内皮下（内皮细胞与基底膜间），含正离子的复合物可穿过基底膜沉积于上皮下（足细胞和基底膜间），中性的复合物往往沉积于系膜区。

（2）原位免疫复合物型：抗体与滤过膜固有的或植入的抗原结合，在肾小球原位发生反应结合，形成免疫复合物。由于抗原不同，可在肾小球的不同部位形成免疫复合物。引起原位免疫复合物形成的抗原有：①基底膜本身成分，或是在感染等因素影响下基底膜本身成分改变而形成的自身抗原；②植入性抗原：外源性抗原和内源性抗原与肾小球某种成分结合而形成植入性抗原。

（3）细胞免疫型：该类肾小球肾炎没有免疫复合物的沉积，可能是由细胞免疫产生的致敏T淋巴细胞引起损伤。

（4）抗肾小球细胞抗原的抗体直接引起相应细胞的损伤。

（5）补体替代途径的激活：少数肾小球肾炎可能主要由补体替代途径的激活引起。

（6）肾小球损伤的介质：一般认为，免疫复合物的形成和沉积只是肾小球肾炎的始发机制，对肾组织并无直接损伤作用，由其激活或释放的介质发挥损伤作用。这些介质包括细胞成分和大分子可溶性生物活性物质，不同发病机制参与的介质不同。细胞和介质相互作用，形成复杂的损伤机制。其中补体-白细胞介导机制是引起肾小球改变的重要途径，抗原抗体复合物沉积、补体激活后产生 C_5 等趋化因子，局部中性粒细胞、单核细胞浸润和聚集，释放一系列炎症介质，如血管活性胺、花生四烯酸代谢产物、氧自由基、蛋白酶以及 IL、TNF 等多种细胞因子。蛋白酶可降解基底膜，氧自由基致细胞损伤，花生四烯酸代谢产物降低肾小球滤过率等。血小板被趋化和激活，也参与炎症介质的释放。另外，在介质的影响下，肾小球固有细胞（内皮细胞、上皮细胞、系膜细胞）也可释放多种介质及合成基质成分，促进肾小球的损伤及引起肾小球固有细胞增生。

（二）基本病理变化

为明确诊断、指导治疗和判断预后，常需通过穿刺获取少量肾组织进行病理检查。肾组织的病理检查在肾小球疾病的诊断方面具有不可替代的作用。穿刺获得的肾组织需进行常规光镜、免疫荧光和透射电镜检查。除 HE 染色外，还需要过 PAS 染色、过碘酸六胺银（periodic acid-silver methenamine，PASM）染色和 Masson 三色染色等特殊染色。PAS 染色可显示基底膜和系膜基质，根据基底膜的轮廓判断固有细胞的种类：基底膜包绕的毛细血管管腔内为内皮细胞，基底膜外侧为足细胞，毛细血管之间的为系膜细胞。PASM 染色使基底膜和系膜基质及IV型胶原显黑色，较 PAS 法显示更精细。Masson 染色使基底膜和III型胶原呈蓝色或绿色，免疫复合物或血浆、纤维蛋白显红色。各部位的免疫复合物在光镜下呈红色的称为嗜复红蛋白。将同一切片进行 PASM 与 Masson 两种染色，可使免疫复合物的沉积定位显示更精确。肾活检组织还常规运用免疫荧光法检查免疫球蛋白（IgG、IgM 或 IgA）和补体成分（C3、C1q 和 C4）沉积，免疫荧光用以证明抗原、抗体的存在，并显示其形状（颗粒状、线状、团块状）和定位（图11-2，图11-3）；透射电镜用以观察超微结构改变和免疫复合物沉积的状况、部位以及各种特殊物质和病原体，免疫复合物在电镜下表现为电子致密物（图11-4，图11-5）。

肾小球肾炎种类繁多，病变复杂，炎症的基本病变变质、渗出、增生均可出现，在不同的类型或不同的时期主要病变不同，以其中1种或2种为主，但往往以增生性病变为主。另外，肾小球损伤后常继发肾小管和肾间质的病变，还可由于肾性高血压而引起肾血管的改变（图11-6～图11-15）。

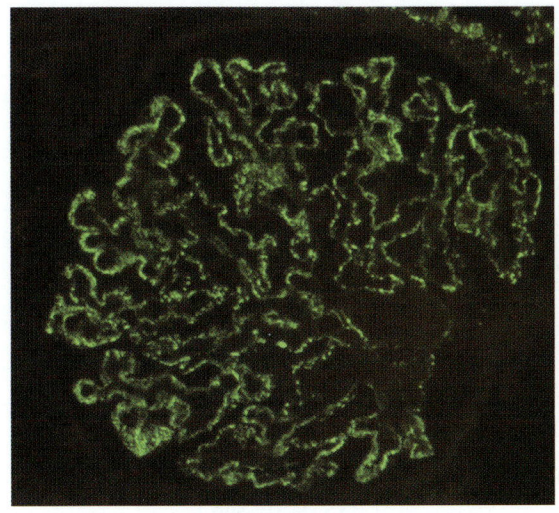

图 11-2　IgG 沿肾小球基底膜呈细颗粒状荧光（免疫荧光）

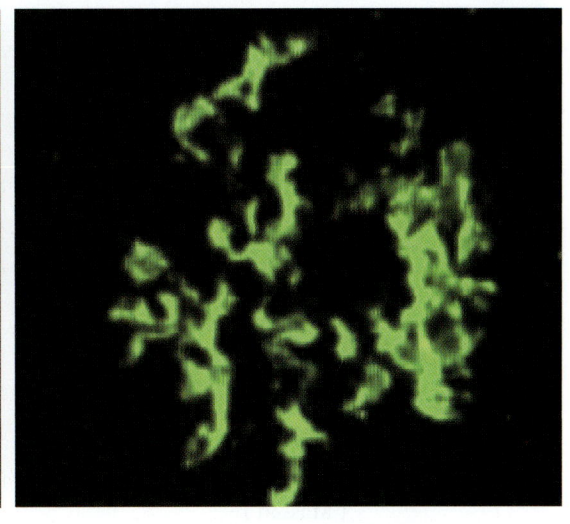

图 11-3　IgA 在肾小球系膜区呈团块状荧光（免疫荧光）

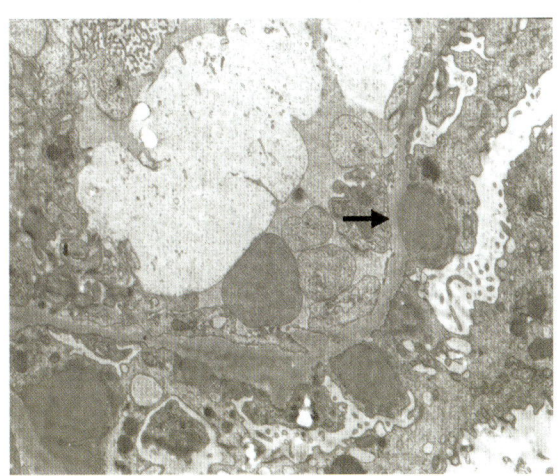

图 11-4　毛细血管内增生性肾小球肾炎（电镜）
上皮下驼峰状电子致密物沉积（箭头所示）

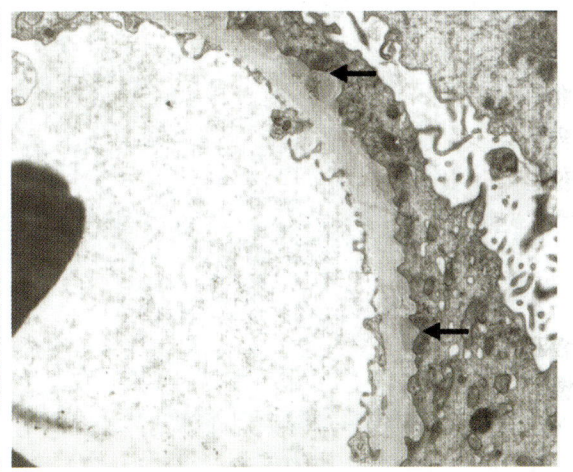

图 11-5　膜性肾病（电镜）
上皮下颗粒电子致密物沉积（箭头所示）

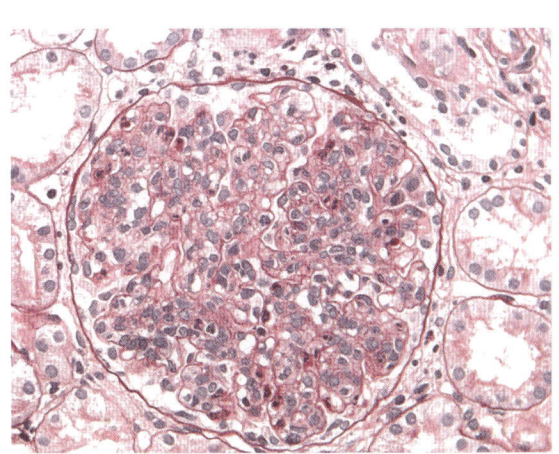

图 11-6　系膜细胞、内皮细胞弥漫性增生伴中性粒细胞浸润（PAS）

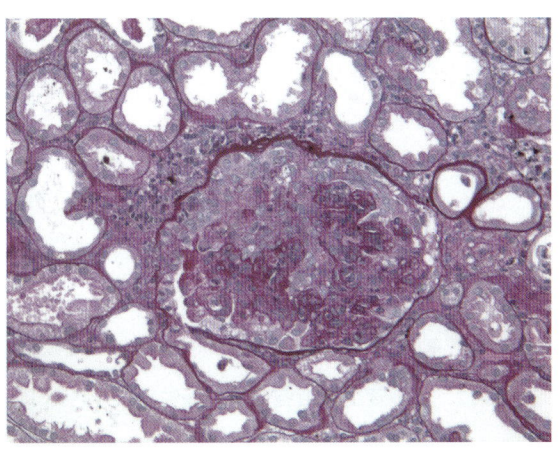

图 11-7　壁层上皮细胞增生，细胞性新月体形成（PAS）

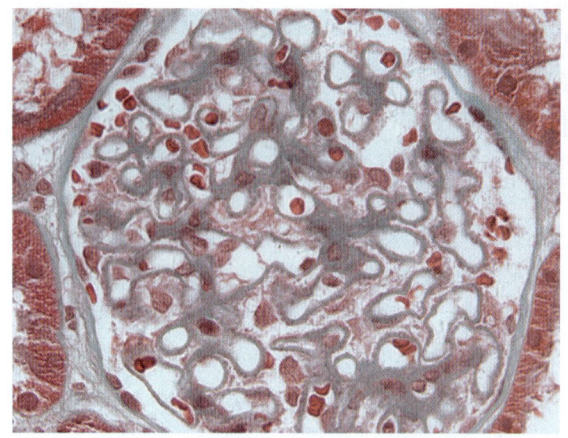

图 11-8　上皮下嗜复红蛋白沉积，基底膜增厚（Masson）

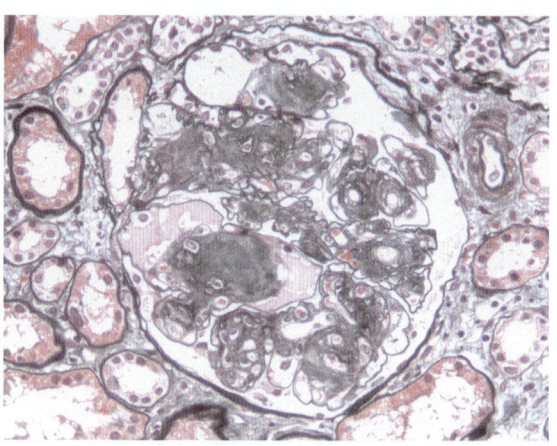

图 11-9　系膜基质显著增多，结节状硬化（PASM+Masson）

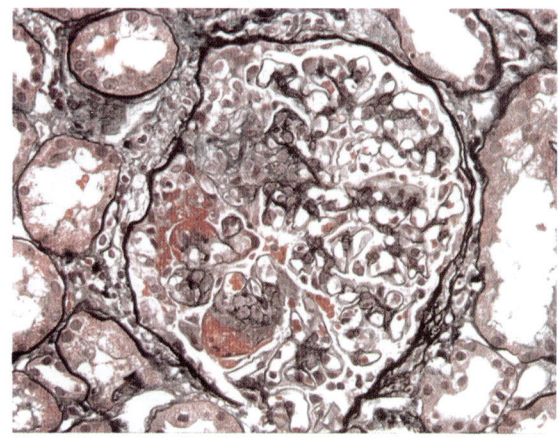

图 11-10　毛细血管壁纤维素样坏死（PASM+Masson）

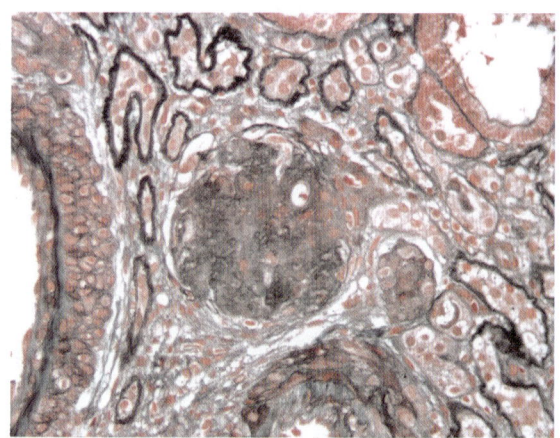

图 11-11　肾小球硬化（PASM+Masson）

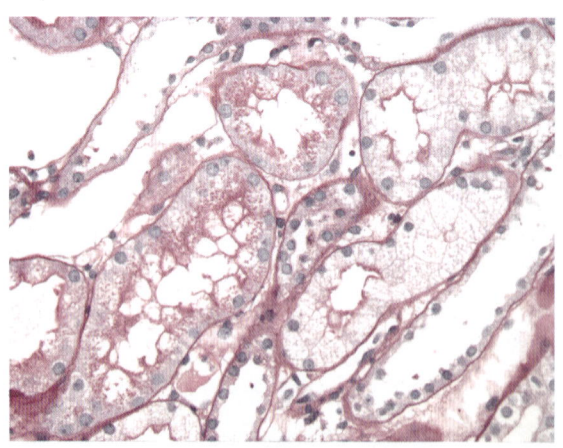

图 11-12　肾小管上皮细胞空泡、颗粒变性（PAS）

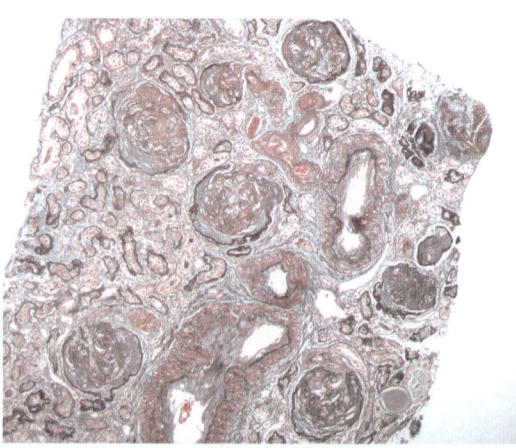

图 11-13　肾小球硬化，肾小管萎缩，肾间质纤维化（PASM+Masson）

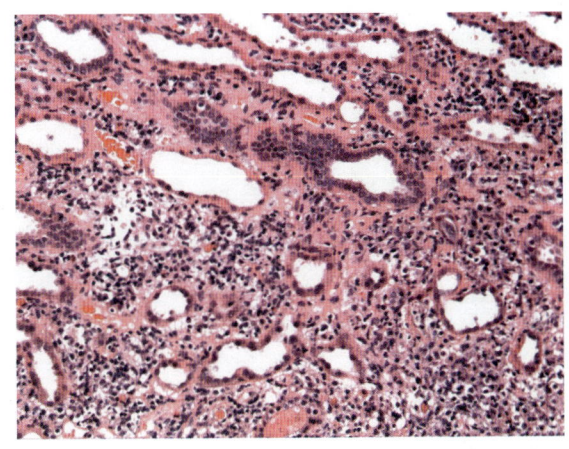 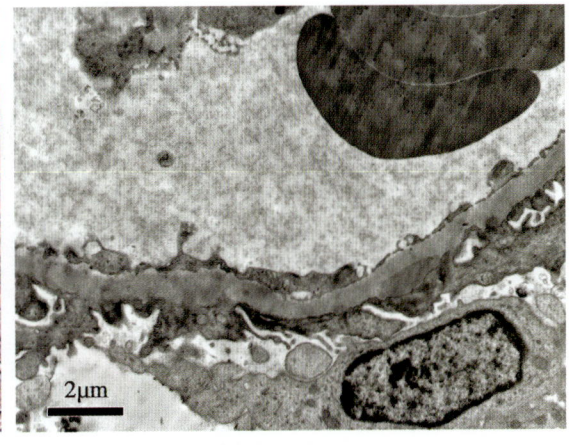

图 11-14　肾间质水肿伴淋巴细胞、单核细胞浸润　　图 11-15　上皮下电子致密物沉积，脏层上皮细胞足突融合（电镜）

1．肾小球细胞增生　指肾小球固有细胞的数目增多，肾小球的内皮细胞、系膜细胞、上皮细胞均可增生，致肾小球内细胞数量增加，肾小球体积增大，一般还伴有炎症细胞的浸润，将影响肾小球的滤过。

2．基底膜的改变　常表现为基底膜增生、增厚或由于免疫复合物沉积而增厚，增厚的基底膜理化性状发生改变，通透性增加。

3．系膜基质增多　系膜细胞增生产生过多的基质成分，可导致硬化性病变。

4．变质性病变　在一些肾小球肾炎可出现肾小球毛细血管的纤维素样坏死。

5．硬化性病变　指肾小球局灶性或全部纤维化、玻璃样变性，是肾小球的终末病变。

6．肾小管和间质的改变　肾小管上皮可出现变性，管腔内可见蛋白质、管型等。肾小球硬化后，相应的肾小管萎缩、消失。间质在炎症进行时出现充血、水肿、炎症细胞浸润。病变后期发生间质纤维化。

7．超微结构的改变　足突融合、消失，基底膜破损，电子致密物存在于不同位置等。

肾小球疾病病理变化较复杂，一方面要注意主要受累的肾小球的组成部分，如内皮细胞、系膜细胞、基底膜及上皮细胞等，另一方面要注意病变的分布特点。根据病变肾小球的数量和比例，肾小球肾炎可以分为弥漫性和局灶性两大类。弥漫性病变指病变肾小球超过全部的50%；局灶性病变指病变肾小球不足全部的50%；根据病变肾小球受累毛细血管袢的范围，肾小球肾炎可以分为球性和节段性两大类。球性病变指在一个肾小球中，受累的毛细血管袢超过50%；节段性病变指在一个肾小球中，受累的毛细血管袢不足50%（图 11-16）。

（三）临床表现

肾小球肾炎的临床症状和体征较多，包括尿的改变、水肿、高血压、肾功能改变等。病理类型与临床表现有一定的对应关系，常可形成与其结构和功能相关的症状组合，称之为综合征。但两者并不完全对应，即一种综合征可对应多种病理变化，一种病理变化也可对应不止一种临床综合征。肾小球肾炎常见的临床综合征有：

1．急性肾炎综合征（acute nephritic syndrome）　主要表现为起病急，血尿、蛋白尿、水肿和高血压，严重时氮质血症。

2．快速进行性肾炎综合征（rapidly progressive nephritic syndrome）　又称为急进性肾炎综合征，主要表现为起病急、进展迅速，有较严重的血尿、蛋白尿，并很快出现少尿、无尿、氮质血症而导致急性肾衰竭。

3．肾病综合征（nephrotic syndrome）　主要表现为大量蛋白尿（每日尿蛋白量达 3.5g 或以上）、低蛋白血症、严重水肿和高脂血症。

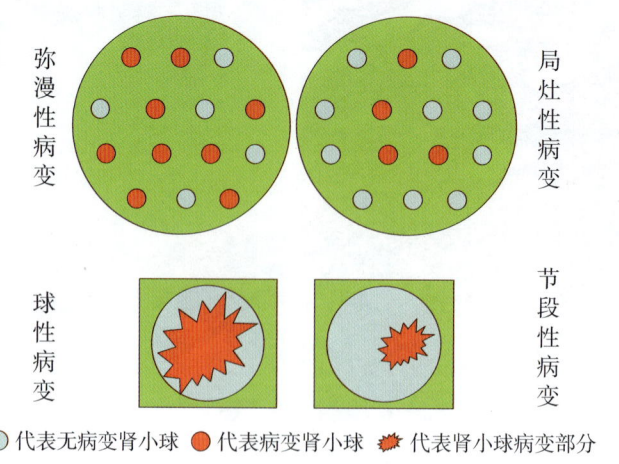

图 11-16　弥漫性病变、局灶性病变，球性病变、节段性病变模式图

4．慢性肾炎综合征（chronic nephritic syndrome）　主要表现为多尿、夜尿、低比重尿、高血压、贫血、氮质血症等，最终发展为尿毒症，是各型肾炎进展的终末表现。

5．无症状血尿、蛋白尿（asymptomatic hematuria or proteinuria）　仅有血尿或轻度蛋白尿，或两者均有，属于隐匿性肾小球肾炎。

二、原发性肾小球肾炎的病理类型

参照WHO制定的分类，肾小球肾炎的主要病理学类型有：
- 急性弥漫性增生性肾小球肾炎
- 新月体性（快速进行性）肾小球肾炎
- 膜性肾小球病（膜性肾病）
- 膜性增生性肾小球肾炎
- 系膜增生性肾小球肾炎
- 微小病变性肾小球肾炎
- 局灶性节段性肾小球硬化
- 硬化性（慢性）肾小球肾炎

以下重点介绍几种常见的原发性肾小球肾炎：

（一）急性弥漫性增生性肾小球肾炎

急性弥漫性增生性肾小球肾炎（acute diffuse proliferative glomerulonephritis）又称为毛细血管内增生性肾小球肾炎（endocapillary proliferative glomerulonephritis），是以肾小球毛细血管内皮细胞和系膜细胞增生为病理特征的肾小球肾炎，为临床最常见的肾炎类型。临床发病急，病变弥漫，累及双侧肾。多见于儿童，成人较少。该型肾炎常发生于感染之后，常见的是A群乙型溶血性链球菌感染，故又称为急性链球菌感染后肾小球肾炎。临床主要表现为急性肾炎综合征，儿童患者大多预后良好。

1．病因和发病机制　多与病原微生物感染有关，除链球菌外，其他细菌如葡萄球菌、革兰阴性杆菌及病毒等也可引起。一般在感染后1～4周发病，此时间与抗体形成所需时间相符，患者血清抗链球菌溶血素"O"滴度升高，说明患者近期有过感染，提示发病与免疫复合物有关，是较公认的免疫复合物介导的肾小球肾炎，发病主要为循环免疫复合物型，原位免疫复合物形成也有可能。

2．病理变化　病变性质以肾小球弥漫性增生性炎为主。

肉眼： 双侧肾对称性、弥漫性轻度至中度肿大，被膜紧张，表面光滑。因充血而色较红，故称大红肾；部分病例肾表面及切面出现散在的小出血点，状如蚤咬，称为蚤咬肾。切面皮质增厚，纹理模糊，皮髓质分界清楚（图11-17）。

光镜： ①肾小球：病变累及双侧肾绝大多数肾小球，细胞数量增多，肾小球体积增大，毛细血管腔受压狭窄甚至闭塞而使肾小球缺血，肾小球囊狭窄裂隙状。肾小球内增生的细胞主要是内皮细胞和系膜细胞，其中有不等的中性粒细胞和单核细胞浸润（图11-6，图11-18）。病变严重的病例毛细血管壁可发生纤维素样坏死而破裂出血，甚至形成新月体。②肾小管：肾小球缺血致相应的肾小管缺血，肾小管上皮发生各种变性，如细胞水肿、脂肪变性等，管腔内可见蛋白质、红细胞、颗粒等管型。③肾间质：充血水肿，少量中性粒细胞、淋巴细胞等浸润。

免疫病理检查： 免疫荧光检查以IgG和补体C3沿毛细血管壁呈不连续的粗颗粒状荧光沉积为特点，有时也见于系膜区（图11-19）。

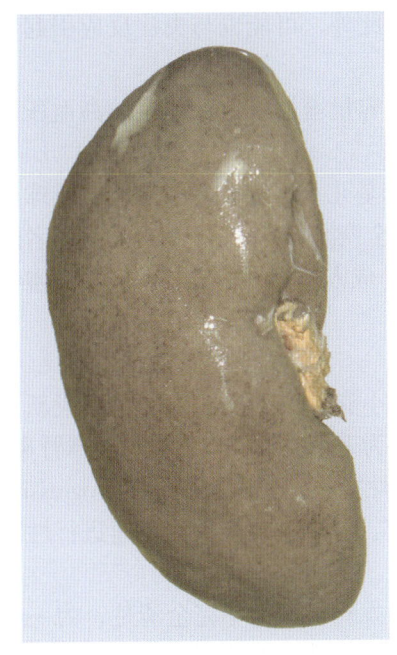

图11-17　急性弥漫性增生性肾小球肾炎
肾体积增大，表面散在出血点

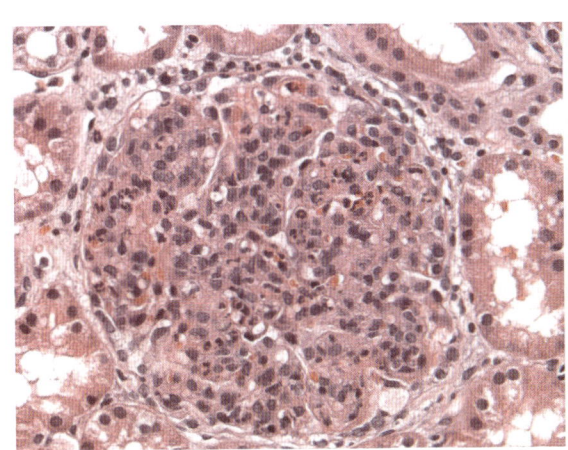

图11-18　急性弥漫性增生性肾小球肾炎
肾小球体积增大，细胞数量增加

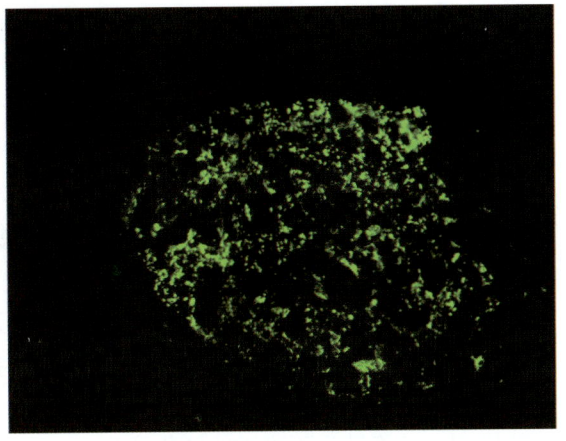

图11-19　IgG沿毛细血管壁及系膜区呈粗颗粒状沉积（免疫荧光）

电镜： 突出的特征是在基底膜外侧和脏层上皮细胞下有小丘状的电子致密物沉积，称为驼峰状电子致密物（图11-4）。有时在内皮细胞下或基底膜内等处也有小块状电子致密物沉积。

3. 临床病理联系　临床主要表现为急性肾炎综合征。

（1）尿变化：表现为血尿、蛋白尿、管型尿、少尿或无尿。血尿、蛋白尿是由于损伤引起基底膜通透性增加，红细胞和血浆蛋白漏出至球囊腔内随尿排出所致，若肾小球毛细血管发生纤维素样坏死则引起严重血尿。当漏出的蛋白质、红细胞、白细胞和细胞碎屑等成分随原尿在肾小管内浓缩、凝集而形成圆柱体时，这些圆柱体随尿排出后成为管型尿。由于肾小球内细胞增生，肾小球毛细血管受压缺血，肾小球滤过率下降，而肾小管再吸收无明显障碍，引起少尿，甚至无尿，致水钠在体内潴留。严重时含氮代谢产物在体内潴留，引起氮质血症。

(2) 水肿：主要系肾小球滤过率降低而钠水潴留所致；此外，可能也与炎症反应引起毛细血管壁通透性增加有关。

(3) 高血压：多数患者有高血压，主要系钠水潴留和血容量增加所致。严重的高血压可导致心力衰竭和高血压脑病。

4. 结局　预后与年龄及病因有关，总体预后较好，尤其是儿童，绝大多数的儿童链球菌感染后肾小球肾炎在数周或数月内症状消失，病变消退，完全恢复；1%～2% 的儿童患者逐渐转为慢性肾小球肾炎；个别进展为快速进行性肾小球肾炎。成人病例预后较差，转变为慢性肾小球肾炎的比例较高，非链球菌感染引起者预后更差。

（二）新月体性肾小球肾炎

新月体性肾小球肾炎（crescentic glomerulonephritis）以肾小囊壁层上皮细胞增生形成新月体为病变特征。由于新月体位于肾小球毛细血管丛之外，又称为毛细血管外增生性肾小球肾炎。由于起病急、病变严重且进展快、预后差，也称为快速进行性肾小球肾炎（rapidly progressive glomerulonephritis，RPGN）。临床上较为少见，多发于中青年。临床主要表现为快速进行性肾炎综合征。

1. 病因和发病机制　多数原因不明，发病前无感染史，发病机制尚不完全清楚，为一组不同原因引起的疾病，根据发病机制不同分为 I、II、III 型。I 型为抗基底膜型，属于抗肾小球基底膜抗体性肾炎，抗原成分为基底膜本身，因此基底膜成为损伤的靶部位；II 型为免疫复合物介导型，病变肾小球内有免疫复合物沉积；III 型又称寡免疫复合物型，原因不清，肾小球内检测不到免疫复合物或抗基底膜抗体，抗白细胞质抗体（ANCA）可为阳性，由小血管炎发展而来，ANCA 可致血管内皮的损伤，抗内皮细胞抗体和 T 细胞在发病过程中也起一定的作用。各型的启动病变是由于肾小球毛细血管壁的严重损伤，血液成分进入肾小囊，纤维蛋白刺激上皮细胞的增生所致。

2. 病理变化　病变性质以肾小囊壁层上皮细胞增生为特征的增生性炎为主。

肉眼： 双侧肾体积增大，被膜光滑，颜色苍白，皮质表面及切面常见散在出血点。

光镜： 病变较广泛，双侧肾大多数肾小球内（50% 以上）形成具有特征性的新月体（crescents）。新月体是由增生的肾小囊壁层上皮细胞和渗出的单核细胞组成的。这些细胞在肾小囊内成层堆积，在血管球周围形成半月形或环形的细胞群，称之为细胞性新月体或环状体（图 11-7，图 11-20）。随后新月体内纤维成分逐渐增多，约 1 周后转变为细胞纤维性新月体（图 11-21），再过 1 周后由纤维组织替代，此时称为纤维性新月体（图 11-22）。新月体的形成压迫血管球并使肾小囊狭窄，以后与毛细血管丛粘连，囊腔闭塞，肾小球萎缩并逐渐纤维化及玻璃样变，最终转为不可逆的硬化性改变，肾小球失去功能。新月体形成的机制不明，可能与纤维蛋白大量渗出、壁层上皮细胞受刺激有关。除了增生性病变外，常可见肾小球毛细血管的纤维素样坏死及出血。肾小管早期呈现各种变性改变，间质充血、水肿，后期肾小管萎缩消失，间质纤维化。

免疫病理检查： I 型表现为 IgG 和 C3 沿毛细血管基底膜呈线形沉积，并混有肾小管基底膜的线状沉积，为抗基底膜抗体原位免疫复合物形成所致（图 11-23）；II 型表现为各种免疫球蛋白和补体在毛细血管壁和系膜区呈颗粒状沉积；III 型免疫球蛋白和补体均阴性；有时 I 型新月体性肾小球肾炎患者同时 ANCA 阳性，称为 IV 型；既无免疫球蛋白沉积，也无 ANCA，则称为 V 型。

电镜： I 型和 III 型仅表现为肾小球毛细血管基底膜断裂、纤维蛋白在毛细血管内或外沉积，各型新月体形成。II 型除了上述病变以外，尚可在肾小球不同部位出现电子致密物沉积。

3. 临床病理联系　临床表现主要为快速进行性肾炎综合征。

(1) 尿变化：表现为血尿、蛋白尿，并迅速出现少尿、无尿，肾小球基底膜损伤使大量

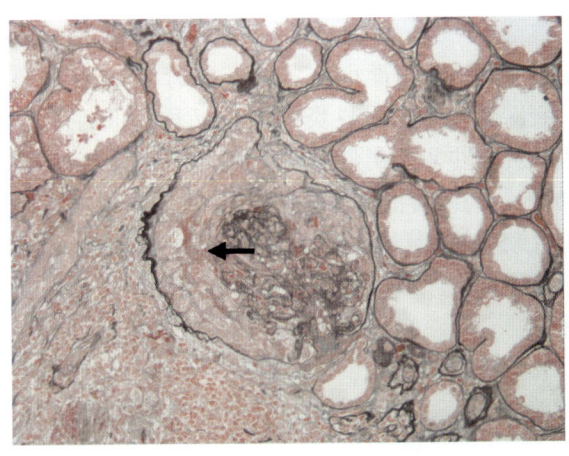

图 11-20　新月体性肾小球肾炎（PASM+Masson）
肾小囊内细胞性新月体形成（箭头所示）

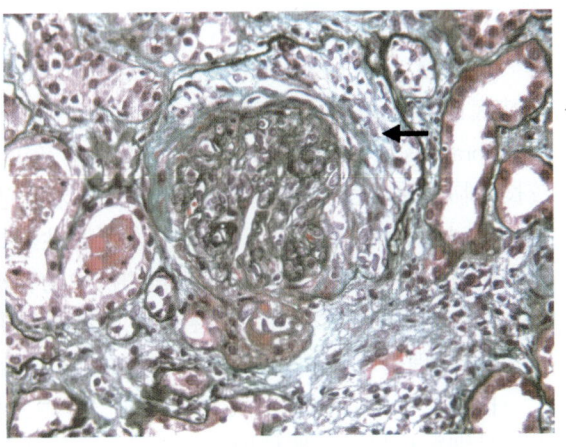

图 11-21　新月体性肾小球肾炎（PASM+Masson）
肾小囊内细胞纤维性新月体形成（箭头所示）

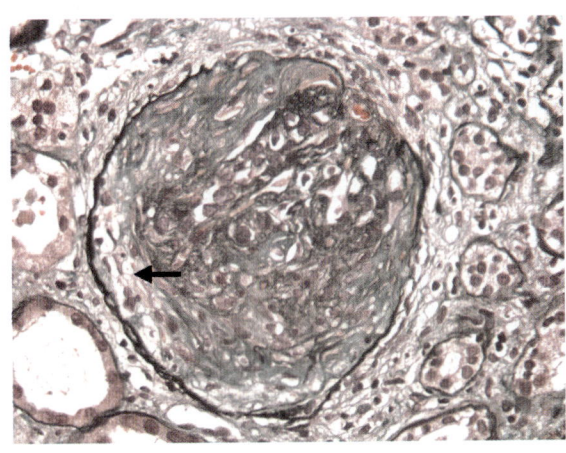

图 11-22　新月体性肾小球肾炎（PASM+Masson）
肾小囊内纤维性新月体形成（箭头所示）

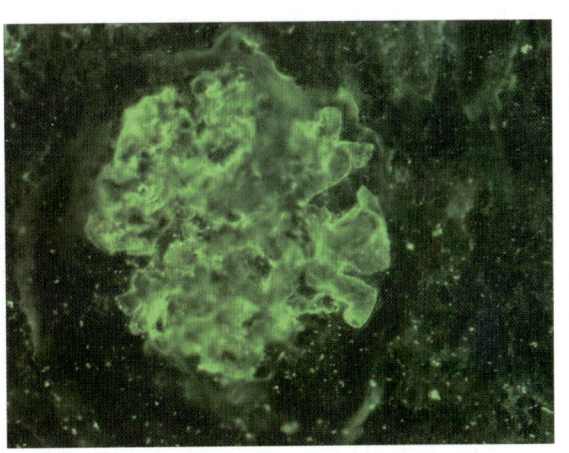

图 11-23　Ⅰ型新月体性肾小球肾炎（免疫荧光）
IgG沿毛细血管基底膜呈线状沉积

红细胞和血浆蛋白漏出引起血尿和蛋白尿，毛细血管的纤维素样坏死使血尿比较明显。大量新月体的形成，血管球受压，肾小囊阻塞，肾小球滤过障碍，出现少尿或无尿。后期主要由于肾小球纤维化、玻璃样变时致肾小球滤过面积明显减少所致。

（2）高血压：肾小球受压缺血或硬化性改变使肾小球缺血而释放肾素，以及肾小球滤过下降导致水钠潴留引起高血压。

（3）氮质血症、肾衰竭：肾小球滤过功能严重下降，血中尿素、肌酐等排出障碍而非蛋白氮蓄积出现氮质血症。当大量代谢产物在体内堆积，水、电解质和酸碱平衡紊乱时，出现肾衰竭。

4．结局　由于病变较重且进展快，预后甚差，患者多在数周至数月后死于肾衰竭。

附　肺出血-肾炎综合征（Goodpasture syndrome）

肺出血-肾炎综合征少见，多发生于青壮年，临床表现为急性肾衰竭和呼吸衰竭，预后很差。此型肾炎被认为是抗基底膜抗体所致，抗基底膜抗体既作用于肾小球毛细血管基底膜，又作用于肺泡壁毛细血管基底膜，引起基底膜的严重损伤。在肾表现为Ⅰ型新月体性肾小球肾炎，在肺表现为出血性肺炎，肺泡壁断裂，肺泡腔内见血液成分，以及含铁血黄素沉积。免疫病理同Ⅰ型新月体性肾小球肾炎。

(三) 膜性肾小球病

膜性肾小球病 (membranous glomerulopathy)，也称膜性肾小球肾炎，以肾小球毛细血管基底膜弥漫性增厚为特征，故称"膜性"。由于肾小球无明显炎症表现又称为膜性肾病 (membranous nephropathy)。该病好发于中老年人，儿童少见，男性多于女性，起病缓慢，病程较长，临床主要表现为肾病综合征，是临床引起成人肾病综合征的最常见病理类型。

1. 病因和发病机制 本病多为原发性 (约占85%)，其原因不明；部分为继发性，与其他疾病有关。原发性膜性肾小球病的抗原为肾小球固有抗原或植入性抗原，因此属原位免疫复合物型。本病的发生可能还与补体的直接作用有关。

2. 病理变化

肉眼：双侧肾体积增大，颜色苍白，因此称为大白肾，切面皮质增宽。晚期则体积缩小，表面呈细颗粒状，质地稍硬。

光镜：肾小球毛细血管壁呈弥漫性增厚，这种病变早期不明显，随着病变进展，上皮下可见明显嗜复红蛋白沉积，基底膜明显增厚（图11-8），PASM染色可见基底膜呈钉突状改变（图11-24，11-25），毛细血管腔逐渐狭窄甚至闭塞，最后肾小球纤维化和玻璃样变。肾小球内不伴炎症细胞浸润和细胞增生。肾小管早期发生多种变性。晚期萎缩消失，间质纤维化。

免疫病理检查：免疫荧光检查可见IgG和补体C3沿肾小球毛细血管壁呈弥漫性颗粒状荧光（图11-2）。

电镜：电镜下见基底膜表面、上皮细胞下有小丘状电子致密沉积物（图11-5，图11-15），基底膜样物质向外侧增生形成钉状突起穿插于沉积物之间，PASM染色显示增厚的基底膜及其垂直伸出的钉突如梳齿状。随后钉突逐渐增粗并相互融合包绕电子致密物，电子致密物被逐渐吸收、溶解而呈电子透明区，增厚的基底膜呈虫蚀状。其空隙被增生的基底膜样物质所填充，致基底膜高度增厚。另外，可见足细胞足突的融合和消失。

3. 临床病理联系 主要为肾病综合征的表现。

（1）大量蛋白尿：基底膜严重损伤致通透性显著增加，大量血浆蛋白，包括小分子和大分子蛋白，均可滤出而出现严重的非选择性蛋白尿。

（2）低蛋白血症：系大量血浆蛋白随尿排出，血浆蛋白降低所致。

（3）高度水肿：主要为低蛋白血症使血浆胶体渗透压降低所致；同时由于血容量减少，刺激醛固酮和抗利尿激素分泌增加，钠水潴留进一步加重水肿。

（4）高脂血症：发生机制尚不清楚，现认为可能系低蛋白血症刺激肝合成脂蛋白增多所致。

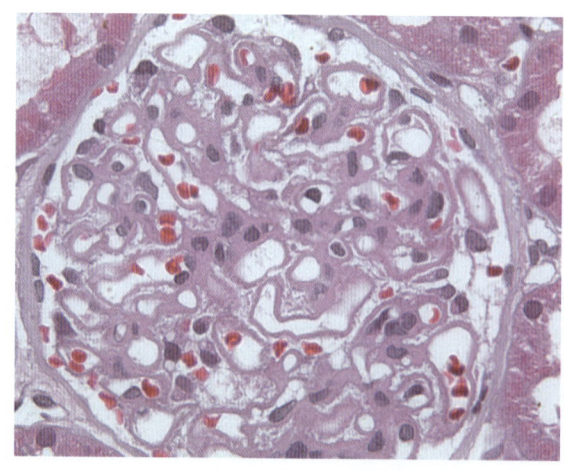 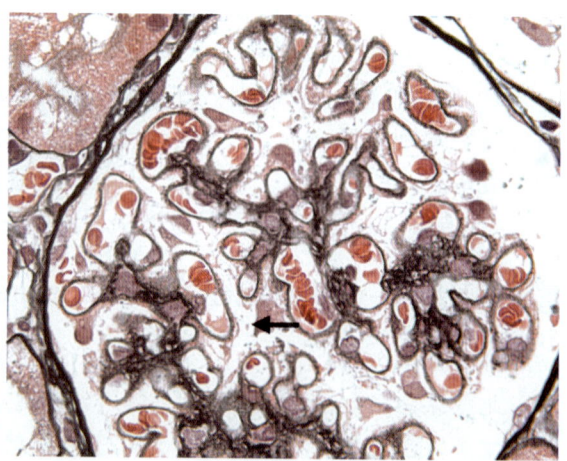

图11-24 膜性肾病　　　　　　　　　图11-25 膜性肾病（PASM+Masson）
毛细血管基底膜增厚，管腔狭窄　　　　增厚的基底膜和钉突（箭头所示）

4. 结局　膜性肾病是一种慢性进行性疾病，进展缓慢，病程较长，晚期大量肾小球硬化，可导致慢性肾衰竭。

（四）膜增生性肾小球肾炎

膜增生性肾小球肾炎（membranoproliferative glomerulonephritis）的病变特点是肾小球系膜细胞和基质弥漫增生及广泛插入导致基底膜增厚和双轨征形成，又称为系膜毛细血管性肾小球肾炎（mesangiocapillary glomerulonephritis），分为Ⅰ、Ⅲ两型，多见于青壮年。

1. 病因和发病机制　此型肾炎的发病被认为由免疫复合物介导，以循环免疫复合物为主，其抗原成分可能来自感染（如丙型肝炎病毒感染）、肿瘤和自身性抗原。

2. 病理变化

肉眼：早期双侧肾体积增大，晚期则体积缩小，质地变硬，表面呈细颗粒状。

光镜：肾小球体积增大，细胞数量增多，增多的细胞主要是系膜细胞，伴系膜基质明显增生，系膜区增宽，将肾小球分隔为分叶状结构（图11-26）。增生的系膜基质沿毛细血管内皮下间隙插入到毛细血管基底膜与内皮细胞之间，由于系膜基质与基底膜有相似的染色特点，这种插入使基底膜在PASM或PAS染色时呈"双轨状"或"分层状"（图11-27），肾小球毛细血管壁增厚，管腔狭窄。后期系膜基质结节状硬化致毛细血管管腔闭塞，肾小球纤维化、玻璃样变，有时可见新月体形成。相应的肾小管萎缩，间质淋巴细胞、单核细胞浸润伴有纤维化。

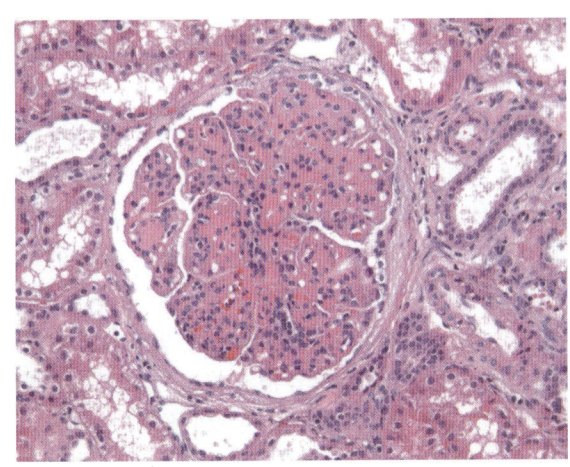

图 11-26　膜增生性肾小球肾炎
肾小球呈分叶状，系膜区增宽

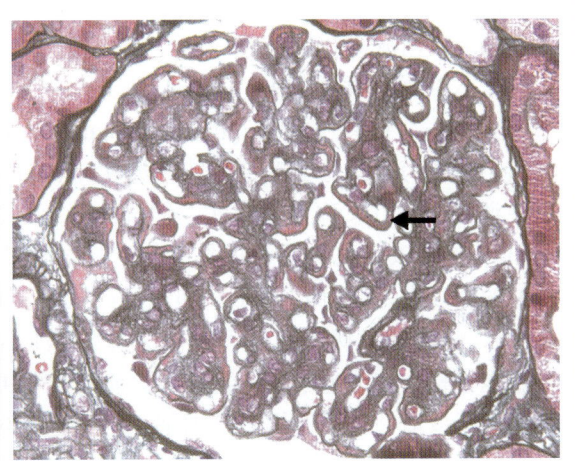

图 11-27　膜增生性肾小球肾炎（PASM+Masson）
系膜细胞和基质增生、弥漫性插入，双轨征形成（箭头所示）

免疫病理检查：IgG和（或）C3沿毛细血管壁伴系膜区颗粒状沉积，呈花瓣状沉积。

电镜：系膜细胞和基质增生并向内皮下间隙插入，系膜区可见电子致密物，伴有基底膜内侧或内皮下电子致密物时称为Ⅰ型膜增生性肾小球肾炎，伴有内皮下和上皮下同时沉积的电子致密物时称为Ⅲ型膜增生性肾小球肾炎，伴有基底膜内条带状电子致密物沉积时则是过去所谓的Ⅱ型膜增生性肾小球肾炎或电子致密物沉积病，现在认为属于代谢性肾小球病。Ⅱ型在形态、超微结构、发病机制等方面与Ⅰ型、Ⅲ型不同，现认为不属于膜增生性肾小球肾炎。

3. 临床病理联系及结局　50%~60%的患者表现为肾病综合征，常伴有镜下血尿、贫血、高血压、肾功能损害、低补体血症。15%~20%的患者表现为急性肾炎综合征，其余为隐匿性肾炎和慢性肾炎综合征。约20%的患者出现肾功能下降乃至肾衰竭。激素和免疫抑制剂治疗效果常不明显，预后较差。

（五）系膜增生性肾小球肾炎

系膜增生性肾小球肾炎（mesangial proliferative glomerulonephritis）以肾小球系膜细胞增生和系膜基质增多为特征，在我国较常见。

1. 病因和发病机制 病因复杂，可由多种原因引起，发病机制不明。循环免疫复合物沉积或原位免疫复合物形成两种形式均可。

2. 病理变化

肉眼：病变不明显。

光镜：病变弥漫，累及多数肾小球，早期以系膜细胞增生为主，以后系膜基质逐渐增多，致使系膜区增宽，毛细血管受压、消失（图 11-28）。病变进展可导致系膜硬化和肾小球硬化，肾小管和肾间质依肾小球病变程度不同而表现相应改变。

免疫荧光检查：系膜区呈强弱不等的 IgG 和（或）IgM 伴 C3 沉积，个别仅见 C3 沉积。

电镜：肾小球系膜细胞和基质增生，系膜区可见电子致密物沉积，足细胞足突节段或弥漫性融合。

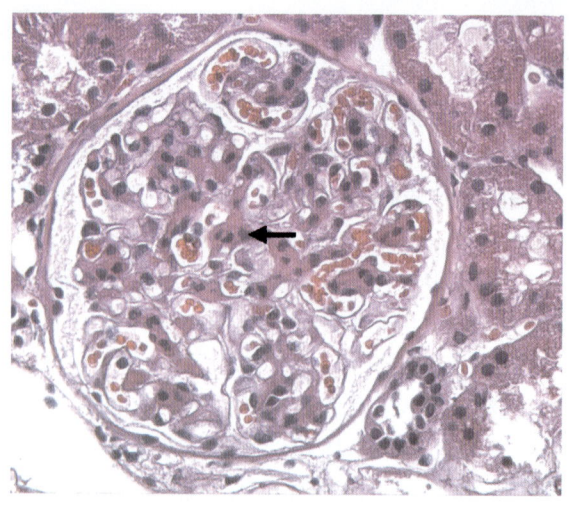

图 11-28 系膜增生性肾小球肾炎
系膜细胞（箭头所示）和基质轻度增生，系膜区增宽，毛细血管腔狭窄

3. 临床病理联系 临床表现具有多样性，可表现为肾病综合征、慢性肾炎综合征、无症状血尿、蛋白尿等。

（六）微小病变性肾小球病

微小病变性肾小球病（minimal change glomerulopathy）因在光镜下肾小球无明显病变而得名，又称为微小病变性肾小球肾炎（minimal change glomerulonephritis）。电镜下可见足细胞足突消失，所以又称为足突病，因肾小管上皮细胞内有大量脂质沉积又称为脂性肾病（lipoid nephrosis）。该病主要见于儿童和青少年及 45 岁以上的老年患者，是引起儿童肾病综合征的最常见的病理类型，70%～90% 的儿童肾病综合征、10%～30% 的成人肾病综合征由该病所致。

1. 病因和发病机制 病因和发病机制尚不清楚，免疫病理检测肾小球内免疫复合物为阴性。电镜检查亦无电子致密物存在。研究表明可能与 T 淋巴细胞功能异常有关。T 细胞产生的细胞因子或活性物质作用于足细胞，使滤过膜的负电荷减少，破坏了电荷屏障的作用，引起大量蛋白尿。

2. 病理变化

肉眼：双肾体积增大，颜色苍白，称为大白肾。切面见肾皮质增厚，并出现黄色放射状条纹，这是由于肾小管上皮细胞内大量脂质沉积所致的。

光镜：肾小球无明显病变（图 11-29）。肾小管上皮细胞，特别是近曲小管上皮细胞肿胀、空泡变性、脂肪变性、玻璃样变，管腔内可见管型。

免疫病理检查：各种免疫复合物和补体均阴性。

电镜：电镜见基底膜无明显病变，脏层上皮细胞足突弥漫性融合、消失，无电子致密物沉积（图 11-30）。

3. 临床病理联系 临床主要表现为肾病综合征，尿蛋白有选择性，主要是小分子的白蛋白，可能与肾小球滤过膜的阴离子丢失而使带负电荷的白蛋白易于滤出有关。阴离子丧失的机理还不清楚。大量蛋白尿造成低蛋白血症和严重水肿，后者往往是首发症状。肾小管内脂滴和玻璃样小滴是大量蛋白尿的滤出后由肾小管重吸收的结果。

4. 结局 总体预后好，激素治疗敏感，90% 以上的患儿经皮质类固醇治疗可以恢复，但易复发；少数病例预后较差，可反复发作而发展为慢性肾衰竭。成人患者预后差于儿童，对激素治疗不敏感。

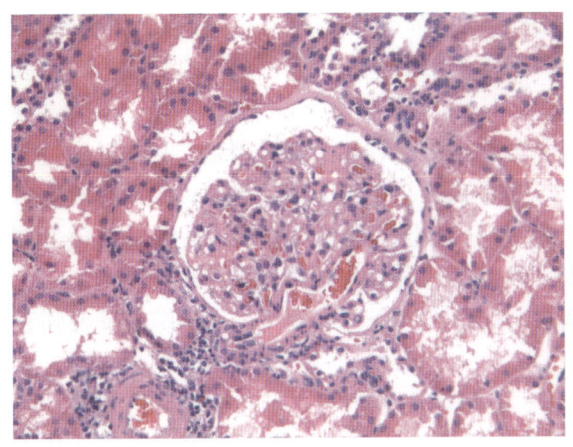

图 11-29　微小病变性肾小球病
无明显病变的肾小球

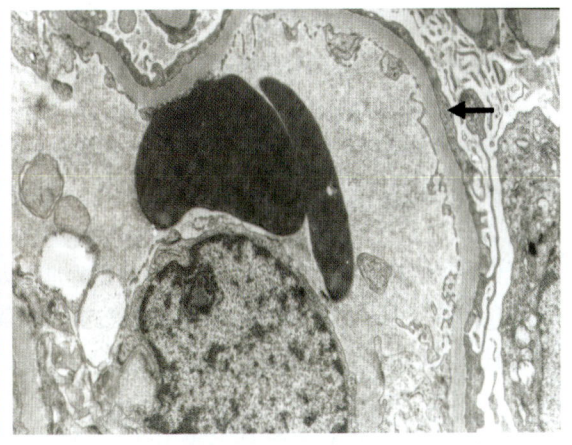

图 11-30　微小病变性肾小球病（电镜）
脏层上皮细胞足突弥漫性融合（箭头所示）

（七）局灶性节段性肾小球硬化

局灶性节段性肾小球硬化（focal segmental glomerulosclerosis，FSGS）即部分肾小球（局灶性）或肾小球毛细血管袢的一部分（节段性）发生硬化的肾小球疾病，临床主要表现为大量蛋白尿或肾病综合征。

1．病因和发病机制　发病机制不明，足细胞的损伤是发病的主要因素。

2．病理变化

肉眼：病变早期不明显，晚期质地变硬，体积缩小。

光镜：有局灶分布的节段硬化的肾小球，并可见多少不等的球性硬化的肾小球。早期累及皮髓质交界处的肾小球，以后波及全层皮质。病变肾小球系膜细胞和基质轻度增生，节段性毛细血管袢塌陷、闭塞、球囊粘连或节段性硬化（图 11-31，图 11-32），以后进展为肾小球硬化，相应的肾小管萎缩，间质灶性纤维化。

免疫病理检查：硬化区块状 IgM 和（或）C3 沉积，在未硬化的肾小球中为阴性。

电镜：节段性硬化的肾小球基底膜皱缩，毛细血管腔闭塞，系膜基质增生，上皮细胞足突广泛融合或微绒毛形成，可见上皮细胞从基底膜剥脱。未硬化的肾小球仅见上皮细胞足突广泛融合，与微小病变性肾小球病相似。

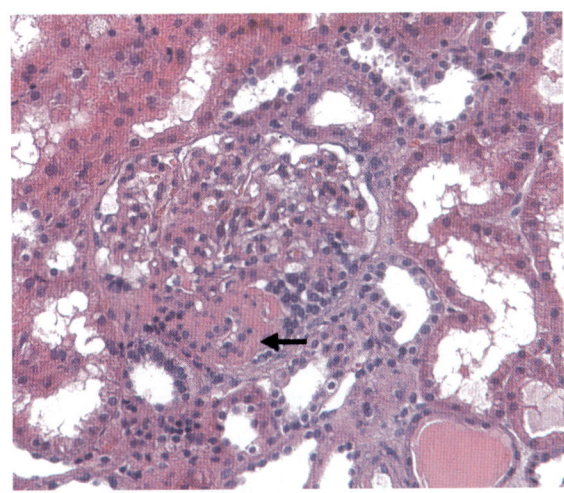

图 11-31　局灶性节段性肾小球硬化
肾小球内节段性硬化（箭头所示）

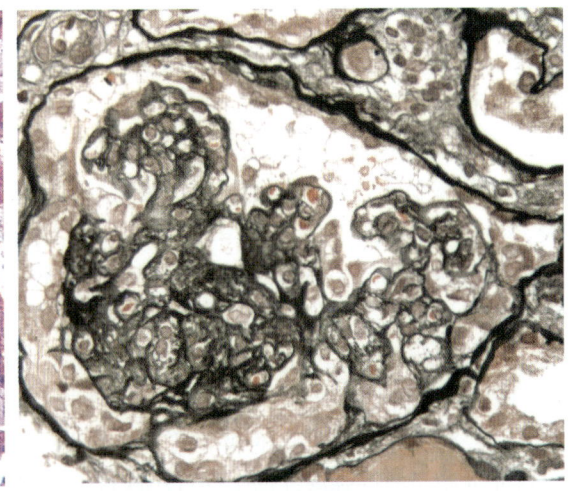

图 11-32　局灶性节段性肾小球硬化（PASM+Masson）
肾小球内节段性硬化

3. 临床病理联系及结局　临床常表现为大量蛋白尿或肾病综合征。本病激素治疗不敏感，预后不佳，50%的患者在发病后10年内发展为终末期肾小球肾炎。小儿患者预后较好。

（八）IgA 肾病

以 IgA 和补体 C3 为主沉积于肾小球系膜区的肾小球疾病，称为 IgA 肾病。IgA 肾病是一种免疫病理诊断的肾小球疾病。本病首先于 1960 年由 Berger 和 Hinglais 报道，故又称 Berger 病。临床通常表现为反复发作的镜下或肉眼血尿。本病在全球范围内可能是最常见的肾炎类型，但在不同地区发病率差别很大，在亚洲和太平洋地区的发病率很高。

IgA 肾病可为原发、独立的疾病。过敏性紫癜、病毒性肝炎、肝硬化、干燥综合征及强直性脊柱炎等疾病可引起继发性的 IgA 肾病。

1. 病因和发病机制　IgA 肾病的病因和发病机制目前尚未阐明，可能机制有：①循环免疫复合物沉积：IgA 主要是多聚 IgA1，多由黏膜免疫系统产生，很多患者的呼吸道或消化道感染是 IgA 肾病发生或加重的诱因。②IgA 结构异常：IgA1 的绞链区含有 5 个丝氨酸残基，IgA 肾病患者血清中 IgA1 的 O-半乳糖缺失，造成糖基化异常，这种异常导致 IgA 逃避肝清除的途径，而肾小球系膜具有 IgA1 的受体，使 IgA1 易于结合和沉积在系膜区。③自身抗体的存在。④IgA 的形成与清除失衡。⑤异常的 IgA 或含有 IgA 的免疫复合物沉积于肾小球的机制尚不清楚。

2. 病理变化

肉眼：与组织病理学表现相对应，可表现为无明显异常、蚤咬肾、大白肾乃至颗粒性固缩肾。

光镜：基本病理类型为系膜增生，病变具有多样性，包括轻度系膜增生型、局灶增生型、局灶增生硬化型、毛细血管内增生型、膜增生型、膜型 IgA 肾病（膜性肾病伴系膜增生性 IgA 肾病）、增生硬化型和硬化型。肾小管和肾间质的病变基本与肾小球的病变相吻合。小动脉管壁常见增厚。

免疫病理检查：免疫荧光和免疫组织化学染色是诊断 IgA 肾病的首要的和必需的决定性诊断方法，表现为肾小球系膜区或伴有毛细血管壁的高强度、粗大颗粒状或团块状 IgA 沉积，大多伴有 C3 沉积，可合并 IgG 和（或）IgM 沉积。

电镜：肾小球系膜区高密度电子致密物沉积，足细胞足突节段性融合。膜型 IgA 肾病可见肾小球系膜区和上皮细胞下电子致密物复合性沉积。

3. 临床病理联系及结局　IgA 肾病可以发生于不同年龄的个体，儿童和青年多发。发病前常有上呼吸道感染，少数发生于胃肠道或尿路感染后。30%~40% 的患者仅出现镜下血尿，可伴有轻度蛋白尿。5%~10% 的患者表现为急性肾炎综合征。本病预后差异很大，许多患者肾功能可长期维持正常，但 15%~40% 的患者病情缓慢进展，在 20 年内发生慢性肾衰竭。

（九）慢性硬化性肾小球肾炎

全部肾小球的 50% 以上呈球性硬化，其余表现为增生和节段性硬化，称增生硬化性肾小球肾炎，全部肾小球的 75% 以上呈现球性硬化，则称硬化性肾小球肾炎，又称慢性硬化性肾小球肾炎（chronic sclerosing glomerulonephritis），两者的病变本质相似，只是前者是后者的前奏，是各种肾小球肾炎发展到终末期的表现，其病变特征是多数肾小球发生纤维化、玻璃样变等硬化性改变。该病多见于青壮年，临床主要表现为慢性肾炎综合征，是引起慢性肾衰竭的最常见的病理类型。

1. 病因和发病机制　由不同的肾小球肾炎发展而来，因此病因多样。多数患者有肾小球肾炎病史，但原始病变类型的病变已难以辨认。在上述的各种肾炎中，成人患者转为慢性肾炎的比例高于儿童。急性弥漫性增生性肾小球肾炎、微小病变性肾小球肾炎很少转变为该型肾炎。膜性、膜增生性、系膜增生性肾小球肾炎近半数转变为慢性肾小球肾炎。度过急性期的新月体性肾小球肾炎多转变为慢性肾小球肾炎。少数患者起病隐匿，无肾炎病史，发现时已为慢性肾小球肾炎。

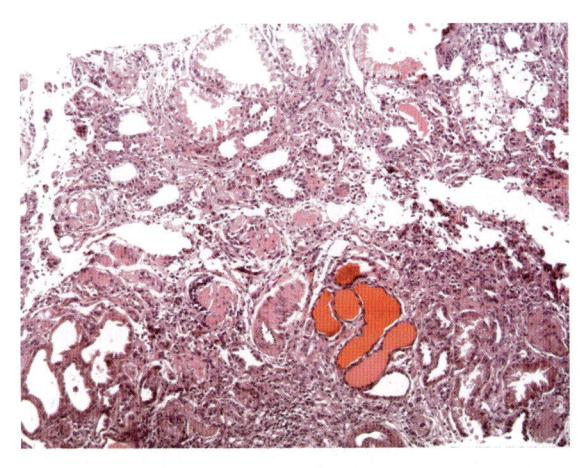

图 11-33　慢性硬化性肾小球肾炎
玻璃样变的肾小球和代偿性肥大的肾小管

2. 病理变化

肉眼：双侧肾对称性缩小，重量减轻，颜色苍白，质地变硬，表面呈弥漫性细颗粒状，颗粒分布较均匀，故称为颗粒性固缩肾，另可见散在的小囊泡。切面肾皮质萎缩变薄，皮髓质分界不清，小动脉口呈哆开状。

镜下：病变弥漫性累及双肾大多数肾单位，大量肾小球纤维化、玻璃样变；所属肾小管萎缩、消失；间质纤维组织增生，纤维组织的收缩使病变的肾小球相互靠拢，呈"肾小球集中"现象。残存的相对正常的肾小球呈代偿性肥大，肾小管上皮细胞呈高柱状，管腔扩张，部分肾小管囊性扩张，上皮细胞低平，管腔内可见各种管型。这种硬化的、体积变小的肾单位和代偿性肥大的肾单位交错分布。肾间质显著出现淋巴细胞、单核细胞浸润及纤维化（图 11-33）。由于肾性高血压的出现，小动脉管壁常显著增厚，可以出现玻璃样变性及内膜纤维化，管腔狭窄。免疫病理检查及电镜检查无特异性表现。

3. 临床病理联系　临床主要表现为慢性肾炎综合征。

（1）尿变化：表现为多尿、夜尿、低比重尿。大量肾单位功能丧失后，血液只能经少数残存肾小球进行滤过，滤过速度快，肾小管来不及充分重吸收，大量水分不能再吸收，尿的浓缩能力降低。

（2）高血压：由于大量肾小球硬化，使肾组织严重缺血，肾素分泌增多，肾素-血管紧张素系统激活而致血压升高；血压升高又导致全身细小动脉硬化（包括肾小动脉），加重肾缺血，血压持续升高。

（3）贫血：由于大量肾单位破坏，红细胞生成素分泌减少；出现氮质血症后，毒性代谢产物潴留于体内，抑制骨髓造血功能。

（4）氮质血症和尿毒症：由于大量肾单位破坏，肾小球滤过总面积明显减少，使大量代谢废物排出障碍而在体内潴留，血中尿素氮、肌酐等非蛋白氮浓度增高则造成氮质血症。随着肾单位的不断破坏，大量含氮代谢产物和其他毒性物质在体内蓄积，引起水、电解质、酸碱平衡紊乱，出现多系统病变及症状，称为尿毒症。

4. 结局　该病病程较长，慢性进行性发展，晚期患者预后较差。主要死亡原因为尿毒症，其次为高血压所致的心力衰竭、脑出血。机体抵抗力降低引起继发感染也是常见的死因。

（李惠翔　权松霞）

第二节　肾小管-肾间质疾病

肾小管-肾间质疾病是主要累及肾小管和肾间质的疾病，可为原发性或继发性。一般指原发性疾病，主要由细菌等生物病原体感染及药物、重金属中毒等引起，其中最常见的疾病为肾盂肾炎。

一、肾盂肾炎

肾盂肾炎（pyelonephritis）是病变主要累及肾盂、肾间质和肾小管的化脓性炎症，为泌尿系统常见的感染性疾病，可发生于任何年龄，好发于女性，其发病率为男性的 9～10 倍。临床症状主要有发热、腰痛和肾区叩痛、脓尿、菌尿、血尿以及膀胱刺激症状等，病变晚期可引起肾功能不全，甚至形成尿毒症。肾盂肾炎分为急性和慢性两种。

（一）病因和发病机制

1. 病原菌　肾盂肾炎常由细菌感染引起，最常见的致病菌是大肠埃希菌，此外还有变形杆菌、产气杆菌、葡萄球菌、铜绿假单胞菌等。急性肾盂肾炎多为单一的细菌感染，慢性肾盂肾炎常为两种或两种以上的细菌混合感染。

2. 感染途径

（1）血源性感染：又称为下行性感染，当细菌从体内某处感染灶侵入血流，随血流到达肾可引起病变。病原菌常为葡萄球菌，病变多累及双侧肾。

（2）上行性感染：为肾盂肾炎主要的感染途径，当有下尿路的炎症，如膀胱炎、尿路炎等时，病原菌沿输尿管或输尿管周围的淋巴管上行到肾盂，引起肾盂、肾小管和肾间质的炎症。病原菌以大肠埃希菌为主，病变可累及单侧或双侧肾。

3. 发病机制　正常情况下，尿路有一定的防御机制存在：①膀胱的尿液是无菌的，尿液不断排出，有冲洗自净作用；②膀胱黏膜的白细胞及产生的分泌型 IgA 具有抗菌作用；③输尿管斜行穿过膀胱，形成单向活瓣结构，可防止膀胱充盈或内压增高时尿液反流至输尿管。

在机体抵抗力或尿路局部防御能力降低时，细菌感染可发生肾盂肾炎：①医源性因素，如膀胱镜检查、插（留置）导尿管等操作可损伤尿路黏膜并带入细菌；②尿路梗阻，如尿路结石、瘢痕性狭窄、肿瘤压迫、前列腺肥大、妊娠子宫压迫、先天畸形等，引起尿路完全或不完全梗阻，排尿不畅致部分尿液潴留，利于细菌的生长繁殖；③膀胱输尿管反流，见于膀胱输尿管活瓣发育异常或功能减退、丧失，如先天性输尿管开口异常、膀胱功能紊乱等，使含菌尿液反流至输尿管、肾盂；④肾内反流，含菌的尿液通过肾乳头的乳头孔进入肾实质；⑤其他因素，如女性尿路短易于感染、激素水平变化、局部解剖关系（尿路口距肛门和阴道较为接近）等。此外，慢性消耗性疾病、长期使用激素或免疫抑制剂等所致机体抵抗力下降也与肾盂肾炎的发生有关。

（二）急性肾盂肾炎

急性肾盂肾炎为肾盂和肾间质的急性化脓性炎，多由上行性感染引起。

1. 病理变化

肉眼：病变肾肿大、充血、质软，表面散在分布多个大小不等的黄白色脓肿，周围有充血带。切面见髓质内黄色条纹状化脓性病灶，可向皮质延伸，有脓肿形成。肾盂黏膜充血、水肿、有脓性渗出物附着，有时可见小出血点。

镜下：主要为间质性化脓性炎或脓肿形成和肾小管坏死。由于感染途径不同，可有两种不同的组织学特征：①上行性感染，肾盂黏膜充血、水肿，有大量中性粒细胞浸润，上皮细胞可坏死脱落。病变沿肾小管及其周围间质扩散，肾间质内中性粒细胞浸润并形成脓肿，脓肿破坏肾小管可使其管腔内充满脓细胞和细菌。肾小球一般不受累，组织破坏严重时可累及肾小球。②血源性感染，最先受累的部位往往在肾小球或肾小管周围的间质，形成多个小脓肿，并逐渐扩展到肾小管、肾间质（图11-34）。

2. 并发症　糖尿病患者或有严重尿路

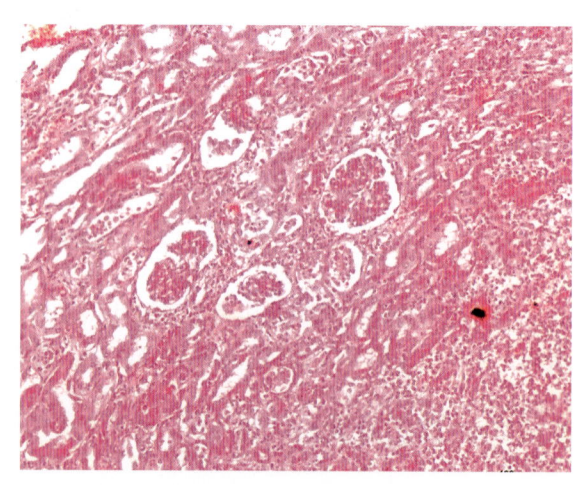

图11-34　急性肾盂肾炎

间质有大量炎症细胞浸润，破坏肾小管

阻塞的患者可合并急性肾乳头坏死；尿路严重梗阻，尤其是高位尿路梗阻时，脓性渗出物潴留于肾盂和肾盏内可形成肾盂积脓；病变严重者，肾内的脓肿灶可穿破肾包膜，形成肾周围脓肿。

3．临床病理联系

（1）全身症状：发热、寒战、血中白细胞水平升高等表现。

（2）泌尿系统症状：①腰痛、肾区叩击痛：为肾肿大、肾被膜紧张及炎症波及肾周围组织所致；②脓尿、菌尿、蛋白尿、管型尿：肾小管和肾盂黏膜的脓性渗出物（脓细胞、坏死细胞崩解产物、细菌等）随尿排出所致，也可出现血尿；③膀胱和尿路的刺激症状：表现为尿频、尿急、尿痛，为炎症病变刺激膀胱及尿路黏膜引起。

4．结局 如无并发症则预后较好，大多数患者经及时、彻底、合理的治疗可在短期内治愈；若治疗不彻底或诱因未除则反复发作转变为慢性。

（三）慢性肾盂肾炎

急性肾盂肾炎反复发作，可发展为慢性肾盂肾炎。部分患者没有明显的急性发作史，隐匿发展而来。慢性肾盂肾炎是慢性肾衰竭的常见原因之一。

1．病理变化 以肾间质慢性炎症、纤维化、瘢痕形成，肾盂、肾盏变形为病变特点。

肉眼：一侧或双侧肾体积缩小，质地变硬，如双侧肾均受损则改变不对称，病变分布不均匀。肾表面高低不平，分布有大小不等、形状不规则的凹陷性瘢痕，多见于肾的上、下极。切面可见肾被膜增厚，皮髓质分界不清，肾乳头萎缩，肾盏及肾盂变形，肾盂黏膜增厚、粗糙（图11-35）。

镜下：病变呈不规则的灶状分布，以肾小管、肾间质病变为主。部分区域出现肾小管坏死、萎缩、纤维化，甚至消失；部分区域肾小管扩张，扩张的肾小管内有均质红染的胶样管型，形态与甲状腺滤泡相似。瘢痕内的小动脉可发生闭塞性动脉内膜炎。肾间质大量纤维组织增生，以淋巴细胞、浆细胞、单核-巨噬细胞为主的炎症细胞浸润。肾盂黏膜纤维组织增生和慢性炎症细胞浸润，上皮细胞可以增生。肾小球早期病变较轻，一般仅出现肾小球周围纤维化。后期，部分肾小球可出现萎缩、纤维化及玻璃样变性。非病变部位的肾小球出现代偿性肥大（图11-36）。

2．临床病理联系

（1）肾小管功能障碍：因肾小管的病变较肾小球的病变出现早且程度重，所以早期以肾小管浓缩和重吸收功能下降为主，表现为多尿、夜尿、低钠血症、低钾血症、代谢性酸中毒。

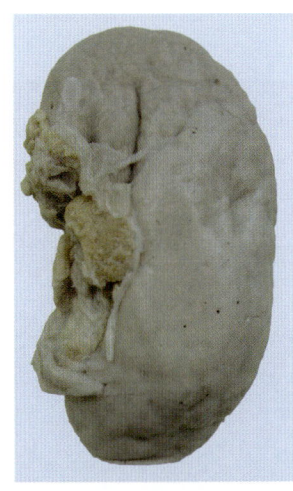

图11-35 慢性肾盂肾炎
肾体积缩小，表面凹凸不平

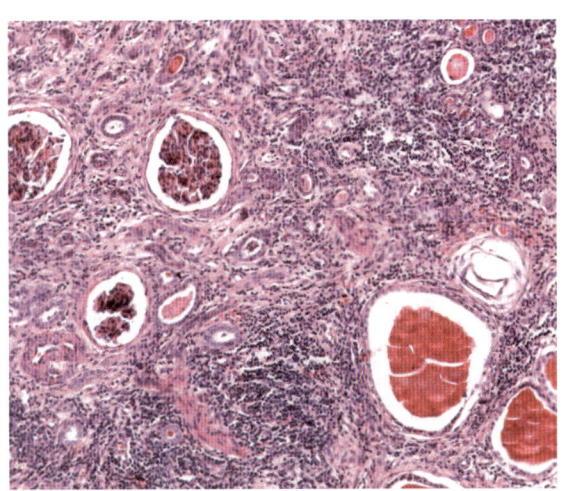

图11-36 慢性肾盂肾炎
部分肾小管萎缩，部分肾小管扩张，呈甲状腺滤泡样，部分肾小球周围纤维化

(2) 高血压：因肾组织纤维化和小血管硬化致局部缺血，肾素分泌增加，引起高血压。

(3) 氮质血症、尿毒症：晚期由于肾组织严重破坏所致。

(4) 慢性肾盂肾炎常反复发作，发作期间则可出现与急性肾盂肾炎相似的临床表现。

3. 结局　慢性肾盂肾炎病程较长，可反复发作。如能及时治疗、消除诱因，可控制病变进展，延长缓解期。如长期迁延、频繁发作，可致病变严重而广泛，引起高血压、尿毒症等严重后果，甚至危及生命。

二、药物性肾小管 - 间质性肾炎

肾作为排泄器官，容易受到药物的影响，特别是镇痛药和抗生素，可诱发炎症和免疫反应，引起肾小管和间质的损伤，最终导致肾功能障碍。

（一）急性药物性间质性肾炎

1. 病因和发病机制　多种药物能引起急性药物性间质性肾炎，致病药物主要包括抗生素、非甾体类抗炎药物、利尿药等。以抗生素最为常见，尤其是 β- 内酰胺类抗生素。发病机制可能为免疫反应，药物可作为半抗原与肾小管上皮细胞的胞质或细胞外成分结合，产生抗原性，并引起 IgE 的形成和（或）细胞介导的免疫反应，导致肾小管上皮细胞和基膜的损伤及炎症反应。

2. 病理变化

肉眼：双侧肾弥漫性充血肿胀。

镜下：间质明显水肿，炎症细胞浸润，包括淋巴细胞、巨噬细胞、嗜酸性粒细胞、中性粒细胞，还有少量的嗜碱性粒细胞和浆细胞等。肾小管可出现不同程度的变性、坏死，可见蛋白质和白细胞管型。肾小球一般无明显病变（图 11-37，图 11-38）。

3. 临床病理联系　通常在用药后的 2～40 天（平均 15 天）出现发热、皮疹、一过性嗜酸性粒细胞增高等全身症状。肾小管的损伤可导致血尿、白细胞尿、轻度蛋白尿。严重者可引起少尿等急性肾衰竭的症状。

（二）镇痛药性肾炎

在大量混合服用多种镇痛药的情况下，药物的毒性作用或药物的代谢产物排出时引起肾组织慢性损伤。病变特点为肾乳头坏死及慢性肾小管 - 间质性炎症。**肉眼**：双肾体积正常或略缩小，坏死乳头表面皮质下陷。**镜下**：肾乳头发生坏死，肾小管萎缩，间质纤维化及炎症细胞浸润，可有灶状钙化。乳头坏死出现血尿、肾绞痛、肾功能下降，甚至发展为肾衰竭。

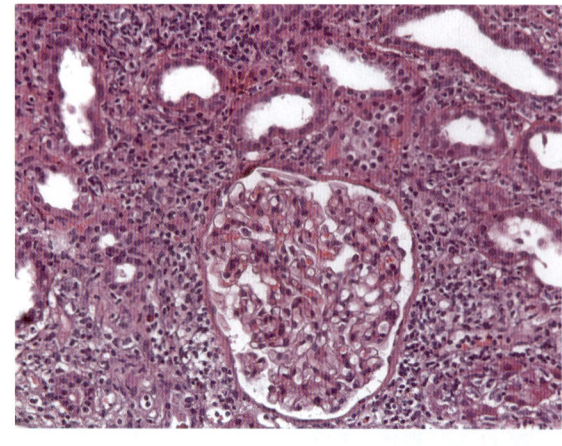

图 11-37　急性药物性间质性肾炎
肾小管变性，上皮细胞变性、坏死，间质炎症细胞浸润

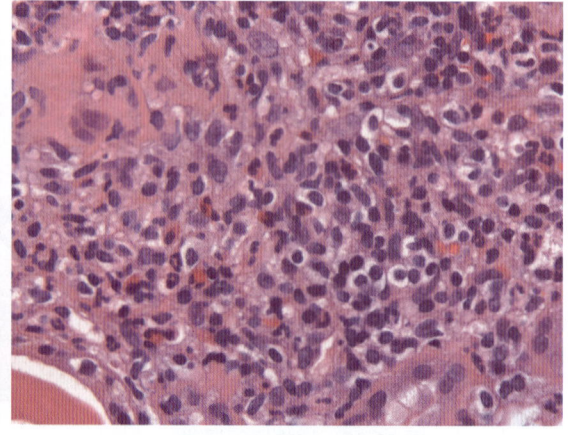

图 11-38　急性药物性间质性肾炎
肾间质嗜酸性粒细胞浸润

第三节　泌尿系统肿瘤

泌尿系统常见的肿瘤有肾细胞癌、肾母细胞瘤、膀胱癌。肾细胞癌是成人最常见的肾恶性肿瘤，占肾恶性肿瘤的 90% 以上。儿童肾肿瘤少见，以肾母细胞瘤为最常见。

一、肾细胞癌

肾细胞癌（renal cell carcinoma）又称肾癌，是由肾小管上皮细胞发生的恶性肿瘤，男性发病高于女性，多见于中老年人。

（一）病因和发病机制

吸烟是最主要的危险因素，吸烟者肾细胞癌的发生率是非吸烟者的两倍。其他因素还包括接触重金属、石油产品、石棉、高血压、肥胖（尤其是女性）等。高血压和有家族史者发病率较高。

肾细胞癌的发生包括散发性和遗传性两种。前者较多见，常发生于一侧肾，发病年龄较大。后者多发生在双侧肾，发病年龄较小，为常染色体显性遗传，其发病与一些反复发生的、非随机的染色体和基因的异常有关。

（二）病理变化

肾细胞癌分型较多，依据 WHO 分类，按发病率的高低，主要病理类型依次为透明细胞癌、乳头状癌、嫌色细胞癌、多房型囊性细胞癌。

1. **透明细胞癌**　又称经典型肾细胞癌，最常见，占肾细胞癌的 70%～80%。**肉眼**：病变多位于肾的上、下两极，一般为单个球形实性肿块，位于肾皮质，与周围组织分界清楚，有假包膜。切面常呈淡黄色或灰白色，也可因出血、坏死、钙化等使切面呈多彩的改变。**镜下**：细胞排列多样化，可呈巢状、腺泡状、条索状。癌细胞圆形、多边形，胞质丰富，透明或呈颗粒状，细胞境界清楚，胞核较小，大小均匀，位于细胞中央，可见核仁（图 11-39）。细胞透明是因为胞质内含有的脂质和糖原在制片过程中被溶解所致。间质不多但含丰富的薄壁血管或血窦。免疫学标志物低分子量 CK 阳性、波形蛋白阳性。

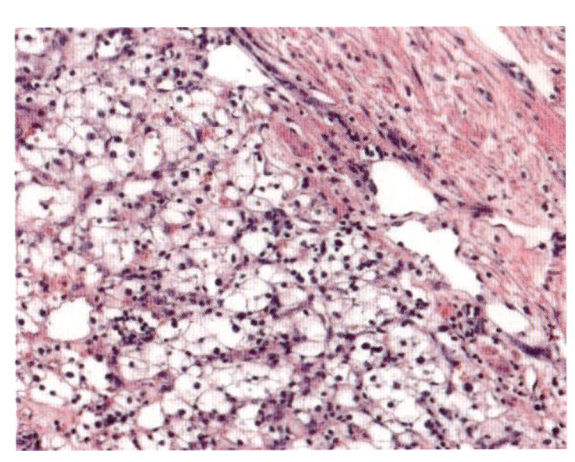

图 11-39　肾透明细胞癌
癌细胞胞质透明，核小，异型性小，呈巢状或片状分布
（哈尔滨医科大学大庆校区石穆穆供图）

2. **乳头状癌**　约占 10%。**肉眼**：为多灶或双侧性，常伴有出血及囊性变，有时可见乳头状结构。**镜下**：癌细胞立方或柱状，可排列成乳头状，乳头有纤维血管轴心，含泡沫细胞（图 11-40）。

3. **嫌色细胞癌**　占 5%～6%。**肉眼**：肿物呈实性，质地均匀，一般无出血和坏死。**镜下**：癌细胞呈实性巢状、条索状、梁状排列。细胞较大，呈多边形，胞膜清楚，胞质淡染，毛玻璃状；细胞膜厚，境界清楚，似植物细胞，细胞核较小，异型性不明显，常见核周空晕。间质血管为厚壁血管。嗜酸性癌细胞胞质红染，细颗粒状。免疫学标志物高分子量 CK 阳性，波形蛋白弱阳性（图 11-41）。

4. **多房型囊性细胞癌**　少见。**肉眼**：由大小不等的囊状结构组成，其内含有液体。**镜下**：为分化较好的肾细胞癌，囊内被覆单层上皮，偶见多层。癌细胞可呈透明状胞质。

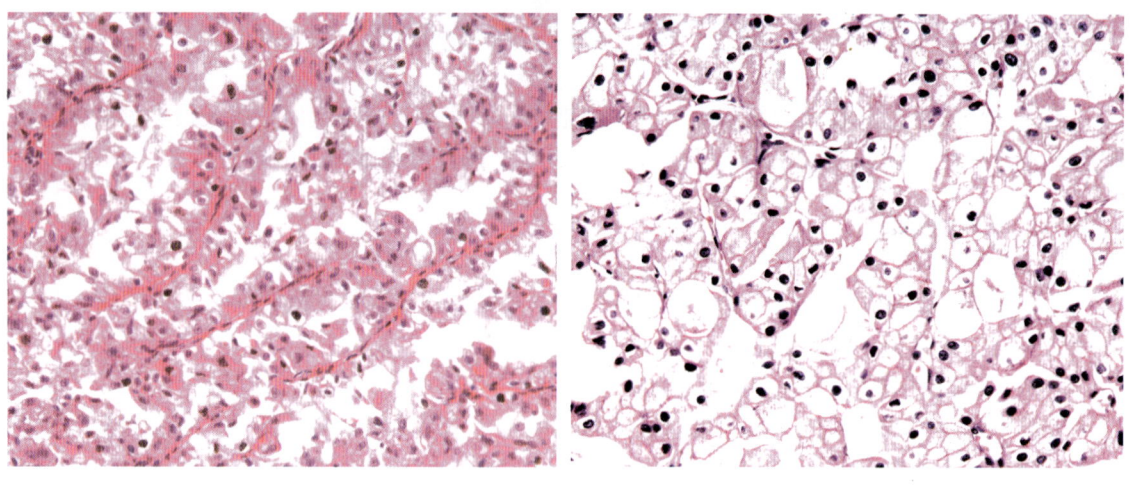

图 11-40　肾乳头状癌
癌细胞排列呈乳头状

图 11-41　肾嫌色细胞癌
肾细胞较大，境界清楚，异型性不明显

（三）临床病理联系

肾细胞癌早期症状不明显，发现时一般为中晚期，临床以血尿、腰部疼痛、肾区肿块三联征为主要表现。无痛性血尿为肾癌最常见的症状，多为间歇性，早期可为镜下血尿。肿瘤致肾体积增大并侵及肾包膜时引起腰部疼痛和触及肿块。部分肾细胞癌患者癌细胞具有分泌功能，可分泌多种激素或激素样物质，出现副肿瘤内分泌综合征，如红细胞生成素可引起红细胞增多症，甲状旁腺样激素可引起血钙过高，肾素可引起高血压，促性腺激素可导致女性化或男性化，肾上腺糖皮质激素可引起库欣综合征等。

（四）扩散

肾细胞癌较易转移，最主要的扩散转移途径为血道转移，早期即可发生，主要通过腔静脉转移到肺和骨。淋巴道转移首先转移到肾门和主动脉旁淋巴结。直接蔓延可侵入肾盂、肾盏、输尿管，也可穿破肾包膜，侵犯肾上腺和肾周围软组织。

（五）结局

预后较差，5 年生存率约为 45%。当癌组织侵及肾静脉和肾周组织时，5 年生存率降至 15%～20%。

二、肾母细胞瘤

肾母细胞瘤（nephroblastoma）为起源于肾胚基细胞的恶性胚胎性肿瘤，又称 Wilms 瘤，是儿童最常见的原发肾恶性肿瘤。98% 的患儿年龄小于 10 岁，男女发病率相等，成人偶见。发病与染色体异常有关。

（一）病理变化

肉眼：多为单个肿物，少数为双侧和多灶性。肿物较大，呈结节状或球状，境界清楚，可有假包膜形成。切面可见灰白、灰黄、暗红等颜色，软硬不一，质地可呈黏液样、鱼肉样、软骨样等，伴出血、坏死、钙化。晚期肿瘤突破被膜侵入肾周围组织（图 11-42）。

镜下：可见肾不同发育阶段的组织学结构，由 3 种基本成分构成：①未分化的胚芽细胞：细胞为小圆形或卵圆形细胞，胞质很少，核分裂象多见，呈弥漫状、条索状、巢状排列。免疫组化检测可表达 WT-1、波形蛋白、神经元特异性烯醇化酶（NSE）等免疫标志物。②上皮样细胞：体积小，呈圆形、多边形或立方形，可形成小管样、小球样结构，即分化为原始的肾小球样和肾小管样结构（图 11-43），还可见鳞状上皮、黏液上皮、尿路上皮等其他上皮成分。

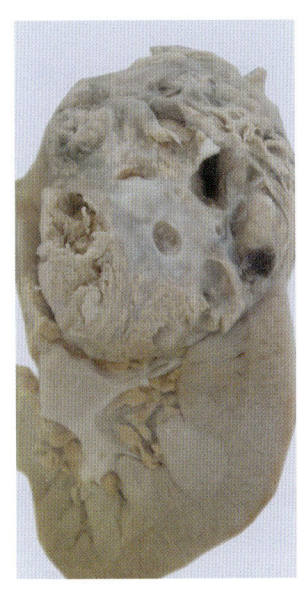

图 11-42 肾母细胞瘤

肿瘤位于肾上极，境界较清，质地、颜色不一

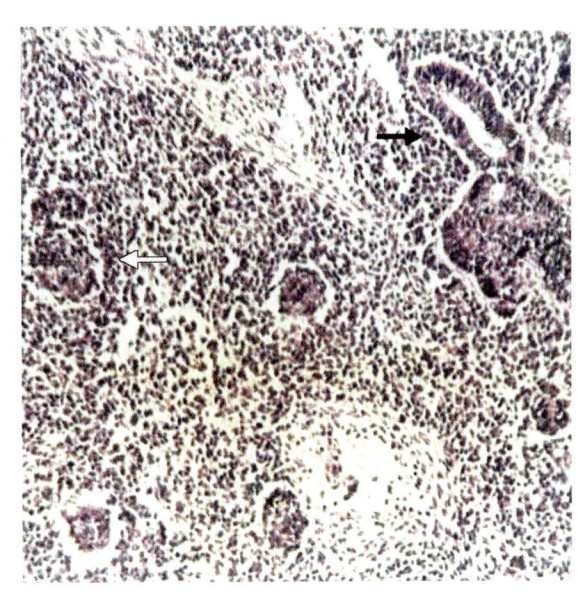

图 11-43 肾母细胞瘤

形成小球样（白箭头所示）、小管样结构（黑箭头所示），周围见胚芽小细胞

③间叶细胞：以幼稚的梭形细胞和黏液样细胞为主，可见不同分化程度的横纹肌（常见）、平滑肌、脂肪、骨、软骨等，不同的病例含不同的成分。

（二）临床病理联系

肾母细胞瘤最主要的症状为腹部肿块，巨大的肿块可达盆腔，引起腹痛、肠梗阻。肾盂、输尿管受侵犯时可引起血尿。部分患儿可出现高血压，可能与肿瘤产生激素或肾动脉受压有关。患者可伴有各种先天性畸形，如生殖泌尿器官畸形、先天性无虹膜、精神神经发育迟缓等。

（三）扩散

肿物可直接侵犯周围组织，也可通过血道、淋巴道转移。常见转移到所属区域淋巴结，血道转移主要转移到肺和肝。

（四）结局

早期及分化好的患者经手术、放疗、化疗综合治疗效果较好。晚期或含间变成分者预后较差。

三、尿路上皮性肿瘤

尿路肿瘤主要为上皮性，绝大多数起源于尿路上皮（移行上皮），即肾盂、输尿管、膀胱黏膜上皮和尿路的部分上皮，包括良性和恶性。鳞状上皮及腺上皮性良性肿瘤少见。恶性上皮性肿瘤的主要组织学类型有尿路上皮癌、鳞状细胞癌、腺癌，以前者最常见，发生部位最常见的为膀胱。在膀胱癌中，尿路上皮癌占 90% 以上。

（一）病因和发病机制

目前研究较多的是膀胱癌，主要相关因素有：①吸烟：为最重要的影响因素，吸烟者的发病率为非吸烟者的 2~6 倍。②化学致癌物：如接触铅、煤焦油。③职业因素：从事染料、橡胶业的工人。④黏膜慢性炎症刺激：与鳞状细胞癌的发生密切相关，如尿路结石、膀胱血吸虫病、长期留置导尿管等。⑤遗传因素：染色体异常等。

现认为膀胱癌发生的机制主要包括两条途径：①位于 9p 和 9q 的抑癌基因的缺失，在此基础上发生 *p53* 基因缺失或突变，导致肿瘤的发生和浸润；② *p53* 基因突变后产生原位癌，再发生 9 号染色体的缺失，形成浸润癌。

（二）类型和病理变化

1. 尿路上皮肿瘤　分为非浸润性尿路上皮肿瘤和浸润性尿路上皮肿瘤两大类。

（1）非浸润性尿路上皮肿瘤：分类和病理变化见表 11-1。

表11-1　非浸润性尿路上皮肿瘤的分类和病变特点

类型	病理变化
尿路上皮乳头状瘤（urothelial papilloma）	为乳头状肿物，常有细蒂。细胞分化好，乳头中心为纤细的纤维血管轴心
低度恶性潜能尿路上皮乳头状瘤（papillary urothelial neoplasm of low malignant potential）	与乳头状瘤相似，但上皮层次增加，乳头粗大。细胞有轻度异型性，细胞核普遍增大，基底层可见核分裂象，上皮极性保留
低级别尿路上皮乳头状癌（papillary urothelial carcinoma，low grade）	乳头可轻度融合，细胞排列较规则、紧密。核浓染，基底部有少量核分裂象，能维持正常极性
高级别尿路上皮乳头状癌（papillary urothelial carcinoma，high grade）	仍呈乳头状，上皮层次增加，细胞排列紊乱，极性消失，全层均可见核分裂象及病理性核分裂象

（2）浸润性尿路上皮肿瘤：又称移行细胞癌，多发生于膀胱侧壁和三角区近输尿管开口处。**肉眼**：肿物为粗乳头状、息肉状或扁平的突起，切面为灰白色，常有坏死（图 11-44）。**镜下**：不规则乳头状、实性巢团、条索状、弥漫浸润状排列。细胞异型性明显，浸润性生长。

2. 鳞状细胞癌　占膀胱恶性肿瘤的 5%。**肉眼**：肿瘤呈不规则结节状、溃疡状或浸润状。**镜下**：与其他部位的鳞状细胞癌相同。

3. 腺癌　较少见，占膀胱恶性肿瘤的 2%，源自尿路上皮的腺性化生（如腺性膀胱炎）或脐尿管残余等。**肉眼**：肿瘤为结节状、溃疡状或浸润状。**镜下**：与肠道腺癌相同。

（三）临床病理联系

1. 无痛性血尿　为最常见的症状，往往为首发的表现，因肿瘤乳头断裂、坏死、溃疡等所致。

2. 膀胱刺激征　肿瘤侵犯膀胱壁或并发感染，出现尿频、尿急和疼痛等膀胱刺激征。

3. 肾盂肾炎、肾盂积水、肾盂积脓　因肿瘤阻塞输尿管所致。

（四）扩散

肿瘤可直接侵犯子宫等周围组织和器官。淋巴道为主要转移途径，可转移到局部淋巴结。晚期可发生血道转移，常见于肝、肺、骨髓、肾、肾上腺等处。

（五）结局

患者的预后与肿瘤的分级及浸润程度密切相关。

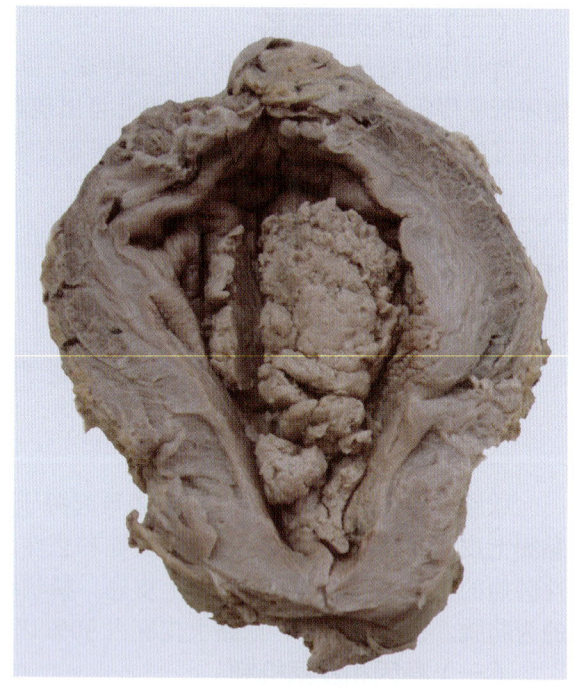

图 11-44　尿路上皮肿瘤（移行细胞癌）
膀胱腔中见菜花状肿物

（张　忠　王艳宁）

第十二章 生殖系统和乳腺疾病

本章主要介绍男、女性生殖系统和乳腺的常见疾病,除了炎症和肿瘤外,还有内分泌紊乱引起的疾病及与妊娠相关的疾病。生殖系统炎症虽然比较常见,但病理变化相对比较单一,因此生殖系统和乳腺的恶性肿瘤是本章的学习重点。

第一节 子宫颈疾病

一、慢性子宫颈炎

子宫颈可发生急性或慢性炎症,以慢性居多,慢性子宫颈炎(chronic cervicitis)为育龄期妇女最常见的疾病,好发于宫颈鳞状上皮和柱状上皮交界处,临床上主要表现为白带增多。**镜下**:子宫颈黏膜充血、水肿,间质内有淋巴细胞、浆细胞和单核细胞等慢性炎症细胞浸润(图12-1)。子宫颈腺上皮可伴有增生及鳞状上皮化生。如果增生的鳞状上皮覆盖和阻塞子宫颈管腺体的开口,使黏液潴留,腺体逐渐扩大成囊,形成子宫颈囊肿,称为纳博特囊肿(Nabothian cyst);如果子宫颈黏膜上皮、腺体和间质结缔组织局限性增生,可形成子宫颈息肉。覆盖在子宫颈阴道部鳞状上皮坏死脱落,形成浅表的缺损称为子宫颈真性糜烂,较少见。临床上常见的子宫颈糜烂实际上是子宫颈损伤的鳞状上皮被子宫颈管黏膜柱状上皮增生下移取代,由于柱状上皮较薄,上皮下血管较易显露而呈红色,病变黏膜呈边界清楚的红色糜烂样区,实际上不是真性糜烂。

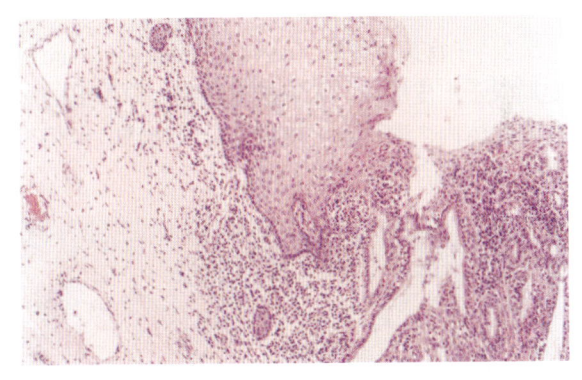

图 12-1 慢性子宫颈炎
子宫颈黏膜腺体增生,间质内可见淋巴细胞、浆细胞为主的慢性炎症细胞浸润

二、子宫颈上皮内瘤变和子宫颈癌

子宫颈癌(cervical carcinoma)是女性生殖系统最常见的恶性肿瘤之一,发生年龄以40~60岁居多。

子宫颈癌的病因和发病机制尚未完全明了,一般认为与早婚、多产、宫颈裂伤、局部卫生不良、包皮垢刺激等多种因素有关,流行病学调查说明性生活过早和性生活紊乱是子宫颈癌发病最主要的原因。近20年来,病毒病因研究受到重视,经性传播的HPV感染可能是子宫颈癌致病的主要因素。大量流行病学调查和实验室数据显示,几乎所有的子宫颈癌(99%)都与生殖器官的HPV感染有关,尤其是HPV-16、18型与子宫颈癌发生密切相关,为高危险性亚型,其次为HPV-31、33型。

(一)子宫颈上皮内瘤变

1. **子宫颈上皮非典型增生(cervical epithelial dysplasia)** 属癌前病变,指子宫颈鳞状上皮部分被不同程度的异型细胞所取代。表现为细胞大小形态不一,核增大深染,核浆比例增大，核分裂象增多，细胞极性紊乱。病变由基底层逐渐向表层发展。依据其病变程度不同分为3级：Ⅰ级，异型细胞局限于上皮的下 1/3；Ⅱ级，异型细胞累及上皮层的下 1/3 至 2/3；Ⅲ级，增生的异型细胞超过全层的 2/3，但还未累及上皮全层。目前，非典型增生均包括在上皮内瘤变项下（图 12-2）。

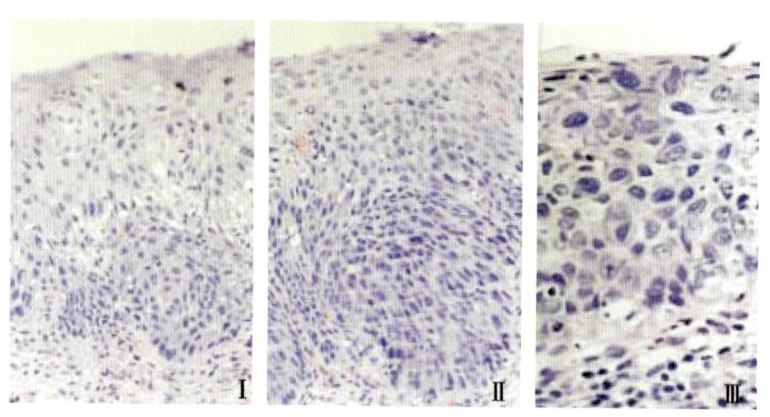

图 12-2　子宫颈上皮内瘤变从左向右分别为Ⅰ、Ⅱ、Ⅲ级

2. 子宫颈原位癌（cervical carcinoma in situ）　异型增生的细胞累及子宫颈鳞状上皮全层，但病变局限于上皮层内，未突破基底膜。原位癌的癌细胞可由表面沿基底膜通过宫颈腺口蔓延进入子宫颈腺体内，取代腺上皮的部分或全部，但仍未突破腺体的基底膜，称为原位癌累及腺体，仍然属于原位癌的范畴（图 12-3）。

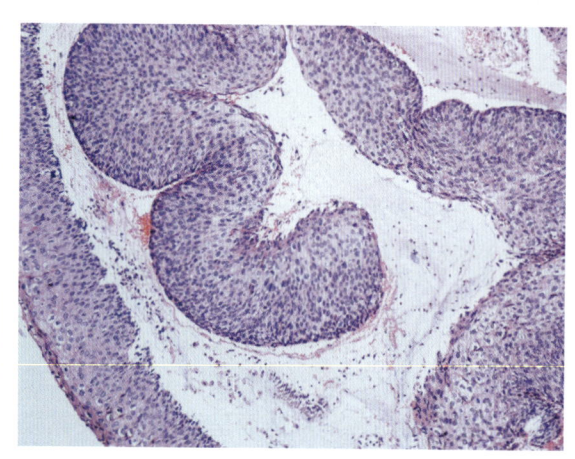

图 12-3　子宫颈原位癌（CIN Ⅲ级）
异型细胞占据宫颈上皮全层并累及腺体，但基底膜完整

从鳞状上皮非典型增生到原位癌呈逐渐演化的级谱样变化，而不是相互分离的病变，Ⅲ级非典型增生和原位癌的鉴别诊断有一定困难，两者的生物学行为亦无显著差异。为了解决这些问题，新近的分类将子宫颈上皮非典型增生和原位癌称为子宫颈上皮内瘤变（cervical intraepithelial neoplasia，CIN）：CIN Ⅰ相当于Ⅰ级非典型增生；CIN Ⅱ相当于Ⅱ级非典型增生；CIN Ⅲ则包括Ⅲ级非典型增生和原位癌，现已逐渐被临床和病理所接受。

子宫颈上皮非典型增生并不一定都发展为原位癌乃至浸润癌，大约一半的轻度非典型增生可自然消退，仅有不到 2% 的轻度非典型增生最终发展为浸润癌。发展为原位癌的概率和所需时间与非典型增生的程度有关。

子宫颈上皮非典型增生多无自觉症状，肉眼观亦无特殊改变，子宫颈鳞状上皮和柱状上皮交界处是发病的高危部位，可疑之处可用碘液试验进行鉴别。正常子宫颈鳞状上皮富含糖原，故对碘着色，如患处对碘不着色，提示有病变。此外，醋酸可使子宫颈有 CIN 改变的区域呈白色斑片状。如要确诊，需进一步进行脱落细胞学或组织病理学检查。

（二）子宫颈微小浸润癌

子宫颈微小浸润癌（microinvasive cervical cancer，MIC）是指处于最早期的浸润性宫颈癌，与深度间质浸润的宫颈癌相比，转移概率小，预后好，治疗上也可采用较为保守的措施。

国际妇产科联合会（FIGO）于 1964 年将子宫颈癌Ⅰ期分为ⅠA（早期间质浸润）和ⅠB两期。1985 年又将ⅠA期进一步分为ⅠA1 和ⅠA2 两期。ⅠA1 是指仅有小灶肿瘤细胞突破基底膜，浸润深度不超过 3mm，宽度不超过 7mm；ⅠA2 期肿瘤深度为 3～5mm，宽度不超过 7mm。

（三）子宫颈浸润癌

1. 病理变化

肉眼：分为4型：

（1）糜烂型：病变处黏膜潮红，呈颗粒状，质脆，触之易出血，在组织学上多属于原位癌和早期浸润癌。

（2）外生菜花型：癌组织主要向子宫颈表面生长，形成乳头状或菜花状突起，表面常有坏死和浅表溃疡形成（图12-4）。

（3）内生浸润型：癌组织主要向子宫颈深部浸润生长，使子宫颈前后唇增厚变硬，表面常较光滑。临床检查容易漏诊。

（4）溃疡型：癌组织除向深部浸润外，表面同时有大块组织坏死脱落，形成溃疡，似火山口状。

镜下：以鳞状细胞癌居多，占80%～90%，其次为腺癌。

（1）子宫颈鳞状细胞癌：依据其进展过程，分为早期浸润癌和浸润癌。①早期浸润癌或微小浸润性鳞状细胞癌（microinvasive squamous cell carcinoma）：是指癌细胞突破基底膜，向固有膜间质内浸润，在固有膜内形成一些不规则的癌细胞巢或条索，但浸润深度不超过基底膜下5mm者。早期浸润癌一般肉眼不能判断，只有在显微镜下才能确诊。②浸润癌（invasive carcinoma）：癌组织向间质内浸润性生长，浸润深度超过基底膜下5mm者，称为浸润癌。按癌细胞分化程度分为高分化、中分化和低分化鳞癌，或简单地分为角化型鳞癌和非角化型鳞癌。

（2）子宫颈腺癌（cervical adenocarcinoma）：子宫颈腺癌较鳞癌少见，近年来其发病率有上升趋势，占子宫颈癌的10%～25%。肉眼观类型和鳞癌无明显区别。依据腺癌组织结构和细胞分化程度亦可分为高分化、中分化和低分化3型。子宫颈腺癌对放疗和化疗均不敏感，预后较差。

2. 扩散

（1）直接蔓延：癌组织向上浸润破坏整段子宫颈，但很少侵犯子宫体，向下可累及阴道穹窿和阴道壁，向两侧可侵及宫旁和盆壁组织，若肿瘤侵犯或压迫输尿管可引起肾盂积水。晚期向前可侵及膀胱，向后可累及直肠。

（2）淋巴道转移：是子宫颈癌最常见和最重要的转移途径。癌组织首先转移至子宫旁淋巴结，然后依次至闭孔、髂内、髂外、髂总、腹股沟及骶前淋巴结，晚期可转移至锁骨上淋巴结（图12-5）。

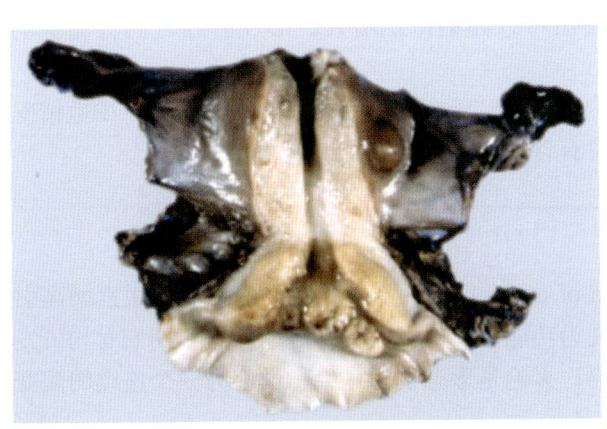

图12-4 子宫颈癌（外生菜花型）

宫颈外口癌组织呈菜花状突起，局部见出血、坏死，并向子宫颈管内浸润

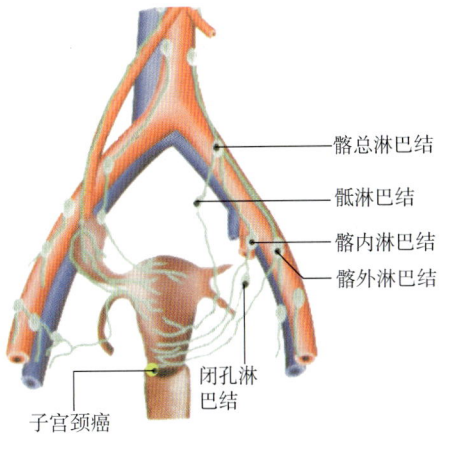

图12-5 子宫颈癌局部淋巴道转移途径

(3) 血道转移：血道转移较少见，晚期可经血流转移至肺、骨及肝。

3. 临床病理联系　早期子宫颈癌常无自觉症状，与子宫颈糜烂不易区别。随病变进展，癌组织破坏血管，患者出现不规则阴道流血或接触性出血。因癌组织坏死继发感染，同时刺激宫颈腺体使其分泌亢进，可致白带增多，伴有特殊腥臭味。晚期因癌组织浸润盆腔神经，可出现下腹部及腰骶部疼痛。当癌组织侵及膀胱及直肠时，可引起子宫膀胱瘘或子宫直肠瘘。

临床上，依据子宫颈癌的累及范围分期如下：0 期：原位癌；Ⅰ期：癌局限于子宫颈以内；Ⅱ期：癌超出子宫颈进入盆腔，但未累及盆腔壁，侵及阴道，但未累及阴道的下 1/3；Ⅲ期：癌扩展至盆腔壁及阴道的下 1/3；Ⅳ期：癌组织已超越骨盆，或累及膀胱黏膜或直肠。预后取决于临床分期和组织学分级。对于已婚妇女，定期做子宫颈脱落细胞学检查，是发现早期子宫颈癌的有效措施。

第二节　子宫体疾病

一、子宫内膜异位症

子宫内膜异位症（endometriosis）是指子宫内膜腺体和间质出现于子宫内膜以外的部位，80% 发生于卵巢（图 12-6）。如子宫内膜腺体及间质异位于子宫肌层中（至少距子宫内膜基底层 3mm 以上），则称为子宫腺肌病（adenomyosis）。子宫内膜异位症的临床症状和体征以子宫内膜异位的位置不同而表现不一，通常表现为痛经或月经不调。

病因未明，有以下几种学说：月经期子宫内膜经输卵管反流至腹腔器官；子宫内膜因手术种植在手术切口或经血流播散至远处器官；异位的子宫内膜由体腔上皮化生而来。

病理变化　受卵巢分泌激素影响，异位子宫内膜产生周期性反复性出血。

肉眼： 呈紫红色或棕黄色，结节状，质软似桑葚，由于出血机化，可与周围器官发生纤维性粘连。如发生在卵巢，反复出血可致卵巢体积增大，形成囊腔，内含黏稠的咖啡色液体，称巧克力囊肿。

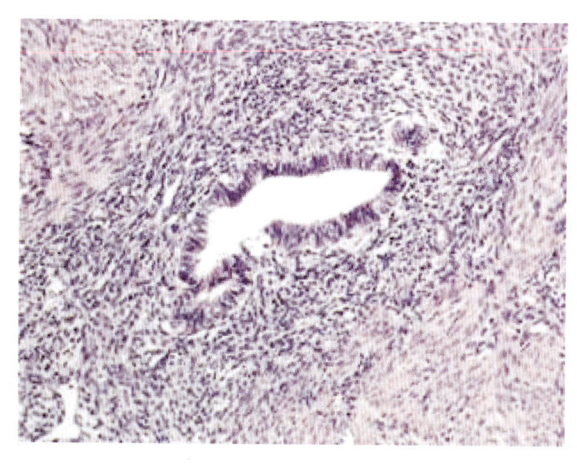

图 12-6　子宫内膜异位症
卵巢组织内可见子宫内膜腺体及间质成分

镜下： 可见与正常子宫内膜相似的子宫内膜腺体、子宫内膜间质及含铁血黄素；少数情况下，因时间较久，可仅见增生的纤维组织和含有含铁血黄素的巨噬细胞。

二、子宫内膜增生症

子宫内膜增生症（endometrial hyperplasia of uterus）是由于内源性或外源性雌激素增高引起的子宫内膜腺体或间质增生，临床主要表现为功能性子宫出血，育龄期和更年期妇女均可发病。子宫内膜增生、不典型增生和子宫内膜癌，无论是形态学还是生物学都为一个连续的演变过程，病因和发生机制也极为相似。

病理变化　基于细胞形态和腺体结构增生及分化程度的不同，分型如下：

1. **单纯性增生（simple hyperplasia）** 以往称为轻度增生或囊性增生，腺体数量增加，某些腺体扩张成小囊。衬覆腺体的上皮一般为单层或假复层，细胞呈柱状，无异型性，细胞形态和排列与增生期子宫内膜相似（图 12-7）。1% 的单纯性子宫内膜增生可进展为子宫内膜腺癌。

2．复杂性增生（complex hyperplasia） 以往称腺瘤型增生，腺体明显增生，相互拥挤，出现背靠背现象。腺体结构复杂且不规则，由于腺上皮细胞增生，可向腺腔内呈乳头状或向间质内出芽样生长，细胞无异型性，内膜间质明显减少。复杂性增生约 3% 可发展为腺癌。

3．非典型增生 在复杂性增生的基础上，伴有上皮细胞异型性，细胞极性紊乱，体积增大，核浆比例增加，核染色质浓聚，核仁醒目，可见多少不等的核分裂象（图 12-8）。重度不典型增生有时和子宫内膜癌较难鉴别，若有间质浸润则归属为癌，往往需经子宫切除后全面检查才能确诊。约 1/3 的患者可发展为腺癌。

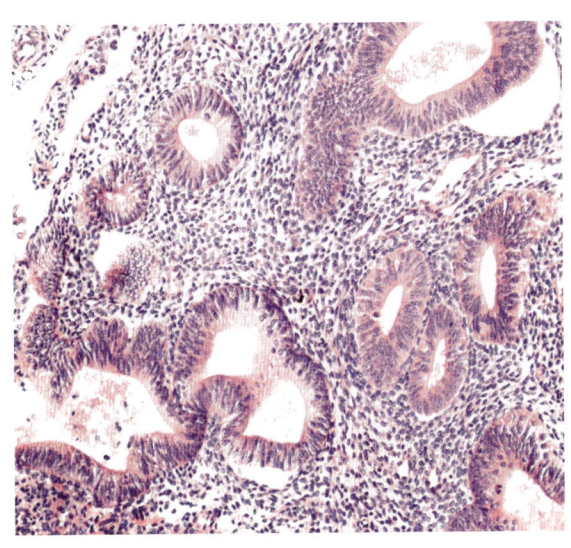

图 12-7　子宫内膜单纯性增生
子宫内膜腺体增多，伴有扩张，上皮细胞复层化，
细胞无异型性

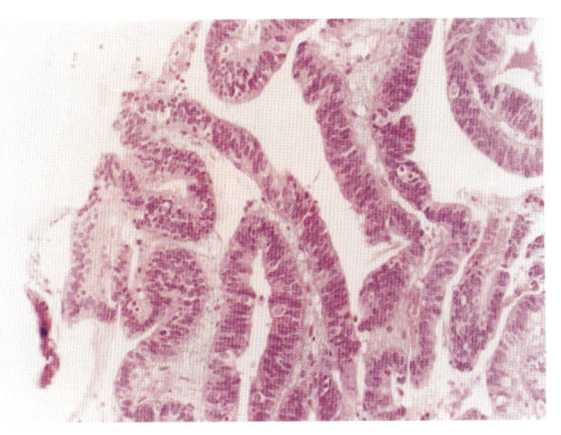

图 12-8　子宫内膜非典型增生
子宫内膜腺体明显增生，排列拥挤，上皮细胞呈
轻至中度异型

三、子宫肿瘤

（一）子宫内膜癌

子宫内膜癌（endometrial carcinoma）是由子宫内膜上皮细胞发生的恶性肿瘤，根据发病机制可将子宫内膜癌分为两型：Ⅰ型子宫内膜癌的腺体和正常子宫内膜相似，称为子宫内膜样腺癌（endometrioid adenocarcinoma），约占子宫内膜癌的 90%，多见于 50 岁以上的绝经期和绝经期后妇女，以 50～59 岁为高峰，与雌激素长期持续作用有关，肥胖、糖尿病、高血压和不孕是其高危因素。Ⅰ型子宫内膜癌往往是在子宫内膜增生的基础上发展而来的。Ⅱ型子宫内膜癌主要见于 60～80 岁的老年女性，发病与雌激素过多、肥胖和糖尿病无关，无子宫内膜增生的背景，主要来自萎缩或静止的子宫内膜。Ⅱ型子宫内膜癌包括浆液性癌、透明细胞癌和癌肉瘤。Ⅱ型子宫内膜癌细胞异型性大，进展较快，易出现深肌层浸润和淋巴管转移，对孕激素不敏感，预后差。

1．Ⅰ型子宫内膜癌的病理变化

肉眼： Ⅰ型子宫内膜癌分为弥漫型和局限型。弥漫型表现为子宫内膜弥漫性增厚，表面粗糙不平，灰白质脆，常有出血、坏死或溃疡形成，并不同程度地浸润子宫肌层（图 12-9）。局限型多位于子宫底或子宫角，常呈息肉或乳头状突向宫腔。如果癌组织小而表浅，可在诊断性刮宫时全部刮出，在切除的子宫内找不到癌组织。

镜下： Ⅰ型子宫内膜癌以高分化腺癌居多。①高分化腺癌：腺管排列拥挤、紊乱，细胞轻度异型，结构貌似增生的内膜腺体。②中分化腺癌：腺体不规则，排列紊乱，细胞向腺腔内生长可形成乳头或筛状结构，并见实性癌灶。癌细胞异型性明显，核分裂象易见（图 12-10）。③低分化腺癌：癌细胞分化差，很少形成腺样结构，多呈实体片状排列，核异型性明显，核分裂象多见。

25%~50% 的子宫内膜样腺癌伴有化生的良性鳞状细胞巢，称子宫内膜样腺癌伴鳞状细胞化生。

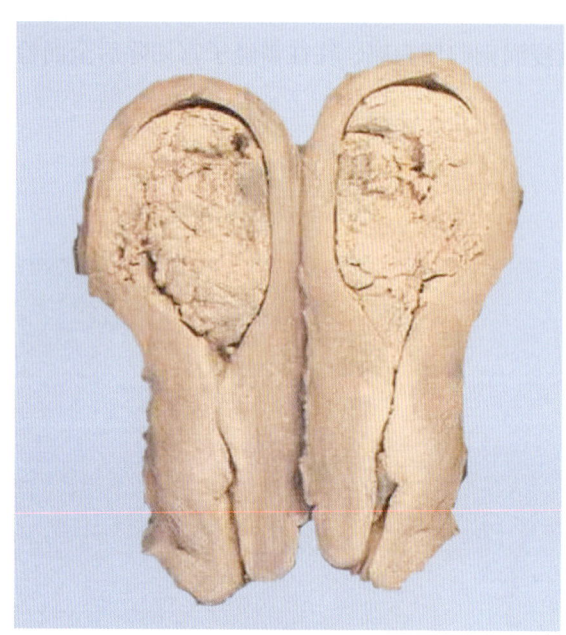

图 12-9　子宫内膜癌（弥漫型）
切面见癌组织灰白色，质实，充满宫腔

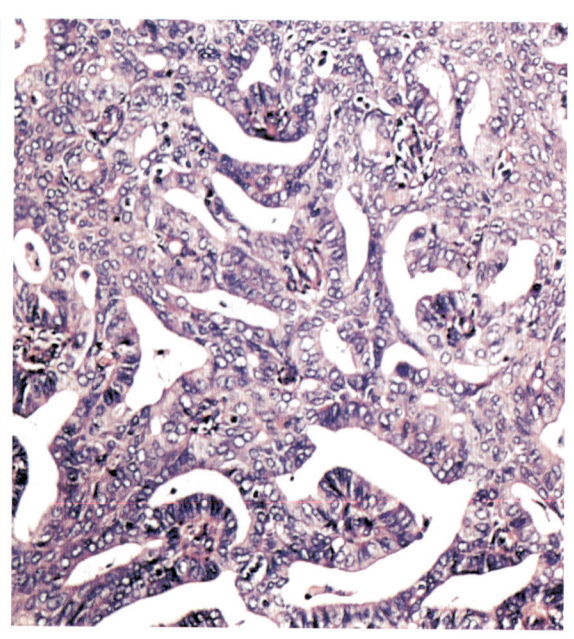

图 12-10　子宫内膜样腺癌
腺体排列紊乱，局部可见腺体共壁，细胞异型性明显

2. Ⅱ型子宫内膜癌的病理变化

（1）浆液性癌（serous carcinoma）：浆液性癌的形态特点类似于卵巢的低分化浆液性乳头状癌，呈复杂分支状乳头结构，通常伴有宽的纤维血管轴心，乳头由明显的复层细胞被覆，可见芽状结构形成；浆液性癌具有高度的细胞异型性、广泛的坏死和砂粒体形成，以及明显的肌层侵犯。

（2）透明细胞癌：透明细胞癌最突出的特征是由体积较大的透明细胞组织组成。细胞境界清楚，胞浆丰富、透亮，含有糖原。癌细胞可呈实性片状、腺管状、乳头状及囊状排列，细胞核突向腔面，呈现"鞋钉"样外观。

（3）癌肉瘤：癌肉瘤也称为恶性苗勒混合瘤，好发于绝经后老年妇女。主要症状为阴道不规则流血，肿块在宫腔内常呈息肉状生长，切面可见到不同程度的坏死。组织学上皮和间叶成分都为恶性。

3. 扩散　子宫内膜癌一般生长缓慢，可局限于宫腔内多年，转移发生较晚。扩散途径以直接蔓延和淋巴道转移多见，血道转移比较少见。

（1）直接蔓延：向上可达子宫角，相继至输卵管、卵巢和其他盆腔器官；向下至宫颈管和阴道；向外可侵透肌层达浆膜而蔓延至输卵管、卵巢，并可累及腹膜和大网膜。

（2）淋巴道转移：宫底部的癌多转移至腹主动脉旁淋巴结；子宫角部的癌可经圆韧带的淋巴管转移至腹股沟淋巴结；累及宫颈管的癌可转移至宫旁、髂内外和髂总淋巴结。

（3）血道转移：晚期可经血道转移至肺、肝及骨骼。

4. 临床病理联系　早期，患者可无任何症状，最常见的临床表现是阴道不规则流血，部分患者可有阴道分泌物增多，呈淡红色。如继发感染则分泌物呈脓性，有腥臭味。晚期，癌组织侵犯盆腔神经，可引起下腹部和腰骶部疼痛等症状。

根据癌组织的累及范围，子宫内膜癌分期如下：Ⅰ期，癌组织限于子宫体；Ⅱ期，癌组织累及子宫体和子宫颈；Ⅲ期，癌组织向子宫外扩散，尚未侵入盆腔外组织；Ⅳ期，癌组织已超出盆腔范围，明显累及膀胱和直肠黏膜。患者手术后的5年生存率：Ⅰ期接近90%，Ⅱ期降至30%～50%，晚期则低于20%。

（二）子宫平滑肌瘤

子宫平滑肌瘤（leiomyoma of uterus）是女性生殖系统最常见的肿瘤。如果将微小的平滑肌瘤也计算在内，30岁以上妇女的发病率高达70%，多数肿瘤在绝经期以后可逐渐萎缩。发病有一定的遗传倾向，雌激素可促进其生长。

1. 病理变化

肉眼：多数肿瘤发生于子宫肌层，一部分可位于黏膜下或浆膜下，脱垂于子宫腔或子宫颈口。肌瘤小者仅镜下可见，大者可超过30cm。单发或多发，多者达数十个，称多发性子宫肌瘤。肿瘤表面光滑，境界清楚，无包膜（图12-11）。切面灰白，质韧，编织状或旋涡状。有时肿瘤可出现均质的透明变性、黏液变性或钙化。当肌瘤间质血管内有血栓形成时，肿瘤局部可发生梗死伴出血和溶血，肉眼呈暗红色，称红色变性。

镜下：瘤细胞与正常子宫平滑肌细胞相似，梭形、束状或旋涡状排列，胞浆红染，核呈长杆状，两端钝圆，核分裂象少见，缺乏异型性。肿瘤与周围正常平滑肌分界清楚（图12-12）。

平滑肌瘤极少恶变，如肿瘤组织出现坏死，边界不清，细胞异型，核分裂象增多，应诊断为平滑肌肉瘤（图12-13）。

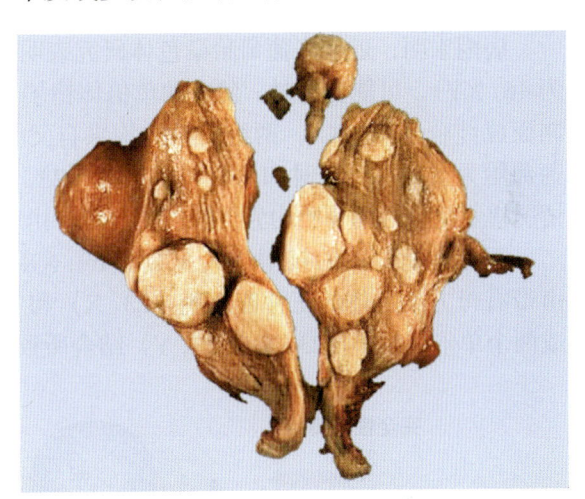

图 12-11　子宫平滑肌瘤
多个肿瘤位于子宫肌层内，境界清楚，切面灰白色

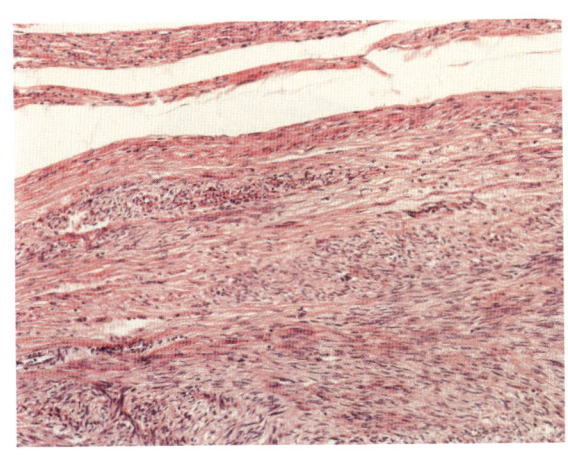

图 12-12　子宫平滑肌瘤
瘤细胞束状或旋涡状排列，瘤细胞呈长梭形，与正常子宫平滑肌细胞相似

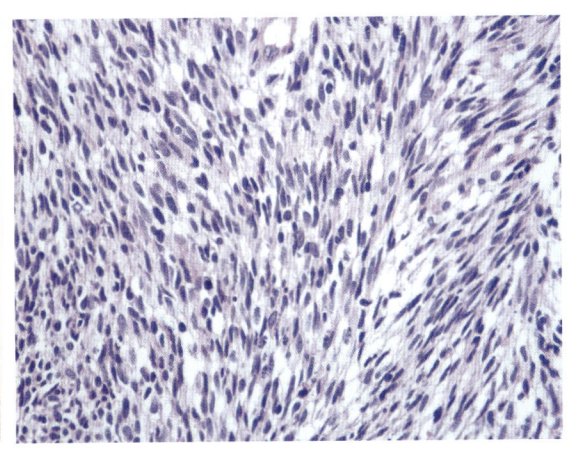

图 12-13　子宫平滑肌肉瘤
瘤细胞密集呈梭形或椭圆形，大小不等、形状不一，可见较多核分裂象

2. 临床病理联系 即便平滑肌瘤的体积很大，也可没有症状。最主要的症状是由黏膜下平滑肌瘤引起的出血，或压迫膀胱引起的尿频。血流阻断可引起突发性疼痛和不孕。其次，平滑肌瘤可导致自然流产、胎儿先露异常和绝经后流血。

平滑肌肉瘤切除后有很高的复发倾向，一半以上可通过血流转移到肺、骨、脑等远隔器官，也可在腹腔内播散。

第三节　滋养层细胞疾病

一、葡萄胎

葡萄胎（hydatidiform mole）又称水泡状胎块，是胎盘绒毛的一种良性病变，可发生于育龄期的任何年龄，以20岁以下和40岁以上女性多见，这可能与卵巢功能不足或衰退有关。

（一）病因和发病机制

病因未明，近年来葡萄胎染色体研究表明，90%以上的完全性葡萄胎为46，XX（极少数为46，XY），可能受精时，父方的单倍体精子23，X在丢失了所有的母方染色体空卵中自我复制而成纯合子46，XX，两组染色体均来自父方，缺乏母方功能性DNA。其余10%的完全性葡萄胎为空卵在受精时和两个精子结合（23，X和23，Y），染色体核型为46，XY。上述两种情况提示完全性葡萄胎均为男性遗传起源。由于缺乏卵细胞的染色体，故胚胎不能发育。

部分性葡萄胎的核型绝大多数为69，XXX或69，XXY，极偶然的情况下为92，XXXY。由带有母方染色体的正常卵细胞（23，X）和一个没有发生减数分裂的双倍体精子（46，XY）或两个单倍体精子（23，X或23，Y）结合所致（图12-14）。

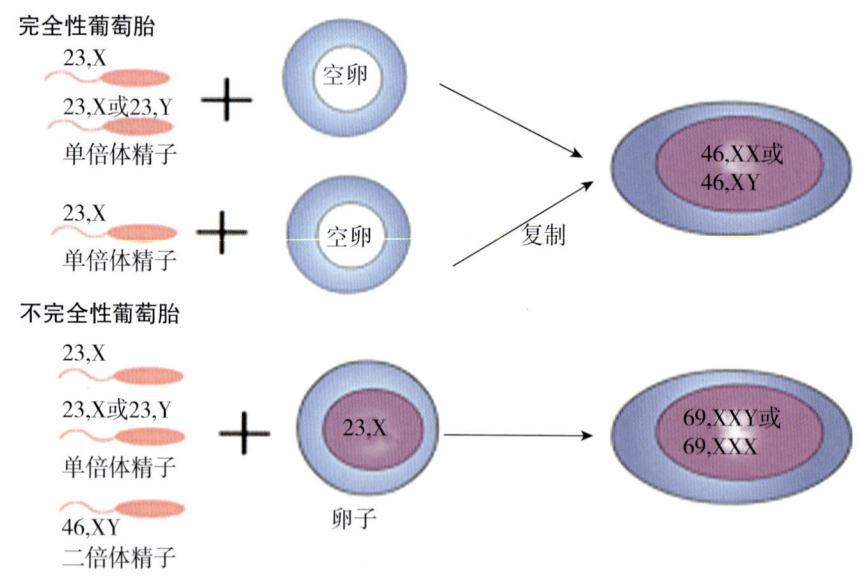

图12-14　葡萄胎发病机制示意图

（二）病理变化

肉眼：病变局限于宫腔内，不侵入肌层。胎盘绒毛高度水肿，形成透明或半透明的薄壁水泡，内含清亮液体，有蒂相连，形似葡萄（图12-15A）。若所有绒毛均呈葡萄状，称之为完全性葡萄胎；部分绒毛呈葡萄状，仍保留部分正常绒毛，伴有或不伴有胎儿或其附属器官者，称为不完全性或部分性葡萄胎。

镜下：葡萄胎有以下 3 个特点：①绒毛因间质高度水肿而增大；②绒毛间质内血管消失，或见少量无功能的毛细血管，内无红细胞；③滋养层细胞有不同程度增生，增生的细胞包括合体滋养层细胞（syncytiotrophoblast）和细胞滋养层细胞（cytotrophoblast），两者以不同比例混合存在，并有轻度异型性。滋养层细胞增生为葡萄胎的最重要的特征（图 12-15B）。

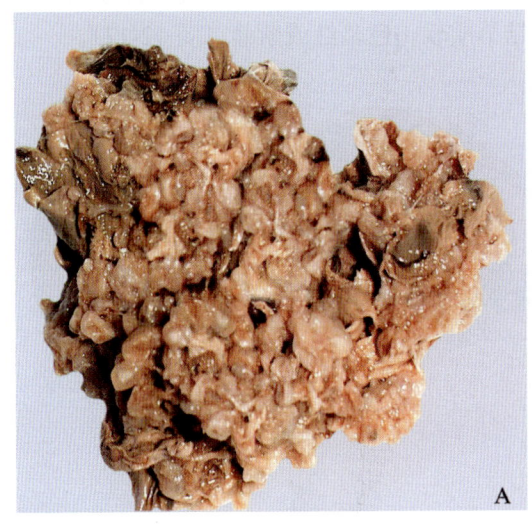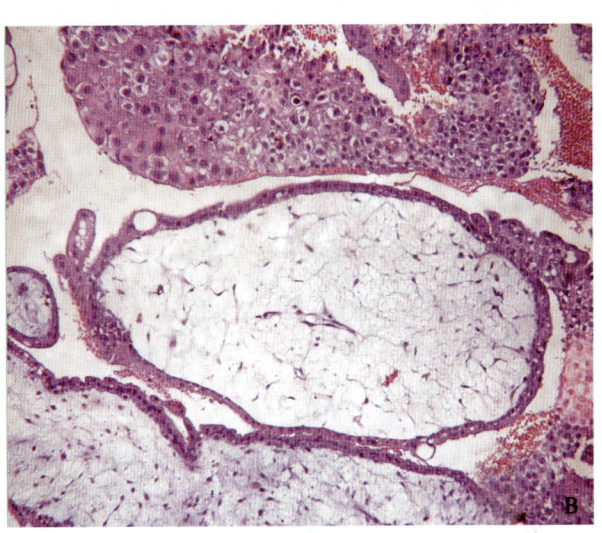

图 12-15　完全性葡萄胎
A．胎盘绒毛高度水肿，形成透明或半透明的薄壁水泡，内含清亮液体，有蒂相连；
B．胎盘绒毛显著肿大，间质水肿，血管消失，滋养层细胞明显增生

细胞滋养层细胞（朗汉斯细胞）位于正常绒毛的内层，呈立方形或多边形，胞浆淡染，核圆居中，染色质较稀疏。合体滋养层细胞位于正常绒毛的外层，细胞体积大而不规则，胞浆嗜酸性、深红色，多核，核深染而不规则。正常绒毛在妊娠 3 个月后，滋养层细胞仅剩合体滋养层细胞，而葡萄胎时这两种细胞皆持续存在，并活跃增生，失去正常排列，呈多层或成片聚集。

（三）临床病理联系

患者多半在妊娠的第 11 周至 25 周出现症状，由于胎盘绒毛水肿致子宫体积明显增大，超出相应月份正常妊娠子宫大小。因胚胎早期死亡，虽然子宫超过 5 个月妊娠大小，但仍听不到胎心，亦无胎动。由于滋养层细胞增生，患者血和尿中人绒毛膜促性腺激素（human chorionic gonadotropin，HCG）明显增高，这是协助诊断的重要指标。滋养层细胞侵袭血管的能力很强，故子宫反复不规则流血，偶有葡萄状物流出。如疑为葡萄胎时，大多数患者可经超声检查确诊。

葡萄胎经彻底清宫后，绝大多数能痊愈。约有 10% 的患者可转变为侵袭性葡萄胎，2.5% 左右可恶变为绒毛膜癌。因葡萄胎有恶变的潜能，如患者不需要再生育，可考虑子宫切除。

二、侵袭性葡萄胎

侵袭性葡萄胎（invasive hydatidiform mole）为介于葡萄胎和绒毛膜癌之间的交界性肿瘤。侵袭性葡萄胎和良性葡萄胎的主要区别是水泡状绒毛侵入子宫肌层内（图 12-16），并形成紫蓝色出血坏死结节，甚至经血流栓塞至阴道、肺、脑等远处器官。

镜下：滋养层细胞增生程度和异型性比良性葡萄胎显著，常见出血、坏死，其中可查见水泡状绒毛或坏死的绒毛。有无绒毛结构是本病与绒毛膜癌的主要区别。

三、绒毛膜癌

绒毛膜癌（choriocarcinoma）也称绒毛膜上皮癌，简称绒癌，是滋养层细胞的高度恶性

肿瘤。20岁以下和40岁以上女性为高危年龄，绝大多数与妊娠，尤其是不正常妊娠有关。约50%继发于葡萄胎，25%继发于自然流产，22.5%发生于正常分娩后，2.5%发生于异位妊娠。

（一）病理变化

肉眼：癌结节呈单个或多个，位于子宫的不同部位，大者可突入宫腔，常侵入深肌层，甚至穿透宫壁达浆膜外。由于明显的出血、坏死，癌结节质软，色暗红或紫蓝（图12-17）。

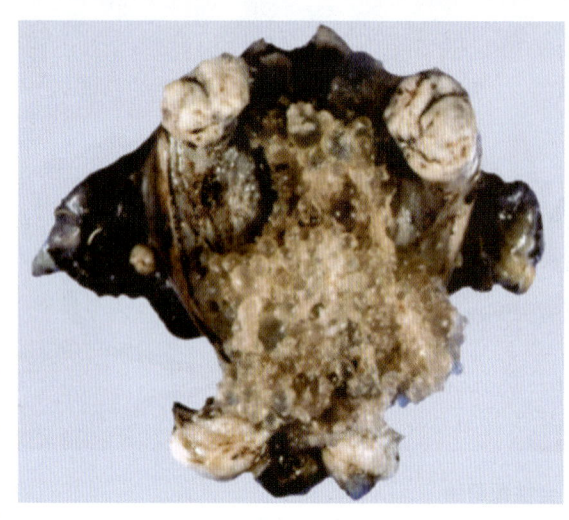

图 12-16　侵袭性葡萄胎
宫腔内充满透明水泡并侵及肌层

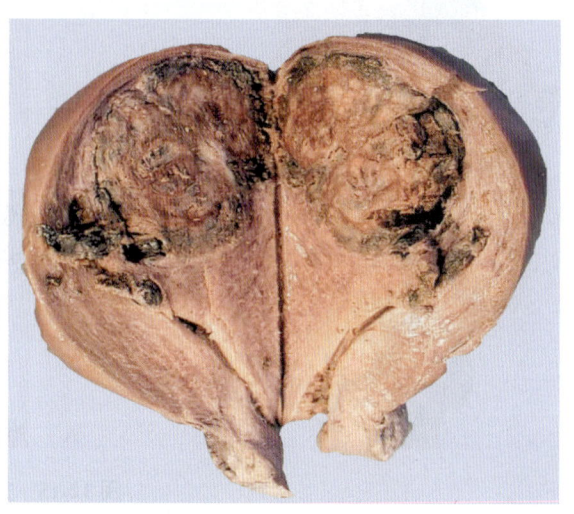

图 12-17　子宫绒毛膜癌
癌组织位于子宫底部，呈暗紫红色，结节状，可见出血、坏死

镜下：瘤组织由分化不良的细胞滋养层细胞和合体滋养层细胞两种瘤细胞组成，细胞异型性明显，核分裂象易见。两种细胞混合排列成巢状或条索状，偶见个别癌巢主要由一种细胞组成。肿瘤自身无间质血管，依靠侵袭宿主血管获取营养，故癌组织和周围正常组织有明显的出血、坏死，有时癌细胞大多坏死，仅在边缘部查见少数残存的癌细胞（图12-18）。癌细胞不形成绒毛和水泡状结构，这一点和侵袭性葡萄胎明显不同。

除子宫外，和葡萄胎一样，异位妊娠的相应部位也可发生绒毛膜癌。

（二）扩散

绒毛膜癌侵袭破坏血管的能力很强，除在局部破坏蔓延外，极易经血道转移，以肺和阴道壁最常见，其次为脑、肝、脾、肾和肠等。少数病例在原发灶切除后，转移灶可自行消退。

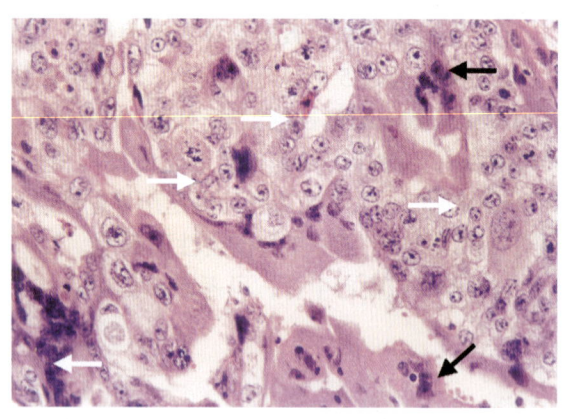

图 12-18　绒毛膜癌
由细胞滋养层细胞（白箭头所示）和合体滋养层细胞（黑箭头所示）两种肿瘤细胞组成，可见细胞异型，肿瘤内无间质和血管

（三）临床病理联系

临床主要表现为葡萄胎流产和妊娠数月甚至数年后，阴道出现持续不规则流血，子宫增大，血或尿中HCG持续升高。血道转移是绒毛膜癌的显著特点，出现在不同部位的转移灶可引起相应症状。如有肺转移，可出现咯血、胸痛；脑转移可出现头痛、呕吐、瘫痪及昏迷；肾转移可出现血尿等症状。

绒毛膜癌是恶性度很高的肿瘤，治疗以往以手术为主，多在1年内死亡。自应用化疗后，患者预后显著改善，即便已发生转移的病例治愈率仍可达70%，甚至治愈后可正常妊娠。

四、胎盘部位滋养细胞肿瘤

胎盘部位滋养细胞肿瘤（placental site trophoblastic tumor）源自胎盘绒毛外中间型滋养细胞，相当少见。核型多为双倍体，46，XX，常在妊娠几个月时发病。

（一）病理变化

肉眼：肿瘤位于胎盘种植部位，呈结节状，棕黄色，切面肿瘤侵入子宫肌层，与周围组织分界不清，肌层的浸润程度不一，少数情况下，肿瘤可穿透子宫全层。一般无明显出血。

镜下：在正常妊娠过程中，中间型滋养细胞的功能是将胚体固定在肌层表面。当中间型滋养细胞呈肿瘤性增生时，浸润的方式和胎盘附着部位的正常滋养上皮相似，仍然位于滋养叶上皮生长旺盛的典型部位。细胞形态比较单一，多数为单核，胞浆丰富，边界清楚，淡红色，体积大于细胞滋养层细胞。少数细胞呈多核或双核，瘤细胞在肌层细胞之间呈单个、条索状、片状或岛屿状排列。一般无坏死和绒毛。与绒毛膜癌不同的是，胎盘部位滋养细胞肿瘤由单一增生的胎盘中间型滋养细胞组成，而绒毛膜癌由两种细胞构成。免疫组织化学染色大多数中间型滋养细胞人胎盘催乳素（human placental lactogen，HPL）阳性，而仅少部分细胞 HCG 阳性。

少数情况下，肿瘤细胞可出现异型，细胞丰富密集，核分裂象多见，并伴有较广泛的坏死，呈恶性组织学表现。

（二）临床病理联系

胎盘部位滋养细胞肿瘤虽然在局部呈浸润性生长，但一般较局限，临床表现多为良性。对化疗不够敏感，如扩散至子宫以外，则预后较差。

第四节 卵巢肿瘤

卵巢肿瘤种类繁多，结构复杂，依照其组织发生可分为三大类：①上皮性肿瘤：浆液性肿瘤、黏液性肿瘤、子宫内膜样肿瘤、透明细胞肿瘤及移行细胞肿瘤。②性索间质肿瘤：颗粒细胞瘤、卵泡膜细胞瘤、支持-间质细胞瘤。③生殖细胞肿瘤：畸胎瘤、无性细胞瘤、胚胎性癌、卵黄囊瘤、绒毛膜癌。

一、卵巢上皮性肿瘤

卵巢上皮性肿瘤是最常见的卵巢肿瘤，占所有卵巢肿瘤的90%，大致上分为良性、交界性（borderline malignancy）和恶性。交界性卵巢上皮性肿瘤是指形态和生物学行为介于良性和恶性之间，具有低度恶性潜能的肿瘤（tumor of low malignant potential）。

绝大多数上皮性肿瘤来源于卵巢的表面上皮，由胚胎时期覆盖在生殖嵴表面的体腔上皮转化而来。依据上皮的类型可将卵巢上皮性肿瘤分为浆液性、黏液性和子宫内膜样。

（一）浆液性肿瘤

浆液性囊腺瘤（serous cystadenoma）是卵巢最常见的肿瘤，其中浆液性囊腺癌占全部卵巢癌的40%。良性和交界性肿瘤多发于30~40岁的女性，而囊腺癌则发病年龄偏大。

肉眼：典型的浆液性囊腺瘤由单个或多个纤维分隔的囊腔组成，囊内含有清亮液体，偶混有黏液。良性瘤囊内壁光滑，一般无囊壁的上皮性增厚和乳头向囊内突起。交界性囊腺瘤可见较多的乳头（图12-19）。大量的实体和乳头在肿瘤中出现时应疑为癌。双侧发生多见。

镜下：良性瘤囊腔被覆单层立方或矮柱状上皮，具有纤毛，与输卵管上皮相似，虽有乳头状结构形成，但一般乳头较宽，细胞形态较一致，无异型性（图12-20）。交界性瘤上皮细胞层次增加，达2~3层，乳头增多，细胞异型，但无破坏性间质浸润。近年来的研究证明，间

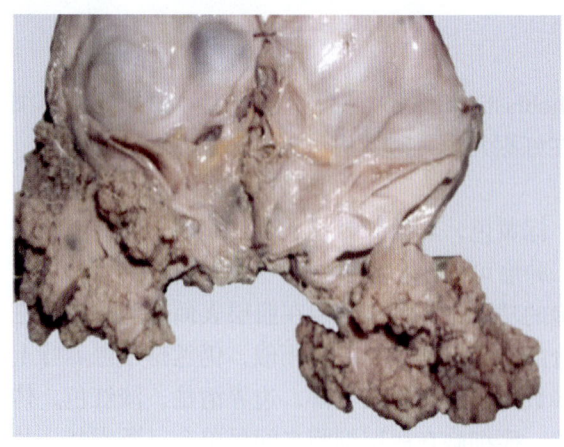

图 12-19　卵巢浆液性乳头状囊腺瘤（交界性）
肿瘤囊壁部分区域性增生，呈乳头状向囊内突起

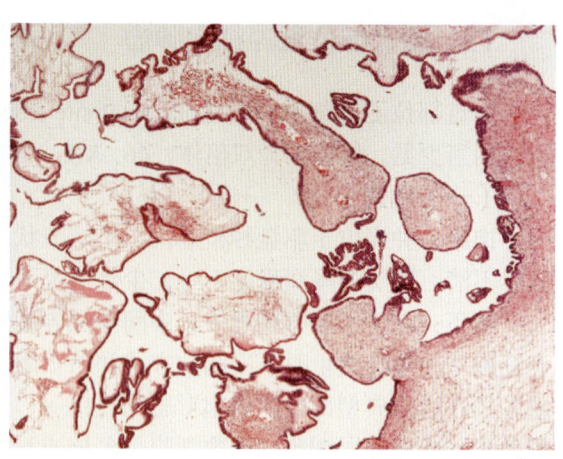

图 12-20　卵巢浆液性乳头状囊腺瘤（良性）
肿瘤呈乳头状生长，表面被覆单层立方上皮，形态一致，无异型性（天津医科大学病理学教研室供图）

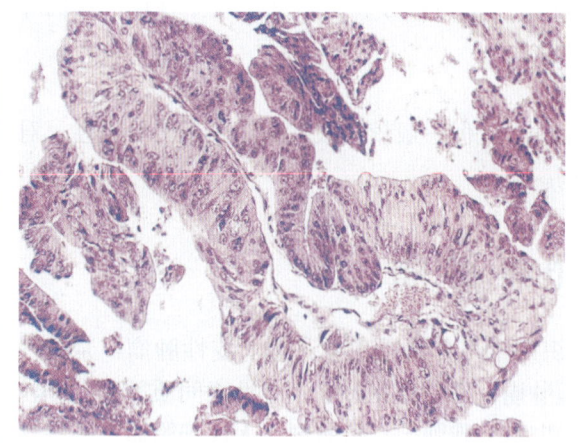

图 12-21　卵巢浆液性乳头状囊腺癌
瘤细胞层次显著增多，异型性明显，向间质浸润

质浸润灶不超过 10mm² 的交界性浆液性乳头状囊腺瘤的预后和无间质浸润的交界性浆液性乳头状囊腺瘤的预后相似，称为具有微小浸润的交界性浆液性乳头状囊腺瘤。浆液性囊腺癌除细胞层次增加超过 3 层外，最主要的特征是伴有癌细胞的破坏性间质浸润（图 12-21）。肿瘤细胞呈现癌细胞特点，细胞显著异型性，核分裂象增加，乳头分支多而复杂，呈树枝状分布，或呈未分化的特点，常可见砂粒体（psammoma body）。

浆液性肿瘤的生物学行为取决于肿瘤的分化和分布范围。卵巢内的交界性囊腺瘤和癌的 5 年生存率分别是 100% 和 75%；而累及腹膜的同样肿瘤则分别是 90% 和 25%。因为交界性肿瘤可在多年后复发，5 年后患者仍存活并不意味着已经治愈。

（二）黏液性肿瘤

黏液性肿瘤（mucinous tumor）较浆液性肿瘤少见，占所有卵巢肿瘤的 25%。其中 85% 为良性和交界性，其余为恶性。发病年龄与浆液性肿瘤相同。

肉眼：肿瘤表面光滑，由多个大小不一的囊腔组成，腔内充满富于糖蛋白的黏稠液体（图 12-22），双侧发生比较少见。体积巨大者可达数十千克。如肿瘤查见较多乳头和实性区域，或有出血、坏死及包膜浸润，则有可能为恶性。

镜下：良性黏液性囊腺瘤的囊腔被覆单层高柱状上皮，核在基底部，核的上部充满黏液，无纤毛，和子宫颈及小肠的上皮相似（图 12-23）。交界性黏液性囊腺瘤镜下特征和交界性浆液性囊腺瘤相似。囊腺癌上皮细胞异型性明显，形成复杂的腺体和乳头结构，可有出芽、搭桥及实性巢状区，如能确认有间质明显破坏性浸润，则可诊断为癌（图 12-24）。

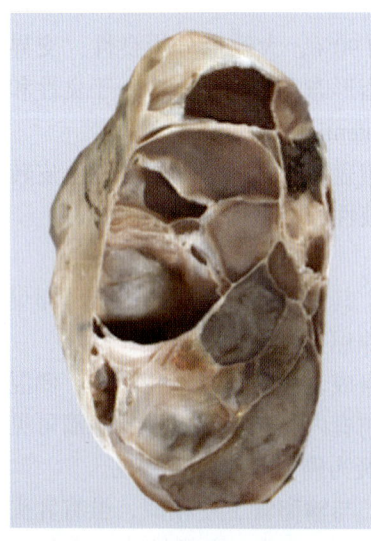

图 12-22　卵巢黏液性囊腺瘤
肿瘤由多个大小不一的薄壁囊腔组成，腔内充满淡蓝色黏稠液体

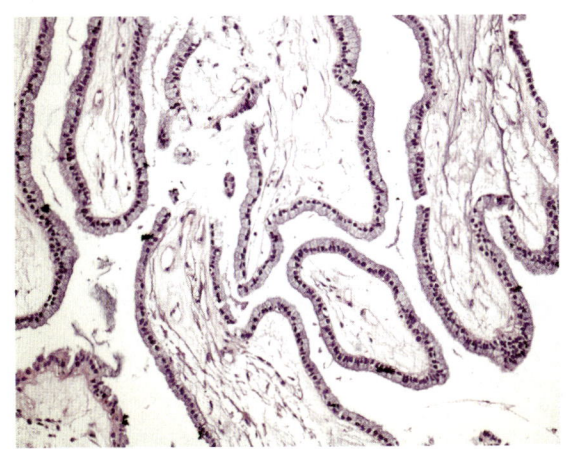 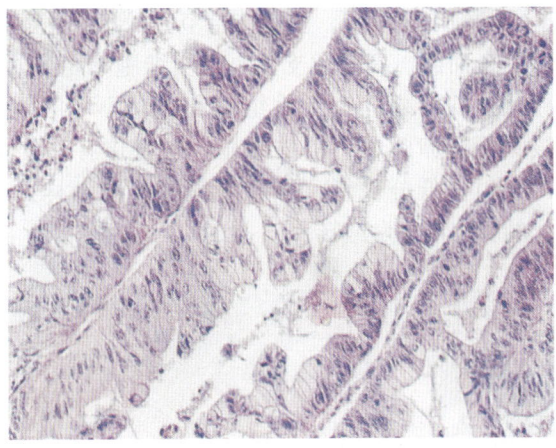

图 12-23　卵巢黏液性囊腺瘤　　　　　　　　　　图 12-24　卵巢黏液性囊腺癌
肿瘤囊腔被覆单层高柱状上皮，癌细胞呈高柱状，多层排列　　核位于基底部，核的上部充满黏液，异型性明显，胞浆富含黏液

肿瘤的囊壁破裂，上皮和黏液种植在腹膜上，在腹腔内形成胶冻样肿块，称为腹膜假黏液瘤（pseudomyxoma peritonei）。

二、卵巢性索间质肿瘤

卵巢性索间质肿瘤（sex cord-stromal tumor）起源于原始性腺中的性索和间质组织，分别在男性和女性衍化成各自不同类型的细胞，并形成一定的组织结构。女性的性索间质细胞称为颗粒细胞（granulocyte）和卵泡膜细胞（theca cell），男性的则为支持细胞（Sertoli's cell）和间质细胞（Leydig's cell）。它们可各自形成女性的颗粒细胞瘤和卵泡膜细胞瘤，或男性的支持细胞瘤和间质细胞瘤，亦可混合构成颗粒-卵泡膜细胞瘤或支持-间质细胞瘤。由于性索间质可向多方向分化，卵巢和睾丸可查见所有这些细胞类型来源的肿瘤。卵泡膜细胞和间质细胞可分别产生雌激素和雄激素，故患者常有内分泌功能改变。

（一）颗粒细胞瘤

颗粒细胞瘤（granular cell tumor）是伴有雌激素分泌的功能性肿瘤。虽然该瘤极少发生转移，但可发生局部扩散，应被看做低度恶性肿瘤。

颗粒细胞瘤和其他卵巢肿瘤一样，体积较大，呈囊实性。肿瘤的部分区域呈黄色，为含脂质的黄素化的颗粒细胞，间质呈白色，常伴发出血。**镜下**：瘤细胞大小较一致，体积较小，椭圆形或多角形，细胞质少，细胞核通常可查见核沟，呈咖啡豆样外观。瘤细胞排列成弥漫型、岛屿型、梁索型，分化较好的瘤细胞常围绕成一腔隙，排列成卵泡样的结构，中央为粉染的蛋白质液体或退化的细胞核，称为考尔-爱克斯诺小体（Call-Exner body）（图 12-25）。

（二）卵泡膜细胞瘤

卵泡膜细胞瘤（thecoma）为良性功能性肿瘤，因为肿瘤细胞可产生雌激素，绝大多数患者有雌激素增多所产生的体征，通常表现为月经不调和乳腺增大，多发生于绝经后的妇女。卵泡膜细胞瘤呈实体状，由于细胞含有脂质，切面色黄。**镜下**：瘤细胞由成束的短梭形细胞组成，核卵圆形，胞浆由于含脂质而呈空泡状。玻璃样变的胶原纤维可将瘤细胞分割成巢状。瘤细胞黄素化时，细胞大而圆，核圆、居中，与黄体细胞相像，称为黄素化的卵泡膜细胞瘤。

（三）支持-间质细胞瘤

支持-间质细胞瘤（Sertoli-Leydig cell tumor）主要发生在睾丸，较少发生于卵巢。女性患者任何年龄均可发病，多发于年轻育龄期妇女。该瘤可分泌少量雄激素，若大量分泌可表现为男性化。

肿瘤单侧发生，呈实体结节分叶状，色黄或棕黄。**镜下**：由支持细胞和间质细胞按不同比例混合而成。高分化支持-间质细胞瘤由和胎儿睾丸的曲细精管相似的腺管构成，细胞为柱状。腺管之间为纤维组织和数量不等的间质细胞，间质细胞体积大，胞浆丰富、嗜酸、核圆形或卵圆形，核仁明显。中分化者，分化不成熟的支持细胞呈条索或小巢状排列（图12-26）。低分化者，细胞呈梭形，肉瘤样弥漫分布。高分化的肿瘤手术切除可治愈，低分化的肿瘤可复发或转移。

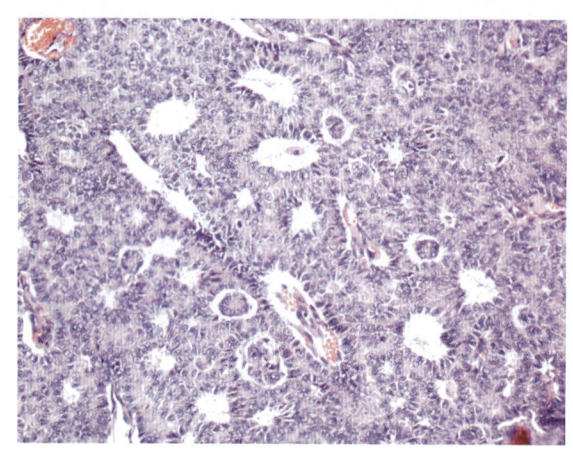 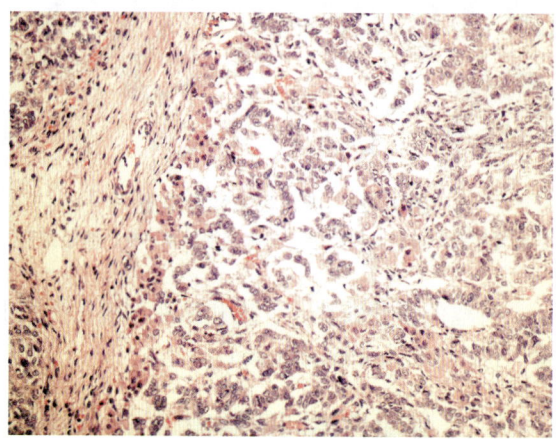

图 12-25　卵巢颗粒细胞瘤　　　　　　　　　　图 12-26　卵巢支持-间质细胞瘤
瘤细胞小而一致，胞浆少，核沟明显，可见考尔-爱克斯诺小体　　　肿瘤性支持细胞呈柱状，排列成条索或腺管状，其间为间质细胞

三、卵巢生殖细胞肿瘤

来源于生殖细胞的肿瘤约占所有卵巢肿瘤的 1/4。儿童和青春期卵巢肿瘤中有 60% 为生殖细胞肿瘤，绝经期后则很少见。原始生殖细胞具有向不同方向分化的潜能，由原始生殖细胞组成的肿瘤称为无性细胞瘤；原始生殖细胞向胚胎的体壁细胞分化称为胚胎性癌和畸胎瘤；向胚外组织分化，瘤细胞和胎盘的间充质细胞或它的前身相似，称为卵黄囊瘤；向覆盖在胎盘绒毛表面的细胞分化，则称为绒毛膜癌。

（一）畸胎瘤

畸胎瘤（teratoma）是来源于生殖细胞的肿瘤，具有向体细胞分化的潜能，大多数肿瘤含有两个或 3 个胚层组织成分。

1. **成熟性畸胎瘤（mature teratoma）**　又称成熟囊性畸胎瘤，是最常见的生殖细胞肿瘤，约占所有卵巢肿瘤的 1/4，好发于 20～30 岁女性。

肉眼：肿瘤呈囊性，充满皮脂样物，囊壁上可见头节，表面附有毛发（图 12-27A），可见牙齿。

镜下：由 3 个胚层的各种成熟组织构成，常见皮肤、毛囊、汗腺、脂肪、肌肉、骨、软骨、呼吸道上皮、消化道上皮、甲状腺和脑组织等（图 12-27B）。以表皮和附件组成的单胚层畸胎瘤称为皮样囊肿（dermoid cyst）；以甲状腺组织为主的单胚层畸胎瘤则称为卵巢甲状腺肿（struma ovarii）。

成熟性畸胎瘤 1% 可发生恶性变，多发生于老年女性，组织学发生与机体其他部位的癌相似，3/4 为鳞状细胞癌，其他的为类癌、基底细胞癌、甲状腺癌和腺癌等。

2. **未成熟性畸胎瘤**　卵巢未成熟性畸胎瘤（immature teratoma）和成熟性畸胎瘤的主要区别是在肿瘤组织中查见未成熟组织。

肉眼：未成熟性畸胎瘤呈实体分叶状，可含有许多小的囊腔。实体区域常可查见未成熟的骨或软骨组织。

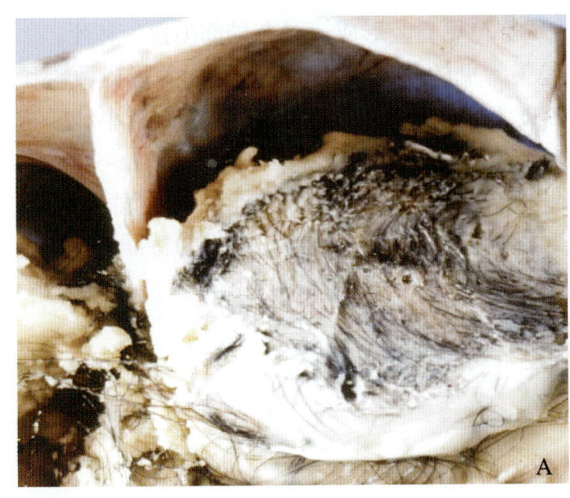 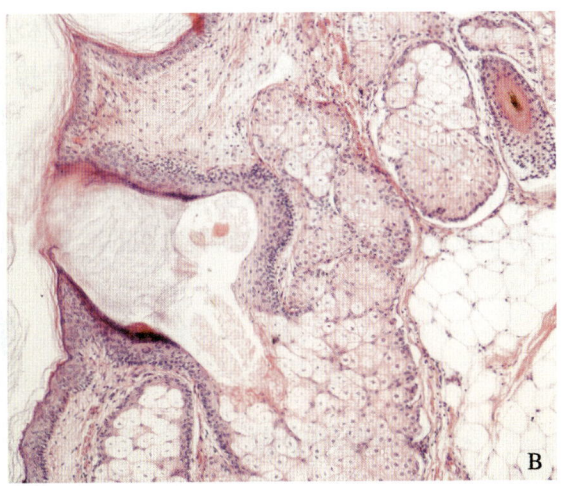

图 12-27　卵巢良性畸胎瘤
肿瘤组织内可见较多皮脂腺、毛囊和角化物

镜下：在与成熟性畸胎瘤相似的组织结构背景上，可见未成熟神经组织组成的原始神经管和菊形团，偶见神经母细胞瘤的成分。此外，常见未成熟的骨或软骨组织。

（二）无性细胞瘤

卵巢无性细胞瘤（dysgerminoma of ovary）是由未分化、多潜能原始生殖细胞组成的恶性肿瘤，同一肿瘤发生在睾丸则称为精原细胞瘤（seminoma）。大多数患者的年龄为 10～30 岁。无性细胞瘤仅占卵巢恶性肿瘤的 2%，精原细胞瘤则是睾丸最常见的肿瘤。

肉眼：肿瘤一般体积较大，质实，表面结节状。切面质软，鱼肉样。

镜下：细胞体积大而一致，细胞膜清晰，胞浆空亮，充满糖原，细胞核居中，有 1～2 个明显的核仁，核分裂象多见。瘤细胞排列成巢状或条索状。瘤细胞巢周围的纤维间隔中常有淋巴细胞浸润，并可有结核样肉芽肿结构（图 12-28）。约 15% 的无性细胞瘤含有和胎盘合体滋养层细胞相似的成分。肿瘤细胞胎盘碱性磷酸酶阳性可有助于诊断的确立。

无性细胞瘤对放疗和化疗敏感，5 年生存率可达 80% 以上。晚期主要经淋巴道转移至髂部和主动脉旁淋巴结。

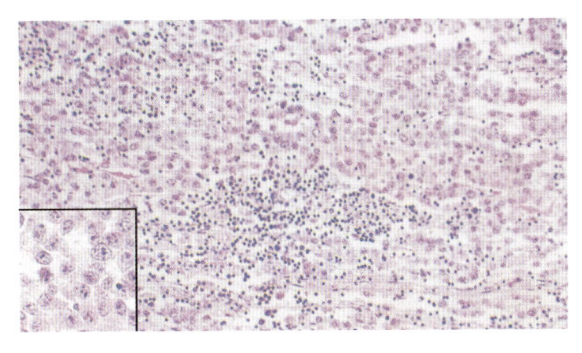

图 12-28　卵巢无性细胞瘤
瘤细胞大小较为一致，胞浆丰富、透明，核圆、居中，其间伴有散在的淋巴细胞浸润

（三）胚胎性癌

胚胎性癌（embryonal carcinoma）主要发生于 20～30 岁的青年人，比无性细胞瘤更具有侵袭性，是高度恶性的肿瘤。

肉眼：肿瘤体积小于无性细胞瘤，切面肿瘤边界不清，可见出血和坏死。

镜下：肿瘤细胞排列成腺管、腺泡或乳头状，分化差的细胞则排列成片状。肿瘤细胞形态呈上皮样，细胞大，异型性明显，细胞之间分界不清，细胞核大小、形态不一，核仁明显，常见核分裂象和瘤巨细胞。若伴有畸胎瘤、绒毛膜癌和卵黄囊瘤成分，应视为混合性肿瘤。

（四）卵黄囊瘤

卵黄囊瘤（yolk sac tumor）又称内胚窦瘤（endodermal sinus tumor），多发生在 30 岁以下的女性，是婴幼儿生殖细胞肿瘤中最常见的类型，生物学行为呈高度恶性。肿瘤体积一般较大，结节分叶状，边界不清，切面灰黄色，呈实体状，局部可见囊腔形成，可有局部出血、坏死。

镜下：可见多种组织形态：①疏网状结构：是最常见的形态，相互交通的间隙形成微囊和乳头，内衬立方或扁平上皮，背景呈黏液状。② S-D（Schiller-Duval）小体：由含有肾小球样结构的微囊构成，中央有一个纤维血管轴心。免疫组织化学染色显示肿瘤细胞 AFP 和 α_1- 抗胰蛋白酶阳性。③多泡性卵黄囊结构：形成与胚胎时期卵黄囊相似大小不等的囊腔，内衬扁平上皮、立方上皮或柱状上皮，囊之间为致密的结缔组织。④细胞外嗜酸性小体也是常见的特征性结构。

第五节　前列腺疾病

一、前列腺增生症

良性前列腺增生（benign prostatic hyperplasia）又称结节状前列腺增生（nodular prostatic hyperplasia）或前列腺肥大（prostatic hypertrophy），以前列腺上皮和间质增生为特征。前列腺增生症是 50 岁以上男性的常见疾病，发病率随年龄的增加而递增。

（一）病理变化

肉眼：呈结节状，颜色和质地与增生的成分有关，以腺体增生为主的呈淡黄色，质地较软，切面可见大小不一的蜂窝状腔隙，挤压可见奶白色前列腺液体流出；而以纤维平滑肌增生为主者，色灰白，质地较韧，和周围正常前列腺组织分界不清（图 12-29）。

镜下：前列腺增生的成分主要由纤维、平滑肌和腺体组成，3 种成分所占比例因人而异。增生的腺体和腺泡相互聚集或在增生的间质中散在随机排列，腺体的上皮由两层细胞构成，内层细胞呈柱状，外层细胞呈立方形或扁平形，周围有完整的基底膜包绕。上皮细胞向腔内出芽呈乳头状或形成皱褶，腔内常含有淀粉小体（图 12-30）。此外，可见鳞状上皮化生和小灶性梗死，化生的上皮常位于梗死灶的周边。

（二）临床病理联系

由于增生多发生在前列腺的中央区和移行区，尿道前列腺部受压而产生尿道梗阻的症状和体征，患者可有排尿困难、尿流变细、滴尿、尿频和夜尿增多。时间久者会产生尿潴留和膀胱扩张。尿液潴留可进一步诱发尿路感染或肾盂积水，严重者最后可致肾衰竭。

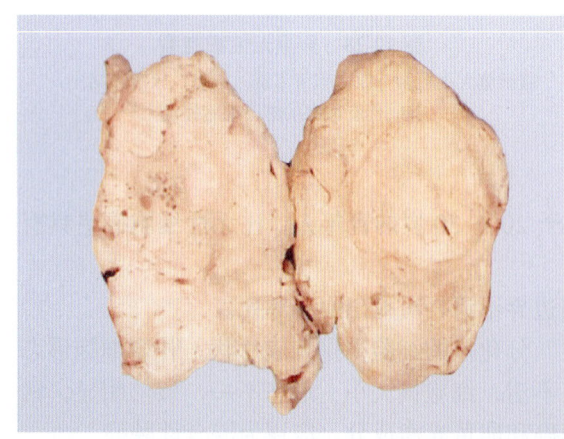

图 12-29　前列腺增生症
前列腺明显增大，切面呈结节状，部分区域可见扩张成小囊的腔隙

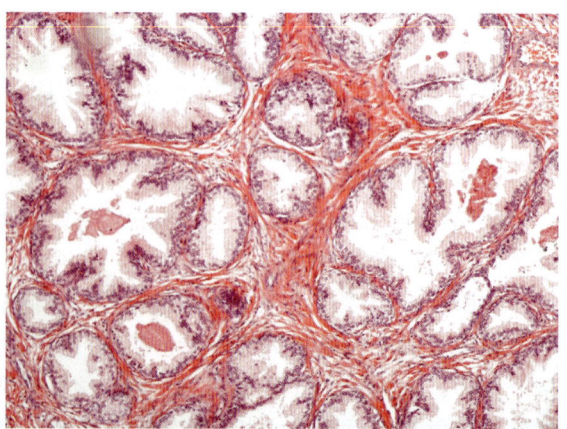

图 12-30　前列腺增生症
腺体数目增加，腺腔扩张，上皮细胞双层排列，腺腔内可见淀粉小体

二、前列腺癌

前列腺癌（prostatic cancer）是源自前列腺上皮的恶性肿瘤，多发于50岁以后。

（一）病理变化

肉眼： 约70%的肿瘤发生在前列腺的周围区，以后叶多见。切面结节状，质韧硬，和周围前列腺组织分界不清。

镜下： 多数为分化较好的腺癌，肿瘤腺泡较规则，排列拥挤，可见背靠背现象。腺体由单层立方或低柱状上皮构成，外层的基底细胞常常缺如。偶见腺体扩张，腺上皮在腔内呈乳头状或筛状。细胞质一般无显著改变，但是细胞核体积增大，呈空泡状，含有一个或多个大的核仁。细胞核大小、形状不一，但总体上说，多形性不是很明显，核分裂象很少见。前列腺癌并不全是高分化癌，在低分化癌中，癌细胞排列成条索状、巢状或片状（图12-31）。

高分化前列腺癌最可靠的恶性证据是包膜、淋巴管、血管和周围神经的浸润。

（二）临床病理联系

早期前列腺癌一般无症状，常在前列腺增生的切除标本中或在死后解剖中偶然发现。因为大多数前列腺癌呈结节状位于被膜下，肛诊检查可直接扪及。正常前列腺组织可分泌前列腺特异性抗原（prostatic-specific antigen，PSA），但前列腺癌的PSA分泌量可高出正常前列腺10倍以上。如血中PSA水平明显增高时，应高度怀疑为癌，必要时，可行前列腺组织穿刺，由组织病理学检查确诊。5%~20%的前列腺癌可发生局部浸润和远处转移，常直接向精囊和膀胱底部浸润，后者可引起尿道梗阻。血道转移主要至骨，尤以脊椎骨最常见，其次为股骨近端、盆骨和肋骨。男性患者肿瘤骨转移应首先想到前列腺癌的可能。偶见内脏的广泛转移。淋巴转移首先至闭孔淋巴结，继之到内脏淋巴结、胃底淋巴结、髂骨淋巴结、骶骨前淋巴结和主动脉旁淋巴结。

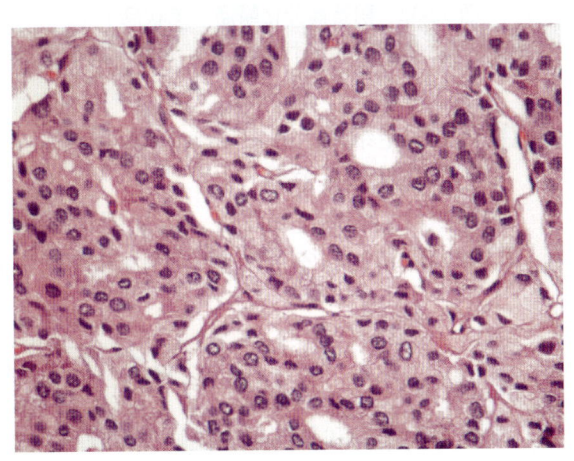

图12-31 前列腺癌（低分化）
癌细胞筛状排列，细胞轻至中度异型，核仁明显

第六节 睾丸和阴茎肿瘤

一、睾丸肿瘤

除卵巢囊腺瘤极少发生在睾丸以外，和卵巢性索-间质及生殖细胞肿瘤相同类型的肿瘤均可发生在睾丸，发生在睾丸或卵巢的同一类型的肿瘤的肉眼观、组织学改变和生物学行为无明显区别，本节不再赘述。

二、阴茎肿瘤

阴茎鳞状细胞癌是起源于阴茎鳞状上皮的恶性肿瘤，多发于40~70岁的男性。发病与HPV有一定关系，包皮环切可保持生殖器局部的卫生，减少含有HPV和其他致癌物质的包皮垢，降低HPV的感染概率，可有效地防止阴茎癌的发生。

（一）病理变化

阴茎鳞状细胞癌通常发生在阴茎龟头或包皮内接近冠状沟的区域。

肉眼：呈乳头型或扁平型，乳头型似尖锐湿疣，或呈菜花样外观；扁平型局部黏膜表面灰白，增厚，可见裂隙，逐渐可出现溃疡。

镜下：可见分化程度不一的鳞状细胞癌，通常分化较好，有明显的角化（图12-32）。

疣状癌为发生在男性或女性外阴黏膜的高分化鳞癌，低度恶性。肿瘤向外、向内呈乳头状生长，仅在局部浸润，极少发生转移。因肉眼和镜下观均与尖锐湿疣相似，外观似疣状而得名。和尖锐湿疣一样，发病原因和HPV-6、11型感染有关，在肿瘤表层的

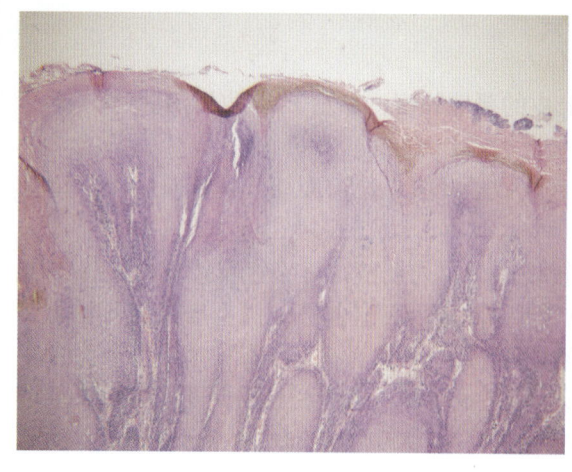

图12-32 阴茎高分化鳞癌（疣状癌）
癌组织呈舌状向深部推进性浸润，肿瘤细胞分化良好

细胞也可见凹空细胞。和尖锐湿疣不同的是，疣状癌可呈舌状向下推进性浸润。

（二）临床病理联系

阴茎鳞状细胞癌进展缓慢，可局部转移，除非有溃疡形成或感染，一般无痛感，常伴出血。早期肿瘤可转移至腹股沟和髂内淋巴结，除非到晚期，广泛播散极其少见。

第七节 乳腺疾病

乳腺解剖结构和各部位主要病变如图12-33所示。

一、乳腺增生性病变

（一）乳腺纤维囊性变

乳腺纤维囊性变（fibrocystic changes of breast）是最常见的乳腺疾患，好发于25～45岁的女性，分为非增生型和增生型两种：

1. 非增生型纤维囊性变

肉眼：常为双侧，多灶小结节性分布，边界不清，囊肿大小不一，多少不等，相互聚集的小囊肿和增生的间质纤维组织相间交错，可产生斑驳不一的外观。大的囊肿因含有半透明的浑浊液体，外表面呈蓝色，故称蓝顶囊肿（blue-domed cyst）。

镜下：囊肿被覆的上皮可为柱状或立方上皮，

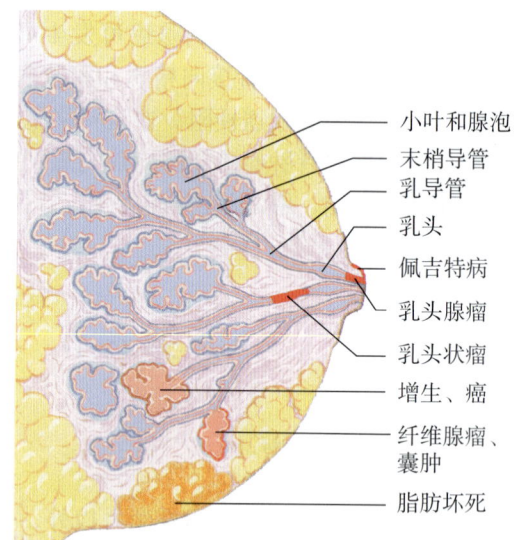

图12-33 乳腺解剖结构和各部位的主要病变

但多数为扁平上皮，亦可上皮完全缺如，仅见纤维性囊壁。腔内偶见钙化。如囊肿破裂，内容物外溢进入周围的间质，可致炎性反应和间质纤维组织增生，纤维化的间质进一步发生玻璃样变。

囊肿上皮常可见大汗腺化生（apocrine metaplasia），细胞体积较大，胞浆嗜酸性，细胞质的顶部可见典型的顶浆分泌小突起，形态和大汗腺的上皮相似。

2. 增生型纤维囊性变 除了囊肿形成和间质纤维增生外，增生型纤维囊性变往往伴有末梢导管和腺泡上皮的增生。上皮增生可使层次增多，并形成乳头突入囊内，乳头顶部相互吻

合，构成筛状结构。囊肿伴有上皮增生，尤其是有上皮异型增生时，有演化为乳腺癌的可能，应视为癌前病变。

依据上皮增生程度的轻重不同分为：①轻度增生，②旺炽性增生，③非典型增生，④原位癌。

（二）硬化性腺病

硬化性腺病（sclerosing adenosis）是增生性纤维囊性变的一种少见的类型，主要特征为小叶末梢导管上皮、肌上皮和间质纤维组织增生，小叶中央或小叶间的纤维组织增生使小叶腺泡受压而扭曲变形，一般无囊肿形成。

肉眼：灰白质硬，与周围乳腺分界不清。

镜下：每一个终末导管的腺泡数目增加，小叶体积增大，但有总体的小叶结构和明显挤压变形的腺样结构等特点。轮廓尚存。病灶中央部位纤维组织呈程度不等的增生，腺泡受压而扭曲，病灶周围的腺泡扩张。腺泡外层的肌上皮细胞明显可见。在偶然情况下，腺泡明显受挤压，管腔消失，成为细胞条索，组织图像和浸润性小叶癌很相似。

二、乳腺纤维腺瘤

纤维腺瘤是乳腺最常见的良性肿瘤，可发生于青春期后的任何年龄，多在20到30岁之间，单个或多个，单侧或双侧发生。

肉眼：圆形或卵圆形结节状，与周围组织分界清楚，切面灰白色、质韧、略呈分叶状，可见裂隙状区域，常有黏液样外观。

镜下：肿瘤主要由增生的纤维间质和腺体组成。腺体圆形或卵圆形，或被周围的纤维结缔组织挤压呈裂隙状（参见图5-17）。间质通常较疏松，富于黏多糖，也可较致密，发生玻璃样变或钙化。

三、乳腺癌

乳腺癌是来自乳腺终末导管和小叶上皮的恶性肿瘤。发病率在过去50年中呈缓慢上升趋势，已跃居女性恶性肿瘤第一位。乳腺癌常发于40～60岁的妇女，半数以上发生于乳腺外上象限。

乳腺癌的发病机制尚未完全阐明，雌激素长期作用、家族遗传倾向、环境因素、长时间大剂量接触放射线和乳腺癌发病有关。

（一）病理变化

乳腺癌组织形态十分复杂，类型较多，大致上分为非浸润性癌和浸润性癌两大类（图12-34）。

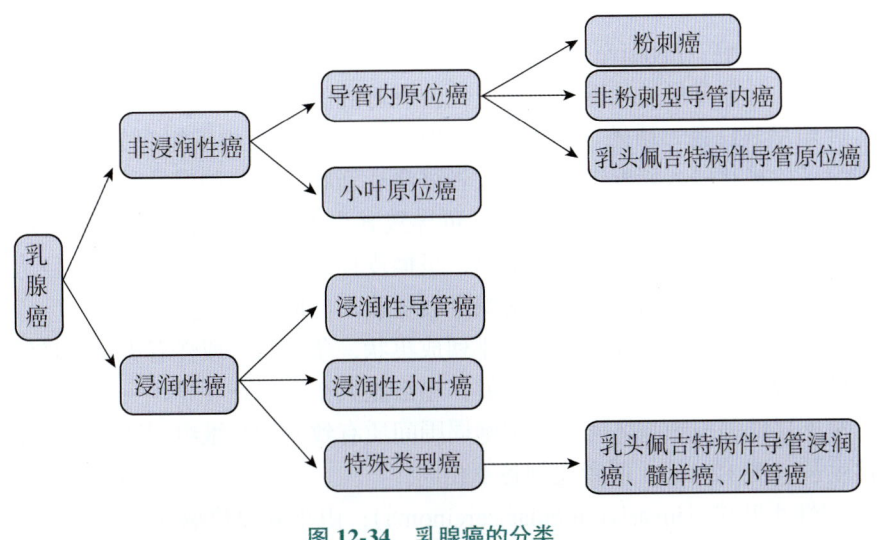

图12-34　乳腺癌的分类

1. 非浸润性癌（noninvasive carcinoma） 分为导管内原位癌和小叶原位癌，前者发生于乳腺小叶的终末导管，不见小叶结构；后者瘤细胞充满轻度扩张的小叶腺泡，小叶结构尚存。两者均局限于基底膜以内，未向间质或淋巴管、血管浸润。

（1）导管内原位癌（intraductal carcinoma in situ）：导管明显扩张，癌细胞局限于扩张的导管内，导管基底膜完整。根据组织学改变分为粉刺癌和非粉刺型导管内癌。

①粉刺癌（comedocarcinoma）：一半以上位于乳腺中央部位，切面可见扩张的导管内含灰黄色软膏样坏死物质，挤压时可由导管内溢出，状如皮肤粉刺，故称为粉刺癌。由于粉刺癌间质纤维化和坏死区钙化，质地较硬，肿块明显，容易被临床和乳腺 X 线检查查见。

镜下：癌细胞体积较大，胞浆嗜酸，分化不等，大小不一，核仁明显，伴丰富的核分裂象。癌细胞呈实性排列，中央总会查见坏死，是其特征性的改变（图 12-35）。坏死区常可查见钙化。导管周围见间质纤维组织增生和慢性炎症细胞浸润。

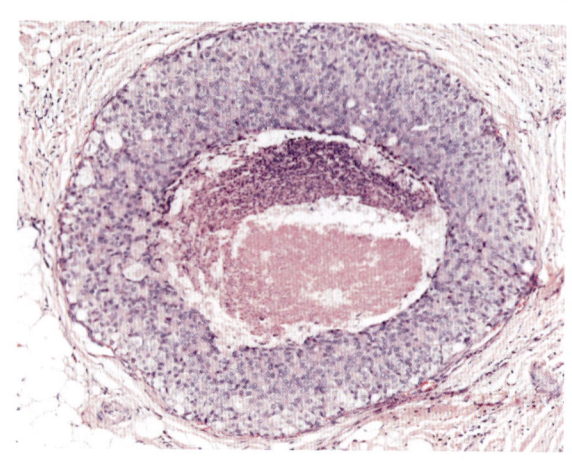

图 12-35　乳腺粉刺癌
导管内癌细胞排列紧密，大小不一，胞浆丰富、嗜酸，中央有大片坏死

②非粉刺型导管内癌（noncomedointraductal carcinoma）：细胞呈不同程度的异型性，但不如粉刺癌明显，细胞体积较小，形态比较规则，一般无坏死或仅有轻微坏死。癌细胞在导管内排列成实性、乳头状或筛状等多种形式。导管周围间质纤维组织增生亦不如粉刺癌明显。

转变为浸润性癌的概率与组织学类型有关，粉刺癌远远高于非粉刺型导管内癌。低级别体积较小的导管内癌局部切除可治愈，对于高级别范围较广的导管内癌，乳腺单纯切除和术后放疗可降低复发率。

（2）小叶原位癌（lobular carcinoma in situ）：小叶原位癌发生于乳腺小叶的末梢导管和腺泡。扩张的乳腺小叶末梢导管和腺泡内充满呈实体排列的癌细胞，癌细胞体积较导管内癌的癌细胞小，大小、形状较为一致，核圆形或卵圆形，核分裂象罕见。增生的癌细胞未突破基底膜。一般无癌细胞坏死，亦无间质的炎症反应和纤维组织增生。约 30% 的小叶原位癌累及双侧乳腺，常为多中心性，因肿块小，临床上一般扪不到明显肿块，不易和乳腺小叶增生区别。发展为浸润性癌的概率和导管内原位癌相似。

2. 浸润性癌

（1）浸润性导管癌（invasive ductal carcinoma）：由导管内癌发展而来，癌细胞突破导管基底膜向间质浸润，是最常见的乳腺癌类型，约占乳腺癌的 70%。

肉眼：肿瘤呈灰白色，质硬，切面有砂粒感，无包膜，与周围组织分界不清，活动度差。常可见癌组织呈树根状侵入邻近组织内，大者可深达筋膜。如癌肿侵及乳头又伴有大量纤维组织增生时，由于癌周增生的纤维组织收缩，可导致乳头下陷。如癌组织阻塞真皮内淋巴管时，可致皮肤水肿，而毛囊汗腺处皮肤相对下陷，呈橘皮样外观。晚期乳腺癌形成巨大肿块，在癌周浸润蔓延，形成多个卫星结节。如癌组织穿破皮肤，可形成溃疡。

镜下：组织学形态多种多样，癌细胞排列成巢状、条索状，或伴有少量腺样结构。可保留部分原有的导管内原位癌结构，或完全缺如。癌细胞大小、形态各异，一般多形性明显，核分裂象多见，常见局部肿瘤细胞坏死。癌细胞周围间质有致密的纤维组织增生，癌细胞在纤维间质内浸润性生长（图 12-36），两者比例各不相同。

（2）浸润性小叶癌（invasive lobular carcinoma）：由小叶原位癌穿透基底膜向间质浸润所

致，占乳腺癌的 5%～10%。癌细胞呈单行串珠状或细条索状浸润于纤维间质之间，或环形排列在正常导管周围。癌细胞小，大小一致，核分裂象少见，细胞形态和小叶原位癌的瘤细胞相似（图 12-37）。大约 20% 的浸润性小叶癌累及双侧乳腺，在同一乳腺中呈弥漫性多灶性分布，因此不容易被临床和影像学检查发现。

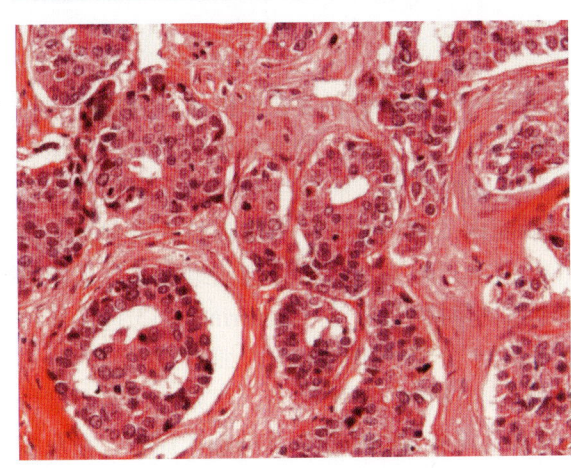

图 12-36　乳腺浸润性导管癌

癌组织呈腺管状分布，在间质内浸润性生长

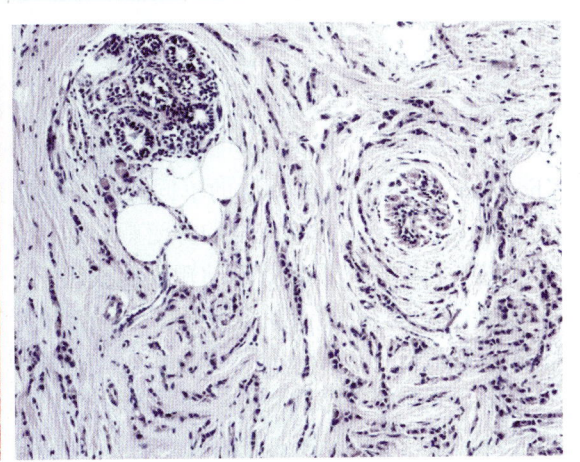

图 12-37　乳腺浸润性小叶癌

癌细胞呈列兵样排列，浸润于纤维间质中，部分围绕乳腺小导管环形排列

肉眼：切面呈橡皮样，色灰白、柔韧，与周围组织无明确分界。该瘤的扩散和转移亦有其特殊性，常转移至脑脊液、浆膜表面、卵巢、子宫和骨髓。

3．特殊类型癌　主要有髓样癌、小管癌、黏液癌及佩吉特病。

佩吉特病（Paget's disease）指伴有或不伴有间质浸润的导管内癌的癌细胞沿乳腺导管向上扩散，累及乳头和乳晕，在表皮内可见大而异型、胞浆透明的肿瘤细胞。这些细胞可孤立散在或成簇分布。在病变下方可查见导管内癌，其细胞形态和表皮内的肿瘤细胞相似。乳头和乳晕可见渗出和浅表溃疡，呈湿疹样改变，因此又称湿疹样癌。

（二）扩散

1．直接蔓延　癌细胞沿乳腺导管直接蔓延，可累及相应的乳腺小叶腺泡，或沿导管周围组织间隙向周围扩散到脂肪组织。随着癌组织不断扩大，甚至可侵及胸大肌和胸壁。

2．淋巴道转移　淋巴道转移是乳腺癌最常见的转移途径。首先转移至同侧腋窝淋巴结，晚期可相继至锁骨下淋巴结或逆行转移至锁骨上淋巴结。位于乳腺内上象限的乳腺癌常转移至乳内动脉旁淋巴结，进一步至纵隔淋巴结。偶尔可转移到对侧腋窝淋巴结。

3．血道转移　晚期乳腺癌可经血道转移至肺、骨、肝、肾上腺和脑等组织或器官。

四、男性乳腺发育

男性乳腺发育（gynecomastia）是指由于乳腺腺体和间质的共同增生引起的乳腺肥大，可单侧或双侧发生，在乳晕下可查见纽扣样的结节性增大，大者似女性青春期乳腺。

镜下：导管周围密集的玻璃样胶原纤维增生，但更为显著的是导管的变化，导管上皮呈乳头状增生。细胞形态规则，呈柱状或立方状，很少有小叶形成。该病变易于在临床检查时发现，但必须和少见的男性乳腺癌鉴别。

（周庚寅　张翠娟）

第十三章 内分泌系统疾病

内分泌系统（endocrine system）包括内分泌腺、内分泌组织和散在于机体多种器官组织中的内分泌细胞。由内分泌腺或内分泌细胞分泌出的具有生物活性的高效化学物质称为激素（hormone），根据化学性质的不同分为含氮激素和类固醇激素。前者在粗面内质网和高尔基复合体内合成，为有膜包被的分泌颗粒，后者在滑面内质网内合成，分泌颗粒无膜包被。激素通过不同方式作用于特定的靶细胞或组织：①经血液运输到达远处细胞或组织时称远距离分泌（telecrine）；②仅经组织液扩散后作用于邻近细胞时称旁分泌（paracrine）；③直接作用于分泌细胞自身时称自分泌（autocrine）；④原位作用于分泌细胞的胞质内细胞器称胞内分泌（intracrine）。内分泌系统与神经系统相辅相成，共同调节机体的生长发育、生殖、代谢并维持内环境稳定。当内分泌系统发生疾病时，常出现激素分泌异常和功能紊乱的临床症状。在众多内分泌系统疾病中以增生性病变与肿瘤较常见。

第一节 垂体疾病

垂体位于蝶鞍，重 0.5～1.0g，分前、后两叶，前叶为腺垂体由具有不同形态、能分泌各种激素的内分泌细胞构成，后叶为神经垂体，本身不产生激素，储存和释放下丘脑产生的抗利尿激素和催产素（表13-1）。

表13-1 正常垂体的分泌功能

部　位	分泌细胞	分泌的激素
垂体前叶（腺垂体）	嗜酸性细胞　①生长激素细胞	生长激素（growth hormone，GH）
	②催乳素细胞	催乳素（prolactin，PRL）
	嗜碱性细胞　①促甲状腺素细胞	促甲状腺素（thyroid stimulating hormone，TSH）
	②促性激素细胞	促卵泡素（follicle stimulating hormone，FSH）
		促黄体素（luteinizing hormone，LH）
	③促肾上腺皮质激素细胞	促肾上腺皮质激素（adrenocorticotropin hormone，ACTH）
		促脂解素（lipotrophic hormone，LPH）
	嫌色细胞	少量上述激素
垂体后叶（神经垂体）		血管升压素，即抗利尿激素（antidiuretic hormone，ADH）
		催产素（oxytocin，OT）

一、下丘脑及垂体后叶疾病

（一）尿崩症

尿崩症（diabetes insipidus）是因ADH分泌不足或肾对ADH反应缺陷所致的一种临床综合征，以多尿、低比重尿、烦渴多饮为突出特点。根据病因分为以下4类：①垂体性尿崩症：垂体后叶ADH释放不足；②肾性尿崩症：肾小管对血液正常ADH缺乏反应；③继发性尿崩症：

下丘脑-垂体后叶轴外伤、感染、肿瘤所致；④原发性尿崩症：原因不明。临床以继发性尿崩症为常见。

（二）性早熟症

性早熟症（precocious puberty）是由于脑积水、脑肿瘤等中枢神经系统疾病或遗传异常导致下丘脑-垂体过早分泌并释放促性腺激素所致，以儿童提前出现性发育（女孩6～8岁，男孩8～10岁）为主要表现。

二、垂体前叶功能亢进与低下

垂体前叶某种或多种激素分泌增加、减少分别称为垂体前叶功能亢进（hyperpituitarism）和功能低下。功能亢进主要因功能性肿瘤引起，少数由于下丘脑作用或垂体靶器官的反馈抑制作用消失而致；功能低下主要因肿瘤、手术、外伤和血液循环障碍等导致前叶75%以上组织的破坏引起，偶尔也可因下丘脑病变引起。以下为常见的垂体前叶功能亢进与低下性疾病。

（一）垂体性巨人症及肢端肥大症

本病多由垂体生长激素细胞腺瘤分泌过多生长激素所致。发生于青春期以前，人体各组织、器官和骨骼成比例地过度生长以致身材异常高大，称为垂体性巨人症（pituitary gigantism）；发生于青春期后，表现为颅骨增厚，下颌、眶上嵴及颧骨大而突出，鼻、唇、舌肥大，皮肤粗厚，手足宽大，指（趾）粗钝，称为肢端肥大症（acromegaly）（图13-1）。

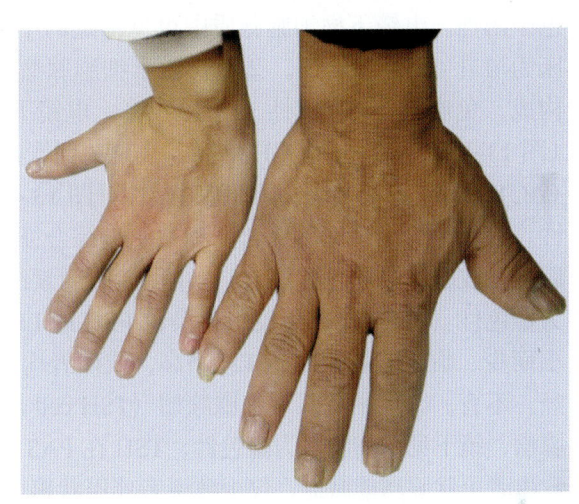

图13-1 肢端肥大症

（二）高催乳素血症

高催乳素血症（hyperprolactinemia）主要因垂体催乳素细胞腺瘤分泌过多催乳素，或下丘脑病变以及药物引起。临床上女性出现闭经、不育和溢乳，男性性功能下降，少数也可溢乳，称溢乳闭经综合征（galactorrhea-amenorrhea syndrome）。

（三）垂体性侏儒症

垂体性侏儒症（pituitary dwarfism）是因垂体前叶生长激素分泌减少或缺乏所致。临床上表现为儿童期骨骼、躯体生长发育迟缓，体型停滞，身材矮小，皮肤和颜面可有皱纹，智力发育正常。因促性腺激素缺乏所致的性器官发育障碍常见。

（四）西蒙综合征

西蒙综合征（Simmond syndrome）是因炎症、肿瘤、血液循环障碍、损伤等原因引起垂体前叶各种激素分泌障碍所致。临床上相应激素的靶器官如甲状腺、肾上腺、性腺逐渐萎缩，以恶病质、早衰及多种激素分泌低下为其特征性表现。

（五）希恩综合征

希恩综合征（Sheehan syndrome）是垂体缺血性萎缩、坏死而致前叶各种激素分泌减少的一种综合征，常因分娩大出血引起。典型病例表现为产后乳腺萎缩、泌乳停止，并相继出现生殖器官萎缩、闭经，甲状腺和肾上腺萎缩、功能低下，最后全身萎缩、老化。

三、垂体肿瘤

垂体可发生多种肿瘤，如垂体腺瘤、垂体腺癌、颅咽管瘤、脑膜瘤、胶质瘤、生殖细胞瘤、畸胎瘤、脊索瘤等。

(一)垂体腺瘤

垂体腺瘤(pituitary adenoma)是来源于垂体前叶上皮细胞的良性肿瘤,占颅内肿瘤的 10%~20%,是鞍内最常见的良性肿瘤,以 30~60 岁女性好发,生长缓慢。临床主要表现为:①激素分泌过多致相应功能亢进;②肿瘤破坏、压迫垂体致激素分泌障碍,功能低下;③视神经受压致视野及视力异常。

肉眼:瘤体直径从 0.1mm 到 10cm 不等(直径小于 1cm 者称为小腺瘤,大于 1cm 者称为大腺瘤),分界清楚,可位于鞍内或扩张至鞍外。部分腺瘤无包膜,呈侵袭性生长时称侵袭性腺瘤。肿瘤色灰白或紫红,质软,可伴出血、坏死、囊性变、纤维化和钙化。

镜下:瘤细胞似正常的垂体前叶细胞或稍大,排列成片、索、巢、花带状、腺样或乳头状,可有异型性,核分裂象罕见,间质纤细而富于血管。

根据肿瘤内分泌激素水平和免疫组织化学检测结果,同时结合瘤细胞 HE 染色特点和电镜表现等将垂体腺瘤分类如下:①催乳素细胞腺瘤(PRL cell adenoma):在垂体腺瘤中最多见,多由嫌色性或弱嗜酸性瘤细胞构成(图 13-2A),PRL 在 PAS 染色中阴性、在免疫组化染色中阳性。电镜下瘤细胞胞质中可见稀疏的小神经内分泌颗粒(图 13-2B),血 PRL 增高,临床为溢乳-闭经综合征。②生长激素细胞腺瘤(GH cell adenoma):由嗜酸性或嫌色性瘤细胞构成,免疫组化 GH 阳性(图 13-3A),电镜下瘤细胞胞浆内可见多少不等的神经内分泌颗粒(图 13-3B),临床上血 GH 增高,表现为巨人症或肢端肥大症。③促肾上腺皮质激素细胞腺瘤(ACTH cell adenoma):瘤细胞嗜碱性(图 13-4),免疫组化染色 ACTH、β-LPH 和内啡肽等阳性。临床上可出现库欣综合征和纳尔逊综合征(Nelson syndrome)(表现为双侧肾上腺切除术后全身皮肤、黏膜色素沉着)。④促性腺激素细胞腺瘤(gonadotroph cell adenoma):瘤细胞多为嫌色性(图 13-5),免疫组化染色 FSH 或 LH 阳性,或两者均阳性。电镜见胞质内分泌颗粒小而少。临床上血 FSH 或 LH 增高,或两者均增高,早期无症状,晚期表现为性功能减退、闭经、不育。⑤促甲状腺素细胞腺瘤(TSH cell adenoma):少见。肉眼观常为侵袭性或纤维化大腺瘤,镜下见瘤细胞多为嫌色性,TSH 在 PAS 染色中阳性、在免疫组化染色中阳性。临床大多数患者甲状腺功能减退,仅少数患者伴甲状腺功能亢进及血中 TSH 升高。⑥多种激素细胞腺瘤(plurihormonal cell adenoma):肿瘤分泌多种激素,以 GH 细胞和 PRL 细胞混合腺瘤最常见。⑦无功能性细胞腺瘤(nonfunctional cell adenoma):由嫌色性细胞构成。

有的垂体腺瘤虽然能产生激素但并不表现出相关内分泌症状,这类垂体腺瘤习惯上称为无

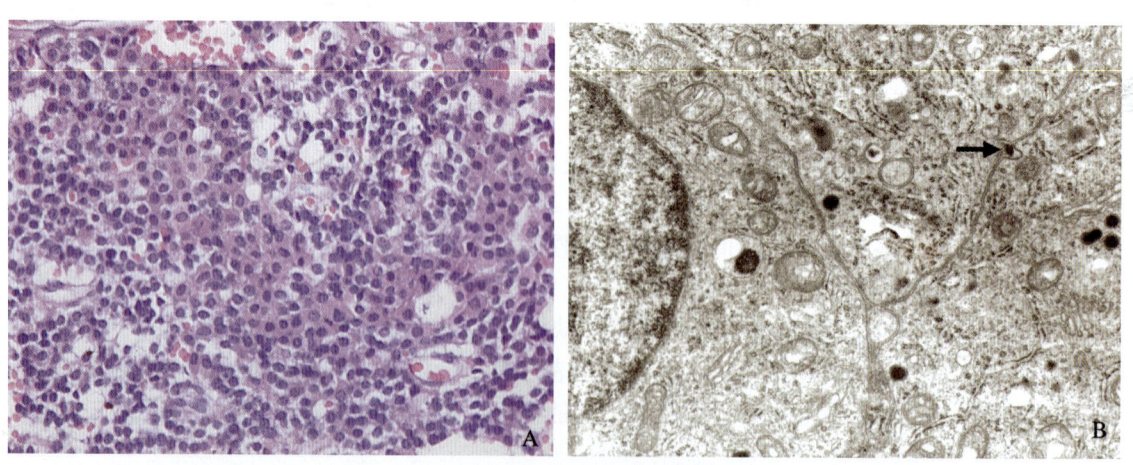

图 13-2 垂体催乳素细胞腺瘤
A. 肿瘤由嫌色性和嗜酸性瘤细胞构成;B. 肿瘤细胞胞质内见稀疏神经内分泌颗粒
本图由郭乔楠、史景泉教授提供

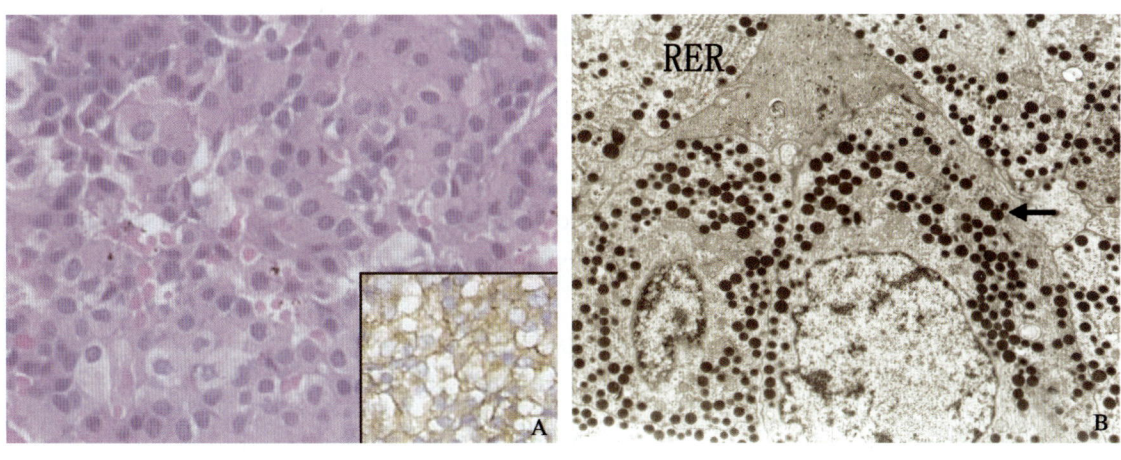

图 13-3 垂体生长激素细胞腺瘤

A. 肿瘤主要由嗜酸性瘤细胞构成，免疫组化染色GH阳性；B. 肿瘤细胞胞质内见较多神经内分泌颗粒

(本图由郭乔楠、史景泉教授提供)

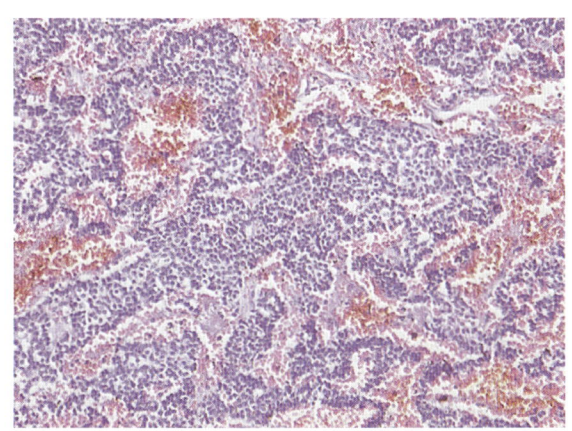

图 13-4 垂体促肾上腺皮质激素细胞腺瘤

瘤细胞嗜碱性，排列呈索状或花带状

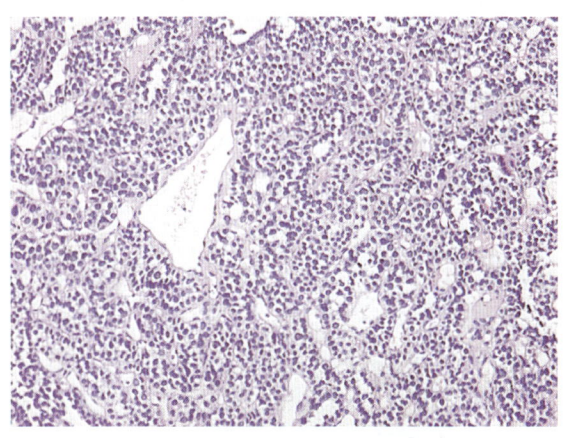

图 13-5 垂体促性腺激素细胞腺瘤

瘤细胞嫌色性，排列呈索状或小巢状

功能性垂体腺瘤，包括两种情况：①经免疫组化染色和电镜检测显示瘤细胞有激素分泌或分泌颗粒存在，但没有相应临床症状；②瘤细胞确实无激素分泌，此类罕见。

（二）垂体腺癌

垂体腺癌（pituitary adenocarcinoma）极罕见，一般源于垂体腺瘤。当垂体腺瘤出现确切的脑脊髓或其他器官转移时，即诊断垂体腺癌。大多数垂体腺癌为功能性肿瘤，能分泌催乳素或促肾上腺皮质激素。

（三）颅咽管瘤

该瘤是儿童最常见的蝶鞍肿瘤，多见于20岁以下青少年。肿瘤呈浸润性生长，恶性度低。临床上主要引起压迫症状致垂体功能下降，出现脑积水、头痛、视野缺失等。

肉眼：肿瘤直径从数毫米至5cm不等，切面多为囊性，囊内见暗褐色液体、胆固醇和钙化。

镜下：瘤组织似造釉细胞瘤，在疏松间质中有上皮细胞岛和囊腔形成、胆固醇结晶及钙盐沉积，囊壁由鳞状上皮构成，免疫组化染色显示细胞角蛋白（cytokeratin，CK）阳性。

第二节 甲状腺疾病

一、弥漫性非毒性甲状腺肿

弥漫性非毒性甲状腺肿（diffuse nontoxic goiter）亦称单纯性甲状腺肿（simple goiter），可呈地域性分布，称为地方性甲状腺肿（endemic goiter），主要因食物和饮水中缺碘所致。在我国多见于远离海岸的内陆山区，也可为散发性。临床主要表现为甲状腺肿大，后期可因压迫而引起吞咽和呼吸困难等临床表现，多数表现甲状腺功能正常，少数可伴有甲状腺功能亢进或低下，极少数可癌变。

（一）病理变化

根据其发生、发展过程和病变特点分为3个时期：

1．增生期 又称为弥漫性增生性甲状腺肿（diffuse hyperplastic goiter）。

肉眼：甲状腺弥漫性对称性中度增大，一般低于150g（正常20～40g），表面光滑。

镜下：滤泡上皮增生呈立方或低柱状，伴小滤泡和假乳头形成，胶质较少，间质充血。

临床上甲状腺功能无明显改变。

2．胶质贮积期 又称为弥漫性胶样甲状腺肿（diffuse colloid goiter）。

肉眼：甲状腺弥漫性、对称性显著增大，重200～500g，表面光滑，切面呈淡棕色或褐色，半透明胶冻状（图13-6A）。

镜下：大部分滤泡上皮复旧变扁平，滤泡腔高度扩大，充满浓稠胶质（图13-6B）。

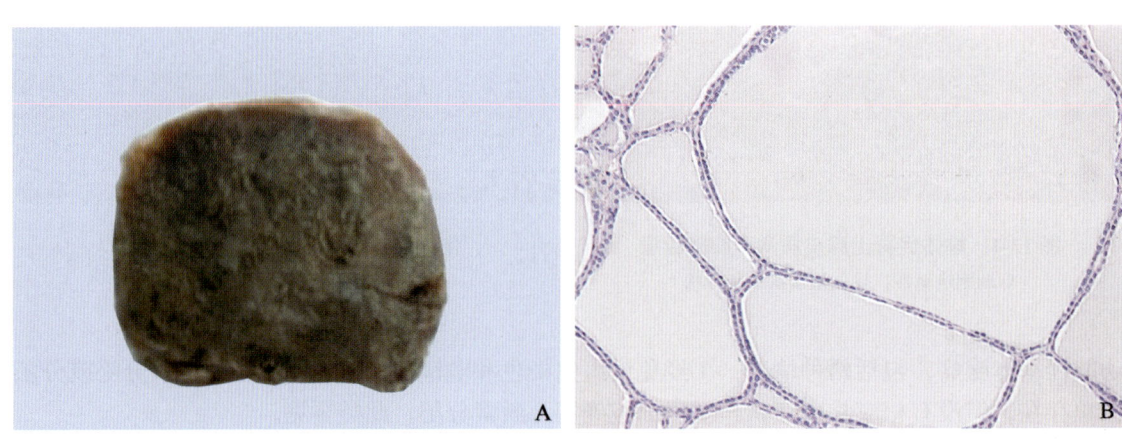

图13-6 弥漫性非毒性甲状腺肿（胶质贮积期）
A．肉眼见甲状腺弥漫性增大，切面呈褐色胶冻状；B．镜下见滤泡上皮扁平，滤泡腔扩大，充满胶质

3．结节期 又称结节性甲状腺肿（nodular goiter）。长期交替发生的增生与复旧使甲状腺内纤维组织增生，分隔滤泡组织。

肉眼：甲状腺呈不对称性结节状增大，结节大小不一，多无完整包膜，切面可见出血、坏死、囊性变、钙化和瘢痕形成。

镜下：①部分为增生的小滤泡，上皮细胞呈立方形或矮柱状；②部分为大滤泡上皮复旧或萎缩，胶质贮积；③间质纤维组织增生、分隔包绕甲状腺滤泡形成结节状病灶（图13-7）。

（二）病因和发病机制

1．缺碘 地方性水、土、食物中缺碘或因处于青春期、妊娠期和哺乳期对碘需求量增加而相对缺碘，甲状腺素合成减少，通过负反馈刺激垂体TSH分泌增多，使甲状腺滤泡上

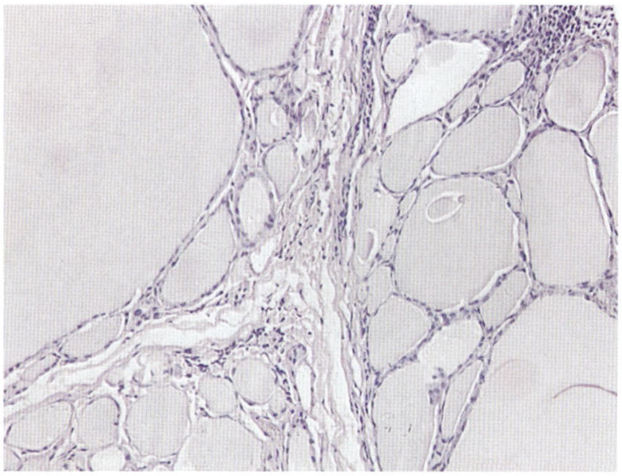

皮增生，摄碘功能增强而达到缓解。如果持续长期缺碘，一方面滤泡上皮增生，另一方面所合成的甲状腺球蛋白没有碘化而不能被上皮细胞吸收利用，则滤泡腔内充满胶质，甲状腺肿大。

2．致甲状腺肿因子的作用 ①水中大量钙和氟影响肠道碘的吸收，抑制甲状腺素分泌；②某些食物如卷心菜、木薯、菜花等所含的化学物质（如氰化物）能抑制碘化物在甲状腺内运送；③硫氰酸盐、过氯酸盐，某些药物如磺胺、硫脲类药，以及高氯酸盐等可抑制碘离子向甲状腺浓集。

图13-7 结节性甲状腺肿
甲状腺实质被纤维条索分割形成结节

3．高碘 常年摄碘过高使碘的有机化过程受阻，甲状腺呈代偿性肿大。

4．遗传与免疫 过氧化物酶、去卤化酶及碘酪氨酸的遗传性缺乏能导致家族性甲状腺肿。有人认为自身免疫机制也参与了甲状腺肿的发生。

二、弥漫性毒性甲状腺肿

弥漫性毒性甲状腺肿（diffuse toxic goiter）又名格雷夫斯（Graves）病，是由于血中甲状腺素过多并作用于全身各组织所引起的临床综合征，临床上统称为甲状腺功能亢进症（hyperthyroidism），简称甲亢。临床主要表现为甲状腺肿大，T_3、T_4增高，基础代谢率和神经兴奋性升高，如心悸、脉快、多汗、烦热、多食、消瘦、乏力、手震颤。约1/3患者伴眼球突出，又名突眼性甲状腺肿。本病多见于女性，男女之比为1:(4~6)，高峰年龄为20~40岁。

（一）病因和发病机制

目前主要认为甲状腺功能亢进症是在遗传基础上，因精神创伤等应激因素诱发的一种器官特异性自身免疫病。其相关发病因素如下：①自身免疫，患者血中球蛋白增高，并有多种抗甲状腺的自身抗体，且常与一些自身免疫性疾病并存，而且几乎所有患者的血中均可检测到与TSH受体结合的抗体。目前认为与疾病发生有直接关系的自身抗体主要有：甲状腺刺激免疫球蛋白（thyroid-stimulating immunoglobulin，TSI）、甲状腺生长刺激免疫球蛋白（thyroid growth-stimulating immunoglobulin，TGI），以及甲状腺结合抑制性免疫球蛋白（thyroid-binding inhibitor immunoglobulin，TBII）。血液循环中TSI引起甲状腺素过度分泌，增强甲状腺功能，它的存在与该病的活动性及其复发均明显相关；TGI能刺激滤泡上皮增生；某些形式的TBII则具有类似TSH的功能，刺激并增强滤泡上皮细胞的活性，但目前促发自身免疫的机制尚不清楚。②遗传因素，本病有家族性倾向，患者亲属中50%显示抗甲状腺抗体阳性。③精神创伤，可能通过干扰免疫系统而促进其发生。

（二）病理变化

肉眼：甲状腺弥漫性、对称性增大，为正常的2~4倍，表面光滑，质软韧，切面棕红色肌肉样（图13-8A）。

光镜：①滤泡上皮增生呈高柱状，可形成乳头；②滤泡腔内胶质稀薄，周边常见吸收空泡（图13-8B）；③间质血管充血，淋巴组织增生（图13-8C）。

电镜：滤泡上皮细胞胞浆内内质网丰富、扩张，高尔基复合体肥大，核糖体增多，分泌活跃。

免疫荧光：IgG沉着于滤泡基底膜上。

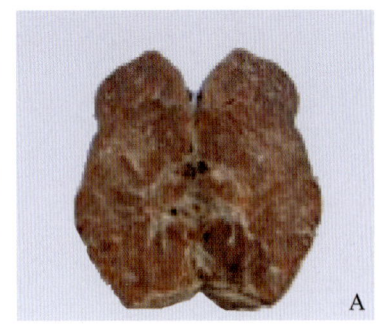 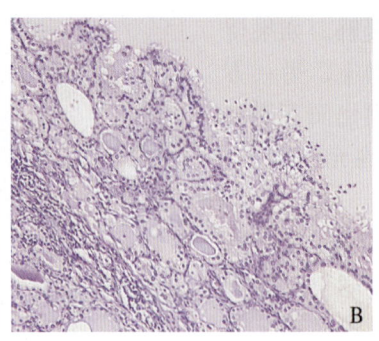 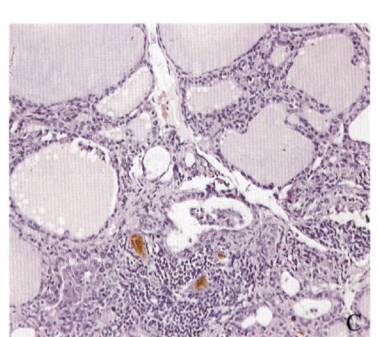

图 13-8 弥漫性毒性甲状腺肿

A. 甲状腺弥漫性增大，切面棕红色；B. 滤泡上皮增生呈柱状，局部形成乳头，滤泡腔周边见吸收空泡；C. 间质充血，淋巴组织增生

术前经碘治疗后甲状腺体积缩小，质地变实，光镜下见上皮细胞变矮，胶质增多变浓，充血减轻，淋巴组织增生程度减轻。

除甲状腺病变外，全身淋巴组织增生，胸腺和脾增大，心脏肥大扩张，心肌和肝细胞可有变性、坏死及纤维化。眼球因球外肌水肿、球后纤维脂肪组织增生、淋巴细胞浸润和黏液水肿导致外突。

三、甲状腺功能减退症

甲状腺功能减退症（hypothyroidism）是因甲状腺素合成和释放减少或缺乏而出现的综合征，根据年龄不同可表现为克汀病或黏液水肿。

（一）克汀病

克汀病（cretinism）又称呆小症，因地方性缺碘，患者于胎儿和婴儿期从母体获得或合成的甲状腺素不足或缺乏，导致生长发育障碍。临床表现为大脑发育不全、智力低下、表情痴呆、骨形成及成熟障碍，四肢短小而形成侏儒。

（二）黏液水肿

黏液水肿是指因甲状腺功能减退，组织间质内出现大量类黏液积聚。**镜下**：结缔组织间质疏松，充以蓝色胶状液体。临床表现为怕冷、嗜睡、月经不调，动作、说话及思维减慢，皮肤发凉、粗糙及非凹陷性水肿。其病因主要有：①甲状腺肿瘤、炎症、外伤、放射等实质性损伤；②甲状腺发育异常；③缺碘、药物及先天或后天性甲状腺素合成障碍；④自身免疫性疾病；⑤垂体或下丘脑病变。

四、甲状腺炎

甲状腺炎一般分为急性、亚急性和慢性 3 种，以亚急性和慢性多见。

（一）亚急性甲状腺炎

亚急性甲状腺炎（subacute thyroiditis）又称为肉芽肿性甲状腺炎（granulomatous thyroiditis）、巨细胞性甲状腺炎（giant cell thyroiditis）等，目前认为与病毒感染有关，好发于 30~50 岁女性。临床表现为发热，甲状腺肿大、压痛，可有短暂性甲状腺功能减退，通常 2 周到数月能自行缓解消失。

肉眼：甲状腺不对称性肿大、结节状，质实如橡皮，切面灰白色或淡黄色，可见坏死或瘢痕，常与周围组织粘连。

镜下：病变呈灶性分布，部分滤泡破坏，胶质外溢形成异物肉芽肿，并可见大量的中性粒细胞、嗜酸性粒细胞、淋巴细胞和浆细胞浸润，可形成微小脓肿（图13-9）。愈复期多核巨细胞消失，间质纤维细胞增生，滤泡上皮细胞再生。

（二）慢性甲状腺炎

1. **慢性淋巴细胞性甲状腺炎**（chronic lymphocytic thyroiditis） 亦称桥本甲状腺炎（Hashimoto thyroiditis），属自身免疫性疾病，在慢性甲状腺病中最为多见，多见于中年女性。临床上甲状腺弥漫性肿大，晚期一般伴有甲状腺功能减退，患者血内可检出多种自身抗体如抗TSH受体抗体、抗甲状腺球蛋白抗体、抗微粒体抗体等。部分患者可发生B细胞淋巴瘤或乳头状癌等。

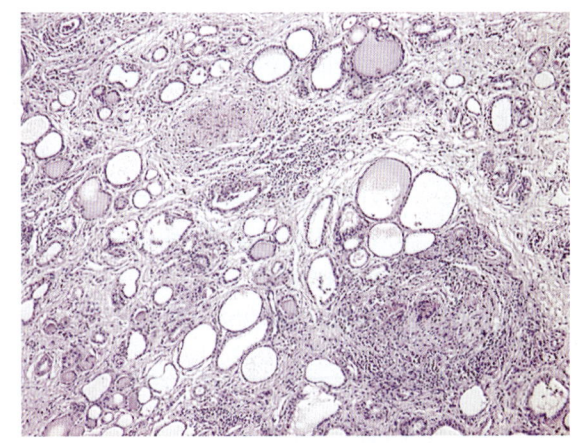

图13-9　亚急性甲状腺炎
病变呈灶性分布，有肉芽肿形成伴异物巨细胞反应，间质纤维化

肉眼： 甲状腺对称性、弥漫性肿大，60~200g，表面光滑或呈结节状，切面色灰白或灰黄，质硬韧，与周围组织、无粘连。

镜下： 甲状腺实质广泛破坏、萎缩，伴嗜酸性细胞化生，淋巴组织增生，并形成有生发中心的淋巴滤泡（图13-10），晚期纤维组织增生明显。

2. **纤维性甲状腺炎**（fibrous thyroiditis） 又称为Riedel甲状腺肿或慢性木样甲状腺炎（chronic woody thyroiditis）。该病罕见，病因不明，主要见于中年女性。病因不明，但大部分患者血中可检见抗甲状腺的自身抗体，提示其发病可能与自身免疫有关。临床上早期症状不明显，晚期甲状腺增大并产生压迫症状致声音嘶哑、呼吸及吞咽困难等，25%~50%伴有甲状腺功能减退。

肉眼： 甲状腺不对称性肿大，表面呈结节状，切面灰白，质硬如木，与周围组织明显粘连。

镜下： 滤泡萎缩消失，大量纤维组织增生、玻璃样变，少量至中等量淋巴细胞浸润（图13-11）。

亚急性、慢性淋巴细胞性、纤维性甲状腺炎的鉴别见表13-2。

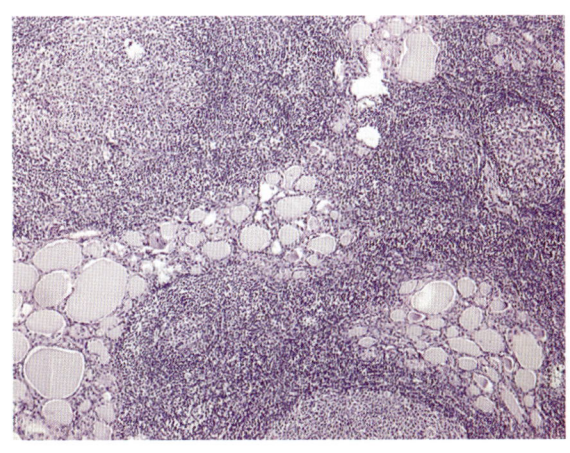

图13-10　慢性淋巴细胞性甲状腺炎
甲状腺实质萎缩，大量淋巴细胞浸润，见有生发中心的淋巴滤泡

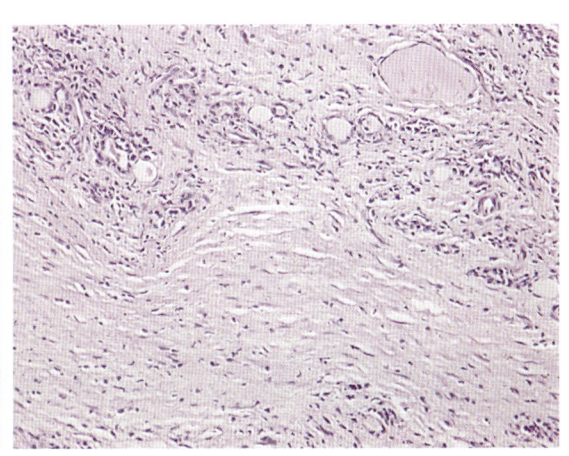

图13-11　纤维性甲状腺炎
滤泡萎缩消失，大量纤维组织增生

表13-2 3种甲状腺炎的鉴别

	亚急性甲状腺炎	慢性淋巴细胞性甲状腺炎	纤维性甲状腺炎
病因	病毒感染	自身免疫	原因不明
甲状腺功能	短暂性低下，可恢复正常	一般伴有功能低下	25%~50%伴有功能低下
肉眼	不对称性结节状肿大、质实，见坏死、瘢痕，与周围组织粘连	对称性弥漫性肿大，质韧，与周围组织无粘连	不对称性结节状肿大，质硬如木，与周围组织粘连
光镜	实质灶性破坏 间质有胶质异物肉芽肿形成，多种炎症细胞浸润	实质广泛破坏 间质大量淋巴组织增生，多见有生发中心的淋巴滤泡	实质极度萎缩、消失 间质显著纤维化及玻璃样变，少至中等量淋巴细胞浸润

五、甲状腺肿瘤

（一）甲状腺腺瘤

甲状腺腺瘤（thyroid adenoma）由滤泡上皮发生，是甲状腺最常见的良性肿瘤，生长缓慢。临床上最常发生于40~50岁，男女之比为1:7，少数患者可伴甲状腺功能亢进。

肉眼：肿瘤多单发，直径为3~5cm，包膜完整，切面实性、质软、色暗红或棕黄，可伴出血、囊性变、钙化及纤维化（图13-12）。根据肿瘤的组织形态学特点分类如下：

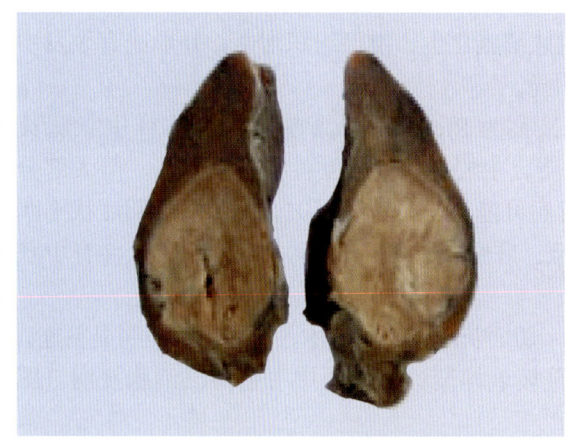

图13-12 甲状腺腺瘤

甲状腺切面见一个边界清楚的实性结节，色略浅于周边正常甲状腺组织

1. 滤泡性腺瘤（follicular adenoma） 由于腺瘤有多种组织学形态，而多数腺瘤可见以下多种形态共存，故曾有的组织学类型名称已废弃：①滤泡似成人正常甲状腺滤泡，大小一致，排列拥挤，内含胶质；②滤泡大但不均等，富含胶质，瘤细胞扁平（图13-13A）；③滤泡小而一致，仅含少量胶质或没有胶质，瘤细胞立方形，间质疏松水肿、黏液样（图13-13B）；④瘤细胞小而一致，排列呈片状或条索状，偶见不完整的无胶质小滤泡，间质疏松水肿（图13-13C）；⑤瘤细胞大而多角形，核中等大小，胞质丰富、嗜酸性，排列成巢或条索状，电镜下见此类嗜酸性细胞胞浆内有丰富的线粒体。以此种形态为主者称嗜酸性细胞腺瘤（acidophilic cell type adenoma），又称许特莱（Hurthle）细胞腺瘤，较少见，是滤泡性腺瘤中唯一的形态和临床特点突出的亚型。

2. 非典型腺瘤（atypical adenoma） 瘤细胞丰富，生长较活跃，可见异型性和核分裂象。细胞排列成索或巢片状，但无明确的包膜和血管侵犯。本瘤可通过免疫组化染色与甲状腺髓样癌和转移癌鉴别（表13-3）。

表13-3 非典型腺瘤与甲状腺髓样癌、转移癌的免疫组化染色鉴别点

	非典型腺瘤	甲状腺髓样癌	甲状腺转移癌
降钙素（calcitonin）	−	+	−
上皮膜抗原（epithelial membrane antigen，EMA）	−	−	+
角蛋白（keratin）	−	−	+

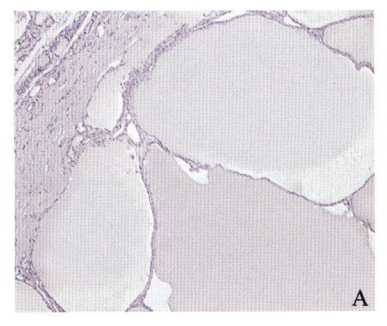
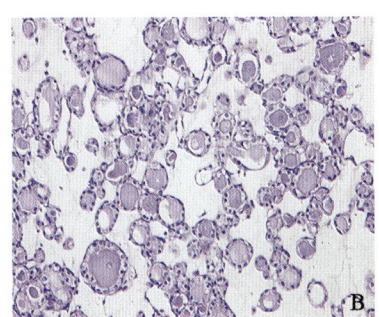
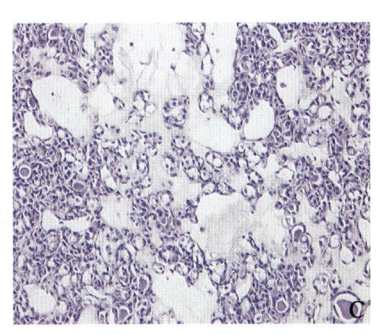

图13-13 甲状腺滤泡性腺瘤

A. 滤泡大而富含胶质；B. 滤泡小而一致，胶质少，间质水肿；C. 瘤细胞小，排列呈片状或条索状，间质水肿、黏液样

临床上甲状腺腺瘤要注意和结节性甲状腺肿鉴别，见表13-4。

表13-4 甲状腺腺瘤和结节性甲状腺肿的鉴别

	甲状腺腺瘤	结节性甲状腺肿
数目	单个	多个（结节）
包膜	完整	不完整
组织形态	不同于周围甲状腺组织	结节内外较一致
是否压迫周围甲状腺组织	压迫	不压迫

（二）甲状腺癌

甲状腺癌（thyroid carcinoma）是一种较常见的恶性肿瘤，常见的主要有4种组织学类型。各型甲状腺癌生长规律差异很大。多数甲状腺癌患者甲状腺功能正常，仅少数有甲状腺功能亢进或低下。

1. 乳头状癌（papillary carcinoma） 最常见，约占甲状腺癌的60%，好发于儿童及青少年，女性居多。患者常有颈部放疗史。肿瘤生长慢，恶性程度较低，预后较好，10年存活率达80%以上。虽然局部淋巴结转移较早，但与生存率无关，提示预后的因素有瘤体大、侵犯至甲状腺外、血管侵犯，以及远处转移等。患者年龄越大，预后往往越差。

肉眼：肿瘤多单发，圆形，直径为2~3cm，无完整包膜，质地较硬，切面灰白，常伴纤维化和钙化，部分为囊，其内可见乳头。

镜下：①癌细胞呈复杂分枝的乳头状排列，有纤维血管轴心（图13-14A）；②常见呈同心圆状的钙化小体，即砂粒体；③癌细胞核透明或毛玻璃状，可见核沟，排列拥挤，易见重叠（图13-14B）。直径小于1cm的乳头状癌称为微小癌（microcarcinoma）或隐匿性癌（occult carcinoma），预后好。

2. 滤泡癌（follicular carcinoma） 占甲状腺癌的20%~25%，恶性程度比乳头状癌高。早期易血道转移至肺、骨，预后差。临床多见于40岁以上女性。

肉眼：肿瘤呈结节状，包膜不完整，境界较清楚，切面灰白、质软。

镜下：癌细胞排列成滤泡、巢索及梁状。滤泡分化好者似正常甲状腺组织，难与腺瘤相鉴别，需多取材、切片，根据包膜、血管、神经是否有侵犯来确定诊断（图13-15）。

3. 髓样癌（medullary carcinoma） 占甲状腺癌的5%~10%，来自滤泡旁细胞（C细胞），又称C细胞癌（C-cell carcinoma），属于APUD瘤。患者高发年龄为40~60岁，部分为家族性常染色体显性遗传。因癌细胞能分泌降钙素、前列腺素、ACTH等多种激素，临床表现为严重腹泻、低血钙症以及其他异位激素综合征。

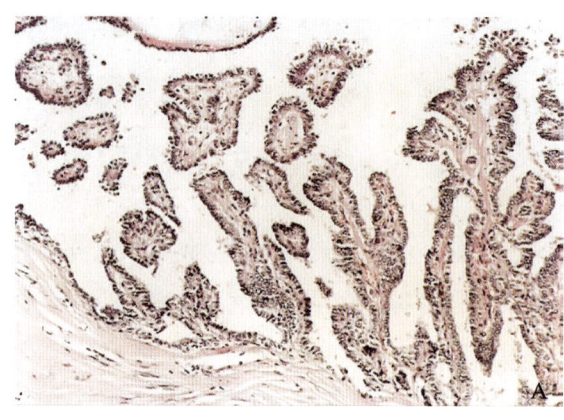
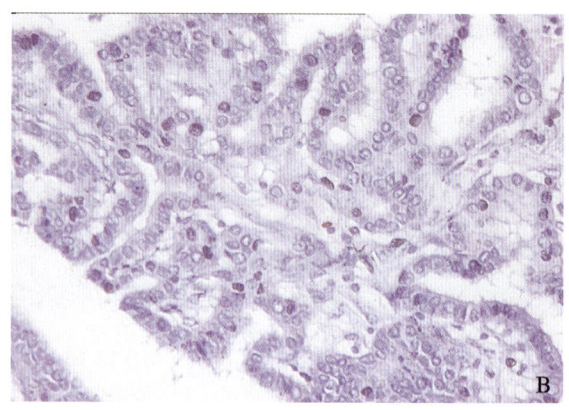

图 13-14 甲状腺乳头状癌

A. 癌细胞呈乳头状排列，有纤维血管轴心；B. 瘤细胞核排列拥挤，毛玻璃状，可见核沟

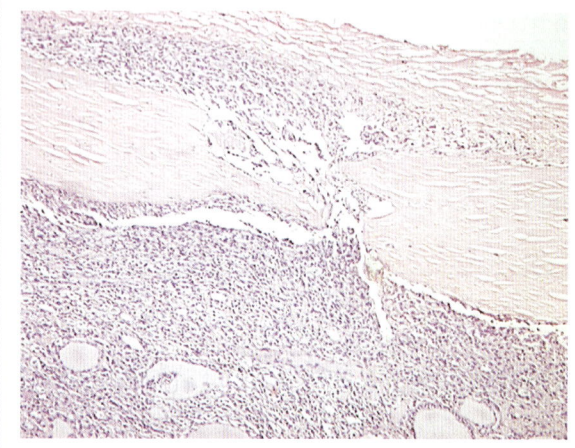

图 13-15 甲状腺滤泡癌

癌组织由滤泡结构组成，侵犯包膜

肉眼：肿瘤直径为 1～11cm，边界清楚，可有假包膜，切面灰白色，质实。大者常有出血、坏死。

光镜：瘤细胞圆形、多角形或梭形，核圆或卵圆形，核分裂象罕见，排列呈实体片巢状或乳头状、滤泡状。髓样癌间质常有淀粉样物质沉着（图 13-16A），此为其特征性改变，免疫组化染色显示降钙素阳性（图 13-16B），甲状腺球蛋白（thyroglobulin）阴性；滤泡癌、乳头状癌和未分化癌甲状腺球蛋白均阳性，而降钙素均阴性。

电镜：癌细胞胞质内有大小一致的神经内分泌颗粒。

4．**未分化癌**（undifferentiated carcinoma） 占甲状腺癌的 5%～10%，多见于 50 岁以上妇女。生长快，高度恶性，早期即可发生浸润和转移，预后差。

肉眼：肿瘤体积大，分界不清，切面灰白色，质硬，常有出血、坏死。

镜下：癌细胞形态多样，易见核分裂象，可分为小细胞型、梭形细胞型、巨细胞型和混合细胞型。

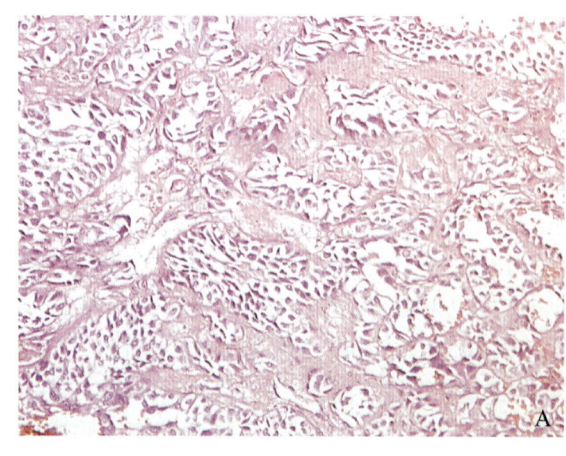
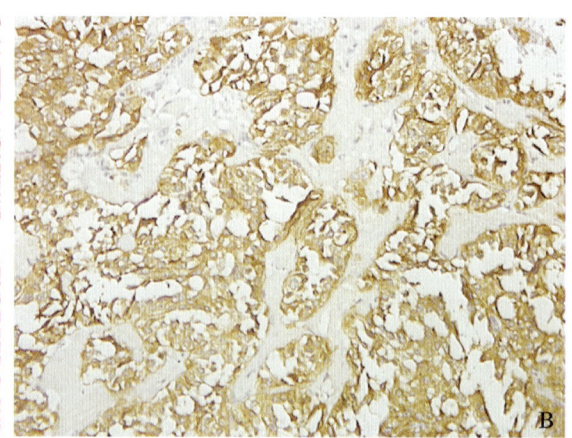

图 13-16 甲状腺髓样癌

A. 肿瘤间质见淀粉样物质沉着；B. 免疫组化染色显示降钙素阳性（第三军医大学肖华亮主治医师供图）

第三节 肾上腺疾病

一、肾上腺皮质功能亢进

肾上腺皮质分泌糖皮质激素（glucocorticoid）（在人类主要是皮质醇）、盐皮质激素（mineralocorticoid）及雄激素（androgen）和雌激素（estrogen）。肾上腺皮质功能亢进（hyperadrenalism）根据何种激素分泌过多可分为不同的临床综合征，其中以皮质醇增多症（又称库欣综合征）和醛固酮增多症最常见。

（一）库欣综合征

库欣综合征时，糖皮质激素长期分泌过多，促进蛋白质异化、脂肪沉积，表现为满月脸、向心性肥胖、皮肤变薄出现紫纹、多毛、痤疮、高血压、糖耐量降低、月经失调、性欲减退、骨质疏松、肌肉乏力等。本症可发生在任何年龄，其中以中年女性多见，男女比例约为1:2.5。其病因有以下几种：

1. **垂体性** 主要由垂体促肾上腺皮质激素细胞腺瘤或下丘脑异常分泌过多的皮质激素释放因子（corticotropin releasing factor，CRF）所致，血清中ACTH增高。**肉眼**：双侧肾上腺体积弥漫性中度增大，重量可达20g（正常约8g），切面皮质厚度可超过2mm，呈脑回状。**镜下**：主要是网状带和束状带细胞增生，又称垂体性库欣综合征。

2. **异位性** 由垂体以外的肿瘤分泌过多的ACTH引起，最常见的原因为小细胞性肺癌、肺类癌，其他的有恶性胸腺瘤、胰岛细胞瘤等，血清中ACTH增高。

3. **肾上腺性** 由于肾上腺皮质功能性肿瘤或增生能分泌大量皮质醇，血清中ACTH降低。**肉眼**：前者的肾上腺非肿瘤部分萎缩；而后者的双侧肾上腺皮质增生并显著肥大，可超过50g，并在弥漫性增生的基础上，可有多个增生结节，直径从数毫米至2.5cm。**镜下**：弥漫性增生者为网状带和束状带细胞（图13-17A，B），而结节内多为束状带细胞。

4. **医源性** 长期使用糖皮质激素类药物引起 如地塞米松等，由于反馈性抑制垂体前叶释放ACTH，故血清中ACTH降低，双侧肾上腺皮质萎缩。

（二）醛固酮增多症

醛固酮增多症（hyperaldosteronism）分为原发性和继发性两种。

1. **原发性醛固酮增多症**（primary aldosteronism） 本症80%由功能性肾上腺肿瘤引起，少数为原因不明的肾上腺皮质增生所致。由于分泌过多的醛固酮，引起高钠血症、低钾血症及

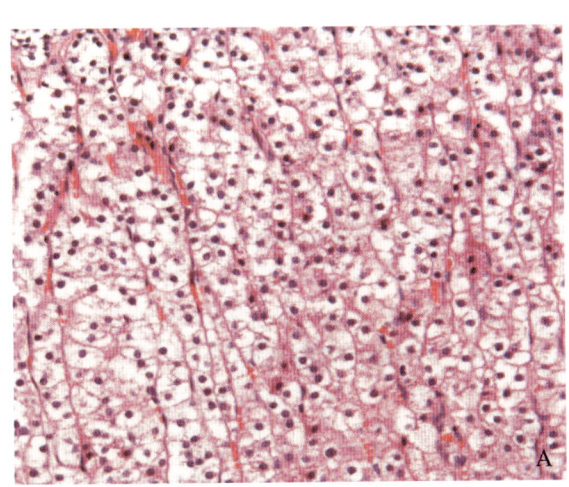 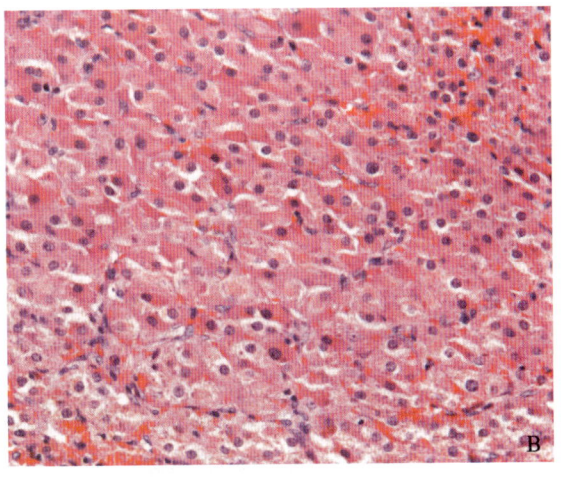

图13-17 肾上腺皮质增生

A. 增生的束状带细胞；B. 增生的网状带细胞

高血压。本症血清中肾素降低，这是因为钠潴留使血容量增多，抑制肾素的释放。**镜下：**主要为球状带细胞增生，有时也可夹有束状带细胞。

2. 继发性醛固酮增多症（secondary aldosteronism） 本症是由于肾上腺以外的各种疾病引起肾素-血管紧张素分泌过多所致，肾素使血中的血管紧张素原转化为血管紧张素，后者刺激球状带细胞而引起醛固酮分泌增多。

二、肾上腺皮质功能减退

（一）急性肾上腺皮质功能减退

急性肾上腺皮质功能减退（acute adrenocortical insufficiency）的病因主要有急性肾上腺广泛出血、坏死、应激反应及长期皮质激素治疗后突然停药等。临床出现血压下降、休克、昏迷等症状。严重者可致死亡。

（二）慢性肾上腺皮质功能减退

慢性肾上腺皮质功能减退（chronic adrenocortical insufficiency）又称为艾迪生病。主要病因为双侧肾上腺结核和特发性肾上腺萎缩，偶尔也可以是肿瘤转移等其他原因引起的双侧肾上腺皮质严重破坏。当破坏超过90%时，才出现临床症状。主要临床表现为皮肤和黏膜及瘢痕处黑色素沉着增多、低血糖、低血压、肌力低下、食欲下降、易疲劳、体重减轻等。黑色素沉着增多是由于肾上腺皮质激素减少，促使具有黑色素细胞刺激活性的 ACTH 及 β-LPH 分泌增加，促进黑色素细胞制造黑色素之故。

特发性肾上腺萎缩（idiopathic adrenal atrophy）是一种自身免疫性疾病，又称自身免疫性肾上腺炎（autoimmune adrenalitis），多见于青年，60%～75% 的患者血中常有抗肾上腺皮质细胞线粒体和微粒体抗体，常与其他自身免疫性疾病并存。**肉眼：**双侧肾上腺高度萎缩，皮质菲薄。**镜下：**除皮质萎缩外，有大量淋巴细胞和浆细胞浸润。

三、肾上腺肿瘤

（一）肾上腺皮质腺瘤

肾上腺皮质腺瘤（adrenocortical adenoma）是肾上腺皮质细胞发生的一种良性肿瘤，通常为单侧单发。部分腺瘤为功能性，可引起醛固酮增多症或库欣综合征。

肉眼：重 10～70g，圆形，有完整包膜，对周围组织有压迫现象，切面金黄色伴散在棕红色区。

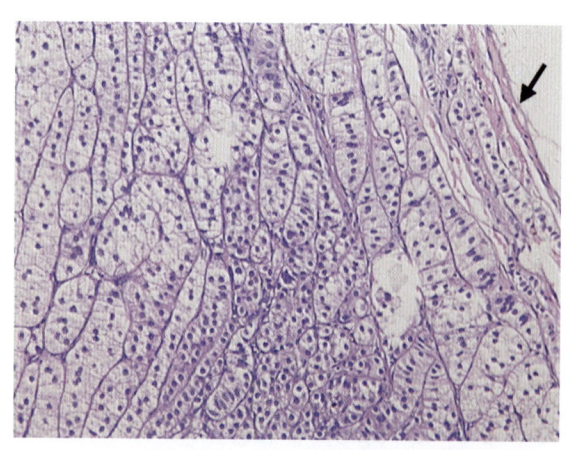

图 13-18 肾上腺皮质腺瘤
箭头示包膜；左侧为透明细胞，右侧为致密细胞；瘤细胞排列成条索状

镜下：主要为不同比例的透明细胞和致密细胞混合构成，瘤细胞排列成条索状，核小（图 13-18）。

皮质腺瘤与灶性结节状皮质增生的区别：前者常有包膜，单侧单发，对周围组织有压迫现象；后者常为双侧多发，直径一般在 1cm 以下，多见于高血压患者。有时两者很难区别，有人将直径超过 1cm 以上者归入腺瘤。

（二）肾上腺皮质癌

肾上腺皮质癌（adrenocortical carcinoma）少见。

肉眼：一般体积较大，表面包膜不完整，切面呈棕黄色或多色性，有出血、坏死及囊性变（图 13-19）。

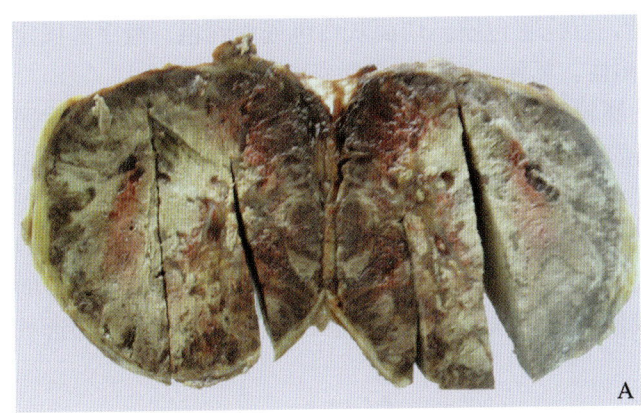
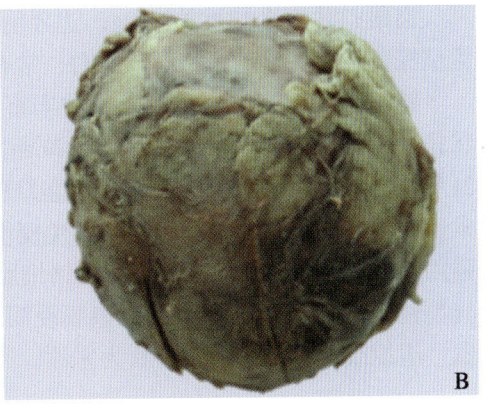

图 13-19 肾上腺皮质癌
体积较大，切面呈棕黄色或多色性，有出血、坏死及囊性变

镜下：分化差者，瘤细胞异型性明显，常可见多核瘤巨细胞及核分裂象，呈弥漫性分布，分化好者，细胞异型性小，和腺瘤难以鉴别；常伴包膜、血管或血窦浸润（图 13-20）；易发生局部复发和血行播散，转移脏器以肝、肺、淋巴结最为常见。其和腺瘤的鉴别主要依靠包膜、血管侵犯和转移，而不依靠细胞的异型性大小。

临床上，皮质癌由于分泌不同的激素可伴严重的内分泌异常。

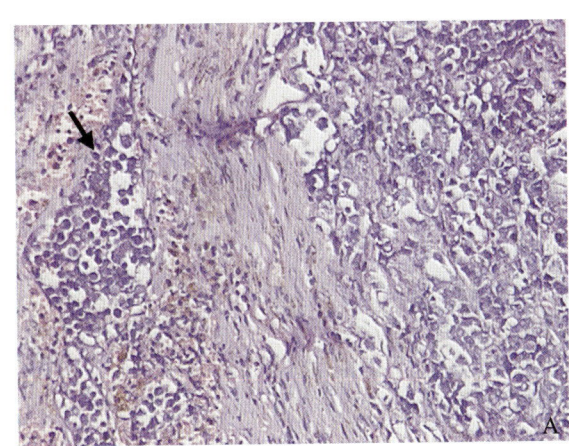
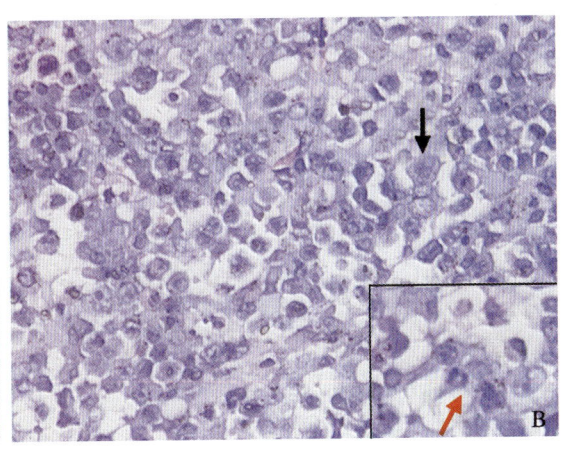

图 13-20 肾上腺皮质癌
A. 黑色箭头示包膜浸润；B. 黑色箭头示多核瘤巨细胞，红色箭头示核分裂象

（三）肾上腺髓质肿瘤

肾上腺髓质来自神经嵴，可发生神经母细胞瘤、神经节细胞瘤和嗜铬细胞瘤，现仅介绍嗜铬细胞瘤。

嗜铬细胞瘤（pheochromocytoma）是由嗜铬细胞（chromaffin cell）发生的较少见的肿瘤，90% 来自肾上腺髓质，10% 来自肾上腺外嗜铬组织。因该肿瘤在含有重铬酸盐固定液内固定后呈黑色而得名。本瘤多见于 20～50 岁，性别无差异，右侧较多见。因其能合成和分泌去甲肾上腺素和（或）肾上腺素，临床上可表现为阵发性或持续性高血压。嗜铬细胞瘤引起的高血压是典型的阵发性高血压，发作持续数秒至数日，多数在 15 分钟以内。由嗜铬细胞瘤引起的高血压在切除肿瘤后即可治愈。少数嗜铬细胞瘤只分泌多巴胺，临床上无高血压。嗜铬细胞瘤除高血压外，其他症状还有高血糖、出汗、激动、基础代谢率升高、震颤和便秘等，甚至可出现心力衰竭、肾衰竭、脑血管意外和猝死。这些症状是由于儿茶酚胺抑制胰岛素分泌、刺激肝糖原生成、降低胃肠道动力和刺激甲状腺功能亢进引起的。

肉眼：肿瘤平均重约100g，边界清楚，有完整包膜。切面灰白色或粉红色，经甲醛固定后呈棕黄色或棕黑色，肿瘤较大时，常有出血、坏死、钙化及囊性变。

镜下：瘤细胞为多角形，胞质丰富，颗粒状或空泡状，甲醛固定后胞质嗜碱性，呈索团状排列，间质为血窦；胞核呈圆形或卵圆形，有一定程度的异型性，核分裂象少或无（图13-21A）。电镜下，胞浆内含有被界膜包绕的、具有一定电子密度的神经内分泌颗粒，其形态与正常髓质嗜铬细胞的分泌颗粒相似。免疫组织化学标志物，嗜铬蛋白A（chromogranin A，CgA）强阳性（图13-21B）。良、恶性嗜铬细胞瘤在细胞形态学上很难鉴别，良性者也可出现明显的异型性或多核瘤巨细胞，甚至包膜浸润或侵入血管亦不能诊断为恶性，只有广泛浸润邻近脏器、组织或发生转移才能诊断为恶性。

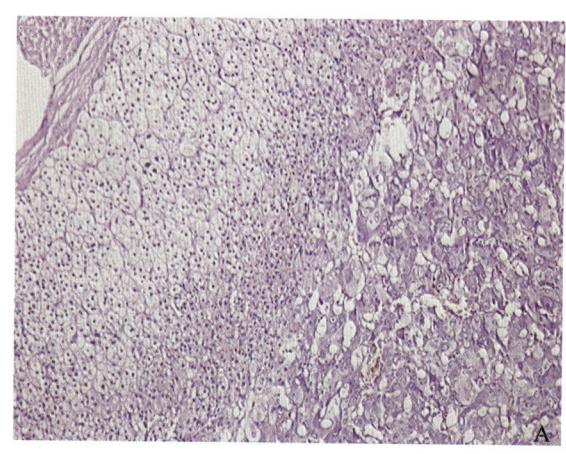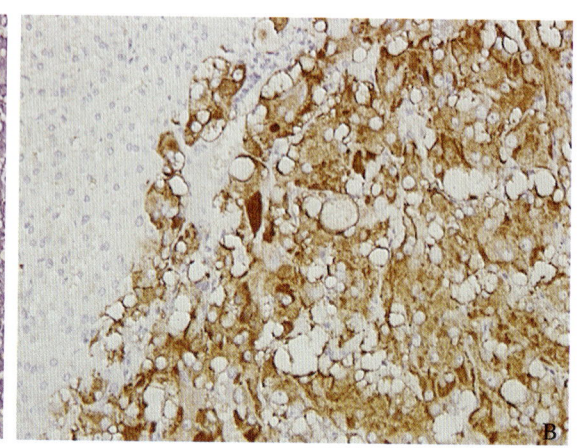

图 13-21　肾上腺嗜铬细胞瘤
A．左侧为正常肾上腺组织；右侧为瘤组织，瘤细胞呈多角形，胞质丰富；
B．免疫组化染色示CgA强阳性（棕黄色）

第四节　胰岛疾病

一、糖尿病

糖尿病（diabetes mellitus）由于体内胰岛素相对或绝对不足及靶细胞对胰岛素敏感性降低，或胰岛素本身存在结构上的缺陷而引起，是一种糖、脂肪和蛋白质代谢紊乱的慢性疾病。其主要特点是持续的血糖升高和糖尿。临床上表现为多饮、多食、多尿和体重减轻（即"三多一少"）。本病发病率日益增高，已成为一种世界性的常见病和多发病。

糖尿病依病因可分为原发性和继发性两类。继发性糖尿病是由已知原因如炎症、肿瘤、手术等造成胰岛广泛破坏，或其他内分泌的异常影响胰岛素的分泌所导致的糖尿病。日常所称糖尿病指原发性糖尿病。原发性糖尿病又分两大类：即胰岛素依赖型糖尿病（insulin-dependent diabetes mellitus，IDDM）和非胰岛素依赖型糖尿病（non-insulin-dependent diabetes mellitus，NIDDM）。

（一）病因和发病机制

1．**胰岛素依赖型糖尿病**　又称1型或幼年型，占糖尿病的5%～10%。此型常见于25岁以前，起病急，病情重，发展快。胰岛B细胞明显减少，血中胰岛素降低，易出现酮症酸中毒甚至昏迷，治疗依赖胰岛素。目前认为本型是在遗传易感性的基础上由病毒感染等诱发的针对B细胞的一种自身免疫性疾病，免疫性炎症引起胰岛B细胞严重破坏，使胰岛素分泌绝对不足，引起糖尿病。

2. 非胰岛素依赖型糖尿病　又称 2 型或成年型，占糖尿病的 90%～95%，常在 40 岁以后发病，肥胖者多见，起病缓慢，病情较轻，发展较慢。胰岛 B 细胞数目正常或轻度减少，血中胰岛素正常、增多或降低，血清中无胰岛细胞抗体，且无其他自身免疫性反应的表现，一般不依赖胰岛素治疗。本型病因和发病机制目前仍不清楚，认为是与肥胖有关的胰岛素相对不足及组织对胰岛素不敏感（胰岛素抵抗）所致。肥胖是本型发生的重要因素，患者 85% 以上明显肥胖，只要减少进食，降低体重，血糖可下降，疾病就可得到控制。

（二）代谢变化

胰岛素的不足（绝对或相对）及组织对胰岛素抵抗，使葡萄糖利用及糖原合成减弱而分解加速，葡萄糖异生加强，导致血糖升高，超过肾糖阈即出现尿糖。由于糖代谢障碍，蛋白质和脂肪分解代谢增强而生成氨基酸及脂肪酸，氨基酸被作为糖异生的原料而利用，脂肪酸则在肝内氧化生成酮体，出现酮血症和酮尿症；蛋白质分解代谢增强导致负氮平衡，抗体生成减少，患者抵抗力降低。

（三）病理变化

1. 胰岛病变　不同类型、不同时期，病变差异较大。主要是胰岛的退行性变，胰岛非特异性炎、胰岛及其周围有大量淋巴细胞浸润，继而胰岛 B 细胞颗粒脱失、空泡变性、坏死、消失，胰岛 A 细胞相对增多、胰岛变小、数目减少、纤维化、淀粉样变。其中 1 型病变明显，2 型一般轻微。

2. 动脉病变　①大中动脉动脉粥样硬化：糖尿病患者比非糖尿病患者出现早且较严重。②细动脉玻璃样变：表现为基底膜增厚，管壁通透性增加，动脉壁蛋白质沉积，管腔狭窄，组织缺血，合并高血压者，更明显。

3. 肾病变　①肾体积增大：由于糖尿病早期肾血流量增加，肾小球滤过率增高，导致早期肾体积增大，通过治疗可恢复正常。②肾小球硬化：有两种类型，一种为弥漫性肾小球硬化，肾小球基底膜弥漫性增厚，毛细血管腔变窄或完全闭塞，肾小球玻璃样变性；另一种为结节性肾小球硬化，部分系膜区内有透明物质沉积，形成结节状，结节外围为毛细血管袢，结节增大可使毛细血管袢闭塞，肾小球玻璃样变。③血管损害：发生肾动脉硬化及小动脉硬化，特别是入球和出球动脉硬化。④肾小管-间质损害：肾小管上皮细胞出现颗粒样和空泡样变性（属退行性变），晚期肾小管萎缩。肾间质损害包括纤维化、水肿和炎症细胞浸润。⑤急性和慢性肾盂肾炎易伴发肾乳头坏死，由于有缺血的基础，对细菌感染更加敏感。其中肾小球结节性硬化、肾小动脉硬化和肾盂肾炎，三者合称为糖尿病性肾病，可导致肾病综合征和肾衰竭。

4. 视网膜病变　视网膜因微小动脉瘤（microaneurysm）和视网膜小静脉扩张而引起渗出、水肿、微血栓形成、出血、纤维组织增生等病变，甚至引起视网膜剥离，导致失明，称为糖尿病性视网膜病。此外，糖尿病易合并白内障。

5. 神经系统病变　周围神经可因血管变化引起缺血性损伤，也可能与代谢异常有关。常侵犯下肢神经，导致运动和感觉障碍；还可侵犯内脏神经，引起胃肠和膀胱功能紊乱；脑组织也可发生缺血性改变，导致脑细胞发生广泛变性。

6. 糖尿病性昏迷　由于酮症酸中毒及高血糖引起脱水及高渗透压引起。

7. 其他病变　由于高脂血症皮肤可出现黄色瘤、肝脂肪变和糖原沉积、骨质疏松、糖尿病性外阴炎等。

（四）临床病理联系

糖尿病的典型症状为"三多一少"，即多尿、多饮、多食和消瘦。这是由于血糖过高，引起糖尿及高渗性利尿（多尿）。这将引起水、电解质的丢失，血液渗透压增高，刺激下丘脑渴感中枢，出现口渴多饮。由于营养物质得不到利用，患者食欲增强，而体重却减轻。上述表现以 1 型表现明显，2 型常较轻微。晚期患者常因心肌梗死、肾衰竭、脑血管意外和合并感染而致死。

二、胰腺神经内分泌肿瘤

胰腺神经内分泌肿瘤（pancreatic neuroendocrine neoplasm，pNEN）是一种较少见的消化道肿瘤，发病率为1/10万人，占所有胰腺肿瘤的1%~2%，无性别差异，好发年龄为30~60岁。

pNEN 根据其内分泌功能显著与否及临床表现，分为功能性和无功能性两大类。功能性 pNEN 通常指肿瘤本身分泌激素过量，可引起低血糖等临床综合征；无功能性 pNEN 患者本身无相应的激素临床综合征，但血清测定和免疫组化染色显示肿瘤分泌高于正常水平的激素，因其未达到引起症状的水平故而无综合征的表现。根据分泌激素的主要细胞类型，功能性 pNEN 可分为胰岛素瘤、促胃液化素瘤、高血糖素瘤等。这些肿瘤需要根据患者的临床表现、血液激素浓度测定及多激素免疫组化标志物检测才能确定。无功能性 pNEN 本身因缺少特异的临床症状，与功能性 pNEN 相比难以发现，故而易造成漏诊。

pNEN 在生物学行为上表现不一，但大多数病程进展缓慢，类似于良性肿瘤，大体上多为境界清晰、单发、粉红色的肿块。在光镜下，细胞在形态学上较为一致，胞质丰富呈嗜酸性细颗粒状，核圆形或卵圆形，大小形态规则，染色质呈略粗的颗粒状，核仁一般不明显。瘤细胞排列成实性巢状、缎带状、小梁状或腺管样，在瘤细胞巢周围有丰富的小血管和不等量的纤维间质围绕（图13-22）。

2010年WHO将胰腺神经内分泌肿瘤分成3级：神经内分泌肿瘤1级（G1），肿瘤细胞的核分裂象数<2/10HPF和（或）Ki-67阳性指数≤2%（图13-22A）；神经内分泌肿瘤2级（G2），核分裂象数在2~20/10HPF，Ki-67阳性指数为3%~20%（图13-22B）；神经内分泌肿瘤3级（G3），核分裂象数>20/10 HPF和（或）Ki-67阳性指数>20%。计数核分裂象时，要求至少要计数50个高倍镜视野；Ki-67阳性指数要求在增殖活跃区计数500~2000个细胞的基础上计算。1级和2级的肿瘤为神经内分泌肿瘤（NET），而3级肿瘤为神经内分泌癌（NEC）。

预后：pNEN 的整体生存期高于其他类型的胰腺肿瘤，其5年总生存率约为55.4%，经手术治疗后可提高到77.3%。

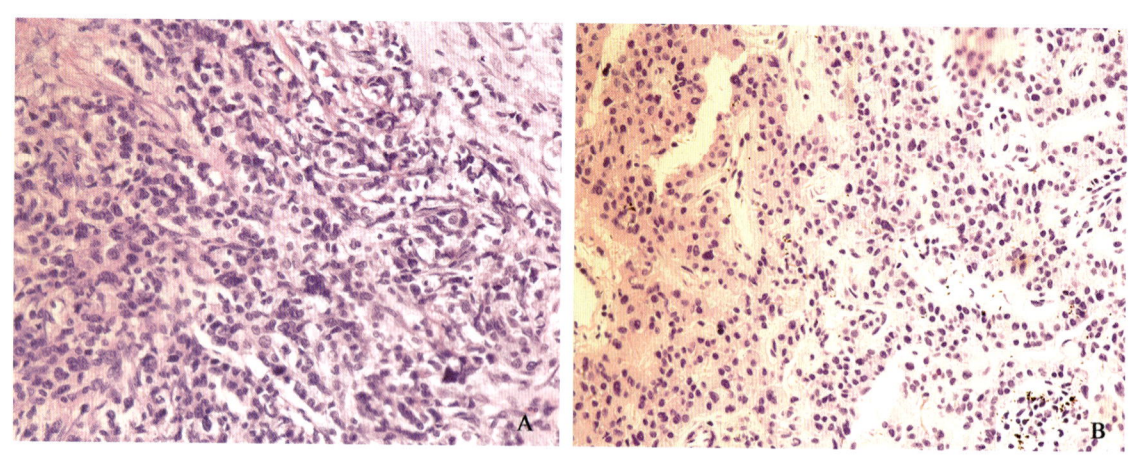

图 13-22 胰腺神经内分泌肿瘤
A. 神经内分泌肿瘤，G1级；B. 神经内分泌肿瘤，G2级

（卞修武 杨 景 姚小红）

第十四章 神经系统疾病

神经系统由脑、脊髓以及与它们相连的周围神经所组成，在人体各器官、系统中占有重要的地位。神经系统病变可以导致其他系统的功能障碍，同时其他各系统的疾病也可引起神经系统的功能障碍，如机体失血、缺氧、高血压等可引起缺血性脑病、脑水肿、脑疝等，血栓形成可导致脑栓塞和梗死。

由于神经系统在解剖结构和功能方面的特殊性，因此在病理学上具有和其他系统不同的特点：①病变定位和功能障碍之间关系密切，如一侧大脑额叶中央前回病变可导致对侧肢体偏瘫。②相同病变发生在不同部位，可出现不同的临床表现和后果，如额叶前皮质区的小梗死灶可无任何症状，但发生于延髓则可导致严重后果，甚至危及生命。③除一些共性病变（如损伤、炎症、肿瘤等）外，还常出现一些特殊的颅内病变，如神经元的变性、坏死，髓鞘脱失，胶质细胞增生等。不同性质的病变可导致相同的后果，而同一种病变可出现在不同疾病中，如炎症渗出过程常常表现为血管套的形成。④颅外器官的恶性肿瘤常常转移到颅内，而颅内原发的恶性肿瘤极少转移到颅外。⑤某些解剖生理特征具有双重影响，如血-脑屏障虽然在一定程度上限制了炎症向脑实质扩展，但也影响某些药物进入颅内。⑥颅内无固有的淋巴组织和淋巴管，免疫活性细胞均由外周血液输入。

第一节 神经系统疾病的基本病变

神经系统是协调机体各器官功能的复杂而精细的调节系统，由神经元、胶质细胞（包括星形胶质细胞、少突胶质细胞、室管膜细胞）、小胶质细胞、脑膜的组成细胞以及血管构成。

一、神经元及神经纤维的基本病变

神经元（neuron）又称神经细胞，是中枢神经系统的基本结构和功能单位，由胞体、树突和轴突构成。神经纤维由神经元的长轴突及包绕它的神经胶质细胞构成。神经元易受缺血、缺氧、毒素等影响。

（一）神经元的基本病变

1. 中央性尼氏体溶解（central chromatolysis） 这是一种可逆性变化，常由病毒感染、维生素B缺乏、缺氧、轴突损伤等原因引起。病变表现为神经细胞肿胀，轮廓变圆或原来的形态消失，核偏移，尼氏体（Nissl body）从细胞质中央开始崩解，进而完全消失，或仅在细胞膜下有少量残留，细胞质着色浅，呈苍白均质状。

2. 神经元急性坏死 神经元急性坏死是由急性缺血和缺氧、严重急性中毒和感染引起的神经元凝固性坏死。由缺血引起的神经元急性坏死最常见于大脑皮质的锥体细胞和小脑浦肯野细胞。病变表现为神经细胞核固缩，细胞体缩小、变形，核仁及尼氏体消失，HE染色细胞质呈深红色，故又称为红色神经元（red neuron）（图14-1）。如果继续发展，则导致细胞核溶解消失，隐约可见死亡细胞的轮廓，称为鬼影细胞（ghost cell）。

3. 单纯性神经元萎缩（simple neuronal atrophy） 单纯性神经元萎缩是神经细胞慢性渐进性变性以至死亡的过程，多见于慢性代谢障碍或遗传性疾病（维生素缺乏、肌萎缩侧索硬化)。病变表现为神经元细胞体缩小、细胞核浓缩而无明显尼氏体溶解,一般无炎症反应,晚期可伴胶质细胞增生。

4. 包涵体（inclusion）形成　包涵体是在神经元细胞质或细胞核内出现的均质红染的圆形小体,见于某些病毒感染和变性疾病中,如狂犬病患者神经元细胞质内的内氏小体（Negri body）（图 14-2）,帕金森病患者黑质、蓝斑等处色素神经元细胞质内的路易小体（Lewy body）,巨细胞病毒感染患者神经元细胞核内出现的包涵体。这些包涵体的出现有助于疾病诊断。

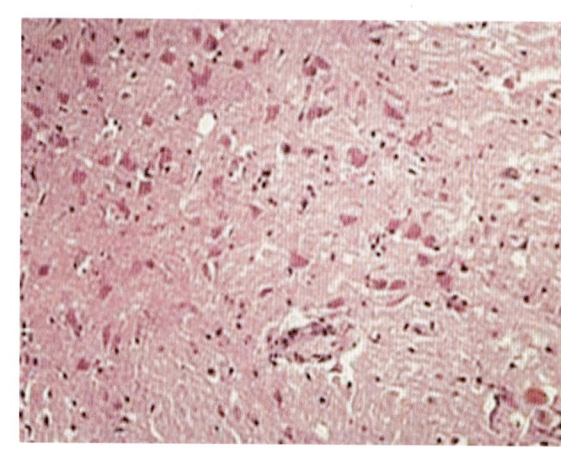

图 14-1　红色神经元
神经元胞体缩小,呈深红色

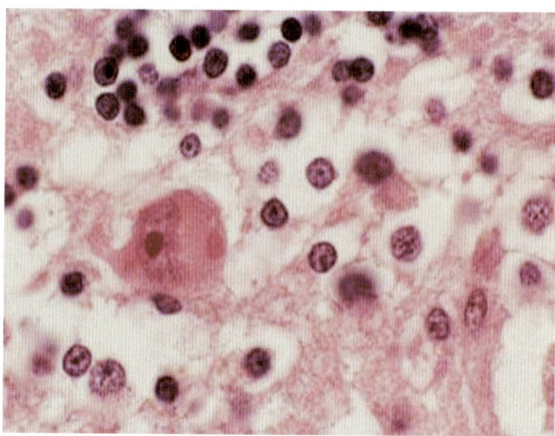

图 14-2　内氏小体

5. 细胞结构蛋白异常　在病理状态下,细胞结构蛋白在神经元细胞质内有时可呈包涵体样物聚集,称为细胞结构蛋白异常。如阿尔茨海默病病患者的神经原纤维缠结,帕金森病患者的路易小体,海绵状脑病患者中异常朊蛋白的聚集,使神经元细胞体及突起有空泡改变。

（二）神经纤维的基本病变

1. 脱髓鞘（demyelination）　脱髓鞘指神经纤维受到损伤后,其髓鞘肿胀、断裂、崩解成脂滴,进而完全脱失,但轴索相对保留,可分为脱髓鞘疾病引起的原发性脱髓鞘和创伤、感染、缺氧等引起的继发性脱髓鞘。

2. 沃勒变性（Wallerian degeneration）　沃勒变性是神经纤维离断时轴索及其髓鞘发生的一系列变化,整个过程包括 3 个阶段：①轴索变性,即远端和部分近端轴索断裂、崩解,被吞噬消化；②髓鞘脱失；③细胞反应,即吞噬细胞增生、吞噬崩解产物。

二、神经胶质细胞的基本病变

神经胶质细胞包括星形胶质细胞、少突胶质细胞、室管膜细胞和小胶质细胞。小胶质细胞不是真正的胶质细胞,实属单核吞噬细胞系统。

（一）星形胶质细胞的基本病变

1. 肿胀　肿胀是神经系统损伤后最早出现的形态变化,多见于缺氧、中毒和低血糖等,表现为星形胶质细胞核明显肿大、淡染,病变严重时可出现星形胶质细胞核逐渐皱缩、死亡。

2. 反应性胶质化（reactive astrogliosis）　反应性胶质化是神经系统损伤后的一种修复反应,多见于局部缺氧、脓肿、梗死和肿瘤等病灶周围,表现为星形胶质细胞增生、肥大,胞体和突起形成大量胶质纤维,最终形成胶质瘢痕,此种瘢痕没有胶原纤维和相应的间质蛋白,因此机械强度较弱。电镜显示此种细胞胞质中含有丰富的胶质纤维酸性蛋白（glial fibrillary acidic protein，GFAP）,免疫组织化学染色 GFAP 呈强阳性。

3．淀粉样小体（corpora amylacea） 淀粉样小体指老年人的星形胶质细胞突起聚集形成的圆形、向心性层状排列的淡红色均质小体，多见于软脑膜下、室管膜下和血管周围等星形胶质细胞突起丰富的区域。

4．Rosenthal 纤维（Rosenthal fiber） Rosenthal 纤维是在星形胶质细胞胞质和突起中形成的一种均质性、毛玻璃样嗜酸性小体，呈圆形、卵圆形、长形和棒状（图 14-3），多见于毛细胞性星形细胞瘤和慢性非肿瘤性疾病中胶质纤维增生区。

（二）少突胶质细胞的基本病变

卫星现象（satellitosis）指 1 个神经元周围有 5 个或 5 个以上的少突胶质细胞围绕的现象（图 14-4），常见于神经元变性、坏死等病变，可能与神经营养有关。

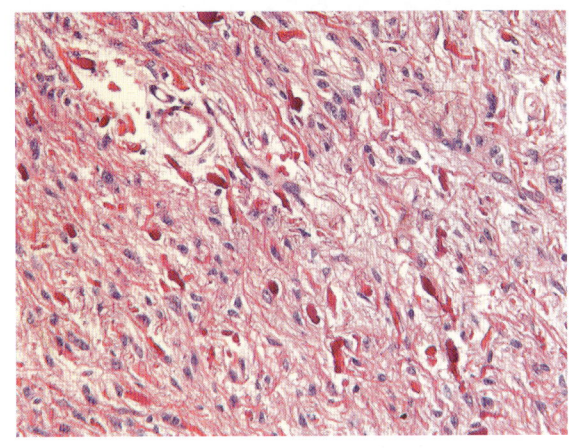

图 14-3　Rosenthal 纤维
圆形、卵圆形、长形和棒状毛玻璃样嗜酸性小体

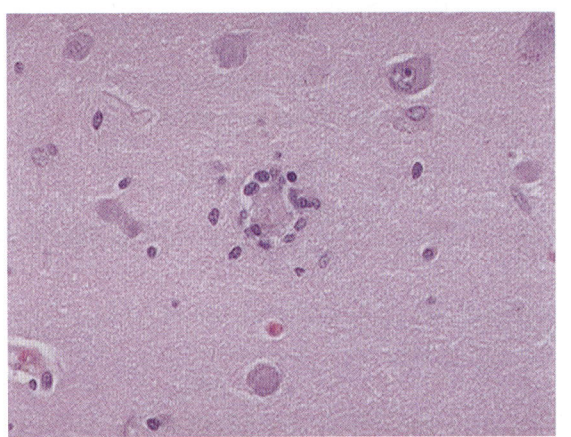

图 14-4　卫星现象
神经元周围多个少突胶质细胞围绕

（三）小胶质细胞的基本病变

1．噬神经细胞现象（neuronophagia） 噬神经细胞现象是神经元坏死后，被增生的小胶质细胞或血源性巨噬细胞吞噬的现象（图 14-5），可见于流行性乙型脑炎等疾病。

2．小胶质细胞结节（microglial nodule） 指小胶质细胞局灶性增生形成的结节（图 14-6），常见于中枢神经系统感染性疾病，尤其是病毒感染。

3．格子细胞（gitter cell）（图 14-7） 又称为泡沫细胞（foamy cell），指小胶质细胞或巨噬细胞吞噬坏死的神经组织碎片后，细胞质中出现大量脂滴，HE 染色呈空泡状。

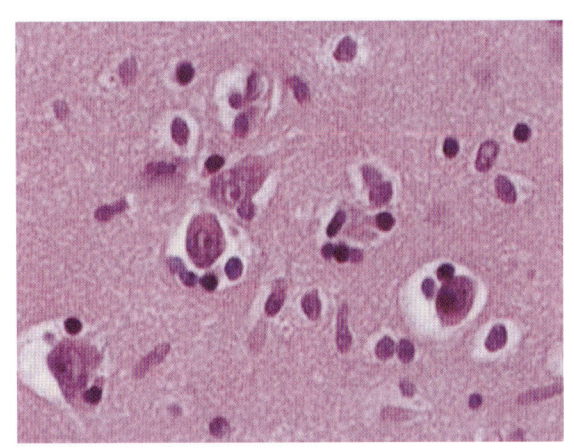

图 14-5　噬神经细胞现象
退变的神经元被增生的小胶质细胞吞噬

（四）室管膜细胞的基本病变

表现为室管膜细胞损伤、丢失及残留的室管膜细胞内包涵体形成等。

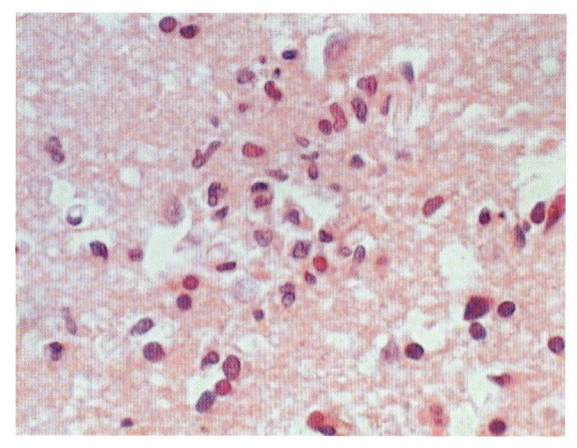
图 14-6　小胶质细胞结节
小胶质细胞局灶性增生，形成结节

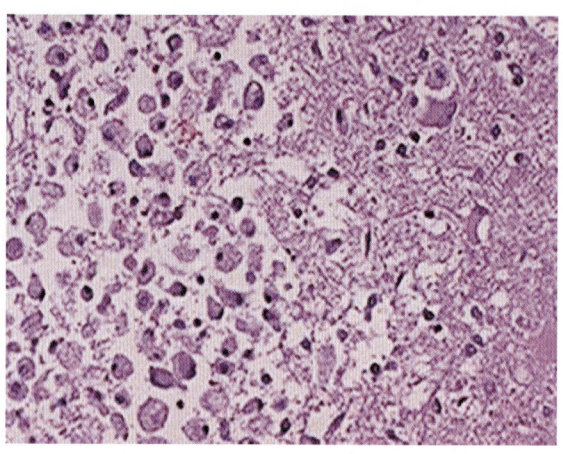
图 14-7　格子细胞
吞噬组织碎片的小胶质细胞，胞质中出现大量脂滴

第二节　中枢神经系统疾病常见并发症

中枢神经系统疾病最常见而重要的并发症为颅内压升高、脑水肿和脑积水，三者可合并发生，互为因果，后果严重，可导致死亡。

一、颅内压升高及脑疝形成

（一）颅内压升高

颅内正常的脑脊液压力（颅内压）一般保持在 0.6～1.8kPa，当侧卧位时脑脊液压力持续超过 2kPa，即为颅内压升高。头痛、呕吐和视神经乳头水肿是其最常见的临床症状，也称颅内压升高三联征。颅内压升高的主要原因为颅内占位性病变和脑脊液循环障碍所致的脑积水。常见的占位性病变如脑出血和颅内血肿形成、脑肿瘤、炎症（如脑膜脑炎、脑脓肿）等，其后果与病变的位置、大小及其增大的速度有关。颅内压升高分为 3 个时期：

1. 代偿期　通过反应性血管收缩以及脑脊液吸收增加和（或）形成减少，使颅内血容量和脑脊液容量相应减少，颅内空间相对增加，代偿占位性病变引起的脑容积增加。

2. 失代偿期　当颅内容物容积继续增大，超过了颅腔所能容纳的程度时，临床可表现为头痛、呕吐、视神经乳头水肿、意识障碍、血压升高及反应性脉搏变慢和脑疝形成。

3. 血管运动麻痹期　严重持续的颅内压升高使脑组织灌流量减少，致使脑缺氧造成脑组织损害和血管扩张，进而引起血管运动麻痹，加重脑水肿，引起意识障碍及并发症，严重者可导致死亡。

（二）脑疝形成

脑疝形成（herniation）是指持续升高的颅内压引起脑移位、脑室变形，使部分脑组织嵌入颅脑内的分隔（如大脑镰、小脑幕）和颅骨孔道（如枕骨大孔等）。常见的类型有 3 种（图 14-8）：

1. 大脑镰下疝　又称扣带回疝，是因一侧大脑半球特别是额、顶、颞叶的占位性病变（如血肿、肿瘤等），引起同侧

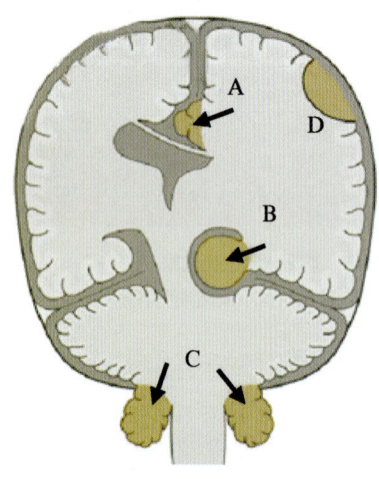
图 14-8　脑疝形成
A．大脑镰下疝；B．小脑幕切迹疝；
C．枕骨大孔疝；D．颅内占位

脑扣带回从大脑镰的游离边缘向对侧膨出形成大脑镰下疝。疝出的扣带回背侧受大脑镰边缘压迫，受压的脑组织常发生出血、坏死。此外，大脑前动脉胼胝体支也可受压引起相应脑组织梗死。

2. 小脑幕切迹疝　又称海马沟回疝，是指位于小脑幕以上的额叶或颞叶内的病变（如肿瘤、出血、梗死等）引起脑组织体积肿大，导致颞叶的海马沟回经小脑幕孔向下膨出，可导致以下后果：①同侧动眼神经在小脑幕孔处受压，引起同侧瞳孔一过性缩小，继而散大、固定，同侧眼上视和内视障碍。②中脑及脑干受压后移，可引起意识丧失；导水管变窄，可加剧颅内压的升高；血管过度牵伸，可引起中脑和脑桥上部出血梗死，可致患者昏迷甚至死亡。③中脑侧移，使对侧大脑脚压于该侧小脑幕的游离缘上形成Kernohan切迹，严重时该处脑组织出血、坏死，导致与天幕上原发病变同侧的肢体瘫痪。④压迫大脑后动脉导致同侧枕叶距状裂脑组织出血性梗死。

3. 枕骨大孔疝　又称小脑扁桃体疝，是指颅内压升高或后颅窝占位性病变将小脑和延髓推向枕骨大孔并向下移位。疝入枕骨大孔的小脑扁桃体和延髓成圆锥形，腹侧出现压迹。延髓受压，生命中枢及网状结构受损，严重时可引起呼吸、循环衰竭而猝死。颅内压升高患者若腰椎穿刺时放出脑脊液过多、过快，也可诱发或加重小脑扁桃体疝的形成。

二、脑水肿

脑水肿（brain edema）是指脑组织中液体蓄积过多引起脑体积增大的一种病理状态，多伴发于缺氧、创伤、梗死、炎症、肿瘤、中毒等病理过程。常见的脑水肿类型有两种：

1. 血管源性脑水肿（vasogenic brain edema）　是由于血管壁通透性增加，富于蛋白质的液体通过血管壁进入脑组织间隙所引起，为最常见类型，常见于创伤、炎症、脑出血或脑肿瘤。

2. 细胞毒性脑水肿（cytotoxic brain edema）　是由于细胞膜上的Na^+-K^+-ATP酶失活，细胞内水钠潴留所致，多见于缺血、缺氧或中毒引起的细胞损害，可与血管源性脑水肿合并存在。

肉眼：脑组织体积增大，重量增加，脑回增宽，脑沟变浅，脑室缩小，严重的脑水肿常伴有脑疝形成。

光镜：血管源性脑水肿表现为脑组织疏松，细胞和血管周围间隙增大，大量液体积聚。细胞毒性脑水肿表现为细胞体积增大，胞质淡染，而细胞和血管周围间隙扩大不明显。

电镜：血管源性水肿表现为细胞间隙增宽，星形胶质细胞足突肿胀，而细胞毒性水肿仅有细胞肿胀，间隙增宽不明显。

三、脑积水

脑积水（hydrocephalus）是指脑室系统内脑脊液含量异常增多伴脑室持续性扩张的一种病理状态。脑积水的主要原因有：①脑脊液循环通路被阻断：如先天畸形、炎症、外伤、肿瘤、蛛网膜下腔出血、脑囊虫等，此类脑积水称阻塞性或非交通性脑积水；②脑脊液产生过多或吸收障碍：如脉络丛乳头状瘤（分泌过多脑脊液）、慢性蛛网膜炎（蛛网膜颗粒或绒毛吸收脑脊液障碍）等，此类脑积水称非阻塞性或交通性脑积水。

肉眼：轻度脑积水时，脑室轻度扩张、脑组织轻度萎缩。严重脑积水时，脑室高度扩张，脑组织受压萎缩、变薄，甚至大部分消失（图14-9）。

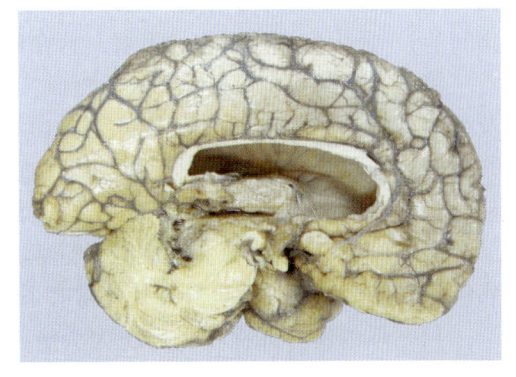

图 14-9　脑积水
脑室高度扩张，脑组织受压萎缩、变薄

婴幼儿颅骨闭合前发生脑水肿，可出现进行性头颅增大、颅骨缝增宽、前囟扩张；颅内压升高的症状出现较晚；当大脑皮质受压萎缩时，患儿可出现智力减退，肢体瘫痪。成人脑积水时，颅腔不能增大，颅内压增加的症状较婴幼儿发生得早且严重，严重者可致脑疝形成。

第三节　中枢神经系统感染性疾病

中枢神经系统虽然有血-脑屏障和血管周围间隙等构成的天然防线，只能在一定程度上限制病原体向脑实质播散，但在某些情况下细菌、病毒、立克次体、螺旋体、真菌和寄生虫等病原体仍可引起中枢神经系统感染。病原体可通过下列途径入侵中枢神经系统：①血源性感染：是最常见的途径，通常是经过动脉系统传播的，有时也可经静脉逆行感染，如脓毒血症的感染性栓子等；②直接感染：见于创伤或医源性（如腰椎穿刺）感染等；③局部扩散：见于颅骨开放性骨折、乳突炎、鼻窦炎、中耳炎等；④经神经感染：如狂犬病病毒、单纯疱疹病毒可沿周围神经入侵中枢神经而引起感染。病原体主要通过毒素的直接损伤、炎症反应或免疫反应造成中枢神经系统的损伤。

一、细菌感染性疾病

常见的颅内细菌感染性疾病为脑膜炎和脑脓肿。前者主要为细菌侵及软脑膜、蛛网膜和脑脊液所致，后者常为血源性感染和局部感染蔓延至脑实质所致。本节以流行性脑脊髓膜炎和脑脓肿为例进行介绍。

（一）流行性脑脊髓膜炎

流行性脑脊髓膜炎（epidemic cerebrospinal meningitis）是由脑膜炎奈瑟菌感染引起的脑脊髓膜急性化脓性炎症，简称流脑。传染源是病原携带者和患者，病原菌借咳嗽、打喷嚏等由飞沫直接传播，儿童及青少年多发。冬春季节多见，散发或流行。

1. 病因和发病机制　脑膜炎奈瑟菌为革兰阴性球菌，经呼吸道侵入人体后，大多不发病，或仅有局部炎症，成为带菌者。如果机体抵抗力低下，或者病菌的数量多、毒力强，病菌则局部大量繁殖，从上呼吸道黏膜侵入血流形成菌血症或败血症。其中2%～3%的机体抵抗力低下患者，病菌侵入脑脊膜（定位于软脑膜），引起化脓性脑脊髓膜炎。

2. 病理变化

肉眼：脑脊膜血管高度扩张、充血，病变较轻的区域，脓性渗出物沿血管分布而软脑膜往往略带浑浊。病变严重的区域，蛛网膜下腔有灰黄色脓性渗出物，可以覆盖脑沟、脑回（图14-10）。脓性渗出物可累及大脑凸面矢状窦附近或脑底部视神经交叉及邻近各池（如交叉池、脚间池）。因为炎性渗出物的阻塞，脑脊液循环发生障碍，可引起不同程度的脑室扩张。

镜下：蛛网膜血管高度扩张、充血，蛛网膜下腔增宽，有大量中性粒细胞、纤维蛋白渗出及少量单核细胞、淋巴细胞浸润（图14-11）。邻近的脑实质可见轻度水肿，神经元可发生不同程度变性。脑膜及脑室附近脑组织小血管周围可见少量中性粒细胞浸润。病变严重者，动、静脉管壁可发生脉管炎和血栓形成，从而导致脑实质梗死。

3. 临床病理联系　流行性脑脊髓膜炎最初表现为上呼吸道感染，多数无明显症状。典型病例除有发热等感染性全身症状外常有下列神经系统症状。

（1）颅内压升高症状：表现为头痛、喷射性呕吐、视神经乳头水肿等症状和体征。这是由于脑膜血管充血，蛛网膜下腔渗出物堆积，蛛网膜颗粒因脓性渗出物阻塞而影响脑脊液吸收所致，如伴有脑水肿，则颅内压升高更加显著。

（2）脑膜刺激征：表现为颈项强直和凯尔尼格征（Kernig sign）阳性。前者是由于炎症累及脊髓神经根周围的蛛网膜和软脊膜，使通过椎间孔处的神经根受压，引起颈部或背部肌肉在

第十四章　神经系统疾病

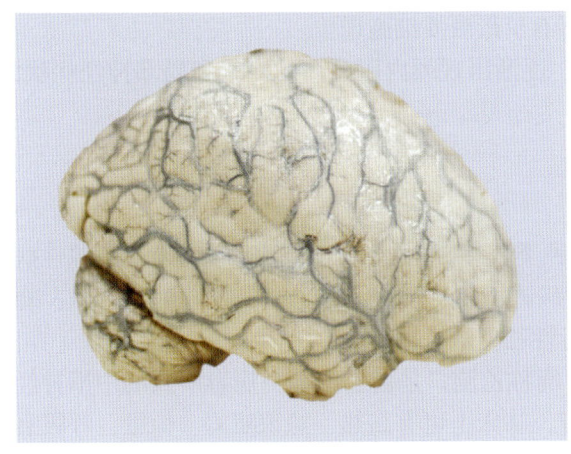

图14-10　流行性脑脊髓膜炎
蛛网膜下腔有灰黄色脓性渗出物，覆盖脑沟、脑回

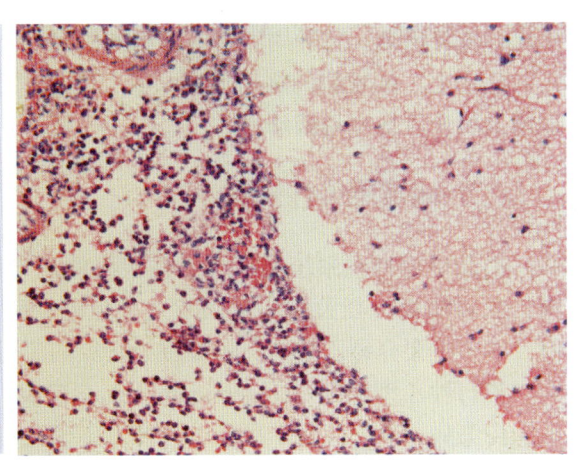

图14-11　流行性脑脊髓膜炎
蛛网膜下腔增宽，有大量中性粒细胞、纤维蛋白渗出及少量单核细胞、淋巴细胞浸润

运动时出现疼痛，颈项强直是颈部肌肉对上述情况所产生的一种保护性痉挛状态。后者是由于腰骶节段脊神经后根因炎症波及受压，当屈髋伸膝试验时，坐骨神经受到牵拉而引起疼痛。

(3) 脑神经麻痹：由于脑基底部脑膜炎累及自该处出颅的脑神经，因而引起相应的神经麻痹症状。

(4) 脑脊液改变：表现为压力升高，浑浊不清，含大量脓细胞，蛋白质增多，糖减少，经涂片和培养检查可找到病原体。

4. 结局和并发症　流行性脑脊髓膜炎治疗的关键是尽早足量应用细菌敏感并能透过血-脑屏障的抗生素，以便彻底杀灭体内的脑膜炎奈瑟菌。治疗及时和正确运用抗生素，大多数患者可痊愈，死亡率低于5%；治疗不当，疾病可由急性转为慢性，并可发生脑积水、脑神经受损麻痹、脑缺血和梗死。

少数病例起病急骤，病情危重，称为暴发性流行性脑脊髓膜炎，多见于儿童。暴发性脑膜炎奈瑟菌败血症是其中的一种类型，主要表现为周围循环衰竭、休克和皮肤大片紫癜。两侧肾上腺严重出血，皮质功能衰竭，称为沃-弗综合征（Waterhouse-Friderichsen syndrome）。发生机制主要是大量内毒素释放所引起的弥散性血管内凝血，导致肾上腺皮质坏死和功能衰竭，病情凶险，短期内可因严重败血症死亡。患者脑膜病变轻微。

(二) 脑脓肿

脑脓肿（brain abscess）是细菌等病原体侵入脑实质引起的化脓性炎症，在脑实质内形成脓腔（图14-12）。脑脓肿的病原体多为化脓性细菌，如葡萄球菌、链球菌、变形杆菌、大肠埃希菌、铜绿假单胞菌等。脑脓肿绝大多数继发于体内某处的化脓性病灶。常见感染途径有：血源性、外伤性、耳源性和鼻源性。脑脓肿的发病部位和数目与感染途径有关，如血源性感染可分布于大脑各部，常为多发性；耳源性感染多见于颞叶或小脑。

脑脓肿的病理变化与颅外器官的脓肿相似。急性脓肿发展快，分界不清，无包膜形成，可向周围扩散，破入蛛网膜下腔或脑室引起脑室积脓，可迅速致死。慢性脓肿边缘有炎性肉芽组织和纤维包膜

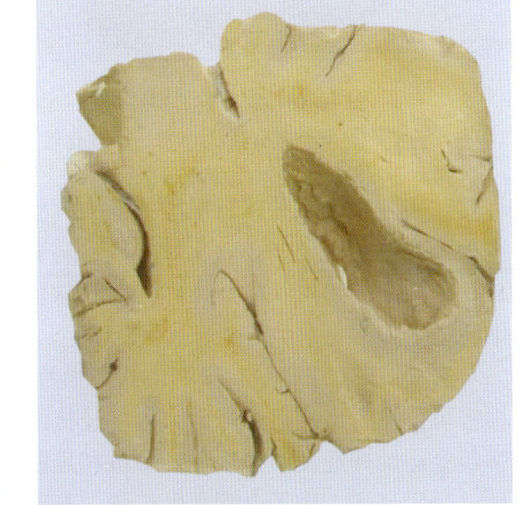

图14-12　脑脓肿
脑实质内脓腔形成

形成，境界清楚。脓肿周围脑组织水肿明显，伴有星形胶质细胞增生。

临床上，随包膜的逐渐形成和脓腔的增大，逐渐出现颅内压升高的症状和局部神经症状。病情发展快者易出现脑疝。

二、病毒感染性疾病

引起中枢神经系统病毒感染性疾病的病毒种类繁多，常见的病毒有疱疹病毒、肠源性病毒、虫媒病毒、狂犬病病毒以及人类免疫缺陷病毒（HIV）等。病变可累及软脑膜、脑、脊髓。本节主要介绍乙型脑炎病毒感染所致的流行性乙型脑炎。

流行性乙型脑炎（epidemic encephalitis B）简称乙脑，是由乙型脑炎病毒所致的中枢神经系统传染病。本病流行于夏秋季，多发生于儿童，临床上可有高热、意识障碍、惊厥、呼吸衰竭等表现。

1．病因和发病机制　病原体是嗜神经性乙型脑炎病毒。传染源为乙型脑炎患者和中间宿主（猪、牛、羊、马、鸭等），传播媒介为库蚊、伊蚊和按蚊。人体被带病毒的蚊虫叮咬后，病毒即进入血液循环，先在血管内皮细胞及单核-巨噬细胞中繁殖，引起短暂的病毒血症。发病与否，取决于机体免疫反应和血-脑屏障的功能状态。当机体免疫力强，血-脑屏障功能正常者时，病毒不能进入脑组织，成为隐性感染，多见于成人。如免疫力低下，血-脑屏障不健全者时，病毒经血液循环可突破血-脑屏障侵入中枢神经系统致病。其发病与受感染的细胞表面膜抗原激活体液免疫和（或）细胞免疫有关。

2．病理变化　病变广泛累及整个中枢神经系统灰质，以大脑皮质、基底核及视丘最重，小脑皮质、丘脑及脑桥次之，病变最轻的是脊髓，常仅限于脊髓颈段。

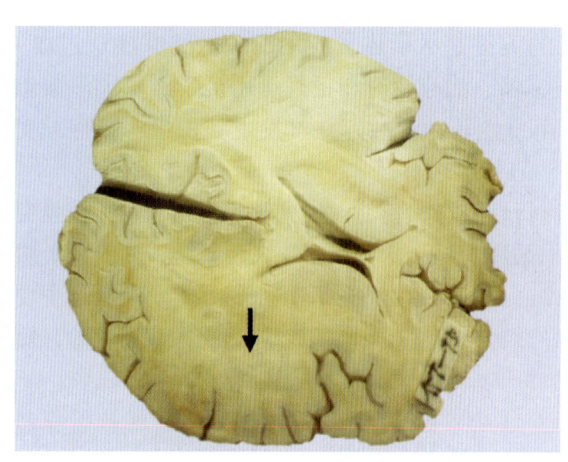

图 14-13　流行性乙型脑炎
脑实质见粟粒或针尖大小半透明软化灶

肉眼：软脑膜充血，脑水肿明显，脑回增宽，脑沟变窄；严重者，脑实质切面有散在点状出血，可见境界清楚的粟粒或针尖大小半透明软化灶（图 14-13），弥散分布或聚集成群。

镜下：可出现以下病变：①血管改变和炎症反应：血管高度扩张、充血，可发生明显的淤滞，血管周围间隙增宽，脑组织水肿，有时可见灶状出血。以淋巴细胞、单核细胞和浆细胞为主的炎症细胞以变性、坏死的神经元为中心浸润，或围绕血管周围间隙形成淋巴细胞套（图 14-14）。②神经细胞变性、坏死：表现为细胞肿胀，尼氏体消失，胞质内空泡形成，核偏位等。病变严重者可见噬神经细胞现象和卫星现象。③软化灶形成：病变严重者，神经组织可发生灶性液化性坏死，形成质地疏松、淡染的筛网状病灶，称为筛状软化灶（图 14-15），对本病具有一定的诊断意义。④胶质细胞增生：主要是小胶质细胞明显增生，呈弥漫性或局灶性（小胶质细胞结节）（图 14-6）。

3．临床病理联系　早期由病毒血症引起高热、全身不适表现。神经细胞受累和脑实质的损害可使患者出现意识障碍。脑神经核团严重受损时可出现肌张力增强、腱反射亢进、抽搐痉挛等上运动神经元损害表现。脑桥和延髓的运动神经元严重受损时，可出现吞咽困难，甚至循环、呼吸衰竭。由于血管高度扩张、充血，血管通透性增加，可出现脑水肿及颅内压升高的表现，甚至形成小脑扁桃体疝和海马沟回疝，引起患者呼吸、循环衰竭而致死。由于脑膜炎症反应轻，临床上可出现轻度脑膜刺激征。

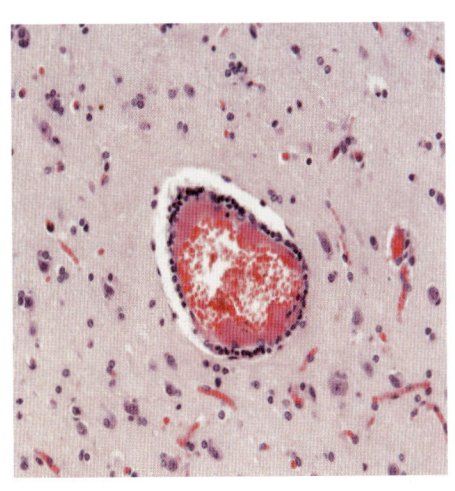

图 14-14　流行性乙型脑炎
脑水肿，小血管周围淋巴细胞浸润（套袖现象）
（天津医科大学病理学教研室供图）

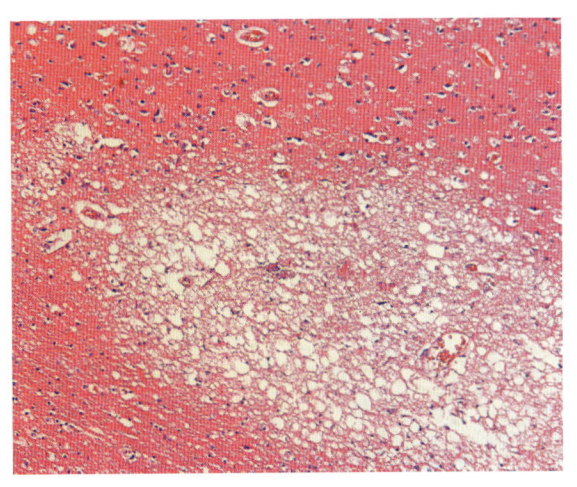

图 14-15　流行性乙型脑炎
脑实质内见筛状软化灶

多数患者经治疗后痊愈。少数患者因为病变重而不能完全恢复，留下痴呆、语言障碍和肢体瘫痪等后遗症。

三、海绵状脑病

海绵状脑病（spongiform encephalopathy）是一组人畜共患疾病，包括克罗伊茨费尔特-雅各布病（Creutzfeldt-Jakob disease，CJD）、库鲁病（Kuru disease）、致死性家族性失眠症（fatal familial insomnia，FFI）、格斯特曼综合征（Gerstmann syndrome），以及动物的羊瘙痒症、疯牛病及猫抓病等。

该病的致病机制独特。其病原不是普通的病原微生物，而是一种糖脂蛋白，即朊蛋白（prion protein，PrP）。一般情况下朊蛋白在宿主体内以 PrP^c 存在，PrP^c 构象转变可形成具有致病作用的 PrP^{sc}。PrP^{sc} 可在神经系统中沉积并导致病变发生，故称为朊蛋白病（PrP 病）。目前将朊蛋白病归为一种蛋白质构型病，其具体的致病机制尚不甚明了。

朊蛋白病的典型病变是大脑萎缩，镜下特征以神经元的进行性、退行性变为主，逐渐出现典型的海绵状、空泡样改变，故亦将该类疾病称之为海绵状脑病。

海绵状脑病传播途径多种多样，潜伏期长，无血清学反应，故防范困难。目前对海绵状脑病尚无有效的预防和治疗措施。

第四节　神经系统变性疾病

变性疾病是原因不明的一组中枢神经系统疾病，以神经元原发性变性为主要病变。常见的有阿尔茨海默病、帕金森病、亨廷顿舞蹈症、皮克病、肌萎缩侧索硬化等。其共同病变特点是：①选择性地累及1~2个功能系统的神经元。②病变呈左右对称、进行性受累。特定受累部位产生相应的临床表现，如累及小脑可导致共济失调；累及基底核锥体外系则引起运动障碍；累及大脑皮质神经细胞，主要表现为痴呆等。

一、阿尔茨海默病

阿尔茨海默病（Alzheimer disease，AD）又称老年性痴呆，是以进行性痴呆为主要临床表现的大脑变性疾病，多见于 50 岁以后。近年来，本病发病呈增高趋势。临床表现为记忆力减退，智力、定向、判断力、情感等障碍和行为失常。患者通常在发病后 5～10 年内死于继发感染和全身衰竭。

（一）病因和发病机制

病因和发病机制尚不明确。近年研究显示，本病在形态、生化、遗传等方面有一些异常改变，可能与下列因素有关：①神经细胞的代谢改变：β-淀粉样蛋白的沉积被认为是 AD 病变发生的关键，该蛋白质对神经元有毒性作用，是构成老年斑的主要成分；τ 蛋白的过度磷酸化使神经微丝和微管异常聚集，与神经元内神经原纤维变性有关；脑内铝、铜、铁、锌等代谢障碍也与 AD 有关。②遗传因素：约 10% 的患者有明显遗传倾向。与本病有关的基因定位于 1、14、19 及 21 号染色体上。③受教育程度：人的不断学习可促进突触的改建，防止突触的丢失，有利于突触功能的维持。因此，人群受教育程度越高，AD 发病率越低。④脂蛋白 E（apoprotein E）的 ε_4（简称 $apoE\varepsilon_4$）等位基因的过度表达是本病的一个危险因子。⑤继发性递质改变：其中最主要的改变是乙酰胆碱的减少，如基底核神经元的变性可引起乙酰胆碱能纤维减少。

（二）病理变化

肉眼：病变以额叶、顶叶及颞叶显著，可见脑萎缩明显，切面脑室扩张。

镜下：本病最主要的组织学病变有：

1. **老年斑** 最多见于内嗅区皮质、海马 CA-1 区。本质是退变的神经轴突围绕淀粉样物质，直径为 20～150μm，HE 染色示嗜伊红染色的团块状。银染色显示，斑块中心为一个均匀的嗜银团。免疫组化抗 β-淀粉样蛋白（A4）标志物呈阳性。电镜下可见多个异常扩张、变性的轴突终末及淀粉样细丝。

2. **神经原纤维变性** 神经原纤维增粗扭曲形成缠结，在 HE 染色中往往较模糊，呈淡蓝色，而银染色最为清楚。电镜证实其为双螺旋缠绕的细丝构成，多见于较大的神经元，尤以海马、杏仁核、颞叶内侧及额叶皮质的锥体细胞最为多见。

3. **颗粒空泡变性** 神经元细胞质中出现小空泡，内含嗜银颗粒，多见于海马锥体细胞。

4. **Hirano 小体** 为神经细胞树突近端棒状包涵体，多见于海马锥体细胞。

上述变化均为非特异性，只有当其数目增多达到诊断标准并具特定的分布部位时才能诊断阿尔茨海默病。

二、帕金森病

帕金森病（Parkinson's disease，PD）又称原发性震颤性麻痹（paralysis agitans），是一种以纹状体黑质损害为主的缓慢进行性疾病，多发生在 50～80 岁。临床表现为震颤、肌强直、运动减少、假面具样面容、姿势及步态不稳、起步及止步困难等。病程在 10 年以上，患者死于继发感染或跌倒损伤。

（一）病因和发病机制

病因和发病机制尚不清楚，可能与以下因素引起的多巴胺能神经元损伤有关：①环境因素：环境中存在的类似 MPTP（1-甲基-4-苯基-1，2，3，6-四氢吡啶）、一氧化碳、锰、汞中毒等与 PD 有关；②遗传因素：至少有 6 种基因与常染色体显性或隐性 PD 有关，其中最主要的是 *PARK-1* 基因的突变增加了 PD 患者对外界环境因子的易感性。

（二）病理变化

肉眼：早期病变不明显，中晚期相对特征性的病变是中脑黑质、脑桥的蓝斑及迷走神经运动核等处的神经色素脱失。

镜下：病变处的神经黑色素细胞丧失，残留的神经细胞中有路易小体形成。电镜下，该小体由细丝构成，中心细丝包捆致密，周围则较松散。

因黑质细胞的变性和脱失，多巴胺合成减少，以致多巴胺与乙酰胆碱的平衡失调。临床上用左旋多巴来补充脑组织中多巴胺不足或用抗胆碱能药物抑制乙酰胆碱的作用，对 PD 有一定的疗效。

AD 与 PD 之间存在某些内在联系，某些晚期 PD 患者可出现痴呆症状，而部分 AD 患者大脑皮质神经元也可检出路易小体。

第五节　脱髓鞘疾病

脱髓鞘疾病（demyelinating disease）一般是指原发性脱髓鞘疾病，是一组原因不明的神经系统疾病，其基本病变是髓鞘被破坏而轴索相对完好。感染、缺氧等原因引起的脱髓鞘称为继发性脱髓鞘。根据其发生部位不同，脱髓鞘疾病分为中枢性和周围性（表 14-1）。

表14-1　常见脱髓鞘疾病

中枢性脱髓鞘疾病	周围性脱髓鞘疾病
多发性硬化	吉兰-巴雷综合征
急性播散性脑脊髓炎	
急性坏死出血性白质脑炎	

一、多发性硬化

多发性硬化（multiple sclerosis，MS）是一种常见的脱髓鞘疾病，多见于中年女性，其临床特征是发作和缓解反复交替，每次发作部位不同，出现的神经症状也不同，病程可达 10 余年。

多发性硬化病因不明，其发病可能与病毒感染、自身免疫、遗传等因素有关。

主要病变为中枢神经系统内多个散在的硬化斑块。硬化斑块多见于脑室、大脑导水管、脊髓中央管周围的白质，灰质也可受累。**肉眼**：病灶呈圆形或不规则形；大小不等（直径从 0.1cm 到数厘米），数目多少不一，新鲜病灶呈浅红色或半透明状，陈旧病灶呈灰白色，质地较硬。**镜下**：主要变化是脱髓鞘。早期多为静脉周围脱髓鞘，伴单核细胞或淋巴细胞浸润，形成"血管袖套"。随后，髓鞘变性、崩解并被吞噬细胞吞噬，形成泡沫细胞；轴索大多保存，部分可变性、断裂，甚至消失。另外，少突胶质细胞明显减少，甚至消失；星形胶质细胞反应性增生。晚期病灶胶质化，成为硬化斑块。多发性硬化早期病变与陈旧性病变可同时见到。

由于病变分布广泛且轻重不等，临床上可出现肢体无力、痉挛性瘫痪、感觉异常、共济失调、膀胱功能障碍、眼肌麻痹等多样的大脑、脑干、小脑、脊髓和视神经损害症状。

二、急性播散性脑脊髓炎

急性播散性脑脊髓炎（acute disseminated encephalomyelitis，ADEM）可见于病毒感染后 2～4 天或疫苗接种后 10～13 天，临床表现为发热、嗜睡、昏迷等。多数患者预后好，可痊愈。

主要病变为静脉周围脱髓鞘伴炎性水肿和以淋巴细胞和巨噬细胞为主的炎症细胞浸润，常累及脑和脊髓各处，特别是白质深层和脑桥腹侧，呈多发性。软脑膜中也可见少量淋巴细胞和巨噬细胞浸润。

三、吉兰-巴雷综合征

吉兰-巴雷综合征（Guillain-Barré syndrome，GBS）是常见的脊神经根和周围神经的脱髓鞘疾病。病因、发病机制不明，可能与感染（病毒、支原体等）、免疫损伤有关。临床上表现为进行性、上升性、对称性麻痹，四肢软瘫，伴不同程度的感觉障碍。临床经过呈急性或亚急性，多数可完全恢复；严重者，可引起双侧面瘫和致死性呼吸麻痹。脑脊液出现典型的蛋白质增加而细胞数正常的蛋白质-细胞分离现象。

病变主要累及运动和感觉神经根、后根神经节及周围神经干，以近端，尤其是神经根和神经丛改变明显，也可累及脑神经。病变主要表现为节段性脱髓鞘、崩解，被巨噬细胞吞噬；神经节和神经内膜水肿及炎症细胞浸润（以淋巴细胞、巨噬细胞为主）。反复发作者，脱髓鞘和神经纤维修复反复进行，病变处髓鞘细胞突起与胶原纤维形成洋葱皮样结构。严重者，轴索可发生肿胀和断裂，相关肌群可发生去神经性萎缩。

第六节　缺氧与脑血管病

脑血管疾病（cerebrovascular disease）的发病率、死亡率在国内外均名列前茅。脑组织只能通过连续的循环血液供应氧和葡萄糖以维持其正常的生理功能。脑缺血可激活谷氨酸受体，大量钙离子进入神经元，引起神经元死亡。缺血、缺氧4分钟即可引起神经元死亡。与缺血、缺氧有关的脑血管病主要包括缺血性脑病、阻塞性脑血管病、脑出血等。

一、缺血性脑病

缺血性脑病（ischemic encephalopathy）是由于低血压、心搏骤停、低血糖、失血及窒息等原因引起的脑损伤。

脑组织对缺血、缺氧的敏感性因部位和细胞种类的不同而不尽相同。大脑较脑干各级中枢更为敏感。神经元最为敏感，其次为星形胶质细胞、少突胶质细胞、内皮细胞。神经元中以皮质第Ⅲ、Ⅴ、Ⅵ层细胞，海马锥体细胞，及小脑浦肯野细胞最为敏感，在缺血、缺氧时首先受累。

损伤部位与局部血管分布及血管状态有关。发生缺血、缺氧时，动脉血管的远心端供血区域最易发生灌注不足。发生缺血性脑病时，大脑供血的三支血管供应区之间的C形血供边缘带最易受累。若某支血管管径相对狭窄，其血供区也较易受累。

此外，脑损伤程度也取决于缺血和缺氧的程度、持续时间及患者的存活时间。

病理变化：脑组织轻度缺氧时常无明显改变，重度缺氧仅存活数小时者，其病变不易识别。只有中度缺氧存活12小时以上者才可见典型病变。表现为神经元尼氏体溶解和急性坏死；髓鞘和轴突崩解；星形胶质细胞肿胀。第1~2天出现脑水肿，中性粒细胞和巨噬细胞浸润，泡沫细胞开始出现。第4天出现修复反应，星形胶质细胞明显增生。第30天左右形成蜂窝状胶质瘢痕。

缺血性脑病的病变常见类型有：①层状坏死：大脑皮质第Ⅲ、Ⅴ、Ⅵ层神经元坏死、脱失、胶质化，引起皮质神经细胞层的中断；②海马硬化：海马锥体细胞损伤、脱失、胶质化；③边缘带梗死：梗死的范围与血压下降的程度和持续时间有关。

临床上，轻者仅表现为神经功能障碍；重者可出现全脑功能丧失。

二、阻塞性脑血管病

脑梗死（cerebral infarction）是脑血管阻塞引起局部血供中断而发生的脑组织缺血性坏死。

引起脑梗死的血管阻塞可以是血栓性阻塞，也可以是栓塞性阻塞。①血栓性阻塞：常继发于动脉粥样硬化的基础上，粥样硬化好发于颈内动脉起始部、基底动脉、大脑中动脉和Willis环等，粥样斑块及其复合病变（如斑块内出血、附壁血栓）均可阻塞血管。这种阻塞所致的脑梗死其症状常在数小时或数天内不断发展，表现为神志不清、偏瘫、失语等。②栓塞性阻塞：栓子可来源于全身各处，尤以心源性栓子最常见，病变常累及大脑中动脉血供区。这种阻塞所致的脑梗死临床表现急骤，预后较差。

病理变化：脑梗死的范围一般与病变血管的血供区相一致。脑梗死一般为贫血性梗死，如果栓子碎裂，梗死区域出现再灌流，血液通过损伤血管壁进入梗死区，或伴有脑组织严重淤血时，也可表现为出血性梗死。数小时后脑梗死区灰质暗淡，灰、白质分界不清；2~3 天后局部水肿，夹杂有出血点；1 周后脑梗死组织可形成软化灶或蜂窝状囊腔。

腔隙状（lacunae）梗死是直径小于 1.5cm 的囊状病灶，常呈多发性。其原因可以是高血压基础上引起的小出血灶，也可以是深部细动脉阻塞引起的梗死灶，可见于基底核、内囊、丘脑、脑桥基底部等。临床上一般不出现症状。

三、脑出血

脑出血（brain hemorrhage）包括脑内出血、蛛网膜下腔出血和混合性出血。脑出血是引起人类死亡的常见原因之一。

（一）脑内出血

高血压病是脑内出血（intracerebral hemorrhage）最常见的原因，也可见于血管瘤破裂、血液病等。高血压性脑出血好发于大脑基底核、内囊（图 14-16），其次为大脑白质、脑桥、小脑等处。临床症状和体征取决于出血的部位和范围。如基底核内侧型出血易入侧脑室和丘脑，脑脊液常为血性，预后极差；外侧型出血常引起对侧肢体偏瘫。合并脑室内出血或严重脑疝，是脑出血患者死亡的直接原因。

（二）蛛网膜下腔出血

自发性蛛网膜下腔出血（subarachnoid hemorrhage）常见原因为先天性动脉瘤破裂，好发于 Willis 环的前半部动脉分支处，常呈多发性（图 14-17）。临床上蛛网膜下腔出血病例占脑血管意外总数的 10%~15%，表现为突发剧烈头痛、呕吐、脑膜刺激征明显、血性脑脊液等。

（三）混合性出血

混合性出血常由动静脉畸形（arteriovenous malformation，AVM）引起。AVM 是介于动脉和静脉之间的走向扭曲、管壁结构异常的一类血管，其管腔大小不一，可成簇出现，约 90% 分布于大脑半球的浅表层。AVM 破裂后常导致脑内和蛛网膜下腔的混合性出血。临床上，患者除出现脑出血和蛛网膜下腔出血外，常可有癫痫史。

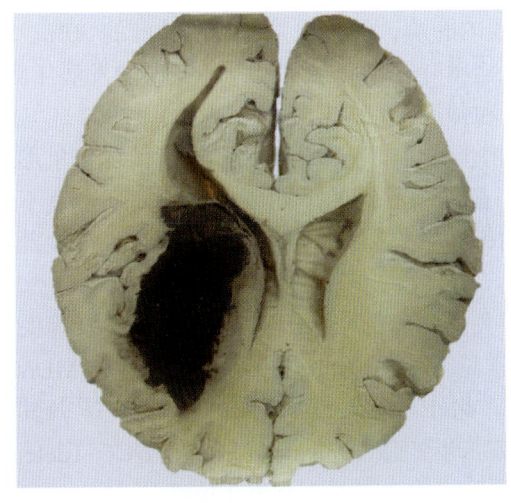

图 14-16 内囊出血

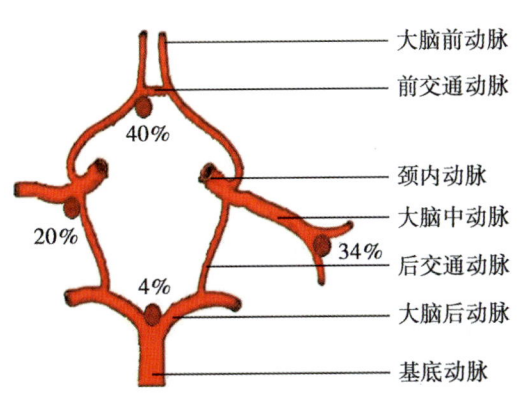

图 14-17 Willis 环先天性动脉瘤发生率

第七节 神经系统肿瘤

神经系统肿瘤包括中枢神经系统肿瘤和周围神经系统肿瘤，以前者较多见。原发性中枢神经系统肿瘤起源于颅内和椎管内神经外胚层和间叶组织，发病率为（5～10）/10万，其中胶质瘤占40%，脑膜瘤占15%，听神经瘤（神经鞘瘤）占8%。转移性肿瘤以转移性肺癌多见。儿童的颅内恶性肿瘤发病率仅次于白血病，以胶质瘤和髓母细胞瘤常见。神经系统常见肿瘤见表14-2。

表14-2 神经系统常见肿瘤

中枢神经系统肿瘤	周围神经系统肿瘤	转移性肿瘤
神经上皮组织肿瘤	神经鞘瘤	转移性肺癌
星形细胞肿瘤	神经纤维瘤	
少突胶质细胞瘤	神经束膜瘤	
室管膜瘤	恶性周围神经鞘膜瘤	
神经元和混合性神经元-胶质肿瘤		
脑膜瘤		
胚胎性肿瘤		
生殖细胞肿瘤		
胶质瘤病		

一、中枢神经系统肿瘤

颅内肿瘤的主要临床表现有：①肿瘤压迫或破坏周围脑组织可引起癫痫、瘫痪、视野缺损等局部神经症状；②颅内占位病变可引起颅内压升高三联征，即头痛、呕吐和视神经乳头水肿。

颅内肿瘤以胶质细胞肿瘤多见，具有相对特异的不同于身体其他部位肿瘤的一些生物学特性：①良恶性的相对性：无论分化高低均呈浸润性生长，更无包膜形成。即使分化良好的第三脑室毛细胞性星形细胞瘤，由于位于手术禁区，难以进行切除，预后也不佳。②局部浸润：主要沿血管周围间隙、神经纤维束间、室管膜、软脑膜浸润性生长。③转移：脑脊液转移是颅内肿瘤常见的转移方式，颅外转移极少见。

（一）星形细胞肿瘤

星形细胞肿瘤（astrocytic tumor）是最常见的颅内肿瘤，约占原发性颅内肿瘤的30%。发病高峰年龄为30～70岁，男性较多见。肿瘤以大脑额叶和颞叶最常见。各亚型的发病年龄、性别、好发部位、形态特点、生长潜能、临床经过和预后等都有所不同。WHO（2007年）分级标准根据各亚型瘤细胞的异型性、血管内皮细胞增生程度、生物学行为和坏死情况将星形细胞肿瘤分为4级，见表14-3。由于肿瘤的异质性，在同一肿瘤的不同区域，瘤细胞可有不同的形态特征，且分化程度也不尽相同，病理诊断则按最高的恶性程度来分级，因为最恶性部分决定预后。

研究发现，遗传因素与星形细胞肿瘤的发生有关。肿瘤抑制基因 *TP53*、*P16*、*RB* 等失活可能和本肿瘤生长有关，其中 *TP53* 基因突变是最常见、最显著的改变。可通过 TP53/MDM2/P21 途径或 P16/P15/CDK4/CDK6/RB 途径发挥作用。此外，还与 *EGFR* 的扩增、*PDGF* 及其受体的过度表达等有关。当低级别星形细胞肿瘤向胶质母细胞瘤进展时，常伴有 *DCC*（deleted in colorectal cancer）基因的丢失，在高级别星形细胞肿瘤中 *PTEN* 也常发生突变。

表14-3　星形细胞肿瘤WHO（2007年）分类和分级

WHO分类	WHO分级
毛细胞性星形细胞瘤	I
室管膜下巨细胞星形细胞瘤	I
多形性黄色星形细胞瘤	II
弥漫性星形细胞瘤	II
间变性星形细胞瘤	III
胶质母细胞瘤	IV

肉眼： 肿瘤大小不一（数厘米至巨大肿块），灰白色，可呈胶冻状外观，并可形成大小不等的囊腔，质地因肿瘤内胶质纤维多少而异。多数肿瘤境界不清（毛细胞性星形细胞瘤、多形性黄色星形细胞瘤和室管膜下巨细胞星形细胞瘤除外），分化程度较低的肿瘤由于常伴有变性、坏死和出血，加之细胞密度较大，似与周边组织境界分明。肿瘤周围脑组织因受压而扭曲变形（图14-18）。

镜下： 肿瘤细胞密度增加，形态多样，不同类型肿瘤细胞核的多形性、核分裂象、血管增生程度及肿瘤坏死等情况不一。因星形细胞瘤细胞骨架含有GFAP，免疫组织化学染色可呈GFAP阳性反应。电镜下在瘤细胞质中可见成束排列的中间丝。

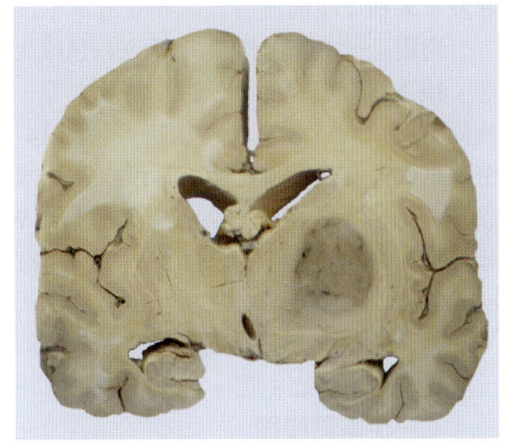

图14-18　星形细胞肿瘤
肿瘤境界不清，周围脑组织因受挤压而扭曲变形

1. 弥漫性星形细胞瘤（WHO II级） 以细胞高分化为特点，按其瘤细胞形态可分为纤维型、原浆型和肥胖细胞型星形细胞瘤。纤维型星形细胞瘤最常见，瘤细胞多呈梭形，分化较好，细胞间可见红染的原纤维性背景。原浆型星形细胞瘤瘤细胞体积小，胞突少而短。肥胖细胞型星形细胞瘤瘤细胞体积较大，胞质丰富、半透明。

2. 间变性星形细胞瘤（WHO III级） 瘤细胞密度增加，核异型性明显，核分裂象增多，血管内皮细胞增生，预后较差。

3. 胶质母细胞瘤（glioblastoma，WHO IV级） 是恶性程度最高的星形细胞肿瘤，分为原发性和继发性。**肉眼：** 肿瘤好发于颞叶、顶叶、额叶和枕叶等，可穿过胼胝体到对侧，呈蝴蝶状生长，常伴有出血、坏死。**镜下：** 瘤细胞密集，异型性明显，可见怪异的单核或多核瘤巨细胞。出血、坏死明显，肿瘤细胞可围绕坏死灶呈假栅栏状排列，是区别于间变性星形细胞瘤的主要特征之一。毛细血管呈明显巢状增生，内皮细胞增生、肿大，可导致管腔闭塞和血栓形成，有时可形成肾小球样小体（glomeruloid body）（图14-19）。肿瘤发展迅速，预后极差。

上述3型肿瘤是颅内最常见的星形细胞肿瘤，具有以下特点：①成年人多见；②中枢神经系统任何部位均可发生，尤其是大脑半球；

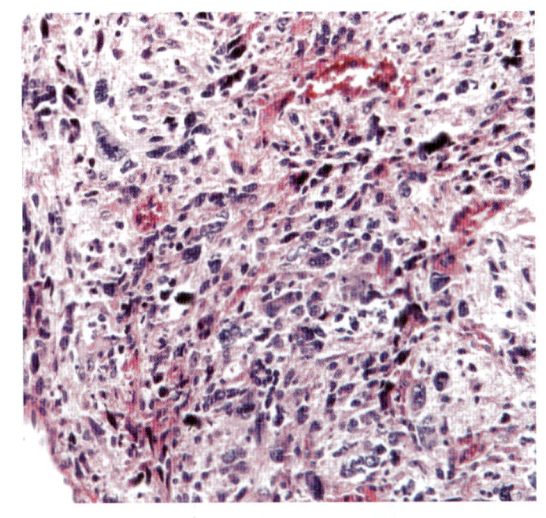

图14-19　胶质母细胞瘤
肿瘤细胞异型性大，血管增生明显
（天津医科大学病理学教研室供图）

③组织学特点和生物学行为差异很大；④组织学分级一般与浸润性关系不明显；⑤肿瘤恶性度有不断增高的倾向，最终可发展为胶质母细胞瘤。

此外，毛细胞性星形细胞瘤（WHO Ⅰ级）、多形性黄色星形细胞瘤（WHO Ⅱ级）和室管膜下巨细胞星形细胞瘤（WHO Ⅰ级）常发生于儿童和青少年，它们生长缓慢，境界较清，预后较好。毛细胞性星形细胞瘤瘤细胞呈梭形或者毛发状，平行或束状排列；细胞间可见特征性的 Rosenthal 纤维。

（二）少突胶质细胞瘤

少突胶质细胞瘤（oligodendroglioma，WHO Ⅱ级）是起源于少突胶质细胞或胶质前体细胞的肿瘤，约占原发性脑肿瘤的 2.5%。多见于成年人，高发年龄为 50～60 岁，男性多见，好发于大脑皮质的浅层，以额叶最常见。

肉眼：瘤体常呈球形，切面灰白色或灰红色，质软，边界较清楚，常伴出血、钙化和囊性变等。

镜下：瘤细胞弥漫分布，密度中等，形态单一，呈圆形，大小一致，核圆形、居中，可见核周空晕，形成蜂窝状结构特点（图 14-20）。间质血管丰富，呈丛状排列，可形成典型的致密鸡爪样分支毛细血管网，常可有钙化或砂粒体形成。若瘤细胞分化差，异型性明显，核分裂象多，则称为间变性少突胶质细胞瘤（WHO Ⅲ级）。如瘤细胞中有数量不等的星形细胞瘤成分，称为少突-星形细胞瘤（WHO Ⅱ级）。组织化学和免疫组化染色显示半乳糖脂、碳酸酐酶同工酶 C、CD57 和碱性髓鞘蛋白（MBP）可呈阳性反应。

临床上，少突胶质细胞瘤生长缓慢，病程可达 10 余年，常表现为癫痫或局部性瘫痪，是目前胶质细胞肿瘤中唯一对化疗敏感的肿瘤，而间变性少突胶质细胞瘤生长迅速，预后不好。

（三）室管膜瘤

室管膜瘤（ependymoma，WHO Ⅱ级）起源于室管膜细胞，占神经上皮组织肿瘤的 3%～9%。儿童和青少年多见，可发生于脑室系统任何部位，第四脑室最常见，在脊髓则好发于腰骶部及马尾部。

肉眼：瘤体呈球状或分叶状，边界清楚，切面灰白色或灰红色，质地均匀或颗粒状，可有出血、囊性变或钙化等。

镜下：最具特征的组织学变化为瘤细胞围绕空腔呈腺管状排列形成室管膜菊形团，也可围绕血管排列形成假菊形团（图 14-21），有时可形成乳头状结构。肿瘤细胞大小、形态一致，一般呈胡萝卜形或梭形，细胞质丰富，核圆形或椭圆形。若瘤细胞密集，核分裂象多见，并有假栅栏状坏死时，可称为间变性室管膜瘤（anaplastic ependymoma，WHO Ⅲ级）。临床上，室管膜瘤易致脑积水和颅内压增高，生长缓慢，儿童预后较成人差。

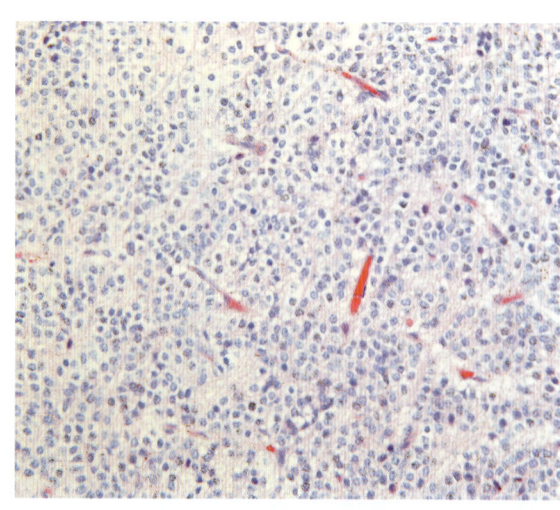

图 14-20　少突胶质细胞瘤

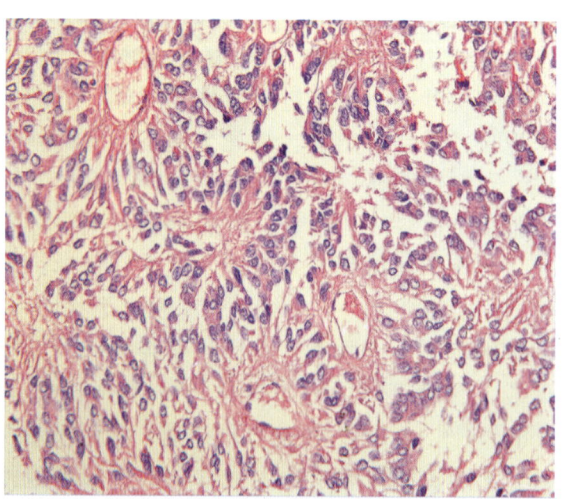

图 14-21　室管膜瘤
肿瘤细胞排列形成室管膜菊形团及假菊形团

（四）神经元和混合性神经元 - 胶质肿瘤

1. 神经节细胞瘤（gangliocytoma，WHO Ⅰ级）和神经节细胞胶质瘤（ganglioglioma，WHO Ⅰ级） 由肿瘤性成熟节细胞单独或与瘤性胶质细胞混合构成的分化好的神经上皮组织肿瘤，约占中枢神经系统肿瘤的 0.4%。肿瘤可发生于中枢神经系统任何部位，好发于幕上，尤其是颞叶。

肉眼：肿瘤体积小，边界清，灰红色，质稍硬，可伴有囊性变、钙化等。

镜下：神经节细胞瘤由不规则簇状多极神经元及其突起构成，分布不规则，单核、双核或多核，可见核仁和尼氏体，瘤组织内可混杂有髓鞘和无髓鞘的神经纤维。神经节细胞胶质瘤内还有一定数量的肿瘤性胶质细胞。如胶质细胞有异型性，生长活跃，则称为间变性神经节细胞胶质瘤（WHO Ⅲ级）。免疫组化染色肿瘤性神经节细胞 NF、NSE、Syn 及 CgA 阳性，肿瘤性胶质细胞 GFAP 阳性。电镜观察瘤细胞见突触结构、颗粒和突触前小泡。

2. 中枢神经细胞瘤（central neurocytoma，WHO Ⅱ级） 由形态一致伴神经元分化的圆细胞构成，好发于侧脑室和（或）第三脑室等处。年轻人多见，高峰年龄 29 岁。

肉眼：肿瘤位于脑室内，灰白色，质脆，可伴有钙化、出血等。

镜下：肿瘤细胞大小一致，细胞小而圆，胞质透明，核圆形，血管周围可见原纤维性细胞带，可见假菊形团。免疫组化染色 Syn、NSE、NF 和 Leu-7 阳性。

临床上，一般能完全切除肿瘤，预后好。

（五）髓母细胞瘤

髓母细胞瘤（medulloblastoma，WHO Ⅳ级）是起源于小脑蚓部的原始神经上皮细胞或小脑皮质的胚胎性外颗粒层细胞的最常见的原始神经外胚层肿瘤（primitive neuroectodermal tumor，PNET），因此肿瘤常位于小脑蚓部，多见于小儿，发病高峰年龄为 7 岁。

肉眼：肿瘤组织往往呈结节状，类圆形，分界较清，切面灰红色、鱼肉状。

镜下：具有一定诊断意义的结构是瘤细胞环绕神经纤维呈放射状排列形成的典型菊形团结构（图 14-22）。瘤细胞圆形、椭圆形，细胞质少，核深染，可见数量不等的病理性核分裂象。间质中有纤细的纤维，血管少。免疫组化染色瘤细胞 GFAP、Syn 可阳性。电镜下肿瘤细胞可呈神经元和胶质细胞双向分化。

肿瘤易播散，恶性度高，预后差。

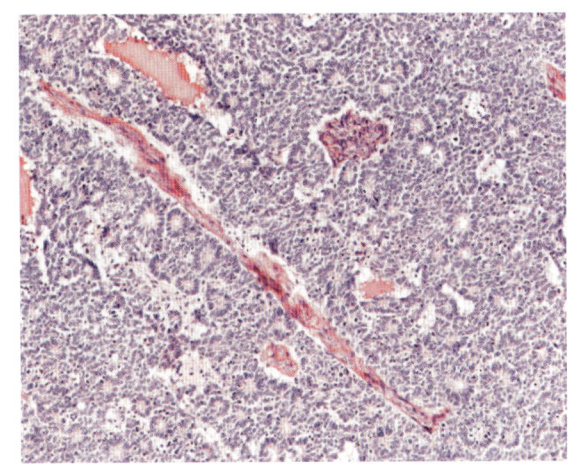

图 14-22　髓母细胞瘤
瘤细胞较小，圆形或椭圆形，形成菊形团
（天津医科大学病理学教研室供图）

（六）脑膜瘤

脑膜瘤（meningioma，WHO Ⅰ级）起源于蛛网膜帽状细胞，以大脑凸面最常见，常与大脑镰相关，其次为嗅沟、蝶骨嵴、小脑脑桥角以及脊髓胸段脊神经在椎间孔的出口处。该病好发于中年以上成人，女性多见，发病率仅次于星形细胞瘤，占颅内原发性肿瘤的 24%～30%，是颅内和椎管内最常见的肿瘤之一。

肉眼：肿瘤大小差异很大，与发生部位有关，常单发，偶可多发，呈球形或分叶状，边界清，常与硬脑膜紧密相连，一般呈膨胀性生长，压迫脑组织（图 14-23）。切面上肿块灰白色，质韧，呈颗粒状、条索状，有时有砂粒感，偶伴出血。

镜下：主要特征性结构是瘤细胞呈大小不等的旋涡状、同心圆状排列，其中央的血管壁常有透明变性，以致钙化形成砂粒体（图 14-24）。脑膜瘤组织学类型很多，常见的有脑膜皮细胞型（上皮型）、纤维型、过渡型（混合型）、砂粒体型等。少数脑膜瘤瘤细胞异型性大，可伴坏死，甚至可转移到肺和淋巴结等，称为间变性（恶性）脑膜瘤（WHO Ⅲ级）。

临床上多为良性，生长缓慢，易于手术切除，复发率和侵袭力均很低，预后好。

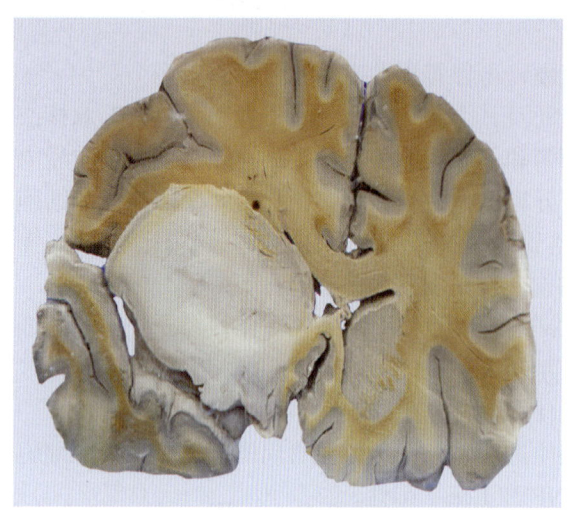

图 14-23　脑膜瘤
肿瘤呈球形，膨胀性生长，压迫脑组织

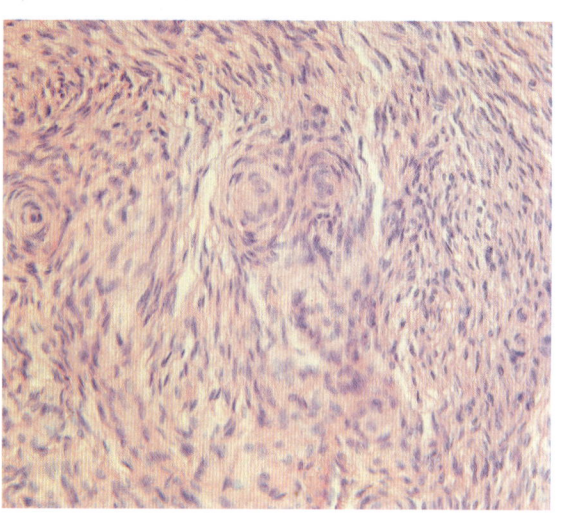

图 14-24　脑膜瘤
瘤细胞呈大小不等的旋涡状、同心圆状排列

二、周围神经肿瘤

周围神经肿瘤中常见的良性肿瘤有神经鞘瘤、神经纤维瘤、神经束膜瘤以及节细胞神经瘤；恶性肿瘤有神经母细胞瘤和恶性周围神经鞘膜瘤。

（一）神经鞘瘤

神经鞘瘤（neurilemoma，WHO Ⅰ级）是源于胚胎期神经嵴来源的施万细胞（Schwann cell）的良性肿瘤，又称施万细胞瘤或神经膜细胞瘤，可单发或多发于身体任何部位的神经干或神经根，颅内多见于听神经前庭（又称听神经瘤）、小脑脑桥角和三叉神经；是椎管内最常见的肿瘤，占椎管肿瘤的 25%～30%；四肢屈侧神经干也为常见好发部位。

肉眼：肿瘤大小不一，圆形或结节状，有完整包膜，常压迫邻近组织，与相应神经粘连在一起。切面灰白、灰黄色，质实，可伴出血和囊性变。

镜下：肿瘤主要有两种组织构象：①束状型（Antoni A 型），细胞紧密排列呈栅栏状或不完全的旋涡状（Verocay 小体）（图 14-25）。细胞梭形、细长，境界不清，核呈梭形或卵圆形。椎管内神经鞘瘤以此型常见。②网状型（Antoni B 型），细胞稀少，排列成稀疏的网状结构，细胞间有较多的液体，常有小囊腔形成。颅内神经鞘瘤以此型多见。免疫组化染色显示瘤细胞 S-100 弥漫阳性。

临床表现因肿瘤大小与部位而异，小肿瘤可无症状，较大者因受累神经受压可出现麻痹或疼痛，并沿神经放射。听神经瘤可引起听觉障碍或耳鸣等症状。大多数肿瘤可手术根治，少数未能切除干净者可复发，一般不恶变。

（二）神经纤维瘤

神经纤维瘤（neurofibroma，WHO Ⅰ级）多发生在皮肤和皮下组织，可单发也可多发，多发性神经纤维瘤是神经纤维瘤病 1 型（neurofibromatosis 1, von Recklinghausen's disease）的特点。

肉眼：单发性神经纤维瘤呈结节状或息肉状，境界清楚，无包膜，也可弥漫侵及皮肤和皮下。切面灰白，呈略透明胶冻状或旋涡状，质实，少见出血或囊性变。

镜下：肿瘤由增生的施万细胞、成纤维细胞和神经束膜样细胞交织排列构成，呈小束状并分散在神经纤维之间，伴大量网状纤维、胶原纤维及疏松黏液样基质（图 14-26）。若细胞密度增加，异型性大，并见核分裂象，提示可能恶变。

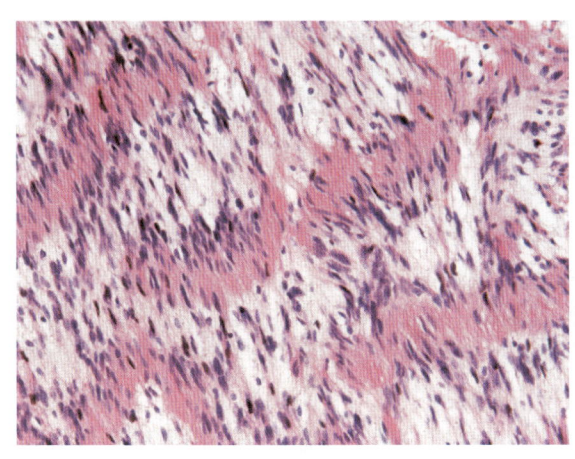

图 14-25　神经鞘瘤
瘤细胞呈梭形，紧密排列呈栅栏状
（天津医科大学病理学教研室供图）

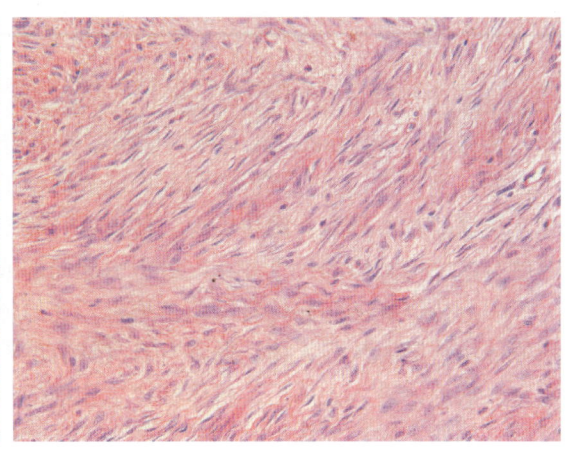

图 14-26　神经纤维瘤
瘤细胞呈梭形，交织状排列，核波浪状

（三）恶性周围神经鞘膜瘤

恶性周围神经鞘膜瘤（malignant peripheral nerve sheath tumor，MPNST，WHO Ⅲ～Ⅳ级）可由周围神经纤维瘤，尤其是神经纤维瘤病恶变而成，神经鞘瘤恶变少见，也可自发产生或见于放射治疗后，约占软组织肉瘤的 5%，多见于 30～60 岁成年人。

肉眼：肿瘤常大于 5cm，呈球状、纺锤状，可有质硬的假包膜，常与大、中型神经相连。切面灰白色，质硬，可伴坏死、出血。

镜下：瘤细胞像纤维肉瘤样密集束状排列，细胞呈梭形，胞质丰富，有较多核分裂象，并伴有血管增生和细胞坏死。瘤细胞也可呈多形性，甚至出现上皮样结构、横纹肌分化（恶性蝾螈瘤）等。免疫组化染色散在表达 S-100。该瘤除伴有神经束膜细胞分化的病例外，侵袭性均较强，进展快，预后差。一般 5 年和 10 年生存率分别为 34% 和 23%。

三、转移性肿瘤

中枢神经系统的转移性肿瘤约占全部临床脑肿瘤的 20%。最容易发生脑转移的恶性肿瘤是肺癌（50%），其次为乳腺癌（15%）、恶性黑色素瘤（10.5%），以及胃癌、结肠癌、肾癌、绒毛膜癌等，多经血行途径转移至颅内。

大脑和硬脑膜是颅内转移性肿瘤最常见的部位，椎管内转移多发生在硬膜外间隙、软脊膜或脊髓。转移瘤在颅内可有 3 种存在形式：①转移结节：最常见，多位于灰质白质交界处及脑的深部；②软脑膜癌病（leptomeningeal carcinomatosis）：肿瘤细胞沿蛛网膜下腔弥漫性浸润，局部可形成结节或斑块；③脑炎性转移：瘤细胞弥漫性浸润在血管周围形成局限性瘤结节，或广泛浸润。

转移瘤的形态与原发肿瘤相似。多数转移瘤结节边界清楚，常伴有出血、坏死、囊性变及液化，周围脑组织可有水肿，伴淋巴细胞和巨噬细胞浸润。

（龙汉安　马跃荣　杨成万）

第十五章 传染病

传染病（infectious diseases）是病原体由传染源通过一定的传播途径侵入易感人群个体所引起的一类疾病，能在人群中引起局部或广泛的流行。传染病在人群中的发生，必须具备3个相互关联的基本环节，即传染源、传播途径和易感人群。当3个基本环节同时存在并相互作用时就会造成传染病的发生并在人群中引起局部或广泛的流行。

引起传染病的病原体有细菌、病毒、支原体、真菌、立克次体、寄生虫等。不同传染病的病原体由传染源入侵人体，通常有自身特有的传染途径和传播方式，并且定位于一定的组织或器官。病原体进入人体后，机体在产生积极的免疫应答反应的同时，也引起局部或全身的炎症反应。尽管不同病原体引起的病理改变不同，但其基本性质均属于炎症范畴。因此传染病具有炎症的局部和全身表现以及炎症的基本病理变化规律。大多数传染病通过机体的抵抗力增强和适当的治疗可获得痊愈。如机体的抵抗力较差又未进行积极有效的治疗，则可转化为慢性或蔓延扩散，甚至引起死亡。传染病的病理过程取决于病原微生物的性质和机体的反应，以及治疗是否及时有效。

传染病曾一度成为严重威胁人类健康和生命的主要疾病，在世界各地均出现过传染病的暴发和流行。近年来由于医学的发展，基因诊断技术和抗生素的有效应用，传染病的诊断和治疗取得了很大进展。在发达国家，传染病的发病率和死亡率仅次于一些非感染性疾病，如心脑血管疾病、恶性肿瘤等。而在许多发展中国家，传染病仍是主要的健康问题。由于我国贯彻了预防为主的方针，一些严重危害人民健康的传染病得以消灭或控制。但由于种种原因某些传染病又死灰复燃，如血吸虫病、结核病、性病等老传染病发病率都呈现出上升趋势，同时又出现了一些新的传染病如艾滋病、严重急性呼吸综合征（severe acute respiratory syndrome，SARS）、禽流感、H1N1甲型流感、手足口病、埃博拉出血热（Ebola hemorrhagic fever，EHF）等。

我国疾病谱兼有发达国家和发展中国家疾病谱的双重特征，而在疾病谱中影响大的传染性疾病仍不能忽视。近年来由于抗生素（尤其是广谱抗生素）、激素和抗肿瘤药的大量使用，真菌感染也有明显增长。此外，随着社会发展，人们生活水平的提高、生活方式的改变、人群流动以及人口的老龄化，与多因素有关的一些常见病、慢性病和传染病的发生率有上升趋势，并影响着疾病谱的变化，认识它们的危险因素，预防性地控制这些危险因素，提高人群自我保健意识，已成为当前的重要课题。

第一节 结核病

一、概述

结核病（tuberculosis）是由结核分枝杆菌引起的一种慢性传染性疾病，其本质为慢性肉芽肿性炎症，可发生于全身各器官，但以肺结核最常见。其病变特征为结核结节形成并伴有不同程度的干酪样坏死。

结核病曾经在全球蔓延，造成数百万人死亡。由于有效抗结核药物的发明和应用，结核病的流行得到有效控制。20世纪90年代以来由于艾滋病的流行和耐药菌株的出现，结核病的发病率又开始上升,全球现有结核病患者2000万。针对全球结核病疫情恶化情况,WHO提出了"全球结核病紧急状态",并把每年的3月24日定为世界防治结核病日。我国是全球结核病高发国家,结核病患病率及感染率均很高,居世界第二位,全国现有结核菌感染者约4.2亿人,防治结核病的任务十分艰巨。

(一)病因和发病机制

结核病的病原菌是结核分枝杆菌（Mycobacterium tuberculosis），对人致病的主要类型是人型、牛型。结核分枝杆菌的主要菌体成分为脂质、蛋白质和多糖类。其中的脂质成分（尤其是糖脂）不仅能增强结核分枝杆菌在体内的毒力，还可引起机体强烈的变态反应。脂质内的磷脂成分能使巨噬细胞转化为上皮样细胞，还可保护菌体不易被巨噬细胞降解。结核分枝杆菌的菌体蛋白具有抗原性，与脂质中的蜡质D结合后引起机体发生变态反应，导致组织坏死和全身中毒症状，并参与结核结节形成。菌体中的多糖类可作为半抗原参与免疫反应，并可导致局部中性粒细胞浸润（图15-1）。

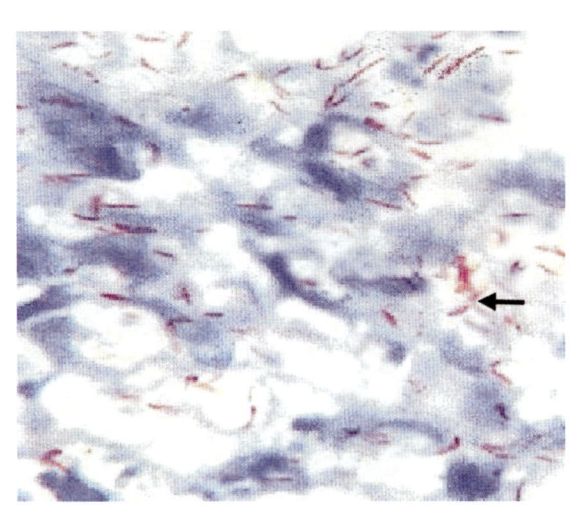

图15-1 结核病灶中的结核分枝杆菌（抗酸染色）

结核病的主要传播途径有呼吸道、消化道（食入带菌的食物，包括含菌牛奶），少数经皮肤伤口感染。呼吸道是最常见和最主要的传播途径。当开放性肺结核（主要是空洞型肺结核）患者谈话、咳嗽和打喷嚏时，可从呼吸道排出大量带菌微滴。这些带菌微滴被吸入后可造成感染，尤其是直径小于5µm的微滴因其能到达肺泡，其致病力最强。结核分枝杆菌到达肺泡后可趋化和吸引巨噬细胞，并为巨噬细胞所吞噬。在有效的细胞免疫建立以前（一般为感染后的4～7周时间），巨噬细胞对其杀灭能力有限，结核分枝杆菌可在细胞内繁殖，不仅导致细胞变性、坏死，同时可引起局部组织的炎症。另一方面可发生全身性血源性播散，并可由此引起肺外结核病的发生。

结核病的发生、发展和转归取决于很多因素，其中最重要的是感染细菌的数量及其毒力的大小和机体的反应性（包括免疫反应和变态反应）。尤其是后者在结核病的发病学上起着特别重要的作用。

结核病的免疫反应和变态反应常同时发生和相伴出现。免疫反应的出现提示机体已获得免疫力，对病原菌有杀伤作用。一般认为，结核病的免疫反应以细胞免疫为主，T细胞在受到结核分枝杆菌的抗原刺激后可转化为致敏的淋巴细胞。当再次接触结核分枝杆菌时，致敏的淋巴细胞可很快分裂、增殖，并释放出各种淋巴因子，如巨噬细胞集聚因子、移动抑制因子和激活因子等。这些因子不仅可趋化巨噬细胞向结核分枝杆菌移动并在局部聚集，同时还激活巨噬细胞，使巨噬细胞形态发生改变，体积增大，伪足形成活跃，溶酶体增加等，并且在此基础上逐渐形成结核结节。结核病时发生的变态反应属于Ⅳ型（迟发性）变态反应。变态反应为主时除包含免疫反应外，同时伴随干酪样坏死，在机体降解和杀灭结核分枝杆菌的同时也造成组织结构的破坏。

未被结核分枝杆菌致敏的个体动员机体防御反应速度较慢，而已致敏的个体可迅速调动机体的防御反应，但组织损伤也更明显。根据这个机制，临床应用结核菌素试验来判断结核分枝杆菌的感染情况（图15-2）。因此，机体感染结核分枝杆菌后所出现的病理变化和临床表现取决于机体不同的反应。如以防御性反应为主，则病灶局限，结核分枝杆菌被杀灭，局部组织表现为以增生、渗出为主的病变，组织损伤和临床症状较轻。如以组织损伤性反应为主，局部组织表现为以坏死为主的病变，组织结构破坏和功能代谢障碍。结核病的基本病变与机体免疫状态的关系见表 15-1。

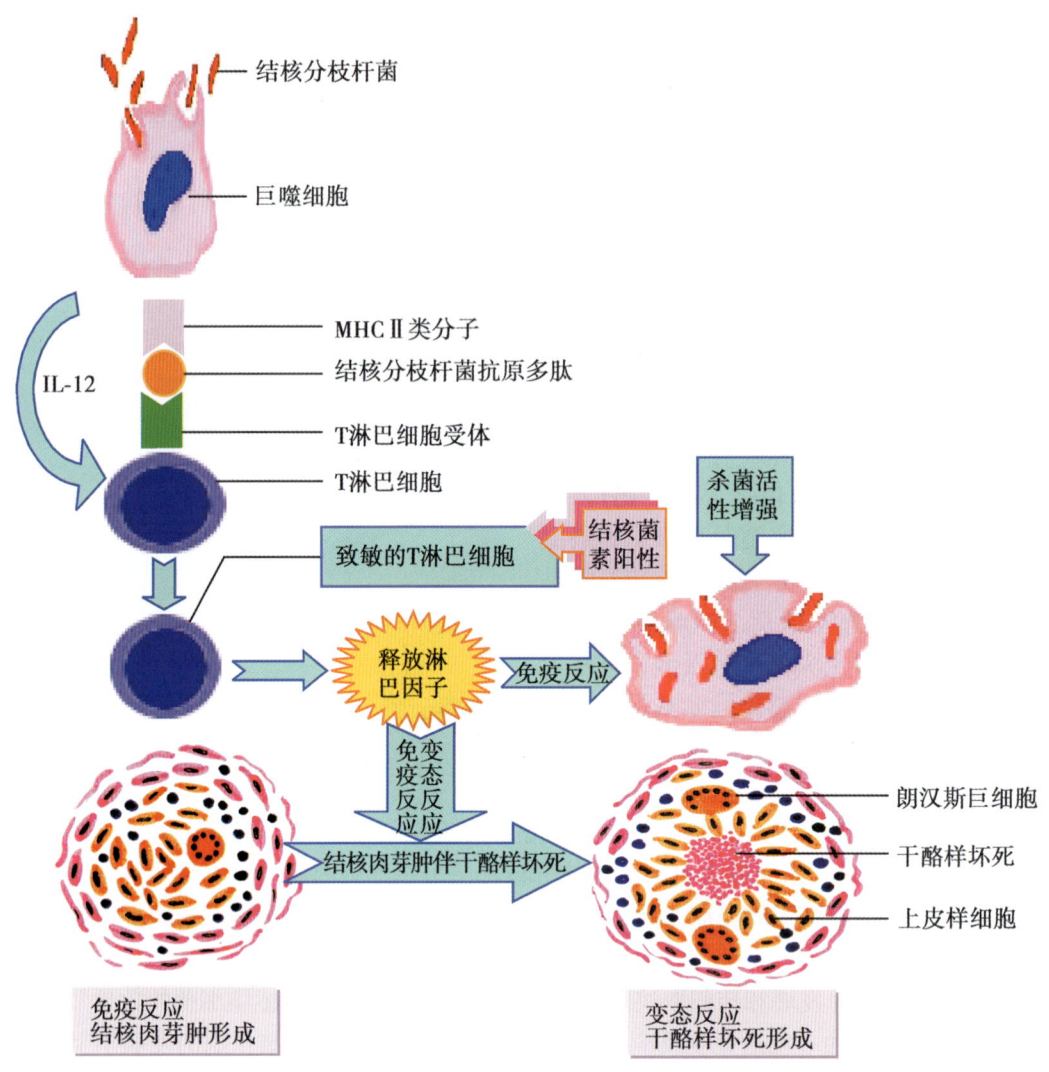

图 15-2　结核病的免疫反应与变态反应示意图

表 15-1　结核病基本病变与机体的免疫状态的关系

病变	机体状态		结核分枝杆菌		病理特征
	免疫力	变态反应	菌量	毒力	
以渗出为主	低	较强	多	强	浆液性或浆液纤维素性炎
以增生为主	较强	较弱	少	较低	结核结节
以坏死为主	低	强	多	强	干酪样坏死

（二）基本病理变化

结核病属于一类特异性炎症，因此具有炎症的一般病理变化，可表现为渗出、增生、变质等不同形式为主的病变。

1．**以渗出为主的病变**　当结核分枝杆菌数量多、毒力强，而机体免疫力低下或变态反应较强时，常出现以渗出为主的病变，多发生于结核性炎症的早期或病变恶化时，主要表现为浆液性或浆液纤维素性炎。病变早期局部有中性粒细胞浸润，但很快被巨噬细胞所取代。通常在渗出液和巨噬细胞中可查见结核分枝杆菌，好发于肺、浆膜、滑膜和脑膜等处，说明与组织结构特性有一定的关系。渗出物可完全吸收，不留痕迹，或转变为以增生为主的病变；当变态反应剧烈时则可转变为以坏死为主的病变。

2. 以增生为主的病变　当细菌数量少、毒力较低，或人体免疫反应较强时，则发生以增生为主的变化，形成具有诊断价值的结核结节（结核肉芽肿）。单个结核结节非常小，直径约0.1mm，通常肉眼和 X 线片不易看见。三四个结节融合成较大结节时才能见到。这种融合结节为粟粒大小、灰白色半透明状、境界清楚。结节内有干酪样坏死时略呈黄色，可隆起于器官表面。

结核结节（tubercle）是在细胞免疫的基础上形成的。被活化的巨噬细胞在吞噬、降解杀灭结核分枝杆菌时，体积增大，逐渐转变成上皮样细胞。该细胞呈梭形或多角形，胞质丰富，淡伊红色，境界不清；核呈圆形或卵圆形，染色质甚少，甚至可呈空泡状，核内有1～2个核仁。上皮样细胞的活性增加，有利于吞噬和杀灭结核分枝杆菌。当一个上皮样细胞核多次分裂而胞质不分裂或多个上皮样细胞互相融合成合胞体状时，则形成朗汉斯巨细胞（Langhans giant cell）。该细胞体积巨大，直径可达 300μm，胞质丰富；多核，核的数目由十几个到几十个不等，甚至超过100个，排列在胞质周围呈花环状、马蹄状，或密集于胞体的一端。典型的结核结节中央有干酪样坏死，周围为放射状排列的上皮样细胞（epithelioid cell），并可见朗汉斯巨细

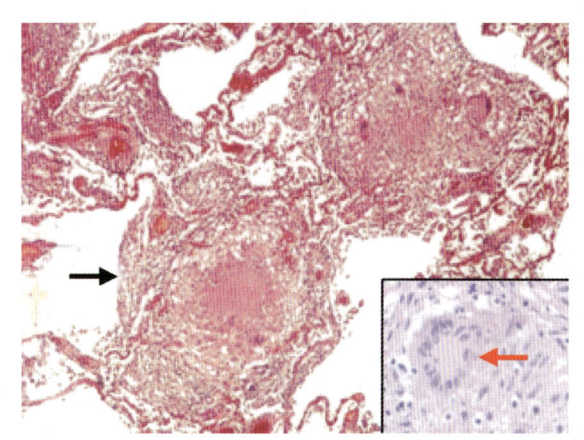

图 15-3　结核结节
黑色箭头示结核结节，红色箭头示朗汉斯巨细胞

胞夹杂于其中，外周由多少不等的淋巴细胞和少量反应性增生的成纤维细胞（图 15-3）。

3. 以坏死为主的病变　当结核分枝杆菌数量多、毒力强，而机体抵抗力低或变态反应强烈时，上述以渗出或增生为主的病变均可转化为以坏死为主的病变，形成特殊的坏死形式，称为干酪样坏死。

由于结核坏死灶内含脂质较多，坏死灶常呈淡黄色、均匀细腻，质地较实，形似奶酪，故称干酪样坏死。镜下为无结构的红染颗粒状物。干酪样坏死对结核病的病理诊断具有一定意义。新鲜的干酪样坏死物中含有一定量的结核分枝杆菌，若发生液化，尽管有利于坏死物的排出，但更重要的却是菌量增多，结核分枝杆菌大量繁殖，不仅可成为结核病恶化进展的原因，也可成为结核分枝杆菌在体内播散的来源。

在结核病变中渗出、坏死和增生 3 种变化往往同时存在，但以某一种改变为主，而且可以互相转化。渗出性病变可因适当治疗或机体免疫力增强而转化为增生性病变；而以增生为主的病变则可在机体免疫力下降或处于较强变态反应状态时，转变为渗出性、坏死性病变，或原来的渗出性病变直接转化为坏死性病变。因此，在同一器官或不同器官中的结核病变是复杂多变的。

（三）基本病理变化的转化规律

结核病的发展和结局取决于机体抵抗力和结核分枝杆菌致病力之间的矛盾关系。在机体抵抗力增强时，结核分枝杆菌被抑制、杀灭，病变转向愈合；反之，则转向恶化。

1. 转向愈合

（1）吸收、消散：为渗出性病变的主要愈合方式，渗出物经淋巴管、毛细血管吸收而使病灶缩小或消散。X 线检查时原有的边缘模糊、密度不均、呈云絮状的病变阴影，随着渗出物

的吸收逐渐缩小或被分割成小片，以至完全消失，临床上称为吸收好转期。较小的干酪样坏死灶和增生性病灶，经积极治疗也有吸收消散或缩小的可能。

（2）纤维化、包裹及钙化：增生性病变转向愈合时，其中的上皮样细胞逐渐萎缩，结节周围增生的成纤维细胞长入结核结节内使其纤维化，最后形成瘢痕而愈合。未被完全吸收的渗出性病变可通过机化而发生纤维化。小的干酪样坏死灶（1～2mm）可完全纤维化，较大的干酪样坏死灶则难以全部纤维化，而由周边的纤维组织增生将其包裹，继而中央的坏死物逐渐干燥，并可有钙盐沉着而发生钙化。包裹或钙化的结核灶内常有少量结核分枝杆菌残留，此病变临床虽属痊愈，但当机体抵抗力降低时仍可复发进展。X线检查，纤维化病灶为边缘清楚、密度增高的条索状阴影；钙化灶为密度极大、边缘清晰的阴影。临床上称为硬结钙化期。

2．转向恶化

（1）浸润进展：疾病恶化时，原有病灶周围出现渗出性病变，并可继发干酪样坏死，而坏死灶范围随渗出性病变的增大而不断扩大。X线检查，原病灶周围出现边缘模糊的絮状阴影，若有干酪样坏死出现，则阴影密度增高。临床上称为浸润进展期。

（2）溶解播散：病情恶化时，干酪样坏死物可液化，形成的半流体物质可经体内的自然管道（如支气管、输尿管等）排出，而在局部留下空洞。液化的干酪样坏死物中含有大量结核分枝杆菌，可通过自然管道播散到其他部位，形成新的结核病灶。X线检查，空洞部位出现透亮区，其以外部位可见病灶阴影密度深浅不一，并有大小不等的新播散病灶阴影。临床上称为溶解播散期。此外，液化灶内的结核分枝杆菌还可沿淋巴道蔓延到淋巴结引起淋巴结结核；也可经血道播散至全身，在各器官内形成多发性结核病灶。

二、肺结核病

结核病中最常见的是肺结核病（pulmonary tuberculosis）。据全国结核病流行病学抽样调查结果显示，全国肺结核病患者达200万，发病率为150/10万，多数发病年龄为15～54岁，其中多数患者在农村。因初次感染和再次感染结核分枝杆菌时机体的反应性不同，因而肺病变的发生发展也各有不同的特点，一般可将其分为原发性和继发性肺结核病两类。

（一）原发性肺结核病

原发性肺结核病（primary pulmonary tuberculosis）是指机体初次感染结核分枝杆菌所引起的肺结核病，多见于儿童，也可见于未感染过结核分枝杆菌的青少年或成人。免疫功能严重受抑制的成年人由于丧失对结核分枝杆菌的敏感性，因此可多次发生原发性肺结核病。

1．病理变化　原发性肺结核病的病理特征是形成原发综合征（primary complex）。结核分枝杆菌随空气吸入肺后，首先到达通气良好的支气管系统末端，最先引起的病变称为原发灶。因此病灶常出现在肺上叶下部或下叶上部近胸膜处。原发病灶通常只有一个，偶见两个或两个以上者，直径为1～1.5cm，为灰黄色炎性实变灶（Ghon灶）。病变开始时为渗出性变化，但由于是初次感染，机体对结核分枝杆菌缺乏特异性免疫力，病变很快由渗出转为变质，故绝大多数病灶中央有干酪样坏死。结核分枝杆菌在病灶内生长繁殖、游离或被巨噬细胞吞噬，并很快侵入淋巴管，随淋巴液引流到局部肺门淋巴结，引起结核性淋巴管炎和淋巴结炎，后者表现为淋巴结肿大和干酪样坏死。受累淋巴结常为数个，大小不一。上述肺的原发病灶、淋巴管炎和肺门淋巴结结核三者称为原发综合征（图15-4），X线片上检查呈哑铃状阴影，多数患儿临床症状和体征不明显，可仅表现结核菌素试验阳性。

2．病变转归

（1）愈合：原发综合征形成后，虽然在最初几周内有细菌通过血道或淋巴道播散到全身其他器官，但由于特异性细胞免疫的建立，绝大多数（95%左右）病例不再发展而自然痊愈。小的病灶可被完全吸收或纤维化，较大的坏死灶则可由纤维包裹或钙化。

（2）恶化：少数营养不良或同时患有其他传染病的患儿，由于机体免疫力低下，病变因而恶化，局部病灶扩大，干酪样坏死和空洞形成，并通过淋巴道、血道、支气管播散（图15-5）。

①淋巴道播散：见于肺门淋巴结病变继续发展，结核分枝杆菌沿淋巴管蔓延到支气管、气管分叉处、气管旁淋巴结，以及颈、纵隔、锁骨上下等淋巴结形成淋巴结结核。如果结核病变堵塞淋巴管，结核分枝杆菌则可逆流到达腹膜后和肠系膜淋巴结。病变的淋巴结肿大，出现干酪样坏死，并可相互粘连形成肿块。

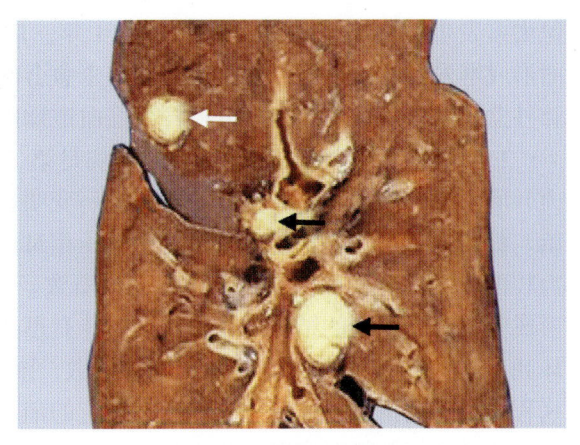

图 15-4　肺原发综合征
白色箭头示原发灶，黑色箭头示肺门淋巴结结核

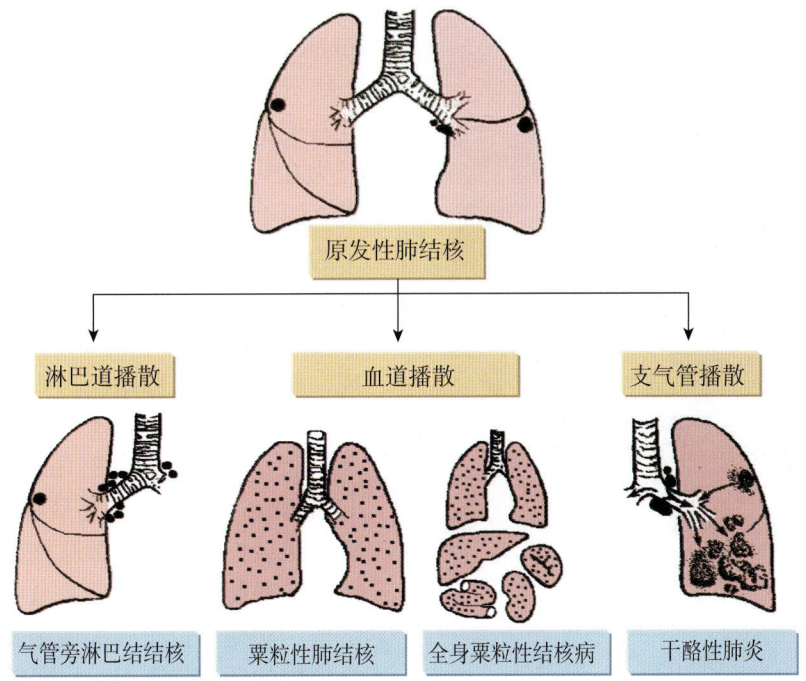

图 15-5　原发性肺结核播散方式示意图

②支气管播散：结核病灶中的干酪样坏死范围扩大，当侵及邻近的支气管时，液化的干酪样坏死物质可进入腔内，不仅可通过支气管分离排出，在局部形成空洞，而且含有大量结核分枝杆菌的液化坏死物还可沿支气管向邻近或远隔肺组织播散，引起大叶性或小叶性干酪样肺炎。肺门淋巴结干酪样坏死亦可侵破邻近支气管，引起支气管播散。但原发性肺结核病形成空洞和发生支气管播散者较少见，多见于继发性肺结核病。在继发性肺结核病中，由于支气管播散可引起慢性纤维空洞型肺结核和干酪性肺炎（见继发性肺结核病）。

③血道播散：原发性和继发性肺结核除通过上述淋巴道和支气管播散外，结核分枝杆菌也可入血通过血道播散，引起粟粒性肺结核和肺外器官结核病（见血源播散性结核病）。

（二）继发性肺结核病

继发性肺结核病（secondary pulmonary tuberculosis）是指人体再次感染结核分枝杆菌所引起的肺结核病，多发生于成人，故又称成人型肺结核，可在原发肺结核病后很短时间内发生，但大多发生在初次感染后的10年或几十年。由于机体抵抗力下降,静止的原发病灶再度活化而形成继发性肺结核病。也可以是肺内未愈合的原发灶内的结核分枝杆菌经小支气管蔓延或由肺外器官结核病灶内的结核分枝杆菌经血道播散至肺的结果。

1. **病变特点** 由于继发性肺结核病是第二次感染结核分枝杆菌,机体已具有一定的免疫力,所形成的病变与原发性肺结核病的病变明显不同,具有以下特点:①病变通常从肺尖部开始,称为再感染灶。这是由于该处动脉压相对较低,局部血液循环较差,以致局部肺组织抵抗力较低,结核分枝杆菌在该处生长繁殖所致。②由于患者免疫力较强,病变往往以增生为主,形成具有诊断意义的结核肉芽肿。同时伴有迅速而剧烈的变态反应,病灶中出现明显的干酪样坏死。③病变在肺内主要通过支气管播散,淋巴道、血道播散少见。④继发性肺结核病一般病程较长,病情随机体免疫力和变态反应的消长时好时坏。因此,病变复杂多样,呈增生、渗出、变质交织及新旧病变混杂。

2. **病理类型** 继发性肺结核病病理变化和临床表现都比较复杂。根据其病变特点和临床经过可分以下几种类型:

(1) 局灶型肺结核(focal pulmonary tuberculosis):为继发性肺结核病的早期病变。X线示肺尖部有单个或多个结节状病灶。病灶常位于肺尖下2～4cm处,右肺多见,直径为0.5～1cm。病灶境界清楚,有纤维包裹(图15-6)。镜下以增生性病变为主,中央为干酪样坏死。如患者的免疫力较强,病灶最后大多形成纤维化、纤维包裹或钙化而痊愈。患者常无自觉症状,多在体检时发现,属非活动性肺结核。如患者的免疫力低下,可发展为浸润型肺结核。

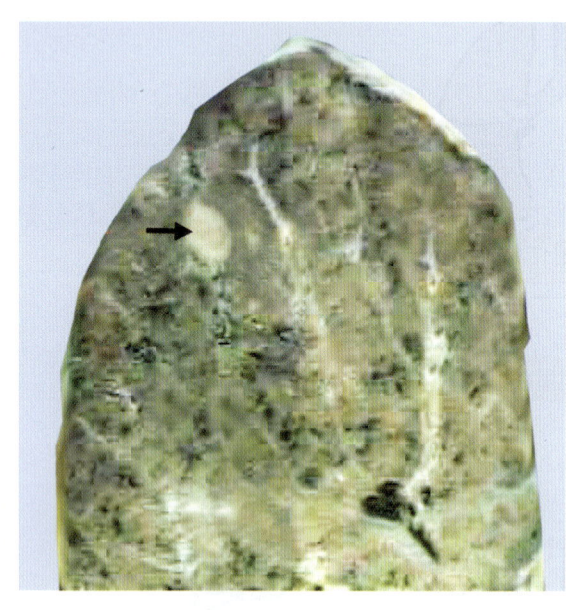

图 15-6 局灶型肺结核
近肺尖处局灶型肺结核病灶,境界清楚,有纤维包裹(箭头所示)

(2) 浸润型肺结核(infiltrative pulmonary tuberculosis):是临床上最常见的一种类型,属于活动性、继发性肺结核,多由局灶型肺结核发展而来。少数病例也可开始即为本型结核。病变多位于肺尖或锁骨下。X线示边缘模糊的云絮状阴影。病变以渗出为主,中央有干酪样坏死,病灶周围有炎症包绕。镜下肺泡腔内充满浆液、单核细胞、淋巴细胞和少数中性粒细胞,病灶中央常发生干酪样坏死。患者常有咳嗽、低热、疲乏、盗汗等结核中毒症状。如及早发现,合理治疗,渗出性病变可吸收,增生、坏死性病变可通过纤维化、钙化而愈合。如患者的免疫力差或未得到有效的治疗,病变继续发展,干酪样坏死扩大(浸润进展),液化的干酪样坏死物经支气管排出,局部形成急性空洞。空洞一般较小、形状不规则、洞壁薄、参差不齐,洞壁坏死层内含大量结核分枝杆菌,经支气管播散,可引起干酪性肺炎(溶解播散)。急性空洞一般易愈合,经适当治疗后,洞壁肉芽组织增生,洞腔被填充,并逐渐缩小、闭合,最后形成瘢痕组织而愈合;也可通过空洞塌陷,形成条索状瘢痕而愈合(图15-7)。如果急性空洞经久不愈,则可发展为慢性纤维空洞型肺结核。

(3) 慢性纤维空洞型肺结核(chronic fibrocavernous pulmonary tuberculosis):是成人慢性肺结核的常见类型,此型肺结核多在浸润型肺结核急性空洞的基础上经久不愈发展而来。该型病变有以下特点:①肺内有一个或多个厚壁空洞,多位于肺上叶,大小不一,形状不规则,洞壁厚,可达1cm以上。洞壁常见残存的血管结构，其内可有血栓形成并机化。空洞附近肺组织内有大量纤维组织增生和脏层胸膜增厚。镜下洞壁分3层：内层为干酪样坏死物，其中有大量结核分枝杆菌；中层为结核性肉芽组织；外层为纤维结缔组织。②在同侧或对侧肺组织，特别是肺下叶可见由支气管播散引起的很多新旧不一、大小不等、病变类型不同的病灶，且部位愈下病变愈新鲜。③后期因病变广泛，新旧不等，肺组织严重破坏，导致肺组织广泛纤维化、胸膜增厚并与胸壁粘连，最终演变为硬化性肺结核，使肺体积缩小、变形，严重影响肺功能，甚至使肺功能丧失（图15-8）。

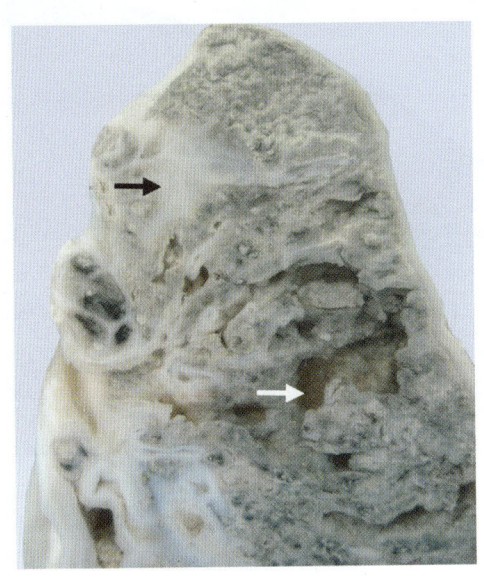

图15-7　浸润型肺结核
浸润型肺结核局部急性空洞形成（白色箭头所示），形状不规则，洞壁薄，参差不齐。黑色箭头示局性肺结核纤维化，形成条索状纤维瘢痕

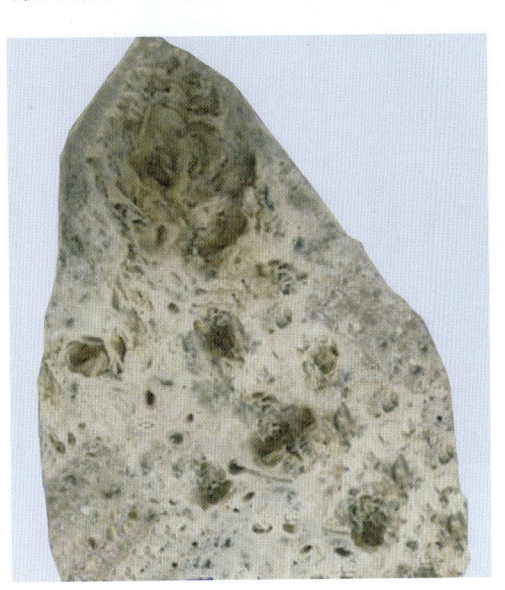

图15-8　慢性纤维空洞型肺结核
左肺上叶多个厚壁空洞，大小不一，形状不规则，肺组织广泛纤维化，质地变硬

由于病变空洞与支气管相通，成为结核病的传染源，故此型又有开放性肺结核（open pulmonary tuberculosis）之称。如空洞内壁有较大的血管被侵蚀，可引起大咯血，患者可因吸入大量血液而窒息死亡。空洞突破胸膜可引起气胸或脓气胸。经常排出含菌痰液可引起喉结核。咽下含菌痰液可引起肠结核。后期由于肺组织大量被破坏，纤维组织广泛增生，导致肺内血管减少，肺循环阻力增加，导致肺动脉高压，而引起肺源性心脏病。

近年来，由于抗结核药物联合使用及综合治疗措施的有效实施，较小的空洞一般可机化，逐渐收缩闭塞，发生瘢痕愈合。体积较大的空洞，内壁坏死组织脱落，肉芽组织逐渐变成纤维瘢痕组织，与空洞相邻的支气管上皮向洞内增生，并覆盖洞壁，此时空洞虽仍然存在，但已无菌，实际上已愈合，此时称为开放性愈合。

（4）干酪性肺炎（caseous pneumonia）：当机体的免疫力极低，而变态反应又过高时，浸润型肺结核病灶恶化进展，可发展为干酪性肺炎，也可由急、慢性空洞内的细菌经支气管播散所致。病灶往往呈多发性，可呈小叶或融合成大叶分布，质实、色黄，为渗出、坏死改变，坏死物质排出后可形成急性空洞。镜下主要为大片干酪样坏死灶，肺泡腔内有大量浆液纤维蛋白性渗出物。根据病灶范围的大小分小叶性和大叶性干酪性肺炎。此型结核病病情危重，出现严重的全身中毒症状，预后差，病死率高，曾有"奔马痨"之称，目前已罕见（图15-9）。

（5）结核球：又称结核瘤（tuberculoma），是孤立的由纤维组织包裹的境界分明的干酪样坏死灶，直径为2～5cm，通常呈球形，故称结核球（图15-10）。多为单个，也可为多个，常位于肺上叶。X线片上有时很难与周围型肺癌相鉴别。结核球的形成原因可以是浸润型肺结核干酪样坏死灶的纤维包裹；也可因结核空洞引流的支气管阻塞，干酪样坏死物填充空洞而成；

或者多个结核病灶相互融合，周围纤维组织包裹而形成。结核球病变相对静止，可保持多年而无进展，但亦有恶化进展的可能。X线片上有时需与肺癌鉴别，由于结核球内坏死灶较大，周围又有纤维包裹的存在，抗结核药不易发挥作用，因此临床上多采用手术切除。

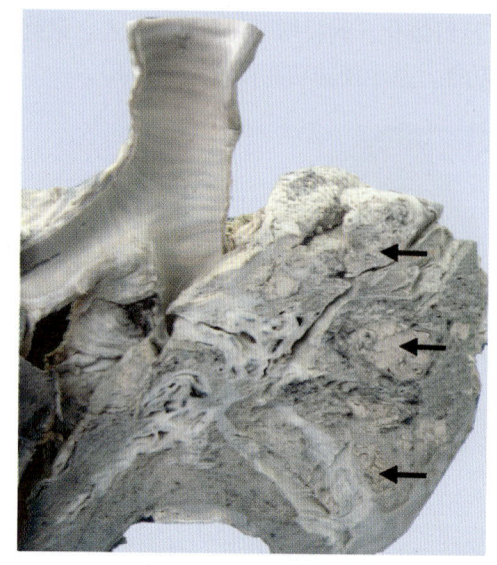

图15-9 干酪性肺炎

箭头所示多灶性分布、片状干酪样坏死灶

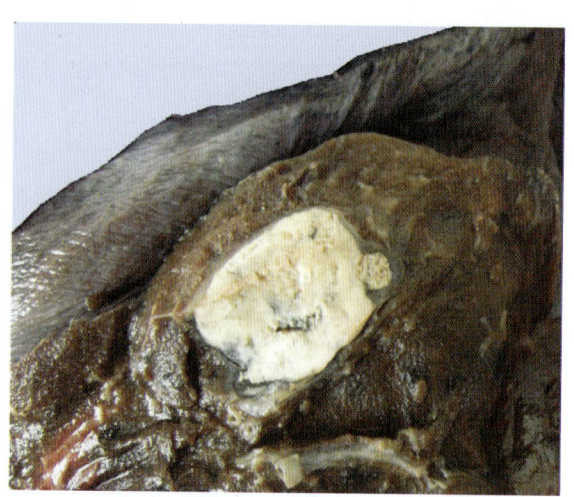

图15-10 肺结核球

灰黄色干酪样坏死灶，由纤维包裹，边界清楚

（6）结核性胸膜炎（tuberculous pleuritis）：在继发性和原发性肺结核病的各个时期均可发生结核性胸膜炎，根据病变性质可分干性和湿性两种，以湿性结核性胸膜炎为常见。

①湿性结核性胸膜炎：又称渗出性结核性胸膜炎，较常见，多见于年轻人。由肺内的原发病灶或肺门淋巴结病灶中的结核分枝杆菌播散至胸膜所致，因此多发生于原发综合征的同侧胸膜。病变主要为浆液纤维素性炎，浆液渗出量较多时可引起胸腔积液，也可是血性胸腔积液。一般经适当治疗可吸收，如渗出物中纤维素较多，不易吸收，可被机化，使胸膜增厚，脏壁层胸膜粘连。

②干性结核性胸膜炎：又称增殖性结核性胸膜炎，是由胸膜下结核病灶直接蔓延到胸膜所致，常发生于肺尖或肺内病灶邻近的胸膜。病变多为局限性，以增生性改变为主，很少有胸腔积液，在胸膜上形成结核性肉芽组织。一般通过纤维化而愈合，并常使胸膜增厚粘连。

如前所述原发性肺结核与继发性肺结核在许多方面有不同的特征，其差别见表15-2。

获得性免疫缺陷综合征患者结核病不仅发病率明显增高，而且有不同的临床特征。即

表15-2 原发性和继发性肺结核的比较

	原发性肺结核	继发性肺结核
结核分枝杆菌感染	初次	再次
易感人群	儿童	成人
对结核分枝杆菌的免疫力或致敏性	无	有
病变起始部位	上叶肺下部、下叶肺上部，近胸膜处	肺尖部
病理特征	原发综合征	病变复杂，新旧病灶交替，较局限
主要病变特点	以渗出、坏死为主	以增生、坏死为主
主要播散途径	淋巴道或血道为主	支气管播散至肺内为主
病程	短（急性经过），大多自愈	长（慢性经过），需治疗

使 HIV 感染之前曾有过结核分枝杆菌的感染,其所发生的继发性肺结核病灶通常不存在于肺尖部,空洞也不常见,常表现为纵隔淋巴结结核,因此其改变更像原发性肺结核。由于此类患者 T 细胞免疫功能受损,结核分枝杆菌感染者中 50% 以上的人有结核分枝杆菌的扩散。60%~80% 的人有肺外结核病,而一般人群中所诊断的结核分枝杆菌感染病例仅 15% 左右有肺外结核病。

三、血源播散性结核病

原发性和继发性肺结核病灶中的结核分枝杆菌可入血通过血道播散,引起粟粒性结核和肺外器官结核病。这是由于肺部或淋巴结的干酪样坏死腐蚀邻近血管壁,结核分枝杆菌侵入血流;或由淋巴道经胸导管入血引起血源播散。若进入血流的菌量较少而机体的免疫力较强,一般不引起明显病变,如有大量细菌入血,机体免疫力较弱时,则可引起血源播散性结核病。全身播散形成全身粟粒性结核病,肺内播散形成粟粒性肺结核病。不仅如此,肺外潜伏的结核分枝杆菌再活化也可引起全身播散性结核病(图 15-11)。血源播散性结核病分以下几种类型:

1. **急性全身粟粒性结核病**(acute systemic miliary tuberculosis) 当肺原发灶中的干酪样坏死灶扩大,破坏了肺静脉分支时,大量的结核分枝杆菌在短时间内一次或反复多次侵入肺静脉,经左心至主动脉系统,播散到全身各器官如肺、肝、脾和脑膜等处,可引起急性全身性粟粒性结核病。**肉眼**:各器官内均匀密布大小一致、灰白色、圆

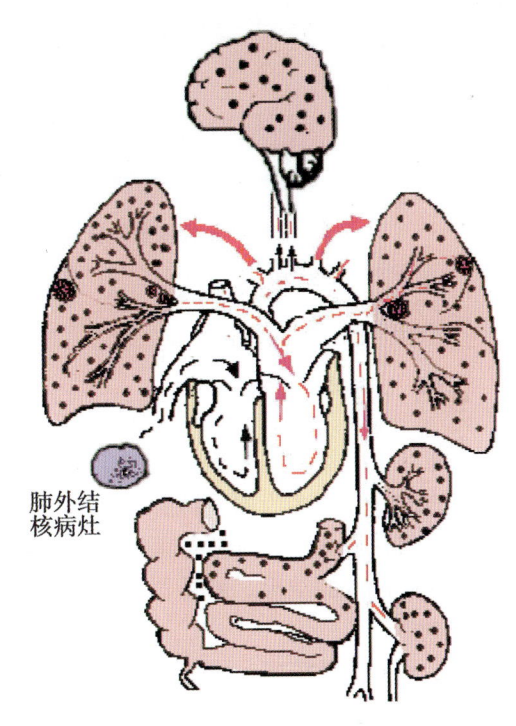

图 15-11 结核分枝杆菌血源性播散模式图

形、境界清楚的小结节。每个粟粒病灶由几个结核结节组成。**镜下**:主要为增生性病变,偶尔出现渗出、坏死为主的病变,多见于原发性肺结核病恶化进展,也可见于其他类型的结核病播散时,甚至见于死产的胎儿。临床上由于伴有结核性败血症往往病情凶险,有高热衰竭、烦躁不安等中毒症状。X 线检查可发现两肺有散在分布、密度均匀、粟粒大小的细点状阴影。患者病情危重,若能及时治疗,仍然预后良好。少数病例可因伴发结核性脑膜炎而死亡。

2. **慢性全身性粟粒性结核病**(chronic systemic miliary tuberculosis) 多见于成人,由于急性期未能及时控制而病程迁延 3 周以上,或结核分枝杆菌在较长时期内以少量、多次反复进入血液循环,则形成慢性粟粒性结核病。此时病灶的大小和病变的性质均不一致,同时可见增生、坏死及渗出性病变,新旧病变并存,病程长。

3. **急性肺粟粒性结核病**(acute pulmonary miliary tuberculosis) 由于肺门、纵隔、支气管旁的淋巴结干酪样坏死破入邻近大静脉,或因含有结核分枝杆菌的淋巴液由胸导管回流入血,经静脉入右心,沿肺动脉播散于双肺,而引起双肺急性粟粒性结核病。急性肺粟粒性结核病也可是急性全身性粟粒性结核病的一部分。**肉眼**:肺表面和切面可见灰黄色或灰白色粟粒大小的结节(图 15-12)。

4. **慢性肺粟粒性结核病**(chronic pulmonary miliary tuberculosis) 患者原发灶已痊愈,由肺外器官的结核病灶内的结核分枝杆菌多次间歇入血而致病。成人多见,病程较长,病变新旧、大小不一。小的如粟粒大小,大者直径可达数厘米以上(图 15-13)。病变以增生性改变为主。

第十五章 传 染 病

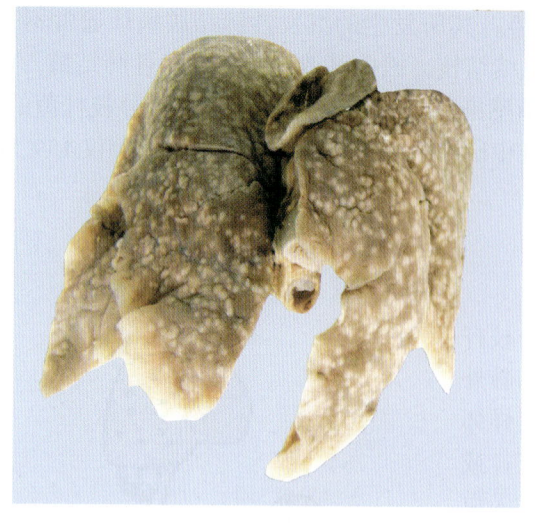

图 15-12 急性肺粟粒性结核病
肺表面和切面均可见灰白色、大小一致的粟粒状结节
（泸州医学院供图）

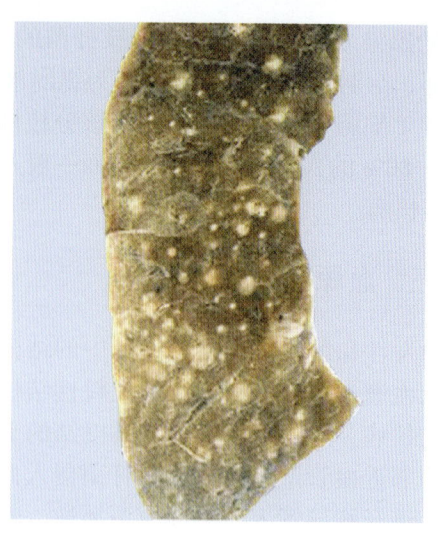

图 15-13 慢性肺粟粒性结核病
肺内多发性病灶，病灶呈灰白色，
新旧、大小不一

四、肺外结核病

肺外不同器官结核病变的感染途径不同，除淋巴结结核是由淋巴道播散所致外，其他各器官的结核病变多为原发性肺结核病血源播散所形成的潜伏病灶进一步发展所致。而消化道结核可因吞咽含结核分枝杆菌的痰液或食物直接感染引起，皮肤结核通常是损伤的皮肤感染结核分枝杆菌的结果。肺外器官结核常累及的器官有肠、腹膜、泌尿生殖道、脑膜、骨关节等脏器。

（一）肠结核病

肠结核病（intestinal tuberculosis）可分原发性和继发性两型。原发性者很少见，常发生于小儿，一般由饮用带有结核分枝杆菌的牛奶或乳制品而感染，可形成与原发性肺结核时原发综合征相似的肠原发综合征（肠的原发性结核性溃疡、结核性淋巴管炎和肠系膜淋巴结结核）。而继发性肠结核绝大多数来源于活动性空洞型肺结核病，因反复咽下含结核分枝杆菌的痰液或食物所引起。

肠结核病大多（约85%）发生于回盲部，这是由于该处淋巴组织丰富，结核分枝杆菌易通过肠壁淋巴组织侵入肠壁；加之食物停留在回盲部的时间较长，接触结核分枝杆菌的机会相对较多，因而增加了结核病在此段肠管发病的概率；而其他肠段少见。依其病变特点不同分两型：

1. 溃疡型　此型多见。结核分枝杆菌侵入肠壁淋巴组织并通过淋巴管蔓延，随之结核结节形成，以后结节逐渐融合并发生干酪样坏死，破溃后形成溃疡。由于结核分枝杆菌沿肠壁环形淋巴管扩散，因此典型的肠结核溃疡多呈环形，其长径与肠管长轴垂直（图15-14）。溃疡边缘参差不齐，一般较浅，底部有干酪样坏死物，其下为结核性肉芽组织。病变处肠的浆膜面可见纤维素渗出和多数灰白色粟粒状结核结节形成，连接成串，这是结核性淋巴管炎所致。溃疡愈合后常由于瘢痕形成和纤维收缩引起肠腔狭

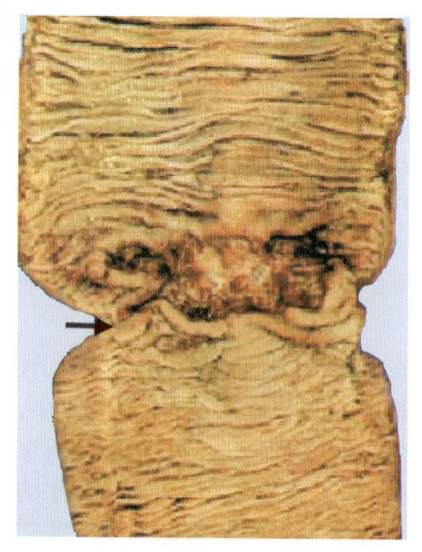

图 15-14 肠结核病（溃疡型）
溃疡边缘参差不齐，呈环形，长径与肠管
长轴垂直，引起肠管狭窄

窄，而出血、穿孔少见。后期由于浆膜面渗出物纤维化可致肠粘连。

2．增生型　此型较少见。其病变特征是肠壁大量结核性肉芽组织形成并伴有纤维组织显著增生，致使肠壁高度肥厚、肠腔狭窄。黏膜面可有浅溃疡或息肉形成。临床上表现为慢性不完全低位肠梗阻。右下腹可触及肿块，故需与肠癌相鉴别。

（二）结核性腹膜炎

结核性腹膜炎（tuberculous peritonitis）多见于青少年，通常由肠结核、肠系膜淋巴结结核、结核性输卵管炎等腹腔内结核灶直接蔓延而来，其中溃疡型肠结核病是最常见的原发病灶，也可为全身粟粒性结核的一部分。由腹膜外结核灶经血道播散至腹膜者少见。根据病理特征可分干性和湿性两型，以混合型多见。

1．干性结核性腹膜炎　其病变特征是在腹膜上出现结核结节的同时尚有大量的纤维素性渗出物，机化后可引起腹腔脏器的粘连。大网膜、肠系膜均增厚、变硬、缩短。临床上常因肠粘连而出现慢性肠梗阻症状，并因腹膜增厚在触诊时有揉面状的柔韧感。

2．湿性结核性腹膜炎　其病变特征是腹膜充血，伴有大量结核结节形成，同时因结核性浆液性渗出而引起大量腹水，多呈草绿色或血性。肠及腹膜粘连、狭窄少见。临床上患者常有腹胀、腹痛、腹泻及中毒症状。

（三）结核性脑膜炎

结核性脑膜炎（tuberculous meningitis）以儿童多见，成人较少，主要由于结核分枝杆菌经血道播散所致。在儿童往往是肺原发综合征血行播散的结果，故常为全身粟粒性结核病的一部分。在成人除肺结核病外，也可由泌尿生殖系统结核病或骨关节结核病血源播散而致。部分病例也可是脑实质内的结核球液化破溃，大量结核分枝杆菌进入蛛网膜下腔累及脑膜的结果。

病变以脑底部最明显。在脑桥、脚间池、视神经交叉及大脑外侧裂等处的软脑膜、蛛网膜及蛛网膜下腔内，有大量灰黄色混浊的胶冻样渗出物积聚（图15-15）。镜下：渗出物内主要有纤维蛋白、巨噬细胞、淋巴细胞，中性粒细胞一般少见。当渗出物压迫、损害颅底神经（视神经、动眼神经等）时，则引起相应的脑神经损害症状。脑室脉络丛及室管膜有时也可有结核结节形成。病变严重者可累及脑皮质而引起脑膜脑炎。病程较长者则可发生闭塞性血管内膜炎，从而引起多发性脑软化。未经适当治疗而致病程迁延的病例，由于蛛网膜下腔渗出物的机化而发生蛛网膜粘连、阻塞，影响脑脊液循环，尤其是使第四脑室正中孔和外侧孔堵塞，可引起脑积水。脑积水的患者脑室扩张，脑实质出现压迫性萎缩，故出现智力障碍；部分患者因脑积水而引起头痛、喷射性呕吐等颅内压升高症状。

（四）泌尿生殖系统结核病

1．肾结核病（tuberculosis of the kidney）　泌尿系统结核多由肾结核开始，最常见于20～40岁男性，常为单侧性，双侧性肾结核约为10%。结核分枝杆菌来自于肺结核病的血道播散。病变大多起始于肾皮、髓质交界处或肾锥体乳头。最初为局灶性结核病变，继而病灶扩大，发展为干酪样坏死，在向皮质扩展的同时破坏肾乳头，继而破入肾盂，干酪样坏死物排出，局部形成结核性空洞，空洞内壁有灰白色或灰黄色干酪样坏死物附着（图15-16）。随着病变的继续扩大，肾组织广泛破坏，肾内可形成多个空洞，最后可使肾仅剩一个空壳，肾功能丧失。由于肾实质血管破坏而有血尿，大量干酪样坏死物排出时可形成"脓尿"。由于干酪样坏死物随尿下行，尿液中含有大量的结核分枝杆菌，常使输尿管和膀胱感染，形成结核病变。在输尿管结核时，黏膜受累常发生溃疡和形成结核性肉芽肿，使管壁增厚、管腔狭窄，甚至阻塞，而引起肾盂积水或积脓。膀胱结核以膀胱三角区最先受累形成溃疡，以后可累及整个膀胱，肌壁受累、肌层破坏后膀胱壁纤维化，致使膀胱容积缩小（膀胱挛缩）。如果膀胱溃疡和纤维组织增生影响到对侧的输尿管口，可使管口狭窄或失去正常的括约肌功能，造成对侧健肾引流不畅，最后可引起肾盂积水而损害肾功能。

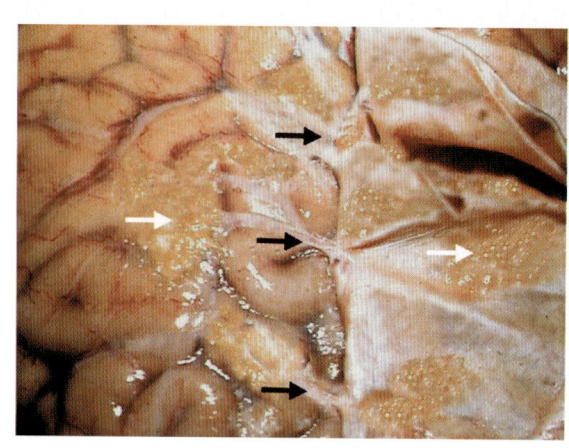

图 15-15 结核性脑膜炎
硬脑膜与蛛网膜粘连（黑色箭头），表面可见灰黄色混浊的胶冻样渗出物积聚（白色箭头）

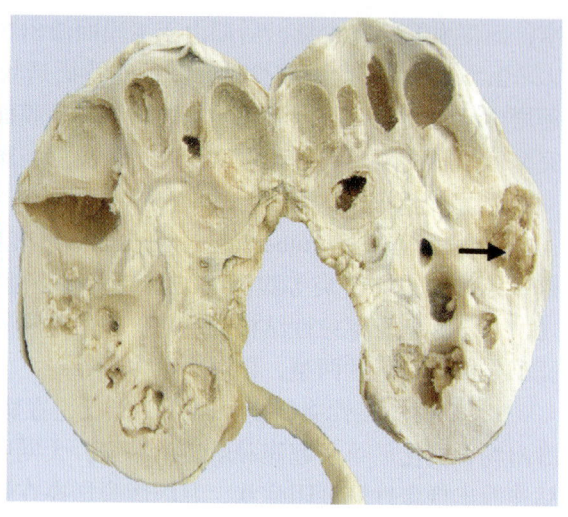

图 15-16 肾结核伴空洞形成
空洞内壁有灰白色或灰黄色干酪样坏死物附着

2．生殖系统结核病 男性生殖系统结核病（tuberculosis of male genital system）与泌尿系统结核病有密切关系，主要发生在附睾。结核分枝杆菌多经尿道直接蔓延而来，可使前列腺和精囊感染，并可蔓延至输精管、附睾等处。经血源感染引起生殖系统结核者偶见。大多数患者双侧同时或先后发病。病变附睾肿大、变硬，常与阴囊粘连，可见结核结节和干酪样坏死形成。附睾结核是男性不育的重要原因之一。

女性生殖系统结核（tuberculosis of female genital system）多由血道或淋巴道播散而来，也可由邻近器官的结核病蔓延而来，如腹膜结核。以输卵管结核最多见，为女性不孕的原因之一，其次是子宫内膜和卵巢结核，通常是由输卵管结核蔓延所致。

（五）骨与关节结核病

骨与关节结核病多见于儿童和青少年，多由血源播散所致。此时因骨组织处于生长发育期，血供丰富，受结核分枝杆菌血源性感染的机会多。病变多发生于负重或活动性较大的骨与关节。

1．骨结核（tuberculosis of the bone） 骨结核多侵犯脊椎骨、指骨及长骨骨骺（股骨下端和胫骨上端）等处。病变常由松质骨内的小结核病灶开始，以后可发展为干酪样坏死型或增生型。

干酪样坏死型较为多见，以骨质破坏形成干酪样坏死和死骨为特征。干酪样坏死物液化后可在骨旁聚集，形成结核性"脓肿"，由于局部并无红、热、痛，故又有"冷脓肿"（cold abscess）之称。病变常累及周围软组织，引起干酪样坏死和结核性肉芽组织形成。病变穿破皮肤可形成经久不愈的窦道。

增生型比较少见，主要形成结核性肉芽组织，病灶内骨小梁渐被侵蚀、吸收和消失，但无明显的干酪样坏死和死骨形成。后期病灶可被纤维结缔组织包裹而静止。

脊椎结核是骨结核中最常见者，多见于第10胸椎至第2腰椎，颈椎较少见。病变起自椎体，常发生干酪样坏死，以后破坏椎间盘和邻近椎体。由于病变椎体不能负重而发生塌陷，引起脊椎后突畸形，甚至压迫脊髓造成截瘫（图15-17）。如病变穿破骨皮质侵犯周围软组织，干酪样坏死物液化可在脊柱两侧形成"冷脓肿"，若大量的坏死物沿筋膜间隙下流，可在远隔部位形成"冷脓肿"。如腰椎结核可在腰大肌鞘膜下、腹股沟韧带处形成"冷脓肿"。

2．关节结核（tuberculosis of the joint） 多继发于骨结核，以髋、膝、踝、肘等关节结核多见。病变通常开始于骨骺或干骺端，发生干酪样坏死。当病变发展侵入关节软骨和滑膜时则成为关节结核。病变处软骨破坏，关节滑膜内结核性肉芽组织增生、结核结节形成，关节腔内有浆液、纤维蛋白渗出。凝聚的纤维素或碎裂的软骨片，长期撞击逐渐形成灰白色、圆形或卵圆形、游离的小体，称为"关节鼠"。炎症波及周围软组织时可使关节明显肿胀。当干酪样坏死穿破软组织及皮肤时，可形成经久不愈的窦道。关节结核痊愈时，关节腔常被大量纤维组织充填，造成关节强直，失去运动功能。

（六）淋巴结结核病

淋巴结结核病（tuberculosis of the lymph node）多见于儿童和青年，以颈部、支气管和肠系膜淋巴结多见，尤以颈部淋巴结结核（俗称瘰疬）最为常见（图15-18）。颈部淋巴结结核的结核分枝杆菌多来自肺结核原发病灶中的肺门淋巴结结核，亦可来自口腔、咽喉部结核感染灶。淋巴结常成群受累，病变淋巴结内有结核结节形成和干酪样坏死。淋巴结逐渐肿大，最初各淋巴结尚能分离，当炎症累及淋巴结周围组织时，则淋巴结彼此粘连，形成较大的包块。颈部淋巴结干酪样坏死物液化后可穿破皮肤，在颈部形成经久不愈的窦道。肺门、支气管旁淋巴结结核可为原发性肺结核遗留病灶恶化，也可为继发性肺结核经淋巴道播散所致。引起肠系膜淋巴结结核的结核分枝杆菌可来自腹腔内的结核病变，也可由肺结核原发病灶中的结核分枝杆菌逆行播散所致。

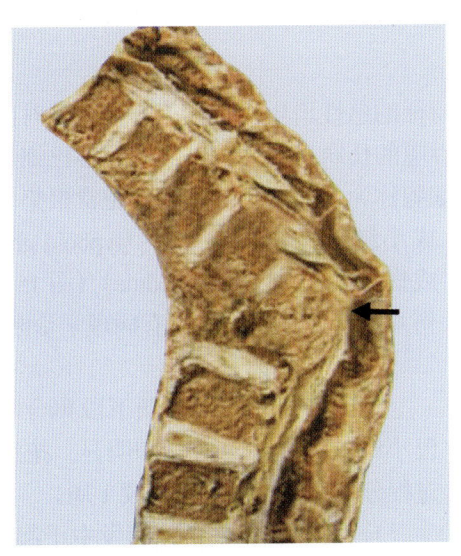

图15-17 脊椎结核
干酪样坏死破坏椎间盘和椎体，引起脊椎后突畸形

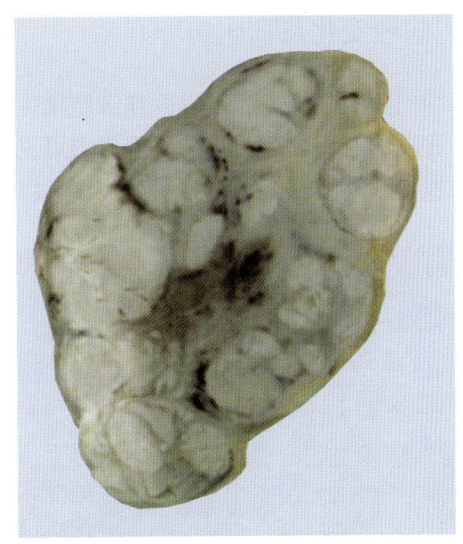

图15-18 颈部淋巴结结核
淋巴结相互粘连，其内有明显的干酪样坏死

第二节 伤 寒

伤寒（typhoid fever）是由伤寒沙门菌引起的一种急性传染病，主要病变特征是全身单核-巨噬细胞增生。病变部位以回肠末端淋巴组织最为突出。临床以持续高热、相对缓脉、脾大、皮肤玫瑰疹，以及中性粒细胞和嗜酸性粒细胞减少等为主要表现。

一、病因和发病机制

伤寒沙门菌为革兰阴性菌，属于沙门菌属D族。菌体裂解时所释放的内毒素是致病的主要因素。伤寒沙门菌含有的菌体"O"抗原、鞭毛"H"抗原及表面"Vi"抗原都能使人体产生相应抗体，尤以"O"和"H"抗原性较强，能刺激机体产生抗体，故临床上用血清凝集试验（肥达反应，Widal reaction）来测定血清中的抗体，可作为临床诊断伤寒的依据之一。有90%的带菌者抗Vi抗体阳性，可用于发现伤寒带菌者。

伤寒患者或带菌者是本病的传染源。病原菌随粪、尿排出，污染食品、饮用水和牛奶等或以苍蝇为媒介经口入消化道而感染。一般以儿童及青壮年患者多见。全年均可发病，以夏秋两季最多见。病后可获得比较稳固的免疫力，很少再感染。

伤寒沙门菌随食物和饮水进入消化道后，是否发病主要取决于到达胃的菌量。如果菌量少，在胃内可被胃酸破坏。当感染菌量较大时，未被杀灭的细菌得以进入小肠穿过小肠黏膜上皮细胞而侵入肠壁淋巴组织，尤其是回肠末端的集合淋巴小结或孤立淋巴小结，并沿淋巴管到达肠系膜淋巴结。淋巴组织中的伤寒沙门菌被巨噬细胞吞噬，并在其中生长繁殖，又可经胸导管进入血液，引起菌血症。入血的细菌很快就被全身单核-巨噬细胞吞噬，但未被杀灭，并在其中大量繁殖，致肝、脾、淋巴结肿大。这段时间称潜伏期，患者没有临床症状，但血液细菌培养阳性（又称菌血症期），约10天。此后，随着细菌的繁殖和内毒素释放再次入血，患者出现败血症和毒血症症状。第2～3周由于胆囊中有大量生长繁殖的伤寒沙门菌，并随胆汁再次进入回肠，重复侵入已致敏的肠黏膜淋巴组织，使其发生强烈的过敏反应致肠黏膜坏死、脱落及溃疡形成。

二、病理变化及临床病理联系

伤寒沙门菌引起的炎症是以巨噬细胞增生为特征的急性增生性炎症。增生活跃时巨噬细胞体积大，吞噬功能十分活跃，在其胞质内可见被吞噬的伤寒沙门菌、红细胞、淋巴细胞和细胞碎片，而吞噬红细胞的作用尤为明显，这种巨噬细胞称为伤寒细胞。伤寒细胞常聚集成团，形成小结节称伤寒肉芽肿（typhoid granuloma）或伤寒小结（typhoid nodule）（图15-19），是伤寒的特征性病变，具有病理学诊断价值。

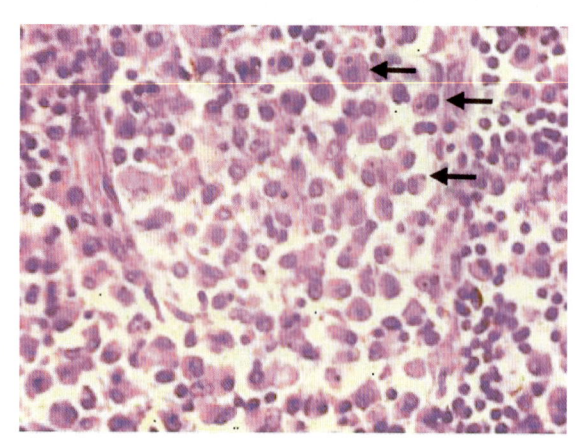

图15-19　伤寒肉芽肿
巨噬细胞吞噬伤寒杆菌、红细胞、淋巴细胞和细胞碎片形成伤寒细胞（箭头所示），大量伤寒细胞聚集形成伤寒肉芽肿

（一）肠道病变

伤寒肠道病变以回肠下段集合和孤立淋巴小结的病变最为常见和明显。按病变发展过程分4期，每期大约持续1周。

1. 髓样肿胀期　该期发生于起病的第1周。**肉眼**：回肠下段淋巴组织略肿胀，病灶呈长椭圆形，隆起于黏膜表面，呈花坛状，色灰红、质软。隆起组织表面形似脑的沟回，以集合淋巴小结病变最为显著（图15-20）。孤立淋巴小结也可肿胀，黏膜表面呈小疣状突起。肠黏膜有充血、水肿、黏液分泌增多等变化。

2. 坏死期　该期发生于起病第2周。肠壁淋巴组织明显增生，对周围血管造成压迫，导致局部组织缺血，加之致敏淋巴组织对细菌及毒素产生强烈的过敏反应，进而引起淋巴组织中心部位发生小灶性坏死。**镜下**：坏死组织呈一片红染无结构状，周边及底部仍可见典型的伤寒肉芽肿。由于机体的免疫力增强，血液中抗体的滴度随之升高，临床检测肥达反应阳性。

3. 溃疡期　该期一般发生于起病第3周。此期由于小的坏死灶相互融合，坏死组织溶解，坏死肠黏膜脱落后形成溃疡。溃疡的形状与淋巴小结的分布形态一致，形成突出的肠伤寒性溃疡的特点。在集合淋巴小结发生的溃疡，其溃疡的长轴与肠的长轴平行（图15-21）。孤立淋巴小结处的溃疡小而圆。溃疡边缘隆起，底部不平。溃疡一般深及黏膜下层，坏死严重者可深达肌层及浆膜层，甚至穿孔，如累及血管，可引起肠出血。细菌随脱落的坏死组织经粪便排出体外，此时粪便细菌培养呈阳性。

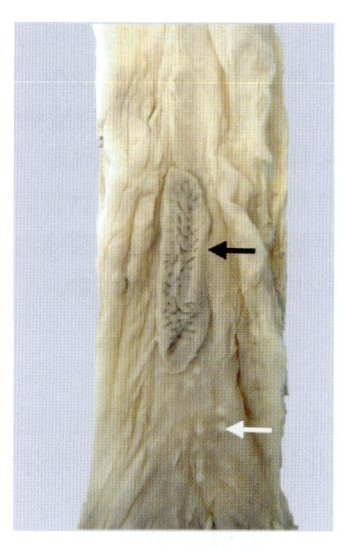

图 15-20 肠伤寒（髓样肿胀期）

黑色箭头示集合淋巴小结病变，白色箭头示孤立淋巴小结病变

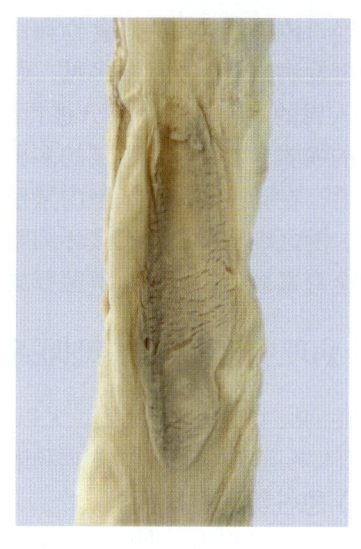

图 15-21 肠伤寒（溃疡期）

长椭圆形溃疡，其长轴与肠的长轴平行

4．愈合期　相当于发病第 4 周。坏死组织完全脱落，溃疡底部及边缘肉芽组织增生将其填平，溃疡边缘上皮再生进行覆盖而达到愈合。由于溃疡的长轴与肠的长轴平行，故不会因瘢痕收缩而引起肠狭窄。此期患者体温开始恢复正常，其他症状、体征逐渐消失。

由于临床上早期有效抗生素的应用，目前临床上很难见到上述 4 期的典型病变。

（二）其他病变

①肠系膜淋巴结、肝、脾及骨髓由于巨噬细胞的活跃增生而致相应组织、器官肿大，镜检可见伤寒肉芽肿和灶性坏死；②心肌纤维可有水变性，甚至坏死；③肾小管上皮细胞增生，也可发生颗粒变性；④皮肤出现淡红色小丘疹（玫瑰疹）；⑤膈肌、腹直肌和股内收肌常发生凝固性坏死（亦称蜡样变性），临床出现肌痛和皮肤知觉过敏；⑥大多数伤寒患者胆囊无明显病变，但伤寒沙门菌可在胆汁中大量繁殖。即使患者临床痊愈后，细菌仍可在胆汁中生存，并通过胆汁由肠道排出，在一定时期内患者仍是带菌者，有的患者甚至可成为慢性带菌者或终身带菌者。

（三）并发症

伤寒患者可有肠出血、肠穿孔、支气管肺炎等并发症。如无并发症，一般经 4～5 周痊愈。慢性感染病例亦可累及关节、骨、脑膜及其他部位。

第三节　细菌性痢疾

细菌性痢疾（bacillary dysentery）简称菌痢，是由志贺菌属（通称为痢疾杆菌）引起的肠道传染病，是一种假膜性肠炎。病变多局限于结肠，以大量纤维素渗出形成假膜为特征，假膜脱落后伴有不规则浅表溃疡形成。临床表现为腹痛、腹泻、里急后重、排黏液脓血便。

一、病因和发病机制

志贺菌属是革兰阴性短杆菌，按抗原结构和生化反应可分为 4 群，即福氏志贺菌、宋内志贺菌、鲍氏志贺菌和痢疾志贺菌。4 群均能产生内毒素，痢疾志贺菌尚可产生强烈的外毒素。在我国引起细菌性痢疾的病原菌主要是福氏志贺菌、宋内志贺菌。

细菌性痢疾患者和带菌者是本病的传染源。痢疾杆菌从粪便中排出后可直接或间接（苍蝇为媒介）经口传染给健康人。食物和饮水的污染有时可引起细菌性痢疾的暴发流行。细菌性痢疾全年均可发病，但以夏秋季多见，好发于儿童，其次是青壮年，老年患者较少。

经口入胃的痢疾杆菌大部分被胃酸杀死，仅少部分进入肠道。细菌是否致病还取决于机体抵抗力的强弱、侵入细菌数量的多少和毒力的大小等多种因素。细菌侵入结肠（也可能是小肠末端）后，在肠黏膜上皮细胞内繁殖，由上皮细胞穿过基底膜直接侵入肠黏膜固有层，并在其内增殖。随之细菌释放具有破坏细胞作用的内毒素，使肠黏膜产生溃疡。菌体内毒素吸收入血，引起全身毒血症。痢疾志贺菌释放的外毒素，是导致水样腹泻的主要因素。

二、病理变化及临床病理联系

细菌性痢疾主要发生于大肠，尤以乙状结肠和直肠为重，严重时可波及整个结肠甚至回肠下段，很少累及肠道以外的组织，根据肠道病变特征、全身变化及临床经过的不同，可分为以下3种：

（一）急性细菌性痢疾

其典型病变过程为初期的肠黏膜急性卡他性炎，随后形成特征性的假膜性炎和溃疡形成，最后愈合。早期黏液分泌亢进，黏膜充血、水肿，中性粒细胞和巨噬细胞浸润，可见点状出血。病变进一步发展可出现黏膜浅表坏死，表面有炎性渗出。在渗出物中有大量纤维素，后者与坏死组织、炎症细胞和红细胞及细菌混合在一起形成特征性的假膜（图15-22）。假膜首先出现于黏膜皱襞的顶部，呈糠皮状，随着病变的扩大可融合成片。假膜一般呈灰白色，如出血明显则呈暗红色，如受胆色素浸染则呈灰绿色。大约1周，在中性粒细胞崩解后释放的蛋白水解酶的作用下，假膜开始溶解并脱落，形成大小不等、形状不一的地图状溃疡，溃疡多较浅表，仅局限于黏膜层，很少累及黏膜肌层（图15-23）。经适当治疗或病变趋向愈合时，肠黏膜渗出物和坏死组织逐渐被吸收、排出，经周围健康组织再生，缺损得以修复，不形成明显瘢痕。少数较深、较大的溃疡，愈合后可形成表浅的瘢痕，一般不引起肠狭窄。

临床上由于病变肠管蠕动亢进并有痉挛，引起阵发性腹痛、腹泻等症状。由于炎症刺激直肠壁内的神经末梢及肛门括约肌，导致里急后重和排便次数增多。与肠道的病变相对应，细菌性痢疾初期由于肠黏膜的急性卡他性炎症，排水样便和黏液便，待假膜溶解、脱落及小血管损伤引起出血时，则转变为黏液脓血便，偶尔排出片状假膜。由于细菌的毒素被吸收，患者出现头痛、发热、乏力、食欲减退等全身中毒症状以及白细胞增多。急性细菌性痢疾的病程一般1～2周，经适当治疗大多痊愈。并发症如肠出血、肠穿孔少见，少数病例可转为慢性。

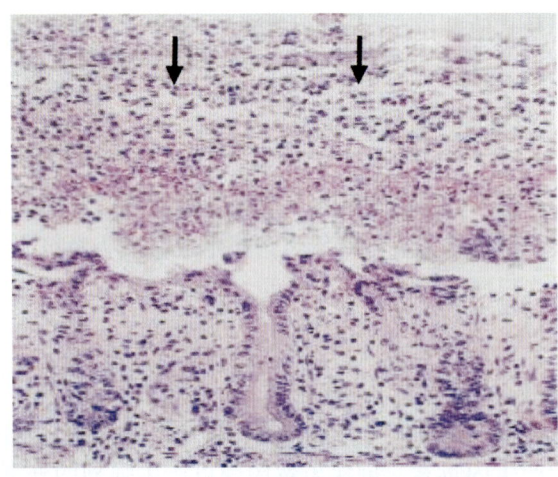

图15-22 细菌性痢疾（镜下）
箭头所示为肠黏膜表面由纤维素渗出物构成的假膜

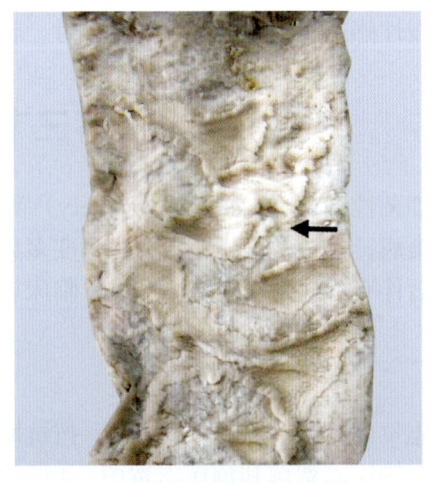

图15-23 细菌性痢疾（肉眼）
箭头所示为肠黏膜表面假膜形成，假膜脱落形成地图状溃疡

（二）慢性细菌性痢疾

细菌性痢疾病程超过两个月以上者称慢性细菌性痢疾，多由急性细菌性痢疾转变而来，以福氏志贺菌感染者居多。有的病程可长达数月至数年，在此期间肠道病变此起彼伏，原有溃疡尚未愈合，新的溃疡又形成，因此新旧病灶同时存在。由于组织的损伤修复反复进行，慢性溃疡边缘不规则，黏膜常过度增生而形成息肉。肠壁各层有慢性炎症细胞浸润和纤维组织增生，乃至瘢痕形成。由于肠壁反复损伤从而使肠壁不规则增厚、变硬，严重的病例可致肠腔狭窄。

临床表现依肠道病变而定，可有腹痛、腹胀、腹泻等肠道症状。由于炎症的加剧，临床上出现急性细菌性痢疾的症状称慢性细菌性痢疾急性发作。少数慢性细菌性痢疾患者可无明显的症状和体征，但大便培养持续阳性，成为慢性带菌者及传染源。

（三）中毒性细菌性痢疾

中毒性细菌性痢疾为细菌性痢疾中最严重的一型。该型的特征是起病急骤，有严重的全身中毒症状，但肠道病变和症状轻微。该型多见于 2～7 岁儿童，发病后数小时即可出现中毒性休克或呼吸衰竭而死亡。病原菌常为毒力较低的福氏或宋内志贺菌。肠道病变一般为卡他性炎，有时肠壁集合和孤立淋巴小结滤泡增生肿大，呈滤泡性肠炎改变。

第四节 麻 风

麻风（leprosy）是由麻风分枝杆菌引起的慢性传染病。它侵犯的部位主要为皮肤、黏膜和周围神经，也可侵犯深部组织和器官。临床表现为麻木性皮肤损害，神经粗大，严重者可致肢端残疾。本病在世界上流行甚广，以热带地区为多。我国则流行于广东、广西、四川、云南、青海等省、自治区。新中国成立后由于积极防治，本病已得到有效控制，发病率显著下降。

一、病因和传染途径

麻风分枝杆菌是一种抗酸性分枝杆菌。其传播途径尚不十分清楚，可能为直接接触感染或间接接触传染。麻风分枝杆菌主要由麻风患者破溃的皮肤和黏膜（主要是鼻黏膜）排出体外，通过与健康人破损的皮肤或黏膜接触而传播。麻风分枝杆菌侵入人体后，先潜伏于周围神经的鞘膜细胞或组织中的巨噬细胞内。感染后是否发病以及发展为何种病理类型，主要取决于被感染者的抵抗力，也就是机体的免疫状态。对麻风分枝杆菌的免疫反应以细胞免疫为主。

二、病理变化

麻风病变主要分结核样型和瘤型两种类型。不能归入这两大类型的病变又分为界限类型和未定类型。活体组织检查有助于麻风的早期诊断和分型。

（一）结核样型麻风（tuberculoid leprosy）

本型最常见，约占麻风的 70%，因其病变与结核性肉芽肿相似，故称为结核样麻风。本型特点是患者有较强的细胞免疫力，因此病变局限化，病灶内含菌极少甚至难以发现。病变发展缓慢，传染性低，主要侵犯皮肤及神经，极少侵入内脏。病理改变为真皮浅层中出现类似结核结节的肉芽肿性病变，肉芽肿成分主要为上皮样细胞，偶见朗汉斯巨细胞，极少有干酪样坏死。而病变累及周围神经时，所形成的结核样病灶中可出现干酪样坏死，抗酸染色一般不见抗酸菌。

（二）瘤型麻风（lepromatous leprosy）

因皮肤病变常隆起于皮肤表面，故称瘤型。本型的特点是患者对麻风分枝杆菌的细胞免疫缺陷，病灶内有大量的麻风分枝杆菌，传染性强，除侵犯皮肤和神经外，还常侵及鼻黏膜、淋巴结、肝、脾以及睾丸。**镜下**：病灶为大量泡沫细胞（foamy cell）组成的肉芽肿性病变，夹杂有少量淋巴细胞。泡沫细胞是由于巨噬细胞吞噬麻风分枝杆菌后，麻风分枝杆菌的脂质聚集

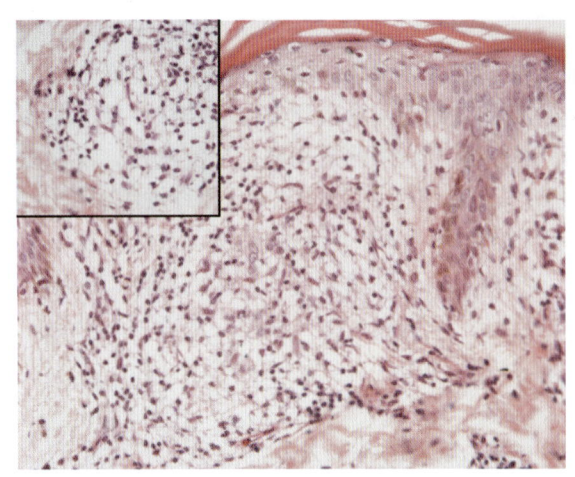

图 15-24 皮肤瘤型麻风
真皮内由大量泡沫细胞组成肉芽肿性病灶
（天津医科大学病理学教研室供图）

于巨噬细胞胞浆内，使其成为泡沫状（图 15-24）。病灶围绕小血管和皮肤附件，以后随病变发展而融合成片，但表皮与浸润灶之间有一层无泡沫细胞浸润带，病灶内不出现上皮样细胞，这是瘤型麻风的病理特征之一。

（三）其他

界限类型麻风的免疫反应介于结核样型和瘤型之间，因此病灶中同时有两型病变的特征，根据不同患者的免疫反应强弱不同，病变更偏向结核型或更偏向瘤型。在瘤型病变内有泡沫细胞和麻风分枝杆菌。未定类型麻风是麻风的早期改变，病变没有特异性，只在皮肤血管周围或小神经周围有灶性淋巴细胞浸润。以后多数病例转变为结核样型，少数转变为瘤型。

第五节 钩端螺旋体病

钩端螺旋体病（leptospirosis）是由致病性钩端螺旋体所致的一组动物疫源性急性传染病的总称。呈世界范围流行，在我国大多数省份均有发生，尤以长江以南诸省多见。临床以早期的钩端螺旋体败血症、中期的各器官损害和功能障碍，以及后期的各种变态反应并发症为特点。重症患者可发生肝、肾衰竭和肺弥漫性出血，常危及患者生命。本病死亡率相当高，约达 5%，而以黄疸出血型最为严重，可高达 30%。肾衰竭是主要的死亡原因，或因大量肺出血而造成窒息死亡。

一、病因和发病机制

钩端螺旋体病由钩端螺旋体（简称钩体）引起。钩端螺旋体病常以家畜和野生啮齿类动物为中间宿主，猪和鼠为主要传染源。钩体在动物肾小管内生长繁殖，随尿排出，污染环境。其传播途径有多种，以人与污染水源（雨水、稻田）直接接触为主要传播方式。在洪涝灾害之后，也可出现本病的流行。全年可见发病，但以夏秋季水稻收割期间最常见，约占全年发病数的 90%。

钩体有多种类型，都具有特异的表面抗原和共同的内部抗原。据此，国际上已分离出 23 个血清群和 200 个以上的血清型。我国已知有 19 个血清群和 161 个血清型，是世界上发现血清型最多的国家。钩体的型别不同，对人的毒力、致病力也不同，主要累及的器官也有差异。菌型与临床类型的关系比较复杂，同一菌型可以引起不同的临床类型，而同一临床类型可由不同的菌型引起。人群对钩体普遍易感。感染后可获得较持久的同型免疫力，但不同型别间无交叉免疫。

患者感染钩体后潜伏期为 1～2 周，随后因菌体繁殖和裂解释放毒素引起全身症状而发病。病程可分为 3 期：①败血症期（发病 1～3 天），钩体入血并产生毒素，形成败血症，而无明显的组织损伤；②败血症伴器官损伤期（发病 4～10 天），毒素作用及微循环障碍导致内脏器官不同程度损伤及轻重不等的出血；③恢复期（发病 2～3 周），患者症状逐渐消失而恢复健康，少数因迟发性变态反应可发生眼或神经系统后遗症。

二、病理变化

钩端螺旋体病的病理变化属急性全身中毒性损害，主要累及全身毛细血管，引起不同程度的循环障碍和出血,以及广泛的实质器官变性、坏死而导致严重功能障碍。炎症反应一般轻微。然而,病情的轻重可能与人体免疫状态的高低有关。主要器官改变如下:

1. **肺** 主要表现为肺出血,以弥漫性出血最为显著。是人体对毒力强、数量多的钩端螺旋体所引起的全身性强烈反应。由开始的点状出血,逐渐增多、扩大和融合,最终形成全肺弥漫性出血,是近年来无黄疸钩端螺旋体病的常见死亡原因(图15-25)。

2. **肝** 主要为肝细胞水肿、脂肪变和小灶状坏死,引起胆汁排泄功能和凝血因子合成障碍。临床上可出现黄疸和广泛的皮肤、黏膜出血。严重者则可发生急性肝功能不全或肝肾综合征。

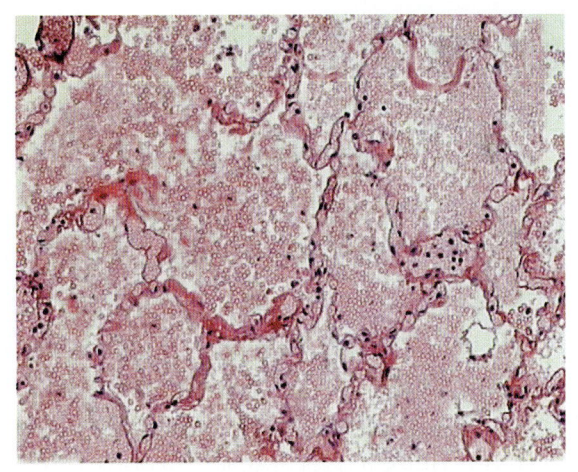

图 15-25　钩端螺旋体病肺出血
肺泡壁血管高度扩张,肺泡腔内有大量红细胞

3. **肾** 病变主要为间质性肾炎和肾小管上皮细胞不同程度变性、坏死,肾小球一般无明显改变。肾损害严重者可引起急性肾衰竭。

4. **心脏** 心肌损害常常是钩端螺旋体病的重要病变。心外膜和心内膜可见出血点。心肌细胞变性、灶性坏死,间质非特异性炎。临床上可出现心动过速、心律不齐和心肌炎的征象。

5. **横纹肌** 以腓肠肌病变最为明显,主要表现为肌纤维节段性变性、肿胀、横纹模糊或消失,并可出现肌浆空泡或溶解性坏死。间质水肿、出血和少量炎症细胞浸润并可检出钩端螺旋体。临床上出现腓肠肌压痛。

6. **神经系统** 脑膜及脑实质充血、水肿、出血,淋巴细胞浸润,神经细胞变性。临床上出现脑膜脑炎的症状和体征。

本病因临床类型不同,病情轻重不一,因而预后有很大的不同。

第六节　肾综合征出血热

肾综合征出血热(hemorrhagic fever with renal syndrome,HFRS)是汉坦(Hantaan)病毒(单股负链RNA病毒)引起的,由鼠类等传播给人的自然疫源性急性传染病。临床以发热、休克、充血、出血和急性肾衰竭为主要表现。典型病例病程呈5期经过。治疗不及时或重症病例多在短期内死于急性肾衰竭。本病广泛流行于欧亚国家。我国是本病的高发区,除青海和新疆外,均有病例报告。以往此病被称为流行性出血热,不同的国家和地区命名不尽相同,1980年WHO将其统一命名为肾综合征出血热。

一、病因和发病机制

HFRS由感染汉坦病毒引起。鼠类是主要传染源。据国内外不完全统计,有170多种脊椎动物能自然感染汉坦病毒属病毒。我国发现73种动物携带汉坦病毒,主要宿主动物是啮齿类。病毒可经呼吸道、消化道、接触、垂直和虫媒传播。其中接触传播是本病最主要的传播途径,被鼠咬伤和破损伤口接触带病毒的鼠类排泄物或血液后亦可导致感染。HFRS各季节均可发生,尤以冬季多发。人群普遍易感,感染后可获得持久的免疫力。

HFRS的发病机制还未完全阐明。多数研究提示,汉坦病毒感染人体产生病毒血症,同时病毒侵入细胞,引起细胞结构和功能的损害,同时病毒感染诱发免疫应答和各种细胞因子释放，在清除病毒、保护机体的同时，引起组织的损伤。由于机体组织对汉坦病毒有广泛的易感性，因而能引起多器官损害。

二、病理变化及临床病理联系

HFRS 的基本病变是毛细血管损害，毛细血管内皮肿胀、脱落和纤维素样坏死。主要表现为充血、出血和渗出水肿。尸检时可查见全身皮肤、黏膜和各脏器广泛出血：胸腹部皮肤、软腭、舌面黏膜下出血；支气管黏膜下点状出血；胸膜表面有广泛的细小出血点，肺实质内也有大片出血；食管和肠黏膜出血；硬脑膜和蛛网膜下腔出血；肾上腺髓质出血、垂体前叶出血，以及右心房、右心耳内膜下大片出血通常恒定出现，且具有病理诊断意义。肾髓质的出血呈暗红色与肾皮质贫血呈苍白色形成鲜明对比。肾、肾上腺、下丘脑和垂体出血、血栓形成和坏死被认为是 HFRS 的特征性病变。出血原因除常见的血管壁损害外，血小板减少、DIC 消耗凝血因子及抗凝物质的增多均有协同作用。

HFRS 的临床表现可分为发热期、低血压休克期、少尿期、多尿期和恢复期。约 2/3 以上的病例病情较轻，主要表现为发热和上呼吸道感染症状，肾的损伤很轻。1/3 以下的重症病例发热急骤，常伴有头痛、腰痛、眼眶痛以及头晕、全身极度乏力、食欲下降、恶心、呕吐、腹痛、腹泻和烦躁。体征有颜面、颈和上胸部潮红（酒醉貌），眼结膜充血和水肿，黏膜（软腭和鼻咽部等处）进行性出血，皮肤的出血以腋下、胸背部等处常多见，常呈搔抓样条索、点状瘀斑。

第七节 狂 犬 病

狂犬病（rabies）是由狂犬病病毒（rabies virus）引起的一种人畜共患的中枢神经系统急性传染病。临床表现为特有的狂躁、恐惧不安、怕风、流涎和咽肌痉挛，其特征性症状是恐水现象，故又名恐水症。狂犬病是世界上病死率最高的疾病，一旦发病，死亡率几乎为 100%，全世界仅有数例存活的报告。近年来，随着犬、猫等家养宠物数量的增多以及缺乏严格的管理，狂犬病发病率逐年增加。据有关资料统计，至 2006 年我国狂犬病病死率居各类传染病之首。但被狂犬咬伤后，若能及时进行疫苗注射，则几乎均可避免发病。

一、病因和发病机制

狂犬病是由狂犬病病毒引起的急性传染病，是通过动物咬人时牙齿上带的唾液中的狂犬病病毒侵入人体而受到感染。病犬是主要传染源，猫、猪及牛、马等家畜和野狼等温血动物也可传播本病。一般来说，狂犬病患者不是传染源。"健康"带毒动物抓咬伤人后引起人的发病，但伤人动物仍健康存在已有多起报告。

狂犬病病毒属核糖核酸型弹状病毒科，完整的狂犬病病毒呈子弹形，长度大约为 200nm，直径为 70nm 左右。病毒中心为单股负链 RNA，外绕以蛋白质衣壳。目前已明确狂犬病病毒的蛋白质是由 5 个主要蛋白和 2 个微小蛋白构成。从世界各地分离的狂犬病病毒抗原性均相同，但其毒力可有差异。

狂犬病的潜伏期从 10 天到几年不等，一般为 15～90 天，15% 发生在 3 个月以后，视被咬伤部位和神经系统的远近、咬伤的程度、咬伤后的处理、感染病毒的量以及患者的全身状况而定。狂犬病病毒对神经组织有极强的亲和力，病毒自咬伤部位侵入人体后首先侵染皮肤细胞或肌细胞，并在其中度过潜伏期，后通过皮肤细胞或肌细胞和神经细胞突触之间的乙酰胆碱受体进入末梢神经，然后沿神经细胞的轴突逆向性向中枢传播，进入脊髓，进而入脑，再从中枢神经向各器官扩散而引起临床症状。病毒一般不沿血液扩散。

二、病理变化及临床病理联系

狂犬病的病理学特征是在神经细胞胞质内见到嗜酸性病毒包涵体，即内氏小体，以大脑海马回、延髓、小脑浦肯野细胞内较多见。包涵体在神经细胞内一个或数个，平均体积比红细胞稍大，圆形或卵圆形，HE 染色为红色，周围可有空晕。甲苯胺蓝染色呈淡蓝色，吉姆萨染色为紫红色。内氏小体对狂犬病诊断具有决定性意义。

狂犬病的临床表现可分为前驱期、兴奋期和麻痹期。兴奋期出现恐水症状是本病的特征性症状，典型者饮水、听到水声、甚至思水、提及饮水均可诱发严重的咽喉肌痉挛。因此患者常渴极而不敢饮水，即使饮水亦无法下咽。微风、音响、触摸等亦可引起咽肌痉挛。上述典型症状并非每例都有。

第八节 性传播性疾病

性传播性疾病（sexually transmitted diseases，STDs）是以性接触为主要传播方式的一类疾病。其种类多，发病率高，危害性大，已成为世界性的严重社会问题和公共卫生问题，被认为是当今危害人群健康的重要疾病。目前 WHO 将 20 多种通过性行为或类似性行为引起的感染性疾病列入性病范畴，并将其分类为 4 级。而传统的性病（venereal disease）只包括梅毒、淋病、软下疳、性病性淋巴肉芽肿和腹股沟淋巴肉芽肿。本节主要叙述淋病、尖锐湿疣、梅毒和艾滋病。

一、淋病

淋病（gonorrhea）是由淋病奈瑟菌引起的急性化脓性炎，是最常见的性传播性疾病，在世界范围流行，全世界每年约有 6200 万新病例发生。人类是淋病奈瑟菌唯一的自然宿主，主要通过性接触而传播。淋病多发生于 15～30 岁，以 20～24 岁最常见。成人几乎全部通过性交而传染，儿童可通过接触患者用过的衣物等传染。

淋病奈瑟菌主要侵犯泌尿生殖系统，尤其对单层柱状上皮和移行上皮所形成的黏膜有特别的有亲和力。淋病奈瑟菌侵入泌尿生殖道上皮包括黏附和侵入两个步骤。淋病奈瑟菌进入尿道后，借助于菌毛、外膜蛋白Ⅱ、IgA$_1$ 蛋白酶和脂寡糖迅速与尿道上皮黏合，淋病奈瑟菌外膜的蛋白质转至尿道的上皮细胞膜，继而淋病奈瑟菌被柱状上皮细胞吞食，然后转至细胞黏膜下层，通过内毒素脂多糖和补体、IgM 等的协同作用，造成该处的炎症反应。

男性的病变从前尿道开始，可逆行蔓延到后尿道，波及前列腺、精囊和附睾。女性的病变累及外阴和阴道腺体、子宫颈内膜、输卵管及尿道。少部分病例可经血行播散引起身体其他部位的病变。

二、尖锐湿疣

尖锐湿疣（condyloma acuminatum）是由人乳头瘤病毒（主要是 HPV-6、11 型）感染人体所引起的，主要通过性接触传播，但也可以通过非性接触的间接感染而致病。本病常发生于 20～40 岁，发病高峰年龄为 20～25 岁。好发部位为潮湿温暖的黏膜和皮肤交界处，男性常见于阴茎冠状沟、龟头、系带、尿道口或肛门附近，女性多见于阴蒂、阴唇、会阴部及肛周，亦可发生于身体的其他部位如腋窝等。本病潜伏期平均为 2 个月。

在皮肤或黏膜处出现表皮肿瘤样增生，初起为小而尖的突起，逐渐扩大，色淡红或暗红，质软，表面凹凸不平，呈疣状颗粒或呈乳头状，有时较大呈菜花状生长。典型病变具有上皮呈乳头状瘤样增生，表皮钉突增粗、伸长；表皮角质层轻度增厚，细胞不全角化；棘层肥厚，偶见核分裂。表皮浅层出现凹空细胞（koilocyte），有助于诊断。凹空细胞位于表皮中层或表层，较正常细胞大；核周空泡状，细胞边缘常残存带状胞质；核增大居中，圆形、椭圆形或不规则形，染色深，可见双核或多核。真皮乳头部毛细血管及淋巴管扩张，大量慢性炎症细胞浸润。应用免疫组织化学方法可检测 HPV 抗原，用原位杂交、PCR 和原位 PCR 技术可检测 HPV DNA，有助于诊断（图 15-26，图 15-27）。

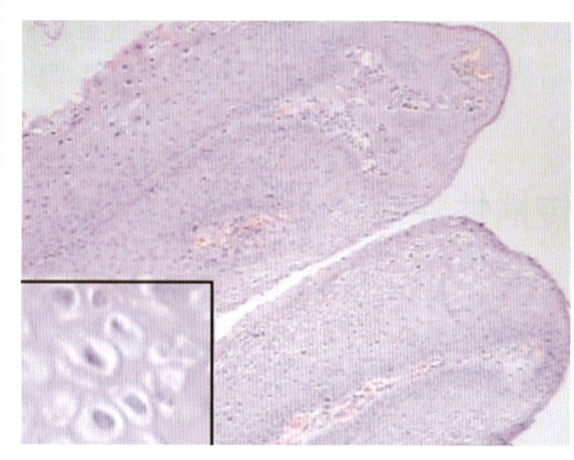

图 15-26　尖锐湿疣
上皮呈乳头状瘤样增生，可见凹空细胞（左下小图）

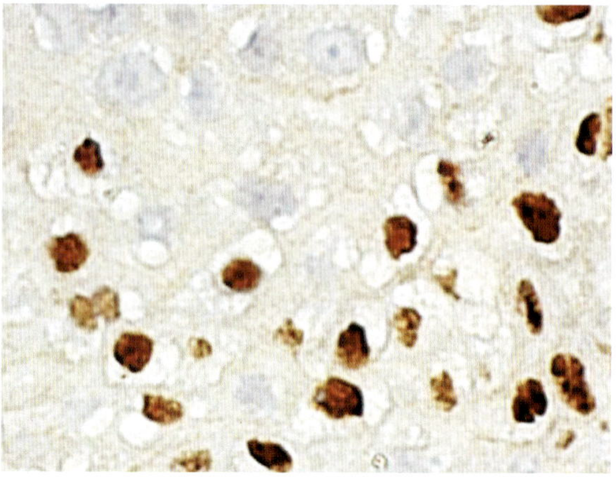

图 15-27　尖锐湿疣
免疫组织化学方法检测 HPV 抗原阳性

三、梅毒

梅毒（syphilis）是由梅毒螺旋体感染所致，以性传播为主的传染性疾病。梅毒流行于世界各地，新中国成立后经积极防治我国基本消灭了梅毒，但近年来又有新的病例发现，尤其在沿海城市有流行趋势。

（一）病因和传播途径

梅毒螺旋体是梅毒的病原体，体外活力低，不易生存，对理化因素的抵抗力极弱，对四环素、青霉素、汞、砷、铋剂敏感。梅毒是人类独有的疾病，显性和隐性梅毒患者是传染源。感染梅毒螺旋体患者的皮损分泌物、血液中含大量梅毒螺旋体。95% 以上通过性交传播，少数可经输血、接吻、医务人员不慎受染等直接接触传播（后天性梅毒）。梅毒螺旋体还可经胎盘感染胎儿（先天性梅毒）。梅毒患者为唯一的传染源。梅毒分先天性和后天性两种。

机体在感染梅毒螺旋体后第 6 周血清出现梅毒螺旋体特异性抗体及反应素，有血清诊断价值，但可出现假阳性，应予以注意。随着抗体产生，机体对梅毒螺旋体的免疫力增强，病变部位的螺旋体数量减少，以至早期梅毒病变有不治自愈的倾向。然而不治疗或治疗不彻底者，播散在全身的梅毒螺旋体常难以完全消灭，从而形成复发梅毒和晚期梅毒发生的因素。少数人感染了梅毒螺旋体后，在体内可终身隐伏（血清反应阳性，而无症状和病变），或在二、三期梅毒活动，局部病变消失而血清反应阳性，均称为隐性梅毒。

（二）基本病变

1. 闭塞性动脉内膜炎和小血管周围炎　闭塞性动脉内膜炎指小动脉内皮细胞肿胀、增生及纤维细胞增生，使管壁增厚、血管腔狭窄闭塞。小动脉周围炎是指单核细胞、淋巴细胞和浆细胞围管性浸润。浆细胞恒定出现是本病的病变特点之一。

2. 树胶样肿　树胶样肿（gumma）又称梅毒瘤（syphiloma）。此病变实为细胞介导的迟发型变态反应，病灶灰白色，大小不一。该肉芽肿质韧而有弹性，如树胶，故而得名树胶样肿。镜下结构颇似结核结节，中央为凝固性坏死，形态类似干酪样坏死，但坏死不如干酪样坏死彻底，弹力纤维尚存。弹力纤维染色可显示组织内原有血管壁的轮廓。坏死灶周围肉芽组织中富含淋巴细胞和浆细胞，而上皮样细胞和朗汉斯巨细胞较少，且必有闭塞性小动脉内膜炎和动脉周围炎。树胶样肿后期可被吸收、纤维化，最后使器官变形，但罕见有钙化（图15-28）。

梅毒树胶样肿可发生于任何器官，最常见于皮肤、黏膜、肝、骨和睾丸。血管炎病变可见于各期梅毒，而树胶样肿则见于三期梅毒。

（三）后天性梅毒

后天性梅毒分一、二、三期。一、二期梅毒称早期梅毒，有传染性。三期梅毒又称晚期梅毒，因常累及内脏，故又称内脏梅毒。

1．一期梅毒　典型损害为硬下疳。梅毒螺旋体侵入人体后3周左右，在侵入部位发生炎症反应，形成一个红色小丘疹或硬结，称为硬下疳（chancre）。硬下疳常为单个，直径约1cm，表面可发生糜烂或溃疡，溃疡底部及边缘质硬（图15-29）。因其质硬乃称硬性下疳，以和杜克雷嗜血杆菌引起的软下疳相区别。病变多见于阴茎冠状沟、龟头、子宫颈、大小阴唇、阴蒂以及尿道口等处，亦可发生于口唇、舌、肛周等处。病变部位镜下见闭塞性小动脉内膜炎和动脉周围炎。硬下疳出现后1～2周，局部淋巴结肿大，呈非化脓性增生性反应。硬下疳经1个月左右多自然消退，仅留浅表的瘢痕，局部肿大的淋巴结也消退。临床上处于静止状态，但体内梅毒螺旋体仍继续繁殖。

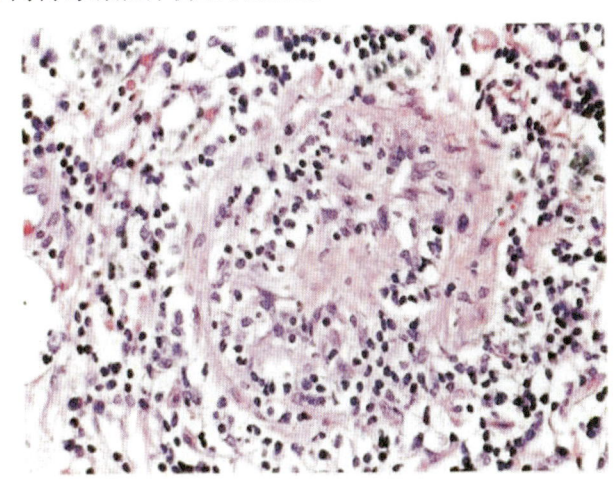

图15-28　梅毒树胶样肿
肉芽肿性病变，似结核结节

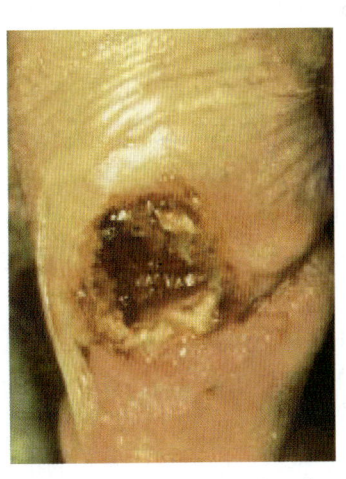

图15-29　硬下疳并溃疡形成

2．二期梅毒　以梅毒疹（syphilid）为特征。硬下疳发生后7～8周，体内梅毒螺旋体又大量繁殖，由于免疫复合物的沉积引起全身皮肤、黏膜广泛的梅毒疹和全身性非特异性淋巴结肿大。梅毒疹可分为斑疹、丘疹及脓疱疹，后者已少见。斑疹又称玫瑰疹（蔷薇疹），最多见，占二期梅毒的70%～80%。镜下呈典型的血管周围炎改变，病灶内可找到梅毒螺旋体。故此期梅毒传染性大。梅毒疹可自行消退。

3．三期梅毒　除损伤皮肤、黏膜，还可侵犯所有内脏器官和组织，表现为特征性的树胶样肿形成，常发生于感染后4～5年，病变累及内脏，特别是心血管和中枢神经系统。后期由于树胶样肿纤维化、瘢痕收缩引起严重的组织破坏、变形和功能障碍。

心血管梅毒病变侵犯主动脉，可引起梅毒性主动脉炎、主动脉瓣关闭不全、主动脉瘤等。梅毒性主动脉瘤破裂常是患者猝死的主要原因。神经系统病变主要累及中枢神经及脑脊髓膜，可导致麻痹性痴呆和脊髓痨。脊髓后根及后索的退行性变、感觉异常、共济失调等多种病症，即脊髓痨。肝病变主要形成树胶样肿，肝呈结节性肿大，继而发生纤维化、瘢痕收缩，以至肝呈分叶状,称分叶肝(hepar lobatum)。此外病变常造成骨和关节损害,鼻骨被破坏形成马鞍鼻(saddle nose),长骨、肩胛骨与颅骨亦常受累。

(四)先天性梅毒

先天性梅毒根据被感染胎儿发病的早晚有早发性和晚发性之分。早发性先天性梅毒系指胎儿或婴幼儿期发病的先天性梅毒,可表现为皮肤和黏膜大疱性剥脱性皮炎、梅毒疹、动脉炎、间质纤维化和发育不良等。晚发性先天性梅毒的患儿发育不良,智力低下,可引发间质性角膜炎、神经性耳聋及楔形门齿,并有骨膜炎及马鞍鼻等体征。皮肤和黏膜病变与成人相似,但不发生硬下疳。内脏器官可有类似后天性梅毒第三期的改变。

四、获得性免疫缺陷综合征

获得性免疫缺陷综合征(acquired immunodeficiency syndrome,AIDS)简称艾滋病,是由一种反转录病毒即人类免疫缺陷病毒(human immunodeficiency virus,HIV)感染引起的细胞免疫功能严重缺陷,从而导致机体发生多种不可治愈的机会性感染,继发恶性肿瘤和神经系统病变为主要特征的一种严重传染病。其死亡率为100%,90%的病例在诊断后2年内死亡。自1981年美国疾病控制中心首次报道本病以来,其传播迅速,目前已遍布全球,有3000多万人感染艾滋病病毒,给许多国家的社会经济发展带来消极影响,甚至或已危及整个民族的生存。20世纪80年代中期艾滋病传入我国并逐渐播散,进入90年代后,感染率急剧上升。我国卫生部门报告,截至2008年底,我国累计报道的HIV感染者和患者已近百万人,死亡病例也已达数万人。因此艾滋病的防治工作已成为医疗卫生工作者面临的严峻课题。

(一)病因和发病机制

1. 病因 AIDS由HIV感染所引起,HIV为单链RNA病毒,属反转录病毒科、慢病毒亚科,有HIV-1和HIV-2两个亚型,两型感染所引起的病变相似。95%的AIDS由HIV-1所引起,HIV-2则主要在西非地区传播。我国存在HIV-1和HIV-2的混合感染,迄今为止已检测出两个病毒类型(HIV-1和HIV-2)及其8种亚型存在。

HIV病毒颗粒为圆形或椭圆形,表面由双脂质层包被,病毒核心由双股RNA链(病毒基因组)、壳体蛋白p24、核壳蛋白p7/p9、反转录酶、蛋白酶和整合酶构成。包膜上嵌有由病毒编码的糖蛋白gp120和跨膜蛋白gp41,在感染宿主细胞过程中发挥重要作用。核心蛋白p24是HIV感染后最容易检测到的抗原,因而其抗体常用做临床HIV感染的血清学筛查。

AIDS患者和无症状HIV携带者是本病的传染源。HIV主要存在于宿主血液、精液、子宫和阴道分泌物及乳汁中。接触这些体液均有获得感染的可能。HIV的传播途径主要有性接触传播、血液传播、母婴垂直传播3种。其他途径传播较少见。

2. 发病机制

(1)HIV感染致$CD4^+$ T细胞免疫功能缺陷:$CD4^+$ T细胞是机体免疫应答的核心。当HIV感染机体后,嵌于病毒包膜上的糖蛋白gp120与$CD4^+$ T细胞膜上CD4分子(受体)结合,同时在细胞表面的CXCR4和CCR5等共同受体的结合参与下进入细胞内。侵入的HIV RNA可通过反转录整合入宿主基因组,产生新的病毒颗粒。新的病毒颗粒在逸出$CD4^+$ T细胞的同时,不仅导致该细胞的溶解、坏死,而且可继续侵犯其他$CD4^+$ T细胞,造成大量$CD4^+$ T细胞功能受损和破坏,从而导致细胞免疫功能缺陷,引起严重的机会性感染和恶性肿瘤的发生。

(2)HIV感染组织中单核-巨噬细胞造成病毒的繁殖和扩散:HIV感染机体后,存在于脑、淋巴结和肺等器官组织中的单核-巨噬细胞可有10%~50%被感染。HIV主要通过单核-巨噬细胞的吞噬作用进入细胞内,或经Fc受体介导的胞饮作用而使HIV进入细胞,也可与细胞表面的抗gp120抗体结合感染巨噬细胞。进入巨噬细胞内的病毒可在细胞内大量复制,使其成为HIV的储存场所,并可随巨噬细胞游走,扩散至全身(图15-30)。

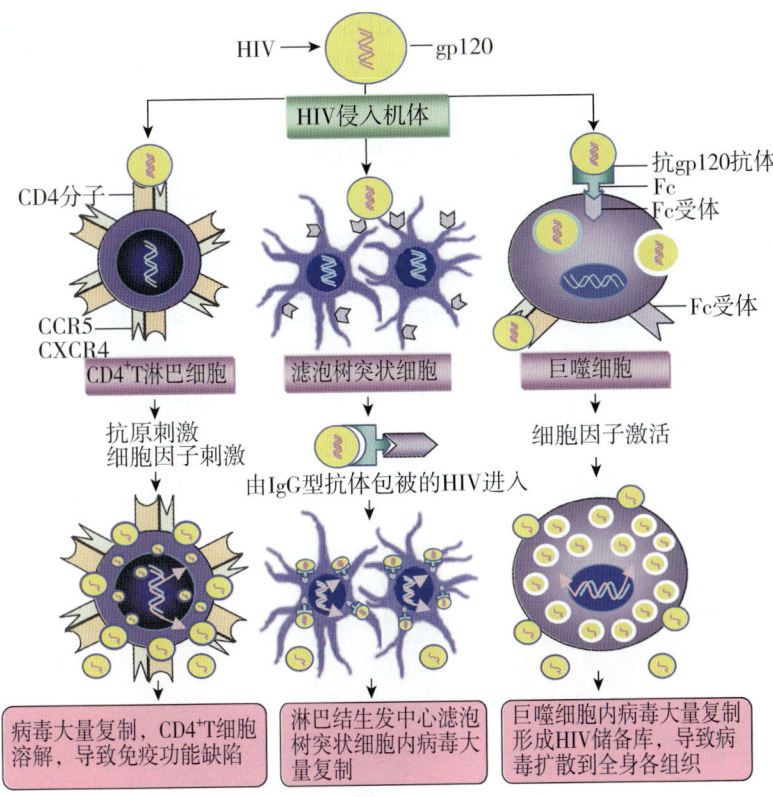

图 15-30　HIV 感染、AIDS 发病机制示意图

（二）机会性感染

机会性感染（opportunistic infection）是条件性病原菌在人体免疫功能损伤、防御功能降低情况下所发生的继发性感染性疾病。多发机会性感染是 AIDS 的另一突出特点，并且感染范围广，可累及各器官，其中以肺、中枢神经系统、消化道受累最为常见。约 80% 的患者死于机会性感染。常见机会性感染的病原体有原虫、真菌、病毒、细菌等（图 15-31）。

1．肺孢子菌肺炎　肺孢子菌肺炎是 AIDS 患者最常见的致命性机会性感染，由肺孢子菌感染引起。在 AIDS 因机会感染而死亡的病例中，约 50% 以上死于肺孢子菌感染。尤其在儿童 AIDS 患者中，肺孢子菌肺炎常常是首发临床表现，因而对诊断本病有一定参考价值。肺部的主要病变为间质性肺炎和肺泡性肺炎（图 15-32）。

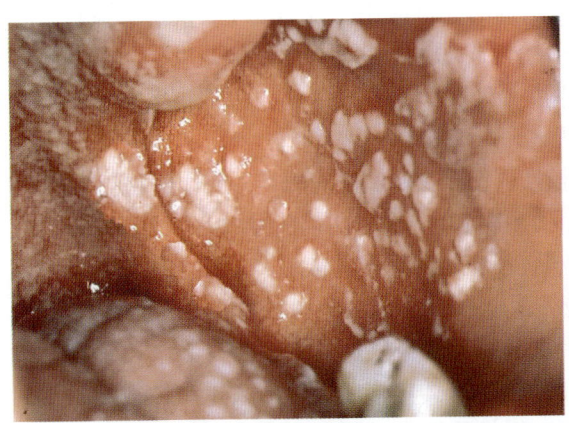

图 15-31　AIDS 伴发机会性感染

口腔黏膜白念珠菌感染，黏膜表面斑片状白色假膜形成

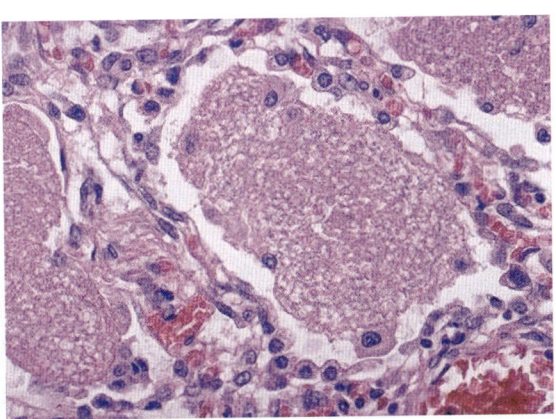

图 15-32　肺孢子菌肺炎

肺组织破坏，肺泡腔内可见肺孢子菌
（天津医科大学病理学教研室提供）

2. 中枢神经系统病变　中枢神经系统是 AIDS 最常累及的组织之一，约 70% 的病例出现神经症状。常见的有弓形虫（toxoplasma）或新型隐球菌（Cryptococcus neoformans）感染所致的脑炎或脑膜炎；巨细胞病毒（cytomegalovirus）和乳头状瘤空泡病毒（papovavirus）感染所致的进行性多灶性白质脑病等。另外 HIV 也可直接引起脑组织的损伤，如脑膜炎、亚急性脑病、痴呆等。

（三）恶性肿瘤

AIDS 的另一显著特征是易患恶性肿瘤，尤其常见的是卡波西肉瘤（Kaposi sarcoma）。卡波西肉瘤是一种非常罕见的血管源性恶性肿瘤，呈多中心分布，可累及皮肤、黏膜、淋巴结及肺（图 15-33，图 15-34）。其他常见的伴发肿瘤为非霍奇金淋巴瘤和宫颈癌。

AIDS 潜伏期长，进展缓慢，一般认为从感染到发展为典型的 AIDS，约经数月至 10 年或更长时间。病程的不同阶段、不同的患者其临床表现不尽相同。本病的预后差，尚无行之有效的治疗方法。因此，积极开展预防工作，对防止 AIDS 流行至关重要。

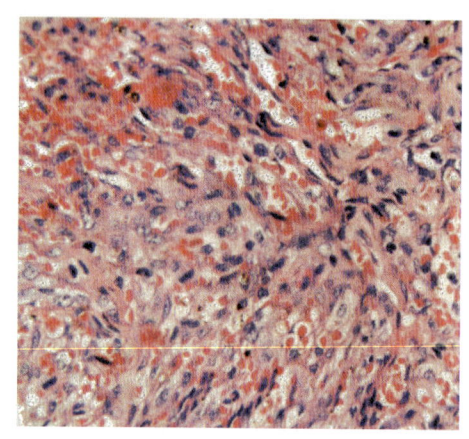

图 15-33　卡波西肉瘤
肿瘤组织由大量异型增生的血管构成，伴有明显的出血

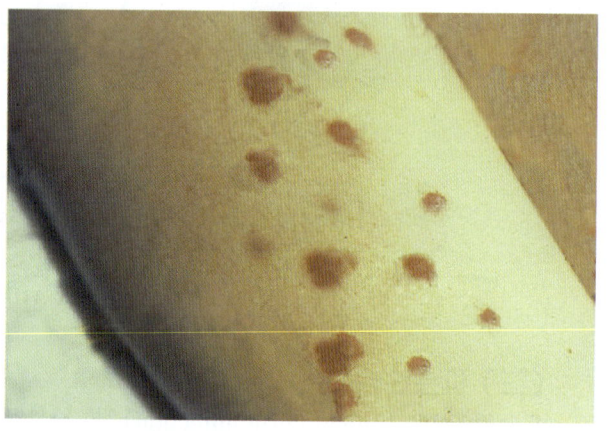

图 15-34　卡波西肉瘤
肉眼可见皮肤上大小不一的红色结节

第九节　深部真菌病

由真菌感染而引起的疾病称真菌病。自然界中真菌种类繁多，目前已发现超过 10 万种，而对人类致病者相对较少。据 WHO 统计，已知能引起人类疾病的真菌有 270 余种。然而，随着近年来广谱抗生素、肾上腺皮质激素和免疫抑制剂的大量应用以及 AIDS 等疾病的流行，真菌感染明显增多。真菌病根据病变部位的不同分为浅部真菌病和深部真菌病两大类。浅部真菌病主要侵犯含有角质的组织，如皮肤、毛发和指甲等处，引起各种癣病。深部真菌病侵犯皮肤深层和内脏器官，如肺、脑、消化道等，危害较大。

真菌的致病机制与真菌在体内繁殖引起的机械性损伤以及所产生的酶类、酸性代谢产物有关。真菌虽不产生内毒素和外毒素，但真菌本身及代谢产物具有弱抗原性，在组织内可引起变态反应导致组织损伤。真菌的致病力一般较弱，通常在机体抵抗力降低时才能侵入组织，大量繁殖引起疾病，常见于慢性消耗性疾病，如恶性肿瘤、糖尿病等，因此深部真菌病多为继发性感染。

真菌引起的病变复杂多样，常见的有：①轻度非特异性炎，病灶中仅有少数淋巴细胞、单核细胞浸润，没有明显的组织反应，如脑的隐球菌感染；②化脓性炎，由大量中性粒细胞浸润形成小脓肿，如念珠菌病、曲菌病、毛霉菌病等；③坏死性炎，可出现大小不等的坏死灶，常有明显的出血，而炎症细胞则相对较少，如毛霉菌、曲菌感染等；④肉芽肿性炎。真菌在人体引起的病变缺乏特异性，不同病菌引起的变态反应不同，或同一病菌的不同时期其组织反应也不一样，其诊断依据是在病灶中找到病原菌。

一、白假丝酵母菌病

白假丝酵母菌病（candidiasis）是由白假丝酵母菌（旧称念珠菌）引起的一种常见的真菌病，常发生于婴儿及消耗性疾病患者的口腔、阴道、会阴等部位。最常见的致病菌种为白假丝酵母菌。白假丝酵母菌病可为急性或慢性，病变多样，可发生在身体各个部位，皮肤和黏膜的浅部白假丝酵母菌病较常见。深部白假丝酵母菌病多为继发性，常发生于慢性消耗性疾病、疾病终末期、恶性肿瘤及 AIDS 患者。

白假丝酵母菌可引起以下病变：①病变部位有数量不等的单核细胞和淋巴细胞浸润，并可有中性粒细胞聚集的微小脓肿形成；②受累组织发生坏死，形成大小不等的坏死灶，其内炎症细胞较少；③肉芽肿性反应，除一般炎症细胞浸润外，还有多核巨细胞和上皮样细胞形成结节状肉芽肿，这种病变相对少见。以上病变可单独存在，也可同时发生。此外，在病变组织内可见白假丝酵母菌的芽生孢子和细长的假菌丝。假菌丝常侵入组织的深层，并可侵入血管。在组织切片内同时见到芽生孢子和假菌丝可诊断为白假丝酵母菌病（图 15-35）。

皮肤和黏膜白假丝酵母菌感染常在皮肤和黏膜表面形成不规则的白色片状假膜状物。

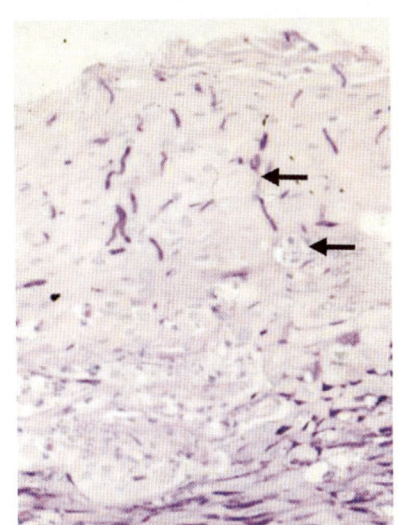

图15-35 黏膜白假丝酵母菌病（PAS染色）
上方箭头示白假丝酵母菌菌丝，下方箭头示微脓肿形成

二、隐球菌病

隐球菌病（cryptococcosis）是新型隐球菌引起的一种亚急性或慢性真菌病，最常见的是中枢神经系统隐球菌病，也可发生于肺、皮肤、骨和其他器官。环境中的病原体主要通过呼吸道，也可通过皮肤或消化道进入人体引起疾病，或使其成为带菌者。进入呼吸道的隐球菌首先定位于肺，以后播散至身体其他部位，特别是脑膜。隐球菌病多数为继发性，少数可为原发性。

隐球菌在组织内引起以慢性炎症反应为主的病理过程。其基本病理变化与病程有关。

早期为弥漫性浸润渗出性改变，由于病原体产生大量胶样荚膜物质，病变呈胶冻样。这些胶样荚膜物质不仅将菌体与组织隔离，同时抑制粒细胞的趋化性和吞噬作用，所以组织急性炎症反应不明显，只有少数淋巴细胞和组织细胞浸润。

晚期病变为肉芽肿性炎。病变区域纤维组织增生，其间有大量巨噬细胞、异物巨细胞、淋巴细胞和浆细胞浸润。多数巨噬细胞和异物巨细胞胞浆内都可有隐球菌。病灶逐渐由纤维组织包围或形成纤维瘢痕，一般不发生钙化。

中枢神经系统隐球菌病主要表现为脑膜炎。表现为脑膜增厚，以脑底部最明显，蛛网膜下腔内有大量黏稠的胶冻样物质和少数巨噬细胞。**镜下**：灰质内血管周围间隙明显扩大呈囊腔状，腔内充满隐球菌及胶样物质。后期在脑膜、脑实质和脊髓等处可形成肉芽肿病灶。脑脊液检查寻找病原体可与其他疾病鉴别。

肺隐球菌病可在肺组织内形成肉芽肿结节，可为单个或多个，多数在胸膜下形成单个小结节。**镜下**：肉芽肿内有多数隐球菌和巨噬细胞。有时巨噬细胞排列在病灶周围形成结核结节样结构。肺隐球菌病的结节状病灶有时可误诊为结核病或肺癌。

三、曲霉病

曲霉病（aspergillosis）由曲霉引起。曲霉病可发生在身体的许多部位，但以肺部病变最常见。曲霉是最常见的污染杂菌，种类很多，生长迅速，尤其在潮湿霉烂的谷物、稻草或腐烂的枯树叶中繁殖很快。外界环境中的曲霉孢子主要通过呼吸道进入人体，因而肺曲霉病最常见。但多数情况下曲霉是一种条件致病菌，吸入的曲霉孢子通常在机体抵抗力降低的情况下致病。在人类曲霉病中，最常见的致病菌为烟曲。

曲霉在组织内主要引起化脓性炎症，可形成小脓肿。曲霉亦可侵入血管引起血栓形成，造成血管阻塞，可使组织缺血、坏死及出血，周围有多数中性粒细胞和单核细胞浸润。在小脓肿和坏死灶内有大量菌丝。慢性病灶中有纤维组织增生，其中有大量淋巴细胞和单核细胞浸润，并夹杂有大量巨噬细胞和异物巨细胞。病灶内可有大量菌丝（图15-36）。

支气管和肺的曲霉病表现为支气管炎或支气管肺炎，一般多发生在上叶或下叶尖段。在支气管黏膜或肺组织引起小脓肿形成和肺梗死。大量菌丝形成团块，成为曲霉球。

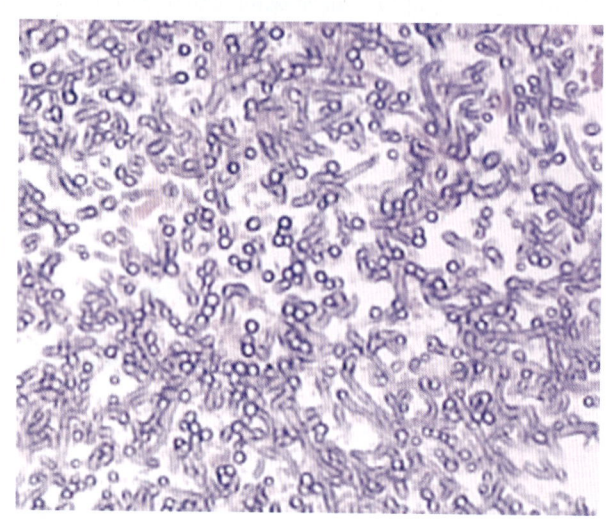

图 15-36　曲霉病
曲霉病灶内有大量菌丝

四、毛霉菌病

毛霉菌病（mucormycosis）由毛霉菌引起，常起始于鼻腔，以后很快扩散到鼻窦和中枢神经系统，再扩展到肺和胃肠道。毛霉菌常存在于霉烂的蔬菜、水果、干草、肥料中。因此，土壤、空气中常有大量毛霉菌。随空气飞扬的毛霉菌孢子可通过呼吸进入鼻窦和肺，有时也可随食物进入消化道。与其他真菌病不同，毛霉菌病多表现为急性炎症，进展很快。尤其是脑毛霉菌病可在短期内造成死亡。但毛霉菌极少在健康人中引起疾病，毛霉菌病几乎全为继发性的。

毛霉菌病的主要病变为急性化脓性炎症。由于毛霉菌具有很强的侵袭性，病变很快向邻近组织扩散，且常侵犯血管，引起血栓形成和梗死，并可引起血道播散。在毛霉菌的直接损伤和毛霉菌栓子阻塞血管的共同作用下，出现严重的组织坏死和化脓。有时病变为慢性，可见大量巨噬细胞和异物巨细胞，其间有大量中性粒细胞和嗜酸性粒细胞浸润，间质纤维组织增生，毛细血管壁增厚。在病变组织内的坏死区、血管壁、血管腔和血栓内都有大量毛霉菌菌丝。巨噬细胞和异物巨细胞胞浆内也可见吞噬的菌丝。

毛霉菌侵入支气管黏膜，穿过支气管壁，侵犯肺门部组织、肺动脉和肺静脉，可引起肺动脉血栓形成和肺梗死。毛霉菌孢子随食物进入消化道，侵犯黏膜和血管可引起食管、胃和小肠坏疽、溃疡或穿孔，有时病变蔓延到肝、横膈或肠系膜。毛霉菌由头颅部或肺部病灶侵入血流可引起全身播散，在多个器官形成急性炎症和栓塞性病变。

五、放线菌病

放线菌病（actinomycosis）属于一种慢性特异性炎症。面颈部是放线菌病的好发部位之一，约占放线菌病的一半，亦可累及涎腺，但比较少见。

根据现代的生物学分类，放线菌不属于真菌而属于一种厌氧细菌，但它引起的病变特征与真菌病相似。放线菌的种类很多，在自然界分布极广，空气、土壤、水源中都有放线菌存在。少数菌株对人类有致病性，其中最主要的为以色列放线菌。以色列放线菌是人口腔正常菌群中的腐物寄生菌，在拔牙、外伤或其他原因引起口腔黏膜损伤和抵抗力降低时，放线菌可由伤口侵入组织内，也可通过吞咽或吸入带菌物质进入胃肠道或肺。因此放线菌病主要发生于颈面部和胸腹器官。

放线菌病的病变为慢性化脓性炎症。放线菌侵入组织后，可引起局部组织水肿，伴大量中性粒细胞和单核细胞浸润。随病变发展，其间逐渐出现许多大小不等的组织坏死区，形成大量小脓肿，周围有纤维组织增生包绕。脓肿大小不等，常相互融合，并向邻近组织蔓延，形成许多窦道和瘘管。脓肿壁和窦道周围肉芽组织内有大量中性粒细胞、淋巴细胞和单核细胞浸润，有时可见少量多核巨细胞。当局部出现巨噬细胞吞噬脂类物质，而有大量的泡沫细胞形成时，肉眼观可呈黄色。放线菌在脓肿壁、窦道壁和脓肿内繁殖，形成菌落。肉眼可见脓液内有细小的黄色颗粒，直径1mm，称为放线菌颗粒（actinomycosis granules）或称为硫黄颗粒（sulphur granules），由菌体和菌丝组成，色淡黄。镜下见嗜碱性不规则分叶体，中央部呈均一性，边缘部有辐射状分支细丝，细丝顶端常有胶体鞘膜，形成玻璃样杵状体。周围有大量中性粒细胞环绕，再外周为上皮样细胞、多核巨细胞、嗜酸性细胞及浆细胞，最外层为致密的纤维结缔组织。

放线菌病常同时合并其他细菌感染。病变常迁延不愈。一处病变纤维化，附近可出现新的病灶，再形成脓肿。日久可引起大量组织破坏和瘢痕形成。

（吴淑华　姚海涛　韩玉贞）

第十六章 寄生虫病

寄生虫病（parasitosis）是指人或动物感染寄生虫所引起的一类疾病。寄生虫的致病性取决于两个方面：一是寄生虫的数量、发育阶段和毒性；一是寄生宿主的生理状态，主要是其自身的免疫力。因此，宿主感染寄生虫后可以分为显性感染与隐性感染，显性感染根据发病过程又可以分为急性和慢性，但大多数寄生虫病属于慢性的。寄生虫对其寄生宿主的损伤主要包括：①争夺营养，②挤压和阻塞等机械性损伤，③致毒作用，④过敏反应等免疫性损伤。虽然各种寄生虫入侵途径、寄生部位、毒性物质和致病机制以及临床表现互不相同，但其引起的组织器官的基本病理变化均为炎症性病变。

寄生虫病作为一种传染性疾病，其流行传播需要具备3个关键因素：传染源（被寄生虫感染的宿主）、传播途径（中间宿主如狗、猫与鼠等，传播媒介如蚊、苍蝇等）、易感宿主（免疫系统缺陷和免疫力低下的个体）。寄生虫病的分布受季节、气候、区域、经济水平和社会环境等诸多因素影响，其中经济条件和社会发展状况对寄生虫病的流行具有重要作用。寄生虫分布广泛，种类繁多，危害严重，在我国就有229种寄生虫可以感染人体致病，其中的疟疾、丝虫病、黑热病、血吸虫病和钩虫病等是新中国成立前传播流行最严重的5种寄生虫病。新中国成立后在政府的大力支持和协助下，我国寄生虫病得到了有效控制，取得了享誉国内外的显著成绩。但近几年随着自然环境的改变，中间宿主的多样化，寄生虫耐药性的出现，以及社会的发展，经济水平的提高，人类饮食结构的变化，寄生虫的发病率逐年升高，主要是一些食源性寄生虫病、机会致病性原虫病，以及人畜共患寄生虫病等。

第一节 阿米巴病

阿米巴病（amoebiasis）是由溶组织内阿米巴原虫感染人体引起的传染病，原虫主要侵犯结肠和直肠，其病理变化是以组织局部液化性坏死为特点的变质性炎症。阿米巴原虫主要寄生于结肠，也可经血流迁移或直接侵袭肝、肺、脑、皮肤和泌尿生殖道等，形成溃疡或脓肿，如果同时累及多种组织与多个器官就会引发多系统疾病。

本病分布广泛，可见于世界各地，但以热带、亚热带和温带地区发病率居高。秋季多发，农村高于城市，男性多于女性，成年人多于儿童。

一、肠阿米巴病

肠阿米巴病（intestinal amoebiasis）指由溶组织内阿米巴原虫寄生于人体结肠，进而导致出现腹痛、腹泻和里急后重等临床症状，故又称为阿米巴痢疾。

（一）病因和发病机制

寄生于人类结肠的阿米巴原虫有多种，其中仅有溶组织内阿米巴原虫具有致病性，虽然溶组织内阿米巴原虫与迪斯帕内阿米巴原虫形态相似，但迪斯帕内阿米巴原虫属于非侵袭性阿米巴原虫，无致病性，感染后无症状。

致病性溶组织内阿米巴原虫的生活史主要包括包囊期与滋养体期。阿米巴原虫的包囊期属于其传染阶段，而阿米巴原虫的滋养体期属于其致病阶段。人类食入含有包囊的食物和水后，由于包囊囊壁具有抗胃酸作用，因而可以顺利通过胃而到达结肠的回盲部，在肠液的消化作用下其可以脱囊而发育成为小滋养体。小滋养体直径为 10～20μm，以肠道内容物与细菌为食，主要进行二分裂方式繁殖。在人体免疫系统缺陷或免疫功能低下时，如肠功能紊乱、黏膜损伤和细菌感染等情况下，小滋养体在其伪足的机械运动和酶的溶解破坏作用协助下侵入肠壁，并转变为大滋养体。大滋养体直径为 20～50μm，可吞噬红细胞和组织碎片，进行大量繁殖，导致局部肠黏膜溶解坏死，形成溃疡，其可随着坏死组织进入肠腔，排出体外后死亡。

溶组织内阿米巴原虫对人体的致病作用机制目前尚不完全清楚，其毒性和侵袭力主要体现在对宿主组织的溶解破坏，分析其作用机制可能为：

1．滋养体的接触溶解作用　溶组织内阿米巴滋养体表面具有半乳糖/乙酰氨基半乳糖凝集素，滋养体胞质颗粒中有小分子穿孔素，滋养体还可以分泌半胱氨酸蛋白酶，这 3 种因子对滋养体造成组织液化性坏死起着重要的作用。滋养体通过其表面的凝集素可以与靶细胞表面的 D-半乳糖和乙酰氨基半乳糖特异性结合，进而吸附到宿主结肠上皮细胞表面，然后在其分泌的穿孔素的作用下，使靶细胞脂膜形成离子通道，导致靶细胞离子流失，同时滋养体分泌的半胱氨酸蛋白酶可以溶解破坏结肠黏膜，导致液化性坏死，引发肠道溃疡的形成。

2．滋养体的细胞毒素作用　从无菌培养的溶组织内阿米巴滋养体中可以分离出一种不耐热的蛋白质，即肠毒素。这种细胞毒素可能是导致肠阿米巴病的黏膜损伤和腹泻的重要因素。

肠道内的细菌，既可以为溶组织内阿米巴原虫提供适宜生长和繁殖的寄生环境，提高代谢率，又可以为阿米巴滋养体提供营养，增强其致病性，直接损害宿主的结肠黏膜。

（二）病理变化

阿米巴原虫侵袭部位主要为盲肠、升结肠，其次为乙状结肠和直肠，当病变严重时可以累及整个结肠和小肠下段。肠阿米巴病的基本病理变化为组织溶解液化的变质性炎症，以口小底大的烧瓶状溃疡为主要病变特点，根据病程与病变特点可以分为急性期和慢性期。

1．急性期病变

肉眼：初期的病变是在肠黏膜表面形成多个隆起的灰黄色针头大小的点状坏死或浅表溃疡，坏死灶逐渐增大，就会形成周围有出血带包绕、边缘略微凸起、中央微凹的圆形纽扣状溃疡。随着病变进展，阿米巴滋养体穿过黏膜肌层到达黏膜下层，黏膜下层组织结构疏松，有利于其向四周运动，进而形成边缘呈潜行性的、口小底大的烧瓶状溃疡。溃疡间的黏膜正常或仅有轻度的充血、水肿等急性炎症反应。而重症病例的邻近溃疡可以相互融合，使黏膜发生大块状坏死呈破棉絮状，黏膜脱落后形成较大的、形状不规则的、边缘呈潜行性的溃疡。

镜下：病变以组织液化性坏死为主要特征，局部炎症反应轻微，仅见少量的淋巴细胞、浆细胞和巨噬细胞浸润，整个病灶呈现淡红染无结构状。在坏死病灶与正常组织的交界处以及肠壁的小静脉腔内可见阿米巴滋养体。滋养体一般类圆形，直径为 20～40μm，胞膜清楚，核小而圆，胞浆略嗜碱性，胞质内常含吞噬的红细胞、淋巴细胞和组织碎片等（图 16-1，图 16-2）。

2．慢性期病变　新、旧溃疡同时存在，一部分溃疡已经愈合，一部分溃疡愈合后又发生坏死，一部分溃疡持续存在并扩大，因此肠壁呈现坏死、溃疡、肉芽组织和瘢痕等新旧病变共存的状态。溃疡边缘的黏膜可增生形成息肉，导致肠腔变形或狭窄，如果盲肠、直肠或结肠弯曲处的肉芽组织增生形成局限性包块，则称为阿米巴肿。

（三）临床表现

由于病变主要位于大肠上段，以坏死为主，因此急性期主要表现为腹痛、腹泻，大便量增多，呈紫红色或暗红色的果酱样，伴腥臭味，粪检时易找到阿米巴滋养体。因为无毒血症，所以患者全身中毒症状轻微。直肠和肛门的病变较轻，里急后重症状亦不如细菌性痢疾明显。慢性期患者可有轻度的腹痛、腹泻和腹部不适，以及肠梗阻和腹部包块，易被误诊为结肠癌。急

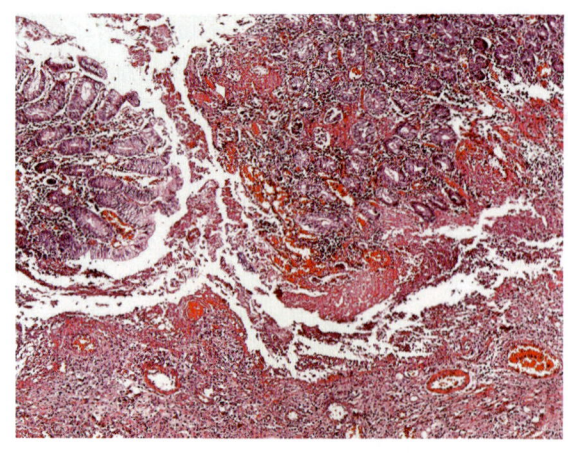

图 16-1　阿米巴结肠溃疡

溃疡深达黏膜下层，边缘呈潜行性，形状犹如口小底大的烧瓶状（天津医科大学病理学教研室供图）

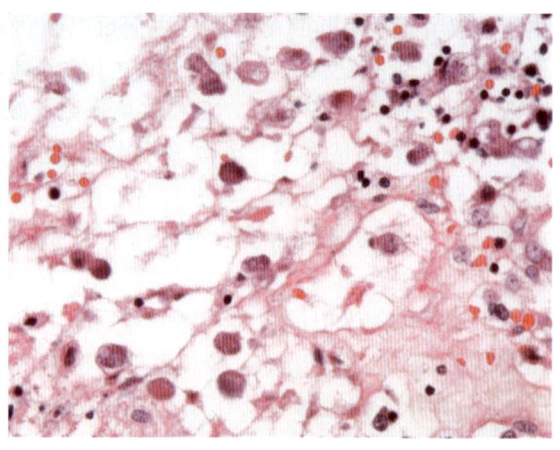

图 16-2　肠阿米巴病

肠黏膜发生液化、坏死，可见阿米巴滋养体，周围有明显溶组织环，炎症细胞浸润不明显（天津医科大学病理学教研室供图）

性期病例多数可以治愈，少数因为治疗不够彻底而转为慢性期，极少数病例出现暴发性或坏死性结肠炎，死亡率高达 40%。肠并发症以肠出血与肠穿孔为多见。

二、肠外阿米巴病

肠外阿米巴病可见于许多器官，以阿米巴肝脓肿最为常见。

（一）阿米巴肝脓肿

阿米巴肝脓肿是肠阿米巴病最主要和最常见的并发症。大多发生于肠阿米巴病发病后的 1～3 个月内，也可发生于痢疾症状消失数年之后。肠道内的阿米巴滋养体侵入肠壁小静脉，流经肠系膜静脉与门静脉，进入肝。阿米巴肝脓肿以单个为多见，也可见多个，主要位于肝右叶。由于肠阿米巴病多发生于盲肠和升结肠，而盲肠和升结肠的血液主要流入肠系膜上静脉，在途经短粗、血流快速的门静脉时，只有极少部分血流与肠系膜下静脉流入的血液相混合，绝大部分血液直接进入肝右叶，因此阿米巴肝脓肿多数位于肝右叶。

1. 病理表现

肉眼：阿米巴肝脓肿大小不等，大者可几乎占据整个肝右叶。脓肿的脓液量多，呈糊状，犹如果酱，主要由阿米巴滋养体溶解组织所致的液化性坏死物质和陈旧性血液组成，因此脓液是棕褐色或咖啡色的，而脓肿壁上尚有残存的、未被彻底液化的、坏死的汇管区结缔组织、血管和胆管等，形如破棉絮状，阿米巴肝脓肿又被称为"巧克力脓肿"（图 16-3）。

镜下：病灶为液化性坏死组织，呈现淡红色无结构状，脓肿壁上还残存不等量的未彻底液化的坏死组织，炎症反应轻微，只有少许炎症细胞浸润，脓肿周围可见肉芽组织和纤维组织，在病灶边缘的活组织中可见阿米巴滋养体。

2. 临床表现　由于阿米巴肝脓肿内坏死组织的吸收及其占位性病变，患者常表现为长期发热，同时伴有右上腹痛，查体可触及肝肿大和肝区压痛，还可出现进行性消瘦

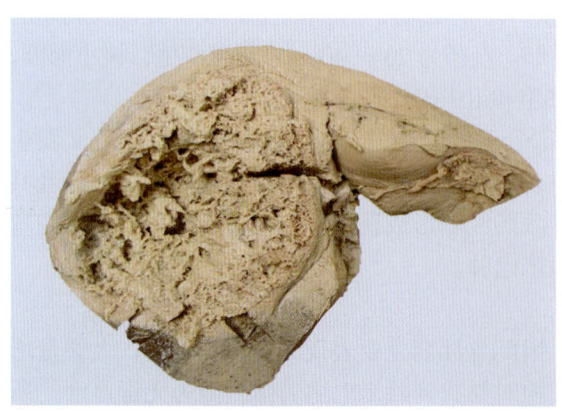

图 16-3　阿米巴肝脓肿

肝右叶为巨大的阿米巴性脓肿所占据，脓肿壁呈破絮状外观

和贫血等消耗性疾病症状，少数病例还可出现黄疸。阿米巴肝脓肿经抽取脓液等治疗后，脓肿壁塌陷，周围肉芽组织增生，最后纤维性愈合。如若治疗不利，肝脓肿持续扩大，可以侵入周围组织器官，例如肝右叶的阿米巴脓肿向上发展，可在肝和横膈之间形成膈下脓肿；肝左叶的阿米巴脓肿向上突破，则可侵入纵隔、左胸腔和心包；肝脓肿向下发展，则可侵入腹腔及腹腔器官，如胃、肠和胆囊等。如果肝和膈肌之间有粘连，肝脓肿侵入胸腔或肺，则形成脓胸或肺脓肿，肺脓肿继而可以穿破支气管，引发肝-支气管瘘或胸膜-支气管瘘。

（二）阿米巴肺脓肿

阿米巴肺脓肿多位于右肺下叶，常为单发。肺脓肿主要是由肝脓肿穿破横膈蔓延形成的，两个脏器的脓肿腔互相连通，脓肿腔内充满咖啡色坏死液化物质，如破入支气管，随着患者的痰液排出体外，原有病灶处形成空洞。镜下的基本病理变化为局限性肺炎伴脓肿形成，在病灶中可查到阿米巴滋养体。临床表现与肺结核的症状相似，但咳出的痰液为褐色脓样痰，并且痰中可检出阿米巴滋养体，据此可以将阿米巴肺脓肿与肺结核病相鉴别。

（三）阿米巴脑脓肿

阿米巴脑脓肿多发生于大脑半球，主要是由肝或肺脓肿内的阿米巴滋养体随血流进入大脑引起的。脓肿壁常充血，伴有轻度的神经胶质细胞反应和淋巴细胞浸润。

（四）其他

直肠的阿米巴病可直接蔓延至肛周和会阴皮肤，累及泌尿生殖器官如尿道、阴道、宫颈、精囊、前列腺等。

第二节 血吸虫病

血吸虫病（schistosomiasis）是指由血吸虫寄生于宿主引起的人畜共患性地方性传染病。血吸虫种类较多，能够寄生于人体的血吸虫主要有：埃及血吸虫、曼氏血吸虫、日本血吸虫、马来血吸虫、间插血吸虫和湄公血吸虫。其中埃及、曼氏和日本血吸虫病流行范围最广，导致的危害也最大。

血吸虫病的分布范围主要在亚洲、非洲和拉丁美洲。血吸虫病的流行在我国可以追溯到2100多年前，流行区域主要集中于长江流域及其以南的13个省市的广大水稻作物地区，其中较为严重的省市主要包括江苏、江西、安徽、湖北、湖南和浙江。我国的血吸虫病主要是由日本血吸虫引起的。由于本病产生的危害极大，传播媒介也难彻底控制消灭，因此本病的防治工作极其重要，被我国列为"十一五"期间重点防治的重大传染病。

一、病因和感染途径

与其他血吸虫的生活史相似，日本血吸虫的生活史主要包括虫卵、毛蚴、胞蚴、尾蚴、童虫和成虫等阶段。尾蚴是日本血吸虫的感染阶段，钉螺是自毛蚴至尾蚴的发育繁殖阶段的中间宿主，而哺乳动物是成虫的终宿主，哺乳动物主要包括人、狗、猫、猪、牛和马等。

成熟的血吸虫虫卵从感染者或感染动物的粪便排入水中，虫卵中的毛蚴成熟孵化，破壳而出，于水中钻入血吸虫的中间宿主钉螺的体内，在其体内经过母胞蚴和子胞蚴的繁殖发育阶段，发育成尾蚴后就离开中间宿主钉螺，再次游入水中。当人或其他哺乳动物接触疫水时，尾蚴借助吸盘黏附于宿主皮肤和黏膜表面，在其腺体分泌的溶组织酶和其肌肉收缩的机械运动协助下，钻入宿主体内脱去尾部发育为童虫，童虫经由小静脉或淋巴管进入血液循环，流经肺，再由肺静脉进入体循环。童虫只有进入肠系膜静脉才能继续发育为成虫。血吸虫从尾蚴发育至成虫大约需要3周时间，雌雄成虫交配后即可产卵，虫卵可随静脉血沉积在肝，也可逆行进入肠壁，破坏肠黏膜而进入肠腔，随着粪便排出体外，重新开始新的生活周期。组织内的虫卵寿命约为21天，而雌雄合抱的成虫的寿命一般为3～4年。

二、发病机制和病理改变

因为血吸虫的抗原成分可以诱发机体的超敏反应而引起组织损伤，因此血吸虫发育阶段中的虫卵、尾蚴、童虫和成虫等均可对人体造成损害，其中以虫卵的损害最大。

（一）尾蚴对人体的损害

尾蚴侵入宿主皮肤后，可以导致皮肤发生变态反应性炎症，被称为尾蚴性皮炎。临床上主要表现为红色小丘疹，伴有奇痒，6～7日后自然消退。主要病理变化为真皮毛细血管充血、水肿，可有点状出血，镜下可见中性粒细胞、嗜酸性粒细胞和单核细胞浸润。该病的发病机制主要与Ⅰ型、Ⅳ型变态反应有关。

（二）童虫对人体的损害

由于童虫的机械作用和其代谢产物，或其死亡后的蛋白质分解产物所致的变态反应，可以导致染有童虫的血液途径之处引发血管炎和血管周围炎，以及相关脏器的点状出血和炎症细胞浸润。如童虫随血流进入肺时，可以穿破肺泡壁毛细血管，进入肺组织，引起短暂而轻微的点状出血和白细胞浸润。

（三）成虫对人体的损害

成虫可以导致人体出现静脉内膜炎和静脉周围炎，还可诱发机体出现贫血、嗜酸性粒细胞增多和脾大。成虫可以凭借其口腹吸盘在静脉壁上进行短距离的移动，成虫死亡后在肝内分解可产生毒性，这些均可引发静脉内膜炎和静脉周围炎。成虫从血液中吸取营养，同时吞食红细胞，在其体内珠蛋白酶的作用下，将血红蛋白分解成一种血红素样色素，而血吸虫成虫的分泌物和排泄物可以抑制骨髓造血功能，并引起脾功能亢进，这些因素会导致患者出现贫血的症状。成虫死亡后虫体周围组织坏死，伴发大量嗜酸性粒细胞浸润，形成嗜酸性脓肿。

（四）虫卵对人体的损害

虫卵沉积于组织所引起的损害是日本血吸虫病最主要的病变，其病理变化的特点是虫卵结节，即血吸虫性肉芽肿的形成。虫卵可沉积于结肠，主要是乙状结肠和直肠，以及肝、回肠末端、阑尾、肺和脑等处。根据病变的发展过程可以将虫卵对人体的损害分为急性虫卵结节和慢性虫卵结节。

1. 急性虫卵结节

肉眼：灰黄色，直径为1～4mm，粟粒至绿豆大小。

镜下：结节中央的虫卵数量不等，少则1～2个成熟虫卵，多则10个以上。虫卵呈卵圆形，卵壳壁薄，有折光性，卵壳上附有红色放射状的棒状体，用免疫荧光法已经证实为抗原抗体复合物。虫卵周围组织坏死，呈现出一片无结构的、嗜酸性的颗粒状坏死物质，同时伴有大量嗜酸性粒细胞聚集，故又称其病变为嗜酸性脓肿。在坏死组织中还混杂着大量菱形或多面形的、有屈光性的蛋白质结晶，即夏科-莱登结晶，其形成主要是由嗜酸性粒细胞中的嗜酸性颗粒互相融合而致。随着病程的进展，虫卵周围出现肉芽组织，肉芽组织中的炎症细胞浸润以嗜酸性粒细胞为主，同时还伴有单核-巨噬细胞、浆细胞、淋巴细胞和少量中性粒细胞。之后，肉芽组织开始逐渐向虫卵的结节中心发展，同时上皮样细胞开始围绕结节呈放射状排列。逐渐加宽的上皮样细胞层，加上显著减少的嗜酸性粒细胞，构成了晚期急性虫卵结节（图16-4，图16-5）。

2. 慢性虫卵结节　急性虫卵结节历经10多天后，结节内虫卵内毛蚴死亡，虫卵崩解或钙化，巨噬细胞大量增生，并可转变为上皮样细胞，同时异物巨噬细胞与淋巴细胞聚集在病灶周

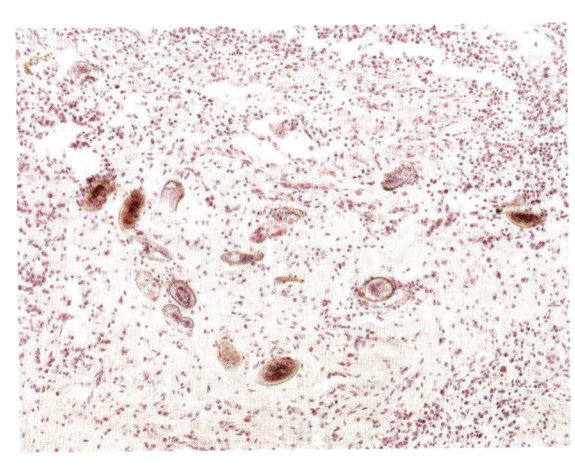

图 16-4　急性虫卵结节

结肠黏膜下层可见多个虫卵，虫卵外有棕黄色的具有折光性的卵壳，内含夏科-莱登结晶，周围可见嗜酸性粒细胞、淋巴细胞和单核细胞浸润（天津医科大学病理学教研室供图）

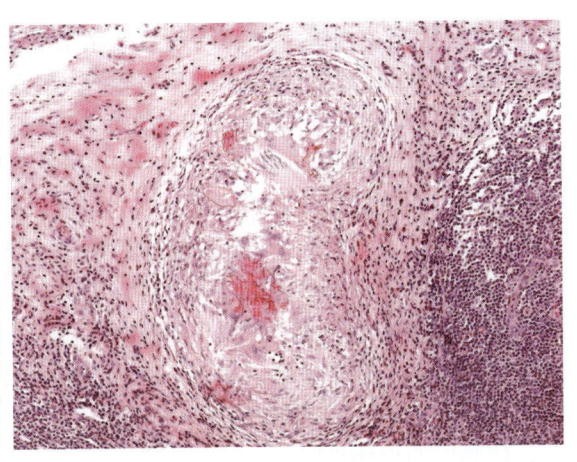

图 16-5　急性虫卵结节

阑尾黏膜下层由急性虫卵所引发的肉芽肿，中央可见卵壳和夏科-莱登结晶，周围可见上皮样细胞核和多核巨细胞

（天津医科大学病理学教研室供图）

围，导致病灶形态类似结核结节，故其又被称为假结核结节。最终，慢性虫卵结节中的成纤维细胞逐渐代替上皮样细胞，产生的胶原纤维使结节纤维化，甚至导致其发生玻璃样变，但其结节中央的卵壳碎片和钙化的死卵却可长期存在。

血吸虫虫卵结节的形成可以说是宿主的免疫系统对血吸虫虫卵的一种免疫应答。这一防御反应可以破坏虫卵，吞噬和清除虫卵，同时还能够屏蔽血吸虫虫卵分泌的毒性物质，保护器官组织免受损伤。对于宿主来说，血吸虫虫卵结节的形成是一柄双刃剑，虫卵结节不仅可以破坏宿主的正常组织结构，还可以使相应组织器官纤维化。

三、主要器官的病变及其后果

（一）肝

肠壁静脉内的血吸虫虫卵可随着门静脉的血流进入肝，主要侵袭肝左叶。血吸虫肝病的发生最早，也是最严重的。

肉眼：初期肝轻度肿大，尤以左叶为甚，肝的表面及切面均可见多个大小不等的、犹如粟粒至绿豆大小的灰白色或灰黄色结节。**镜下**：急性虫卵结节主要分布在肝的汇管区，肝细胞受压萎缩导致小叶内出现散在的灶状坏死，同时肝窦扩张充血，其内出现嗜酸性粒细胞浸润，以及沉积了黑褐色血吸虫色素的库普弗细胞增生。

随着病程进展，中、重度血吸虫病患者的晚期可出现血吸虫性肝纤维化，即肝硬化。**肉眼**：肝变硬、变小，表面凹凸不平，且有走向不规则的浅沟纹将肝分割成微隆起的分区，甚至形成粗大突起的结节。肝的切面上可见增生的纤维结缔组织沿门静脉的分支在肝内呈现树枝状的分布，因此发生此种病变的肝又称为干线型或管道型肝硬化。**镜下**：虫卵结节主要沉积于汇管区，小叶间纤维组织增生，同时伴有库普弗细胞增生，嗜酸性粒细胞、浆细胞和淋巴细胞浸润，但肝细胞一般不出现变性和坏死，因此发生硬化的肝与门脉性肝硬化不同，不存在肝细胞再生形成的假小叶。但是由于门静脉周围纤维组织增生，虫卵栓塞门静脉分支，静脉内膜炎，血栓形成与机化，门静脉的分支发生阻塞和受压，最终引起门静脉高压。患者在临床上常出现腹水、巨脾和食管静脉曲张等门静脉高压的症状。

（二）结肠

血吸虫病可以累及全部结肠，尤以直肠和乙状结肠的病变最为严重。这是因为血吸虫成虫主要寄生于肠系膜下静脉和痔上静脉。

1. 急性期　肉眼：病变早期的肠黏膜主要出现充血、水肿的急性炎症表现，同时还可见由于虫卵堆积所致的、直径为0.5~1cm的、褐色或灰黄色细颗粒状略微隆起的病灶，病灶主要呈现为黏膜脱落后不规则的浅表溃疡，这些浅表溃疡还可以融合成较大溃疡。镜下：血吸虫虫卵成堆堆积于黏膜和黏膜下层，尤以黏膜下层的病变最为明显。临床上患者主要表现为腹痛、腹泻等痢疾样症状。

2. 慢性期　肉眼：长期的慢性炎症刺激导致肠黏膜粗糙不平，黏膜腺体萎缩，黏膜皱襞消失，还出现溃疡、多发性息肉样增生等病变。肠黏膜的反复病变可以导致肠壁增厚变硬，最终致使肠腔狭窄和肠梗阻。镜下：慢性虫卵结节堆积于黏膜和黏膜下层，肠壁出现纤维化。临床上主要表现为间歇性腹泻，或者腹泻与便秘交替出现，但此时患者粪便中检测不到血吸虫虫卵，需要做直肠黏膜压片或肠黏膜活检才可见血吸虫虫卵。这是由于肠壁的纤维结缔组织增生，使肠壁的虫卵难以排入肠腔。

结肠的慢性血吸虫病可以并发结肠癌，此类结肠癌区别于其他结肠癌的特点是：发病年龄较小，患者的平均年龄比其他结肠癌患者要小；癌变部位主要集中于乙状结肠和直肠，与肠道慢性血吸虫病的发病部位相同；尤其重要的是，在结肠慢性血吸虫病肠黏膜增生性息肉的基础上，存在着向癌演化的过渡形态。

（三）脾

血吸虫病患者早期的脾肿大不明显，一般不超过500g，主要是由血吸虫的成虫代谢产物刺激单核-巨噬细胞增生所致，晚期的脾肿大明显，一般可超过1000g，甚至达到4000g，形成巨脾，主要是由门静脉高压导致脾淤血所致。肉眼：肿大的脾质地坚韧，包膜增厚，无光泽，切面呈现暗红色，常可见散在分布的、棕黄色的、由陈旧出血灶、纤维组织增生、钙盐和铁构成的含铁小结。镜下：脾窦显著扩张充血，窦内皮细胞和网状细胞出现增生，窦壁纤维组织增生出现纤维化，单核-巨噬细胞内可见血吸虫色素沉着；脾小体萎缩减少，中央动脉管壁增厚。临床上患者常出现贫血、血小板和白细胞减少的脾功能亢进症状。

（四）肺

血吸虫虫卵可以通过门-腔静脉之间的交通分支，随着血流经由右心到达肺。虫卵在肺内形成多数急性虫卵结节，在结节周围的肺泡内出现炎性渗出物。血吸虫对肺的损伤较轻微。

（五）其他器官

肺部沉积的虫卵还可以经由肺静脉到达左心室，再经由体循环进入大脑，主要损伤大脑顶叶以及大脑的额叶和枕叶。其病理变化主要表现为虫卵结节形成和胶质细胞反应性增生。临床上主要表现为脑炎、癫痫发作和颅内占位性病变等一系列症状。血吸虫虫卵还可以侵袭心脏、胰腺、胆囊、肾和膀胱，严重病例还可以在子宫等器官内出现虫卵结节。

第三节　华支睾吸虫病

华支睾吸虫病（clonorchiasis sinensis）是由华支睾吸虫（*Clonorchis sinensis*）成虫寄生于宿主体内的肝内胆管而引起的人畜共患寄生虫病，又称为肝吸虫病。

华支睾吸虫病在我国流行的时间较早，可以追溯到2300年以前，在我国除西北地区以外的大部分地区均有不同程度的分布，但以广东、广西、香港和台湾等地为重要流行疫区，随着人口的流动，旅游业的兴起，以及人类饮食习惯的改变，近几年北方各省亦出现了小范围的流行区。

一、病因和感染途径

华支睾吸虫的生活史主要为成虫、虫卵、毛蚴、胞蚴、雷蚴、尾蚴、囊蚴和童虫阶段。华支睾吸虫的终宿主主要为人、猫、狗和猪；第一中间宿主为淡水螺；第二中间宿主为淡水鱼或淡水虾。华支睾吸虫的成虫主要寄生于终宿主的肝内胆管，成虫在此产卵，虫卵可以随着胆汁进入消化道，含有成熟毛蚴的虫卵随着终宿主的粪便排出。虫卵入水后被第一中间宿主淡水螺吞食，在其体内经过胞蚴和雷蚴的发育阶段，逐渐发育为尾蚴。尾蚴自螺体逸出后入水，侵入第二中间宿主淡水鱼或淡水虾的肌肉组织，在其内发育成为囊蚴。囊蚴随着被污染的第二中间宿主进入终宿主的消化道，在胃肠道消化酶和胆汁的作用下，于十二指肠处脱囊而出发育成童虫，然后随着胆汁沿胆总管逆行至肝内胆管发育为成虫。华支睾吸虫成虫在宿主体内可存活15～25年，而自囊蚴进入人体到成虫排卵历经1个月左右。

二、病理变化和后果

华支睾吸虫的成虫主要寄生于人体的肝内胆管，病变严重时可以累及肝外胆管，甚至在胆总管、胆囊和胰导管内均可见到虫体。华支睾吸虫对人体的损害主要包括：虫体在胆管寄生时引起的机械性损伤，虫体的分泌物或代谢产物产生的化学性损伤，虫体产生的抗原引起的过敏反应导致的免疫性损伤。华支睾吸虫成虫在肝内胆管寄生引起的继发性损害主要有：胆管内胆汁淤积，容易继发胆管内感染；死亡的虫体、虫卵、来源于胆汁的胆红素钙和脱落的胆管上皮可以形成胆管结石；胆管上皮细胞反复增生可以诱发胆管细胞癌。

（一）肝

肉眼：华支睾吸虫病可以导致肝轻度肿大，重量增加，切面可见肝内胆管扩张，胆管壁增厚，成虫主要聚集于充满胆汁的胆管腔内。**镜下**：胆管扩张，胆管上皮细胞和腺体呈现不同程度的增生，严重者可向管腔内呈现乳头状或腺瘤样增生。胆管壁可出现纤维化，导致管壁增厚，同时伴有淋巴细胞、嗜酸性粒细胞和浆细胞浸润。在胆管腔内和胆管壁上常可见虫卵，形状似芝麻大小，卵壳有折光性。周围的肝细胞只出现轻度的适应性病变，肝小叶结构不受损害。

（二）胆囊

当胆总管有阻塞或胆囊管出现扩张时，肝内胆管的成虫可随着胆汁进入胆囊。**镜下**：胆囊壁上皮细胞增生不明显，主要是出现嗜酸性粒细胞和淋巴细胞浸润。

（三）胰腺

胰腺的病变主要是由成虫寄生于胰腺导管而引起的。寄生于此处的成虫主要来源于胆汁，也可由童虫进入胰管发育而来。**肉眼**：显著病变是胰管扩张，管壁增厚。**镜下**：胰管上皮细胞增生，同时伴有不同程度的鳞状上皮化生。

三、临床病理联系

患者主要出现上腹不适、消化不良、厌油腻、肝区隐痛、腹痛和腹泻等消化系统症状。患者的主要体征为肝大，质软，有轻度压痛。严重病例可出现门脉高压的症状。儿童和青少年患病后，死亡率较高。

第四节 肺型并殖吸虫病

肺型并殖吸虫病（pulmonary type paragonimiasis）是由肺吸虫寄居于宿主的肺而引起的人畜共患性寄生虫病，故又称为肺吸虫病。本病在世界各地均有流行，在我国主要集中在东北、华南、华东和西南。

一、病因和感染途径

并殖吸虫种类繁多，有50多种，在我国致病的并殖吸虫主要包括卫氏并殖吸虫和斯氏并殖吸虫两种，其中卫氏并殖吸虫更为常见。肺吸虫的生活史主要包括成虫、虫卵、毛蚴、胞蚴、雷蚴、尾蚴、囊蚴和童虫阶段。肺吸虫以囊蚴为感染阶段，以淡水螺为第一中间宿主，以淡水石蟹或蝲蛄为第二中间宿主，以人或其他哺乳动物如猫、狗和猪等为终宿主。肺吸虫的成虫主要寄生于宿主的肺，也可寄生于肺以外的组织或器官。虫卵在水内可以孵化成毛蚴。毛蚴可以钻入淡水螺体内，在其体内经过胞蚴、雷蚴等发育阶段成为尾蚴。尾蚴在水中可以生存1~2天，遇到淡水石蟹或蝲蛄，侵入其体内可以发育成囊蚴。染有囊蚴的石蟹或蝲蛄进入消化道，囊蚴可在消化液的作用下脱囊成为童虫。童虫凭借其活动力和其分泌的酶可穿过肠壁进入到腹腔浆膜表面游行，其中大部分沿肝表面向上移行，直接贯穿横膈而到达胸腔，侵入肺内发育成为成虫；小部分停留于腹腔内继续发育，穿入肝浅层或大网膜发育为成虫；也可经由纵隔的大血管侵入大脑；偶尔虫体也可侵袭肾和脊髓等器官或组织。自囊蚴进入体内到在肺内产卵需2~3个月。

二、发病机制和病理变化

肺吸虫的童虫和成虫在宿主的组织或器官内穿行或寄居，可对局部组织器官造成机械性损伤，而虫体的代谢产物和虫卵诱发的异物性肉芽肿可以引起机体的免疫应答反应。其特征性病变是在受累的组织或器官内形成窦道和多房性小囊肿。

（一）浆膜炎

童虫或成虫在肠壁和胸腹腔内移行和寄生时，可引起纤维素性或浆液纤维素性腹膜炎或胸膜炎，渗出物如果不能完全吸收，则发生机化、纤维化而导致腹腔内器官间粘连、胸膜粘连，甚至发生胸腔闭锁。炎性渗出物中含有虫卵，具有临床诊断价值。

（二）窦道形成

童虫或成虫在组织器官中穿行会引起坏死和出血，形成穴状病灶或窦道。镜下可见病灶中出现大片组织坏死，还可见沉积的虫卵，周围还伴有嗜酸性粒细胞和淋巴细胞浸润，以及纤维结缔组织增生。

（三）脓肿、囊肿及纤维瘢痕形成

虫体在组织器官内一"定居"，就会引起组织坏死和出血，继而引发机体强烈的炎症反应，嗜酸性粒细胞和中性粒细胞大量渗出，坏死组织液化局限而形成脓肿。脓肿由于周围的肉芽组织增生以及纤维组织的包绕而形成囊肿。囊肿内主要含有棕色黏稠坏死组织液体、虫体、虫卵和夏科-莱登结晶。同时，囊壁内和囊肿周围组织的虫卵可以形成异物性肉芽肿。囊肿和囊肿之间常以窦道进行互相沟通，从而形成多房性囊肿。囊肿在其内的成虫迁移、死亡或溶解后，囊肿内所包含的物质可被逐渐吸收，囊肿逐渐缩小，并被增生的肉芽组织所充填，最终形成纤维瘢痕。

三、各器官病变和临床表现

（一）肺

胸膜由于虫体穿过横膈经胸腔入肺，故增厚并广泛粘连。受累的胸膜和肺内可散在或群集大小不等、新旧不一的虫囊肿。囊肿内常可见虫体和虫卵。肺的虫囊肿如果侵犯支气管壁，就会导致囊肿与支气管腔相通，囊腔内容物可以随着痰液排出，形成肺空洞。囊肿及其周围肺组织还可以继发细菌感染，导致出现气胸、脓胸和血胸，长期炎症刺激还可以导致肺纤维化。临床上患者常出现胸痛、气短、咳嗽、咳痰、痰中带血或果酱样血痰，痰中可有虫卵。

（二）脑

成虫或童虫可经过颈动脉周围的疏松结缔组织，穿过颈动脉孔和破裂孔上口到达脑部，主

要集中于大脑的颞叶和枕叶，较少侵犯小脑，虫囊肿周围的脑组织可出现出血、软化和胶质细胞增生。如果虫体侵犯内囊、基底节、额叶、顶叶、脑室和对侧大脑，常导致患者出现运动、感觉和意识障碍等脑实质受损的症状。

(三) 其他器官

童虫或成虫如穿行到腹膜后组织，可侵犯肾、肾上腺、肾周组织和腰大肌。虫体如果穿入软组织，则会形成皮下结节，如果穿通皮肤则会导致溃疡。童虫或成虫还可以移行至眼眶和心包等处。

第五节 丝 虫 病

丝虫病（filariasis）是指由丝虫寄生于人体的淋巴系统所引起的寄生虫疾病。本病在全世界范围内均有流行，主要以热带和亚热带地区为多见，在我国主要集中于南方各省，如广东、广西、福建、台湾、江苏与浙江。

一、病因和感染途径

能够寄生于人体的丝虫共有8种，其中只有班氏丝虫（*Wuchereria bancrofti*）和马来丝虫（*Brugia malayi*）在我国流行。两种丝虫均以蚊虫为传播媒介，班氏丝虫主要由库蚊传播，马来丝虫主要由中华按蚊传播。两种丝虫的生活史主要包括幼虫和成虫两个发育阶段，主要以蚊虫为中间宿主，以人体为终宿主。当含有幼虫的蚊子叮咬人类时，蚊体内的幼虫就会钻入人体，迅速侵入附近的淋巴管，随着淋巴液移行至大淋巴管和淋巴结，并在此处寄生，蜕皮发育为成虫班氏丝虫主要寄生于深部淋巴系统中，如下肢、阴囊、精索和肾盂等部位；而马来丝虫主要寄生于下肢的浅表淋巴系统。当寄生的雌雄成虫交配后，所产生的微丝蚴就会自淋巴系统进入血液循环，白天微丝蚴主要滞留于肺和其他器官的毛细血管内，夜间则会游入周围血液中，此种现象被称为夜现周期性，其产生机制尚未完全阐明，既可能与宿主的生物节律有关，又可能与微丝蚴的生物习性有关。在人体内微丝蚴存活1～3个月，成虫存活4～10年。

二、发病机制

丝虫病的发生发展受多种因素影响，主要取决于感染的虫种、虫体的发育阶段、虫体寄生的部位、丝虫的数量、感染的次数，以及有无继发感染等。丝虫的幼虫、成虫、微丝蚴和其代谢产物都具有抗原性，可以导致人体血清中的IgG和IgE水平升高，刺激机体产生局部或全身性变态反应；丝虫的成虫还可以阻塞淋巴管，导致淋巴液回流受阻，进而引起不同部位的淋巴水肿；丝虫还可以导致淋巴循环出现严重的循环障碍，从而引起象皮肿。

三、病理变化和临床表现

丝虫的成虫和微丝蚴均可以致病，但以成虫所致的淋巴结和淋巴管病变对人体造成的损害较重。微丝蚴对人体的损害较轻，无明显的致病作用，只是偶尔可在脾、脑和乳腺等处，因虫体死亡引起异物巨细胞反应和纤维结缔组织增生，形成结核样肉芽肿，同时伴有嗜酸性粒细胞的大量浸润。

(一) 淋巴管炎

多发生于较大的淋巴管，如下肢、精索、附睾、腹腔内的淋巴管和乳腺等处的淋巴管。**肉眼**：急性炎症期发炎的淋巴管由近端向远端如红线一样蔓延而行，故被称为离心性淋巴管炎。当病变累及皮肤浅表微细淋巴管时，其局部皮肤则出现弥漫性红肿，形成丹毒性皮炎。**镜下**：

受累淋巴管扩张，内皮细胞肿胀增生，导致淋巴管壁水肿、增厚，周围出现嗜酸性粒细胞和单核细胞的浸润。成虫虫体死亡后可引起淋巴管和其周围组织发生严重的炎症反应，聚集大量的嗜酸性粒细胞，从而形成嗜酸性脓肿。脓肿的坏死组织中央可有死亡成虫的片段和微丝蚴，其附近还可见夏科-莱登结晶。在炎症的慢性期，脓肿可形成结核样肉芽肿，主要由上皮样细胞、巨噬细胞和朗汉斯巨细胞构成。随着病变的进展，虫体的钙化和肉芽肿的纤维化，可以形成使淋巴管腔完全闭塞的、同心圆状排列的实心纤维索，导致出现淋巴回流障碍，形成所谓的闭塞性淋巴管炎。

（二）淋巴结炎

淋巴结炎与淋巴管炎常伴随发生，主要见于腹股沟、腘窝和腋窝等处的淋巴结肿大。**肉眼**：淋巴结出现严重的肿大。**镜下**：淋巴结的病变过程与上述淋巴管炎的发展过程基本相同。当虫体出现死亡钙化后，病灶可逐渐被纤维组织取代形成瘢痕，导致淋巴液回流受阻。

（三）淋巴系统阻塞引起的病变

丝虫长期反复感染淋巴管和淋巴结，会导致淋巴系统的淋巴液回流障碍，从而继发一系列的病理改变。

1. 淋巴窦和淋巴管扩张　淋巴窦在淋巴结内出现扩张，可形成局部囊状肿块，主要见于腹股沟淋巴结。当淋巴管的远端发生阻塞时，管内的淋巴液出现淤滞，管壁瓣膜失效，可导致淋巴管壁破裂和淋巴液外溢，形成组织水肿，主要见于精索、阴囊和大腿内侧。当肠干淋巴管入口的上方或主动脉前淋巴结发生阻塞时，胸导管以下的远端淋巴管就会发生曲张，与主动脉侧淋巴结通过侧支循环相沟通，就会出现乳糜尿、乳糜积液和乳糜腹水；当乳糜液经曲张的淋巴管侧支循环反流至肾盂、输尿管与膀胱的淋巴管而引起破裂时，乳糜液就会入尿形成乳糜尿；当乳糜液通过精索淋巴管进入睾丸鞘膜就会导致鞘膜乳糜积液；当乳糜液经由肠系膜淋巴管到达腹腔，就会诱发乳糜腹水。

2. 象皮肿（elephantiasis）　象皮肿的发生主要见于下肢、阴囊和女性外阴等处，也可见于手臂和乳房，其中下肢的象皮肿最为多见，常累及双侧，是晚期丝虫病最突出的病理改变。象皮肿的发生是由淋巴液回流受阻，富含蛋白质的淋巴液滞留于组织间隙，刺激皮下纤维结缔组织增生所致。象皮肿的病程缓慢，多在感染丝虫后的10～15年出现显著病变，可能因为成虫死亡，或是淋巴循环障碍，导致患者的血液中查不到微丝蚴。

肉眼：病变处皮肤和皮下组织显著增厚，质地粗糙变硬，肥大而下垂，皮肤的皱纹加深，犹如大象的皮肤，时常伴有疣状突起、苔藓样变和棘刺。病变开始于踝部与足背部，逐渐向小腿和大腿发展，可导致下肢的腿围比正常增粗2～3倍，阴囊如果发生象皮肿，则可肿大如篮球般大小，可下垂到膝部以下（图16-6）。

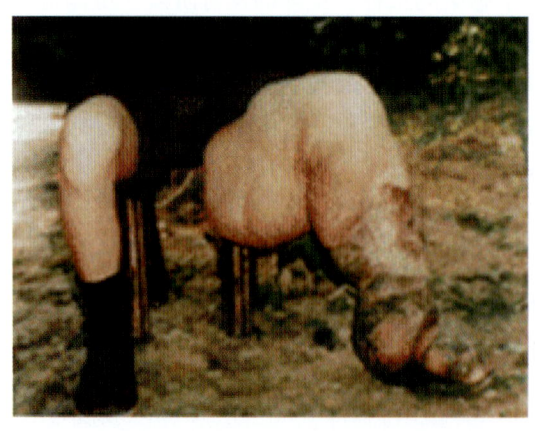

图16-6　象皮肿

镜下：表皮角化过度，棘细胞形态肥厚，真皮和皮下出现致密的纤维结缔组织显著增生，弹力纤维消失，呈现玻璃样变，淋巴管内皮细胞增生，管壁肌层肥厚。在淋巴管和小血管周围淋巴细胞、浆细胞和嗜酸性粒细胞的少量浸润。

第六节 棘球蚴病

棘球蚴病（echinococcosis）是人类感染棘球绦虫的幼虫所致的寄生虫疾病，又称包虫病。本病在世界各地均有流行，受经济文化发展水平的制约，在发展中国家的流行强度较高，在我国主要集中于西北部的畜牧地区。能够寄生于人体的棘球绦虫主要有细粒棘球绦虫（*Echinococcus granulosus*）和泡状棘球绦虫（*Echinococcus alveolaris*）两种，其中细粒棘球蚴病在我国较为常见，危害较为严重。

一、细粒棘球蚴病

（一）病因和感染途径

细粒棘球绦虫的虫体长 2～7mm，由1个头节和3个体节即幼节、成节和孕节组成。头节呈梨形，有顶突、大小两圈小钩、4个吸盘。孕节含有感染性的虫卵，体积最大。细粒棘球绦虫是雌雄同体，主要以人、羊、牛、猪和家兔等为中间宿主，以狗、狼等犬科肉食动物为终宿主。孕节和虫卵可随着被污染的水源、牧草和食物，进入人或羊等中间宿主的消化道内，在胃肠道消化液的作用下，六钩蚴脱壳而出，随后即附着于小肠黏膜，钻入小肠壁血管，随着血液通过门静脉到达肝，还可以路过肝经右心到肺，甚至通过肺循环侵入全身其他器官，六钩蚴也可侵入淋巴管，通过胸导管入血流而到达全身各处。六钩蚴经过数月的发育，成为囊状幼虫，即棘球蚴或包虫囊。棘球蚴生长缓慢，在宿主体内经过5个月直径才能达到0.5～1cm，经过5～20年可生长到最大，最大者可达50cm。棘球蚴在人体内可以存活40年之久，其死亡后的母囊和子囊可被液化吸收浓缩为胶泥样物。

（二）发病机制和病理变化

棘球蚴主要侵袭肝，其次为肺及肌肉、骨、心、脾、脑和泌尿生殖系统等。棘球蚴侵入组织可引起巨噬细胞和嗜酸性粒细胞浸润，大部分六钩蚴会被巨噬细胞吞噬，仅有小部分发育成棘球蚴。棘球蚴周围出现上皮样细胞、嗜酸性粒细胞和异物巨噬细胞浸润，以及成纤维细胞增生，这些细胞可形成纤维性包膜，构成棘球蚴的外囊。外囊的厚度取决于囊肿形成的时间，一般为3～5mm，甚至可达到1cm左右。棘球蚴的囊壁分为内、外两层，内层为胚层，又称为生发层，厚20～25μm，主要由单层或多层的生发细胞构成，繁殖能力较强。胚层的细胞可向包囊内出芽生长，于囊内壁形成多个小突起，逐渐形成单层小囊泡的生发囊，生发囊可脱落变成子囊，在其囊内壁可生出5～30个原头蚴。棘球蚴的囊内子囊可达数百个。胚层也可向包囊外出芽生长形成外生囊。棘球蚴囊壁的外层为角皮层，无细胞结构，乳白色，半透明，厚1～4mm，易破裂，可以保护棘球蚴的胚层，还可以吸收营养物质。镜下可见角皮层为红染平行的板层状结构。棘球蚴囊内含有数百到数千毫升的、无色或微黄色的液体，该液体量偶尔可达到20 000ml。由于囊液中含有蛋白质，因此囊壁破裂后，其可引起周围组织发生过敏性反应，甚至发生过敏性休克。而如果子囊破裂，就会导致其所含有的大量头节进入囊内液体，自由游动，从而形成棘球蚴砂或称为包虫砂。

（三）临床表现和并发症

1. **肝棘球蚴囊肿** 肝棘球蚴囊肿最常见，主要位于右叶，靠近肝的表面。肝棘球蚴囊肿位于膈面，向腹腔内突出，可为单发或多发，但以单发为常见。由于该囊肿生长比较缓慢，因此其周围的肝细胞可出现压迫性萎缩或变性，而纤维组织出现增生，形成纤维性外囊。肝内的小胆管和血管可因囊肿受压而移位，也可被包入囊壁内。临床上患者的右腹部肝区肿大，常可触及无痛性囊性肿物，待囊肿退化变性后，囊肿就会变小（图16-7）。

肝棘球蚴囊肿的并发症主要包括继发感染和囊肿破裂，囊肿破裂可以引起继发性棘球蚴病、诱发过敏性休克和门静脉高压。继发感染可由包入外囊的小胆管破入囊肿腔引起，也可由外伤、穿刺和血道感染引起。外伤、穿刺和继发感染还可以引起肝棘球蚴囊肿破裂，囊肿破裂后，内容物破入腹腔，可以诱发过敏性休克而致患者死亡；也可以在腹腔内形成继发性棘球蚴囊肿。若子囊破入胆管或肝静脉，阻塞胆道和栓塞肺动脉，则形成门静脉高压。

2. 肺棘球蚴囊肿　肺棘球蚴囊肿主要见于右肺，多位于肺的周边区，下叶较上叶多见，多为单发，亦可见多发。肺棘球蚴囊肿生长较快，主要是因肺血液循环丰富、胸腔负压吸引和肺组织结构疏松所致。肺棘球蚴囊肿可压迫周围肺组织，导致肺泡萎缩和纤维化。临床上患者常出现胸痛、咳嗽和呼吸困难。囊肿如果破入支气管，囊内容物和囊可随痰液排出而痊愈；大量囊液进入支气管则会引起阵发性呛咳、窒息，甚至休克；如果破入胸腔，则会诱发棘球蚴性胸膜炎（图16-8）。

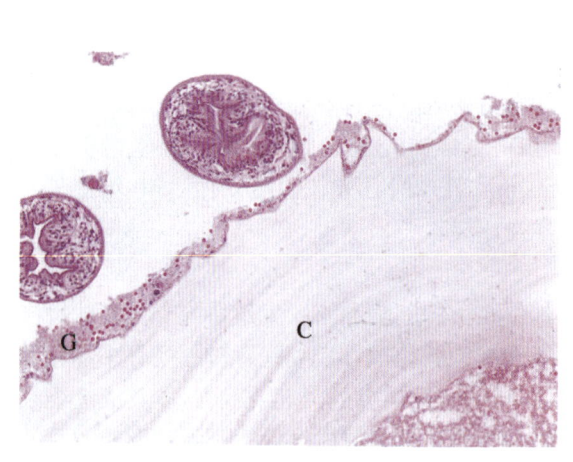

图 16-7　肝棘球蚴囊肿

囊壁内层为生发层（G），外层为角质层，呈淡染板层结构（C）
肝棘球蚴囊肿主要的并发症是继发感染和囊肿破裂，也可引起过敏性休克、继发性棘球蚴囊肿

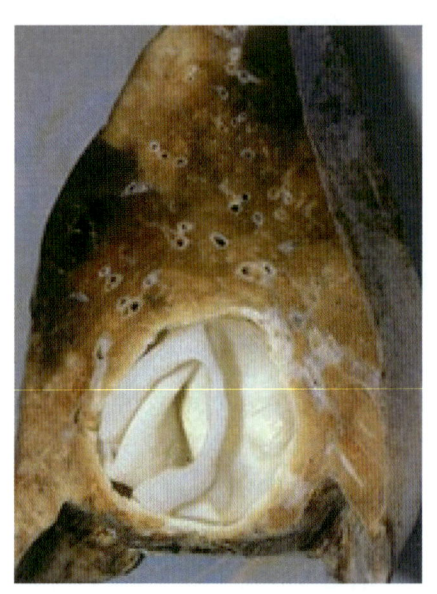

图 16-8　右肺棘球蚴囊肿

二、泡状棘球蚴病

泡状棘球蚴病是由泡状棘球蚴寄生于人体引起的一种寄生虫病。在我国主要分布于新疆和青海等西北地区。

（一）病因和感染途径

泡状棘球绦虫的形态和大小与细粒棘球绦虫相似，但虫体较短（1.2～3.7mm），体节为4～6节。泡状棘主要由多个小囊泡组成，形似海绵状。泡状棘球绦虫的成虫主要以狐、狗、狼、猫和獾等为终宿主，以啮齿类动物，如鼠、牦牛、绵羊等为中间宿主。

（二）病理变化和临床表现

泡状棘球蚴主要侵犯肝，因此其病变和结果均较棘球蚴病严重。

肉眼：泡状棘球蚴囊肿主要由多个小囊泡集合而成，形似海绵状，囊泡外观呈灰白色，质地较硬，与周围组织分界不清。囊泡内容物主要为豆腐渣样蚴体碎屑和小泡。随着病变进展，病灶的中央会由于营养不良而发生变性和缺血性坏死，病灶可崩解液化呈现胶冻状，或者发生钙化，如果继发细菌感染，则形似脓肿。泡状棘球蚴囊肿与细粒棘球蚴囊肿不同，外周无纤维包膜，导致其子囊可向外出芽性生长，犹如癌肿一样向周围组织浸润，甚至可以波及整个肝，子囊也可以通过血管或淋巴管，入侵脑、肺、心脏、脾、肾和肾上腺等处，也可以出现在肝门淋巴结内。

镜下：在肝组织中可见散在分布的、大小不等的泡状蚴小囊泡，小囊泡仅见角皮层，很少见到胚层，原头蚴也很少见。在囊泡的周围常出现嗜酸性粒细胞浸润，以及结核样肉芽组织形成和纤维结缔组织增生。由于囊泡的压迫，囊泡周围的肝细胞会出现萎缩、变性或坏死。

临床上患者常出现肝大，同时出现右上腹缓慢增长的肿块的体征，随着病情的进展，患者还可以出现黄疸、门静脉高压、肝硬化和肝衰竭，甚至出现恶病质。此外，肝泡状棘球蚴随着血流还可以播散到脑和肺等器官，进而导致出现相应的神经系统症状和呼吸系统症状，例如头痛、癫痫、咳嗽、咯血和气胸。

（张晓杰）

主要参考文献

1. 陈杰，李甘地．病理学．2版．北京：人民卫生出版社，2010．
2. 李甘地．病理学．北京：人民卫生出版社，2001．
3. 李玉林．病理学．7版．北京：人民卫生出版社，2009．
4. 刘红刚，高岩主译．头颈部肿瘤病理学和遗传学．北京：人民卫生出版社，2006．
5. 刘彤华．诊断病理学．3版．北京：人民卫生出版社，2012．
6. 孟宇宏，张建中主译．肺、胸膜、胸腺及心脏肿瘤病理学和遗传学．北京：人民卫生出版社，2006．
7. 史鸣树，闵建荣．乙型病毒性肝炎．北京：人民卫生出版社，2009．
8. 孙保存．病理学．2版．北京：高等教育出版社，2009．
9. 谭郁彬，张乃鑫．外科诊断病理学．天津：天津科学技术出版社，2000．
10. 王恩华．病理学．2版．北京：高等教育出版社，2008．
11. 王连唐．病理学．北京：高等教育出版社，2008．
12. 武忠弼，杨光华．中华外科病理学．北京：人民卫生出版社，2002．
13. 张建中．病理学．西安：世界图书出版西安公司，2010．
14. American Thoracic Society, European Respiratory Society. American Thoracic Society/European Respiratory Society international multidisciplinary consensus classification of the idiopathic interstitial pneumonias. Am J Respir Crit Care Med, 2002, 165：277-304.
15. Arkuman KV, Cotran RS, Robbins SL. Basic Pathology. 9th ed. Philadelphia：W. B. Saunders, 2006.
16. Rubin B, Farber JL. Pathology. 3rd ed. Philadelphia：J. B. Lippincott Company, 1994.
17. Filler AC, Diebold J. Histopathology of Nodal Non-Hodgkin's Lymphoma. 3rd ed. Berlin：Springer-Verlag, 2004.
18. Geopel JR. Responses to cellular injury // Underwood JCE. General and Systematic Pathology. 4th ed. Edinburgh：Churchill Livingstone, 2004.
19. Jaffe ES, Harris NL, Stein H, et al. Pathology and Genetics of Tumors of Haematopoietic and Lymphoid Tissues. 3rd ed. Lyon：IARC Press, 2001.
20. Kontogeorgos G. Predictive markers of pituitary adenoma behavior. Neuroendocrinology, 2006, 83：179-188.
21. Kumar V, Abbas AK, Aster JC. Robbins Basic Pathology. 9th ed. Philadelphia：W. B. Saunders, 2013：161-214.
22. Lall RR, Shafizadeh SF, Lee KH, et al. Orbital metastasis of pituitary growth hormone secreting carcinoma causing lateral gaze palsy. Surg Neurol Int, 2011, 114(2)：336-344.
23. Mitchell RL, Bellinger DA. Hemostasis and thrombosis // Anderson's Pathology. 10th ed. St Louis：Mosby, 1996.
24. Mitchell RN, Cotran RS. Cell injury, adaptation and death // Kumar V, Cotran RS, Robbins SL. Robbins Basic Pathology. 7th ed. Philadelphia：W. B. Saunders, 2003.

25. Nilsson K, Pahlson C, Lukinius A, et al. Presence of Rickettsia helvetica in granulomatous tissue from patients with sarcoidosis. J Infect Dis, 2002, 185(8): 1128-1138.
26. Pernicone PJ, Scheithauer BW, Sebo TJ, et al. Pituitary carcinoma: A clinicopathologic study of 15 cases. Cancer, 1997, 79: 804-812.
27. Robbins SL, Cotran RS. Endocrine System Basic Pathology, 6th ed. Philadelphia: W. B. Saunders, 1997.
28. Swerdlow SH, Campo E, Harris NL, et al. WHO classification of Tumors of Haematopoietic and Lymphoid Tissues. 4th ed. Lyon: IARC Press, 2008.
29. Travis WD, Brambilla E, Muller-Hermelink HK, et al. Pathology and genetics of the lung, pleura, thymus and heart // World Health Organization Classification of Tumor. Lyon: IARC Press, 2004.
30. Underwood JCE. General and Systemic Pathology. 3rd ed. Edinburgh: Churchill Livingstone, 2000.
31. Zada G, Woodmansee WW, Ramkissoon S, et al. Atypical pituitary adenomas: Incidence, clinical characteristics, and implications. J Neurosurg, 2011, 114: 336-344.

中英文专业词汇索引

A

APC基因　adenomatous polyposis coli gene　117
阿尔茨海默病病　Alzheimer disease，AD　317
阿米巴病　amoebiasis　358
阿绍夫小体　Aschoff body　146
癌　carcinoma　94
癌蛋白　oncoprotein　113
癌基因　oncogene　113
癌肉瘤　carcinosarcoma　94
癌症　cancer　94
凹空细胞　koilocyte　350

B

白斑　leukoplasia　99
白色血栓　pale thrombus　49
白细胞边集　leukocytic margination　65
白细胞滚动　leukocytic rolling　65
白细胞黏附缺陷　leukocyte adhesion deficiency，LAD　69
白细胞三烯　leukotriene，LT　71
白细胞渗出　leukocyte extravasation　65
白细胞异常色素减退综合征　Chediak-Higashi syndrome，CHS　69
白假丝酵母菌病　candidiasis　355
败血症　septicemia　79
瘢痕疙瘩　keloid　10
瘢痕旁肺气肿　paracicatricial emphysema　178
包裹　encapsulation　22
包涵体　inclusion　310
包膜　capsule　87
爆米花细胞　popcorn cell　231
贝伐单抗　bevacizumab　89
鼻出血　epistasis　45
鼻咽癌　nasopharyngeal carcinoma　189
比较基因组杂交　comparative genomic hybridization，CGH　4
变性　degeneration　13
变异型心绞痛　variant angina pectoris　137
变质　alteration　60
变质性炎　alterative inflammation　75
便血　hematochezia　45
表皮生长因子　epidermal growth factor，EGF　33
表皮生长因子受体　epidermal growth factor receptor，EGFR　129
槟榔肝　nutmeg liver　43
病毒癌基因　viral oncogene，v-onc　113
病毒包涵体　viral inclusion body　174
病毒性肺炎　viral pneumonia　173
病毒性肝炎　viral hepatitis　206
病毒性心肌炎　viral myocarditis　153
病理变化　pathological change　1
病理性钙化　pathological calcification　18
病理性核分裂象　pathological mitotic figure　86
病理学　pathology　1
病因　etiology　1
玻璃样变性　hyaline degeneration　15
伯基特淋巴瘤　Burkitt lymphoma，BL　239
补体系统　complement system　74
不可逆性细胞损伤　irreversible cell injury　7
不稳定细胞　labile cell　27
不稳定型心绞痛　unstable angina pectoris　137

C

肠结核病　intestinal tuberculosis　338
常染色体显性　autosomal dominant　124
常染色体隐性　autosomal recessive　124
超急性炎症　peracute inflammation　62
超微结构病理学　ultrastructural pathology　3
成人呼吸窘迫综合征　adult respiratory distress syndrome，ARDS　186
成熟性畸胎瘤　mature teratoma　284
成体干细胞　adult stem cell　27
成纤维细胞生长因子　fibroblast growth factor，FGF　33
成肌蛋白　myogenin　108
迟发持续反应　delayed prolonged response　64
充血　hyperemia　41
出血　hemorrhage　44
出血性心包炎　hemorrhagic pericarditis　157
出血性炎　hemorrhagic inflammation　78
穿胞作用　transcytosis　64
传染病　infectious diseases　328
创伤愈合　wound healing　36
垂体腺癌　pituitary adenocarcinoma　295
垂体腺瘤　pituitary adenoma　294

垂体性巨人症　pituitary gigantism　293
垂体性侏儒症　pituitary dwarfism　293
层粘连蛋白　laminin, Ln　35
促癌物　promoter　121
促血管生成因子　angiogenesis factor　88
错构瘤　hamartoma　94

D

DNA甲基化　DNA methylation　119
大肠癌　carcinoma of large intestine　220
大叶性肺炎　lobar pneumonia　169
代偿性肺气肿　compensatory emphysema　178
单纯性甲状腺肿　simple goiter　296
单纯性神经元萎缩　simple neuronal atrophy　309
单纯性增生　simple hyperplasia　274
胆红素　bilirubin　17
胆囊炎　cholecystitis　213
胆石症　cholelithiasis　213
蛋白多糖　proteoglycan　35
蛋白质芯片　protein chip　4
导管内原位癌　intraductal carcinoma in situ　290
点突变　point mutation　114
淀粉样变性　amyloid degeneration　15
淀粉样物质沉着症　amyloidosis　16
淀粉样小体　corpora amylacea　311
凋亡　apoptosis　22
凋亡小体　apoptotic body　23
动脉瘤　aneurysm　144
动脉粥样硬化　atherosclerosis, AS　131
动物实验　animal experiment　2
窦道　sinus　22
毒血症　toxemia　79
端粒　telomere　24
端粒酶　telomerase　24
多发性骨髓瘤　multiple myeloma, MM　240
多发性硬化　multiple sclerosis, MS　319
多形性腺瘤　pleomorphic adenoma　102

E

恶病质　cachexia　97
恶性高血压病　malignant hypertension　143
恶性周围神经鞘膜瘤　malignant peripheral nerve sheath tumor, MPNST　327
恶性组织细胞增生症　malignant histiocytosis　246
二尖瓣关闭不全　mitral insufficiency　151
二尖瓣狭窄　mitral stenosis　151
二期愈合　healing by second intention　37

F

发病机制　pathogenesis　1

发绀　cyanosis　42
发育不全　hypoplasia　7
反应性胶质化　reactive astrogliosis　310
放线菌病　actinomycosis　356
非典型腺瘤　atypical adenoma　300
非典型增生　atypical hyperplasia, dysplasia　100
非粉刺型导管内癌　noncomedointraductal carcinoma　290
非霍奇金淋巴瘤　non-Hodgkin lymphoma, NHL　234
非浸润性癌　noninvasive carcinoma　290
非特异性反应性淋巴滤泡增生　nonspecific reactive follicular hyperplasia　226
非特异性慢性炎　non-specific chronic inflammation　79
非特指外周T细胞淋巴瘤　peripheral T-cell lymphoma, unspecific　240
非胰岛素依赖型糖尿病　non-insulin-dependent diabetes mellitus, NIDDM　306
肥大　hypertrophy　9
肥厚型心肌病　hypertrophic cardiomyopathy　154
肺癌　carcinoma of the lung　191
肺孢子菌肺炎　pneumocystis pneumonia　175
肺出血-肾炎综合征　Goodpasture syndrome　257
肺大泡　bullae lung　178
肺褐色硬化　brown induration of lung　42
肺泡性肺气肿　alveolar emphysema　177
肺气肿　pulmonary emphysema　177
肺肉质变　pulmonary carnification　171
肺型并殖吸虫病　pulmonary type paragonimiasis　365
肺炎　pneumonia　168
分裂期　mitotic phase　26
分叶肝　hepar lobatum　352
粉刺癌　comedocarcinoma　290
风湿病　rheumatism　145
风湿性动脉炎　rheumatic arteritis　148
风湿性关节炎　rheumatic arthritis　148
风湿性心包炎　rheumatic pericarditis　146
风湿性心肌炎　rheumatic myocarditis　146
风湿性心内膜炎　rheumatic endocarditis　146
蜂窝肺　honeycomb lung　188
蜂窝织炎　phlegmonous inflammation　78
附壁血栓　mural thrombi　49
复杂性增生　complex hyperplasia　275
副肿瘤综合征　paraneoplastic syndrome　97
富于淋巴细胞型经典霍奇金淋巴瘤　lymphocyte-rich classical Hodgkin lymphoma, LRCHL　233
腹膜假黏液瘤　pseudomyxoma peritonei　283

G

钙化性心包炎　pericarditis calcification　158
干酪性肺炎　caseous pneumonia　335

干酪性心包炎　caseous pericarditis　157
干酪样坏死　caseous necrosis　20
干尸细胞　mummified cell　231
干性坏疽　dry gangrene　21
肝硬化　liver cirrhosis　210
肝淤血　congestion of liver　43
感染　infection　59
感染性肉芽肿　infective granuloma　81
感染性心内膜炎　infective endocarditis，IE　148
高催乳素血症　hyperprolactinemia　293
高血压　hypertension　139
高血压脑病　hypertensive encephalopathy　143
高血压性心脏病　hypertensive heart disease　142
高脂血症　hyperlipidemia　131
格子细胞　gitter cell　311
隔旁肺气肿　paraseptal emphysema　178
梗死　infarction　55
弓形虫病　toxoplasmosis　228
钩端螺旋体病　leptospirosis　346
骨结核　tuberculosis of the bone　340
骨巨细胞瘤　giant cell tumor　106
骨瘤　osteoma　105
骨母细胞瘤　osteoblastoma　94
骨肉瘤　osteosarcoma　109
骨折　bone fracture　37
关节结核　tuberculosis of the joint　340
冠心病　coronary artery heart disease，CHD　136
硅肺结核病　silicotuberculosis　183
硅肺性空洞　silicotic cavity　182

H

海绵状脑病　spongiform encephalopathy　317
海绵状血管瘤　cavernous hemangioma　105
含铁血黄素　hemosiderin　17
核苷二磷酸激酶　nucleoside diphosphate kinase，NDPK　93
核固缩　pyknosis　19
核溶解　karyolysis　19
核碎裂　karyorrhexis　19
黑色素　melanin　17
黑色素瘤　melanoma　111
黑色素小体　melanosome　112
横纹肌肉瘤　rhabdomyosarcoma　108
红色肝样变　red hepatization　169
红色神经元　red neuron　309
红色血栓　red thrombus　49
喉癌　carcinoma of the larynx　191
华支睾吸虫病　clonorchiasis sinensis　364
化脓性心包炎　purulent or suppurative pericarditis　157

化脓性炎　purulent inflammation　77
化生　metaplasia　10
坏疽　gangrene　21
坏死　necrosis　18
环形红斑　erythema annulare　148
环状梗死　circumferential infarction　137
缓进型高血压病　chronic hypertension　141
灰色肝样变　grey hepatization　170
混合瘤　mixed tumor　102
混合细胞型霍奇金淋巴瘤　mixed cellularity Hodgkin lymphoma，MCHL　233
混合血栓　mixed thrombus　49
混合痣　compound nevus　111
活体组织检查　biopsy　2
获得性免疫缺陷综合征　acquired immunodeficiency syndrome，AIDS　352
霍奇金淋巴瘤　Hodgkin's lymphoma，HL　230

J

机化　organization　22
肌成纤维细胞　myofibroblast　31，85
肌红蛋白　myoglobin　108
积脓　empyema　78
基底细胞癌　basal cell carcinoma　103
基因扩增　gene amplication　115
基因芯片　gene chip　4
畸胎瘤　teratoma　284
激光扫描共聚焦显微镜　laser scanning confocal microscope，LSCM　4
激肽系统　kinin system　73
急性肺粟粒性结核病　acute pulmonary miliary tuberculosis　337
急性感染性心内膜炎　acute infective endocarditis　149
急性化脓性气管支气管炎　acute suppurative tracheobronchitis　168
急性卡他性气管支气管炎　acute catarrhal tracheobronchitis　168
急性溃疡性气管支气管炎　acute ulcerative tracheobronchitis　168
急性弥漫性增生性肾小球肾炎　acute diffuse proliferative glomerulonephritis　254
急性气管支气管炎　acute tracheobronchitis　168
急性全身粟粒性结核病　acute systemic miliary tuberculosis　337
急性肾炎综合征　acute nephritic syndrome　253
急性髓性白血病　acute myelogenous leukemia，AML　243
急性心包炎　acute pericarditis　156
急性炎症　acute inflammation　62

中英文专业词汇索引

棘球蚴病　echinococcosis　369
继发瘤　secondary tumor　89
继发性肺结核病　secondary pulmonary tuberculosis　333
继发性醛固酮增多症　secondary aldosteronism　304
寄生虫病　parasitosis　358
痂下愈合　healing under scar　37
家族性癌　family cancers　125
家族性腺瘤性息肉病　familial adenomatous polyposis，FAP　99
甲状腺癌　thyroid carcinoma　301
甲状腺功能减退症　hypothyroidism　298
甲状腺功能亢进症　hyperthyroidism　297
甲状腺腺瘤　thyroid adenoma　300
假包膜　pseudocapsule　87
假膜性炎　pseudomembranous inflammation　76
假性肥大　pseudo-hyperplasia　9
尖锐湿疣　condyloma acuminatum　349
间变性室管膜瘤　anaplastic ependymoma　324
间充质干细胞　mesenchymal stem cell，MSC　27
间期　interphase　26
间歇性跛行　claudication　135
间质性肺气肿　interstitial emphysema　178
碱性成纤维细胞生长因子　basic fibroblastic growth factor，bFGF　88
浆液纤维素性心包炎　serofibrinous pericarditis　156
浆液性癌　serous carcinoma　276
浆液性囊腺瘤　serous cystadenoma　281
浆液性乳头状囊腺瘤　serous papillary cystadenoma　102
浆液性心包炎　serous pericarditis　156
浆液性炎　serous inflammation　75
降钙素　calcitonin　98
交界性肿瘤　borderline tumor　99
交界痣　junctional nevus　111
胶样癌　colloid carcinoma　103
胶质母细胞瘤　glioblastoma　323
角化珠　keratin pearl　103
结蛋白　desmin　108
结核病　tuberculosis　328
结核瘤　tuberculoma　335
结核性腹膜炎　tuberculous peritonitis　339
结核性脑膜炎　tuberculous meningitis　339
结核性胸膜炎　tuberculous pleuritis　336
结核样型麻风　tuberculoid leprosy　345
结节病　sarcoidosis　188
结节病肉芽肿　sarcoidosis granuloma　81
结节性淋巴细胞为主型霍奇金淋巴瘤　nodular lymphocyte predominant Hodgkin lymphoma，NLPHL　232
结节硬化型霍奇金淋巴瘤　nodular sclerosis Hodgkin lymphoma，NSHL　233
进展性巨块型纤维化　progressive massive fibrosis　185
浸润　invasion　89
浸润癌　invasive carcinoma　273
浸润型肺结核　infiltrative pulmonary tuberculosis　334
浸润性导管癌　invasive ductal carcinoma　290
浸润性腺癌　invasive adenocarcinoma　194
浸润性小叶癌　invasive lobular carcinoma　290
经典性霍奇金淋巴瘤　classical Hodgkin lymphoma，CHL　232
精原细胞瘤　seminoma　285
镜影细胞　mirror image cell　230
局灶型肺结核　focal pulmonary tuberculosis　334
局灶性节段性肾小球硬化　focal segmental glomerulosclerosis，FSGS　261
巨大淋巴结增生　giant lymph node hyperplasia　227
巨人症　gigantism　293
军团菌肺炎　legionella pneumonia　173
菌血症　bacteremia　79

K

卡他性炎　catarrhal inflammation　75
卡波西肉瘤　Kaposi sarcoma　354
卡他　catarrh　75
开放性肺结核　open pulmonary tuberculosis　335
抗血管生成因子　anti-angiogenesis factor　88
颗粒细胞瘤　granular cell tumor　283
可逆性细胞损伤　reversible cell injury　7
克罗恩病　Crohn disease，CD　205
克山病　Keshan's disease　155
克汀病　cretinism　298
咯血　hemoptysis　45
空洞　cavity　22
快速进行性肾炎综合征　rapidly progressive nephritic syndrome　253
快速冷冻切片诊断　quick-frozen section diagnosis　128
狂犬病　rabies　348
溃疡　ulcer　22
溃疡性结肠炎　ulcerative colitis，UC　205
扩张型心肌病　dilated cardiomyopathy　154

L

拉塞尔小体　Russell's body　15
阑尾炎　appendicitis　204
蓝顶囊肿　blue-domed cyst　288
狼疮小体　lupus erythematosus body，LE　163
朗格汉斯细胞　Langerhans cell　246
老化时钟　aging clock　24
老年性肺气肿　senile emphysema　178

类白血病反应 leukemoid reaction 245
类风湿关节炎 rheumatoid arthritis，RA 164
冷脓肿 cold abscess 340
离心性肥大 eccentric hypertrophy 142
粒细胞肉瘤 granulocytic sarcoma 243
连环蛋白 catenins 92
联合瓣膜病 combinative valvular disease 152
良性高血压病 benign hypertension 141
良性前列腺增生 benign prostatic hyperplasia 286
淋巴管瘤 lymphangioma 105
淋巴结反应性增生 reactive hyperplasia of the lymph node 226
淋巴结结核病 tuberculosis of the lymph node 341
淋巴瘤 lymphoma 229
淋巴细胞减少型霍奇金淋巴瘤 lymphocyte depletion Hodgkin lymphoma, LDHL 233
淋病 gonorrhea 349
鳞状上皮化生 squamous metaplasia 10
鳞状细胞癌 squamous cell carcinoma 103
流行性脑脊髓膜炎 epidemic cerebrospinal meningitis 314
流行性乙型脑炎 epidemic encephalitis B 316
瘤栓 tumor embolus 90
瘤型麻风 lepromatous leprosy 345
瘘管 fistula 22
漏出液 transudate 64
滤泡癌 follicular carcinoma 301
滤泡性淋巴瘤 follicular lymphoma, FL 237
滤泡性腺瘤 follicular adenoma 300
绿色瘤 chloroma 243
卵巢甲状腺肿 struma ovarii 284
卵巢无性细胞瘤 dysgerminoma of ovary 285
卵黄囊瘤 yolk sac tumor 285
卵泡膜细胞瘤 thecoma 283

M

MALT结外边缘带B细胞淋巴瘤 mucosa-associated lymphoid tissue lymphoma, MALT lymphoma 239
McCallum斑 McCallum patch 147
麻风 leprosy 345
马鞍鼻 saddle nose 352
马洛里小体 Mallory's body 15
慢性肺粟粒性结核病 chronic pulmonary miliary tuberculosis 337
慢性骨髓增生性疾病 chronic myeloproliferative disorder, MPD 244
慢性淋巴细胞白血病 chronic lymphocytic leukemia, CLL 236
慢性淋巴细胞性甲状腺炎 chronic lymphocytic thyroiditis 299
慢性全身性粟粒性结核病 chronic systemic miliary tuberculosis 337
慢性缺血性心脏病 chronic ischemic heart disease 139
慢性肉芽肿性疾病 chronic granulomatous disease, CGD 70
慢性肾上腺皮质功能减退 chronic adrenocortical insufficiency 304
慢性肾炎综合征 chronic nephritic syndrome 254
慢性髓性白血病 chronic myelogenous leukemia, CML 244
慢性炎症 chronic inflammation 62
慢性支气管炎 chronic bronchitis 175
慢性子宫颈炎 chronic cervicitis 271
慢性阻塞性肺疾病 chronic obstructive pulmonary disease, COPD 175
猫抓病 cat scratch disease 228
毛霉菌病 mucormycosis 356
毛细血管瘤 capillary hemangioma 105
梅毒 syphilis 350
梅毒疹 syphilid 351
煤矿工人肺尘埃沉着病 coal worker's pneumoconiosis, CWP 184
弥漫性大B细胞淋巴瘤 diffuse large B-cell lymphoma, DLBCL 238
弥漫性毒性甲状腺肿 diffuse toxic goiter 297
弥漫性非毒性甲状腺肿 diffuse nontoxic goiter 296
弥漫性胶样甲状腺肿 diffuse colloid goiter 296
弥漫性增生性甲状腺肿 diffuse hyperplastic goiter 296
弥散性血管内凝血 disseminated intravascular coagulation, DIC 44
迷离瘤 choristoma 94
免疫缺陷病 immunodeficiency disease 165
免疫组织化学 immunohistochemistry, IHC 3
膜性肾小球病 membranous glomerulopathy 258
膜增生性肾小球肾炎 membranoproliferative glomerulonephritis 259

N

NF-1基因 neurofibromatosis-1 gene 118
NK/T细胞淋巴瘤 natural killer/T-cell lymphoma 240
纳博特囊肿 Nabothian cyst 271
男性乳腺发育 gynecomastia 291
男性生殖系统结核病 tuberculosis of male genital system 340
囊腔 cyst 22
囊腺癌 cystadenocarcinoma 103
囊腺瘤 cystadenoma 94
囊状水瘤 cystic hydroma 105
脑出血 brain hemorrhage 321
脑梗死 cerebral infarction 320

脑积水　hydrocephalus　313
脑膜瘤　meningioma　325
脑脓肿　brain abscess　315
脑软化　encephalomalacia　143
脑水肿　brain edema　313
内分泌系统　endocrine system　292
内胚窦瘤　endodermal sinus tumor　285
内皮肽　endothelin，ET　88
内皮抑素　endostatin　88
黏液癌　mucinous carcinoma　103
黏液水肿　myxedema　15
黏液性囊腺瘤　mucinous cystadenoma　102
黏液性肿瘤　mucinous tumor　282
黏液样变性　mucoid degeneration　15
尿崩症　diabetes insipidus　292
尿路上皮癌　uroepithelial carcinoma　103
凝固性坏死　coagulative necrosis　19
凝血系统　clotting system　74
脓毒败血症　pyemia　79
脓肿　abscess　77
女性生殖系统结核　tuberculosis of female genital system　340

O

呕血　hematemesis　45

P

PTEN基因　phosphatase and tensin homologue deleted on chromatosome 10 gene　118
帕金森病　Parkinson's disease，PD　318
胚胎干细胞　embryonic stem cell　27
胚胎性癌　embryonal carcinoma　285
佩吉特病　Paget's disease　291
皮肤慢性溃疡　chronic skin ulcer　99
皮肤色素痣　pigmented nevus　111
皮内痣　intradermal nevus　111
皮下结节　subcutaneous nodule　148
皮下脂膜炎样T细胞淋巴瘤　subcutaneous panniculitis-like T-cell lymphoma，SPTCL　241
皮样囊肿　dermoid cyst　284
平滑肌瘤　leiomyoma　105
平滑肌肉瘤　leiomyosarcoma　109
葡萄胎　hydatidiform mole　278

Q

气体栓塞　air embolism　54
气性坏疽　gas gangrene　22
前黑色素小体　premelanosome　112
前列腺癌　prostatic cancer　287
前列腺素　prostaglandin，PG　71
嵌合基因　chimeric gene　115
桥本甲状腺炎　Hashimoto thyroiditis　299
侵袭性葡萄胎　invasive hydatidiform mole　279
区域性心肌梗死　regional myocardial infarction　137
曲霉病　aspergillosis　356
全小叶型肺气肿　panlobular emphysema　177
缺血性脑病　ischemic encephalopathy　320
缺氧　hypoxia　11
缺氧诱导因子　hypoxia-inducible factor，HIF-1　89

R

Rosenthal 纤维　Rosenthal fiber　311
染色体易位　chromosomal translocation　115
人表皮生长因子受体-2　human epidermal growth factor receptor-2，HER2　129
人类免疫缺陷病毒　human immunodeficiency virus，HIV　352
人乳头瘤病毒　human papilloma virus，HPV　101
人类白细胞抗原　human leucocyte antigen，HLA　159
绒毛膜癌　choriocarcinoma　279
溶解消散　resolution　170
融合基因　fusion gene　115
融合性支气管肺炎　confluent bronchopneumonia　171
肉瘤样癌　sarcoid carcinoma　94
肉芽肿性炎　granulomatous inflammation　80
肉芽组织　granulation tissue　31
乳头状癌　papillary carcinoma　301
乳头状瘤　papilloma　94
乳头状囊腺癌　papillary cystadenocarcinoma　94
乳头状囊腺瘤　papillary cystadenoma　94
乳头状腺癌　papillary adenocarcinoma　103
乳腺纤维囊性变　fibrocystic changes of breast　288
乳腺纤维囊性病　mammary fibrocystic disease　99
软骨瘤　chondroma　105
软骨母细胞瘤　chondroblastoma　94
软骨肉瘤　chondrosarcoma　110
软脑膜癌病　leptomeningeal carcinomatosis　327

S

杀伤和降解　killing and degradation　68
伤寒　typhoid fever　341
伤寒肉芽肿　typhoid granuloma　342
伤寒小结　typhoid nodule　342
上皮钙黏素　E-cadherin　92
上皮内瘤变　intraepithelial neoplasia　100
上皮样细胞　epithelioid cell　82
少突胶质细胞瘤　oligodendroglioma　324
神经节细胞瘤　gangliocytoma　325
神经母细胞瘤　neuroblastoma　94
神经鞘瘤　neurilemoma　326

神经肽　neuropeptide　73
神经纤维瘤　neurofibroma　326
神经纤维瘤病　neurofibromatosis　94
神经纤维瘤蛋白　neurofibromin　118
神经元　neuron　309
肾病综合征　nephrotic syndrome　253
肾结核病　tuberculosis of the kidney　339
肾母细胞瘤　nephroblastoma　268
肾上腺皮质癌　adrenocortical carcinoma　304
肾上腺皮质腺瘤　adrenocortical adenoma　304
肾细胞癌　renal cell carcinoma　267
肾盂肾炎　pyelonephritis　263
肾综合征出血热　hemorrhagic fever with renal syndrome，HFRS　347
渗出　exudation　60
渗出性炎　exudative inflammation　75
渗出液　exudate　64
生长因子　growth factor　33
生物芯片　biochip　4
尸体剖验　autopsy　2
湿性坏疽　wet gangrene　21
石棉肺　asbestosis　183
识别和黏着　recognition and attachment　67
实变　consolidation　168
食管癌　carcinoma of esophagus　216
食管炎　esophagitis　198
视网膜母细胞瘤　retinoblastoma　94
适应　adaptation　7
室管膜瘤　ependymoma　324
嗜铬细胞瘤　pheochromocytoma　305
噬神经细胞现象　neuronophagia　311
树胶样肿　gumma　350
水样变性　hydropic degenration　13
丝虫病　filariasis　367
速发持续反应　immediate sustained response　64
速发短暂反应　immediate transient response　63
宿主抗移植物反应　host versus graft reaction，HVGR　159
髓母细胞瘤　medulloblastoma　325
髓样癌　medullary carcinoma　301
髓样肿瘤　myeloid neoplasm　242
损伤　injury　7

T

胎盘部位滋养细胞肿瘤　placental site trophoblastic tumor　281
糖尿病　diabetes mellitus　306
特发性肺纤维化　idiopathic pulmonary fibrosis，IPF　188
特发性间质性肺炎　idiopathic interstitial pneumonia，IIP　187
特发性肾上腺萎缩　idiopathic adrenal atrophy　304
通用型肿瘤抗原　universal tumor antigen　126
透明膜　hyaline membrane　173
透明细胞癌　clear cell carcinoma　94
透明血栓　hyaline thrombus　49
吞入　engulfment　68
吞噬作用　phagocytosis　67
脱髓鞘　demyelination　310
脱髓鞘疾病　demyelinating disease　319

W

5-羟色胺　5-hydroxytryptamine，5-HT　70
微梗死灶　microinfarct　143
微浸润性腺癌　minimally invasive adenocarcinoma，MIA　193
微小病变性肾小球病　minimal change glomerulopathy　260
微小病变性肾小球肾炎　minimal change glomerulonephritis　260
微小浸润性鳞状细胞癌　microinvasive squamous cell carcinoma　273
微血栓　microthrombus　49
卫星现象　satellitosis　311
未发育　aplasia　7
未分化癌　undifferentiated carcinoma　302
胃癌　carcinoma of stomach　217
胃肠道间质瘤　gastrointestinal stromal tumor，GIST　129
胃食管反流性疾病　gastroesophageal reflux disease，GERD　198
胃炎　gastritis　199
萎缩　atrophy　7
稳定细胞　stable cell　27
稳定型心绞痛　stable angina pectoris　137
沃-弗综合征　Wartehouse-Friderichsen syndrome　315
沃勒变性　Wallerian degeneration　310

X

西蒙综合征　Simmond syndrome　293
希恩综合征　Sheehan syndrome　293
系膜毛细血管性肾小球肾炎　mesangiocapillary glomerulonephritis　259
系膜增生性肾小球肾炎　mesangial proliferative glomerulonephritis　259
系统性红斑狼疮　systemic lupus erythematosus，SLE　163
细胞癌基因　cellular oncogene，c-onc　113
细胞程序性死亡　programmed cell death，PCD　22

细胞毒性T细胞　cytotoxic T lymphocyte，CTL　126
细胞老化　cellular aging　24
细胞内糖原沉积　intracellular accumulation of glycogen　16
细胞黏附分子　cell adhesion molecules，CAMs　92
细胞死亡　cell death　18
细胞外基质　extracellular matrix，ECM　35
细胞学涂片　cytologic smear　128
细胞因子　cytokine　72
细菌性痢疾　bacillary dysentery　343
细菌性心肌炎　bacterial myocarditis　153
细针抽吸　fine needle aspiration　128
先天性心脏病　congenital heart disease　158
纤溶系统　fibrinolytic system　74
纤维斑块　fibrous plaque　134
纤维化　fibrosis　22
纤连蛋白　fibronectin，Fn　35
纤维瘤　fibroma　105
纤维肉瘤　fibrosarcoma　94
纤维素性炎　fibrinous inflammation　76
纤维素样坏死　fibrinoid necrosis　21
纤维腺瘤　fibroadenoma　102
纤维性甲状腺炎　fibrous thyroiditis　299
显微切割术　microdissection　4
限制型心肌病　restrictive cardiomyopathy　155
腺癌　adenocarcinoma　94
腺瘤　adenoma　94
向心性肥大　concentric hypertrophy　142
象皮肿　elephantiasis　368
消化性溃疡　peptic ulcer　201
小淋巴细胞淋巴瘤　small lymphocytic lymphoma，SLL　236
小胶质细胞结节　microglial nodule　311
小细胞癌　small cell carcinoma　94
小叶性肺炎　lobular pneumonia　171
小叶原位癌　lobular carcinoma in situ　290
小叶中央型肺气肿　centrilobular emphysema　177
小叶周围型肺气肿　perilobular emphysema　177
心瓣膜病　valvular vitium of the heart　150
心包炎　pericarditis　156
心包粘连　pericardial adhesion　157
心肌病　cardiomyopathy　154
心肌梗死　myocardial infarction，MI　137
心肌纤维化　myocardial fibrosis　139
心肌炎　myocarditis　153
心绞痛　angina pectoris，AP　136
心内膜下心肌梗死　subendocardial myocardial infarction　137
心源性猝死　sudden cardiac death　139

新生儿肺透明膜病　hyaline membrane disease of newborn　187
新生儿呼吸窘迫综合征　neonatal respiratory distress syndrome，NRDS　186
新月体性肾小球肾炎　crescentic glomerulonephritis　256
星形细胞肿瘤　astrocytic tumor　322
性传播性疾病　sexually transmitted diseases，STDs　349
性索间质肿瘤　sex cord-stromal tumor　283
性早熟症　precocious puberty　293
胸腔积液　pleural effusion　196
胸膜斑　pleural plaque　184
胸膜间皮瘤　pleural mesothelioma　197
胸腺素　thymosin　93
修复　repair　26
血管活性胺　vasoactive amines　70
血管瘤　hemangioma　105
血管内皮生长因子　vascular endothelial growth factor，VEGF　34
血管期　vascular phase　89
血管前期　prevascular phase　88
血管肉瘤　hemangiosarcoma　109
血管生成型的表型　angiogenic phenotype　88
血管形成　angiogenesis　29
血管抑素　angiostatin　88
血栓　thrombus　45
血栓形成　thrombosis　45
血吸虫病　schistosomiasis　361
血小板活化因子　platelet-activating factor，PAF　73
血小板衍生生长因子受体-　platelet derived growth factor receptor-α，PDGFRα　129
血小板衍生生长因子　platelet derived growth factor，PDGF　33
循环肿瘤细胞　circulating tumor cells，CTCs　93
蕈样霉菌病　mycosis fungoide，MF　242

Y

亚急性甲状腺炎　subacute thyroiditis　298
亚急性炎症　subacute inflammation　62
炎性积液　inflammatory fluidity　64
炎性假瘤　inflammatory pseudotumor　80
炎性水肿　inflammatory edema　64
炎性息肉　inflammatory polyp　80
炎症细胞　inflammatory cell　65
炎症细胞浸润　inflammatory cellular infiltration　65
炎症　inflammation　59
炎症介质　inflammatory mediator　70
炎症性肠病　inflammatory bowed disease，IBD　205
严重急性呼吸综合征　severe acute respiratory syndrome，SARS　174

羊水栓塞　amniotic fluid embolism　54
液化性坏死　liquefactive necrosis　19
一期愈合　healing by first intention　37
胰岛素样生长因子　insulin-like growth factor, IGF　34
胰岛素依赖型糖尿病　insulin-dependent diabetes mellitus, IDDM　306
胰腺癌　carcinoma of the pancreas　225
胰腺神经内分泌肿瘤　pancreatic neuroendocrine neoplasm, pNEN　308
胰腺炎　pancreatitis　214
移行上皮癌　transitional cell carcinoma　103
移植　transplantation　159
移植物抗宿主病　graft versus host disease, GVHD　161
移植物抗宿主反应　graft versus host reaction, GVHR　160
异位内分泌综合征　ectopic endocrine syndrome　98
异物性肉芽肿　foreign body granuloma　81
溢乳闭经综合征　galactorrhea-amenorrhea syndrome　293
隐球菌病　cryptococcosis　355
印戒细胞　signet-ring cell　103
印戒细胞癌　signet-ring cell carcinoma　103
荧光原位杂交　fluorescence in situ hybridization, FISH　4
营养不良性钙化　dystrophic calcification　18
硬化性腺病　sclerosing adenosis　289
硬下疳　chancre　351
永久性细胞　permanent cell　27
幽门螺杆菌　*Helicobacter pylori*, HP　199
尤因肉瘤　Ewing sarcoma　94
疣状癌　verrucous carcinoma　191
疣状赘生物　verrucous vegetation　147
游出　emigration　66
游走性血栓性脉管炎　Trausseau syndrome　98
淤血　congestion　41
淤血性肝硬化　congestive liver cirrhosis　43
瘀斑　ecchymoses　45
瘀点　petechiae　45
原癌基因　protooncogene　113
原发性颗粒性固缩肾　primary granular atrophy of the kidney　142
原发性肺结核病　primary pulmonary tuberculosis　332
原发性肝癌　primary carcinoma of liver　223
原发性高血压　essential hypertension　140
原发性醛固酮增多症　primary aldosteronism　303
原发综合征　primary complex　332
原位癌　carcinoma in situ　100
原位腺癌　adenocarcinoma in situ, AIS　193
原位杂交　in situ hybridization, ISH　3

Z

再生　regeneration　26
再通　recanalization　51
造血干细胞　hematopoietic stem cell, HSC　27
增生　hyperplasia　10
增生（炎症）　proliferation　60
增生性炎　proliferative inflammation　78
诊断病理学　diagnostic pathology　2
症状性高血压　symptomatic hypertension　139
支持-间质细胞瘤　Sertoli-Leydig cell tumor　283
支气管肺炎　bronchopneumonia　171
支气管扩张症　bronchiectasis　180
支气管哮喘　bronchial asthma　179
支原体肺炎　mycoplasmal pneumonia　174
肢端肥大症　acromegaly　293
脂肪变　fatty change　13
脂肪变性　fatty degeneration　13
脂肪坏死　fat necrosis　20
脂肪瘤　lipoma　104
脂肪瘤病　lipomatosis　104
脂肪肉瘤　liposarcoma　107
脂肪栓塞　fat embolism　53
脂褐素　lipofuscin　17
脂性肾病　lipoid nephrosis　260
脂氧素　lipoxin, LX　72
脂质小体　liposome　13
致癌物　carcinogen　120
致炎因子　inflammatory agent　59
中枢神经细胞瘤　central neurocytoma　325
肿瘤的演进　tumor progression　91
肿瘤的异质性　tumor heterogeneity　91
肿瘤胚胎抗原　oncofetal antigen　126
肿瘤特异性抗原　tumor specific antigen　125
肿瘤相关性抗原　tumor associated antigen　126
肿瘤血管形成　tumor angiogenesis　88
肿瘤抑素　tumstatin　88
粥瘤　atheroma　134
粥样斑块　atheromatous plaque　134
主动脉瓣关闭不全　aortic valve insufficiency　152
主动脉瓣狭窄　aortic valve stenosis　152
转分化　transdifferentiation　27
转化生长因子　transforming growth factor, TGF　33
转移　metastasis　89
转移瘤　metastatic tumor　89
转移性钙化　metastatic calcification　18
子宫颈癌　cervical carcinoma　271
子宫颈上皮非典型增生　cervical epithelial dysplasia　271

子宫颈上皮内瘤变　cervical intraepithelial
　　　neoplasia，CIN　272
子宫颈微小浸润癌　microinvasive cervical cancer，
　　　MIC　272
子宫颈腺癌　cervical adenocarcinoma　273
子宫颈原位癌　cervical carcinoma in situ　272
子宫内膜癌　endometrial carcinoma　275
子宫内膜样腺癌　endometrioid adenocarcinoma　275
子宫内膜异位症　endometriosis　274
子宫内膜增生症　endometrial hyperplasia of uterus　274
子宫平滑肌瘤　leiomyoma of uterus　277

子宫腺肌病　adenomyosis　274
紫癜　purpura　45
自分泌移动因子　autocrine motility factor　93
自身免疫性疾病　autoimmune disease　161
阻塞性肺气肿　obstructive emphysema　177
组织和细胞培养　tissue and cell culture　2
组织细胞坏死性淋巴结炎　histiocytic necrotizing
　　　lymphadenitis　228
组织细胞增生症　histiocytosis　245
组织芯片　tissue array　4